国家中医药领军人才岐黄学者支持计划项目

中国针灸临床技法丛书

临床针法备要

主编

王富春　李　铁

上海科学技术出版社

图书在版编目（ＣＩＰ）数据

临床针法备要 ／ 王富春，李铁主编. -- 上海 ：上
海科学技术出版社，2021.1
（中国针灸临床技法丛书）
ISBN 978-7-5478-5074-9

Ⅰ. ①临… Ⅱ. ①王… ②李… Ⅲ. ①针灸疗法
Ⅳ. ①R245

中国版本图书馆CIP数据核字(2020)第164308号

临床针法备要

主编　王富春　李　铁

上海世纪出版(集团)有限公司
上 海 科 学 技 术 出 版 社　出版、发行
(上海钦州南路71号　邮政编码 200235　www.sstp.cn)
当纳利（上海）信息技术有限公司印刷
开本 889×1194　1/16　印张 24.25
字数 650 千字
2021 年 1 月第 1 版　2021 年 1 月第 1 次印刷
ISBN 978 - 7 - 5478 - 5074 - 9/R·2177
定价：198.00 元

内容提要

　　临证根于选穴，精于技法，针灸技法于临床疗效而言至关重要。经过数代人的努力，针刺技法不断完善，蓬勃发展，种类繁多。本书的出版旨在总结古今各种针刺技法，为针灸临床工作者提供参考，提高针刺临床疗效。本书共分三篇：上篇为针法基础，详细阐述各种针具的特点及针法的操作要点等；中篇为针法名家，择要介绍 50 余位近现代针灸名家的学术特点；下篇为针法临床应用，全面而系统地整理了临床各类疾病的针刺治疗方法。

　　本书内容丰富而全面，可供中医针灸医疗、教学、科研工作者参考。

中国针灸临床技法丛书

编委会

临床针法备要

编委会

主编简介

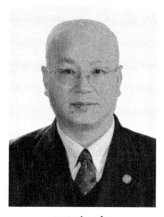

王富春

王富春，现任长春中医药大学针灸临床中心主任，二级教授、博士研究生导师。国家中医药领军人才——岐黄学者，长白山学者特聘教授，第六批全国老中医药专家学术经验继承工作指导老师，全国优秀教师，吉林省有突出贡献专家，吉林省名中医，吉林省优秀专家，吉林省教学名师。中国针灸学会常务理事、中国针灸学会穴位贴敷专业委员会会长，世界中医药学会联合会手法专业委员会副主任委员及外治方法技术专业委员会副主任委员，吉林省针灸学会会长，国家中医药管理局重点学科带头人，国家科学技术进步奖评审专家，国家自然基金项目二审专家。《中国针灸》《针刺研究》杂志编委，《世界华人消化杂志》专家编委，《中国中医骨伤科杂志》专家编委，《亚太传统医药》编委，美国《TCM》杂志编委。

学术方面，发表学术论文 200 余篇，主编出版学术著作 160 余部，代表作有《针法大成》《针法医鉴》《灸法医鉴》《经络脏腑相关理论与临床》《针灸诊治枢要》《针灸对症治疗学》《实用针灸技术》和"中国新针灸大系丛书""现代中医临床必备丛书""中医特诊特治丛书"等。完成省部级科研成果 20 余项，获中华中医药学会科学技术奖一等奖 1 项、二等奖 1 项，国家中医药科技进步奖三等奖 1 项，中国针灸学会科学技术进步奖二等奖 1 项、三等奖 1 项，吉林省科学技术进步奖二等奖 5 项，吉林省科学技术进步奖三等奖 5 项，吉林省自然科学成果一等奖 2 项、二等奖 3 项。

教学方面，主讲的《刺法灸法学》为省级精品课程。曾获得国家教学成果二等奖 1 项，吉林省优秀教学成果二等奖 1 项、三等奖 2 项。主编《刺法灸法学》《刺法灸法学》《中医针灸妇科学》教材和国际中医药从业人员指导用书《经络腧穴学》，副主编《针灸学》等教材 10 余部。培养博士、硕士研究生 200 余名。

　　科研方面,长期从事特定穴理论与临床应用研究,在全国率先提出了"合募配穴治疗六腑病""俞原配穴治疗五脏病""郄会配穴治疗急症"等特定穴配伍理论,并总结得出"远近配伍"是腧穴配伍的最佳方案。创新性提出"同功穴"新概念,为"一穴多症"到"一症多穴"的研究提供新思路,为腧穴配伍研究奠定基础。还首次提出了"主症选主穴、辨证选配穴、随症加减穴、擅用经验穴"的针灸处方选穴思路,得到国内外专家学者的认同。目前主持国家"973"计划项目2项,国家自然科学基金项目3项,教育部博士点基金项目及省部科研项目10余项。

　　临床方面,通过30余年的临床经验,总结出"镇静安神针法"治疗失眠、"振阳针法"治疗阳痿、"调胱固摄法"治疗小儿遗尿等独特的针灸治疗方法,其临床疗效显著。擅长运用古典针法治疗骨性关节疾病,尤其是应用"苍龟探穴"针法治疗肩周炎,"青龙摆尾"针法治疗网球肘,"白虎摇头"针法治疗腰痛,"赤凤迎源"针法治疗坐骨神经痛、腰椎间盘突出等,皆具有独特疗效。擅长针药并用,对胃肠病、颈肩腰腿痛、鼻炎、面瘫、头痛、中风、肥胖症、痛经、痤疮、视网膜静脉阻塞、带状疱疹和各种疑难杂症都有其独特的治疗方法。发明创制"艾络康"系列穴贴(减肥贴、活络止痛贴、暖宫止痛贴、镇静安神贴、清肝降火贴、清毒贴、靓眼贴、振阳贴等),取得良好的社会效益和经济效益。

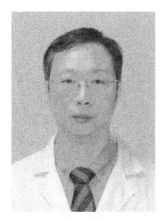

李 铁

李铁，现任长春中医药大学针灸推拿研究所办公室主任，副教授，博士研究生导师。中国针灸学会青年委员会副主任委员，吉林省针灸学会秘书长，世界针灸学会联合标准工作委员会委员，世界针灸学会联合会对外交往工作委员会委员，世界中医药学会联合会中医专业手法委员会常务理事，世界中医药学会联合会中医适宜技术评价与推广委员会常务理事，中国针灸学会科学普及专家，中国针灸学会穴位敷贴产学研创新联合体秘书长，中国针灸学会循证针灸专业委员会常务委员，中国针灸学会临床分会理事，吉林省针灸学会刮痧拔罐专业委员会常务委员，吉林省中医（朝医）执业医师命题评审专家。

参与国家级"973"计划项目2项，承担国家重点研发"973"计划项目子课题1项，主持国家自然科学基金3项、省部级课题5项，参与省部级课题12项。曾获得省部级科技进步奖一等奖1项、二等奖3项、三等奖2项。主编《跟名师学穴位贴敷》等学术著作6部，副主编9部，以第一作者发表学术论文70余篇，SCI收录论文2篇。先后两次参加中国科协青年科学家论坛，并做大会交流活动。作为项目主要成员，参与ISO国际针灸标准的制定。

主讲《刺法灸法学》和《针灸治疗学》，均为省级精品课程；副主编《刺法灸法学》教材，参编教材6部。

序言

　　针灸闳邃，荣出远古，参天地，验人物，本性命，渐臻至妙，蜚声中外。通观古今，哲匠合四诊，辨八纲，明选穴，善针法，笃获大愈。其临证根于选穴，精于技法。笔者曾遇一名顽固呃逆患者，其已在某年轻医生处诊治，选取中脘、内关、足三里，留针半小时，但起针后病情如故。次日遂找笔者诊治，余仍选取上述三穴，然施术时持续提插、捻转，令患者针感强烈，屏息数秒，呃声立止，留针半小时，其间行针 1 次，针后呃逆消失。当时年轻医生感悟道：针灸技法实为重要，光取穴不施术很难取效。

　　痾疾有卒痼，邪中有法度，治则殊异，折郁扶运，补弱全真，泻盛蠲余，欲除其斯苦，当须究其刺法。如提插之幅度，用力之轻重，捻转之频率，进退之疾徐，皆需技巧了然于心。擅用针者功底过硬，心灵手巧，一刺即入，患者仅感微痛或不痛，运用手法则得气迅速，酸麻重胀的感传出现快、放散远，疗效高且安全可靠。因此，针灸技法要练到轻巧纯熟，得心应手，才可成为针灸医者。

　　石学敏院士是提倡技法的"国医大师"，他创立的醒脑开窍法，在选穴上以阴经和督脉穴为主，并强调针刺手法量学规范，有别于传统的取穴和针刺方法。韩济生院士在针刺镇痛研究方面发现，针刺可动员体内的镇痛系统释放出阿片肽、单胺类神经递质等，而不同频率的电针可释放出不同种类的阿片肽，足以证明针灸技法的重要性。

　　针灸之法尚矣，然常折于"竞今疏古""厚穴乏术""重针轻灸"，今研通古典针法之医甚少，酌论针灸技法之文鲜有。恐湮其辉华，笔者带领岐黄学者团队，从"启古纳今，厚技博术"角度出发，编著"中国针灸临床技法丛书"，旨在从临床出发，系统总结古今各种针灸技法，为业内人士在本领域的进一步研究打下良好的基础，也为广大的针灸爱好者提供针灸技法的知识。本套丛书分为《临床针法备要》《临床灸法备要》《临床腧穴特种疗法备要》，既有丰富多彩的针灸技法，又有宝贵的名医大师的临床经验，还有现代针灸技法的研究，以及临床各科疾病针灸技法的应用。将科学性、系统性、实用性贯穿始终，提供了诸多有价值的文献。纵观本套丛书，博古纳今，内容丰富，学术性强，具有较高的参考价值。主要读者对象是中医针灸医疗、教学、科研工作者，以及医学院校学生和广大针灸爱好者，使学习者易于学习和掌握。相信本套丛书的出版，将为针灸技法的进一步发展产生积极的推动作用。

王富春

2020 年 9 月

前言

　　针法技术是我国古代劳动人民在与疾病的长期斗争中创造发明的一种医疗方法，是中医宝库中一颗耀眼的明珠，几千年来为我国的医疗保健事业发挥了重大作用。中医针灸已经成为世界非物质文化遗产，深入挖掘针灸技术就是对针灸最好的继承和发展，也是让世界认识针灸、理解针灸文化的重要途径。

　　针灸是中医特有的治病手段，早在《黄帝内经》中就大量记述了针灸理论与技法操作，尤其是《灵枢经》（又称为《针经》），成为针灸学体系形成的标志。历代医家薪火相传，针灸典籍汗牛充栋，从晋代皇甫谧的《针灸甲乙经》，唐代孙思邈的《千金要方》，宋代王执中的《针灸资生经》，元代窦汉卿的《针经指南》，到明代徐凤的《针灸大全》、高武的《针灸聚英》、杨继洲的《针灸大成》等针灸医籍的诞生，均是由许多鲜活的名人志士组成的一幅历史画卷。历代针灸医籍使针灸技术方法不断完善，异彩纷呈，贯穿了整个针灸学的发展历程。

　　近代针法技术依然保持了其蓬勃发展的态势，出现了一批像承淡安、任作田、郑毓琳等针灸大家，继承和发扬了祖国传统针刺技术，创立了不少精湛的针灸技法。现代针法技术更是层出不穷，"国医大师"贺普仁的"三通针法"、中国工程院院士程莘农的"三才进针法"和"国医大师"、中国工程院院士石学敏的"醒脑开窍"针法，以及头针、耳针、眼针等微针技法和电针、水针、针刀等特种针法的出现，使针灸技法呈现"百花齐放，百家争鸣"的欣荣景象。

　　但是，随着现代科学技术的不断发展，特别是声、光、电、磁等技术的广泛运用，部分医者对针刺手法在临床中的重要作用有逐渐忽视的倾向，广大针灸医务工作者迫切需要了解和掌握更多的针灸技法，亟需一部集古今针法精华的著作。有鉴于此，我们组织编著《临床针法备要》一书，旨在系统总结古今各种针刺技法，为业内人士在本领域的进一步研究打下良好的基础，也为广大的针灸爱好者提供了针灸技法的知识。

　　本书共三篇，即上篇针法基础、中篇针法名家、下篇针法临床应用。上篇阐述毫针、特种针具刺法、特定部位刺法等各类针法；中篇依据特色针法、特种针具针法和特定部位针法进行归类，选择在各种针法研究方面具有独特理论与实践经验的近现代50余位针灸医家，简要介绍其针法操作特点和临床经验；下篇对针刺治疗的临床疾病进行全面、系统筛选和整理。纵观全书，博古纳今，内容丰富，学术性强，具有较高的参考价值。

本书主要读者对象是中医针灸医疗、教学、科研工作者，医学院校学生和广大针灸爱好者。全书语言表达生动、具体、清晰明了，使学习者易于学习和掌握。相信本书的出版，将为针法技术的进一步发展产生积极的推动作用。

编　者

2020年10月

目录

上篇 · 针法基础

第一章 · 毫针法

002

第二章·特种针具刺法

070

第三章·特定部位刺法

092

中篇·针法名家

第四章·特色针法名家经验

第五章·特种针具针法名家经验

第六章·特定部位针法名家经验

下篇 · 针法临床应用

第七章 · 内科疾病

第八章 · 外科疾病

第九章 · 妇科疾病

第十章 · 儿科疾病

第十一章 · 骨伤科疾病

第十二章 · 五官科疾病

第十三章 · 皮肤科疾病

325

第十四章 · 急症

341

第十五章 · 其他疾病

351

参考文献

上篇

针法基础

第一章 毫针法

第一节·毫针的起源与发展

中华民族是世界上最早进入文明的民族之一,博大精深的中国古代文化对于世界文明的发展产生了深远的影响。针灸学是中医学的重要内容之一,也是中国古代文化的重要组成部分。针灸医术是中华民族在医学上的一项重要发明,对人类健康做出了重大贡献。大量的历史文献和考古学资料证明,针灸医术起源于中国,在今天已成为世界各国人民共享的医学财富。

针具是行针刺治疗时所使用的关键器具,本节将从针具入手,概括介绍针具的发展及演变。

一、针具的起源与发展

(一)砭石

砭石作为九针的雏形,是最初用于治病的针灸工具。经考古学家证实,砭石是石器时代的产物,起初并不是作为专用的治病工具出现的。尤其是在旧石器时代,石器工具的制备相当粗糙,大多是稍作敲打的天然石块,主要用于生产活动,但在人体出现痈疡时也用来切开排脓。到了新石器时代,由于石器制作技术的进步,逐渐形成了专用的医疗石器——砭石(图1-1)。

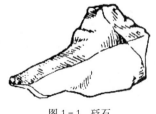

图 1-1 砭石

《山海经·东山经》有这样的记载:"高氏之山,其上多玉,其下多箴(针)石。"由此可见,古人多选择结构严密和纹理细腻的石材来磨制成砭针。

《说文解字》将"砭"释为"以石刺病也"。晋代郭璞注"可以为砥(砭)针,治痈肿者"。《灵枢·玉版》有"已成脓(血)者,其惟砭石铍锋之所取也之说"。《难经·二十八难》称"其受邪气,畜则肿热,砭射之也"。隋代全元起释砭石曰:"砭石者,是古外治之法,有三名,一针石,二砭石,三镵石,其实一也。古来未能铸铁,故用石为针。"《素问·血气形志论》云"夫气盛血聚者,宜石而泻之",《素问·病能论》云"病生于肉,治之以针石"等。从上述的论述可知,砭石最初的用途是用来切开痈肿、排脓放血的。

砭石的起源至少应该在新石器时代,其形状具有相对固定性,这点可从出土的文物中得到印证。如1963年,在内蒙古多伦县头道洼新石器时代遗址中出土了一枚经过磨制的石针,长4.5 cm,一端有锋,呈四棱锥形,可作针刺之用;另一端扁平,有半圆形弧刃,刃部宽0.4 cm,可以切开痈肿,它被确定为原始的针刺工具——砭石。在山东日照两城镇龙山文化遗址中,采集到两枚锥形砭石,器身均为圆柱形,其中一枚残长约9.1 cm,两头磨尖,分别为三棱针锥体(粗端)和圆锥体(细端);另一枚约长8.3 cm,尖端为三棱锥体,长而锐利。又如1965年在湖南长沙接驾岭西南新石器时代遗址中出土的一口石刀,长约6 cm,宽约3.2 cm,其上有一圆孔,可用来切开皮肉。

(二)骨针、竹针、陶针

砭石之后,也出现一些用动物骨骼、彩陶、野生竹子及木头做成的像石针一样的针具。山顶洞人遗址中,人们见到了一端带孔的骨针,长约8.2 cm,粗0.3 cm,削制得较为精细而坚韧,既可作为缝纫工具,亦可用于医疗。在山东平阴县朱家桥商周遗址中出土的骨针,长约8 cm,锐端为圆锥尖,钝端卵圆,则作为医疗的专用工具了。1988年在安徽蚌埠的考古发掘中,也出土了距今五六千年的骨针。而陶针的实物,在山东城子崖龙山文化遗址出土文物中有两枚,一枚长5.5 cm,两头皆圆锥尖,形如橄榄;另一枚长8.8 cm,一端为圆锥,另一端为卵圆,与金属针文物相类同。至于竹针,大多是由于难以久藏的原因,至今并无发现,但从"箴"字上,可以会意为用竹制成的竹针。但那些都是过渡性的,使用并不普遍。

(三)金属针

冶炼术的发展为金属针具的出现提供了技术条件。考古研究发现,在仰韶文化、龙山文化、马家窑文化时期,已经开始有铜器的使用,揭开了我国"青铜时代"的序幕。随着青铜器的使用和推广,以及后来冶铁术的进步,标志着社会生产力已上升到一个新阶段。尤其是商周时期随着冶铜技术的迅速提高,青铜器日益繁多,广泛用于日常生产与生活中,人类逐渐放弃了石制工具。而这种趋势必然也会在医疗工具方面体现出来,这也为金属针具的出现提供了物质和技术条件。

1968年在河北满城西汉刘胜墓出土的金银针实物是四棱形。1972年,在河南新郑的一座春秋战国时期的郑韩故城遗址,出土一根长6.3 cm的磨制针形器,直径约0.7 cm,一端卵圆,另一端呈三棱锥形,锋尖缺损。针灸史学家认为九针中的圆针、锋针即由此仿制而来。

首次发现古代青铜器砭针是1978年在内蒙古达拉特旗树林召公社,从一批古青铜器中发现了一根青铜针,这个被认为是战国至两汉这个历史时期(公元前475—公元24年)的器物,长4.6 cm,器身为棱形,它与头道洼砭石的形状与大小极为相似。同年在山东微山两成山出土的东汉画像石中,有四块上半身为

人、下半身为鸟的神物浮雕,神物一手握着为首一人的手腕,一手作扬举之状。其中有两幅可明显看出神物手中握一针形器物,对着来人的肢体。

考古学者考证这幅图像是带有浓厚神话色彩的针灸行医图,半人半鸟的神物形象来源于原始时代的图腾崇拜,也很可能是"扁鹊"称号的由来。对于神物手中所持的针形器物,中国中医研究院的一位教授认为并不全是金属针,粗的是砭石,细的才是金属针。从画像中看,由于针形器物的粗细不同,持针的姿势也不一样。对粗的针形器物是持其中间,如砭石之用法;而对细的针形器物则持其一端,如同金属针的用法。在有细针的这一幅图像上,被刺者的头旁和手上部有排列整齐密集的短而直的细线,是留针状况,为金属针所特有。这表明从战国到秦汉这个历史时期存在砭石与金属针并用的情况。

金属针具的出现与使用是针具发展史上的一次飞跃式进步。中医学现存最早的经典著作《黄帝内经》首次记载了有关九针的论述,《灵枢·九针十二原》《灵枢·官针》《灵枢·九针论》《素问·针解》中均可见到大量有关九针的内容。晋代皇甫谧著《针灸甲乙经》,在《九针九变十二节五刺五邪第二》一文中,归纳总结了有关九针的来源、形状、长度和作用。元代杜思敬根据文字记载,在所著的《针灸摘英集》中不仅用文字对九针进行阐述,而且首次绘制了古九针模拟图。明代众多的医学家也对九针有所论述,并且绘制了不同式样的"九针式图",如高武的《针灸素难要旨》,张介宾的《类经图翼》,杨继洲的《针灸大成》。清代吴谦编修的《医宗金鉴》也收录了古九针的大量内容。近代民国医家孙祥麟所著《针灸传真》,对古代九针也有详述。

(四)毫针

毫针最早见于《黄帝内经》,《灵枢·九针》载:"七曰毫针,取法于毫毛,长一寸六分。"《灵枢·九针十二原》载:"七曰毫针,长三寸六分……毫针者,尖如蚊虻喙。"毫针图形的记载,最早见于公元1315年的《济生拔粹》,其绘制的毫针,针身细长,针尖锋利纤细,针柄呈圆柱形。从现今考古发现的毫针实物看,其应用年代最早可追溯到西汉。在1968年河北满城西汉刘胜墓(葬于公元前113年)中出土的4根金针(图1-2)、5根银针,据考证认定,这些针具是古代九针的一部分实物,其中有2根金针被认定为是古代毫针。这2根

汉代毫针的针柄是扁四棱形,针身稍粗,针尖锋利,除针柄的差别外,针身及针尖与现代毫针无太大区别。

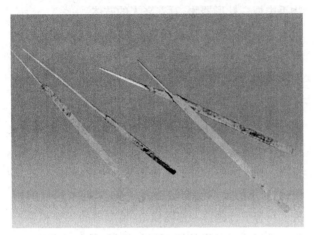

图1-2 河北满城刘胜墓出土金针

二、现代针具的丰富与拓展

随着科学技术的发展,曾有多种金属材质都被用作毫针的制作材料,但是由于针刺效果、制作工艺、成本价格等多方面因素,许多材质都被废弃不用,目前临床上使用的毫针多以不锈钢制成。

(一)金针与银针

早在2 000多年前,中国已有金、银针的应用历史。金、银是良好的制针材料,其制造的毫针,不易锈蚀,容易保存,且针体光滑,针尖圆中带尖,不锐不钝。但针体软而弹性差,在快速针刺和大幅度提插时容易弯针。毫针的针体较粗,在刺入后针感明显、持久,可适用于各种实证及慢性痼疾。该类针具在针尖透皮时难免刺痛较重,且金、银本身价格昂贵,故现在临床上除特殊需要外,一般不使用此类针具。

(二)铜针、铁针、钢针

与金、银针比较,这类材料价格低廉,易于制作,故历代民间皆有应用。但其质硬而脆,易折、易锈、不易保存,现已基本不再使用。

(三)不锈钢针

不锈钢针是目前应用最为广泛的毫针。不锈钢,有较高的强度和韧性,按照中华人民共和国国家标准GB 1220-75《不锈耐酸钢技术条件》,$Cr_{18}Nig$或$OCr_{18}Nig$合金为制作针具的最佳选择。这种材料制作的针具不易折针、弹性好、不生锈、耐腐蚀、耐高温、针体挺直滑利,可以制成各种不同粗细的毫针,便于针刺操作,可满足各种进针法和行针法的操作需要,故被临床广泛应用。

(四)新九针

中华人民共和国成立后,山西师怀堂经过长期临床实践,在《灵枢》"九针"的基础上,大胆革新,潜心研制出"新九针",有镵针、磁圆梅针、鍉针、锋钩针、铍针、梅花针、火针、毫针、圆利针等针具(图1-3)。

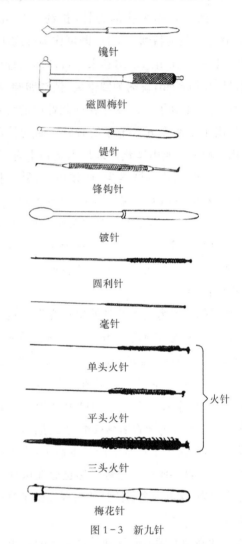

镵针

磁圆梅针

鍉针

锋钩针

铍针

圆利针

毫针

单头火针

平头火针   } 火针

三头火针

梅花针

图1-3 新九针

(1)镵针:多用此针划割口腔黏膜、耳穴及耳背静脉,治疗外感表热证、胃肠病(如胃炎、胃及十二指肠溃疡等)和某些皮肤病(如脓疱疮、黄褐斑、皮肤瘙痒)等。

(2)磁圆梅针:综合圆针、皮肤针与磁疗作用于一体,主治范围极其广泛,最擅长治疗静脉曲张。

(3)鍉针:主治小儿疳积、腹泻,肌肤表面的小血管瘤、疣赘、浅表色素痣,久不愈合的疮面、瘘管、肛裂,宫颈糜烂、阴道炎等。

(4)锋钩针:主治一些急慢性、痉挛性、顽固性疼痛和功能障碍性病症,如神经血管性头痛、腱鞘炎、腰背肌劳损、中风后遗症急性结膜炎、急性扁桃体炎、颈椎病等。

（5）铍针：主要用于皮外科的一些病症。主治较大的赘疣、肌肤痈疡脓肿、肛肠息肉、外痔、皮脂腺囊肿、陈旧性肛裂等。

（6）梅花针：主治范围十分广泛，凡气滞血瘀，风、火、热邪所致临床各科病症，特别是对心脑血管、神经系统、消化系统疾患，以及血液循环障碍、新陈代谢低下和皮肤疾患等都具有明显的效果。

（7）火针：适用于近百种病症。如风湿性关节炎、类风湿关节炎、强直性脊椎炎、三叉神经痛、慢性结肠炎、腰痛、滑膜炎、骨质增生症、乳痈、鸡眼、美容、肛肠疾患、骨结核、外阴白斑、疣赘等都有较好的疗效。

（8）三棱针：主治急性热病、头痛、咽喉肿痛、中暑、昏迷、小儿惊风、疳积、急性淋巴管炎、结膜炎、痤疮、急性扭伤、无名肿毒等。

（五）针刀

针刀疗法是由金属材料做成的在形状上似针又似刀的一种针灸用具，是在古代九针中的镵针、锋针等基础上，结合现代医学外科用手术刀而发展形成的，是与软组织松解手术有机结合的产物。针刀疗法已有十多年的历史，近几年有进一步发展的趋势，目前针灸临床上较为重视。

针刀疗法的操作特点是，可在病变部位深处进行轻松地切割、剥离等不同的刺激，以达到止痛祛病的目的。治疗过程操作简单，不受任何环境和条件的限制。治疗时切口小，不用缝合，对人体组织的损伤也小，且不易引起感染，无不良反应，患者也无明显痛苦和恐惧感。术后无须休息，治疗时间短，疗程短，患者易于接受。其适应证主要是软组织损伤性病变和骨关节病变。

第二节 · 毫针基础练习与准备

一、毫针的结构与规格

（一）毫针的构成

1. 毫针结构

现代毫针的形态，主要分针尖、针身、针根、针柄和针尾五部分（图1-4）。

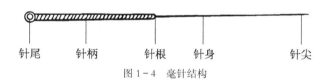

图1-4　毫针结构

（针尾　针柄　针根　针身　针尖）

2. 毫针的分类

根据毫针针柄与针尾的形态不同，将毫针分为圈柄针、花柄针、平柄针和管柄针4种（图1-5）。

（二）毫针的规格

《灵枢·官针》指出："九针之宜，各有所为，长短大小，各有所施也。不得其用，病弗能移。"说明不同针具有其各自的特点和作用，因此不同病症应选用相应的针具。临床可根据患者的体质、体形、年龄、病情和腧穴部位等的不同，选用长短、粗细不同规格的毫针。

根据针身的长短不同分为0.5寸（13 mm）、1寸（25 mm）、1.5寸（40 mm）、3寸（75 mm），甚至更长的芒针。这里的"寸"没有绝对意义，是为了依据患者的

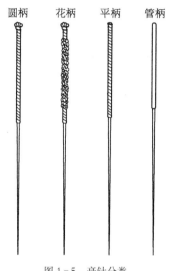

（圆柄　花柄　平柄　管柄）

图1-5　毫针分类

情况选择适当长度的针灸针而设计。根据针的直径区分的：24号直径0.45 mm，26号0.40 mm，28号0.35 mm，30号0.30 mm，32号0.25 mm，34号0.22 mm。

关于针具的选择，一般是根据医者的习惯和患者的敏感程度来选择不同粗细的针具。最常用的针是26～30号，全身大部分腧穴都可以用；面部针灸一般用较细的针。此外，可根据针灸部位的皮肉丰厚程度来选择不同长短的针具。短针在临床上一般用于头皮和皮肤较薄处，如头部、面部、颈、肩、背、前臂、手足

部等部位多用 1 寸；长针多用于肌肉丰厚处，例如腰部、腹部、小腿多用 1.5 寸，臀部、大腿等多用 3 寸，透针时多用 3 寸。

二、毫针操作的基本训练

毫针操作的基本训练是每一位针灸初学者必须经历的一个重要的阶段，是熟练掌握毫针操作并自如运用于临床的基础项目。操作熟练者，不仅进针快，透皮时不痛，行针自如，患者乐于接受，而且能够调整经气，加速气至病所，取得满意的临床疗效。毫针操作的训练不仅有指力的练习，还有手法的练习。积少成多，日积月累，腧穴定位的准确性、手指的力量和灵活度才会明显提高。同时，练针时还要求环境安静、动作规范、宁神聚意。

（一）持针法

持针法是医者在实施针刺技术时，操持针具的方法。《灵枢·九针十二原》"持针之道，坚者为宝"，说明针刺时持针得当，才能便于进针。

1. 刺手与押手

在进行针刺操作时，应双手协同操作，紧密配合。一般用右手持针操作，以拇、示、中三指夹持针柄，其状如持毛笔，故右手称为"刺手"。左手爪切按压所刺部位或辅助针身，故称左手为押手（图 1-6）。

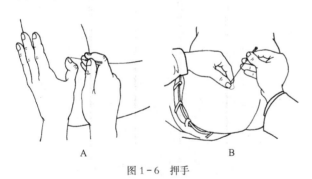

A   B

图 1-6　押手

刺手的作用主要是掌握针具，施行手法操作，如左右捻转，上下提插，搓、弹、刮、飞、摇、震颤，以及出针时的手法操作等。

押手的作用主要是定位揣穴、调控经气、疏散卫气、辅助进针、减轻针刺痛感、施行开阖补泻、解除滞针、防止出血等。

2. 持针姿势

持针的姿势，状如执持毛笔，故称为执毛笔式持针法。根据用指的多少，一般又分为二指持针法、三指持针法、四指持针法、五指持针法。

（1）二指持针法：用右手拇、示二指指腹夹持针柄，针身与拇指呈 90°。一般为针刺浅层腧穴时操作短毫针常用的持针法。

（2）四指持针法：用右手拇、示、中、环指指腹执持针柄，小指指尖抵在针旁皮肤，支持针身垂直。一般为长针深刺时的持针方式。

（二）练针方法

1. 练针之式

现今毫针以不锈钢材质居多，针体较软，不易于掌控，加之初学针者有畏针的紧张心理，初次练习并非易事。模仿、练习和掌握正确的针刺手势是临床进行针刺治疗的开始，正确把握进针、行针、补泻、出针的操作姿势是练针的基础。针刺的方向当根据腧穴的位置和解剖学特点，以及临床针刺操作时患者的体位等因素来综合考虑。

（1）进针：《灵枢·九针十二原》记述"右主推之，左持而御之"，针刺时左、右手有不同的分工，押手的练习也很重要。针刺前，押手用于探明穴位、分散患者注意力、减少针刺疼痛、分散卫气和固定腧穴局部；针刺时，押手操作有配合刺手进针、行气、引导进针和改变经气运行方向的作用；出针后，押手操作有扪按针孔实施补泻操作、揉按针孔防止经气外泄、预防针穴局部发生气滞血瘀现象和解除滞针现象的作用。进针时应力争使患者无痛或微痛，操作时速刺进针，就是右手拇指、示指呈屈曲状态持针，露出针尖 3～5 分，中指伸直，按压在穴位的旁边（起押手作用）；刺入时拇指和示指由屈曲变为伸直，中指向下用力，由伸直变为屈曲，在这一瞬间即可迅速刺入穴位，以减少进针时的疼痛感。元代医家窦杰在《针经指南》中记载"左手掐穴，右手置针于穴上，令病患咳嗽一声，针入透于腠理"，这种方法可使患者转移注意力，从而减轻疼痛。

（2）行针与补泻法：行针手法包括基本手法和辅助手法。临床常用手法有提插和捻转两类手法，属于单式手法，其他单式和复式手法都是由它们发展而来的。许多古今医家所归纳的其他单式手法，从行针方法与运动趋势来看，都可划入这两类手法之中。其他行针手法，如循、弹、刮、摇等为辅助手法。针刺补泻手法包括捻转补泻、提插补泻、疾徐补泻、迎随补泻、呼吸补泻等，其核心内容多与手法的力度变化相关。在补泻手法中，速度是表象，力度是关键，在练习过程中要注意体会手法施术的力度变化方可事半功倍。练习补泻手法应遵循"规范操作术式、把握适用范围、体会动作要领"的基本要求。

（3）出针与针刺异常情况的预防与处理：《素问·调经论》曰："脉大，疾出其针，无令血泄。"出针时，可能由于诸多原因引起血肿，应提高操作者的心理素质与应变能力，预防出针后血肿等情况发生。

2. 练针之力

（1）练针辅助器材的选择与步骤：在运用进行练针辅助器材之前，可先进行"空手刺"的练习。将拇、示二指指腹紧贴，做单手持针状，余三指放松，拇指向前、后捻动数次；拇指与示指指腹紧贴，做前后屈伸进针状，以此练习拇、示二指的指力，亦能提高针刺力量。

随着指力的增加呈递进式选择练针辅助器材，如起初可采用纸垫、棉球，指力增加后可采用硬塑、皮革等进行针刺的练习。有一定的指力基础后，可以在自己身上进行针刺练习，亲身体会指力的强弱、针刺的感觉、行针的手法等。最终通过两人交叉进行试针练习，不断提高针刺法的基本技能。

（2）力与针运行的配合：指力是持针和运针能力的体现，专指手指的力量，广义的指力还包括手腕的力量。针灸医者的指力和腕力决定了进针、出针、捻转等刺法是否能有效实施。古代医家对指力颇为重视，如《素问·宝命全形论》曰"手如握虎"，强调的是练针时要练到力贯指尖，使针体端直坚挺。又如《医宗金鉴·刺灸心法要诀》称"巧妙元机在指头"，强调指力的大小与得气、针刺感的强弱及持续时间有密切关系，直接影响着针刺疗效。《标幽赋》载"原夫补泻之法，非呼吸而在手指"，强调指力练习的重要性，有足够的指力，才能持针端正，进出自如，易于得气、守气。指力的练习要持之以恒，循序渐进，不能操之过急，要求"力贯针中"，体会不同力量变化对针体控制的影响。

（3）多角度指力练习的必要性：现代教材中，多推荐以直刺、斜刺和平刺为基本练习方法。在临床中，常常因患者体位的变化，而需要运用其他角度刺法，如向上刺、由外向内刺、由内向外刺等。所以加强多角度的指力练习是有必要的。

3. 练针之意

（1）注重体会治神、守神：《灵枢·九针十二原》言"粗守形，上守神"，"形"是指形式，"神"是指精神意念，在文中是指经气。守神练针，是在练指力与指感

的基础上，进一步锤炼医者的心意，使其心先内守，然后神随针入。即医者意念随针而入，去体察经气，并以医者之意念通过针来引领患者被激发起之经气。心意是指医者对得气感的主观体会和对毫针的驾驭。当医者的注意力高度集中在指端时，其指端的感觉也相对更敏锐些，指力亦会更强，便于针刺得气。医者通过指端的感觉调控患者的经气，通过手法驾驭经气的方位、掌握经气的性质，使患者的临床疗效增强。

（2）认真体会针下感觉：《灵枢·终始》有云："必一其神，令志在针。"《标幽赋》曰："凡刺者，使本神朝而后入；既刺也，使本神定而气随。"练心意亦是练针的重要部分。练针时，思想要高度集中，使心神倾注于持针的指端和针尖。进针时，应严肃认真、聚精会神、细心观察患者的神气。进针后，用心体会针下感觉，提高手和脑协调统一，共同控制毫针的技能，做到一丝不苟、坚持不懈；随时观察患者针刺过程中的表情以及悉心体会针已下达到的组织时是否沉紧有"鱼吞钩饵之浮沉"的感觉，不断体会意念与手法相合的感觉。如此才能做到能辨气机变化，以意行气，补泻得当，获取良好的效果。"神不朝而勿刺，神已定而可施"。

4. 练针之气

（1）注重气感控制：《灵枢·终始》曰："用针之类，在于调气。"调气是在得气的基础上适当调节其感应，以起到调整人体功能、增强人体抗病能力等作用。"凡刺之道，气调而止"，可见，针刺过程中，医者在注意力集中的情况下，靠自身指力的变化而调气，是治疗的关键。古往今来擅长针灸者都主张先练运气，有"练针先练身，练气后运针"之说。练运气可使医者体质强健，充实丹田之气，精神集中达到以意领气，最终灌注掌指。气功是通过练功者的主观努力对自己的身心进行意、气、体结合的一种锻炼，使人更好地驾驭肢体，精神集中，提高人体的功能。练功不仅可以使注意力更加集中，也可以保证医者有充沛的体力来行针，使临床疗效显著提高。

（2）注重功法练习：练太极拳是静中求动，是一种体意双练的运动。先意动而后形动，逐步练就意到则力到，使意力合而为一，能调动丹田之力上肩、下肘、及腕，达指。练内养功要静坐，要意守丹田，然后通过有节奏地深呼吸，练任、督二脉的小周天循行。在练功中体会调整气息，学会以气导力，气感由弱到强，由强到弱，逐渐体会针下感觉变化的控制。

三、针刺前的准备

（一）患者的体位

在接受针刺治疗时，令患者选择舒适的体位，对于取穴的准确、针刺操作的效果及防止发生针刺意外等均有重要意义。《标幽赋》曰："或伸屈而得之，或平直而安定……空心恐怯，直立侧而多晕，背目沉掐，坐卧平而没昏。"指出在针刺时要根据需要选择舒适的体位，否则就会出现眩晕、昏厥等情况，强调了选择体位的重要性。体位的选择应尽量暴露处方中的全部穴位，并且应使患者可以保持稳定、舒适、全身的肌肉完全放松的状态。穴位处的肌肉必须完全松弛，尤其是对于有些需要屈肘、屈膝等特殊姿势才能正确取穴的体位，更是如此。如果体位选择不当，在患者移动体位时常会导致弯针、折针或滞针等，给患者增加痛苦；还会造成医者取穴困难，施术行针不方便，不宜于留针，有的甚至会导致晕针等意外。所以指导患者选择针刺时的体位，要同时考虑医者施术行针是否方便和患者的自身感受两个方面。体位选定后，要求患者不能随意改变或移动，以防意外发生。临床常用的体位如下（表1-1）。

（二）毫针的检查

现阶段毫针多采用一次性无菌针灸针。使用时要检查质保期及外包装是否破损，撕开包装袋后要查看毫针的针尖，如发现有损坏或不合格者，应予剔除。

（三）消毒

针刺操作时要有严格的无菌观念，切实做好消毒工作。除使用一次性无菌针外，消毒是必不可少的重要

表1-1 临床常用的体位

体　位	适 用 部 位
仰卧位	头面胸腹部腧穴和上下肢部分腧穴
侧卧位	身体侧面经穴
俯卧位	头、项、脊背、腰骶部腧穴和下肢背侧及上肢部分腧穴
仰靠坐位	前头、颜面和颈前等部位腧穴
俯伏坐位	后头和项、背部腧穴
侧伏坐位	头部的一侧、面颊及耳前后部位腧穴

工作，需要引起足够的重视。如果消毒不严格，一方面容易引起细菌感染；另一方面，也可能导致乙型肝炎病毒及艾滋病病毒等传染病通过针刺传播。消毒范围应包括针具、器械、医者手部、患者穴位皮肤等。

（1）针具消毒：现今在针灸临床中，医者常常使用一次性的无菌针具，因其质优价廉，患者也很容易接受，大大降低了感染的发生率。

（2）医者手部消毒：包括清洁和消毒两个步骤。针刺前，医者先用皂液或洗手液清洗手部，然后用消毒剂进行手部消毒。常用手部消毒剂有乙醇、异丙醇、碘伏等。

（3）穴位消毒：临床上常用75％乙醇擦拭欲针刺的穴位，擦拭时要从腧穴部位的中心点向外绕圈。当腧穴皮肤消毒后，要保持洁净，避免再次接触污物，防止被污染。

（4）治疗室内消毒：针灸治疗用的床垫、枕巾等物品，要按时进行换洗晾晒。如果条件允许，采用一人一用的消毒垫布、枕巾则更好。治疗室也应定期进行消毒净化，保持空气流通，环境卫生洁净。

第三节 · 毫针基本手法

针刺基本手法，是指在针刺过程中，从准备进针、留针至出针以及出针后的一系列操作手法，包括对针体和对人体两个方面。针刺方法有着很高的技术要求和严格的操作规范，医者必须熟练地掌握这一系列操作技术，才可以从寒、热、虚、实等方面，对患者进行辨证施治，否则各种治疗方案都很难实现。

一、揣穴法

针刺前医者必须将施术的腧穴位置定准。医者以手指在腧穴处进行揣摸、按压，以取定腧穴的方法，称为"揣穴"。揣穴为"下手八法"（见于《针灸大成》）之一，是确定腧穴位置、利于进针的准备工作。腧穴的定位准确与否，直接关系到针刺的疗效。《针灸大成》指出："凡点穴，以手揣摸其处，按而正之，以大指爪切掐其穴，于中庶得进退，方有准也。"其具体步骤和方法如下。

（1）指切揣穴法：用左手拇指指甲置于穴位上，用力掐之，以宣散气血、避免疼痛、固定穴位，即爪切法。

（2）按压揣穴法：适用于肌肉丰满松弛处，可用左手五指并拢或排开向下用力按压，将肌肉压平，以防移位，便于进针。如中脘穴位于腹部肌肉松弛处，可将中指按压该处，其他四指排开将腹部压平。

（3）分拨揣穴法：如遇肌腱、血管处，要用手指向前后或左右推拨，使其分开，从而按压定穴。如内关穴，可用左手拇指按定其穴，将肌腱和血管拨开，找到有酸麻感的点位。

（4）旋转揣穴法：如遇骨骼、肌腱、血管覆盖处，令患者将有关部位旋转，使其穴位充分暴露。如养老穴，令患者屈肘，掌心向下，用另一手指按在尺骨小头最高点，然后转掌向胸部，当手指滑入骨缝中取穴。

（5）滚摇揣穴法：如遇到关节处，用左手拇指掐住穴位，右手牵拉患者肢体远端，行左右或者上下滚摇，使其关节松弛，指下便可揣定穴位。如阳池穴，以左手拇指紧掐其穴，右手握住患者四指，用轻微力量牵拉并左右滚摇，使穴显于指下。

（6）升降揣穴法：如遇伸屈关节才能较好显露穴位时，应采取本法使肢体关节上下活动（升降）以显露穴位。如解溪穴，用左手固定肢体，拇指紧掐其穴，右手握住足尖，上下摇动，以松动踝关节，揣定穴位。

（7）滚摇升降揣穴法：如遇到伸屈关节、推拨肌腱才能显露穴位时，用手握住关节向左右滚摇，前后屈伸，并推拨穴周组织，使其显于指下。如肩髃穴，左手拇指紧掐其穴，右手托握肘关节，上下抬举，左右滚摇活动，即可使穴位显于指下。

二、进针法

进针法，是刺手持针，使用指力、腕力将毫针刺入穴位皮肤，并插入一定深度的方法。进针过程包括两个步骤，其一是透皮，其二是插入一定深度。这两个步骤是毫针针刺技术的关键，使用熟练可保证针刺无痛或如蚊叮咬一样微痛。

（一）进针手法

1. 单手进针法

（1）单手刺入法：刺手拇、示指持针柄，中指指尖重压穴位，抵于穴位旁，指腹抵住针体下段，保持针体挺直。刺入时拇、示指用力向下按压，中指随之屈曲，即将针尖压入皮下。对皮肤硬韧者，在透皮的瞬间，以拇、示指边捻转边下压，能增强透皮的力度，使针尖顺利刺入。此法以中指切压穴旁，固定穴位，降低痛

觉敏感性，起到了押手的作用。

（2）单手叩入法：刺手拇、示指捏针体下段，露出针尖3～5 mm，中指尖在穴位上重压片刻，类似押手的作用；当中指尖抬起，离开腧穴的瞬间，拇、示指持针快速向穴位叩入，将针尖叩入皮下。此法适用于任何长度的针具，透皮速度快而有力，透皮时有轻微疼痛或基本无痛，对持针指力要求不高，但必须做到稳、准、轻、快，初学者也能比较快地掌握。

（3）单手飞入法：刺手拇、示指持针柄，或拇、示、中三指持针柄，针尖对准穴位，运用腕力快速甩动下压；当针尖触及皮肤时，拇指向后捻动，示、中指向前捻动，瞬间即将针刺入，同时五指张开如飞鸟展翅状。此法刺入速度快，力度大，但刺入深度不易控制。

2. 双手进针法

（1）插入法：押手重按穴位后，置于穴旁，固定穴位，刺手持针柄，针尖对准穴位；当针尖接触皮肤的瞬间，运用指力和腕力，不加捻转，快速将针插入皮下3～5 mm。如应用长针时，刺手可捏紧针体，对准穴位快速插入。此种方法操作简单，透皮速度快，可用于任何部位及多种长度的针具。

（2）捻入法：押手重按穴位，使穴位皮肤肌肉松弛后置于穴旁，固定穴位，刺手持针柄，针尖对准穴位，运用指力和腕力将针刺向穴位；当针尖接触皮肤的瞬间，运用指力稍加捻转针柄，腕力同时下压，将针刺入皮下3～5 mm。此种方法操作稍复杂，需指力和腕力协调配合，其针尖透皮的力度更强，速度更快，适用于任何部位的操作，尤其肌肉皮肤紧张及老年人皮肤硬韧不易刺入者，以此方法则容易顺利刺入。

（3）夹持进针法：常规消毒后，押手拇、示指拿捏住针体下段，露出针尖3～5 mm，对准穴位；刺手拇、示、中指持针柄，刺入时以押手用力下压为主，刺手配合顺势下插，或下插同时捻转针柄，以增强透皮力度。此法多用于长针的刺入，下插时，刺手用力要适度，用力过猛易致弯针。

（4）提捏进针法：押手拇、示指捏起腧穴处的皮肤，刺手持针从捏起处的上段对准穴位刺入。此法主要用于皮肉浅薄处的穴位及短针刺法，或沿皮透刺法，尤以面部穴位常用。

（5）舒张进针法：押手拇、示指或示、中指置穴位两旁，将穴位皮肤向两侧撑开绷紧，并固定穴位；刺手持针对准穴位将针尖快速插入或捻入。此法多用于

皮肤松弛或有皱纹的部位。

（6）弹入法：押手持针，用拇、示、中指扶正针身，对准穴位后，刺手四指弯曲，拇指抵住中指（或示指），中指（或示指）对准针的尾部，然后用中指（或示指）甲部瞬间弹击针尾，针尖可迅速刺入穴位处。此法进针快而无痛，适用于中等长度的毫针。

3. 器具进针法

（1）管针刺入法：用金属、塑料或有机玻璃制成长短不一的细管，选长短合适的平柄针或管柄针装入管内，针尾露出细管上口3～5 mm，将针管置于穴位上，用手指快速打击或弹压针尾，针尖即刺入腧穴皮下，然后将细管抽出。目前国内外均有配套生产的针具，使用更为便捷。该方法将细管重压于穴位皮肤上，类似押手的作用，拍打或弹压的进针速度快，使针尖瞬间刺入皮下，故基本无痛，适用范围广泛。

（2）进针器刺入法：使用特制的笔或弹簧进针器，将长短合适的平柄针或管柄针装入进针器的针管内，下口压置穴位皮肤上，用手指叩动弹簧，针尖快速弹射进入皮下，然后将进针器抽离。初学者可以应用此法，但对医者来说，缺少进针感觉和指感，故临床应用较少。

以上各种透皮刺入法各有所长，临床应用时，需根据腧穴所在部位、患者体位及医者手法、指力等情况，以操作简单方便、尽量减少患者疼痛为目的，灵活选用。

（二）进针技术

人体表皮分布着丰富的痛觉感受器，针刺疼痛多表现在透皮过程中。进针时辅以适当操作缓解患者的紧张情绪，或提高施术者的针刺技术等都有助于减轻患者进针时的疼痛感。

1. 消除患者紧张状态

人体紧张后，可出现肌肉收缩隆起，皮肤硬韧，并且表皮的神经末梢痛觉感受器处于高度兴奋状态，此时进针即容易产生明显疼痛。常用的调整办法是兴奋转移法，即《医经小学·针法》所说，"掐穴故教深，持针安穴上，令他嗽一声，随嗽归天部"。因为在咳嗽的时候，患者的兴奋点在咳的动作上，穴位处紧张的皮肤、肌肉会瞬间松弛，此时针刺则可达到无痛。另外，也可以向患者提问题以转移注意力，此时紧张的皮肤和肌肉常会松弛。通过押手重按穴位，也可松

弛肌肉皮肤，同时也能降低皮肤痛觉感受器的兴奋性，从而达到无痛或微痛的进针目的。正如《标幽赋》所云："左手重而多按，欲令气散，右手轻而徐入，不痛之因。"

2. 增强医者自身指力

由于指力不足，下针时不能快速刺透表皮，使针尖在皮层停留时间长，兴奋了皮层痛觉感受器，这也是导致针刺疼痛的常见原因。调整的方法是使医者加强进针法的练习，练习刺硬物，以加强指力。较好的练指力方法是持针刺胶管，若练至能熟练、准确、顺利快速地刺透1 mm厚的胶管，则快速刺透任何穴位皮肤均不成问题。

3. 进针快、准、稳

光有指力还不够，稳、准、轻、快是进针透皮的基本要求。针刺时下针过猛，使针体突然透入皮下深层肌肉，容易引起肌肉兴奋性收缩、抽动，牵张皮肤也常发生疼痛。调整的方法是持针要稳，进针要轻快，同时要准确刺入皮下深度，一般不超过5 mm，稍作停顿，再刺入穴位应刺的深度。因此，指力和稳、准、轻、快的手法是针灸医生必须达到的基本要求。

三、针刺的角度、方向和深度

针刺的角度、方向和深度，是指毫针刺入皮肤后的具体操作要求。在针刺过程中，掌握正确的针刺角度、方向和深度，是获得针感、施行补泻、发挥针刺效应、提高针刺疗效、防止发生针刺意外的重要环节。取穴的正确性，不仅指其皮肤表面的位置，还必须与正确的针刺角度、方向和深度结合起来，才能发挥腧穴的治疗作用。临床针刺同一穴位时，如果刺入的角度、方向和深度不同，刺达的组织结构不同，产生的针感和治疗效果就会有一定的差异。所以说，不能简单地将腧穴看作是体表的一个点，而应看作是一个立体的概念。临床医者必须熟练掌握针刺每一穴位的角度、方向和深度，具体应用的方法主要依据施术部位的解剖结构，结合治疗需要，以及患者的体质、体形、病情、病位等灵活掌握。

（一）针刺的角度

针刺角度是指进针时，针身与皮肤表面所构成的夹角。临床分为直刺、斜刺、平刺三类。对每一穴位刺入的角度，应根据穴位所在部位的解剖特点、疾病的性质和病位及操作手法等情况来确定（表1-2）。

表 1-2　针 刺 角 度

刺法	角度	适 用 部 位
直刺	90°	适用于针刺大部分腧穴，尤其是肌肉丰厚处的腧穴
斜刺	45°	适用于针刺皮肉较为浅薄处，或内有重要脏器，或不宜直刺、深刺的腧穴和在关节部的腧穴
平刺	15°	适用于皮薄肉少处的腧穴，如头皮部、颜面部、胸骨部腧穴，以及透穴刺法中的横透法和头皮针法、腕踝针法

（二）针刺的方向

针刺方向是指进针时和进针后，针尖所指的方向，也称针向。针刺方向一般根据穴位分布的部位、经脉循行的方向、病位的方向、刺入欲达到的组织结构而定。例如，针刺足三里穴治疗胃病时，欲使针感向上传导，针尖略向上；治疗末梢神经炎时，欲使针感向下传导，针尖略向下；补法操作时，顺经脉循行方向而刺，针尖略向下；泻法操作时，逆经脉循行方向而刺，针尖略向上。

（三）针刺的深度

针刺深度是指针身刺入穴位的深浅度。每个穴位的针刺深度，以既有明显的针感，又不能损伤深部的脏器组织为度。临床操作时，还要结合腧穴所在部位、所属经脉的阴阳深浅、针刺时的季节，以及患者的年龄、体质、病情的阴阳属性等多方面因素，使针刺深浅适度，提高疗效。针刺深度可按以下原则综合考虑，灵活掌握。

1. 根据腧穴部位及其补泻操作判断针刺浅深

人体各部位腧穴的肌肉有厚薄之分，凡头面、胸背部的腧穴肌肉浅薄，或深部有重要脏器，皆应浅刺，一般以平刺或斜刺为宜。对于腰、腹、臀部及四肢部腧穴，肌肉厚，无重要易损器官，只要避开大血管和骨骼，皆可深刺。一般多用直刺，根据需要也可用斜刺。

2. 根据经脉判断针刺浅深

人体经脉系统有经脉、络脉之分，有阴经、阳经之分，其在身体各部位的循行也有深浅之分。一般情况下，刺经宜深刺，刺络宜浅刺；刺阴经可深刺，刺阳经可浅刺；四肢肘臂、腿膝以上肉厚、脉深，可深刺；腕踝、跖指等处肉薄、脉浅宜浅刺。

3. 根据时间判断针刺浅深

人体气血循环的浅深与四季时令有关，故针刺时，也应考虑时令因素。如《难经·七十难》中说："春夏者，阳气在上，人气亦在上，故当浅取之；秋冬者，阳气在下，人气亦在下，故当深取之。"所以一般情况下，春夏阳气循行表浅，宜浅刺为宜，秋冬阳气深伏于里，则宜深刺。

4. 根据体质判断针刺浅深

张志聪说："知形之肥瘦，则知用针之浅深。"《灵枢·逆顺肥瘦》载："婴儿、瘦人，浅而疾之，壮士、肥人，深而留之。"根据前人经验，小儿娇嫩之体，稚阴稚阳，宜浅刺调气；青壮年，气血旺盛，可以深刺；形瘦而体弱者，应浅刺；形胖体强者，应深刺。除了以老弱、胖瘦简单区分，临床上更多采用病症新久、虚实加以综合分析。《灵枢·始终》载："脉实者，深刺之，以泄其气；脉虚者，浅刺之，使精气无泻出，以养其脉，独出其邪气。"新病、实证，其实邪在表，宜浅刺以逐邪外泄；久病、虚证，其正虚于里，宜深刺以扶正为主，正气胜则能祛邪。

针刺角度、方向、深度综合考虑，能提高针刺疗效，防止针刺意外的发生。例如，深刺多用直刺，浅刺多用斜刺或平刺。对深部有重要脏器的穴位，要掌握好针刺的角度、方向和深度，要避开脏器，防止发生意外。同时，根据临床经验，还要尽量向有针感的方向刺，针刺的深度又要以穴位产生针感为度。

四、治神与守神

在施用针刺治疗的整个过程中，医者思想集中，专心致志，对于取得疗效是至关重要的。只有心不二用，聚精会神，才能刺穴准确，进针顺利，手法对证，得气明显，运针自如。因此，古人将这一要求具体到一个"神"字，经过历代医家的体察、发挥，将"神"总结为"治神"与"守神"，也就是进针前与进针时要注意治神，进针后要注意守神，出针后还要注意养神。

《灵枢·本神》说："生之来谓之精，两精相搏谓之神。"《灵枢·平人绝谷》说："神者，水谷之精气也。"神，泛指整个人体生命活动的表现，是对人的精神意识、思维活动以及脏腑、气血、津液活动等外在表现的高度概况，在抵御外邪、守护健康状态的过程中，起着主导作用。神周游于全身，游行出入于经络腧穴之中，故《灵枢·九针十二原》说："所谓（言）节者，神气之所游行出入也。"节，就是腧穴。《灵枢·官能》说"用针之要，勿忘其神"，《灵枢·本神》说"凡刺之法，必先本于神"，明确指出针刺必须以神为根本，强调神在针刺治疗中的重要作用。《金针梅花诗钞·楔子》说："用针者人也。医者之精神治，则造化通，料事明，决断果。使之临危则不乱,卒遇大恐而不能惊。病者之精神治,则思虑蠲,气血充,使之信针不疑,信医不惑,则取效必宏,事半而功倍也。"足见古今医家都重视针刺治疗的治神与守神。《灵枢·九针十二原》说:"粗守形,上守神。"说明衡量针灸医者技术高低优劣的标准就是"神"。

(一) 治神

治神,指医者在针刺过程中精神高度集中,并调治患者精神的过程。要求医者在针刺治疗中掌握和重视患者的精神状态和机体变化,通过调摄患者精神和医者集中意念,使针下得气,气至病所,提高临床疗效。精神因素在针灸临床治疗中对医患双方都有密切关系,它对于针刺操作手法是否成功,针刺疗效能否提高,都有其重要意义。《素问·宝命全形论》说"凡刺之真,必先治神,五脏已定,九候已备,后乃用针",又说"是故用针者,察观患者之态,以知精神魂魄之存亡得失之意",强调治神的重要性。

1. 针刺前定神

即医者与患者在针刺前要调整自己的心理状态,均匀自己的呼吸节律,稳定自己情绪变化的过程。如此,患者精神安宁才能显现其真正的脉证之象,术者情绪稳定则可精心分析病情,审察患者形神变化,即"静意观义,观适之变"(《素问·宝命全形论》)。患者针刺前要适当休息以定其神,《灵枢·终始》讲得非常明白:"新内勿刺,已刺勿内。已醉勿刺,已刺勿醉。新怒勿刺,已刺勿怒。新劳勿刺,已刺勿劳。已饱勿刺,已刺勿饱。已饥勿刺,已刺勿饥。已渴勿刺,已刺勿渴。大惊大恐,必定其气,乃刺之。乘车来者,卧而休之,如食顷,乃刺之。出行来者,坐而休之,如行十里顷,乃刺之。"这些因素会影响患者机体,使"其脉乱气散,逆其营卫,经气不次,因而刺之,则阳病入于阴,阴病出于阳,则邪气复生"。如果粗工不懂治神守气的道理,就会对患者造成不利影响,导致"形体淫泆,乃消脑髓,津液不化,脱其五味"。

2. 助患者安神

治神要始终贯穿于针刺操作的全过程,医者既要观察疾病的表现,又要了解患者的精神状态和思想情绪,要根据患者心理状态变化而施,掌握其情绪心态之根结,加以调摄,进行言语劝导。《灵枢·师传》说:"告之以其败,语之以其善,导之以其所便,开之以其所苦。"医者让患者明白听从医嘱有利于疾病的治疗,

并且患者要自己调摄情绪,配合医者的针刺治疗。患者调畅心神,舒缓情绪,使气血平和流畅,就不会"神不使"。"针石,道也。精神不进,志意不治,故病不可愈。今精坏神去,荣卫不可复收。何者?嗜欲无穷,而忧患不止,精气弛坏,荣泣卫除,故神去之而病不愈也"(《素问·汤液醪醴论》)。可见,治神不仅要求医者要开导患者,更重要的是患者自己去除忧患,心平气和,做到"恬惔虚无,真气从之,精神内守"(《素问·上古天真论》)。

3. 医者进针注重凝神

"持针之道,欲端以正,安以静"(《灵枢·邪客》),"至其当发,间不容瞚,手动若务,针耀而匀……伏如横弩,起如发机"(《素问·宝命全形论》)。这两句话是说持针时要安静,储备神气;进针时,术者要全神贯注,目无外视,全副精神都集中在患者身上,仔细审视血脉,凝志于针上,意守针尖,迅速穿皮刺入;同时,要随时注意患者的任何神情变化,并嘱患者仔细体察针下感觉,配合术者进行操作。

(二) 守神

守神,指针刺得气后慎守经气的过程。在针刺得气后,医者和患者双方仍应注意力高度集中,心神凝聚,守气勿失。医者在针刺治疗中,精神集中,全神贯注,专心致志地体会针下感觉和观察患者反应。"粗守形,上守神""神在秋毫,属意病者"(《灵枢·九针十二原》),医者在进针时必须做到"必一其神,令志在针"(《灵枢·终始》),行针时做到"目无外视,手如握虎,心无内慕,如待贵人"(《标幽赋》)。由此可知,针刺治病,自始至终都要密切注意患者的精神变化,同时医者必须聚精会神,全神贯注地进针。只有这样,才能较快地得气,并根据气血的虚实变化,准确地运用针刺补泻手法,达到预期的治疗效果。

1. 针刺后注重守神养神

针刺入一定深度后,术者宜采用各种催气手法,促使针下得气。同时,又必须双目观察患者神态,通过医患之间的目光交流,使患者神情安定,这样可以更持久地保留针感。诚如《素问·针解》说:"必正其神者,欲瞻患者目,制其神,令气易行也。"在行针过程中,还须通过移神之法,使患者意守针感,促使得气,使神集中在体会针刺感应上而达到守神的目的。故《灵枢·终始》说:"浅而留之,微而浮之,以移其神,气至乃休。"

针后要注意养神。针刺以后，嘱患者稍事休息，安定神态。并嘱其稳定自己的心态，勿大怒、大喜、大悲、大忧，以免神气耗散。如《灵枢·终始》所记载的"已刺勿内……已刺勿醉……已刺勿怒……已刺勿劳……已刺勿饱……"等注意事项。《素问·刺法》说："刺如毕，慎其大喜欲情于中，如不忌，即其气复散也。令静七日，必（心）欲实，令少思"，"刺毕，可静神七日，慎勿大怒"。说明针刺后要防止大喜大怒等情志波动，保持安定，以使气血调和，病体得以康复。若能配合静功、自我按摩、打太极拳等养生方法，则可巩固疗效。

2. 守神的意义

（1）守神可维持和加强针感。在得气后，术者用手紧持针柄，用意念守气勿失，即"如临深渊，手如握虎，神无营于众物"（《素问·宝命全形论》）。意念集中于针尖，以意引气，不仅可维持针感，还可促使经气运行，循经感传，甚而气至病所。现代研究证明，术者在应用"气至病所"手法时，合理配合"入静诱导""心理暗示"等各种方法，可提高气至病所的发生率。

（2）守神可诱导针下凉热。有些针灸医师，在采用烧山火或透天凉手法时，经常结合静功，发气于指，同时令患者意守病所或针穴，调摄自己的神气，以诱导针下温热或凉爽感，而非用语言诱导患者让其感觉寒热。综上所述，治神与守神是一切针刺手法的基础，应当始终贯穿于针刺过程之中，二者相互贯通。治神是守神的基础，守神是治神的延续，二者应用得当与否，直接影响临床疗效，这是衡量针灸医者技术水平的指标。

五、得气

得气，古称"气至"，近称"针感"或"针刺感应"，是指毫针刺入穴位后，调整针刺的深浅、角度、方向，施以提插、捻转等行针手法，使针刺穴位获得经气感应。《素问·离合真邪论》言："吸则内针，无令气忤，静以久留，无令邪布，吸则转针，以得气为故。"《金针梅花诗钞·候气》指出："夫气者，乃十二经之根本，生命之泉源。进针之后，必须细察针下是否已经得气。下针得气，方能行补泻、除疾病。"一般来说，针刺感应可被医患双方共同感知。当针刺得气时，患者会出现一些特殊的感觉和反应，医者持针的指下也能体会到针下紧感、涩感、沉重感、动感等。若针刺后未得气，则患者针穴处无特殊感觉和反应，医者持针施术的手指是感到针下空松虚滑。所以针下是否得气，临床上可从两个方面来分析判断，一是患者对针刺的感觉和反应，一是医者刺手指下的感觉。

（一）患者得气

患者得气属于自觉指征，是指接受针刺者的主观感觉和反应。当针刺腧穴得气时，患者的针感是一种深部感觉，其性质多为酸、麻、胀、重、触电感，其中以酸、麻、胀感最多见，还有一些不常见的针感，如抽动感、蚁行感、凉感、热感、水流感、痒感和不自主的肢体活动，以及特殊情况下的疼痛感等。临床可见单纯的一种针感，或几种针感混合出现，或呈现沿着一定的方向及部位传导和扩散现象。少数患者还会出现循经性肌肤眴动、震颤等反应，有的还可见到受刺腧穴部位循经性皮疹带或红、白线状现象。

《灵枢·邪气脏腑病形》说"中气穴，则针游于巷"，就是对针下得气的描述。历代医家对针刺得气的临床表现也作了生动细致的形象描述，都说明了针刺得气的临床表现以及得气与未得气反应迥然不同的体会。

感觉的性质与机体反应性、疾病的性质和针刺部位密切相关。一般是敏感强壮者反应强，迟钝虚弱者反应弱。指趾末端多痛；四肢肌肉丰厚处多酸、麻、胀、重，易出现触电感，向上下传导，远端放散等；腹部多为沉压感；腰背多酸胀感。寒证、虚证为阴，得气后多为酸、麻、痒；热证、实证为阳，得气后多为胀、触电样感觉。总之，因人、因时、因病而异，无固定的形式和统一的指征。

不同穴位的组织结构不同，被兴奋的感受器不同，因而产生了不同的感觉。此外，还与不同强度的刺激手法、病症性质及机体的反应能力有关。例如，针刺足三里穴时，浅刺以酸感为主，刺入中层可产生麻感，刺入深层为麻胀感，并可使针感向上、向下传导。针刺内关穴时，浅刺以酸胀感为主，稍深即产生麻感，并可向上、向下传导。一般认为，针刺时，刺激到神经干、支附近时多产生麻感，刺激肌肉时多为酸感，刺激肌腱、韧带、筋膜、骨膜附近时多产生胀感或酸胀感、麻胀感，刺激到游离神经末梢感受器及血管壁时多产生痛感为主。例如针刺水沟、涌泉、十二井穴时，针感以剧烈疼痛为主，主要是刺激到皮肤和皮下的游离末梢神经感受器及血管壁神经感受器所致。

组织学研究结果显示，所有的穴位附近都分布了一定的神经、血管，包括神经干、支、小神经束，游离神经末梢，血管壁上的传入神经和某些包囊感受器。除此之外，未发现其他未知的特殊生理结构。这说明针感与神经、血管的关系密切。针刺产生针感的过程，可能是这些结构中的一种或数种综合反应的结果。由于多数穴位附近集中分布了多种复杂的感受结构，所以针刺不同深度、不同方向时，针感也是复杂多样的，有时是多种复合针感。

1. 酸感

如同劳后肌肉的疲劳感，或当肌肉绷紧后，施以重按时产生的酸感。酸感产生于肌肉丰厚处及深部筋膜，当针刺四肢穴及脊柱旁穴位时，易出现酸感，而头面及胸腹穴位少有出现。酸感多局限于针穴局部，有时也向周围扩散或向远处放散。

2. 麻感

这是一种放射性麻窜的感觉，当四肢被长时间压迫后刚一放松的瞬间，常出现麻感。麻感最多见于脊柱和四肢关节附近的穴位，并常呈循经传导的特征。

3. 胀感

从针穴处向周围膨胀的感觉，如同肌内注射时，注入药液对周围肌肉的挤压感。针刺关节滑膜及骨膜时，常见酸胀感，而刺肌肉浅薄处的筋膜、肌腱时，常见麻胀感。

4. 沉重感

产生于针穴局部，类似胀的压迫感，多见于头部及颜面、胸腹等肌肉浅薄处的穴位，可向周围扩散，但基本不循经传导。

5. 痛感

这是针刺时最多出现的感觉。当针尖触到皮肤上但尚未透皮时，产生刺痛；当针刺入一定深度后，触到皮下血管时，会产生灼痛；当针刺入任何穴位，任何深浅度时，施以强烈刺激，都会在针处产生疼痛。这些疼痛都属于一种恶性刺激，是患者难以忍受的，临床应尽量避免产生。但有些穴位的针感是以痛感为主的，例如水沟、素髎、十二井穴、十宣等，这些穴位有的以刺痛为主，有的是酸痛、胀痛或热痛等。在治疗昏迷、癫、狂、痫、癔等精神、神经系统疾病时，只有产生这类痛感，才有治疗作用。

6. 触电感

如触电样的麻痛感，迅速向远端放射，多产生于神经干分布区的穴位，如极泉、环跳、委中、冲门等，可用于治疗神经麻痹、瘫痪及痛症。

7. 冷、热感

是指针刺后，针下出现凉感或热感，甚至出现全身的冷感或热感。例如烧山火法和透天凉法，是以特种行针手法，使针后产生热感或凉感。一般认为，针后出现酸胀感时，再施以特种手法，易出现热感；针后出现麻感时，再施以特种手法，易出现凉感。热的针感用于治疗虚寒性疾病，疗效较好；凉的针感用于治疗热性疾病，有较好疗效。从临床统计看，针后出现热感的概率较大，而出现凉感的概率较小。

（二）医者得气

医者得气属于他觉指征，是施针者感觉和观察到的现象。当患者有自觉反应的同时，医者的刺手亦能体会到针下沉紧、涩滞或针体颤动等反应。针刺得气后，针下可由原来的轻松虚滑，慢慢地变为沉紧，出现如鱼吞钩饵等手感；用手触摸腧穴周围，可感到肌肉由原来的松弛变为紧张，有的还会感到肌肉跳跃或蠕动，某些原来因病而痉挛的肌肉可由紧张变为松弛等。

若针刺后未得气，患者则无任何特殊感觉或反应，医者刺手亦感到针下空松、虚滑。临床经验丰富的针灸医者，可通过指下感觉得知针尖所刺的是何种组织，并通过指感可以得知目前患者的针感是什么性质、什么强度以及针感传导的方向等，并可通过调整手法来调整针感的性质、强度及传导。

1. 沉感

将针刺入腧穴一定深度后，医者持针的手指感觉针下有吸引感，这种感觉有时如鱼吞钩饵，瞬间即逝，有时如磁石吸铁，持续较长时间不消失。此种感觉多在肌肉丰厚的穴位处出现，患者多主诉为麻感或酸麻感。有时针感可沿经传导。

2. 紧感

指进针至一定深度后，医者指下感觉针体被紧紧夹住。针入丰厚的肌层使肌肉紧张时可出现紧感，或刺入筋膜层、肌腱中时，指下有紧感。当进针插入时，插的速度快、幅度大，会使肌肉紧张甚至痉挛而将针体紧紧夹住，此时患者感觉针处疼痛难忍，此种感觉属于恶性刺激，在针刺中要尽量避免。此时应将针稍提出，调整针刺方向，重新缓慢刺入，使患者肌肉不紧张、无痛感。当缓慢轻柔地刺入丰厚的肌层出现紧感时,患者多主诉为酸胀感;而当刺入筋膜层或肌腱中出现紧感时,患者多主诉为麻胀感。

3.涩感

指将针刺入腧穴后,当针体被皮肤、皮下组织及肌肉紧紧附着,再向下插入时,皮肤随着针体向下凹陷,向上提针时,皮肤被针体向上带起呈凸起状,当捻转行针时,皮肤亦有随之欲转的感觉,此时医者感觉行针费力,阻力较大,但无明显滞针的感觉。此种指感多见于体瘦久病、气阴两虚的患者。此时患者多有胀重感或酸胀感,紧涩感较重。

4.抽动感

当针刺入一定深度后,突然感到针下肌肉抽动,这种抽动感可被持针的手指感知,有时肉眼可见。当出现抽动感时,患者多主诉为麻感、酸麻感或触电感。此时多是针尖触及神经干、支及小神经束附近,兴奋了这些感受结构而产生的反射反应。此时若加强刺激手法,则容易引发难以忍受的麻痛感。

5.刺物感

进针刺入穴位后,刺入不同组织结构,会产生不同的刺物阻力感,这些阻力感与针感关系密切。仔细体会这些不同的刺物感,可预知针感。临床常见的刺物感有以下几种。

(1)肌肉指感:针刺入肌肉层时,肌纤维有一定的阻力,这种阻力柔软轻微,医者可以顺利进行提、插、捻、转等各种行针手法。由于肌层厚度不同,紧张度不同,这种柔软的阻力强度不均匀。当肌肉松弛时,指感极轻微;当患者紧张或肌肉痉挛绷紧时,指感稍强,略有紧感。此外,针刺胖人的肌层时,指感稍弱;针刺瘦人的肌层时,指感稍强。一般在肌层产生的针感,多为酸感和胀感,偶可产生麻感。

(2)筋膜指感:在肌肉外层覆盖一层筋膜,筋膜层的指感较肌肉层稍强而有韧性,由于筋膜层极薄,这种韧性感往往一触即逝,故需仔细体会方可感觉。不同性别、年龄及体质,筋膜的硬度及厚度不同,指感强度也不同。例如,男性比女性指感阻力强,青壮年比少年儿童指感阻力强,体质强壮者比体弱者指感阻力强,体力劳动者比非体力劳动者指感阻力强,体瘦者较体胖者指感阻力强。由于人体各部的活动强度不同,故在同一人体中不同部位筋膜厚度不同,指感强度也不同,如肩臂部较腹部的指感阻力强。人体多数穴位均有数层筋膜,而针刺筋膜时,多产生胀感或麻胀感。

(3)腱膜、肌腱、韧带、关节滑膜指感:此类组织硬韧而富有弹性,针体刺入时有明显的紧涩感,此时患者除偶有胀感或酸胀感外,多数并无明显针感产生。

(4)血管指感:血管壁柔韧而较富弹性,指感强度比筋膜略强,较肌腱、腱膜、韧带、滑膜等稍弱。人体穴位处分布了丰富的血管,一般认为针感的产生与针尖刺激血管壁感受器有密切关系。当针尖刚触及血管壁时,指下有柔韧感,此时患者多主诉有胀感或麻感,偶有热感。若进一步深刺,针尖刺破血管壁时,患者主诉为明显的酸痛感或剧痛感。故在穴位深部的痛感均与刺伤血管有关,且出针后穴位皮下瘀血,甚至肿胀。

(5)神经指感:神经组织柔韧且有弹性,指感与筋膜类似,人体穴位神经分布十分丰富。一般认为循经感传的针感,均与刺激穴位神经有关。当针尖刺到神经干、支或神经纤维附近时,即有明显的麻感,偶有凉感产生。进一步深入或加强刺激量,则麻感增强或出现触电感,针感常沿一定分布区扩散。在此类穴位针刺时,应严格掌握刺激量,不宜刺激过强,以针刺刚刚出现麻感即止。若进一步深刺或加强刺激时,常易导致神经损伤。

(6)骨膜指感:骨膜柔韧但无弹性,指感如筋膜或比筋膜略强,因骨膜极薄,故针尖极易穿透刺到坚硬的骨面。针尖刺到骨膜时,多产生胀感或酸胀感。若进一步深入刺到骨组织时,多产生酸痛感。

6.刺空感

指进针透皮后,指下滑利虚空,毫无阻力,如刺在豆腐上。多见于肥胖者及浮肿患者,或针体刺入皮下组织及脂肪组织,或刺入深、浅层肌肉之间,此种指感常无任何针感出现。

(三) 守气

在针刺过程中要注意"守气",即是在针刺得气后,慎守勿失,留守不去。既然得气是针刺取效的重要条件,故"守气"使整个针刺过程一直保持得气的状况显得尤为重要。《针灸大成》杨继洲注解《标幽赋》说"宁失其时,勿失其气",就说明了守气的重要性。

针灸历来有"得气容易守气难"之说,往往针刺气至后,一瞬间又消失了,故得气后必须守气,守气比得气更难。对此,《灵枢·小针解》说:"上守机者,知守气也。机之动不离其空中者,知气之虚实,用针之疾也。空中之机,清静以微者,针以得气,密意守气勿失也。"说明守气在具体应用时,必须仔细辨认得气情况,得气时不要随便改变针刺方向和针刺深度,宜手不离针,持针不动,针尖不要偏离已得气之处。或用治神运气法,贯气于指,守气勿失;或用较轻柔平和手法,促使经气徐徐而至,绕于针下。守气时医者同样要全神贯注,通过观察和体会经气的活动,即指下冲动感、针下沉紧感、针体转动有吸力和看到针穴处或针穴远处的肌肉跳动等。当需要留针守气时,针体向前捻转数次,候针下沉紧,针体滞着沉重时为恰到好处。这样的"守气"不仅在留针时针感明显,即使在出针后数小时或更长一段时间都能保留较强的针感,起到较好的治疗效果。

(四)得气的意义

针刺得气,是施行行气法和补泻手法的基础和前提。不得气,热补、凉泻或气至病所都很难实现。临床上追求得气的目的,主要是为了提高疗效。大量临床经验说明得气与不得气,疗效有显著性差异。"气速至而速效,气迟至而不治"(《标幽赋》),就是对这种差异的生动描述。得气是施行针刺产生治疗作用的关键,也是判定患者经气盛衰、病候预后、正确定穴、行针手法、针治效应的依据,也是针刺过程中进一步实施手法的基础。古今医家无不重视针刺得气,得气的意义如下。

1. 得气和疗效有关

调整经气是毫针疗法的主要目的,是毫针取效的基础,因此不得气就无效,不得气就不利于用毫针治疗。《灵枢·九针十二原》说:"刺之要,气至而有效,效之信,若风之吹云,明乎若见苍天,刺之道毕矣。"《标幽赋》说:"气速至而速效,气迟至而不治。"杨继洲在《针灸大成》注解《标幽赋》时说:"言下针若得气来速,则病易痊,而效亦速也。气若来迟,则病难愈,而有不治之忧。"针刺的根本作用在于通过针刺腧穴,激发经气,调整阴阳,补虚泻实,达到治病的目的。针刺气至,说明经气通畅,气血调和,并通过经脉、气血的通畅,调整"元神"(人体内在调整功能),使元神发挥主宰功能,则相应的脏腑器官、四肢百骸的功能平衡协调,故而消除病痛。所以,针刺得气与否和针治疗效有着密切的关系,可见得气有利于疗效。

2. 得气迟速与疗效有关

针下得气是人体正气在受刺腧穴处的应有反应。针下气至的速迟,虽然表现于腧穴局部或所属经络范围,但是能够观测机体的正气盛衰和病邪轻重,从而对病候好转或加重的趋向以及针治效果的快慢等有

一个基本了解。一般而论,针后得气迅速,多为正气充沛、经气旺盛的表现。正气足,机体反应敏捷,取效相应也快,疾病易愈。若针后经气迟迟不至者,多是正气虚损、经气衰弱的表现。正气虚,机体反应迟缓,收效则相对缓慢,疾病缠绵难愈。若经反复施用各种行针候气、催气手法后,经气仍不至者,多属正气衰竭,预后差。临床常可见到,初诊时针刺得气较迟或不得气者,经过针灸等方法治疗后,逐渐出现得气较速或有气至现象,说明机体正气渐复,疾病向愈。

3. 得气与补泻手法有关

针刺得气,是施行行气法和补泻手法的基础和前提。不得气,热补、凉泻或气至病所,都很难实现。《金针梅花诗钞·候气》指出:"夫气者,乃十二经之根本,生命之源。进针之后,必须细察针下是否得气。下针得气,方能行补泻,除疾病。"《针灸大成·经络迎随设为问答》说:"若针下气至,当察其邪正,分清虚实。"若已得气,尚须进一步辨别所得之气的性质是"谷气"(正气),抑或"邪气",性质有别,必须辨明其邪正虚实,方能有针对性地施以或补(正),或泻(邪)的针刺方法,不足者补之,有余者泻之,补泻反则病益笃。《灵枢·终始》说"邪气来也紧而疾,谷气来也徐而和",医者当仔细辨别所得之气的性质,判断机体的气血、阴阳、正邪等盛衰情况,施以或补或泻的刺法,邪正既明,则补泻有据。

(五)影响得气的因素

一般情况下,毫针刺入腧穴后,运用一定的行针手法即能得气。如不得气或气至不够理想时,就要分析原因,针对有关影响得气的因素,采取相应方法,促使得气。影响针刺得气的因素很多,主要有下述几个方面。

1. 患者因素

(1)患者体质:针刺得气与患者的精神状态、体质强弱和机体阴阳盛衰等情况密切相关。一般地说,新病、体形强壮、病证属实者,针后出现感应较快、较强;久病体衰、病证属虚者,针下出现感应较慢、较弱,甚或不得气。有些患者阳气偏盛、神气敏感,容易得气,并可出现循经感传。多数患者机体阴阳之气无明显偏颇者,气血润泽通畅,脏腑功能较好,故针刺时感应既不迟钝,亦不过于敏感,得气适时而平和。如属阴气偏盛的患者,多需经过一定的行针过程方有感应,或出针后针感仍然明显存在等,必须因人而异。《灵枢·行针》说"重阳之人,其神易动,其气易行(往

也"，"阴阳和调，而血气淖泽滑利，故针入而气出，疾而相逢也"，"其阴气多而阳气少，阴气沉而阳气浮者内藏，故针已出，气乃随其后，故独行也"，"此人之多阴而少阳，其气沉而气往难，故数刺乃知也"，强调了由于人的体质不同，阴阳之气有盛衰，所以下针后的得气反应也不一致。

（2）隐性得气：一般说，阈上刺激所产生的酸、麻、重、胀或痛等感觉是人体得到刺激信息的一个标志。若是阈下刺激未能产生任何被人体所感觉的针感，但也不能说这就没有产生治疗效应。实际上，阈下刺激对机体的作用早已被证实，如红外线、紫外线、次声波及超声波等均虽不能被感官感受，但仍可将刺激上传到中枢，发挥效应，并且能对视觉器官或接触部位的组织器官形成伤害，出现不适症状。同样，其他阈下刺激不能为大脑皮质感知、接受，不等于说没有感觉，刺激就不存在。李莱田在其《全息医学大全》中将这种刺激形成的刺激信息称为潜在信息，形成的是隐性感觉，与阈上刺激形成的显性信息一样，均能成为一种治疗信息。这种隐性针感是不容易被患者所感觉的。现在多把针刺中这种阈下刺激称之为隐性针感，即隐性得气。

（3）反应障碍：有些患者由于疾病的原因或者体质虚弱，出现反应迟钝、术者针下感觉和患者自觉针感均不明显的情况。这时通过候气或者催气，有些患者可以得气，有些患者仍不得气。随着临床治疗和病情的好转，原来不易得气的患者大多针感也会逐渐加强。

2．医者因素

取穴不准，操作不熟练，未能正确掌握好针刺的角度、方向、深度和强度，或施术时患者的体位和行针手法选用不当等，都是影响针刺不能得气或得气较慢、较弱的因素。

（1）取穴定位的准确：只有取穴准确，医者才能通过毫针很好地调整经气。取穴不准常会影响得气以及针刺疗效。《灵枢·四时气》说："四时之气，各有所在，灸刺之道，得气穴为定。"《灵枢·邪气脏腑病形》载："黄帝曰：刺之有道乎？岐伯答曰：刺此者，必中气穴，无中肉节，中气穴则针游于巷，中肉节即皮肤痛。补泻反则病益笃。"《灵枢·胀论》："不中气穴，则气内闭；针不陷育，则气不行；上越中肉，则卫气相乱，阴阳相逐。"因此，要使针刺得气，气至病所，必须腧穴

定位准确。若腧穴定位不准确或未能掌握好针刺的角度、方向和深度，就会影响得气，而达不到预期的效果，甚至会引起不良的后果。

（2）操作手法的熟练：针刺手法需要认真地练习，才能熟练地运用于临床。针灸医者只有熟练地掌握行针的基本手法，辅助手法以及行针催气法，才能运针自如，促使经气来复，使之容易得气，提高疗效。若手法笨拙、粗暴、不得要领，就会影响得气，甚至会造成滞针等异常情况。若手法不熟练时，操作即很难达到预期的效果，因而有时也不能得气，或者得气不明显。

（3）针刺浅深的选择：经气在经穴之中运行有其特定的规律，并且因人、因时、因病、因穴各不相同，针刺各个穴位的深浅都要因此而定，或深或浅均不能取得满意的针感，只有深浅适中才能迅速得气。

（4）治神守神的配合：医者在针刺过程中要专心体察针下是否得气，注意患者精神变化和反应；同时要求患者心定神凝，体会针刺感应，专注于病所，促使气至。若医者在施术时精神不集中、注意力分散，不能"治神"，也会影响针刺得气，即使得气也不容易守住。《灵枢·官能》说："语徐而安静，手巧而心审谛者，可使行针艾，理血气而调诸逆顺，察阴阳而兼诸方。"

（5）辨证施治的得当：针刺得气与患者的体质强弱、机体阴阳盛衰等情况密切相关，对此必须认真辨证。如辨证不当，在手法运用上就会产生偏差，从而导致针下感应迟钝或过于敏感，不得气或者得气即失等，均需医者正确辨证，才能避免上述问题。

3．环境因素

针刺得气与环境也有一定的关系，环境对于机体无时无刻不在发生影响，就气候而言，在晴天、气候较温暖时，针刺容易得气；而阴天、气候较寒冷时，针刺得气较慢或不易得气。月亮的盈亏变化，对针感也有一定的影响。据临床观察，在月盈时给患者针刺，往往容易得气，月亏时给患者针刺，针感相对较差，得气慢。环境的因素很多，除气候的阴晴、冷热外，还有空气、光线、湿度、海拔高度、电磁、音响、气味、卫生等，都会对针刺得气产生直接或间接的影响。《素问·八正神明论》说："凡刺之法，必候日月星辰，四时八正之气，气定乃刺之。是故天温日明，则人血淖液，而卫气浮，故血易泻，气易行；天寒日阴，则人血凝（凝）泣，而卫气沉。月始生，则血气始精，卫气始行；月郭满，则

血气实,肌肉坚;月郭空,则肌肉减,经络虚,卫气去,形独居。是以因天时而调血气也。"

4.针具因素

在远古时代,最初的针灸工具是砭石,之后的竹针、陶针、骨针和青铜针等也都比较粗大,在治疗疾病时,这些针具因为刺激强度大,必然会使人体产生较强烈的针感。而现代的针具多短小细滑,刺激量小,所以不是每次产生的针感都会被患者觉察到。

(六) 促使得气的方法

《针灸大成·经络迎随设为问答》说:"用针之法,以候气为先。"当针下不得气时,需采取留针候气的方法以待气至。亦可采用间歇运针,施以提插、捻转等手法,以待气至。留针候气,要有耐心,不可操之过急。所谓催气是通过各种手法,催促经气速至。《神应经·补泻手法》云:"用右手大指及示指持针,细细摇动,进退、搓捻,其针如手颤之状,是谓催气。"此外,针刺的各种辅助手法,如刮动针柄、弹摇针柄、沿经循摄等法,也都有催气的作用。

针刺时,如不得气或得气较迟者,在分析其原因后、要采取相应措施,促使得气,以发挥针刺治疗的效果。具体方法如下。

1.纠偏法

针刺不得气或得气不满意,可能是因为所针刺的腧穴体表定位不准确,或者虽然腧穴定位准确而针刺入腧穴的角度、方向、深度和刺激强度不恰当所致。腧穴是脏腑、经络之气输注于体表的特定部位,刺中腧穴,才能得气。所以,针刺时既要取穴准确,更要掌握好不同穴位的针刺角度、方向、深度和强度,以达到得气为准。如果腧穴的定位相差较大,应出针重新定准腧穴正确位置后,再行针刺。

(1) 调整定位法:仔细衡量患者的骨度,然后确立准确的进针部位,之后按照针刺部位的深浅进针到适当层次,边提插,边捻转,即可获得明显针感。

(2) 调整深浅法:进针至一定深度后不得气,有时是由于刺入速度太快,透过了针感层,有时是由于刺入太浅,尚未到达针感层。此时可调整针刺深浅,即将针提至皮下,边提插,边捻转,重新缓慢刺入一定深度,在刺入时仔细体会指感的阻力,在指感阻力明显处,加强提插、捻转的刺激量,即可获得明显针感。

(3) 调整针向法:进针至一定深度后,穴位无针感,有时可能是针入方向稍有偏移,此时可调整针

方向。即将针退至皮下,改变针刺方向重新刺入。可向前、向后、向左、向右等不同方向反复进退探索,或根据腧穴部位特点,或直刺,或斜刺,并适当增加刺激量,直至产生针感为度。

2.候气法

《针灸大成·经络迎随设为问答》说:"用针之法,以候气为先。"当针下不得气时,需采取留针候气的方法等待气至;亦可采用间歇运针,施以提插、捻转等手法,以待气至。前者为静留针候气法,后者为动留针候气法。留针候气,要有耐心,不可操之过急。

3.益气法

对于少数机体虚弱、正气不足而致针刺不易得气的患者,可根据其具体情况,在其他已得气的腧穴(多用具有强身保健的腧穴,如足三里、气海、关元等)上加强补的手法,或在未得气的腧穴上施以温针灸法、艾灸法以温经益气,或加服适当的补益药物,使机体正气渐复,经气充实,促使针刺得气。

4.催气法

催气是针刺入一定深度后,应用手法使穴位产生针感的操作方法。进针刺入一定深度后,使之出现针感,是针刺产生治疗作用的关键。一切针刺操作方法都是围绕针感而进行的,各种补泻手法的应用,也必须是在针刺得气的基础上才能产生效应。针刺时,若不出现针感,必须应用催气法,使针刺穴位尽快产生针感。常用的方法有行针催气法和押手催气法两类。具体操作见行针手法一章的详细论述。

5.调整得气强度的技术

调整针感又称调气,是在寻找到针感后,应用适当手法,加强针感的刺激量,或延长针感持续的时间,以提高治疗效果的操作方法。关于调整针感的手法,历代医家发明了较多操作方法。如《针灸大成》记载的进、退、搓、捻、摇、拔等;《针灸问对》记载的进、退、搓、摇、提、弩、飞、盘、弹等;《针经指南》记载的进、退、搓、摇、捻、盘等,都是调整针感强度的技术。具体操作见行针手法一章的详细论述。

6.促进得气感传的技术

针感传导,古称气至病所,现称循经感传,是指针刺得气后,针感沿一定路线传导,向着病所方向扩延和传布,最终达到病变部位。它是行气的主要目的,是得气的最高表现,可以使针下之气到达病变部位,从而调整阴阳之平衡,获得更好的临床疗效。针刺得

气后,有时针感自然传向病区,而出现明显的治病效果,说明针感有一定的趋病性,故称气至病所。但多数情况,针感并不明显传导。为了提高疗效,历代专家研究了一些诱发和激发针感传导的方法,古称行气法,现称循经感传的激发和诱发、运气法、气至病所法等。《针灸大成·经络迎随设为问答》曰"有病道远者,必先使气直到病所",即是言此。临床实践显示,针刺感应通过一定方向和距离,达到患病之处后,常会收到良好效果。反之,针刺感应不能达到病所者,疗效则差。

临床常用的行气方法有:循摄法、按截法、逼针震颤法、逼针摇摆法、接力通经法等,复式手法中的飞经走气四法(青龙摆尾、白虎摇头、苍龟探穴、赤凤迎源)、交经法也可用于行气,具体操作参见以下各章节。除此之外,还可以采用电针及温针灸等来激发循经感传现象。

六、留针法

留针是针刺得气后,施以适当的补泻手法,并将针留置穴内,停留一段时间后,再予出针的方法。留针技术是毫针刺法的一个重要环节,留针与否、留针的方法、留针时间长短等对针刺治疗效果有直接影响。针刺得气后,适当留针,可以加强针刺感应,延长刺激时间,起到候气、催气和调气的作用。

针刺留针与否、留针时间的长短,应视患者的体质、病情、针刺部位而定,现代毫针刺法对此有了较明确的规定。如外感表证、寒证,宜浅刺不留针;对痛症及久病内寒者,宜深刺久留针,有的留针时间可达数小时;一般的病症,针下得气后,施以适当的补泻手法,可留置10～20 min;对有些针刺部位如天突、廉泉等,留针时易刺伤气管等组织,针刺得气后即应出针;对婴幼儿,其自主动作较难控制,留针后容易活动而出意外,故针刺得气后即出针。还要注意的是,在留针期间应随时观察患者的反应,有不良反应立即出针,以防止晕针等意外情况的发生。

(一)静留针法

静留针法是针下得气并施以补泻手法后,即将针留置于穴内,不再行针,直到出针。临床上对于多数慢性病、虚证、寒证患者均可用此法留针。一般在留针过程中,针感会逐渐减弱,但不应消失。对于针感易消失者,可在行针后,配合增强针感的手法,如用搓

法使针处组织缠紧针尖,以延长针感持续时间。出针时应先捻转针柄,使针体、针尖松动,以免出针困难和疼痛。

(二)动留针法

动留针法是将针刺入穴内,得气后仍留置一段时间,其间间歇行针,施以各种手法,或留针期间配合病所运动、导引、按摩等运动肢体的方法。临床上,对于需要留针而又感觉迟钝、针感不明显或静留针则无针感者,或配合病所运动、导引、按摩等能起到更好的疗效时,多用以上方法来引气至病所,达到治疗疾病的目的。

间歇行针根据留针时间的长短可分为短时间动留针法和长时间动留针法。短时间动留针法,可留针20～30 min,其间行针1～3次;长时间动留针法,可留针几个小时,或更久,每10～30 min行针1次,在症状发作尤其是加重时应及时行针,以加强刺激量。本法以不断间歇行针的方法,增强针刺感应,延长针感持续时间,从而达到补虚、泻实的目的,提高针刺疗效。

留针期间配合运动的动留针法,一是要求患者在接受针灸治疗的同时,配合做主动的肢体、呼吸、按摩、意念等自主性运动。二是要求患者在接受针灸治疗的同时,在医师或助手的帮助下进行协同推拿、运气、意念等非自主性运动。本疗法是在辨病与辨证相结合、整体与形态相结合、中西医结合诊断的前提下,根据患者体质和疾病的性质,留针期间主动或被动运动病所,达到更好的治疗效果。其操作,可参考特种针法一章中运动针法部分内容。

(三)守气留针法

守气留针法,是指在使用候气、催气法令针下得气后,患者有舒适的感觉时,医者需采取守气方法,守住针下经气,以维持针感时间。只有守住针下之气,才能在此基础上施以不同手法,使针刺对机体继续产生作用。常用的守气留针方法有推弩法和搬垫法。推弩法,即将针尖顶住有感应的部位,推弩针柄,或用拇指向前或向后捻住针柄,不使针尖脱离经气感应处,稍待1～3 min,以维持感应时间。搬垫法,即在针下得气后,患者有舒适感觉时,医者刺手将针柄搬向一方,用手指垫在针体与被针穴位之间,顶住有感觉的部位。如用拇指搬针,则用示指垫针;反之,用示指搬针,则用拇指垫针,以加大经气感应。如配合补泻

者,用于补法时,针尖要往里按着,搬垫的角度要小;用于泻法时,针尖要往外提着,搬垫角度要大。

(四) 留针时间

留针时间是针刺刺激量的重要参数,直接影响临床针刺的疗效。在临床上留针时间却参差不齐,有的针灸医者主张留针时间短些,甚至不留针,有的倾向于留针时间长些。针刺的临床效应取决于有效的刺激量和机体的反应。有效的刺激量由刺激强度和持续时间构成。机体对针刺的反应有一定规律,针刺后须经过一个或长或短的潜伏期,针刺效应才开始显现。随着留针时间的持续,针刺效应逐渐上升,达到峰值后逐渐下降。这就提示针刺治疗某一病症,在一定刺激强度作用下,存在着最佳的留针时间范畴。这个最佳留针时间应通过严谨的临床和实验研究获得,并能够在临床上得到验证和重复。

留针时间与针灸效应的关系受到多种因素的影响,如疾病种类、性质、轻重、患者的个体差异、施术者的手法及所采用的针刺方法(如体针、头针或埋针等)。在针刺治疗的过程中,有效刺激量是疗效的重要标准。在刺激强度相同的条件下,一般来说,刺激时间越长,则有效刺激量越大,反之则有效刺激量越小。但如果刺激时间无限延长,也会使有效刺激变为无效刺激甚至恶性刺激,带来不良影响。因此,寻找针灸治疗各种疾病的最佳留针时间,统一操作规范,对提高疗效具有极其重要的意义。

一般来说,病情轻者,留针时间短,反之则留针时间长;体针相对于头针、埋针等,留针时间短。在刺激强度相同的条件下,一定时限内刺激时间越长,有效刺激量越大,反之则有效刺激量越小。

七、出针法

出针,是针刺补泻及留针后达到了治疗要求,将针提出体外的操作技术,又称退针、起针,是毫针操作技术的最后环节。在临床应用时,应根据病症虚实、患者体质、腧穴位置、针刺浅深、针刺补泻要求等具体情况正确施用,否则会影响针刺疗效,甚至引起出血、血肿、针刺后遗感等不良后果。

出针顺序:一般先上后下,先内后外的顺序。即先出上部针,后出下部针,先取靠近医者一侧的针,后取另一侧的针。

针下感觉:出针前,医者应注意针下感觉。一般来说,只有在针下松动滑利时,方可退针、出针。若针下沉紧,提之不动,多为组织纤维缠针、滞针所致,不可硬行出针,以免出现疼痛和弯针等情况。此时可配合施以辅助手法,使针下松滑后再缓慢出针。

出针速度:出针时,一般不会造成患者疼痛,因而出针的快慢并不重要,匀速退出即可。而在晕针时,则强调快速出针,迅速将患者身上的针具悉数拔去,以尽快去除晕针的病因。

出针后,除特殊需要外,都要用消毒干棉球轻压针孔片刻,以防出血或针孔疼痛。若出针后,针孔出血,多由于刺伤浅表静脉所致。处理方法是用消毒干棉球按压片刻。对于头皮、颜面、眼周围等易出血的部位,在出针时动作尤其要轻柔缓慢,同时左手要稍用力按压针旁,出针后仍需按压针孔1 min左右,以免出血或血肿。尤其对于头发内的穴位,因其位置多由头发覆盖,所以出针后应注意检查是否存在出血情况。

(一) 直接出针法

1. 单手出针法

以单手中指指腹抵于针体,指端按压穴旁,拇、示指持针柄,边捻边上提,中指则轻柔下按穴旁皮肤,以免肌肉随针带起。短针可一次提出穴外,长针可分次逐步上提至皮外以出针。出针后,中指可立即按压针孔,或按泻法操作,不按压针孔。此法方法,出针较快,且指力稳定,患者无痛感。

2. 双手出针法

双手出针法是以一手提针,另一手配合操作,这样的方法操作时比较容易掌握出针的速度,操作时也更加安全,不易造成损伤。

(1) 快速出针法:以左手捏干棉球按压于针旁,右手持针柄,稍加捻动,使针体、针尖松滑不滞,再快速将针提出皮外。此法适用于短针浅刺的出针,出针快,患者无痛感。

(2) 缓慢出针法:以左手捏干棉球按压于针体旁,右手持针柄边捻边提针,缓慢地将针由深层退至浅层,待针退至皮下时,稍待片刻后,将针一次提出。此法适用于长针深刺的出针,不伤气血,无针后出血、血肿及麻、胀、重、痛等针刺后遗感。

(二) 补泻出针法

在出针时或出针的前后,有时会配合一些手法操作，以达到特殊的目的。如以在出针时是否按闭针孔来定开阖补泻。

1. 扪法

指出针之时按闭针孔，以达到补虚目的的手法。操作：一手持消毒干棉球紧闭其针孔上，手指按压针孔出针。尤其是出针时针孔有出血时，更应施以扪法。《素问·离合真邪论》言"扪而循之"，据此，《针经指南·手指补泻》将针刺后扪闭针孔称之为"扪"，"凡补时，以(用)手扪闭其穴是也"。临床上，实热证候一般不用此法。

2. 摇大针孔出针

指摇大针孔，出针后不按压针孔或缓慢按压针孔，以达到泻实目的的手法。《素问·刺志论》说："入实者，左手开针空也。"王冰注："实者左手开针空以泻之。"临床上虚寒证候一般不用此法。

上述两种出针法在应用时，应根据补泻要求而灵活掌握，如按"疾徐补泻法"快出针或慢出针，按"开阖补泻法"按闭针孔或不按针孔等。开阖补泻在临床一般不单独使用，多作为徐疾补泻法的施术组成部分，用以补虚泻实、取热取凉。

第四节 · 毫针行针手法

毫针刺入机体后，为了使患者产生针刺感应，或进一步调整针感的强弱，以及使针感向某一方向扩散、传导而采取的操作方法，称为"行针"，亦称"运针"。行针时采用的手法即为行针手法。行针手法在针刺中的意义，主要有两点：一是促使得气，二是调整针感。

促使得气，是当针刺入人体，且达到一定深度后，由于"气未至"或者机体正气虚衰"无气可至"，而"不得气"时，应用手法使机体产生针感，此时应用的手法称催气法，是针刺产生治疗作用的关键。

调整针感包括保持针感和传导针感双重意思。① 保持针感，是在寻找到针感后，应用适当手法，加强针感的刺激量，或延长针感持续的时间，以提高治疗效果。此时应用的操作方法称作调气法。② 传导针感，是指针刺得气后，施以适当的手法，使针感沿一定路线传导。此时所用手法称作行气法。针刺得气后，有时针感自然传向病区，而出现明显的治病效果，说明针感有一定的趋病性，故称气至病所。但多数情况，针感并不明显传导，为了提高疗效，就要施以诱发和激发针感传导的行气法，称之为循经感传的激发和诱发。

行针手法按照手法的施术部位，可分为作用于经络的手法与作用于毫针的手法。行针手法按照操作术式，分为单式手法与复式手法。单式手法是最基本的行针手法，是复式手法的基础，其操作多比较简单，手法操作方式或运动趋势单一。复式手法的操作相对复杂，一般是两种或多种单式手法的组合。

一、基本手法

提插、捻转，是最基本的单式手法，其他许多单式或复式手法都是由它们变化、组合而来。而且许多古今医家所归纳的其他单式手法，从行针方法与运动趋势来看，都可划入这两类手法之中。

(一) 提插类

提插是指作用于针体，使针体呈纵向运动，或具有纵向运动趋势的一类手法。这类手法，根据其手法操作的量学要素差异，又派生出几种单式手法。从针尖的运动范围来看，将腧穴立体结构分"部"后，只在一部内行针的为提插法；在一部或一部以上的范围内行针的为进退法。从操作力度看，带力操作的有动推法及捣法，带力提插的为动推法，带力以小幅度高频率提插的为捣法。还有一种特殊的"提插"为震颤法，这种手法有提插动作的运动趋势，却没有提插动作的运动范围，操作时幅度小、频率快，针尖却没有位置的改变。

1. 提插法

■ 插法：将腧穴分天、人、地三部或上下两部，在其中的一部内行针，由外向内重沉少许。

■ 提法：将腧穴分天、人、地三部或上下两部，在其中的一部内行针，由内向外轻浮少许。

2. 进退法

■ 进法：将腧穴分天、人、地三部或上下两部，在一部或一部以上的范围内向里进针。

■ 退法：将腧穴分天、人、地三部或上下两部，在一部或一部以上的范围内向外出针。

3. 动推法

■ 动法：是带力向腧穴外提针。

■ 推法：是带力向腧穴内插针。

4. 捣法

进针至一定深度后，医者指下已感觉有明显的阻力感或沉紧感，而此时患者无明显的针感，即在此深度施用捣针法，可使之获得针感。捣针法的操作，是以腕关节的快速颤动，带动针体在一定深度内捣动，其提插动作幅度小、频率高，以腕关节轻微上下震动为主，拇、示指持针柄快速上下捣动，针尖在深部的提插幅度不大于 3 mm，提插动作的频率可超过 150 次/分，如雀啄状，故又称之为雀啄术。

5. 震颤法

手指捏持针柄作小幅度快速振摇，提插的动作要幅度小、频率高，且针尖深度不改变。

（二）捻转类

捻转是指一类作用于针体，使针体呈旋转运动，或具有旋转运动趋势的手法。以旋转运动的力学要素来看，有双向、单向旋转之分，双向的如捻法、摩法，单向的如搓法、推气法、盘法、飞法。从针体旋转角度来看，摩法与飞法在操作时都不转动针体，小角度的有推气法，大角度的有盘法。从针体纵向运动趋势来看，推气法有向下运动趋势，飞法有向上运动趋势。

1. 捻法

用拇指与示、中指持针柄或用拇指指腹与示指桡侧持针柄，一左一右交替捻转，每捻不得超过 90°～180°。不能单向捻针，否则针身易被穴位软组织、肌纤维等缠绕而引起滞针，导致行针和进出针困难，或牵拉穴位组织引起疼痛。

2. 搓法

将针刺入穴内一定深度，行针得气后，拇、示指指腹捏针柄，向单一方向搓动如搓线状，使针体被穴位组织纤维适度缠紧，可以增强针感和延长针感持续时间。有人认为，以拇指向前、示指向后搓动，使针体顺时针左转，即产生补的效应；以拇指向后、示指向前搓动使针体逆时针右转，即产生泻的效应。即所谓左补右泻。搓法有轻搓法和重搓法。轻搓法，针柄搓动小于 180°，用力稍轻，刺激量小。重搓法，针柄搓动大于 360°，用力稍重，刺激量大。如果搓动力量大，则使针体牵拉穴位组织产生疼痛，所以用力一定要适度，以

不出现疼痛为宜。

3. 推气法

进针得气后，拇指向前推捻针柄，促使针感传导，是《针经指南》中"推之则行"的行气手法。现代操作时，在针刺得气后，以拇、示指单向轻捻针柄，使针尖滞着于针感点，边捻边推，直至气至病所。

4. 摩法

用拇指指腹与示指末节桡侧相合，在针柄上轻摩，捏针要轻，摩针柄的力度要均匀，摩时针体不能转动。

5. 盘法

针刺入腧穴内，按倒针身，与皮肤呈 10°～15°，用拇、示、中三指指甲掐住针尾，将针向一个方向盘转的手法，连续盘转 3～5 次（每盘 360°）。

6. 飞法

术一，拇、示指搓捻针柄，并于搓捻后，立即放手离开针柄，即一搓一放或三搓一放。放手时五指如飞鸟展翅状，故称飞法。

术二，由针尾上方下到针根部后，轻捏针根，然后向上飞旋，使术者指感有如提针，但要提而不出。由下而上旋摩的同时伴以由左而右地旋摩，术者的指感为捻而不转，并使指力呈下紧上松之漏斗型。在施术过程中，要使针体产生振动，以搓捻的牵张作用和针体的振动作用增强针感和延长针感的作用时间，是取凉法的有效方法。

二、辅助手法

除提插和捻转两类基本手法外，还有一些手法是可以辅助基本手法，以促使针下得气、行气而气至病所，诱导凉热针感为目的，这类手法统称为辅助手法。

（一）作用于人体的手法

1. 循摄法

循法是示、中、环三指平直（屈曲第 2 指关节，垂直于经上），以指端沿针刺腧穴所属之经的路线上循按。摄法是用示、中、环三指平直（屈曲第 2 指关节，垂直于经上），以指甲沿针刺腧穴所属之经的路线切掐。

在临床上多是循摄并用，以押手指端在穴位周围或沿经络分布轻轻快速敲击，以一种叩击形式出现，并在针刺得气后，用循经捏揉的方法，促进针感传导，提高疗效。

操作方法：当针刺至一定深度仍不得气，即以刺

手执针持续捻转行针，同时配合以押手中指或示、中、环指在穴位周围或沿经络分布上下左右轻轻快速敲击，使三指之指端叩在经上。其中中指应叩击到一个腧穴上，直至穴位产生针感。而后，以刺手持续行针，增强针感，押手拇、示、中指从穴位处向病所方向循经脉轻柔循摄、捏揉，使针感向病所传导。本法操作的关键是手法不宜过重，重则反易阻滞经气。在关节部位，针感传导慢或不易通过时，可反复多次操作。

2. 按截法

按截法，又称扪法，是针刺得气后，以按压的手法，促使针感传至病所的操作方法。

操作方法：针刺得气后，欲使针感向上传导，即以押手拇指或示指重按穴位下方，并使针尖略向上方行针，则针感易向上行。反之欲使针感下行，则押手拇指或示指重按穴位上方，并使针尖略向下方行针，则针感易向下行。

（二）作用于针体的手法

1. 摇摆法

摇法，是摇动针柄，使针尖在穴内旋摇，以激发经气，增强针感，并使针感向病所方向传导的方法。此法刺激量稍强，对于针感不敏感，针感出现较慢，或经反复多次行针搜索才寻到针感者，应用本法能增强针感，延长针感持续时间，取得较好疗效。摆法是摆动针柄，使针体及针尖在穴内摆动，使针感增强或延长针感持续时间的操作方法。摆法的刺激量稍弱，但其具有促使针感向病所传导的作用，故临床欲使针感传导时，常应用此法。

操作方法：摇法，拇、示指持针柄，稍扳倒并旋转摇动，使针尖在穴内旋摇。摆法，直刺进针得气后，以拇、示指持针柄，上下左右摆动，使针体针尖随之摆动。此外，也可斜刺进针得气后，以针尖刺向病所方向，以拇、示指持针柄左右摆动。

2. 弹拨法

弹拨法，是针刺得气后，以手指或指甲弹拨针柄，增强刺激的方法。当针刺后，针感不明显时，有激发经气，促使针感产生的作用。其操作简单方便，患者无疼痛，是临床应用较多的调气手法。拨法较弹法，振动力度弱，刺激量也弱，更适合久病体弱、儿童和惧针者。

操作方法：弹法，将针刺入穴位得气后，以拇指压住中指顶端呈环状，使中指弹出，叩击针柄，或以中指压住示指，两指向相反方向用力，将示指弹出，叩击针柄。通过叩击，使针柄震动，激发经气，增加刺激量。拨法，将针刺入穴位得气后，以示指或中指拨动针柄后立即放开，使针柄摇摆振动以增强刺激量。

3. 刮法

刮法，是用指甲刮动针柄，以激发经气，增强针感的方法。刮法分向上刮和向下刮。用拇指抵住针尾，以示指或中指的指甲轻刮针柄；或以示、中指抵住针尾，用拇指甲轻刮针柄。本法通过刮动针柄，使针体轻微振动，产生柔和的针感，其刺激量较轻，无疼痛和不适感，适于久病体弱、儿童及惧怕针刺者。

操作方法：将针刺入一定深度得气后，将拇指压在针尾部，中指由下向上刮动针柄，使针体振动或以拇、中指捏针尾，使针体固定不动，以示指由下向上刮动或来回刮动针柄，使针体振动。也可以拇、中指捏住针柄下端，固定针体，示指由上向下刮动或来回刮动针柄。

4. 弩法

弩法又称倒针法、针向法、卧刺法，是针刺得气后，按压针柄，使之呈弓弩状，针尖抵住针感点，或针尖指向病所以使针感传向病所，以增强针感或延长针感持续时间的方法。弩法既能增强针感，又能延长针感的作用时间，且刺激轻微，患者无疼痛及不适感，临床应用广泛。若针感传导不明显，可配合循捏法、按截法等多可激发针感传导。

操作方法：以拇、示指持针柄上端，中指抵针柄下端及针体，拇、示指与中指向相反方向稍用力推搬，使针体呈弓弩状弯曲，针尖抵住有针感的部位；或以中指按压针身使针身弯曲成弓弩之状，用以调整针尖方向。现代操作方法往往以针尖朝向病所，斜刺$45°\sim60°$进针，寻找针感后，压倒针柄，继续加强行针刺激量，使针感向病所方向传导。

5. 搜法

当进针至一定深度后，穴位无针感，有时可能是针入方向稍有偏移，此时可调整针刺方向。搜法是将针退到皮下，改变针刺方向，再行进针，搜寻经气的方法。

操作方法：当针已进到所预定之深度，并已用催气之法仍不得气之时，即将针退至皮下，改变针刺方向重新刺入。可向前、向后、向左、向右等不同方向反复进退探索，或根据腧穴部位特点，或直刺，或斜刺，并适当增加刺激量，直至产生针感为度。此为搜寻针感之法,动作要慢。

6. 提插捻转法

提插捻转法,是以提插配合捻转,通过不同频率、不同幅度的综合运用,以调整针刺深浅来获得针感,增强针感,延长针感时间,提高疗效的方法。

操作方法:将针提至皮下,边提插,边捻转,重新缓慢刺入一定深度,在刺入时仔细体会指感的阻力,在指感阻力明显处,加强提插、捻转的刺激量,即可获得明显针感。

7. 逼针摇摆法

逼针摇摆法,是针刺得气后,使针尖滞着于针感点,配合摇摆手法,促使针感向病所方向传导的方法。

操作方法:在进针得气后,将针尖于得气处抵住不动,或单向捻针,使针尖滞着于针感点,压倒针身使针尖朝向病所方向,左右摇摆,促使针感向病所方向传导。此疗法左右摇摆,对穴位产生更强的刺激作用,产生的针感也更强。

8. 逼针震颤法

逼针震颤法,是针刺得气后,使针尖滞着于针感点,配合震颤手法,促使针感向病所传导的方法。

操作方法:在进针得气后,将针尖抵压于针感点不动,或以单向捻针法,使针尖滞着于针感点,欲使针感上行则针尖略向上方,欲使针感下行,则针尖略朝向下方,以拇、示指捏针柄,用指力与腕力快速抖动产生震颤,促使针感传向病所。

9. 滞针震颤法

滞针震颤法,是以滞针术与震颤法配合应用的操作方法。

操作方法:类似捣针法,但幅度更小,频率更快。首先将针刺入穴内一定深度,一般使针尖刺在筋膜层最好,以拇、示指持针柄单向搓捻,使针尖及针体与周围组织缠紧至出现滞针感,此时以指力小幅度、高频率地做捣针动作,以至针体带动穴位肌肉皮肤快速地上下震颤。此方法具有引导和运行经气的作用,在肌肉浅薄的穴位及穴位浅层搜寻针感尤为适用。

10. 提插震颤法

是以提插法与震颤法配合应用的操作方法。

操作方法:是以提插法配合手指及腕关节均匀震颤,边缓慢提插,边快速抖动手指及腕部,产生振动感,以激发经气,产生针感。针刺肌肉丰厚处的穴位无明显针感时,以提插震颤法往往能较快出现针感。

11. 接力通经法

当针刺后,针感向病所方向传导距离短,不能直达病所时,以多针接力的方法传导针感。

操作方法:临床上当毫针刺入后,针感一时不能达到病所,或传至关节附近时停滞不前,此时可在此停滞处的穴位再刺一针,使针感进一步传导,或循经针入第3针、第4针,直至针感传至病所。用此法时,可配合前述其他各法,综合应用,以取穴少而精为原则,既提高疗效,又减少患者惧怕针刺之苦。

第五节·毫针补泻手法

单式补泻法

一、徐疾补泻法

徐,即缓,缓慢。疾,即快,急速。徐疾补泻,首载于《黄帝内经》。《黄帝内经》中分别有三处提到徐疾补泻,分别为《灵枢·九针十二原》《灵枢·小针解》和《素问·针解》,所言意义有较大差异。后世医家,如王冰、张介宾、高武、姚止庵、杨继洲等,分别对其原文进行诠释,大多遵从《灵枢·小针解》的解释,少数认为《素问·针解》篇的论述正确。

由于《黄帝内经》中的论述多提及"出""内"的深浅操作,因此,徐疾补泻的术式也常与提插补泻与"一进三退""三进一退"的进退补泻相结合。

1. 古代各种徐疾补泻法

(1)《灵枢·小针解》徐疾补泻法:补法:先在穴位浅部候气,得气后,将针缓慢地向内推至一定的深度,退针时疾速提至皮下。引导阳气由浅入深,由表及里。泻法:迅速地一次进针到应刺的深度候气,得气后,引气向外,慢慢地分层退针,直至皮下。邪气随针引出浅部,由里达表。

(2)《素问·针解》徐疾补泻法:补法:留针时间

要长,出针后迅速地按闭针孔。泻法:留针时间较短,出针后不按闭针孔或出针后延长一段时间再按针

孔。另外,亦可在出针时摇动针身,边摇边出,而开大针孔。(表1-3)

表1-3 古代各家徐疾补泻法技术要领

各 家 技 法	补法行针深度	泻法行针深度	进 出 针 快 慢	留 针 时 间	其 他
《灵枢·小针解》	浅部至深部	深部至浅部	补法缓进疾退,泻法疾进缓退	不留针	/
《素问·针解》	/	/	补法疾出针,泻法缓出针	补时长,泻时短	结合开阖补泻
徐凤徐疾补泻法	天、地、人部	地、人、天部	补法缓进疾退,泻法疾进缓退	补时长,泻时稍短或不留针	/

2. 现代各家徐疾补泻法

现代各家的徐疾补泻手法操作虽然有一定的差别,但都遵循《黄帝内经》的观点,操作中也体现出"内"和"出"不是简单的针刺入和拔出体内,而是要结合"按"和"提"的意思,即在进行提插或捻转的同时,要加入力量,从而实现将气引入或引出身体的目的。三类手法可以归纳为:

(1) 针体在腧穴内运动时,应该结合微捻进针,微捻退针,掌握进退动作的快慢,反复提按。楼百层、李志明等的针法属于这一类。

(2) 不捻转,按进与提出相结合,掌握进出针动作的快慢。尚乐贤、吴秀锦等的针法属于这一类。

(3) 进针时捻进、捻出,掌握动作的快慢和捻转的轻重,即在速度快慢变化的基础上配合捻针的轻重力度变化,而实现补泻的目的。任作田、马瑞林等的操作当属于这一类。

二、迎随补泻法

迎,即逆、折。随,即顺、从之意。迎随,首载于《黄帝内经》。《黄帝内经》从针刺补泻的总则与概称来描述迎随补泻。《灵枢·卫气行》提出以水下百刻为度,候卫气运行流注时刻的迎随补泻。《素问·离合真邪论》以邪气去至为迎随补泻的要领,邪气至则用泻法是为迎,邪气去则用补法是为随,以此达到"邪气得去,真气乃固"的治疗目的。《难经》除了阐发《黄帝内经》经义外,又根据营卫气血的运行浅深、盛衰、经脉走向的顺逆而采取的不同补泻方法,均可称为迎随。而《难经·七十九难》又提出补母泻子的迎随补泻法。因此《针灸问对》称此法为"子母迎随"。按卫气流注时刻为施行补泻的依据,发展为"子午流注"的"纳子法"。

金代张璧《云岐子论经络迎随补泻法》中首载针向迎随补泻法。他提出"顺经而刺为之补,迎经而刺为之泻"。应用针刺方向和经脉流注走向的关系进行针刺,而决定补泻方法。此后,窦汉卿《针经指南·标幽赋》、王国瑞《玉龙经》、张世贤《图注难经》、杨继洲《针灸大成》等著述,皆宗于此。从而使迎随补泻从补泻方法的原则,演变到迎随补泻手法的具体操作。金代何若愚《流注指微论》中则标新立异,提出"补生泻成,不过一寸"的深浅迎随补泻法。他以《河图》"生成数"为依据,规定各经、各络的具体深浅分寸,按五行属性配十二经,补时用生数,泻时用成数,形成"补生泻成经络迎随分寸数"。他又将针刺的捻转动作解释为迎随,提出"转针迎随",即"男子左补右泻,女子右补左泻",结合了男女性别的不同。

1. 云岐子迎随补泻法

该法又称为针向迎随补泻法、针向迎随法。由于十二经气的流注顺逆与经脉起止方向不完全相同,故手三阳、手三阴、足三阳、足三阴经迎随补泻也区分针刺的方向。

■ 补法:手三阴经从胸走手,针尖向手部方向即为顺经而刺,为补法。手三阳经从手走头,针尖向手的方向即为顺经而刺,为补法。足三阳经从头走足,针尖向足部(即上部)的方向即为顺经而刺,为补法。足三阴经从足至腹(胸),针尖向腹部(即下部)方向即为顺经而刺,为补法。以上顺经脉循行方向而刺的补法即为随。

■ 泻法:手三阴从胸走手,针尖向胸部(即下部)的方向即为迎经而刺,为泻法。手三阳经从手走头,针尖向头部方向即为迎经而刺,为泻法。足三阳经从头走足,针尖向头部(即下部)的方向即为迎经而刺,为泻法。足三阴经从足至腹(胸),针尖向足部(即上方)方向即为迎经而刺,为泻法。以上逆经脉循行方向而刺的泻法即为迎。

2. 何若愚迎随补泻法

该法又称"深浅迎随补泻法"。古代《河图》以一、

二、三、四、五为生数；六、七、八、九、十为成数。何若愚把生成数应用于针刺深度上，提出：补法宜浅刺，深度为1~5分；泻法宜深刺，深度为6~10分。何氏根据阴阳经络的分布有深浅不同，针刺补泻时则必须分明阳经、阴经、阳络、阴络。（表1-4）

表1-4　何若愚迎随补泻法技术补泻深度

经　络	经　脉		络　脉	
	迎泻（分）	随补（分）	迎泻（分）	随补（分）
足太阳（水）	6	1	7	2
手太阳（火）	7	2	9	4
手阳明（金）	9	4	8	3
足阳明（土）	10	5	6	1
手少阳（水）	6	1	7	2
足少阳（木）	8	3	10	5
手太阴（金）	9	4	7	2
足太阴（土）	10	5	8	6
手少阴（火）	7	2	6	1
足少阴（水）	6	1	10	5
手厥阴（火）	7	2	6	1
足厥阴（木）	8	3	9	4

■ 补法：足太阳、手少阳、足少阴经脉和足阳明、手少阴、手厥阴络脉，均浅刺1分，为补法，为随。手太阳、手少阴、手厥阴经脉和足太阳、手少阳、手太阴络脉，均浅刺2分，为补法，为随。足少阳、足厥阴经脉和手阳明、足太阴络脉，均浅刺3分，为补法，为随。手阳明、手太阴经脉和手太阳、足厥阴络脉，均浅刺4分，为补法，为随。足阳明、足太阴经脉和足少阳、足少阴络脉，均浅刺5分，为补法，为随。

■ 泻法：足太阳、手少阳、足少阴经脉和足阳明、手少阴、手厥阴络脉，均深刺6分，为泻法，为迎。手太阳、手少阴、手厥阴经脉和足太阳、手少阳、手太阴络脉，均深刺7分，为泻法，为迎。足少阳、足厥阴经脉和手阳明、足太阴络脉，均深刺8分，为泻法，为迎。手阳明、手太阴经脉和手太阳、足厥阴络脉，均浅刺9分，为泻法，为迎。足阳明、足太阴经脉和足少阳、足少阴、阳阳明络脉，均深刺1寸，为泻法，为迎。（表1-5）

表1-5　各家迎随补泻法技术要领

各家技法	针刺角度	补　法	泻　法	其　他
云岐子迎随补泻	斜刺或平刺	针尖顺经脉循行方向	针尖逆经脉循行方向	着重于针尖朝向
何若愚迎随补泻	直刺	各经络不同程度浅刺	各经络不同程度深刺	将阳经、阴经、阳络、阴络分别针刺

三、提插补泻法

提，提拔。插，插上，插进。提插，针刺手法名，或称提按。古代称"伸"和"纳"（内），指针刺时将针反复上提下插。提插二字《黄帝内经》中没有直接提出，仅仅提出"伸"与"推"。其中的"伸"就是提的意思；"推"就是插的意思。可以说，《黄帝内经》初步确立了提插的含义。

《难经》对提插补泻法有了初步的阐述。将针上提，向上，向外，为伸的泻法；将针下插，向下，向内为纳的补法。到了明代，徐凤在《针灸大全·金针赋》中有"重沉豆许曰按""轻浮豆许曰提"和"插针为热""提针为寒"的论述。首次提出"提""插"的补泻概念和提插补泻产生的温补和寒泻的作用。李梴则在《医学入门·针灸》对杂病穴法中提插的方向、速度、力量加以详尽论述。杨继洲在《针灸大成·南丰李氏补泻》中提出增强提插补泻效果所采取的措施，"提起空如豆许""再弹二三以补之"及"天、人、地部"三部浅深先后，根据病情选用"初九数""少阳数""老阳数""初六数""少阴数""老阴数"等，使提插补泻法的内容更为具体、丰富。

1. 涂凤提插补泻法

■ 补法：将针由腧穴浅层下插入深层即为补。

■ 泻法：将针由腧穴深层上提到浅层即为泻。

技术要领：关键在于下插和上提，下插为补，上提为泻。

2. 涂凤进退补泻法

该法在施行针刺补泻时，将针刺深度分为三层，即浅、中、深三层，亦称天、人、地三部。

■ 补法：先将针进到天部，得气后，依照天、人、地三部进针。分别在天部、人部、地部行针，插至地部后，留针一段时间；出针时则一次将针退至天部，稍停再拔针外出，即"一退三进"。

■ 泻法：将针一次插到地部，得气后，从地部、到人部、到天部三部退针。分别在地部、人部、天部行针。一部一停，逐步退至天部，最后出针。行针过程少许留针或不留针，即"一进三退"。

技术要领：强调把针刺的可刺深度分为三层而刺入，几次退出，决定补与泻。

3. 李梴提插补泻法

■ 补法：慢提急按，将针体由浅部向深部下插时用力大、速度快；将针体由深部向浅部上提时用力小、速度慢。

　　■ 泻法：急提慢按。将针体由深部向浅部上提时用力大，速度快；将针体由浅部向深部下插时用力小，速度慢。

　　技术要领：补法是针由浅部向深部下插时用力大，速度快；由深部向浅部上提时用力小，速度慢。泻法是针由深部向浅部上提时用力大，速度快；由浅部向深部下插时用力小，速度快。

　　4. 杨继洲提插补泻法

　　■ 补法：先浅后深，从外推气入内，得气后，由天部经人部插入地部，上提后反复提插，提插数可为初九数（初阳数即提插 9 次），病重者取少阳数（即提插 3×9＝27 次或 7×7＝49 次）或老阳数（即提插 9×9＝81 次）。

　　■ 泻法：先深后浅。深部得气后，从内引气外出，由地部经人部提至天部，下插后反复提插，提插数可为初六数（即提插 6 次），病重者取少阴数（即提插 3×6＝18 次或 6×6＝36 次）或老阴数（即 8×8＝64 次）。

　　技术要领：是以下插为补，上提为泻，特点分为天、人、地三部分层，并采用提插的九、六数分为补和泻。（表 1-6）

表 1-6　各家提插补泻法技术要领

各家技法	操作部位	进退次数	重要术式
徐凤提插补法	浅（天）、深（地）	/	下插
李梴提插补法	浅（天）、深（地）	/	紧按慢提
杨继洲提插补法	天、人、地部	九阳数	下插
徐凤提插泻法	深（地）、浅（天）	/	上提
李梴提插泻法	深（地）、浅（天）	/	紧提慢按
杨继洲提插泻法	地、人、天部	六阴数	上提

四、捻转补泻法

　　捻，亦作捻（撚），用手指搓转。转，旋绕。旋，旋转、转动。捻转，古代称"旋"或"转"，指针刺时将针体来回转动。《黄帝内经》《普济方》《针经指南》《医学入门》《针灸问对》以及《针灸大成》中均有论述，有的著作中还将捻转补泻分阴经阳经、病性寒热、性别等来确定捻转的方向。而高武的捻针补泻法，主要体现为凤凰展翅及饿马摇铃。该内容在高武的《针灸聚英》和《针灸节要》中并未见，而载于《针灸大成·四明高氏补泻》的"神针八法"中，其实质为捻转补泻法的操作。

　　1. 窦汉卿捻转补泻法

　　从拇指与示指两者向前、向后用力轻重，来区分左转或右转。捻转针柄时，拇指向前用力重些，示指向后用力轻些，为左转，左转为补法；拇指向后用力轻些，示指向前用力重些，为右转，右转为泻法。

　　主要是左转为补，为外；右转为泻，为内。操作时拇、示二指捻转针体，拇指向前，示指向后，拇指向前用力重些，示指向后用力轻些为补。拇指向后，示指向前，拇指向后用力轻些，示指向前用力重些为泻法。

　　2. 陈会捻转补泻法

　　须分出患者的左右侧、任督脉而进行不同的补泻手法。（表 1-7）

　　■ 补法：针刺患者十二经脉所属肢体左侧，医者以右手行针，示指向前用力，拇指向后，轻提针头右转；针刺患者十二经脉所属肢体右侧，医者以左手行针，示指向前，拇指向后，轻提针头左转。针刺患者督脉，即后正中线，男子左转为补，女子右转为补。针刺患者任脉，即前正中线，男子右转为补，女子左转为补。

　　■ 泻法：针刺患者十二经脉所属肢体左侧，医者以右手行针，拇指向前用力，示指向后，轻提针头左转。针刺患者十二经所属肢体右侧，医者以左手行针，以拇指向前用力，示指向后，轻提针头往右转。针刺患者督脉，即后正中线，男子右转为泻，女子左转为泻。针刺患者任脉，即前正中线，男子左转为泻，女子右转为泻。

　　3. 李梴捻转补泻法

　　医者以右手操作为原则，根据选取手经或足经，阳经或阴经的不同，配合呼和吸，采用左转或右转来进行补泻。（表 1-8）

表 1-7　陈会捻转补泻法

经　脉	补　泻	患者肢体	医者的手	操　作	转针方向
十二经脉	补	左侧	右手	拇指向后，示指向前	右
		右侧	左手	拇指向后，示指向前	左
	泻	左侧	右手	拇指向前，示指向后	左
		右侧	左手	拇指向前，示指向后	右

经 脉	补 泻	患者肢体	医者的手	操 作	转针方向
任脉	男补女泻	腹阴		拇指向后,示指向前	右
	男泻女补			拇指向前,示指向后	左
督脉	男泻女补	背阳		拇指向后,示指向前	右
	男补女泻			拇指向前,示指向后	左

表1-8　李梴捻转补泻法

部位	经别	补 法			泻 法		
		捻 转	呼吸	医者手指	捻 转	呼吸	医者手指
左手	阳经	拇指向前,示指向后(左)	呼	右	拇指向后,示指向前(右)	吸	右
	阴经	拇指向后,示指向前(右)	吸	右	拇指向前,示指向后(左)	呼	右
右手	阳经	拇指向后,示指向前(右)	吸	右	拇指向前,示指向后(左)	呼	右
	阴经	拇指向前,示指向后(左)	呼	右	拇指向后,示指向前(右)	吸	右
左足	阳经	拇指向后,示指向前(右)	吸	右	拇指向前,示指向后(左)	呼	右
	阴经	拇指向前,示指向后(左)	呼	右	拇指向后,示指向前(右)	吸	右
右足	阳经	拇指向前,示指向后(左)	呼	右	拇指向后,示指向前(右)	吸	右
	阴经	拇指向后,示指向前(右)	吸	右	拇指向前,示指向后(左)	呼	右

■ 补法：以患者左手经而言,若取阳经,以医者右手拇指向前、患者呼气为补;若取阴经,以医者右手拇指退后、患者吸气为补。以患者右手经而言,若取阳经,以医者右手拇指退后、患者吸气为补;若取阴经,以患者右手拇指向前、患者呼气为补。以患者右足经而言,若取阳经,以医者右手拇指进前、患者呼气为补;若取阴经,以患者右手拇指退后、患者吸气为补。以患者左足经而言,若取阳经,以医者右手拇指退后、患者吸气为补;若取阴经,以医者右手拇指进前、患者呼气为补。

■ 泻法：以患者左手而言,若取阳经,以医者右手拇指退后、患者吸气为泻;若取阴经,以医者右手拇指进前、患者呼气为泻。以患者右手而言,若取阳经,以医者右手拇指进前、患者呼气为泻;若取阴经,以医者右手拇指退后、患者吸气为泻。以患者右足而言,若取阳经,以医者右手拇指退后、患者吸气为泻;若取阴经,以医者右手拇指进前、患者呼气为泻。以患者左足而言,若取阳经,以医者右手拇指进前、患者呼气为迎;若取阴经,以医者右手拇指退后、患者吸气为泻。

4. 汪机捻转补泻法

汪机首先提出持针、捻针方法。以示指末端横纹到示指尖端为距离,作为捻转操作时针柄转动的轨道。将拇指、示指捏合持针。拇指从示指横纹向示指尖端捻上为左转、外转。反之从示指尖端退下,退到横纹处为右转、内转。前者即为拇指向前,示指向后;后者即为拇指向后,示指向前。并结合手足三阴三阳的循行方向而采用左右转的方法治疗。(表1-9)

■ 补法：对于足三阳和手三阴均是从上向下循行,操作时,左转,拇指向前,示指向后,顺经而下即为补法。足三阴和手三阳均是从下而上循行,操作时,右转,拇指向后,示指向前,顺经而上,即为补法。

■ 泻法：足三阳和手三阴从上而下循行,操作时,右转,拇指向后,示指向前,逆经而上,即为泻法。足三阴和手三阳从下而上循行,操作时,左转,拇指向前,示指向后,逆经而下,即为泻法。

表1-9　汪机捻转补泻法

经 脉	循行方向	补泻	操 作	转针方向	经气逆顺
手三阳经	向上	补	拇指向后,示指向前	右转	顺经而上
足三阴经		泻	拇指向前,示指向后	左转	逆经而下
手三阴经	向下	补	拇指向前,示指向后	左转	顺经而下
足三阳经		泻	拇指向后,示指向前	右转	逆经而上

5. 高武捻转补泻法

高武的捻针补泻法，主要体现为"凤凰展翅"及"饿马摇铃"。该内容并未见于高武的《针灸聚英》和《针灸节要》中，而载于《针灸大成·四明高氏补泻》的"神针八法"中。

▨ "饿马摇铃"：为捻针补泻法的补法。操作时用右手拇指与示指捻针，基本是左转法，一前一后地捻转。即一次拇指向前，一次拇指向后，拇指向前时用力较大，捻转幅度也大，拇指向后时用力较小，捻转的幅度也小，整个操作过程要求缓慢而用力柔和，如"饿马摇铃"之状。

▨ "凤凰展翅"：为捻转补泻法的泻法。操作时右手拇指、示指捻针，如飞腾之象，一捻一放，故后世又称为"飞法"。

6. 杨继洲捻转补泻法

分为"常法"与"变法"两种。常法根据患者的男女性别、医者行针左转或右转来确定补泻。变法中根据寒证和热证，决定刺阳经或阴经，使用左转或右转。（表1-10）

▨ 常法：补法：男子以拇指向前，示指向后左转，女子以拇指向后，示指向前右转为补法。泻法：男子以拇指向后，示指向前右转，女子以拇指向前，示指向后左转为泻法。

▨ 变法：补法：热证刺阳经，拇指向前，示指向后，左转为补法；寒证刺阴经，拇指向后，示指向前，右转为补法。泻法：热证刺阳经，拇指向后，示指向前，右转为泻法；寒证刺阴经，拇指向前，示指向后，左转为泻法。（表1-11）

表1-10 杨继洲捻转补泻法

分 类	补			泻		
	操 作	转针左右	阴阳顺逆	操 作	转针左右	阴阳顺逆
男	拇指向前，示指向后	左转	顺阳	拇指向后，示指向前	右转	逆阳
女	拇指向后，示指向前	右转	顺阴	拇指向前，示指向后	左转	逆阴
热证刺阳经	拇指向前，示指向后	左转	顺阳	拇指向后，示指向前	右转	逆阳
寒证刺阴经	拇指向后，示指向前	右转	顺阴	拇指向前，示指向后	左转	逆阴

表1-11 各家捻转补泻法技术要领

各家技法	针刺部位	捻转方向	医者施术手	其 他
窦汉卿捻转补法	/	左转	/	/
陈会捻转补法	十二经脉左侧、女子督脉、男子任脉	右转	右手	/
	十二经脉右侧、女子任脉、男子督脉	左转	左手	/
李梴捻转补法	患者左手阳经、右手阴经、右足阳经、左足阴经	左转	右手	配合患者呼气
	患者左手阴经、右手阳经、右足阴经、左足阳经	右转	右手	配合患者吸气
杨继洲捻转补法	男子、热证刺阳经	左转	/	/
	女子、寒证刺阴经	右转	/	/
汪机捻转补法	手三阴、足三阳	左转	/	/
	手三阳、足三阴	右转	/	/
高武捻转补法	/	左转	/	"饿马摇铃"，一前一后捻转
窦汉卿捻转泻法	/	右转	/	/
陈会捻转泻法	十二经脉左侧、女子督脉、男子任脉	左转	右手	/
	十二经脉右侧、女子任脉、男子督脉	左转	左手	/
李梴捻转泻法	患者左手阳经、右手阴经、右足阳经、左足阴经	右转	右手	配合患者吸气
	患者左手阴经、右手阳经、右足阴经、左足阳经	右转	右手	配合患者呼气
杨继洲捻转泻法	男子、热证刺阳经	右转	/	/
	女子、寒证刺阴经	左转	/	/
汪机捻转泻法	手三阴、足三阳	右转	/	/
	手三阳、足三阴	左转	/	/
高武捻转泻法	/	右转	/	"凤凰展翅"，一捻一放，飞腾之象

五、开阖补泻法

开，即启，张开。阖，闭合。开阖补泻，首载于《黄帝内经》，如《素问》的"刺志论""针解""调经论"和《灵枢》的"九针十二原""官能""终始"各篇。本法以出针时是否按闭针孔为内容来区分补泻。后世基本遵此，没有变化。

■ 补法：该法技术操作是在行针、留针、出针后，迅速按闭针孔。

■ 泻法：在行针、留针、出针后，不按闭针孔或出针时摇大针孔，不加按压。

技术要领：① 本法要求在出针时注意左手的操作。② 右手出针后，左手迅速按压针孔为补法。③ 右手出针后，左手不按压针孔为泻法。④ 右手在出针时摇动针体，出针后左手不按压针孔，或出针后左手不立即按压针孔，为泻法。可采用左右方向的摇法或用摇铃式的摇法。（表1-12）

表1-12 《黄帝内经》开阖补泻法技术要领

补　法	泻　法
常规进针、行针、留针	常规进针、行针、留针
出针后迅速按闭针孔	出针后不按闭针孔或出针时摇大针孔，不加按压

六、呼吸补泻法

呼，吐气。吸，纳气。息，气息，呼吸。呼吸补泻是在应用针刺手法的同时配合患者呼吸的方法。

呼吸补泻，首载于《黄帝内经》。《素问·离合真邪论》《素问·调经论》则以吸气时进针为泻，呼气进针为补。并以"针与气俱内""针与气俱出"和"气出针入""气入针出"两种方法来区分针刺补泻作用的不同。此后，元明时期医家又依《黄帝内经》之大法，从使然呼吸和自然呼吸等方面，做了进一步的研究。

1.《黄帝内经》呼吸补泻法

■ 补法：在患者呼气时进针，经行针、留针后，患者吸气时出针。出针后按闭穴孔。

■ 泻法：在患者吸气时进针，常行针，在患者吸气时捻转针体，经留针后，患者呼气时出针。

2. 杜思敬呼吸补泻法

该法要求患者着意呼吸，即使然呼吸。针刺前，先让患者反复练习呼吸数次。

■ 补法：让患者呼气一口，针刺入八分，得气后，将针提退一分，行针完毕，让患者吸气，医者出针，出针后迅速按闭针孔。

■ 泻法：让患者吸气一口，针刺入六分，得气后，将针提退二至三分（一豆许），行针完毕，让患者呼气，医者徐徐出针，不按闭针孔。

3. 高武呼吸补泻法

■ 补法：患者自然呼吸。患者鼻吸气，口呼气，在呼气时进针，得气后经行针留针，在吸气时将针拔出。

■ 泻法：患者自然呼吸。患者鼻呼气，口吸气，在吸气时进针，得气后经行针留针，在呼气时将针拔出。

4. 李梴呼吸补泻法

■ 补法：男子阳经，午前呼气时、午后吸气时进针为补法；男子阴经，午前吸气时、午后呼气时进针为补法。女子阳经，午前吸气时、午后呼气时进针为补法。女子阴经，午前呼气时、午后吸气时进针为补法。

■ 泻法：男子阴经，午后吸气时、午前呼气时进针为泻法。男子阳经，午后呼气时、午前吸气时进针为泻法。女子阳经，午后吸气时、午前呼气时进针为泻法。女子阴经，午后呼气时、午前吸气时进针为泻法。

应用自然呼吸与着意呼吸相结合的方法，在进针、转针、出针过程中以呼和吸为基础要求，根据男子或女子、阴经或阳经、午前或午后而决定补和泻，是该法的特点。在转针行针过程中，如针左手足呼气时先捻转，则针右手足在其吸气时后捻转；如针右手足吸气时先捻转，则针左手足在其呼气时后捻转。

李梴呼吸补泻法强调自然呼吸与着意呼吸相结合。大致为，在入针、出针时，令患者着意呼吸；在转针时，根据患者的呼吸细致地捻转针体。转针时，在针刺患者的左侧手足时，令患者自然呼气而先捻转；针刺患者的右侧手足时，令患者自然吸气而后捻转。反之，在针刺患者右侧手足时，令患者自然吸气而先捻转；针刺患者左侧肢体时，令患者自然呼气而后捻转。（表1-13）

表1-13 各家呼吸补泻法技术要领

各家技法	针刺经脉与时刻	呼气	吸气	其　他
《黄帝内经》呼吸补法	/	进针	出针	出针后按闭穴孔
高武呼吸补法	/	进针	出针	鼻吸口呼
杜思敬呼吸补法	/	进针	出针	刺八分，退一分
李梴呼吸补法	男子阳经、女子阴经	午前进针	午后进针	刺手足时配合捻转
	男子阴经、女子阳经	午后进针	午前进针	

各家技法	针刺经脉与时刻	呼 气	吸 气	其 他
《黄帝内经》呼吸泻法	/	出针	进针	吸气时捻转针体
高武呼吸泻法	/	出针	进针	鼻呼口吸
杜思敬呼吸泻法		出针	进针	刺六分退二三分
李梴呼吸泻法	男子阳经、女子阴经	午后进针	午前进针	刺手足时配合捻转
	男子阴经、女子阳经	午前进针	午后进针	

七、九六补泻法

九六补泻法，是依据《周易》理论，以一、三、五、七、九为阳数、奇数，以二、四、六、八、十为阴数、偶数。选其中九、六两数为基础。应用中以捻转、提插的九、六数或九、六的倍数作为补或泻的刺激量，同时还与针刺深浅天、人、地部相结合所构成的补泻法，即为九六补泻法。九六补泻法在《黄帝内经》中未见载述。用于针刺手法的记载，较早见于明代《针灸大全》《针灸聚英》《针灸大成》《医学入门》等书，在这些著作中，有应用九阳、六阴之数，结合其他补泻手法，构成各种复式补泻。其中以《针灸大全》《医学入门》记载较为全面、丰富。

在九六补泻法中，首先必须掌握九六的阴阳属性和九六初、少、老之分。"六"为阴属泻、"九"为阳属补，九六之数具体又分初九、少九、老九和初六、少、老六。（表1-14）

表1-14 九六补泻

分类	初	少		老
阳数	9	3×9=27	7×7=49	9×9=81
阴数	6	3×6=18	6×6=36	8×8=64

九六补泻法，必须与提插法、捻转法相结合应用，也就说，基础的提插法和捻转法结合九阳、六阴，是九六补泻法的基本方法。

1. 徐凤九六补泻法

徐凤在《针灸大全·金针赋》中所著录的许多针刺补泻中，都有"九六"补泻法的操作，如"烧山火""透天凉""阳中引阴""阴中引阳""子午捣臼""进气之诀""留气之诀""抽添之诀"。举其中一例说明之。

■ 补法：强补法的烧山火法，在分为天、人、地三部的基础上三进三退。三进，即插针入天部从天部进入人部，从人部进入地部，分为三部，每部进行九数的提插或捻转。三退，进入地部行针九阳数后，逐步提退至人部、天部。每部仍行提插或捻转九阳数，然后出针。

■ 泻法：强泻法的透天凉法，在分为天、地、人三部的基础上，三出三入。三出，即将针插入地部，从地部提退到人部，从人部提退到天部，分为三部，每部进行六数的提插或捻转。三入，进入天部行针六阴数后，逐步向人部、地部插入。每部仍行提插或捻转法六数。

技术要领：与提插法或捻转法相结合。补为九及九的倍数（亦可用少阳数的三九二十七、七七四十九数或老阳数九九八十一数）；泻为六及六的倍数（亦可少阴数三六一十八数、六六三十六数或老阴数八八六十四数）。在操作时，应明确属于阴阳的六九数的老、少、初。针刺的深度相对应深些，可分为三部，即浅、中、深；天、人、地；第一、二、三针感层。一般在人部和地部行针。

2. 李梴九六补泻法

■ 补法：在行针提插或捻转时用九数，九数即子阳数。一九数即为初九数，在行针中行三至四个初九数，即三九二十七数或四九三十六数均为行初阳数补法，每行一九数，中间可稍停留约10 s再行下一九数。① 少阳数行针，也是在提插或捻转时以七数计算，共行针七七四十九数，每行针七数，可稍停留约15 s，再行下一七数。为行少阳数补法。② 老阳数行针，亦在提插或捻转的同时，配以九数行针，总数为九九八十一数，每次行针二十七数，稍停留约30 s左右，再刺，共行针3次。为行老阳数补法。在补法中还根据时辰、阴阳日、阴阳经进行阳数的选择使用。子时后（子时至午时）用九阳数进补，阳日刺阴经用九阳数进补。

■ 泻法：在行针提插或捻转时用六数，六数即午阴数。一六数即为初六数，在行针中行三个初六数，共三六一十八数，为行初阴数补法，每行一个初六数，中间可稍停留约10 s，再行下一六数。① 少阴数刺法行针，是在提插或捻转时以六数计算，共行针六六三十六数，每次行针十八数，分2次行针，每次稍停留约20 s左右，再行下一次，为行少阴数补法。② 老阴数刺法行针，是在提插或捻转时以八数计算，共行针八八六十四数，每次行针八数，分8次行针，每次稍停留约 10 s 左右,再行下一次,为行老阴数刺法。在泻法中也根据时辰、阴阳日、阴阳经进行阴数的选择使用。午时后(午时至子时)用六阴数而泻,阳日刺阴经,用六阴数而泻。

技术要领:根据时辰、阴阳日、阴阳经而采用不同的形式进行补泻。总之,技术要领要掌握三点:一是先浅后深或先深后浅。二是施术数量为九的倍数或六的倍数。三是用捻转法或提插法。(表1-15)

表1-15　各家九六补泻法技术要领

各家技法	操作部位	进退次数	操作次数	其　他
徐凤九六补法	天人地(选其一)	三进三退	初九数、少阳数、老阳数	左转或紧按慢提
李梴九六补法	天人地(选其一)	/	初九数、少阳数、老阳数	据时辰、阴阳日、阴阳经进行阳数的选择
徐凤九六泻法	天人地(选其一)	三出三入	初九数、少阳数、老阳数	右转或慢按紧提
李梴九六泻法	天人地(选其一)	/	初六数、少阴数、老阴数	据时辰、阴阳日、阴阳经进行阴数的选择

八、阴阳补泻法

阴阳补泻法,首载于《黄帝内经》,阴阳补泻法是较古老的补泻法之一。《黄帝内经》中有多篇论述。《灵枢·根结》言:"用针之要,在于知调阴与阳,调阴与阳,精气乃光,合形与气,使神内藏。"该补泻方法的依据是"阴阳学说",根据人体阴阳的生理功能、病理变化,应用毫针调理阴阳功能,使之和调,以达"阴平阳秘"。此补泻方法,后世医家又加以润色、发挥,形成多种补泻方法。《黄帝内经》中记载了阴阳深浅补泻法、阴阳互引补泻法、阴阳互治补泻法、阴阳左右补泻法、阴阳荥合补泻法。

1.《黄帝内经》阴阳深浅补泻法

凡属阴证、里证、寒证、虚证,深刺,并且留针时间长些。凡属阳证、表证、热证、实证,浅刺,不留针。

技术要领:《黄帝内经》阴阳补泻法,是一套较为全面的补泻原则和方法,对针刺的深浅、阴阳先后、阴阳的互取、左右互治以及选取腧穴,都作了系统、原则的规定。《黄帝内经》阴阳、深浅、补泻法操作,首先要准确区分疾病的阴证、阳证。如是阴证,针刺应予深入地部,深刺激而留针。如是阳证,针刺应予浅部,在天部进行浅刺激不留针。特别要掌握穴位的不同针感层而施术,是阴病治阴、阳病治阳的方法。

2.《黄帝内经》阴阳互引补泻法

该法是在阴阳一盛一虚的情况下使用的阴阳调和的方法。

从阴引阳为先采用补阳气而后泻阴气的方法,补阳气采用浅刺,泻阴气采用深刺,以达扶阳之正气而驱阴之邪气。适用于治疗阴盛而阳虚的病证。

从阳引阴为先采用补阴气而后泻阳气的方法,补阴气采用深刺,泻阳气采用浅刺,以达先补阴气而后驱阳邪的作用。适用于治疗阴虚而阳盛的病证。

技术要领:结合病证的具体情况,阴盛阳虚或阳盛阴虚的情况而针刺。阴盛阳虚,则先补阳后泻阴,阳盛阴虚的情况则先补阴而后泻阳。分别采用从阴引阳和从阳引阴的方法。

3.《黄帝内经》阴阳互治补泻法

根据阴阳互根,治病求本的原则,出现阴病时,用治阳的方法以求达到阴阳平衡,即为"阴病治阳"。反之,出现阳病时,用治阴的方法达到阴阳平衡,即为"阳病治阴"。治阳时取浅部,即阳部浅刺;治阴时取深部,即阴部深刺。

技术要领:按"以别柔刚"和"各守其乡"的诊断方法,辨别病源在阴还是在阳。治病不但要看病的表现,还要深谙其根源,即治病必求其本,区分阴阳在疾病变化中的复杂关系,分清主次,而针刺治阳或治阴。用治阳法治阴病时则浅取,即取第一针感层(浅层:天部),用治阴法治阳病时则深取,即取第二或第三针感层(深层:人部、地部)。

4.《黄帝内经》阴阳左右补泻法

"以右治左,以左治右"的治法,是根据经络左右相通、相关联,针刺治疗时采用左病右取、右病左取的方法。即在毫针针刺时,右侧邪盛则取左侧部位或肢体腧穴泻邪,左侧邪盛则取右侧部位或肢体腧穴泻邪;右侧正气虚弱时取左侧部位或肢体腧穴补正气,左侧正气虚弱时取右侧部位或肢体腧穴补正气。此法与《黄帝内经》巨刺、缪刺方法相似。

技术要领:主要是取病变部位肢体的对侧腧穴进行针刺,可刺经、络,可分浅、深。

5.《黄帝内经》阴阳荥合补泻法

根据经络阴阳属性的治疗原则,"阴中之阴刺阴荥,阳中之阳刺阳合",内为阴,五脏为阴,为阴中之阴。五脏有病应当针刺阴经五输穴的荥穴。外为阳,皮肤为阳,阳中之阳,皮肤有病时,或者外邪侵入皮毛时,应取合穴来治疗。

技术要领：主要是根据五脏病刺本经的荥穴，皮毛为病时取相关经脉的合穴。如肾经有热，出现尿频、尿赤、腰痛时，可取本经荥穴然谷配他穴治疗。伤风感冒初起发热时，可刺手阳明经的合穴曲池治疗。该法亦有另一说：病在阴之阴者，刺阴之荥输，即同时取荥穴、输穴。（表1-16）

表1-16 《黄帝内经》阴阳补泻法技术要领

技　法	治　法	针刺部位	其　他
阴阳深浅补泻	治阴证	深部	留针
	治阳证	浅部	不留针
阴阳互引补泻	从阴引阳	浅部至深部	补阳泻阴
	从阳引阴	深部至浅部	补阴泻阳
阴阳互治补泻	阴病治阳	浅层	/
	阳病治阴	深层	/
阴阳左右补泻	以右治左	左病右取	虚则补，实则泻
	以左治右	右病左取	虚则补，实则泻
阴阳荥合补泻	病在阴之阴	取阴经荥穴	行间、少府、大都、鱼际、然谷、劳宫
	病在阳之阳	取阳经合穴	阳陵泉、小海、足三里、曲池、委中、天井

九、营卫补泻法

营卫补泻，是根据营气与卫气分布运行不同的特点而制定的补泻方法。营卫补泻法，首载于《黄帝内经》。根据营卫二气的形成、阴阳属性、运行特点、生理功能，形成最早的营卫补泻法。

《难经·七十一难》则以"刺荣无伤卫，刺卫无伤荣"为题，引入"营卫补泻"概念。在《难经·七十六难》中，提出"当补之时，从卫取气，当泻之时，从荣置气"的原则，形成《难经》营卫补泻法技术。

日本人腾万卿的《难经古义》认为，《难经·七十六难》与《难经·七十难》"春夏各致一阴，秋冬各致一阳"之义相通，也就是营卫补泻的针刺深浅原则，当与四时气候阴阳变化相通。宋代以后医家对营卫补泻有了新的认识，与《黄帝内经》不尽相同。明代李梴《医学入门·针灸》在"附：杂病穴法"中阐述为："补则从卫取气，宜轻浅而针，从其卫气，随之以（于）后，而济其虚也；泻则从营（荣）弃置其气，宜重深而刺，取其营（荣）气，迎之于前，而泻夺其实也。"明代杨继洲《针灸大成·内经补泻》又有新说："呼尽内针，静以久留，以气至为故者，即是取气于；吸则内针，以得气

为故者，即是置气于荣也。"

1.《黄帝内经》营卫补泻法

《黄帝内经》营卫补泻法出于《灵枢·寿火刚柔》。依据营卫的生理功能、运行特点来决定补泻方法。说明卫气也生于水谷，来源于脾胃，但出于下焦，有温养内外脏器，保卫肌肤腠理的功能。《灵枢·营卫生会》曰："其清者为营，浊者为卫，营在脉中，卫在脉外，营周不休，五十度而复大会，阴阳相贯，如环无端。"《灵枢·卫气行》曰："其浮气之不循经者，为卫气；其精气之行于经者，为营气。"营气与卫气相互为用，相互转化、相互制约，各司其职。营气属阴，其气布于经脉深部，运行于内；卫气属阳，其气布散于经脉浅部，运行于外。两者周而复始运行并交会而阴阳相贯。《灵枢·寿火刚柔》曰："刺营者出血，刺卫者出气。"《灵枢·官针》曰："脉之所居深不见者，刺之微内针而久留之，以致其空脉气也。脉浅者勿刺，按绝其脉乃刺之，无令精出，独出其邪气耳。"

该法是针刺入穴位后，停留在浅部卫分或深部营分取气的方法。刺营时要刺入脉内使出血，并长时间留针，是在深部行针的方法。针刺标准为出血，即刺营者出血。刺卫时，要求不能出血，要将血管按压使空虚，待脉内血液减少时再刺，以防出血，故出针时只出气而不出血。该法是在浅部行针的方法，针刺卫分时出气，即刺卫者出气。

2.《难经》营卫补泻法技术

《难经·七十一难》与《难经·七十六难》论述了两种不同的营卫补泻法。

（1）《难经》第一种营卫补泻法：《难经本义》注："荣为阴，卫为阳。荣行脉中，卫行脉外，各有浅深也。用针之道亦然，针阳必卧针而刺之者，以阳气轻浮，过之恐伤于荣也；针阴者，先以左手按所刺之穴，良久，令气散乃内针，不然则恐伤卫气也。无毋通，禁止刺。"

针刺浅层属于阳分的卫分时，要卧针斜刺或沿皮横刺，刺至皮下层，不伤及皮下静脉。针刺深层属于营气的营分时，要先用左手按压穴位，使浅层的卫气散开后，方可直刺穴位。

（2）《难经》第二种营卫补泻法：《难经本义》注："《灵枢》五十二篇曰，浮气不循经者为卫气，其精气之行于经者为荣气。盖补则取浮气之不循经者以补虚

处,泻则从荣置其气而不用也。置,犹弃置之置。"《难经古义》注:"所谓从卫取气者,浅留其针,得气因推下之,使其浮散之气取于脉中,是补之也。从荣置气者,深而留之,得气因引持之,使脉中之气散于外,是泻之也。此似与前春夏致一阴、秋冬致一阳同。然彼以四时阴阳升降之道言也,此乃以一经增减之法言之。"

■ 补法:毫针刺入浅层卫分,取得卫气后,即由浅而深入针,徐推卫气进入脉内。

■ 泻法:毫针在深部营分取气,之后反复做上提动作,将脉内之气散于脉外。

(3) 李梴营卫补泻法

■ 补法:毫针刺入浅层卫分而取气,轻缓而刺,针刺要浅,得气后深刺进针,然后将针退回到浅层,卧倒

针身,施用随补针法,即顺经脉循行方向,调节针尖方向而刺。

■ 泻法:毫针在深层营分取气,重急而刺,针刺较深,退针至浅部,然后调节针刺方向,施用迎泻针法,逆经脉循行方向而刺。

(4) 杨继洲营卫补泻法技术:以呼气为阳,吸气为阴,呼吸与营卫之气有关。

■ 补法:浅刺,采用扪、循等法,使气舒缓,在患者呼气尽时进针,达浅部,用弹、弩法使经气隆盛,而后捻转针体使经气散布,吸气时出针。

■ 泻法:选穴后按压局部,使阳气散,在患者吸气尽时进针,得气后刺入深层(置气于营),于深层行提插泻法,最后随呼气时出针。(表 1-17)

表 1-17 各家营卫补泻法技术要领

各 家 技 法	治 法	针刺角度	押手操作	针刺深度	其 他
《黄帝内经》营卫补泻法	刺卫分	/	按压局部血管	浅	
	刺营分	直刺		深	留针时间长
《难经》营卫补泻法(一)	刺卫分	斜刺或横刺		浅	
	刺营分	直刺	按压穴位	深	
《难经》营卫补泻法(二)	补法	斜刺		由浅至深	疾出疾进
	泻法	斜刺		深	缓出缓进
李梴营卫补泻法	补法	/		浅—深—浅	顺经络循行方向斜刺
	泻法	/		由深至浅	逆经络循行方向斜刺
杨继洲营卫补泻法	补法	/	使用扪循法	浅	配合呼吸、弹弩法等
	泻法	/	按压局部	深	配合呼吸、提插法等

十、三刺补泻法

三刺补泻法,首载于《黄帝内经》。《灵枢·终始》:"故一刺则阳邪出,再刺则阴邪出,三刺则谷气至,谷气至而止。"《黄帝内经》最早提出了三层补泻的操作方法,此法为古老的方法之一。到了元代,窦汉卿的著作中出现了三进的操作方法,并补充了三退法。后人在此基础上又创造出各种复式补泻方法,如"烧山火""透天凉""赤凤迎源"等,都是以三刺的深浅层次为基础。人们后来把三刺法分为天、人、地三层刺激法,即浅、中、深三部,亦称为第一、第二、第三针感层。刺激的层次不同,针感亦不相同,作用也不相同。

邪僻之气侵入体内,与气血妄合,致使阴阳气血失去原有的正常状态,营卫气血失去正常运行的规律,邪气停留于皮肤、肌腠、经络、脏腑之中,则出现各

方面异常表现。以上病变,要采用深浅不同的针刺治疗方法:一刺,即浅刺,是刺到皮下层,即天部、第一针感层,刺到卫分,驱逐侵入阳分的邪气,使阳分的阳邪泻出。再刺,即中刺,刺入肌肉层的阴分,即荣分、人部、第二针感层,能放出阴邪,使血气来。三刺,即深刺,是刺入肌肉间,则会出现谷气,谷气的出现说明已达到补泻的作用。此部为地部、第三针感层。如何分辨邪气和谷气:邪气出现时,手感紧,针感强烈且出现较快,还会体会到不舒适的针感;而谷气的出现,则表现缓慢而柔和的感觉。

技术要领:① 浅刺入卫分,相当于尺部,皮下层,为一刺。② 驱逐阳邪,手感紧,患者感到针感强烈。③ 再刺入荣分,相当于人部,肌肉层,为二刺。④ 放出阴邪,使血气来,患者感到针感强烈。⑤ 深刺入谷分,相当于地部,肌肉间,为三刺。⑥ 谷气出现,缓慢柔和之感。⑦ 补虚深刺,泻邪浅刺。

复式补泻法

一、烧山火法

烧山火法是较常应用的复式手法,是复式补泻手法的代表,由徐疾、提插、捻转、九六、开阖、呼吸等单式补法组成。通过一系列的手法,使机体阳气上升,产生热感,驱除阴寒,而达到补虚的目的。烧山火法的形成,是在《黄帝内经》论述的基础上,经后人总结,发展而成。

1.徐凤"烧山火"法

《金针赋》云:"一曰烧山火,治顽麻冷痹。先浅后深,用九阳而三进三退,慢提紧按,热至,紧闭插针,除寒之有准。"

先将腧穴可刺深度分为三等分,即天、人、地(浅、中、深三部)。针刺透皮后,在天部(应刺深度的上1/3),用紧按慢提法,提插九数或九的倍数次(即初阳、少阳、老阳数);再将针进入中1/3的人部(应刺深度的中1/3处),依上法紧按慢提九数或九的倍数次;最后将针进入下1/3的地部(应刺深度的下1/3处)又紧按慢提九数或九的倍数次,为"三进"。"三退"即是紧接上法,从地部,经人部到天部,用紧按慢提法,分别在三部各行针九数或九的倍数次,即初阳、少阳、老阳数次。如此反复施术,直到出现热感后,将针深插入地部。

技术要领:应用先浅后深的方法,进针分三次,由浅部至深部,再由深部退至浅部,如此反复进行刺激,用慢提紧按的方法,少者进退三次为二十七数,多者可达八十一数,即九九数,而整个过程是三进三退。

2.汪机烧山火法

《针灸问对·十四法》云:"针入先浅后深,约入五分,用九阳三进三退,慢提紧按,热至,紧闭针穴,方可插针。令天气入,地气出,寒可除矣。又云:一退三飞。飞,进也。如此三次为三退九进,则成九矣。其法,一次疾提至天,三次慢按至地,故曰疾提慢按。随按令患者天气入、地气出,谨按生成息数,病愈而止。一说:三进三退者,三度出入,三次则成九矣。九阳者,补也。先浅后深者,浅则五分,深则一寸。"

汪机的烧山火法,提出了三种操作方法,其中的两种方法(第一、第三法),就是徐凤《金针赋》的方法。

第二种方法,首先是一退三飞,飞,进的意思。操作时按针刺深度的深浅,分为地、人、天部。将针直刺入地部,得气后,迅速将针提至天部,从天部依次慢按插到人部、地部,为三次按至地。如此反复共三次,则退三次进九次。三退九进成为九数,这样就使阳热之气入内,阴寒之气出外,达到温补的作用。

技术要领:深度是三层,一退三飞,即三进一退,共行针三度,三退九进,一次速提至天,三次慢按至地,疾提慢按。

3.李梴烧山火法

《医学入门·针灸》之"附:杂病穴法"云:"如治久患瘫痪,顽麻冷痹,遍身走痛,及癫风寒疟,一切冷症,先浅入针而后渐深入针,俱补老阳数,气行针下紧满,其身觉热带补慢提急按老阳数,或三九而二十七数,即用通法,扳倒针头,令患人吸气五口,使气上行,阳回阴退,名曰进气法,又曰烧山火。"

该法是先从浅部入针行针,渐次刺入深部,用慢提急按的针法,施行九阳数补法,按老阳数的九数或少阳数的三九二十七数,之后把针柄扳倒,让患者吸气五口,使阴阳之气和调,阳气向上,阴气向下,各归其位。该法又称为进气法。

技术要领:是先浅后深,不分层数,不使用三进一退的方法或三进三退的方法。用老阳数(或三九二十七数)补法,慢提急按。行老阳数后、行通法后,即把针柄扳倒,之后让患者吸气五口。

4.杨继洲烧山火法

《针灸大成·三衢杨氏补泻》云:"烧山火能除寒,三进一退热涌涌,鼻吸气一口,呵五口。烧山火能除寒,一退三飞病自安,始是五分终一寸,三番出入慢提看。凡用针之时,须拈运入五分之中,行九阳之数,其一寸者,即先浅后深也。若得气,便行运针之道。运者男左女右,渐渐运入一寸之内,三出三入,慢提紧按,若觉针头沉紧,其插针之时,热气复生,冷气自除;未效,依前再施也。四肢似水最难禁,憎寒不住便来临,医师运起烧山火,患人时下得安宁。"

男患者针刺左侧,女患者针刺右侧。针刺时先浅后深,浅为五分,深为一寸(亦可应用天、人、地三部行针的方法），三进一退，慢提紧按，在进入五分时，根据病情提插九阳数。针入一寸时若得气，再进行提插刺激（慢提紧按）（亦可再行针于地部、第三针感层用同样的方法行针），之后将针一次性提退到浅层，此为一个周期，一度。这个周期内，毫针先分两次（或三次）进入深层，总计为一进，又从深层提退到浅退，为一退。如未产生热感，可再按前法重复操作一次或两次，因此共进、退针三次，为三出三入。在医者行针过程中，患者以鼻深吸气一口，口呼气五口的呼吸方法配合。如医者感到针体沉涩，患者出现热感，将针插入深部，即消除凉冷之气。

技术要领：是分二层或三层行针，慢提紧按，之后将针一次性提退到浅层，如此行针三度，即为三出三入。施术过程中配合呼吸，以及男左女右的刺激部位，是杨氏的烧山火特点。（表1-18）

表1-18　各家烧山火法技术要领

各家技法	操作部位	进退(出入)次数	补泻手法	操作次数	其他
徐凤烧山火法	天、人、地	三进三退	紧按慢提	九阳数	
汪机烧山火法(二)	天、人、地	三退九进	疾提慢按	九阳数	
李梴烧山火法	天、人、地		急按慢提	九阳数	配合呼吸
杨继洲烧山火法	天、人、地	三出三入	慢提紧按	九阳数	配合呼吸，男左女右

二、透天凉法

透天凉法是较常用的复式手法，是复式补泻手法的代表，是由徐疾、提插、捻转、九六、开阖、呼吸等单式泻法组成。通过一系列的手法，使机体阴气上升，产生凉感，驱除邪热，而达到泻实的目的。透天凉法的形成，是在《黄帝内经》论述的基础上，经后人总结、发展而成。

1. 徐凤透天凉法

《金针赋》云："二曰透天凉，治肌热骨蒸，先深后浅，用六阴而三出三入，紧提慢按，徐徐举针，退热之可凭。皆细细搓之，去病准绳。"

先将腧穴可刺深度分为三等分，即天、人、地（浅、中、深三部）。针刺透皮后，直刺入地部（即深部），在地部用紧提慢按法，提插六数或六的倍数次，即初阴、少阴、老阴数；再将针提退到中1/3的人部，依上法紧提慢按六数或六的倍数次，即初阴、少阴、老阴数；最

后将针提退到上1/3的天部，在该部紧提慢按六数或六的倍数次，即初阴、少阴、老阴数。以上即为"三出"。"三入"即是紧接上法，从天部，经人部到地部仍用紧提慢按法，分别在三部各行针六数或六的倍数次，即初阴、少阴、老阴数。可反复操作，出现凉感后，缓慢出针。在进针、退针、出针等过程中，可以配合轻微的搓针法（或轻轻捻转）。

技术要领：分天、人、地三部行针，应用先深后浅的方法，进针入第二针感层、第三针感层，再由深部退至浅部，用紧提慢按的方法，三出三进操作三次，操作数为六阴数。出现凉感时，再慢慢退针出针。

2. 汪机透天凉法

《针灸问对·十四法》云："（针入）先深后浅，约入一寸，用六阴三出三入，紧提慢按，寒至，徐徐退出五分，令地气入，天气出，热可退也。又云：一飞二退，如此三次，为三进六退，即六阴数也。其法：一次疾插入地，三次慢提至天，故曰疾按慢提，随提，令患人地气入，天气出，谨按脏腑生成息数，病自退矣。一说，一度三进三退，则成六矣，六阴者，补也。"

汪机在《针灸问对》中论述了三种透天凉法，其中两种与徐凤《金针赋》中所论大体相同，只是没有最后细细搓针的方法。汪机透天凉法，一次疾插针入地，为疾按，得气后分两次慢提至天部，反复三次，为三进六退，六退为六阴数。

技术要领：一进二退，总数三次为三进六退，用六阴数。

3. 李梴透天凉法

《医学入门·针灸》之"附：杂病穴法"云："治风痰壅盛、中风喉风、癫狂、疟疾瘅热、一切热症，先深入针，而后渐浅退针，俱泻少阴数，得气觉凉，带泻急提慢按初六数，或三六一十八数，再泻再提，即用通法，徐徐提之，病除乃止，名曰透天凉。"

该法操作时，先深后浅，先将毫针刺入深层（即第三针感层、地部）后，进行急提慢按六数或三六一十八数，将针随急提慢按操作提到第一针感层，再刺到第三针感层（地部），又急提慢按至第一针感层，如此反复操作，以产生凉感为度。

技术要领：以三个针感层为刺激度，先深后浅，先在地部开始，行六数急提慢按刺法，逐步、规律地将针提到第一针感层，再刺到第三针感层的地部，继前法反复操作。

4. 杨继洲透天凉法

《针灸大成·三衢杨氏补泻》云："透天凉，能除热，三退一进冷冰冰，口吸气一口，鼻出五口。凡用针时，进一寸内，行六阴之数，其五分者，即先深后浅，若得气，便退而伸之，退至五分之中，三入三出，紧提慢按，觉针头沉紧，徐徐举之，则凉气自生，热病自除。如不效，依前法再施。一身浑似火来烧，不住之时热上潮，若能加入清凉法，须臾热毒自然消。"

该法操作时，针先从深部行起，先深后浅，即插针入地部，进行六阴数（即六数或六的倍数），用紧提慢按操作。得气后，将针尖退至人部，行紧提慢按六阴数，再退至天部，行紧提慢按六阴数，再将针插入地部，为三退一进，反复操作三次，为三入三出，并令患者进行口深吸气、鼻深呼气动作。在针尖有紧感的时候，慢慢地将针提至皮下，如无凉感，再依法刺激。

技术要领：先深后浅，三退一进，深刺到第三针感层，行六阴数紧提慢按操作，使之得气，之后退到人部、天部。亦行紧提慢按六阴数，反复三次，为三出三入的提插，配合口鼻呼吸。（表1-19）

表1-19 各家透天凉法技术要领

各家技法	操作部位	出入（进退）次数	补泻手法	操作次数	其他
徐凤透天凉法	天、人、地	三出三入	紧提慢按	六阴数	慢慢搓针
汪机透天凉法（三）	天、人、地	一进二退	疾按慢提	六阴数	从地至天行两次操作
李梴透天凉法	浅（天）、深（地）		急提慢按	六阴数或十八数	反复操作至凉感产生
杨继洲透天凉法	天、人、地	三入三出	紧提慢按	六阴数或六阴倍数	地部候气，配合呼吸，针下沉紧提针至皮下

三、青龙摆尾法

青龙摆尾法，又称"苍龙摆尾法"。该法是以针尖方向行气为主，并结合摇针行气、九六法、分层法而组成的复式手法。青龙摆尾法首载于明代徐凤《针灸大全·金针赋》。在《金针赋》中列为"飞经走气"四法中的第一法。

1. 徐凤青龙摆尾法

针刺深度在人部（或天、地部）不提插针具，一左一右慢慢拨动针柄而带动针尖。

2. 汪机青龙摆尾

先将针刺入深部，然后提到天部，在天部行针。先左摆摆，下按针身后提退到原位；再右摆摆，接着下按针身，提退到原位。每穴行针的时间是五息（约17 s）。

3. 李梴青龙摆尾法

针刺入天部，在天部行针，将针扳倒，朝向病所，同时拨动针柄，次数为九数或三九二十七数。

4. 杨继洲青龙摆尾法

首先是直刺入深部得气，提退到天部，使针尖朝向关节，飞气至关节处，然后行"回拨"技术。（表1-20）

表1-20 各家青龙摆尾法技术要领

各家技法	操作部位	摆尾方向	摆尾操作	其他
徐凤青龙摆尾法	天、人、地（选其一）	左右	摆动	
汪机青龙摆尾法	刺地部候气，再提至天部	左右	边摆边下按	行针五息（约17 s）"行卫气"
李梴青龙摆尾法	刺天部	左右	拨动	针尖朝向病所，配以补法九数或二十七数
杨继洲青龙摆尾法	刺地部候气，再提至天部	左右	下按加拨动	针尖斜向关节，配以补泻

四、白虎摇头法

白虎摇头法，首载于明代徐凤《针灸大全·金针赋》，并列为"飞经走气"第二法。白虎摇头法，是由提插、捻转、呼吸三种方法，并结合直立针身而摇的手法（即"动"法的反复运用）组合而成的复式手法。后世《针灸聚英》《针灸大成》中则称之为"赤凤摇头"。本法无论称为"白虎摇头"或"赤凤摇头"，操作中均有提插、捻转、摇针等操作，故犹似老虎摇头或似赤凤摇头。

白虎摇头法，又有赤凤摇头之称，其操作的特点是"摇"，无论是"摇橹"或"摇铃"都和捻转而摇相关联。

1. 徐凤白虎摇头法

形似手摇铃，退针时在长方体的边缘逐层提退，左或右盘退，针体既摇又振。进针时在圆柱体的边缘左或右盘进，针体既摇又振。

2. 汪机白虎摇头法

第一法，进针时将针直插穴内，得气后以押手配合控制针感走向，即闭气下行。在分层进退中配合捻转，进则左转，退则右转，然后摇动针体。第二法，进针时轻捻转至地部，行针时插针，针尖运动形成圆形轨迹,配合轻轻捻针,重插轻提。提针时针尖运动形成方形轨迹,配合轻轻捻针,重提轻插反复操作,每穴施术五息(约17 s)。

3. 李梴白虎摇头法

在轻捻针得气后,在人部操作,捻转针体并左右摇动,每穴共行针6～18次。

4. 杨继洲赤凤摇头法

在进针得气后,以左手押手控制针感传导方向。之后在进退针尖的过程中按从辰到巳到午,又从午到巳到辰左右而摇。再行退方进圆之术。退方,要掌握退针时针尖在长方体形状下逐步把针提退。进圆,使进针时针尖呈螺旋形,绕圆柱体逐步将针下插。在退方进圆过程中,体现针的摇动、振动。

在白虎摇头的操作中,涉及摇橹与摇铃的技术,两者有所不同。

■ 摇橹:示指及拇指捏住针柄的尾部,由左至右或由右至左摆动,摆动时针体呈60°左右捻转,摇的方式又有两种:一种是缓摇法,摇的总角度为60°。在摇的过程中速度和力量不一致,从左摇到30°时速度逐渐减慢,向右摆从30°～60°时由慢逐渐增快,达到60°时有瞬间的停顿,左右相同。该法较青龙摆尾的刺激大些,每秒钟缓摇一次。另一种是急摇法,摇的总角度是30°,向左右各15°,同样在向左摇时针向右转60°,向右摇时针向左转60°,动作比缓摇快一倍,此种摇法比缓摇针感强,急摇每秒钟2次。应用此种摇橹动作要专项练习。摇橹作用,一是针体在皮下的脂肪层或是软结缔组织内拨动和带动针感区的组织范围较大,易于激发针感。二是摇的动作较为缓慢,且有振摇、缓摇和急摇三种方法,易于控制针感。

■ 摇铃:主要靠左右摆动。摇的方式有两种:一种是缓慢地摇,摇动时由左至右或自右至左都是均匀的动作。另一种是振摇,摇时向左向右力量均较强,在摇到左右的终止时有一瞬间的停顿。振时也就是

摇中针感最强时,振摇比缓慢摇法针感要强些。摇的用意是拨动针感区的组织,增强或控制针感,摇的速度为每秒1～2次。(表1-21)

表1-21 各家白虎摇头法技术要领

各家技法	退方进圆	操作手法	其 他
徐凤白虎摇头	先右进圆,左退方;再左进圆,右退方	摇法、振法	
汪机白虎摇头法(一)	进针左转,退针右转	摇法	辅以调气运行
汪机白虎摇头法(二)	拇指进前退后,左右略转	捻法、提插法	每穴五息,行荣气
李梴白虎摇橹法	左右轻捻转针体	振法、摇法	六阴数,像水下摇橹一样
杨继洲赤凤摇头法	退方:针柄先拨向右再拨向左,再回到直立针身。进圆:针柄拨向左再拨向右,再回直立针身	拨法、摇法、振法	辅以调气运行

五、苍龟探穴法

苍龟探穴法是由徐疾补法与针向多向行气法相结合而形成的一种复式针刺手法。

1. 徐凤苍龟探穴法

要点是斜刺或平刺,在浅部施术,退针为一次,向一个方向分三次进针,然后行剔法四次,如此分别向四个方向行针。

2. 汪机苍龟探穴法

第一种是斜刺或平刺行针,分别向上下左右四个方向探刺,向上下探刺用提插法,向左右方向探刺应用捻转法行针。第二种是行针时分三次插入一次退回,到达地部时左盘并行剔法。

3. 李梴苍龟探穴法

先直刺进针,后扳倒针柄,一退三进四剔。在三进中每一进都有一剔,第一进向上剔,第二进向下剔,第三进向左又向右钻剔共三次。向各方向反复操作。(表1-22)

表1-22 各家苍龟探穴法技术要领

各家技法	操作部位	进退次数	进针角度	钻剔方向	辅助手法	其 他
徐凤苍龟探穴法	天、人、地	一退三进	斜刺	先上后下自左而右	小幅度拨动	待针下出现新针感需退针至天部
汪机苍龟探穴法(二)	天、人、地	一退三进	斜刺或平刺	上下左右	上下提插左右捻转	慢慢进针
汪机苍龟探穴法(三)	天、人、地	三进一退	斜刺或平刺	上下左右	上下提插左右捻转	地部右侧平面边提插边剔
李梴苍龟探穴法	天、人、地(每部再分三层)	一退三进	斜刺或平刺	先上而下自左而右	多向钻剔	反复操作

六、赤凤迎源法

赤凤迎源法，是徐疾泻法与飞法等单式手法组合而成的复式补泻手法。因在操作中如赤凤展翅飞旋的形态，故称为"赤凤迎源"，又称为"凤凰迎源"。

1. 徐凤赤凤迎源法

在三部分层的范围内，直插针至地部，又提针尖回天部，进到人部，即源，在人部针尖多向环周摇动、飞旋。病在上，随患者吸气环周摇动而退针；病在下，随患者呼气而环周摇动向下进针。徐凤的赤凤迎源法是各家赤凤迎源法的基础，各家有所发挥。

2. 汪机赤凤迎源法

在人部向左方盘旋，按捣针尖，像赤凤展翅高飞之象。

3. 李梴赤凤迎源法

是在徐凤该法的基础上，根据病位的上下方及患者呼吸进退针。如病位在上方，待患者边吸气边退针；病位在下方，待患者呼气时边向下插针。（表1-23）

表1-23　各家赤凤迎源法技术要领

各家技法	操作部位	"源"路线	操作手法	其他
徐凤赤凤迎源法	天、人、地	插针至地部，提针至天部，候针摇动，再进到人部	摇法、飞法	配合呼吸，病在上，吸而退之；病在下，呼而退之
汪机赤凤迎源法	天、人、地	插针至地部，提到天部，候气针摇，插至地部，再提到部	按法、捣法	
李梴赤凤迎源法	天、人、地	插针入地，复提至天部，候针自摇，复进人部	摇法、飞法	根据呼吸进退针，病在上，吸而退之；病在下，呼而退之

七、阳中隐阴

阳中隐阴法，出自金代窦汉卿《金针赋》，又称先补后泻法。阳为补，阴为泻，阳中隐阴，就是补中有泻的意思，是一种补泻兼施的方法，即先行热补（烧山火），后用凉泻（透天凉）。此法系受《灵枢·终始》及《难经·七十六难》有关补泻先后兼施原则启发产生的。最早见于《金针赋》，《针灸问对》则加上针刺分寸的说法，并述其机制。《针灸大成》作了进一步阐发。目前临床应用，常以"二进一退"的方法操作，以徐疾补法和提插补法、泻法组合而成"二补一泻"的形式。《金针赋》云："阳中之阴，先寒后热。浅而

深，以九六之法，则先补后泻也。"《针灸大成·三衢杨氏补泻》云："凡用针之时，先运入五分，乃行九阳之数，如觉微热，便运一寸之内，却行六阴之数，以得气，此乃阳中隐阴，可治先寒后热之证，先补后泻也。"阳中隐阴法是复式补泻手法之一，由徐疾、提插、九六法三种基本手法结合而成的。阳中有阴是补中有泻的意思。本法适用于治疗先寒后热，虚中挟实的病证。

本法必须在得气的基础上进行，一般来说，在人部行烧山火法宜在出现酸胀感的情况下施术，地部行透天凉法宜在出现沉重、麻感的情况下施术。分层操作，必须严格按要求执行，切忌混淆。针法熟练者可不必配合呼吸，分两层操作，可先在腧穴5分深处行九阳之数的烧山火，后在腧穴1寸处行六阴之数的透天凉。

操作方法：选取皮肉丰厚处穴位，常规皮肤消毒。视穴位的可刺深度，分浅（5分）、深（1寸）两层操作。先浅后深、先补后泻是其操作要点。先在浅层作紧按慢提九阳数，再将针进入深层作紧提慢按行六阴数，然后退至皮下，称为一度。按病情需要反复施术至适度后出针。

（1）《金针赋》云："阳中隐阴，先寒后热。浅而深，以九六之法，则先补后泻也。"即将所刺穴位分浅、深两层，先在浅层针刺得气后，施行紧按慢提九阳数，至患者觉针下热时，再进针到深层施行紧提慢按六阴数，至患者觉针下凉时，即出针，不按闭针孔。阳为补，阴为泻。阳中隐阴，即为补中有泻，属于一种先补后泻的补泻方法。

用捻进或速刺法将针刺入穴位，先浅后深，紧按慢提，令气至后，将针向下插1～2分，随后拇指向前边捻边进，三进一退；至针下觉热时，再将针刺入较深部位，由深而浅，紧提慢按，令气至后将针向上提出一至二分，随后拇指向后边捻边提，三退一进，至针下觉凉，即行出针，不闭其孔。

（2）《针灸大成》云："凡用针之时，先运入五分，乃行九阳之数，如觉微热，便运一寸之内，却行六阴之数，以得气，此乃阳中隐阴，可治先寒后热之证，先补后泻也。"进针后，先进入浅层（在规定深度的一半处，0.5寸左右），得气后行提插补法（紧按慢提），行九阳数，患者应觉微热，再将针刺如达规定深度（1寸左右），用提插法的泻法慢按紧提六次（紧提慢按），退至

皮下,此为一度。反复施术至适度而止。这是因为先寒后热证主要的病机是卫虚荣盛所致的荣卫不和,所以治则是调和荣卫,助卫气衰少为主而抑荣气外溢为次。

(3)《医学入门》中论阳中隐阴的操作是:令患者口呼鼻吸,随其呼气,用单指押手法,将针进入天部,候其气至,即将针急插至人部。在人部1分上下的范围内紧按慢提九阳之数,也可配合捻转补法,拇指向前捻针。患者如有热感,稍停片刻,候热感消失,再令患者改为口吸鼻呼的方式呼吸,医者改用舒张押手法,将针缓慢地插至地部。再在地部1分上下的范围内慢按紧提六阴之数,也可配合捻转泻法,拇指向后捻针。待针下凉感,稍停片刻,即将针提至天部,再稍停片刻,将针拔出,缓慢揉按针孔。(表1-24)

表1-24 各家阳中隐阴法技术要领

各家技法	操作部位	补泻手法	补泻次数	其他
徐凤阳中隐阴法	浅、深	先补法后泻法	九阳数,六阴数	
杨继洲阳中隐阴法	浅、深	先补法后泻法	九阳数,六阴数	五分微热一寸得气
李梴阳中隐阴法	浅、深	先补法后泻法	四九三十六数,三六一十八数	上盛下虚等症

各家阳中隐阴针法的操作,有以捻转为主行针者,亦有以提插手法为主的。我们认为,阳中隐阴的要义在于先行补法再行泻法,无论捻转还是提插,皆以得气或患者有冷热之感为有效,故两者皆是可行的。《针灸大成·针有深浅策》曰:"以寒不失之惨,以热则不过于灼,而疾以之而愈矣。"意思是寒法不要太过,热法不要太过,疾病随之而痊愈。这是因为治疗的主要目的是调和荣卫而不是祛邪,如果刺激太过的话,反而伤正气,所以刺激要有度,即"稍热""微凉"便可,荣卫得以调和就达到了治疗目的。正如杨氏在《针灸大成·三衢杨氏补泻》中论阳中隐阴里说的"荣卫调和病自痊"。

八、阴中隐阳

阴中隐阳与阳中隐阴对称,为先泻后补法。本法同前法"阳中隐阴"相反,阴中隐阳就是泻中有补的意思,也是一种补泻兼施的方法,即先行凉泻(透天凉),后用热补(烧山火)。它适用于先热后寒、实中有虚之证。《金针赋》曰:"阴中之阳,先热后寒。由深而浅,以六九之方,则先泻后补也。"《针灸大

成·三衢杨氏补泻》曰:"凡用针之时,先运一寸,乃行六阴之数,如觉病微凉,即退至五分之中,却行九阳之数,以得气,此乃阴中隐阳,可治先热后寒之证,先泻后补也。"

操作方法:针法操作顺序与阳中隐阴相反,进针后先在深层行泻法,紧提慢按六数,再退到浅层行补法,紧按慢提九数。

(1)《金针赋》曰:"阴中之阳,先热后寒。深而浅,以六九之方,则先泻后补也。"又曰:"阴中隐阳,先热后寒,深而浅,以六九之方,则先泻后补也。"即将所刺穴位分浅、深两层,进针后先在深层得气,施行紧提慢按六阴数;至患者觉针下凉时,再将针退到浅层,施行紧按慢提九阳数;至患者觉针下热,即出针,并按闭针孔。阳为补,阴为泻,阴中隐阳,即为泻中有补,属于先泻后补的补泻方法。

(2)《针灸大成》曰:"凡用针之时,先运一寸,乃行六阴之数,如觉病微凉,退至五分之中,却行九阳之数,以得气,此乃阴中隐阳,可治先热后寒之证,先泻后补也。"《针有深浅策》曰:"其先热后寒者,用以阴中隐阳之法焉。于用针之时,先入一寸,使行六阴之数,如觉微凉,即退针,渐出五分,却行九阳之数,亦以得气为应。"意思是对先热后寒证,要施行阴中隐阳法。其操作方法是:先进针1寸,作六阴法以"微凉"为度,然后退针到5分,作九阳法以"得气"为度。这是因为主要的病机是荣虚卫盛的荣卫不和,所以治则还是调和荣卫,在这里助荣气为主而抑卫气内伐为次。阴中隐阳手法操作同阳中隐阴手法,而施术顺序与阳中隐阴相反。进针得气后,先深后浅依次操作,即先将针进至深层,作紧提慢按行六阴数,再退针至浅层,作紧按慢提行九阳数,称为一度。按病情需要反复施术至适度后出针。

(3)《医学入门》中论阴中隐阳的操作是:令患者口呼鼻吸,随其吸气,用单指押手法,将针进入地部,候其气至,即将针急插至人部。在人部1分上下的范围内紧提慢按六阴之数,也可配合捻转泻法,拇指向后捻针。患者如有凉感,稍停片刻,凉感消失后,再令患者改为口呼鼻吸的方式呼吸,医者改用舒张押手法,将针缓慢地插至天部。再在天部1分上下的范围内紧按慢提九阳之数,也可配合捻转补法,拇指向前捻针。待针下热感,稍停片刻,将针拔出,不须按针孔。(表1-25)

表 1-25 各家阴中隐阳法技术要领

各家技法	操作部位	补泻手法	补泻次数	其他
徐凤阴中隐阳法	浅、深	先泻后补	六阴数，九阳数	
杨继洲阴中隐阳法	浅、深	先泻后补	六阴数，九阳数	一寸微凉
李梴阴中隐阳法	浅、深	先泻后补	六阴数，九阳数	半实半虚等症

九、运气法

运气法，首载于明代杨继洲《针灸大成》。该法是在《金针赋》《针灸问对》"进气法"基础之上发展起来的一种手法。进气法与运气法两者在手法、技术、临床主治等方面有较多的共性，因此人们也将进气法与运气法统称为运气法。该法是补泻手法与行气法相结合，在穴位中行提插泻法，并配合针尖方向与吸气，以调节针感走向，促使气至病所的方法。

1. 徐凤进气法

针刺入后行提插或捻转的九阳数，气至后卧针，留针七息。

2. 汪机进气法

天部行针，仍是进针得气后行九阳数，然后卧倒针身，吸气七息。进气法均为补法。

3. 杨继洲运气法

进针后捻转或提插六阴数得气后向病所卧倒针身，令患者吸气五口，为泻法。（表 1-26）

表 1-26 各家运气法技术要领

各家技法	操作部位	补泻次数	操作	呼吸	其他
徐凤进气法	腧穴九分	九阳或九阳数	扳倒针身	吸气5～7口	待气至
汪机进气法	天部	九阳	扳倒针身	吸气5～7口	可治关节疼痛
杨继洲运气法	腧穴	九阳或九阳数	扳倒针身	吸气5～7口	针下气满，治疼痛之病

十、纳气法

纳气法，首载于明代徐凤《针灸大全·金针赋》，《针灸问对》《针灸聚英》对此又有所发展。《针灸大成》称之为"中气法"。本法是进气法与运气法的深化，是提插补泻手法与针尖方向、吸气、插针等行气法的结合，较运气、进气之法行气作用为强。

操作方法：先直刺入天部，通过提插或捻转使之得气，然后扳倒针身朝向病所，以达气至病所，再将针深插入人部、地部，保持得气状态，使气不回，即为纳气。

技术要领：① 针刺入天部。② 提插或捻转得气。③ 针尖朝向病所，扳倒针柄。④ 针感向病所刺激，令患者吸气。⑤ 气至病所，立针深入。⑥ 气行。

十一、留气法

留气法，又称为流气法。首载于明代徐凤《针灸大全·金针赋》。高武《针灸聚英》、汪机《针灸问对》、李梴《医学入门》、杨继洲《针灸大成》等明代医家在此基础上，对该法的操作方法、技术、临床应用加以充实、发挥，形成了留气法。该法是徐疾补泻、提插补泻、九六补泻的组合而成的复式针刺手法。

操作方法：以上三种留气法，针刺时均分层次，先针入7分，得气后深入1寸行针，提回后反复施针。徐凤留气法和杨继洲留气法均在进入7分后行纯阳数，即提插（或捻转）九阳数，李梴则用老阳数，即八十一数捻转（或提插）。杨继洲留气法在深入1寸后用提插泻法六阴数，即慢按紧提六阴数（或一十八次、三十六次、六十四次）。（表 1-27）

表 1-27 各家留气法技术要领

各家技法	针刺方法	补泻手法	操作次数	其他操作
徐凤留气法	先针入7分，得气后深入1寸行针，提回后反复施针	紧按慢提	九阳数	
李梴留气法	先针入7分，得气后深入1寸行针，提回后反复施针	紧按慢提	老阳数	
杨继洲留气法	先针入7分，得气后深入1寸行针，提回后反复施针	紧按慢提、轻插轻提	九阳数	深入1寸，后行六阴数

十二、交经法

交经法，是使用不同的选穴方法，将经气与脏腑、病灶交互沟通，与另一段经脉交接，从而提高治病效果的方法。此类方法，源于明代徐凤的《针灸大全》。《针灸大全·金针赋》中记述："若夫过关过节，催运气血，以飞经走气，其法有四：一曰青龙摆尾……二曰白虎摇头……三曰苍龟探穴……四曰赤凤迎源……"《针灸聚英·过关歌》曰："苍龙先摆尾，赤凤后摇头，上下伸提切，关节至交流。"《针灸问对·十四法》曰："若(夫)关节阻滞(涩)，气不过者，以龙虎龟凤四法，通经接气,大段之法,驱而运之,然用循摄爪切,无不应矣。《医学入门·针灸》之"附:杂病穴法"中有通气法:"通者,通其气也,提插之后用……却扳倒针头,带补,以大指努力,针咀(嘴)朝向病处……若气又不通,以龙、虎、龟、凤飞经接气之法驱而运之……摄者,用大指甲循经络上下切之,其气自得通行。"杨继洲将徐凤的针法继承,又对其他医家的操作方法加以总结,首次提出了四种交经方法,即五脏交经、隔角交经、通关交经、关节交经。这里的"交"是交接、交通之义,以"交"字为主体,一切手法的操作都是为了交气。

操作方法:交经法的技术,一是取穴,二是操作。在取穴方面,五脏交经为五脏五行相生子母取穴;隔角交经为五脏六腑五行相生相克取穴;通关交经为取大关节以下的穴位;关节交经为取关节附近的穴位。手法操作方面:五脏交经,运用苍龙摆尾的手法,使达到一定针感后用苍龙摆尾法;隔角交经,应用多种针刺手法使针下气传开;通关交经,先用苍龙摆尾,再用赤凤摇头配合补泻手法及辅助手法;关节交经,是用倒针法。(表1-28)

表1-28 杨继洲交经法技术要领

杨继洲交经法	取穴方法	操作方法	其 他
五脏交经法	子母补泻法	苍龙摆尾	控制针感方向,使针感传向病所
隔角交经法	经脉五行生克	多种针刺手法	用补或泻法泻邪气,补针气
通关交经法	取大关节以下的穴位	先用苍龙摆尾,再用赤凤迎源	当补则补,当泻则泻
关节交经法	取关节附近的穴位	倒针法	使气至关节

十三、龙虎交战法

龙虎交战法,首载于徐凤《针灸大全·金针赋》。该法是通过毫针行针过程中反复左右交替捻转针体,达到治疗作用的针刺方法。也有以青龙摆尾、白虎摇头手法相结合并与捻转、提插、九六法组合而成,或分层进行操作。

操作方法:龙虎交战法,要领在于向左捻针九数和向右捻针六数,这是基本的,也是徐凤龙虎交战的基础方法。汪机的两个方法,丰富了徐凤的基本方法。其一是先左捻九进八十一次,后右捻六退三十六次,如此反复操作。其二是分天地部施术,在天左盘右转,之后三提九按或八十一按。在地右盘左转,之后三按六

提或三十六次。杨继洲的龙虎交战法是分别在天、地部施术,各左转九数,右转六数。(表1-29)

表1-29 各家龙虎交战法技术要领

各 家 技 法	操作部位	操作次数	其 他
徐凤龙虎交战法	地(深)	先九阳数后六阴数	直接刺入深部得气
汪机龙虎交战法(一)	地(深)	先九阳数后六阴数	直接刺入深部得气
汪机龙虎交战法(二)	天(浅)	先九阳数后六阴数	直接刺入浅部得气,行苍龙摆尾
杨继洲龙虎交战法	天、人、地	先九阳数后六阴数	依次从天、人、地部,行左捻九,右捻六

十四、子午捣臼法

子午捣臼法,子,方位在下,为北,时间为夜半;午,方位为上,为南,时间为正午。子午象征方位的转动,意指捻转。捣臼,即指古代用杵在臼内舂米之状,捣臼指杵上下舂米的动作,意指提插动作。子午捣臼法,是以捻转、提插法为主,并结合徐疾补泻组成的复式手法。子午捣臼,首载于明代徐凤《针灸大全·金针赋》,此后《针灸聚英》《针灸问对》《针灸大成》均对子午捣臼有所论述,但基本内容和操作与《金针赋》没有多大的区别。

操作方法:子午捣臼,首先是分天、人、地三层操作。九入,即捣臼的动作,提针速度较慢,下捣速度较快,力量也大于提。捣针分三部,每层下捣三次,总计九次,同时配合捻针。提针亦为三层,每层提退两次,提针力量大,总计六次,配合捻针。

徐凤子午捣臼法操作要领:① 直刺入天部得气。② 边捣边进,九次达地部,同时左右捻转针体。③ 六次提退配合左右捻转针体提回人部。④ 反复操作。

十五、龙虎升降法

龙虎升降法,首载于明代高武《针灸聚英》。书中只谈及此法的原则:"龙虎飞腾撚妙玄,气通上下似连山,得师口诀分明说,目下教君病自痊。"即"龙虎飞腾歌",其内容不全,操作技术不详。后来,明代医家汪机、杨继洲在《针灸问对》和《针灸大成》中亦有论述。以上三家的名称分别为"龙虎升腾""龙虎飞腾""龙虎升降",前两者的意思基本相同,"升腾"和"飞腾"都是向上的意思;而"升降"则是形容向上又向下操作的意思,与前两者的意思稍不同。但三者的操作方法都是有深、有浅,故此法应用"升降"二字表达最为贴切。龙虎升降法,是以捻转、提插补泻手法与行气法相结

合的复式补泻手法。

操作方法：该法之所以称为龙虎，是因有向左转或左盘的操作，有向右转或右盘的操作。之所以称为升降，是因其中有盘按、盘提、按而提之的操作。

1. 涂凤龙虎交战法技术

《金针赋》曰："龙虎交战，左捻九而右捻六，是亦住痛之针。"其言是指进针到深部得气后，先用拇指向前左转（苍龙行）九阳数，再用拇指向后右转（白虎行）六阴数，反复交替。

2. 汪机龙虎交战法技术

《针灸问对·十四法》曰："下针之时，先行龙而左转，可施九阳数足；后行虎而右转，又施六阴数足，乃首龙尾虎以补泻。此是阴中引阳，阳中引阴，乃反复其道也。"又云："先于天部施青龙摆尾，左盘右转，按而添之，亦宜三提九按，令九阳数足；后于地部行白虎摇头，右盘左转，提而抽之，亦宜三按六提，令六阴数足。"汪机在《针灸问对》中，提出龙虎交战法技术共有两种：一种是针刺深部得气后，先向左捻九进八十一数，向右捻六退三十六数，再向左捻九进八十一数，向右捻六退三十六数，即首龙尾虎而施补泻，达到阴中引阳，阳中引阴的目的。另一种是将穴位可刺深度分为三层，先在天部施行青龙摆尾法操作，针尖在天部环周向左盘行，两手指捻针柄向右转动。将针分三次提上，分九次按下，可达八十一次。再将针插入地部行白虎摇头之法，针尖在地部向右环周盘行，用双指将针柄向左转动。最后在地部将针行三次下按，六次上提，可达三十六次，最后出针。

3. 李梴龙虎交战法技术

《医学入门·针灸》之"附：杂病穴法"云："治疟疾先寒后热，一切上盛下虚等症，先浅入针，行四九三十六数，气行觉热，深入行三六一十八数。如疟疾先热后寒，一切半虚半实等症，先深入针，行六阴数，气行觉凉渐退，针行九阳数，此龙虎交战法也，俾阳中有阴，阴中有阳气也，盖邪气常从（随）从正气而行，不交战，则邪不退而正不胜，其病复起。"李梴认为，龙虎交战法的操作应分浅深两层进行，并应结合疾病的寒热属性行针，治疗先寒后热的疾病应先浅入针，得气后将针左捻四九三十六数，然后将针进入深部，得气后将针右捻三六一十八数。同理，在治疗先热后寒的疾病时，应先将针刺入深部，得气后将针右捻，行六阴数，然后将针退至浅部，得气后再将针左捻，行九阳数，最后出针。

4. 杨继洲龙虎交战法技术

《针灸大成·三衢杨氏补泻》曰："龙虎交战手法，三部俱一补一泻……凡用针时，先行左龙则左拈，凡得九数，阳奇零也；却行右虎则右拈，凡得六数，阴偶对也。乃先龙后虎而战之，以得气补之，故阳中隐阴，阴中隐阳，左捻九而右捻六，是亦住痛之针，乃得返复之道，号曰龙虎交战，以得邪尽，方知其所，此乃进退阴阳也。"杨继洲龙虎交战法，将穴位的针刺深度分为天、人、地三部，该法在三部分别进行一补一泻。先在天部行针得气后将针左捻九数，之后右捻六数。进入人部仍按上法施术，进入地部仍按上法施术，反复操作。

十六、汗、吐、下三法

针灸汗、吐、下三法，是在《黄帝内经》汗、吐、下三法理论基础上，经过后世医家的继承和发展，使其成为一种腧穴选择与针刺手法相结合的针灸汗、吐、下三法。

汗法，即发汗解表，祛风除邪，是表证的治疗方法。《素问·阴阳应象大论》曰："其在皮者，汗而发之。"吐法，即涌吐痰涎、宿食、毒物，使之通过呕吐排出的治疗方法。《素问·阴阳应象大论》曰："其高者，因而越之。"病邪位于咽喉、胸膈、胃脘，可用吐法。下法，即攻下通里、泻热导滞，治疗肠胃积热、大便秘结的方法。《素问·阴阳应象大论》曰："中满者，泻之于内。"《黄帝内经》的汗吐下三法，为后世提出了辨证治疗的原则，后世医家以此为据，发展成为汗、吐、下、和、消、清、温、补药物的八法治疗。如汉代张仲景《伤寒论》用麻黄汤、桂枝汤等发汗解表，治疗太阳伤寒。又针刺风府穴等，祛风散寒，治疗伤寒初起，以免邪入里传经。《伤寒论》以瓜蒂散涌吐痰食等，是吐法的代表方剂。以大承气汤、小承气汤、调胃承气汤治疗阳明腑实之证，为药物攻下的代表方剂。金元时期张从正《儒门事亲》力主祛邪扶正，提倡"邪去正安"说，在临床上擅长汗、吐、下三法，在针灸施术上体现为刺络泄血法。张从正的汗、吐、下三法的内容，是极其广泛的。他说："引涎、嚏气、追泪，凡上行者皆吐法也；灸、蒸、熏、渫、洗、熨、烙、针刺、砭石、导引、按摩，凡解表者皆汗法也；催生下乳、磨积逐水、破经泄气，凡下行者皆下法也。"他明确指出："岂知针之理，即所谓药之理。"他又说："出血之与发汗，名虽各异而实同。"指出刺络泻血法在临床上同汗、吐、下三法的治疗作用。

针刺手法与取穴相结合的汗、吐、下三法是明代李梴独创的。他在《医学入门·针灸》之"附：杂病穴法"以汗、吐、下三法并列，分别取用合谷、内关、三阴交等穴，施用不同的针刺手法，构成了独有的针灸汗、吐、下三法。

操作方法：首先是选择腧穴，汗法为合谷，吐法为内关，下法为三阴交。行针部位以人部最佳。汗法先补八十一次，再用男左女右的搓法行针十至几十次。吐法是先补六次，再泻三次，后行子午捣臼法三次，嘱患者配合多呼几次。下法是男左女右捻针六阴数（六次、一十八次、三十六次），之后令患者口鼻闭气，将气吞鼓腹中，泻插一下。

李梴针刺汗吐下法技术要领：

■ 汗法：① 直刺合谷穴。② 进针到人部。③ 提插或捻转补泻法八十一次。④ 男左女右搓法数十次。⑤ 汗出身温出针。

■ 吐法：① 取内关穴。② 直刺到人部。③ 提插补法六次。④ 提插泻法三次。⑤ 子午捣臼法：提插补法九次，提插泻法六次，同时捻转推战一次。⑥ 吐止徐徐出针。

■ 下法：① 取三阴交穴。② 直刺到人部。③ 男取左，女取右侧。④ 右转六阴数次。⑤ 令患者口鼻闭气。⑥ 将气吞鼓腹中。⑦ 泻插一下。⑧ 出针。

十七、子母补泻法

子母补泻法，是根据五脏六腑十二经的五输穴的五行属性，应用虚补母、实泻子的原则来选取有关腧穴进行治疗疾病的一种补泻方法。《难经·六十九难》："虚者补其母，实者泻其子，当先补之，然后泻之。"这是根据五行生克制化的理论，结合经络脏腑以及五输穴的五行属性产生的临床治疗方法。该法除了指导中药配伍用药治疗各科疾病外，还用于针灸临床取穴。就是将阴经井、荥、输、经、合五输穴以木、火、土、金、水为属性，阳经以金、水、木、火、土为属性，用五行相生的顺序，与五脏六腑五行所属相合，生者为母，所生为子，排列成补母泻子的补泻方法。具体来说，如某脏腑（经）虚证，可采用补其母脏腑（经）的方法治疗；某脏腑（经）实证，亦可采用泻其子脏腑（经）的方法治疗。实者泻其子，虚者补其母，能调节阴阳盛衰，达到祛邪扶正的目的，从而治愈疾病。

自金元时期以来，五行生克理论、子母补泻针刺取穴法有较大发展。元代窦汉卿《针经指南》则以《难经·七十五难》为据，在子母补泻法的应用上，可在他经取穴。如肝实肺虚，肝实就泻其子，取子经心经上的子穴少府（荥火）；肺虚应补其母，取母经脾经上的母穴太白（输土）。明代汪机《针灸问对》对《黄帝内经》《难经》经义又有新的认识，他以《难经·五十难》虚邪、实邪、微邪、贼邪、正邪为论，提出《难经》子母补泻应当随证取穴，只有在本经自病时才取本经子母穴，否则宜取有关经穴进行补母泻子。杨继洲则认为子母补泻法在治疗五脏病时，除取穴当依五行生克关系取用他经穴位之外，还必须注重针刺手法，如迎随补泻、开阖补泻、徐疾补泻等。若用以治疗十二经病，则应以本经穴位为主，进行针刺补泻手法。在《针灸大成》卷八中也反映了他对子母补泻的论点。《针灸问对》把本法称为"子母迎随"，是源于《难经》中的论述。

操作方法：该法的操作首先要掌握三点，一是阴阳经五输穴与五行、天干的对应关系。二是十二经及其五输穴与五行相配合的关系。三是掌握十二经的母穴、子穴、本穴。（表1-30、表1-31）

表1-30 五输穴与五行、天干对应关系

分类	井	荥	输	经	合
阳经	庚金	壬水	甲木	丙火	戊土
阴经	乙木	丁火	己土	辛金	癸水

表1-31 十二经五输穴配合五行表

阴 经						阳 经					
穴名经名	井(木)	荥(火)	输(土)	经(金)	合(水)	穴名经名	井(金)	荥(水)	输(木)	原	经(火)	合(土)
肺(金)	少商	鱼际	太渊	经渠	尺泽	大肠(金)	商阳	二间	三间	合谷	阳溪	曲池
脾(土)	隐白	大都	太白	商丘	阴陵泉	胃(土)	厉兑	内庭	陷谷	冲阳	解溪	足三里
心(火)	少冲	少府	神门	灵道	少海	小肠(火)	少泽	前谷	后溪	腕骨	阳谷	小海
肾(水)	涌泉	然谷	太溪	复溜	阴谷	膀胱(水)	至阴	足通谷	束骨	京骨	昆仑	委中
心包(相火)	中冲	劳宫	大陵	间使	曲泽	三焦(相火)	关冲	液门	中渚	阳池	支沟	天井
肝(木)	大敦	行间	太冲	中封	曲泉	胆(木)	足窍阴	侠溪	足临泣	丘墟	阳辅	阳陵泉

1.本经子母补泻法

该法是根据"虚者补其母"和"实者泻其子"的原则，在本经五输穴上取穴的方法。首先找出本经及本经五输穴中本穴的五行属性，按生我者为母，我生者为子的原则，分别找出母穴、子穴来。本经实证，取本经子穴为泻；本经虚证，取本经母穴为补。如肺经有病，应取肺经上五输穴的母穴和子穴，根据虚实而定补母泻子。肺经属金，肺经五输穴上的本穴也属金，是经渠。母穴是生金的穴，是属土的太渊穴。子穴是金生的穴，是属水的尺泽穴。因此肺经实证，取尺泽穴为泻子；肺经虚证，取太渊穴为补母。他经类推。

2.他经子母补泻法

该法仍按"虚者补其母"和"实者泻其子"的原则，不过是在他经五输穴上取穴的方法。首先找出本经及本经五输穴的五行属性，按生我者为母、我生者为子的原则，分别找出该经的母经和子经。本经虚证取其母经上为母的穴为补，本经实证，取子经上的子穴为泻。如胆经有病，应选取胆经的母经和子经，胆经属木，本穴属木为临泣，其母经为水经，即膀胱经。其子经为火经，即小肠经。如胆经实证，应取胆之子经上的子穴。胆属木，本穴属木，子经为小肠经，小肠经上胆经的子穴属火，为阳谷。如胆经虚证，应取胆经母经上的母穴。胆属木，本穴属木，母经为膀胱经，膀胱经上胆经的母穴属水，为通谷。

子母补泻法的原则是虚则补其母，实则泻其子，用此寻求母经、子经、母穴、本穴、子穴，而确定选取的穴位，达到治疗的目的。要熟练掌握本经上的母穴、本穴和子穴。本穴即是与本经五行属性相同的五输穴。如找膀胱经上的本穴，膀胱经属水，其本穴亦属水，即荥穴通谷；又如心经上的本穴，心经属火，其经亦属火，即荥穴少府。与本穴邻近的穴，生我的穴为母穴，我生的穴为子穴。找到本穴，对寻找子穴与母穴就方便多了。要熟悉推导五行，特别是五行的相生规律，即木、火、土、金、水是相生的。要掌握"阳井金""阴井木"的规律。该规律就是指阳经的井穴为金，阴经的井穴为木。按此规律，阳经的荥、输、经、合穴分为属水、木、火、土；同样，阴经的荥、输、经、合穴分别属火、土、金、水。比如，小肠经的输穴后溪穴，按井、荥、输、经、合的顺序为第三，按五行排列，井属金，

顺序是金、水、木、火、土，那么第三位的输穴后溪穴即属木。

十八、纳支补泻法

纳支补泻法，又称为纳子补泻法，是子午流注针法中的一种。子午流注的另一种方法是纳午法或称纳干法。纳支补泻法也称为"十二经流注时刻补母泻子迎随补泻法"。本法首载于明代高武《针灸聚英》。是以每天十二时辰，每个时刻对应一个脏或腑，应用该脏腑的五输穴，进行补泻的方法。纳支法是由《难经》补母泻子及迎随补泻法演变推行而来，与一日十二时辰中十二经脉气血流注相结合，与《难经》七十九难、二十三难论述相结合。纳支补泻法是以每天十二时辰为取穴的标准，所取穴为五输穴，因此，此法属于按时取穴补泻范畴。

操作方法：该法称为纳支法，就是说我们不必考虑本年的干支、月干支、日干支、时天干，只要牢记十二经流注时刻的地支即可。此外，每一时刻、每一脏腑经气旺盛与衰弱时刻，以及各经的本穴、原穴、子穴、母穴也应记牢，对五行的推算、补母泻子在五输穴上的应用也应熟练掌握。

1.高武纳支补泻法

《针灸聚英·十二经脉昼夜流注歌》曰："肺寅大卯胃辰经，脾巳心午小未中，申膀酉肾心包戌，亥三子胆丑肝通"，"十二经病井荥输经合补虚泻实"。具体如下。

手太阴肺经属辛金，起中府，终少商，多气少血，寅时注此……补（虚则补之），用卯时（随而济之），太渊（穴在掌后陷中，为经土。土生金，为母，虚则补其母）。泻（盛则泻之），用寅时（迎而夺之），尺泽（为合，水。金生水，实则泻其子，穴在肘中约纹动脉中）。

手阳明大肠经为庚金，起商阳，终迎香，气血俱多，卯时注此……补用辰时，曲池（穴在肘外辅骨，屈肘曲骨之中，拱胸取之，为合土。土生金，虚则补其母）。泻，用卯时，二间（穴在示指本节前内侧陷中，为荥水。金生水，为子，实则泻其子）。

足阳明胃经属戊土，起承泣，终厉兑，气血俱多，辰时气血注此……补，用巳时，解溪（穴在冲阳后一寸五分，腕上陷中，为经火。火生土，虚则补其母）。泻，用辰时，厉兑（穴在足大指次指去甲如韭叶，为金井。

土生金,实则泻其子)。

足太阴脾经属己土,起隐白,终周荣,多气少血,巳时气注此……补,用午时,大都(穴在足大指本节后陷中,为荥火。火生土,为母,虚则补其母)。泻,用巳时,商丘(穴在足内踝下微前陷中,为经金。土生金,实则泻其子)。

手少阴心经属丁火,起极泉,终少冲,多血少气,午时注此……补,用未时,少冲(穴在手小指内廉端,去爪甲如韭叶,为井木。木生火,为母,虚则补其母)。泻,用午时,灵道(穴在掌后一寸五分,为经金。土生金,为子,实则泻其子)。

手太阳小肠经属丙火,起少泽,终听宫,多血少气,未时注此……补,用申时,后溪(穴在手小指外侧,本节后陷中,为俞木。木生火,虚则补其母)。泻,用未时,小海(穴在肘内大骨外,肘端五分陷中,为合土。火生土,为子,实则泻其子)。

足太阳膀胱经属壬水,起睛明,终至阴,多血少气,申时注此……补,用酉时,至阴(穴在足小指外侧,去爪甲如韭叶,为井金。金生水,为母,虚则补其母)。泻,用申时,束骨(穴在足小指外侧本节后陷中,为俞水。水生木,为子,实则泻其子)。

足少阴肾经属癸水,起涌泉,终俞府,多血少气,酉时注此……补,用戌时,复溜(穴在足内踝上二寸动脉陷中,为经,金。金生水,虚则补其母)。泻,用酉时,涌泉(穴在足心陷中,为井水。水生木,木为水之子,实则泻其子)。

手厥阴心包络经,配肾(相火),起天池,终中冲,多血少气,戌时注此……补,用亥时,中冲(穴在手中指端,去爪甲如韭叶,为井木。木生火,为母,虚则补其母。滑氏曰:井者,肌肉浅薄,不足为使也。补井者,当补合)。泻,用戌时,大陵(穴在掌后两筋间陷中,为俞土。火生土,为子,实则泻其子)。

手少阳三焦经(属相火配心包),起关冲,终丝竹,多气少血,亥时注此……补,用子时,中渚(穴在手小指次指本节后陷间,为俞木。木生火,为母,虚

则补其母)。泻,用亥时,天井(穴在肘外大骨后上一寸,两筋间陷中,屈肘得之。甄权云:屈肘一寸,又手按膝头,取之两筋骨罅,为合土。火生土,为子,实则泻其子)。

足少阳胆经,属甲木,起瞳子髎,终窍阴,多气少血,子时注此……补,用丑时,侠溪(穴在足小指次指岐骨间,本节前陷中,为荥水。水生木,为母,虚则补其母)。泻,用子时,阳辅(穴在足外踝上四寸,辅骨前绝骨端,去丘墟七寸,为经火。木生火,为子,实则泻其子)。

足厥阴肝经,属乙木,起大敦,终期门,多血少气,丑时注此……补,用寅时,曲泉(穴在膝内辅骨下。大筋上小筋下陷中,屈膝得之,在膝横纹头是,为合水。水生木,为母,虚则补其母)。泻,用丑时,行间(穴在足大指间,动脉应手,为荥火。木生火,火为子,实则泻其子)。

以上针法,井、荥、输、经、合补泻皆本《素问》《难经》也。

我国古代是以干支计时的,包括年、月、日、时部是以干支相配合而记述和应用的,如甲午年、乙丑月、庚辰日、甲午时等。和子午流注针法纳支法关系密切的是时干支,尤其是时地支。时地支和脏腑及时辰的对应关系如表1-32。

表1-32所述,即每个脏腑对应每个时辰,也是十二经流注的时刻。根据"虚则补其母,实则泻其子"的原则施用补泻。补法:当经气去衰,选用该经五输穴中的母穴,追而济之即为补法。泻法:当经气来旺,迎而夺之,选用该经中的子穴为泻法。经气去衰之时,就是十二经流注旺盛后的一个时辰。如肝经去之时,就是肝经旺盛时辰,丑时已过,丑时后的时辰即寅时。在寅时取用肝经五输穴中的母穴曲泉,亦可加上毫针补法,就为补法。经气来旺之时,就是十二经流注旺盛的具体时辰。如肝经经气来旺之时,就是丑时,在丑时选用肝经五输穴中的子穴行间,亦可加上毫针泻法,就是泻法。(表1-33)

表1-32 干支计时与脏腑对应关系

时间	昼 夜											
	夜		黎明			白昼			黄昏	夜		
时辰	子	丑	寅	卯	辰	巳	午	未	申	酉	戌	亥
时间	23~1	1~3	3~5	5~7	7~9	9~11	11~13	13~15	15~17	17~19	19~21	21~23
脏腑	胆	肝	肺	大肠	胃	脾	心	小肠	膀胱	肾	心包	三焦

表 1-33　子午流注补泻对应脏腑取穴

十二经	流注时刻	迎而夺之,实泻其子		追而济之,虚补其母		过时取穴	
		时刻	子穴	时刻	母穴	本穴	原穴
肺(辛金)	寅	寅	尺泽(水)	卯	太渊(土)	经渠(金)	太渊
大肠(庚金)	卯	卯	二间(水)	辰	曲池(土)	商阳(金)	合谷
胃(戊土)	辰	辰	厉兑(金)	巳	解溪(火)	三里(土)	冲阳
脾(己土)	巳	巳	商丘(金)	午	大都(火)	太白(土)	太白
心(丁火)	午	午	神门(土)	未	少冲(木)	少府(火)	神门
小肠(丙火)	未	未	小海(土)	申	后溪(木)	阳谷(火)	腕骨
膀胱(壬水)	申	申	束骨(木)	酉	至阴(金)	通谷(水)	京骨
肾(癸水)	酉	酉	涌泉(木)	戌	复溜(金)	阴谷(水)	太溪
心包(相火)	戌	戌	大陵(土)	亥	中冲(木)	劳宫(火)	大陵
三焦(相火)	亥	亥	天井(土)	子	中渚(木)	支沟(火)	阳池
胆(甲木)	子	子	阳辅(火)	丑	侠溪(水)	临泣(木)	丘墟
肝(乙木)	丑	丑	行间(火)	寅	曲泉(水)	大敦(木)	太冲

2. 窦汉卿纳支补泻法

《标幽赋》曰:"一时取十二经之源(原),始知要妙。"

该法是在某经流注时刻已过时,不拘于流注时刻,直取本经的原穴或本穴。

例如,肝经有病,丑时、寅时已过,如到午时,就不能用高武的纳支补泻法。这时可选用肝经的本穴大敦和原穴太冲,施以毫针补泻。

3. 李梴纳支补泻法技术

《医学入门·针灸·附杂病穴法》曰:"每日一身周流六十六穴,每时周流五穴。除六原穴,乃过经之所。"《医学入门·针灸·子午八法》曰:"周身之三百六十六,统于手足六十六穴。"

该法是把十二经五输穴及原穴(共六十六穴)分列在一日十二时辰之内,仍是按寅时开取经脉经穴类推。每一时辰开一经的五输穴和原穴,从井穴开始,经荥、输(原)、经、合,到下一时辰,另条经脉的穴位又开穴。每一穴位占一个时辰的五分之一,折算每隔24分钟流注一穴。原穴的开取时间和输穴的开取时间一致。以肺经为例,寅时开始第 1 个 24 分钟开井穴少商,第 2 个 24 分钟开荥穴鱼际,第 3 个 24 分钟开输穴太渊(开输穴同时开本经原穴,本经原穴亦为太渊),第 4 个 24 分钟为开经渠,第 5 个 24 分钟开尺泽。以胃经为例,辰时开始第 1 个 24 分钟开井穴历兑,第 2 个 24 分钟开荥穴内庭,第 3 个 24 分钟开陷谷同时开原穴冲阳,第 4 个 24 分钟开解溪,第 5 个 24 分钟开足三里。

平补平泻法

平补平泻法是针刺得气后,不疾不徐,均匀地提插、捻转后出针的操作方法。平补平泻法最早出现在宋代朱肱的《类证活人书》,称为"平泻法"。明代陈会的《神应经》及杨继洲的《针灸大成》完整地提出"平补平泻"。平补平泻法用于治疗虚实兼有或虚实不太显著的病症,即"不盛不虚以经取之"之意。由于其操作方法没有严格的规范,并且简单方便,故是现代临床医者应用最多的一种操作手法。甚至有人对于明确的虚证或实证,亦用平补平泻之法,以调其经脉之气,发挥腧穴主治的特异作用和机体不同功能状态的调整作用。"平补平泻"共有三说:一说是为一种先泻后补的手法,二是杨氏"刺有大小"说,强调补泻之量的大小,三是近说(暂用此代之),为一种不补不泻的手法。

操作方法:以针刺得气后,边提插,边捻转,提插的幅度与捻转的角度不大不小,均匀一致。或者以单纯的提插行针,或者以单纯的捻转行针,使针感达到一定的刺激量后即出针。

从目前临床的应用来看,平补平泻手法应该包括单式和复式两种,主要适用于虚实不太明显或虚实夹杂的病证。

1. 单式平补平泻法

针刺得气后均匀地提插或均匀地捻转后留针或退针。现今针灸临床工作者所采用的平补平泻法多为此手法。其具体操作为:针刺入一定深度得气后,缓慢均匀地左右捻转和上下提插,提插的幅度和捻转的角度应轻重适中,徐入徐出,从而达到从阴引阳,从阳引阴的效果。

2. 复式平补平泻法

目前临床应用的最多是此法。

(1) 先泻后补法:即陈会之法。是采用提插或捻转的补泻手法,先施泻法,后行补法,先祛病邪,后扶正气。

(2) 小补小泻法:即杨继洲之法。是采用提插和捻转补泻手法,是介于补与泻之间的手法,也是均匀柔和的提插捻转手法。该法适宜于虚证或实证且病情较轻的病证,对虚实夹杂及慢性病也较适宜。

由上可以看出,平补平泻手法既有单式手法,亦有复式手法。单式平补平泻手法主要以提插或捻转为主;复式平补平泻手法一般是指提插与捻转手法相结合施术。

第六节 · 针刺宜忌及慎针穴位

一、针刺宜忌

针刺宜忌是指在针刺时要注重时间、地点、患者病情及体质等不同情况,给予不同的针刺治疗方案,如选择合适的留针和治疗时间,地域场所的选择,还要考虑到年龄、性别等不同的因素,这样才能做到因人、因地、因时制宜。

(一) 针刺时间的宜忌

1. 治疗时间的宜忌

针刺时间,包括留针时间的长短和施术的时间或时令,后者为时间针法的内容。把握治疗时间是针灸处方的重要因素,主要选择适宜的治疗时机、掌握好施针和留针时间、制定疗程时间和间歇时间、预测治疗的总体治疗时间。

把握好治疗时机,是针灸的一个非常关键的环节,选择适宜的治疗时间对有些疾病能更好地发挥治疗作用,提高疗效。例如失眠,上午治疗就不如下午或晚上治疗效果好,尤其是睡前1～2 h为最佳。治疗疟疾最佳时间是在规律性发作前2 h左右;癫痫应在发作前5～7日开始针刺;女子不孕一般最好能在排卵期前后连续针刺。

针灸治病时,要分标本缓急,就是要抓住主要矛盾。《素问·至真要大论》曰:"病有盛衰,治有缓急。"对于任何一种疾病,临床上运用的原则是:急则治标,缓则治本;标本俱急或俱缓,则应标本同治。

2. 留针时间

一般病症以留针20～30 min为宜,有三种留针法。静留针法:将针刺入腧穴后,不行针,让其安静、自然地留置穴内,静留以待气至。动留针法:将针刺入腧穴先行针待气至后,留置一定时间,或在留针中间再施以手法,行针后复留针。本法主要用于针后气不至者,可时动针,时留针,直至气至,气不至,无问其数,延长行针和留针时间,直到气至后出针。提留针法:将针由深部提至浅部,留置于皮下,过一定时间后出针。

根据病情,医者要正确把握好留针的时间,对表热证,宜急出针;对里证和虚寒证,一般均需留针。留针的宜忌,如《灵枢·经脉》说:"热则疾之,寒则留之。"《灵枢·终始》说:"刺热厥者,留针反为寒;刺寒厥者,留针反为热。"《灵枢·根结》说:"气滑即出疾,其气涩则出迟;气悍则针小而入浅,气涩则针大而入深,深则欲留,浅则欲疾。"这就是说剽悍滑利,其人易脱于气,不宜久留;相反,气涩迟钝,则宜久留以候气至。

3. 疗程时间

多数疾病如面瘫、风湿痹痛等,以针刺10次左右为1个疗程。部分急性或简单的病症,例如急性扭伤、牙痛、目赤肿痛等,以3～5次为1个疗程。少数慢性病、疑难病和运动功能障碍性疾病,例如肥胖症、中风偏瘫、截瘫等,至少1个月为1个疗程。

4. 间歇时间

有的患者针刺时间短,有的患者针刺时间长,有的2日针刺1次,有的则1日针2次。一般慢性病可每日或隔日治疗1次,但对于一些需要尽早控制的疾病,例如急性传染病、剧烈疼痛等,则需要每日2次或每隔5～6 h针刺1次,不可间隔太长时间,否则不利于积累疗效。每个疗程之间应休息3～5日,然后再继续下一个疗程。如此可避免因连续刺激后机体产生耐针性,使兴奋降低而影响疗效。

5. 总体治疗时间

总体的治疗时间需要根据病情而定。大致来说,凡急性、简单的病症,例如晕厥、急性扭伤、牙痛等,治疗时间较短,少则1次,多则3~5次即可痊愈。而慢性病、疑难杂病和肢体功能障碍性疾病,例如肥胖症、中风偏瘫等,治疗时间较长,少则数月,多则数年。有的疾病为了巩固疗效,防止复发,疗程结束后还需继续治疗3~5次。但对于左右经络失衡的病症,如面瘫、中风偏瘫、足内翻等,经治疗一旦达到相对平衡状态,就应该收效即止。切不可贪效而过多治疗,以免"矫枉过正",导致新的左右经络失衡。

6. 四时刺法的变化

结合时序的递变,人的气血活动和肥瘦情况也有不同。《灵枢·终始》说:"春气在毛,夏气在皮肤,秋气在分肉,冬气在筋骨。刺此病者,各以其时为齐。故刺肥人者,以秋冬之齐;刺瘦人者,以春夏之齐。"指出春夏季节与瘦人宜浅刺,秋冬季节与肥人宜深刺。当然,在临床上还必须根据病情的实际情况而灵活运用。

春季,天的阳气刚刚开始生长,地的阴气也开始发泄,由寒冷转向温和,冻解冰释,水流行而河道通,所以人身之气也在经脉。夏季,经脉中血气充足流入孙络,皮肤得以濡泽而结实。长夏,经脉与络脉中的血气都很旺盛,所以能充分灌溉润泽于肌肉之中。秋季,天气开始收杀,人身的腠理也日见闭塞,皮肤也收缩紧密。冬季主闭藏,人身的气血收藏在内,因此冬气内着于骨髓,通于五脏。所以四时邪气侵入人体而产生的疾病,因季节而略有不同。在治疗方面,必须根据四时的经气,做适当调治,才能祛除病邪,调和气血。

7. 时辰刺法的不同

《素问·八正神明论》曰:"凡刺之法,必候日月星辰,四时八正之气,气定乃刺之。是故天温日月,则人血淖液而卫气浮,故血易泻,气易行;天寒日阴,则人血凝泣而卫气沉。月始生则血气始精,卫气始行;月郭满则血气实,肌肉坚,月郭空,则肌肉减,经络虚,卫气去,形独居,是以因天时而调血气也。"说明人体生理功能与天时的变化有一定关系。正因为如此,古人结合日月运行盈亏,推论人体气血的周期性活动,根据气的开阖而补泻,所谓"是以因天时而调血气也,是

以天寒无刺,天温无凝,月生无泻,月满无补,月郭空无治。是谓得时而调之"。《黄帝内经》这些记载,可供针灸临床进一步研究。"天温无凝",是指夏季人的气血易行,适宜针刺,故后人多于夏季伏天施行针刺,以治疗宿疾。候时而刺的思想,后世发展为"子午流注"的时间针法等。

上文指出这些都是针刺最忌讳的行为,其实也是告诫我们医者,在针刺时一定要掌握原则,要因时而刺,不要违背针刺之时,盲目针刺。

(二)针刺地点的宜忌

根据不同的地理环境特点制定适宜的治疗方法。由于地理环境、气候条件和生活习惯的不同,人体的生理活动和病理特点也有所区别,治疗方法亦有差异。关于这一点,《素问·异法方宜论》中也指出治疗方法的选用与地理环境、生活习性和疾病性质有密切关系。

1. 治疗场所

作为治疗患者的场所,应给予高度的重视。室内要布局合理,清洁区、污染区分区明确,标志清楚。无菌物品按灭菌日期依次放入专柜,过期重新灭菌;设有流动水洗手设施。医护人员进入室内,应衣帽整洁,严格执行无菌技术操作规程。一次性物品要做到一次使用和用后废弃,不得重复使用,非一次性物品要严格按照消毒程序进行消毒。常用无菌敷料罐应每天更换并灭菌;置于无菌储槽中的灭菌物品(针灸针、棉球、纱布等)一经打开,使用时间最长不得超过24 h,提倡使用小包装。治疗车上物品应排放有序,上层为清洁区,下层为污染区;进入病室的治疗车、换药车应配有快速手消毒剂。感染性敷料应放在黄色防渗漏的污物袋内,及时焚烧处理。坚持每日清洁等消毒制度,地面湿式清扫。

2. 治疗地域

《素问·异法方宜论》指出:东西南北中五方由于地域环境气候不同,居民生活习惯不同,所形成的体质不同,易患不同的病证,因此治法随之而异。由于地理环境的不同,各地的气候条件和人们的生活习惯也就不同,对人体的生理活动和发病特点影响也不一样。这就要求我们在治疗方法的选择上因地制宜。

(三)病情的宜忌

应用针灸方法治疗疾病,临床上必须详察病情,选择适应证,不可盲目施针,从病情实际出发,宜针宜

灸,宜补宜泻,均须详辨。

1. 年龄的宜忌

儿童多患停食着凉外感病,且皮肉脆嫩,故刺激宜巧,多不留针。《针灸资生经》指出:"若八岁以下,不得针,缘囟门未合,刺之,不幸令人夭。"对于新生儿针灸问题,应以有病无病为根据,既不可有病而贻误病机,又不可无病而妄伐正气。青年人以饮食所伤居多,其证多属实,用泻法,刺激量宜大,针刺不易直接伤及脏器。壮年人以起居失宜独胜,其证多虚实夹杂,刺激量居中。老年人多因肝肾亏虚,气血俱衰,所以在针刺时,要注意针刺的深度、强度和留针的时间,老年人以七情所伤为主,其证多虚,用补法,刺激量宜轻。

总之,宜以细心详辨、谨慎从事为要。体质健壮,气血充盈的患者,可深刺久留针;而体质瘦弱,气血不足的患者,在针刺时宜浅刺疾出针。人的体质有强弱、肥瘦、老幼的不同,针刺时必须区别对待。

2. 疾病性质宜忌

病情有表里、寒热、虚实的不同,临床应在辨证的基础上,选择不同的刺灸方法给予适当的治疗。一般表证者宜浅刺,表寒者可用温针,表热者应疾出针。里证者宜深刺,里寒者可用补法,里热者应行泻法。虚证者用补法,虚寒者宜少针,虚热者可多针。实证者用泻法,表实者宜浅刺,里实者可深刺。寒证者宜深刺,久留针。热证者宜浅刺,疾出,并可刺出血。

3. 状态的宜忌

这里提到的状态包含医师与患者双方的神气因素。其中最为重要的是患者得气与否,另外,医者手下针感的变化也是针刺取效的主要影响因素。患者的心理因素(即患者五脏的情志活动),也是神气因素中的一个方面。我们在临床治疗时,除了注意不得气需要留针候气加刺激量外,还要了解患者求医时的心理活动,这也是决定刺激量的一个重要因素。

因患者对针刺的看法不同,心里有所顾忌,对针刺认知有差别,在一定程度上也会影响针刺的疗效。例如,初次接受针刺治疗的患者,往往精神过度紧张,从而导致晕针、滞针、断针等不良反应的发生。另外,对于身体虚弱的患者,在针刺前,应先做好解释,消除对针刺的顾虑,选择舒适持久的体位,最好采用卧位。还要注意,患者处于饥饿、疲劳、大渴时,不宜针刺,应令其进食、休息、饮水后再予针刺。

医者在针刺治疗过程中,要精神专一,随时注意观察患者的神色,询问患者的感觉。一旦有不适等晕针先兆,可及早采取处理措施,防患于未然。

(四) 针具的宜忌

《灵枢·官针》指出"九针之宜,各有所为,长短大小,各有所施也。不得其用,病弗能移",说明不同针具有其各自的特点和作用。因此,针对不同病症应灵活选用相应的针具。可根据患者的体质、体形、年龄、病情和腧穴部位等的不同,选用长短、粗细不同规格的针具。临床不可盲目施术,以免发生针刺失误。各种针具的正确操作方法在针法篇有较详细的论述,本篇只介绍相应的宜忌。

1. 选准针具

(1)根据患者的症情、体质及所选穴区,选择适当粗细、长短的针具。

(2)针刺前对各种针具的质量应仔细检验,毫针要求针根无剥蚀,针柄无氧化,针尖要没有倒钩、毛刺等。

2. 重视消毒

古代医家在长期临床实践中已认识到对针具进行必要的处理,以去除"毒气",减少感染的发生。如《针灸大成·卷四》曾作详细介绍:"先将铁丝于火中炼红……次以蟾酥涂针上,仍入火中微炼,不可令红,取起,照前涂酥炼三次,至第三次,乘热插入腊肉皮之里,肉之外,将后药(为麝香等十四味)以水三碗煎沸,次入针肉之内,煮至水干,倾于水中待冷,将针取出。于黄土中插百余下,色明方佳,以去火毒。"随着西方医学的传入,现代医家逐步重视针刺消毒,至20世纪50年代,逐步提出比较完整的针刺消毒法:医者于针灸前先用洗手刷和药皂将手洗净,针具用沸水煮过或以75%乙醇浸泡消毒,在针刺的部位用乙醇棉球擦拭,针刺出血时以消毒的棉球按压等。

(五) 其他宜忌

1. 电针宜忌

电针针刺的深度应比一般体针的深度略浅一些,以免通电后由于肌肉收缩致针刺深度发生变化而发生意外。进行温针治疗后的毫针,针柄表面往往已氧化而不导电,使用时须将输出线夹在毫针的针体上或者使用新的毫针。

电针仪使用前必须检查其性能是否良好,输出是否正常。治疗结束时,须将输出调节按钮全部回到零位,取下导线,然后关闭电源。电针感应强时,会产生肌肉收缩,故须事先告诉患者,使其思想上有所准备,更好地配合治疗。开机后输出强度应从零位开始,逐渐从小到大,切勿突然加大刺激量,因电钮在大电流量的位置上而术者贸然开机,除可能发生肌肉突然痉挛而致弯针、折针外,甚至还可能发生心脏纤颤。应根据患者病情需要、体质情况及通电后反应调节电流量,而不要仅根据患者的要求盲目加大电量,以免造成不良后果。

一般不要在胸背部留针,以防通电后针刺深度变化而伤及内脏;心脏附近也应避免使用电针,特别对患有严重心脏病者,更应注意避免电流回路经过心脏;不可横跨脊髓通电,以防损伤脊髓甚至发生脊髓休克。靠近延髓、脊髓等部位使用电针时,电流量宜小,不可过强刺激,以免发生意外。孕妇慎用电针。

2. 水针刺法宜忌

(1) 严格遵守无菌操作,防止感染,临床一定要使用一次性注射器。

(2) 注意药物的性能、药理作用、剂量、禁忌及副反应。凡能引起过敏的药物,如青霉素、链霉素、普鲁卡因等,必须做常规过敏试验,皮试阳性者不可应用。副反应较严重的药物,使用时应谨慎。某些中草药制剂有时也可能发生不良反应,应用时也应注意。

(3) 使用穴位注射法前,应注意药物的有效期或是否变质。过期或变质应停止使用。

(4) 药物不宜注入关节腔、血管内和脊髓腔。

3. 皮肤针刺法宜忌

(1) 针具要经常检查,注意针尖有无毛钩,针面是否平齐,可将皮肤针在消毒干棉球上刮擦,看是否有毛刮在针上,如有则不能使用。检查滚刺筒转动是否灵活。

(2) 叩刺时动作要轻捷,正直无偏斜,以免造成患者疼痛。防止拖、拉、拔。

(3) 局部如有溃疡或损伤者不宜使用本法,急性传染性疾病和急腹症也不宜使用本法。

4. 三棱针刺法宜忌

(1) 对患者要做必要的解释工作,以消除思想顾虑。

(2) 准备好足量消毒棉纱,针后擦拭皮肤上的血迹。

(3) 注意患者体位要舒适,谨防晕针,并要方便医者施术。

(4) 严格消毒,防止感染。最好做到一人一针,防止血液传染病发生。

(5) 点刺时手法宜轻、稳、准、快,不可用力过猛,防止刺入过深,创伤过大,损害其他组织。

(6) 一般出血不宜过多,切勿伤及动脉。

(7) 体质虚弱者、孕妇、产后及有出血倾向者,均不宜使用本法。

(8) 每日或隔日治疗 1 次,1～3 次为 1 个疗程,一般每次出血量以数滴至 5 ml 为宜。刺络拔罐以 1 周 1 次为宜,避免过于频繁。

5. 火针刺法宜忌

(1) 烧针是使用火针的关键步骤,在使用火针前,必须把针烧红才能针刺。

(2) 防止术后感染。针刺后局部呈现红晕或红肿,应避免洗浴;局部发痒,不宜搔抓,以防感染。针孔处理:如针刺 1～3 分深,可不作特殊处理;若针刺较深,针后可用消毒纱布敷贴,用胶布固定 1～2 日,以避免感染。

(3) 避开血管、肌腱、神经干及内脏器官,以防损伤。某些易发生意外事故的部位如胸背部、颈项部等应慎用。

(4) 除治面痣和扁平疣等外,面部慎用火针,因火针刺后有可能留下较小的瘢痕。

6. 芒针刺法宜忌

(1) 针刺动作必须缓慢,切忌快速提插,以免造成损伤血管、神经或内脏等。

(2) 进针采用夹持进针法,双手协同,重视押手的作用。

(3) 选穴宜少,手法宜轻。

7. 耳针刺法宜忌

(1) 耳郭暴露在外,结构特殊,血液循环较差,容易感染,且感染后易波及软骨,严重者可致软骨坏死、萎缩而导致耳郭畸变,故应重视预防。一旦感染,应立即采取相应措施,如局部红肿疼痛较轻,可涂 2.5% 碘伏,每日 2～3 次;重者局部涂擦四黄膏或消炎抗菌类的软膏,并口服抗生素。如局部化脓,恶寒发热,白细胞增高,发生软骨膜炎,当选用相应抗生素注射,并用 0.1%～0.2% 的庆大霉素冲洗患处,也可配合内服清热解毒剂,外敷中草药及外用艾条灸之。

(2) 耳穴多左右两侧交替使用。

（3）耳郭上有湿疹、溃疡、冻疮破溃等，不宜用耳穴治疗。有习惯性流产的孕妇禁用耳针治疗；妇女怀孕期间也应慎用，尤其不宜用子宫、卵巢、内分泌、肾等穴。对年老体弱者、有严重器质性疾病者、高血压病者，治疗前应适当休息，治疗时手法要轻柔，刺激量不宜过大，以防意外。凝血机制障碍患者禁用耳穴刺络法。脓肿、溃破、冻疮局部的耳穴禁用耳针。

8. 头皮针刺法宜忌

（1）针体应稍露出头皮，不宜碰触留置在头皮下的毫针，以免折针、弯针。如局部不适，可稍稍退出0.1～0.2寸。

（2）囟门和骨缝尚未骨化的婴儿，或颅骨缺损或开放性脑损伤患者不宜使用。头部严重感染、溃疡、瘢痕者不宜使用。患有严重心脏病、重度糖尿病、重度贫血、急性炎症和心力衰竭者不宜使用。脑血管意外等患者急性期或血压、病情不稳定者不宜使用。

（3）出针时要核对针数，头发较密部位常易遗忘所刺入的毫针，起针时需反复检查。

（4）头皮部血管丰富，出针后首先转动针柄，觉得针下滑利方可出针，立即用消毒干棉球按压针孔片刻，多停留一会，防止出血。

9. 眼针刺法宜忌

（1）多采用眶外横刺法。押手固定眼睑并压于指下，刺手单手持针速刺进针，刺入以后，不施行提插、捻转等手法。如未得气，可将针退出1/3稍改换方向再刺入；或用手刮针柄，或用双刺法。不可强烈行针，造成血管损伤破裂。留针5～15 min，其间不行针。

（2）眼部血运丰富，起针时用右手两指捏住针柄活动数次，缓缓拔出1/2，稍停几秒钟再慢慢提出，迅速用干棉球压迫针孔片刻，以防出血。

（3）眼睑过于肥厚者不宜用眼针。

10. 腕踝针刺法宜忌

（1）一般情况，进针后患者针下应无任何感觉，如患者有酸、麻、胀、重等感觉时，说明针刺入筋膜下层，进针过深，须将针退至皮下，重新沿其皮下刺入。病症表现在进针点上部者，针尖须向心而刺；反之，病症表现在进针点下部者，针尖须离心而刺。

（2）进针点位置有时要根据针刺局部情况及针刺方向进行调整。如所刺部位的皮下有较粗静脉、瘢痕、伤口，或针柄下端有骨粗隆不便针刺，针刺方向要

朝向离心端等情况时，进针点位置要朝向心端适当移位，但点的定位方法不变，要处于区的中央。有几种症状同时存在时，要分析症状的主次，如症状中有痛的感觉，应首先按痛所在区选点。

二、慎针穴位

人体有很多腧穴，并非所有腧穴都可针刺。有的腧穴针刺或针刺过深，就会引起意外事故，这些不能针刺或不能深刺的腧穴称为禁针穴位或者慎针穴位。慎针穴位也指针灸学家认为应当慎用或禁用以及容易发生针刺失误的穴位。初学者常被告知在针刺某些特殊情况如妊娠、膀胱充盈时谨慎使用某些穴位。

（一）古代慎针穴位

针灸疗法是一种具有对人体有一定创伤性的非药物疗法，在科学水平普遍低下的我国古代，风险性相当之大。当时的医家在长期临床实践中，不可避免地会发生各种各样的针刺失误，并记载了大量有关的教训。

1. 古代慎针穴位的典籍记载

禁针穴或慎针穴首见于《黄帝内经》，但《黄帝内经》一般不明确提出禁针、慎针，而是强调如针刺不当可发生事故，如《素问·刺禁论》"刺膺中陷中肺，为喘逆仰息"，意为针中府穴过深易引起气胸，乃至气短窒息。

至晋代皇甫谧《针灸甲乙经》始有禁针、慎针之说："黄帝问曰：愿闻刺要。岐伯对曰：病有浮沉，刺有浅深……神庭禁不可刺，上关刺不可刺深（深则令人耳无所闻），颅息刺不可多出血，左角刺不可久留，人迎刺过深杀人，云门刺不可深（深则使人逆息不能食），脐中禁不可刺，伏兔禁不可刺（本穴云刺入五分），三阳络禁不可刺，复溜刺无多见血，承筋禁不可刺，然谷刺无多见血，乳中禁不可刺，鸠尾禁不可刺。"

唐代孙思邈《备急千金要方》："神庭禁不可刺，上关刺不可深，缺盆刺不可深，颅息刺不可多出血，脐中禁不可刺，左角刺不可久留，云门刺不可深，五里禁不可针，伏兔禁不可刺，三阳络禁不可刺，伏留（复溜）刺无多见血，承筋禁不可刺，然谷刺无多见血，乳中禁不可刺，鸠尾禁不可刺。"指出传统不可刺的神庭、脐中、手五里、伏兔、三阳络、承筋、乳中、鸠尾8个穴，以及禁深针的上关、云门、缺盆3个穴，和刺不可多出血的然谷、复溜、颅息3个穴以及禁针刺久留的左角，共提

出慎针穴位14个,禁针部位1个。在皇甫谧所提出的慎针穴位基础上有所发展,去掉人迎穴,增加了缺盆、手五里穴。

北宋王惟一《铜人腧穴针灸图经》曰:"囟会,若八岁以下,即不得针。盖缘自(囟)门未合,刺之不幸令人夭。脑户一穴,禁不可针,针之令人症(哑)不能言。颅息二穴,不宜针。承泣二穴,禁不宜针,针之令人目乌色。上关,禁不可针深,若刺深令人欠而不得软。缺盆,不宜针太深,使人逆息也。云门二穴,不宜针深,刺深使人气逆。水分一穴,禁不可针,针水尽即毙。神阙一穴,禁不可针。石门一穴,妇人不可针,针之终身绝子。气冲二穴,禁不可针。合谷二穴,若妇人妊娠不可刺,刺之损胎气。五里二穴,禁不可针。三阳络二穴,禁不可针。三阴交二穴,妊娠不可刺。承筋二穴,禁针。"明确指出传统慎针穴位有9个即脑户、颅息、承泣、水分、神阙、气冲、手五里、三阳络、承筋,禁深针的3个穴位即上关、缺盆、云门,以及小儿慎针穴位1个即囟会(8岁以下禁针)和妇女慎针穴位3个即三阴交、石门、合谷。其中合谷、三阴交只是在妊娠早、中期不可针,其余时间皆可刺。

宋代王执中《针灸资生经》曰:"神庭禁针,针即发狂。囟会,若8岁以下,不得针。脑户,禁针,针令人症。颅息不宜针。承泣,禁针,针之令人目乌色。上关又名客主人,禁针深。肩井,针不得深。巨骨,禁针,针则倒悬。督俞,禁针。缺盆,不宜刺太深,膻中,禁针,不幸令人夭。云门,不宜深刺。水分,禁针。神阙,禁针。脐中,禁针。石门,妇人不可针。合谷,妇人妊娠不可刺,刺损胎气。五里,禁不可刺。三阴交,妊娠不可刺。承筋禁针。"共提出20个慎针穴位,脐中又名神阙,合二为一,故实际为19个慎针穴位。其中传统慎针穴位11个,禁深针穴4个,妇女慎针穴3个,小儿慎针穴位1个。

明代杨继洲《针灸大成》所载慎针穴位歌:"脑户囟会及神庭,玉枕络却到承灵,颅息角孙承泣穴,神道灵台膻中明,水分神阙会阴上,横骨气冲针莫行,箕门承筋手五里,三阳络穴到青灵。孕妇不宜针合谷,三阴交内亦通论;石门针灸应须忌,女子终身孕不成。外有云门并鸠尾,缺盆主客深晕生;肩井深时亦晕倒,急补三里人还平。刺中五脏胆皆死,冲阳血出投幽冥,海泉颧髎乳头上,脊间中髓伛偻形;手鱼腹陷阴股内,膝膑筋会肾经;腋股之下各三寸,目眶关节皆通

评。"共提出慎针穴位34个,其中乳头穴上指乳中穴,故传统慎针穴位有25个,禁深针穴5个,妇女慎针穴位(孕妇)3个,小孩慎针穴位1个,这说明在明代慎针穴位有了较大发展,在慎针穴位数目上有很大增加。

明代张介宾《类经图翼》"慎针穴位道要先明,脑户囟会及神庭……肩井深时人闷倒,三里急补人还平"与明代高武《针灸聚英》"慎针穴位道要分明,脑户囟会及神庭。络却玉枕角孙穴……外有云门并鸡尾,缺盆客主人莫深。肩井深时人闷倒,三里急补人还平"所记载腧穴基本一致,只是明代张介宾多提出一个慎针穴位,即乳中穴,余雷同。《类经图翼》共提出传统慎针穴位22个,禁针深穴5个,妇女慎针穴位3个,小孩慎针穴位1个。《针灸聚英》共提出慎针穴位30个,只是传统慎针穴位比张介宾少一个,余雷同。

清代吴谦《医宗金鉴》"慎针穴位道要先明,脑户囟会及神庭……海泉颧髎乳头上,脊间中髓伛偻形……目眶关节皆通论",共提出慎针穴位34个,这些慎针穴位完全沿用明代杨继洲《针灸大成》慎针穴位(传统慎针穴位25个,禁针深穴5个,妇女慎针穴位3个,小孩慎针穴位1个)。

清代《针灸逢源》一书,绝对慎针穴位又增加角孙、急脉、会宗、乳中、犊鼻五穴。

因此从晋代皇甫谧《针灸甲乙经》提出13个慎针穴位到清代吴谦提出34个慎针穴位,共增加了21个慎针穴位。

2.古代慎针穴位的分类
古代慎针穴包括传统慎针穴位、慎针深穴、小儿慎针穴位、妇女慎针穴位、刺不可多出血的穴位和刺不可久留的部位,可以归总为以下两类。

一类是绝对慎针穴位。慎针穴位以头项部、腹部及上肢为主,亦包括少量胸背及下肢穴。古人之所以列为慎针穴位,大概有以下几个方面原因:一是其中一些穴位处于重要脏器或血管之上,针刺不当易发生事故,如某些头面部和胸腹的穴位,这是临床上必须重视的。其次是古代针具制作粗糙,在针刺过程中,易引起脏器特别是血管的损伤,如冲阳、承泣等穴的禁忌可能与此有关。再者是古代缺乏严格消毒的观念和方法,导致针刺感染而列为禁忌的也是重要的原因,如神阙穴的禁忌即与此有关。

另一类是相对慎针穴位。古代流传下来的慎针穴位或部位,从已有的临床实践来看,并不存在绝对

禁忌穴位。可分为三种情况：一是相对禁忌,也就是容易出现针刺意外的穴位,即目前所称的危险穴。如承泣、肩井、缺盆及胸背腹部的一些穴位,这些穴位下面有较大或较重要的血管、神经主干或重要的脏器,针刺深度或方向不当可能造成不同程度的损伤;有的关节部位,穴位注射进入关节腔可引起红肿等不良反应。二是是否属于相对禁忌尚须进一步证实的一类穴位。如合谷配三阴交,在一定催产作用已得到初步证明,妇女经期针刺这两穴可引起阴道出血,但是否对孕妇有促使其流产等副作用,未见报道。三是不存在禁忌,这类最多。特别是神阙穴,《针灸甲乙经》曾明确指出:"禁不可刺,刺之令人恶疡溃矢出者,死不治。"现代大量临床实践表明,只要消毒严密,完全可以针刺,不存在禁忌。又如石门穴,是否如古人所说对女子有绝孕作用,现代有人曾观察过其避孕效果,并未得以证实,所以也谈不上禁忌。

3. 古代慎针穴位的现代认识

慎针穴位始见于晋代皇甫谧《针灸甲乙经》,经过历代发展,至清代共提出 34 个慎针穴位。古人在针刺过程中,由于所用针刺工具质量不好而致意外事故,故认为该穴不可针刺,以讹传讹,后人也就不敢越雷池一步,不敢进针。还有因为针具和穴位局部消毒不严,引起感染性休克致死亡,故提出禁针。也有因为临床经验不足,解剖知识欠缺,在针刺过程中针刺手法不当,误伤了穴位深面和邻近的重要脏器、血管、中枢神经(脑和脊髓),故认为该穴禁针。目前,除乳中只作为胸部取穴定位标志外,其余穴均可针刺。临床应用时应熟悉人体重要脏器位置、血管、神经分布情况,掌握每一慎针穴位的深度,严格消毒,改变针刺方向,如变直刺或平刺,就可避免针刺意外事故。

随着现代针具制造技术的进步、教学方法的标准化和现代医学的引进,许多过去的禁忌穴已不再是"禁忌",禁忌穴应该称为"慎用"穴,因为禁忌不是绝对的,在特殊情况下也可以使用。例如,针刺哑门穴,若方向不对或过深时可导致患者死亡,但哑门穴治哑确有良效。有些过去的慎针穴位经现代临床专家证明有效的,如手三里治疗偏瘫,三阳络治疗突然失语和暴聋,鸿尾穴治疗癫痫,膻中治疗断乳。有些过去的禁灸穴经现代证明临床有效的,如隐白穴治疗崩漏,少商穴治疗鼻衄。被认为妊娠绝对禁针的至阴、石门、合谷等敏感穴,针刺易引起子宫收缩导致流产,

但只要孕妇体质好,如有胎位不正,针刺至阴穴或灸至阴穴矫正胎位,又未尝不可。在妊娠末期或妊娠时,也可针刺至阴穴以促进宫缩,协助分娩。

(二)现代慎针穴位与解剖

临床针刺时,熟悉各个部位的慎针穴位是非常必要的。有些腧穴下不仅分布着大血管、股动脉、颈总动脉、足背动脉,还有重要脏器如心、肺、肝、脾、小肠、胆囊等。有些腧穴还位于中枢神经(脑、脊髓)周围和周围神经如正中神经周围。

1. 位于头面部的慎针穴位

(1)风池:位于后头部,枕骨之下,项部肌肉隆起外缘的凹陷处,风府穴的外侧。针尖朝鼻尖方向刺入 0.5～1 寸。针刺层次:皮肤→皮下组织→头夹肌→头半棘肌。分布的神经、血管有:枕大神经、枕小神经的分支;枕动、静脉分支。

风池穴深部是寰枕关节,关节囊比较松弛。在关节囊的内侧是延髓的起始部,关节囊的外侧有椎动脉通过。延髓与椎动脉距皮肤一般为 1.5 寸以上,所以针刺深度以不超过 1.2 寸较为安全。进针方向、角度稍偏,就可能造成不良后果,为安全考虑,可向鼻尖方向缓慢刺入 0.5～1 寸。因为当针向鼻尖方向进入时,针尖通过皮肤、皮下组织、肌层,到达寰椎横突,此方向则可避免与延髓下段所在部位相对应,而不致发生意外。

(2)翳明:位于在乳突下缘,翳风穴后 1 寸,直刺 0.5～1 寸。针刺层次:皮肤→皮下组织→胸锁乳突肌。分布的神经、血管:耳大神经、枕小神经、胸锁乳突肌。

(3)睛明:穴位于面部,目内眦角稍上方凹陷处。在眶内缘睑内侧韧带中,深部为眼内直肌;有内眦动、静脉和滑车上下动、静脉,深层上方有眼动、静脉本干;布有滑车上、下神经,深层为眼神经,上方为鼻睫神经。进针前,嘱患者闭目,左手将眼球推开并固定,以充分暴露针刺部位。进针时,针沿眶骨边缘缓缓刺入 0.3～0.7 寸,最深不可超过 1.5 寸。进针后,一般不提插捻转。出针时,动作要轻缓,慢慢地出针。出针后,用消毒干棉球压迫针孔 2～3 min,防止出血。

2. 位于颈肩部的慎针穴位

(1)风府:位于颈上部,颈后正中线上,入发际 1 寸凹陷中。伏案正坐位,使头微前倾,项肌放松,向下颌或喉结方向缓慢刺入 0.5～1 寸。针刺层次:皮

肤→皮下组织→项韧带→棘间韧带→黄韧带。深部为颅腔之延髓。分布的神经、血管：枕大神经，第三枕神经分支，枕动、静脉分支。

（2）哑门：位于项上部，颈后正中线上，入发际0.5寸，针刺向下颌或下颌角方向，针0.5～1寸。针刺层次：皮肤→皮下组织→项韧带→棘间韧带→黄韧带。深部为弓间韧带、脊髓和延髓。分布的神经、血管：第三枕神经，枕大神经，枕动、静脉及棘间静脉丛。

哑门、风府两穴，针刺不可过深，切忌超过1.5寸或向上斜刺，否则针可以通过寰枕后膜、硬脊膜等深层结构而刺伤延髓。当针至寰枕后膜时，可有阻力增大的感觉；当针进入蛛网膜下腔时，则有突破感；当针进入延髓时，针下为松软感，同时患者有全身触电感，并恐慌惊叫，精神异常。轻者可伴有头项强痛、眼花、心慌、出汗、呕吐等症状。如不及时处理，可出现呼吸困难，继而昏迷，此种现象一般为延髓出血。所以，哑门、风府两穴应向下颌方向缓慢刺入0.5～1寸，千万不能向上方斜刺，以免误入枕骨大孔，损伤延髓。

（3）天柱：位于项部，横平第2颈椎棘突上缘，斜方肌外缘凹陷中。直刺0.5～0.8寸。针刺层次：皮肤→皮下组织→斜方肌→头夹肌的内侧头→半棘肌。分布的神经、血管：枕大神经干，第三枕神经，枕动、静脉干。

（4）安眠：位于颈后上部，当翳风与风池连线中点处。直刺0.5～1寸。针刺层次：皮肤→皮下组织→胸锁乳突肌→头夹肌。分布的神经、血管：耳大神经，枕小神经，枕动、静脉。

（5）天突：位于颈前区，当前正中线上胸骨上窝中央。针刺层次：皮肤→皮下组织→左、右胸锁乳突肌腱之间→胸骨柄颈静脉切迹上方→左、右胸骨甲状肌→气管前间隙。浅层布有锁骨上内侧神经，皮下组织内有颈阔肌和颈静脉弓；深层有头臂干、左颈总动脉、主动脉和头臂静脉。

针刺时应先直刺0.2～0.3寸，再将针尖转向下方，沿胸骨柄后缘、气管前缘缓慢刺入0.5～1寸。若直刺过深，可刺中气管；若未贴胸骨柄后缘向下刺入，可刺中气管和主动脉弓等大血管；向两侧偏离可刺中肺脏。在针刺过程中，若针下坚韧而有弹性，患者感觉喉中作痒，此时已刺中气管；如患者出现剧烈咳嗽

或咳血痰，则已刺破血管；如针下柔软而有弹性，搏动明显，说明已刺中主动脉弓等大血管。出现上述情况，应立即退针。如针后患者有逐渐加重的呼吸困难，应怀疑气胸，按气胸处理。

（6）人迎：位于颈内侧三角靠胸锁乳突肌前缘，平甲状软骨处，在颈总动脉内侧。直刺0.3～0.5寸。针刺层次：皮肤→皮下组织→颈阔肌。分布的神经、血管：浅层有颈皮神经、面神经分支、舌下神经分支，深层有颈动脉球、迷走神经干，以及颈总动脉及其分出的颈内、外动脉。

针刺前，用左手扪住搏动的颈总动脉；进针时，在指尖的引导下，于动脉内侧缓慢刺入0.2～0.5寸，最深可达1寸。

（7）水突：位于颈前外部、近胸锁乳突肌前缘，人迎穴与气舍穴（胸锁乳突肌的胸骨头与锁骨头和锁骨所构成的凹陷处）连线的中点处。直刺0.3～0.4寸。针刺分层：皮肤→皮下组织→颈阔肌→胸锁乳突肌与肩胛舌骨肌上腹交叉处→斜角肌。分布的神经、血管：浅层为颈皮神经、舌下神经降支，深层为交感神经干发出的心上神经及交感干，外侧为颈总动脉。

（8）气舍：位于颈前外侧，锁骨内侧端之上缘，当胸锁乳突肌的胸骨头与锁骨头之间的凹陷中。从外向内直刺0.3～0.5寸，不可深刺。针刺层次：皮肤→皮下组织→颈阔肌→胸锁乳突肌的胸骨头与锁骨头之间。分布的神经、血管：浅层为锁骨上神经前支、舌下神经祥肌支，深层为迷走神经、交感干，以及颈前浅静脉、颈总动脉。

（9）缺盆：位于颈外侧区，前正中线旁开4寸，当锁骨上窝的凹陷中。直刺或斜刺0.3～0.5寸。针刺层次：皮肤→皮下组织→颈阔肌→锁骨与斜方肌之间→肩胛舌骨肌中间腱。分布的神经、血管：浅层为锁骨上神经中支，深层为臂丛的锁骨上部，上方有颈横动脉，内侧为锁骨下动脉。

（10）定喘：位于第7颈椎棘突下，后正中线旁开0.5寸，即大椎穴旁开0.5寸处。直刺0.3～0.5寸。针刺层次：皮肤→皮下组织→斜方肌→菱形肌→上后锯肌→颈夹肌→竖脊肌。分布的神经、血管：第8颈神经后支、颈横动脉及颈深动脉分支。

（11）肩井：位于肩胛部，当第7颈椎棘突与肩髃穴连线之中点，肩胛骨上缘与斜方肌间的凹陷处。直刺0.3～0.5寸，不可深刺。针刺层次：皮肤→皮下组

织→斜方肌→肩胛提肌。深层为肩胛提肌与冈上肌,内部对肺尖。分布的神经、血管:锁骨上神经,副神经,肩胛上动、静脉,颈横动、静脉分支。

3.位于胸部的慎针穴位

(1)云门:位于在胸部,锁骨外端下方凹陷中是穴。向外斜刺0.3～0.5寸。针刺层次:皮肤→皮下组织→三角肌→锁胸筋膜→喙锁韧带。分布的神经、血管:胸前神经、锁骨上神经、臂丛的外侧束,皮下有头静脉通过,深部有胸肩峰动、静脉。

(2)中府:位于胸壁前之外上方,横平第1肋间隙,前正中线旁开6寸。向外斜刺或平刺0.3～0.5寸。针刺层次:皮肤→皮下组织→胸大肌→胸腔。深部为第1肋间内、外肌。分布的神经、血管:胸前神经的分支,第1肋间神经外侧皮支,胸肩峰动、静脉,胸外侧动脉。

(3)周荣:位于胸上部,第2肋间隙处,前正中线旁开6寸。斜刺或向外平刺0.5～0.8寸。针刺层次:皮肤→皮下组织→胸大肌→胸小肌。深层为肋间内外肌,内部有肺脏。分布的神经、血管:胸前神经第2肋间神经外侧皮支及胸肩峰动、静脉,肋间动、静脉。

(4)天溪:位于胸部,第4肋间隙处,前正中线旁开6寸。斜刺或向外平刺0.5～0.8寸。针刺层次:皮肤→皮下组织→胸大肌。再深层为肋间内、外肌,其下对肺脏。分布的神经、血管:第4肋间神经及胸外侧动、静脉,胸腹壁动、静脉,肋间动、静脉。

(5)食窦:位于胸部,第5肋间隙处,前正中线旁开6寸。斜刺或向外平刺0.5～0.8寸。针刺层次:皮肤→皮下组织→前锯肌→肋间外肌。分布的神经、血管:第5肋间神经外侧皮支,肋间动、静脉。

(6)大包:位于侧胸部,腋中线上,第6肋间隙处,或当腋窝中央与章门穴连线的中点。斜刺或向后平刺0.5～0.8寸。针刺层次:皮肤→皮下组织→前锯肌→肋间外肌。分布的神经、血管:第6肋间神经外侧皮支,胸背神经,胸长神经,胸背动、静脉,第6肋间动、静脉。

(7)胸乡:位于胸部,第3肋间隙处,前正中线旁开6寸。斜刺或向外平刺0.5～0.8寸。针刺层次:皮肤→皮下组织→胸大肌→胸小肌。深层为前锯肌和肋间内、外肌,内部对肺脏。分布的神经、血管:第3肋间神经外侧皮支,胸前神经,胸外侧动、静脉和肋间动、静脉。

(8)气户:位于胸上部,锁骨下缘,前正中线旁开4寸。斜刺或平刺0.5～0.8寸。针刺层次:皮肤→皮下组织→胸大肌→第1肋间外肌。深层为锁骨下肌,其深部正对肺脏。分布的神经、血管:锁骨上神经,胸前神经分支,胸肩峰动、静脉分支。

(9)库房:位于胸上部,第1肋间隙,前正中线旁开4寸。斜刺或平刺0.5～0.8寸。针刺层次:皮肤→皮下组织→胸大肌→胸小肌→肋间外肌→肋间内肌。其深部正对肺脏。分布的神经、血管:锁骨上神经肋间神经前皮支,胸前神经分支,胸肩峰动、静脉和胸外动、静脉分支。

(10)屋翳:位于在胸上部,第2肋间隙,前正中线旁开4寸。斜刺或平刺0.5～0.8寸。针刺层次:皮肤→皮下组织→胸大肌→胸小肌→肋间外肌→肋间内肌。深层为肋间内、外肌,深部有肺脏。分布的神经、血管:肋间神经分支,胸前神经之胸大肌肌支,胸肩峰动、静脉和胸外侧动、静脉分支。

(11)膺窗:位于胸部,第3肋间隙,前正中线旁开4寸。斜刺或平刺0.5～0.8寸。针刺层次:皮肤→皮下组织→胸大肌→胸小肌→肋间外肌→肋间内肌。深层为肋间内、外肌,其深部为肺脏。分布的神经、血管:肋间神经分支,胸前神经分支,胸外侧动、静脉分支,肋间动、静脉。

(12)天池:位于胸侧部,第4肋间隙,前正中线旁开5寸。斜刺或平刺0.3～0.5寸,不可深刺。针刺层次:皮肤→皮下组织→胸大肌→胸小肌。深层为肋间内、外肌,内部对心脏和肺脏。分布的神经、血管:肋间神经,胸前神经,胸长神经,胸腹壁静脉,胸外侧动、静脉分支及乳房内动、静脉之肋间支。

(13)乳中:位于胸部,乳头中央,不可针刺,只做定位标志。

(14)乳根:位于胸部,第5肋间隙,前正中线旁开4寸。斜刺或平刺0.5～0.8寸。针刺层次:皮肤→皮下组织→胸大肌→肋间外肌→肋间内肌。深层为肋间内肌。分布的神经、血管:浅层为第5肋间神经外侧支的内侧皮支,深层为肋间神经干,以及肋间动、静脉,胸壁浅静脉。

(15)俞府:位于在胸上部,锁骨下缘,前正中线旁开2寸。斜刺或平刺0.5～0.8寸。针刺层次:皮肤→皮下组织→胸大肌。其内部正对肺尖。分布的神经、血管:锁骨上神经前支,胸前神经,胸肩峰动、静脉,胸内动、静脉的前穿支。

(16)彧中:位于胸上部,第1肋间,俞府穴下1.6寸。斜刺或平刺0.5～0.8寸。针刺层次:皮肤→皮下组织→胸大肌。其下深部对肺脏。分布的神经、血管:锁骨上神经前支,胸前神经,第1肋间神经,第1肋间动、静脉。

(17)神藏:位于胸部,在第2肋间,当神封穴与俞府穴连线的中点处。斜刺或平刺0.5～0.8寸。针刺层次:皮肤→皮下组织→胸大肌。其深部对肺脏。分布的神经、血管:胸前神经,第2肋间神经,第2肋间动、静脉,胸内动脉分支。

(18)灵墟:位于胸部,第3肋间,距任脉2寸。斜刺或平刺0.5～0.8寸。针刺层次:皮肤→皮下组织→胸大肌。其深部有肺脏。分布的神经、血管:胸前神经,第3肋间神经前皮支,第3肋间神经,第3肋间动、静脉。

(19)神封:位于胸部,第4肋间,在任脉膻中与乳头之间。斜刺或平刺0.5～0.8寸。针刺层次:皮肤→皮下组织→胸大肌。其下部对胸腔内的肺脏(右)和心脏。分布的神经、血管:胸前神经,第4肋间神经前皮支和肋间神经,第4肋间动、静脉和胸内动脉穿支。

(20)步廊:位于胸下部,第5肋间,神封下1.6寸的凹陷中。斜刺或平刺0.5～0.8寸。针刺层次:皮肤→皮下组织→胸大肌。其深部对胸腔内的肺脏(右)和心脏。分布的血管、神经:浅层为胸前神经、第5肋间神经前皮支,深层为第5肋间神经,第5肋间动、静脉,胸内动、静脉穿支。

(21)鸠尾:位于胸前部,前正中线上,剑突结合下1寸处。直刺0.3～0.6寸,针刺层次:皮肤→皮下组织→腹白线→腹横筋膜。深部为肝脏,其上方隔着膈肌与心底相对。分布的神经、血管:第6肋间神经前皮支的内侧支,腹壁上动、静脉。

(22)巨阙:位于上腹部,前正中线上,脐中上6寸。直刺0.3～0.6寸,针刺层次:皮肤→皮下组织→腹白线→腹横筋膜。深部适对肝脏。分布的神经、血管:第7肋间神经前皮支的内侧支,腹壁上动、静脉分支。

(23)期门:位于胸部,当乳头正下方,第6肋间隙。斜刺或平刺0.5～0.8寸。针刺层次:皮肤→皮下组织→腹外斜肌。深部为肋间内、外肌。分布的神

经、血管:第7肋间神经,肋间动、静脉。

(24)极泉:位于腋窝,当肱骨头下方,喙肱肌与肱三头肌之间的凹陷处。直刺0.3～0.5寸。针刺层次:皮肤→皮下组织→腋窝内组织。分布的神经、血管:臂丛干、尺神经、正中神经、臂内侧皮神经、腋动脉、腋静脉。

(25)渊腋:位于侧胸部,腋中线上,第4肋间隙中。斜刺或平刺0.5～0.8寸。针刺层次:皮肤→皮下组织→前锯肌。深层为肋间内、外肌,内对肺脏。分布的神经、血管:第4肋间神经外侧皮支,胸长神经分支,胸腹壁静脉,胸外侧动、静脉及第4肋间动、静脉。

(26)辄筋:位于胸侧部,当渊腋穴前1寸,即当渊腋穴与天溪穴连线中点处。斜刺或平刺0.5～0.8寸。针刺层次:皮肤→皮下组织→前锯肌。深部有肋间内、外肌。内对肺脏。分布的神经、血管:第4肋间神经外侧皮支,胸长神经,胸外侧动、静脉及第4肋间动、静脉。

(27)日月:在胸部,第7肋间隙中,前正中线旁开4寸。斜刺或平刺0.5～0.8寸。针刺层次:皮肤→皮下组织→腹外斜肌→肋间内外肌。肋下缘有腹外斜肌腱膜,腹内斜肌,腹横肌。分布的神经、血管:第7或第8肋间神经,肋间动、静脉。

(28)鸠尾:位于胸前部,前正中线上,剑突结合下1寸处。直刺0.3～0.6寸,针刺层次:皮肤→皮下组织→腹白线→腹横筋膜。深部为肝脏,其上方隔着膈肌与心底相对。分布神经、血管:第6肋间神经前皮支的内侧支,腹壁上动、静脉。

4.位于腹部的慎针穴位

(1)上脘:位于上腹部,脐中上5寸,前正中线上。直刺1～1.5寸。针刺层次:皮肤→皮下组织→腹白线→腹横筋膜。深部为肝下缘和胃幽门部。分布的神经、血管:第7肋间神经前皮支的内侧支,腹壁上动、静脉分支。

(2)中脘:位于上腹部,脐中上4寸,前正中线上。直刺1～1.5寸。针刺层次:皮肤→皮下组织→腹白线→腹横筋膜。内对胃幽门部。分布的神经、血管:第7肋间神经前支的内侧皮支,腹壁上动、静脉。

(3)建里:位于上腹部,脐中上3寸,前正中线上。直刺1～1.5寸。针刺层次:皮肤→皮下组织→腹白线→腹横筋膜。深部为横结肠。分布的神经、血

管；第8肋间神经前皮支的内侧支,腹壁上、下动静脉交界处的分支。

（4）下脘：位于上腹部,脐中上2寸,前正中线上。直刺1～1.5寸。针刺层次：皮肤→皮下组织→腹白线→腹横筋膜。深部为横结肠。分布的神经、血管：第8肋间神经前皮支的内侧支,腹壁上下动、静脉交界处的分支。不可刺透腹白线进入腹腔,以免刺伤腹腔器官。

（5）水分：位于上腹部,脐中上1寸,前正中线上。直刺1～1.5寸。针刺层次：皮肤→皮下组织→腹白线→腹横筋膜。深部适对胃和小肠。分布的神经、血管：第8、9肋间神经前支的内侧皮支,腹壁下动、静脉。

（6）神阙：位于脐中,此穴禁针穴位。其下分布有肋间神经前支的内侧皮支；腹壁上下动、静脉分支。

（7）阴交：位于脐中下1寸,前正中线上。直刺1～1.5寸,针刺层次：皮肤→皮下组织→腹白线→腹横筋膜。内对小肠。分布的神经、血管：第10肋间神经前支的内侧皮支,腹壁下动、静脉分支。

（8）气海：位于脐中下1.5寸,前正中线上。直刺1～1.5寸,针刺层次：皮肤→皮下组织→腹白线→腹横筋膜。深部对小肠。分布的神经、血管：下位肋间神经前皮支的内侧支,腹壁下动、静脉,腹壁浅动、静脉分支。

（9）石门：位于脐中下2寸,前正中线上。直刺1～1.5寸,针刺层次：皮肤→皮下组织→腹白线→腹横筋膜。其下对应之小肠。分布的神经、血管：第11肋间神经前皮支的内侧支,腹壁浅动、静脉分支,腹壁下动、静脉分支。

（10）关元：位于脐中下3寸,前正中线上。直刺1～1.5寸。针刺层次：皮肤→皮下组织→腹白线→腹横筋膜。深部为小肠。分布的神经、血管：第12肋间神经前皮支的内侧支,腹壁下动、静脉分支,腹壁浅动、静脉。不可刺透腹白线而进入腹腔。

（11）中极：位于脐中下4寸,前正中线上。直刺1～1.5。针刺层次：皮肤→皮下组织→腹白线→腹横筋膜。深部为乙状结肠。分布的神经、血管：下位肋间神经前支,髂腹下神经的前皮支,腹壁浅动、静脉分支,腹壁下动、静脉分支。

（12）曲骨：位于横骨上,中极下1寸,下腹部,耻骨联合上缘上方凹陷处。直刺0.5～1寸。针刺层次：

皮肤→皮下组织→腹白线→腹横筋膜。深部为膀胱。分布的神经、血管：髂腹下神经分支,腹壁下动、静脉,阴部外动、静脉分支。

（13）幽门：位于上腹部,脐中上6寸,前正中线旁开0.5寸。直刺0.5～0.8寸。针刺层次：皮肤→皮下组织→腹直肌鞘前叶→腹直肌。内部为肝脏。分布的神经、血管：第7肋间神经,腔壁上动、静脉。

（14）腹通谷：位于上腹部,脐中上5寸,前正中线旁开0.5寸。直刺0.5～1寸。针刺层次：皮肤→皮下组织→腹直肌鞘前叶→腹直肌。内部为肝脏。分布的神经、血管：第8肋间神经,腹壁上动、静脉分支。

（15）阴都：位于上腹部,脐中上4寸,前正中线旁开0.5寸。直刺1～1.5寸。针刺层次：皮肤→皮下组织→腹直肌鞘前叶→腹直肌。分布的神经、血管：第8肋间神经,腹壁上动、静脉分支。

（16）石关：位于上腹部,脐中上3寸,前正中线旁开0.5寸。直刺1～1.5寸。针刺层次：皮肤→皮下组织→腹直肌鞘前叶→腹直肌。分布的神经、血管：第9肋间神经,腹壁上动、静脉。

（17）商曲：位于上腹部,脐中上2寸,前正中线旁开0.5寸。直刺1～1.5寸。针刺层次：皮肤→皮下组织→腹直肌鞘前叶→腹直肌。内部为胃的幽门部。分布的神经、血管：第10肋间神经,腹壁上、下动、静脉。

（18）肓俞：位于腹部,脐中旁开0.5寸。直刺1～1.5寸。针刺层次：皮肤→皮下组织→腹直肌鞘前叶→腹直肌。内部为小肠。分布的神经、血管：第11肋间神经,腹壁浅动脉,腹壁上、下动、静脉。

（19）四满：位于下腹部,脐下2寸,前正中线旁开0.5寸。直刺1～1.5寸。针刺层次：皮肤→皮下组织→腹直肌鞘前叶→腹直肌。内部为小肠。分布的神经、血管：第11肋间神经,腹壁浅动脉,腹壁上、下动、静脉。

（20）气穴：位于下腹部,脐下3寸,前正中线旁开0.5寸。直刺1～1.5寸。针刺层次：皮肤→皮下组织→腹直肌鞘前叶→腹直肌。内部为小肠。分布的神经、血管：第12肋间神经,髂腹下神经,腹壁浅动脉,腹壁上、下动、静脉。

（21）大赫：位于下腹部,脐下4寸,前正中线旁开0.5寸。直刺1～1.5寸。针刺层次：皮肤→皮下组织→腹直肌鞘前叶→锥状肌上外侧缘→腹直肌。内部为小肠。分布的神经、血管：第 12 肋间神经，髂腹下神经，腹壁浅动脉，腹壁下动、静脉。

（22）横骨：位于下腹部，脐下 5 寸，前正中线旁开 0.5 寸。直刺 1～1.5 寸。针刺层次：皮肤→皮下组织→腹直肌鞘前叶→锥状肌→腹直肌。分布的神经、血管：髂腹沟神经，髂腹下神经，阴部外动脉，腹壁下动、静脉。

（23）不容：位于上腹部，脐中上 6 寸，前正中线旁开 2 寸。直刺 0.5～0.8 寸。针刺层次：皮肤→皮下组织→腹直肌鞘前叶→腹直肌→腹直肌鞘后叶。分布的神经、血管：第 7 肋间神经分支，腹壁上动、静脉及第 7 肋间动、静脉分支。

（24）承满：位于上腹部，脐中上 5 寸，前正中线旁开 2 寸。直刺 0.8～1 寸。针刺层次：皮肤→皮下组织→腹直肌鞘前叶→腹直肌→腹直肌鞘后叶。分布的神经、血管：第 7 肋间神经分支，腹壁上动、静脉分支。

（25）梁门：位于上腹部，脐中上 4 寸，前正中线旁开 2 寸。直刺 0.8～1 寸。针刺层次：皮肤→皮下组织→腹直肌鞘前叶→腹直肌→腹直肌鞘后叶。分布的神经、血管：第 8 肋间神经分支，第 7 肋间动静脉及腹壁上动、静脉。

（26）太乙：位于上腹部，脐中上 2 寸，前正中线旁开 2 寸。直刺 0.8～1.2 寸。针刺层次：皮肤→皮下组织→腹直肌鞘前叶→腹直肌→腹直肌鞘后叶。内部为横结肠。分布的神经、血管：第 8 肋间神经分支，第 8 肋间动、静脉分支及腹壁下动、静脉。

（27）天枢：位于腹部，任脉神阙穴外 2 寸处。直刺 0.8～1.2 寸，针刺层次：皮肤→皮下组织→腹直肌鞘前叶→腹直肌→腹直肌鞘后叶。分布的神经、血管：第 10 肋间神经分支，第 10 肋间动、静脉，腹壁上动、静脉。

（28）外陵：位于脐中下 1 寸，前正中线旁开 2 寸。直刺 1～1.5 寸。针刺层次：皮肤→皮下组织→腹直肌鞘前叶→腹直肌→腹直肌鞘后叶。内部为小肠。分布的神经、血管：第 10 肋间神经，第 10 肋间动、静脉分支及腹壁下动、静脉。

（29）大巨：位于脐中下 2 寸，前正中线旁开 2 寸。直刺 1～1.5 寸。针刺层次：皮肤→皮下组织→腹直肌鞘前叶→腹直肌→腹直肌鞘后叶。内部有小肠。分布的神经、血管：第 11 肋间神经，第 11 肋间动、静脉分支及腹壁下动、静脉。

（30）水道：位于脐中下 3 寸，前正中线旁开 2 寸。直刺 1～1.5 寸。针刺层次：皮肤→皮下组织→腹直肌鞘前叶→腹直肌。分布的神经、血管：第 12 肋间神经分支，第 12 肋间动、静脉分支，腹壁下动、静脉。

（31）归来：位于脐中下 4 寸，前正中线旁开 2 寸。直刺 1～1.5 寸。针刺层次：皮肤→皮下组织→腹直肌鞘前叶→腹直肌。深层有腹内斜肌，腹横肌腱膜。分布的神经、血管：髂腹下神经，腹壁下动、静脉。

（32）气冲：位于归来下 1 寸。直刺 0.3～0.5 寸。针刺层次：皮肤→皮下组织→腹外斜肌腱膜→腹内斜肌→腹横肌。分布的神经、血管：髂腹下神经，髂腹股沟神经，腹壁下动、静脉，旋髂浅动、静脉。

（33）腹哀：在上腹部，脐中上 3 寸，前正中线旁开 4 寸，直刺 1～1.5 寸。针刺层次：皮肤→皮下组织→腹外斜肌→腹内斜肌→腹横肌。分布的神经、血管：第 8 肋间神经，第 8 肋间动、静脉。

（34）大横：在下腹部，脐中旁开 4 寸，直刺 1～2 寸。针刺层次：皮肤→皮下组织→腹外斜肌→腹内斜肌→腹横肌。分布的神经、血管：第 10 肋间神经，第 10 肋间动、静脉。

（35）腹结：在下腹部，脐中下 1.3 寸，前正中线旁开 4 寸，直刺 1～2 寸。针刺层次：皮肤→皮下组织→腹外斜肌→腹内斜肌→腹横肌。分布的神经、血管：第 11 肋间神经，腹壁浅动、静脉，第 11 肋间动、静脉。

（36）府舍：在下腹部，脐中下 4 寸，前正中线旁开 4 寸，直刺 1～1.5 寸。针刺层次：皮肤→皮下组织→腹外斜肌→腹内斜肌→腹横肌。内部有盲肠下部，乙状结肠下部。分布的神经、血管：肋间神经，髂腹股沟神经，腹壁浅动、静脉。

（37）冲门：位于下腹部，曲骨穴旁开 3.5 寸，直刺 0.5～1 寸。针刺层次：皮肤→皮下组织→腹外斜肌→腹内斜肌→腹横肌。内侧为股动、静脉；当股神经经过处。

（38）京门：位于腰部，第 12 肋端下方，当第 1 腰椎棘突与腋中线连线之中外三分之一交点处。直刺 0.3～0.5 寸。针刺层次：皮肤→皮下组织→腹外斜肌→腹内斜肌→腹横肌。分布的神经、血管：第 11 肋间神经，第 11 肋间动、静脉。

（39）带脉：位于侧腰部，第11肋骨游离端垂线与脐水平线的交点。直刺1～1.5寸。针刺层次：皮肤→皮下组织→腹外斜肌→腹内斜肌→腹横肌。分布的神经、血管：第12肋间神经，第12肋间动、静脉。

（40）五枢：位于带脉下3寸，直刺1～1.5寸。针刺层次：皮肤→皮下组织→腹外斜肌→腹内斜肌→腹横肌。分布的神经、血管：肋下神经，髂腹下神经，腹壁下动、静脉，旋髂浅、深动、静脉。

（41）维道：位于髂前上棘内下0.5寸处。直刺1～1.5寸。针刺层次：皮肤→皮下组织→腹外斜肌→腹内斜肌。深层为腹横肌。分布的神经、血管：肋下神经，髂腹股沟神经，腹壁下动、静脉，旋髂浅、深动、静脉。

（42）章门：位于侧腹部，在第11肋游离端稍下方处。直刺0.5～0.8寸。针刺层次：皮肤→皮下组织→腹外斜肌→腹内斜肌→腹横肌。深层有腹内斜肌和腹横肌。右侧当肝脏下缘，左侧当脾脏下缘。分布的神经、血管：第10、11肋间神经，肋间动、静脉分支。

（43）巨阙：位于上腹部，前正中线上，脐中上6寸。直刺0.3～0.6寸，针刺层次：皮肤→皮下组织→腹白线→腹横筋膜。深部适对肝脏。分布的神经、血管：第7肋间神经前皮支的内侧支，腹壁上动、静脉分支。

5. 位于背部的慎针穴位

（1）大椎：位于背部，第7颈椎棘突下方的凹陷处。从后略向上斜刺1～1.5寸。针刺层次：皮肤→皮下组织→棘上韧带→棘间韧带。分布的神经、血管：第3颈神经和枕神经支，枕动、静脉分支及棘间静脉丛。

（2）陶道：位于背部，后正中线上，当第1胸椎棘突下凹陷处。从后微向上斜刺0.5～1寸。针刺层次：皮肤→皮下组织→棘上韧带→棘间韧带→斜方肌之起始部。分布的神经、血管：第1胸神经后支内侧支，第1肋间动、静脉后支，棘间皮下静脉丛。

（3）身柱：位于背部，后正中线上，当第3胸椎棘突下凹陷处。向上斜刺0.5～1寸。针刺层次：皮肤→皮下组织→棘上韧带→棘间韧带→斜方肌之起始部。分布的神经、血管：第3胸神经后支内侧支，第3肋间动、静脉后支，棘间皮下静脉丛。

（4）神道：位于背部，后正中线上，当第5胸椎棘突下凹陷处。向上斜刺0.5～1寸。针刺层次：皮肤→皮下组织→棘上韧带→棘间韧带→斜方肌之起始部。分布的神经、血管：第5胸神经后支内侧支，第5肋间动、静脉后支，棘间皮下静脉丛。

（5）灵台：位于背部，后正中线上，当第6胸椎棘突下凹陷处。向上斜刺0.5～1寸。针刺层次：皮肤→皮下组织→棘上韧带→棘间韧带→斜方肌之起始部。分布的神经、血管：第6胸神经后支内侧支，第6肋间动、静脉后支，棘间皮下静脉丛。

（6）至阳：位于背部，后正中线上，当第7胸椎棘突下凹陷处。向上斜刺0.5～1寸。针刺层次：皮肤→皮下组织→棘上韧带→棘间韧带→斜方肌之起始部。分布的神经、血管：第7胸神经后支内侧支，第7肋间动、静脉后支，棘间皮下静脉丛。

（7）筋缩：位于背部，后正中线上，当第9胸椎棘突下凹陷处。向上斜刺0.5～1寸。针刺层次：皮肤→皮下组织→棘上韧带→棘间韧带→斜方肌之起始部。分布的神经、血管：第7胸神经后支内侧支，肋间动、静脉后支，棘间皮下静脉丛。

（8）中枢：位于背部，后正中线上，当第10胸椎棘突下凹陷处。向上斜刺0.5～1寸。针刺层次：皮肤→皮下组织→腰背筋膜→棘上韧带→棘间韧带→斜方肌之起始部。分布的神经、血管：第10胸神经后支内侧支，肋间动、静脉后支，棘间皮下静脉丛。

（9）脊中：位于背部，后正中线上，当第11胸椎棘突下凹陷处。向上斜刺0.5～1寸。针刺层次：皮肤→皮下组织→腰背筋膜→棘上韧带→棘间韧带。分布的神经、血管：第11胸神经后支内侧支，第11肋间动、静脉后支，棘间皮下静脉丛。

（10）悬枢：位于腰部，后正中线上，当第1腰椎棘突下凹陷处。向上斜刺0.5～1寸。针刺层次：皮肤→皮下组织→腰背筋膜→棘上韧带→棘间韧带。分布的神经、血管：腰神经后支内侧支，腰动脉后支及棘间皮下静脉丛。

（11）命门：位于腰部，后正中线上，当第2腰椎棘突下凹陷处。向上斜刺0.5～1寸。针刺层次：皮肤→皮下组织→腰背筋膜→棘上韧带→棘间韧带。分布的神经、血管：腰神经后支内侧支，腰动脉后支及棘间皮下静脉丛。

（12）肓门：位于腰部，第1腰椎棘突下，后正中线旁开3寸。针刺0.5～1寸。针刺层次：皮肤→皮下组织→背阔肌腱膜→竖脊肌→腰方肌。分布的神经、血管：浅层为第12胸神经后支外侧支，深层为第

1腰神经后支外侧支及第1腰动、静脉背侧支。

(13)大杼：位于背部，第1胸椎棘突下，后正中线旁开1.5寸处。斜刺0.5～0.8寸，针刺层次：皮肤→皮下组织→斜方肌→菱形肌→上后锯肌→颈夹肌→竖脊肌。内对应肺脏和心脏的大血管。分布的神经、血管：第1胸神经后内侧皮支，第1胸神经后支外侧皮支，第1肋间动、静脉背侧支。

(14)风门：位于背部，第2胸椎棘突下，后正中线旁开1.5寸处。斜刺0.5～0.8寸，针刺层次：皮肤→皮下组织→斜方肌→菱形肌→上后锯肌→颈夹肌→竖脊肌。分布的神经、血管：第2肋间神经后支，副神经，肩胛背神经，第2肋间动、静脉背侧支，颈横动脉降支。

(15)肺俞：位于背部，第3胸椎棘突下，后正中线旁开1.5寸处。斜刺0.5～0.8寸，针刺层次：皮肤→皮下组织→斜方肌→菱形肌→上后锯肌→颈夹肌→竖脊肌。深层为最长肌。分布的神经、血管：第3或第4胸神经后支内侧皮支，第3胸神经后支外侧皮支，第3肋间动、静脉背侧支之内侧皮支。

(16)厥阴俞：俞位于背部，第4胸椎棘突下，后正中线旁开1.5寸处。斜刺0.5～0.8寸，针刺层次：皮肤→皮下组织→斜方肌→菱形肌→竖脊肌。分布的神经、血管：浅层为第4胸神经后支内侧皮支，深层为第4胸神经后支外侧皮支，第4肋间动、静脉背侧支的内侧支。

(17)心俞：位于背部，第5胸椎棘突下，后正中线旁开1.5寸处。斜刺0.5～0.8寸，针刺层次：皮肤→皮下组织→斜方肌→菱形肌下缘→竖脊肌。分布的神经、血管：浅层为第5或第6胸神经后支内侧皮支，深层为第5胸神经后支外侧皮支，第5肋间动、静脉背侧支的内侧支。

(18)督俞：位于背部，第6胸椎棘突下，后正中线旁开1.5寸处。斜刺0.5～0.8寸，针刺层次：皮肤→皮下组织→斜方肌→竖脊肌。分布的神经、血管：浅层为肩胛背神经，第6胸神经后支内侧皮支，深层为第6胸神经后支外侧皮支，第6肋间动、静脉背侧支的内侧支，颈横动脉降支。

(19)膈俞：位于背部，第7胸椎棘突下，后正中线旁开1.5寸处。斜刺0.5～0.8寸，针刺层次：皮肤→皮下组织→斜方肌→竖脊肌。分布的神经、血管：浅层为第7或第8胸神经后支内侧皮支，深层为

第7胸神经后支外侧支，第7肋间动、静脉背侧支的内侧支。

(20)肝俞：位于背下部，第9胸椎棘突下，后正中线旁开1.5寸处。斜刺0.5～0.8寸，针刺层次：皮肤→皮下组织→斜方肌→背阔肌→骶棘肌。其下适对肺脏和腹腔之肝、胃。分布的神经、血管：第9胸神经后支的内侧皮支、外侧皮支，第9肋间动、静脉背侧支的内侧支。

(21)胆俞：位于背部，第10胸椎棘突下，后正中线旁开1.5寸处。斜刺0.5～0.8寸，针刺层次：皮肤→皮下组织→斜方肌→背阔肌→下后锯肌→竖脊肌。分布的神经、血管：浅层为第10胸神经后支内侧皮支，深层为第10胸神经后支外侧支，第10肋间动、静脉背侧支的内侧支。

(22)脾俞：位于背部，第11胸椎棘突下，后正中线旁开1.5寸处。斜刺0.5～0.8寸，针刺层次：皮肤→皮下组织→背阔肌→下后锯肌→竖脊肌。分布的神经、血管：浅层为第11胸神经后支内侧皮支，深层为第11胸神经后支外侧支，第11肋间动、静脉的内侧支。

(23)胃俞：位于背下部，第12胸椎棘突下，后正中线旁开1.5寸处。斜刺0.5～0.8寸，针刺层次：皮肤→皮下组织→胸腰筋膜浅层和背阔肌腱膜→竖脊肌。分布的神经、血管：浅层为第12胸神经后支内侧皮支，深层为第10胸神经后支外侧支，肋下动、静脉背侧支的内侧支。

(24)三焦俞：位于腰部，第1腰椎棘突下，后正中线旁开1.5寸。针刺0.5～1寸。针刺层次：皮肤→皮下组织→腰背筋膜→骶棘肌。分布的神经、血管：浅层为第10胸神经后支外侧皮支末端，深层为第1腰神经后支外侧皮支。

(25)肾俞：位于腰部，第2腰椎棘突下，后正中线旁开1.5寸。针刺0.5～1寸。针刺层次：皮肤→皮下组织→腰背筋膜→骶棘肌。分布的神经、血管：第1腰神经的后支、外侧皮支，深层为第1腰丛，第2腰动、静脉背侧支的内侧支。

(26)气海俞：位于腰部，第3腰椎棘突下，后正中线旁开1.5寸。针刺0.5～1寸。针刺层次：皮肤→皮下组织→腰背筋膜→竖脊肌。分布的神经、血管：浅层为第2腰神经的后支、第2腰神经后支的外侧皮支，深层为第1腰丛，第2腰动、静脉背侧支的内侧支。

（27）大肠俞：位于腰部，第4腰椎棘突下，后正中线旁开1.5寸。针刺0.5～1寸。针刺层次：皮肤→皮下组织→腰背筋膜→竖脊肌。分布的神经、血管：浅层为第3腰神经后支，深层为腰丛，第4腰动、静脉背侧支的内侧支。

（28）附分：位于背部，当第2胸椎棘突下，后正中线旁开3寸。斜刺0.5～0.8寸，针刺层次：皮肤→皮下组织→斜方肌→菱形肌→上后锯肌→竖脊肌。其深部对应肺脏。分布的神经、血管：浅层为第2胸神经后支外侧支，深层为肩胛背神经、副神经，最深层为第2肋间神经干，颈横动脉降支，第2肋间动、静脉。

（29）魄户：位于背部，当第3胸椎棘突下，后正中线旁开3寸。斜刺0.5～0.8寸，针刺层次：皮肤→皮下组织→斜方肌→菱形肌→上后锯肌→竖脊肌。深层为髂肋肌。分布的神经、血管：浅层为第2、第3胸神经后支外侧皮支，深层为第3肋间神经干，第3肋间动、静脉背侧支，颈横动脉降支。

（30）神堂：位于背部，当第5胸椎棘突下，后正中线旁开3寸。斜刺0.5～0.8寸，针刺层次：皮肤→皮下组织→斜方肌→菱形肌→竖脊肌。分布的神经、血管：浅层为第4、第5胸神经后支内侧支，深层为肩胛背神经，最深层为第5肋间神经干，第5肋间动、静脉及肩胛横动脉降支。

（31）膈关：位于背部，当第7胸椎棘突下，后正中线旁开3寸。斜刺0.5～0.8寸，针刺层次：皮肤→皮下组织→斜方肌→菱形肌→竖脊肌。分布的神经、血管：浅层为第6、第7胸神经后支外侧支，深层为第7肋间神经干，第7肋间动、静脉背侧支。

（32）魂门：位于背部，当第9胸椎棘突下，后正中线旁开3寸。斜刺0.5～0.8寸，针刺层次：皮肤→皮下组织→背阔肌→骶棘肌。分布的神经、血管：浅层为第8、第9胸神经后支外侧支，深层为第9肋间神经干，第9肋间动、静脉背侧支。

（33）阳纲：位于背部，当第10胸椎棘突下，后正中线旁开3寸。斜刺0.5～0.8寸，针刺层次：皮肤→皮下组织→背阔肌→骶棘肌。分布的神经、血管：浅层为第9、第10胸神经后支外侧支，深层为第10肋间神经干，第10肋间动、静脉背侧支。

（34）意舍：位于脊柱区，当第11胸椎棘突下，后正中线旁开3寸。斜刺0.5～0.8寸，针刺层次：皮肤→皮下组织→背阔肌→骶棘肌。分布的神经、血管：浅层为第10、第11胸神经后支外侧支，深层为第11肋间神经干，第11肋间动、静脉背侧支。

（35）胃仓：位于脊柱区，当第12胸椎棘突下，后正中线旁开3寸。斜刺0.5～0.8寸，针刺层次：皮肤→皮下组织→背阔肌→骶棘肌。分布的神经、血管：浅层为第12胸神经、第1腰神经后支外侧支，深层为第12肋间神经干，肋下动、静脉背侧支。

（36）志室：位于腰部，第2腰椎棘突下，后正中线旁开3寸。针刺0.5～1寸。针刺层次：皮肤→皮下组织→背阔肌腱膜→竖脊肌→腰方肌。分布的神经、血管：第12胸神经后支外侧支，第1腰神经后支外侧支，第2腰动、静脉背侧支。

（37）华佗夹脊穴：位于第1胸椎至第5腰椎棘突下两旁各距后正中线0.5寸。每侧17穴，左右共34穴。颈胸夹脊直刺0.3～0.5寸或斜向脊柱方向刺0.5～1寸，腰夹脊直刺0.5～1寸或斜向脊柱方向刺1～1.5寸。针刺层次：皮肤→皮下组织→腰背筋膜→骶棘肌。分布的神经、血管：腰神经后支，肋间动、静脉后支，腰动、静脉后支。

第七节 · 针误的预防与处理

针灸医学虽然简单、便捷、安全，但是必须清醒地认识到如果医者掌握不当，或者由于患者自身的某些原因，亦可能发生针刺失误。轻者可造成患者一时痛苦，重者则可能导致患者终身残废，甚至死亡。

如果针刺失误发生，针灸师在处理针灸意外时，既要熟悉各项救治措施，又要沉着冷静，不能在患者面前显得惊慌失措。为应急需要，针灸科诊室内平时应配备部分救治药品和器械，如肾上腺素、强心剂、消炎软膏以及龙胆紫药水等。

一、感染性损伤

针刺感染可分为针刺损伤所致的外科感染和针刺传播两类。针刺损伤所致的外科感染包括化脓性感染和一些特异性感染，例如气性坏疽和骨髓炎等，重者可引起败血症并广泛性血管内凝血,甚至死亡。也有因为穴位注射不当而造成气性坏疽的,只能用截肢的方法保住生命。针刺传播,是指以针刺工具作为媒介物传播致病微生物,我国很少有此类报道。

1. 原因

针刺感染的原因有很多,大致可分为以下三类。

(1)消毒:针刺引起感染的主要原因是针刺消毒不严,针刺消毒包括针具、患者穴位区皮肤和施术者手指,其中任何一个环节都不能忽略。在我国偏远地区,仍然有少数医者习惯用隔衣进针法,这很容易引起感染。三棱针、皮肤针等针灸用具的消毒也常常被忽略。

(2)操作:针刺过程中,将皮下浅层组织中原有的细菌或致病微生物,带入深层组织或其他组织。

(3)其他原因:穴位结扎、点刺放血或针刺后护理不当,也可引起感染。

2. 预防

(1)医者要严格消毒针具、双手以及患者穴位区。提倡使用一次性无菌针灸针,或专人专用。没有条件的地方,在针刺一些有传染性疾病患者后,要特别注意针具的消毒。特别要指出的是杜绝隔衣进针,否则极易发生感染。

(2)避免在有感染、溃疡、瘢痕或疮疖的部位进行针刺治疗。

(3)针刺部位,避免在 2 h 内洗涤,或接触带有致病菌的污水等。

(4)出针后,若针孔较大或有出血现象,用消毒棉签按压以止血及闭合针孔。

二、晕针

晕针是在针刺过程中患者发生的晕厥现象,这是可以避免的,医者应该注意防止该情况的发生。

1. 原因

患者体质虚弱,精神紧张,或疲劳、饥饿、大汗、大泻、大出血之后或体位不当或医者在针刺时手法过重,而致针刺或留针过程中发生晕针。

2. 症状

患者突然出现精神疲倦,头晕目眩,面色苍白,恶心欲吐,多汗,心慌,四肢发冷,血压下降,脉象沉细,或神志昏迷,仆倒在地,唇甲青紫,二便失禁,脉微细欲绝。

3. 处理

应立即停止针刺,将针全部起出。使患者平卧,注意保暖。轻者仰卧片刻,给饮温开水或糖水后,即可恢复正常。重者在上述处理基础上,可刺水沟、素髎、内关、足三里,灸百会、关元、气海等穴,即可恢复。若仍不省人事,呼吸细微,脉细弱者,可考虑配合其他治疗或采用急救措施。

4. 预防

如初次接受针刺治疗或精神过度紧张、身体虚弱者,应先做好解释,消除对针刺的顾虑,同时选择舒适持久的体位,最好采用卧位。选穴宜少,手法要轻。若患者处于饥饿、疲劳、大渴状态时,应令其进食、休息、饮水后再予针刺。医者在针刺治疗过程中,要精神专一,随时注意观察患者的神色,询问患者的感觉。一旦有不适等晕针先兆,可及早采取处理措施,防患于未然。

三、过敏

针灸可治疗过敏性疾病,从 20 世纪 70 年代以来陆续有报道,穴位注射、艾灸也可以使机体出现不同程度的过敏反应。近年来,也有单纯应用毫针或电针引起过敏反应的报道。

1. 原因

引起过敏反应的原因大致有以下几种。患者本身的体质是导致过敏反应的主要原因,多有哮喘、荨麻疹、花粉过敏或药物过敏史。药物过敏一般与穴位注射的药液中含有致敏原有关,中药药剂也可能导致过敏反应。尤其需要注意的是,在蜂针治疗时局部会产生红、肿、痒和淋巴结肿大等现象,这是正常效应,无须用药处理,但是当全身反应较严重时,应当警惕蜂毒过敏。

2. 症状

(1)一般过敏:以过敏性皮疹最为常见,表现为局限性(穴位周围区域)的红色小疹,或全身性的风团样丘疹,往往全身发热,瘙痒难忍;重者可伴有胸闷,呼吸困难,甚至面色苍白,大汗淋漓,脉象细微。

(2)蜂毒过敏:轻者表现为胸闷,心悸,头晕,眼睑浮肿,体温升高,乏力,局部痒感明显;重者可发生过敏性休克,甚至危及生命。资料表明,蜂毒进入机体后不仅直接作用于体表组织,还可诱发变态反应,可使心脏血管扩张,大量血清外渗,心脏间质出现炎性水肿,甚至发生出血。此外,毒素还会干扰自主神经功能,加剧心肌缺血,终致心肌结构与功能的损害。当然心肌损害多随中毒症状的好转而迅速恢复,很少留有后遗症。蜂毒过敏以轻度反应多见,中度反应次之,重度的过敏性休克较少。多数为迟发反应,10分钟至 2 日不等,即刻反应者较少。

3. 处理

局部或全身出现过敏性皮疹者,一般于停止穴位注射后几日内自然消退。在此期间宜应用抗组胺、维生素 C 等药物,多饮水。如兼发热、奇痒、口干、烦躁不安等症状时,应进行药物脱敏治疗,方法是服用氯苯那敏(4 mg)和醋酸泼尼松(5 mg)各 1 片。若服用 4 h 后还没有好转,可继续按以上方法服用,直至症状消失。若 3~4 次后仍不见效,应到医院作进一步检查和治疗。

若患者表现为面色苍白,大汗淋漓,脉象细微时,除肌内注射抗组胺药物外,可肌注或静注肾上腺素,必要时注射肾上腺皮质激素等药物。

4. 预防

(1)询问病史:针灸前,应仔细询问患者病史,了解患者有无过敏史,特别是对穴位注射有无过敏史。

(2)预作试验:在进行穴位注射之前,先按照肌内或皮下注射常规进行,对已知可引起过敏反应的药物作过敏试验,无反应方可使用。

(3)慎察先兆:针刺或穴位注射过程中,如果有过敏反应先兆,要立刻停止。

(4)预作准备:诊室应准备适量抗过敏药物,如果出现过敏反应,诊室要有药品和器械准备,医者要具备急救的技能。

四、滞针、弯针与断针

(一)滞针

滞针指进针后或行针过程中,于提插捻转或出针时,针下感觉非常沉重、紧涩,甚至捻转不动,进退困难,同时患者感到疼痛异常的现象。

1. 原因

滞针多因患者精神过度紧张或因疼痛而致局部肌肉痉挛,当针刺入腧穴后,患者肌肉强烈收缩,或行针不当,向单一方向捻转太过,以致肌肉组织缠绕针体,或留针时间过长而未行针所致。

2. 现象

针在体内,提插、捻转、出针均感困难,若勉强捻转、提插,则患者痛不可忍。

3. 处理

若患者精神紧张,局部肌肉过度收缩时,可于滞针腧穴附近进行循按或叩弹针柄,或在附近再刺一针,以宣散气血,缓解肌肉的紧张。若行针不当,单向捻针而致者,可向相反方向将针捻回,并用刮柄、弹柄法使缠绕的肌纤维回释,即可消除滞针。

4. 预防

对精神紧张者,应先做好解释工作,消除患者的顾虑。注意行针的操作手法和避免单向捻转,若用搓法时应注意与提插法配合,则可避免肌纤维缠绕针身而避免滞针的发生。

(二)弯针

弯针是针入体内后,针体产生弯曲的现象。

1. 原因

医者进针手法不熟练,用力过猛、过速,以致针尖碰到坚硬组织器官,或患者在针刺或留针时移动体位,或因针柄受到某种外力压迫、碰击等,均可造成弯针。

2. 现象

针柄改变了进针或刺入留针时的方向和角度,提插、捻转及出针均感困难,患者感到疼痛。

3. 处理

出现弯针后,不得再行提插、捻转等手法。如针柄轻微弯曲,应慢慢将针起出。若弯曲角度过大时,应顺着弯曲方向将针起出。若由患者体位移动所致,应使患者慢慢恢复原来体位,局部肌肉放松后,再将针缓缓起出。切忌强行拔针,以免将针断入体内。

4. 预防

医者进针手法要熟练,指力要均匀,并要避免进针过速、过猛。选择适当体位,在留针过程中,嘱患者不要随意变动体位,注意保护针刺部位,针柄不得受外物硬碰和压迫。

(三)断针

断针或称折针,是指针体折断在人体内。

1. 原因

大致可归纳如下几类。

(1)针的质料欠佳,缺乏韧性,特别是用钢丝自制的针具或用缝衣针代替针灸针,更易折针。

(2)针体有损伤,久用或针体受挫受折后多次修复,伤痕处极易折断,进针前失于检查。

（3）针具选择不合适，有时将针体全部刺入体内，或因患者体位移动，或因医者强烈捻转，易从根部折断。

（4）医嘱不够及时、细致，留针时未能嘱咐患者"不要移动体位，不要自动取针或提插，以防意外"，在关节附近针刺，大都是由患者体位变动引起的。

（5）行针时刺激过于强烈，有些穴位肌肉丰盛，猛烈提插捻转致使肌肉猛力收缩，或电针施治时电量过大，致使肌肉强直，可造成折针。

（6）弯针、滞针未能进行及时、正确地处理等，均可造成断针。

2. 现象

行针时或出针后发现针身折断，其断端部分针身尚露于皮肤外，或断端全部没入皮肤之下。

3. 处理

嘱患者不要紧张，不要乱动，以防断端向肌肉深层陷入。如断端还在体外，可用手指或镊子取出；如断端与皮肤相平，可挤压针孔两旁，使断端暴露体外，用镊子取出；如针身完全陷入肌肉，应在 X 线下定位，做外科手术取出。

4. 预防

认真检查针具，对不符合质量要求的应剔剔出不用。选针时，针身的长度要比准备刺入的深度长 5 分。针刺时，不要将针身全部刺入，应留一部分在体外。进针时，如发生弯针，应立即出针，不可强行刺入。对于滞针和弯针，应及时正确处理，不可强行拔出。

五、血肿

血肿是指针刺部位出现皮下出血而引起的肿痛，称为血肿。容易出现在头面部等血运丰富的部位，尤其是眼部腧穴最容易出现血肿。眼部血肿是一种常见的针刺意外事故。承泣、睛明、球后等穴，因穴位皮下组织内血管丰富，组织疏松，使血管移动性大，腧穴又位于眼球周围，深刺还可碰及视神经。

1. 原因

针刺眼眶周围腧穴时，不宜施行手法，若稍有疏忽，便会造成眶周出血。在治疗眼疾时，常选眶周穴来治疗，治疗后起针时不注意，有可能出现眶周出血，也有可能在起针时未见出血，但眶周慢慢出现淤青。这主要是因为刺伤了深部血管，损伤面积较小，出血

缓慢，数量不多。这样的部位针刺出血率较高。选用较粗的针具或针尖弯曲带钩，使皮肉受损，也是引起眼周围出血的一个重要原因。而针刺不当，深刺往往可引起特别严重的出血，主要表现在进针过猛过急，不恰当地使用提插或捻转。

2. 现象

进针过快，进针后提插捻转，则易刺伤血管，引起局部不同程度的皮下出血，出针后，针刺部位肿胀疼痛，继则皮肤呈现青紫色。局部呈青紫色刺破浅层血管或细小的动静脉分支，多在起针后，针孔有出血现象，数分钟或数小时后，穴区周围逐渐显现青紫色瘀斑瘀点。在眼部，若伤及深层血管和较重要的眼部动、静脉，属重症，在起针数秒或半分钟内即发生，出血处眼睑迅速肿胀闭合，无法睁开。

3. 处理

若微量的皮下出血而局部小块青紫时，一般不必处理，可以自行消退。若局部肿胀疼痛较剧，青紫面积大而且影响到活动功能时，在出血期用纱布蘸蒸馏水或冷水冷敷 15～20 min 止血；止血后，用热毛巾敷患处或在局部轻轻揉按，以促进瘀血的吸收。每日 2～3 次，直至瘀斑消失。

4. 预防

仔细检查针具，熟悉人体解剖部位，避开血管针刺，手法不可粗暴，出针时立即用消毒干棉球按压针孔。

针刺时一定要做到轻、慢、压。针刺眶周穴位需选用针身挺直、不带钩毛的毫针。针刺前应先将眼球轻向一侧固定，针沿眶壁缓慢刺入，一般采用直入直出的"输刺"法，不作或尽量少作捻转提插，也不必留针。选用较细的毫针，出针后轻轻揉按针孔片刻。

进针前，嘱患者闭目，左手将眼球推开并固定，以充分暴露针刺部位。进针时，针沿眶骨边缘缓缓刺入 0.3～0.7 寸，最深不可超过 1.5 寸。进针后，一般不提插捻转。出针时，动作要轻缓，慢慢地出针。出针后，用消毒干棉球压迫针孔 2～3 min，防止出血。

六、刺伤神经系统

神经系统包括中枢神经和周围神经，前者即脑和脊髓，后者有脑神经和脊神经。中枢神经系统是神经组织最集中的部位。周围神经系统是中枢神经系统以外的神经组织的总称，包括各种神经、神经丛和神

经节。神经系统是机体生理功能的主要调节系统,针灸可对各系统功能发挥调整效应,但如果损伤了神经系统也会带来严重的后果甚至引起死亡。

(一) 刺伤中枢神经

刺伤中枢神经系统即刺伤脑、脊髓,针刺项背部腧穴过深导致针具刺入脑、脊髓,引起头痛、恶心等现象。

1. 原因

针刺风池、风府、哑门、安眠、颈项部夹脊穴等颈项部穴位时,由于针刺过深或针刺角度、方向不正确均有可能误伤延髓。此外,针刺背中线第1腰椎以上棘突间过深,也可刺中脊髓。

2. 临床表现

多数引起肢体瘫痪,出现向肢端放射的触电感,刺激过重会发生后遗症,引起短暂的肢体瘫痪。延髓损伤时,轻者出现倦怠、嗜睡,重者出现剧烈头痛、恶心呕吐、脑膜刺激征甚至昏迷等症状。

3. 处理

应立即出针。轻度脑脊髓损伤者休息后便可恢复,但要密切观察患者变化,因有些出血性损伤的病情是逐渐加重的,一定不能掉以轻心。症状严重或逐渐加重者要及时抢救,送往条件较好的医院和神经外科诊室进行救治。

4. 预防

针刺颈项部腧穴时,要认真掌握进针进针角度、深度和进针方向。风府、哑门、悬枢穴以上的督脉穴及华佗夹脊穴均不可过深,一般不超过1.5寸,以免刺入枕骨大孔,刺伤延髓。特别是风府、哑门,进针时针尖应刺向下颌方向,不可向上斜刺,也不可过深。行针中只可用捻转手法,尽量避免提插,更不可行捣刺。针刺背部正中线穴位时,若有触电感向肢端放射时,要立即退针,不施行任何手法,以免造成损伤。

(二) 刺伤周围神经

刺伤周围神经是指针刺引起的周围神经损伤,损伤部位出现感觉异常、肌肉萎缩等现象。

1. 原因

针刺神经干或神经根部穴位时,若患者出现电击感后仍继续施行手法,刺激过重,就有可能损伤神经组织,在施行穴位注射或电针刺激时更应该注意。

2. 临床表现

如误伤周围神经,当即出现一种向末梢分散的麻木感,一旦造成损伤,该神经分布区可出现感觉障碍,包括麻木、发热,痛觉、触觉及温度觉减退等,以及程度不等的功能障碍、肌肉萎缩。

3. 处理

应该在损伤后24 h内即采取针灸、按摩等治疗措施,并嘱患者加强功能锻炼。

4. 预防

在有神经干或主要分支分布的腧穴上,操作要熟练,行针手法不宜过重,刺激时间、留针时间不宜过长。穴位注射不要直接注射在神经干上,注射的药物要选择容易吸收、刺激性相对小的。

七、气胸和刺伤气管

在呼吸系统的损伤中以气胸最为常见,严重者伴有水胸或脓胸,甚至死亡。所以在针刺时要加以注意,特别是初学者。

(一) 气胸

针刺引起创伤性气胸是指针具刺穿了胸腔且伤及肺组织,气体积聚于胸腔,引起肺萎陷,出现呼吸困难等现象。

1. 原因

主要是针刺胸部、背部和腋、胁、缺盆附近的穴位过深,针具刺穿了胸腔且伤及肺组织,气体积聚于胸腔而造成创伤性气胸。

2. 症状

轻者出现胸痛、胸闷、心慌、呼吸不畅甚则呼吸困难、唇甲发绀、出汗、血压下降等症。体检时,可见患侧胸部肋间隙变宽,胸部叩诊鼓音,气管向健侧移位,听诊时呼吸音明显减弱或消失。有的病例,可能针刺当时并无明显异常现象,隔几小时后才逐渐出现胸痛、胸闷、呼吸困难等症状。

3. 处理

一旦发生气胸,应立即起针,并让患者采取半卧位休息,要求患者心情平静,切勿恐惧而反转体位。一般漏气量少者,可自然吸收。医者要密切观察,随时对症处理,如给予镇咳、消炎类药物以防止肺组织因咳嗽扩大创口,或加重漏气和感染。对严重病例需及时组织抢救,如胸腔排气、少量慢速输氧等。

4. 预防

医者在进行针刺过程中精神必须高度集中,令患者选择适当的体位,根据患者体型胖瘦情况,掌握进针深度、角度。施行提插手法的幅度不宜过大。对于胸部、背部及缺盆部位的腧穴,最好平刺或斜刺,且不宜太深,留针时间不宜过长,更不可用粗针深刺。

(二)刺伤气管

气管的解剖位置较特殊,针灸不易造成损伤。气管由软骨、平滑肌纤维和结缔组织所组成,即使刺中,一般也不致引起严重后果。但是,操作不当,亦可误伤。特别是如同时伤及周围的血管、神经等,则可极大地抑制呼吸功能,甚至造成窒息死亡。

1.原因

气管损伤的原因大致有下列两种。

(1)穴位原因:由于气管的极大部分为胸骨所遮掩,直接能造成针刺损伤的穴位不多。最易发生事故的是天突穴,天突穴位于胸骨上窝凹陷正中(胸骨柄中点上1寸),其左右为胸锁乳突肌,深层为胸骨舌骨肌和胸骨甲状肌,皮下稍深处有颈静脉弓,再深为甲状腺下静脉,深部为气管,向下在胸骨柄后方有左无名静脉、主动脉弓、无名动脉和左颈动脉。天突穴周围的血管十分丰富,且不少是重要血管,稍不谨慎,即易造成事故。另外,扶突穴针刺不当也极易伤及气管或喉腔。

(2)操作原因:主要是指天突穴而言。对此,古人早有教训:"天突穴,其下针直横下,不得低(抵)手,即五脏之气伤人。"(《铜人腧穴针灸图经·卷四》)

一是针刺方向错误及刺之过深。气管在胸骨上窝处,肌层覆盖较浅,直刺过深即可损伤;向左右深刺,易伤及肺组织,尤其是肺气肿患者,更易并发气胸;沿胸骨柄后缘向下平刺深刺,往往误伤主动脉或无名动脉,造成大出血。目前,有些人主张,针天突时先平刺五分,针尖向喉管刺进约1～2分,针柄竖起针尖斜向下方刺入。实践证明,此法也不准确,常可导致喉痉挛。

二是手法过重。大幅度地重提猛插,动作粗暴,往往可导致气管及周围组织多处损伤。

三是留针过程中,患者剧烈咳嗽或反复作吞咽等动作,可致肌肉猛烈收缩,改变针尖的方向和深度而损及气管。

2.症状

因损伤的程度和范围不同,其证候不一。

(1)轻症:多系单纯伤及气管所致。出现咳嗽、胸痛、气急,咳吐带血丝的痰液等,亦可因刺伤喉腔,出现憋气及声音嘶哑、皮下气肿等症。

(2)重症:严重伤及气管和周围的血管、神经等组织。出现涌吐血痰,剧烈咳嗽,呼吸困难,面色苍白,肢冷汗出,全身痉挛,意识不清。如不及时抢救,甚至窒息死亡。

3.处理

(1)轻度损伤:一般无须特殊处理,可给予适量镇痉止咳药物,配用抗生素以防感染。如出血较多者,辅以止血剂。

(2)重度损伤:损伤较重或多处刺伤,特别是伴有周围血管、神经或肺组织损伤,出现呼吸困难及各种并发症时,宜急速转外科处理。对其中呼吸严重困难及分泌物无法排除者,更要考虑作气管切开术。

4.预防

关键是把握好选穴和操作。

(1)选穴:天突穴穴位标志较明确,但须定准,否则将影响操作。其次,对不合作者(如婴儿、畏针者及精神病患者等),或咳嗽特别是阵发性剧咳者,应暂缓选天突穴,可改选附近的璇玑、膻中诸穴,或背部腧穴及远道取穴等。

(2)操作:尽量不在天突穴做穴位注射。据多数医家经验,天突穴进针以弯刺法较为安全,其方法为:先与水平成15°角平刺,破皮后缓缓送针,至针尖如觉抵触硬物,即为气管。略退0.1～0.2寸,改向下横刺,在胸骨柄后缘和气管前缘之间,慢慢进针。为把握进针方向,可用押手(左手)扶住针体,刺入1～1.5寸。如得气感不明显,可作小幅度提插捻转,动作宜轻柔,直至有满意针感。如送针过程中,针尖触有坚韧感的组织,且患者感到疼痛;或者留针时,针尾出现有节奏地搏动,都表明已碰到血管,宜将针略略外退至上述现象消失。

留针期间,嘱患者少作吞咽动作,如突然出现咳嗽,应急将针退至皮下,待咳嗽平息,再按上法刺入。

(三)血胸的诊断及救治方法

血胸是指胸腔损伤后,引起胸膜腔积血的病症。其发生率次于气胸,可与气胸同时存在。

1.原因

针刺胸部、背部、腋部、缺盆部等部位时操作不当,刺伤肺组织血管、肋间血管或胸廓内血管、心脏和大血管等,使血液积存于胸腔内,出现血胸。

2.症状

血胸发生后,一则出现内出血征象,二则由于胸腔内血液的积聚和压力增高,可压迫肺使之萎陷,并将纵隔推向健侧。胸膜腔内的积血,由于肺、心和膈肌运动起着去纤维蛋白作用,多不凝固。如短期内大量积血,去纤维蛋白的作用将不明显,即可凝成血块。血块机化后,形成纤维组织束缚肺和胸廓,限制呼吸运动。血液是细菌的良好培养基,从伤口或肺破裂处进入的细菌能很快滋生繁殖。故胸腔积血如不及时排出,容易并发感染,形成脓胸。

3. 处理

(1)非进行性血胸:一般少量血胸可自行吸收。若积血量较多,应早期地行胸膜腔穿刺,抽出积血,促使肺膨胀,以改善呼吸功能。每次抽取不宜超过1 000 ml。在拔针前,可向胸膜腔内注入抗生素,预防感染。为便于观察有无进行性出血,宜早期进行闭式胸腔引流术,可有效地排净胸膜腔内积血,促使肺充分膨胀。

(2)进行性血胸:首先输入足够量血液,以防止休克。及时剖胸探查,寻找出血部位。如为肋间血管或胸廓内血管,予以缝扎止血;肺破裂出血,一般只需缝合出血。

(3)凝固性血胸:在出血停止后数日内剖胸,清除积血和血块,以防感染或机化。如血胸并发感染,形成脓胸,其治疗原则应掌握三点:① 控制原发或继发感染,应用大量抗生素静点;② 排净脓液并消灭脓腔,施行闭合引流或开放引流;③ 促使肺复张,恢复肺功能。

4. 预防

应熟练掌握胸背部的解剖生理知识,严格按照操作规程,最好在有经验的医师指导下,谨慎体验治疗技巧。一旦发现患者有异常表现,及时送往大医院观察,以免造成气血胸,甚至死亡的严重后果。

八、刺伤内脏

刺伤内脏是指针刺内脏周围腧穴过深,针具刺入内脏引起内脏损伤而出现各种症状的现象。

1. 原因

心脏表面光滑,质地坚韧,处于搏动状态,一般不易伤及,针刺事故中,刺伤心脏的原因大致有以下几种。

(1)穴位原因:术者缺乏解剖学和腧穴学知识,对腧穴和脏器的部位不熟悉。如易刺伤心脏的腧穴有双侧神封、步廊、灵墟,左侧乳根,鸠尾,双侧心俞、

膈俞,左侧期门,治疗不及时或严重者可导致死亡。背部胃俞、三焦俞、肾俞、气海俞等取穴治疗时易误伤肾脏,肾下垂时,针刺大肠俞、关元俞等不当也可损伤肾脏。易刺伤充盈的膀胱的腧穴有中枢、关元、曲骨、水道、归来等;由于小儿的膀胱平时即高出骨盆上方,贴近腹前壁,故较成人更易于发生损伤。易导致胃损伤的穴位有上脘、中脘、建里、下脘及左侧的承满、梁门、关门等。易导致肝脏损伤的穴位有鸠尾、巨阙、上脘及右侧乳根、期门、日月、章门等。较易导致胆囊损伤的穴位有右侧期门、日月、不容、承满及上脘、鸠尾等。原则上腹部的多数穴位都有可能引致肠穿孔,已发生过的有中脘、关元、气海、天枢及其他脐周穴位,均应注意不可深刺。

(2)病例原因:当内脏本身有疾患时,针刺造成的损伤可能性就将加大。如心脏肥大或心包积液,可使刺道变短,同时在体表投影面积增大,这样就可能造成损伤的穴位数目增多,心肌炎、心包炎等疾患都极易造成心脏的损伤。肝脏可因感染或非感染性原因发生肿大,随着肿大程度的增加,其涉及的体表穴位即可增多,针刺中脘、下脘及附近的肾经、胃经的穴位,都有可能伤及。同时肝脏组织比较脆弱,病变时,肝细胞变性,表面粗糙,更容易被损伤。特别是肝硬化,由于肝细胞变性、坏死、新生,并伴有弥漫性炎症及结缔组织增生,针刺不当,特别当手法较重时,很可能发生破裂。

(3)操作原因:手法不当,针刺过深,反复提插或方向错误都有可能损伤内脏;留针时间过长,一旦针刺损伤内脏,随着时间的推移,往往会促使裂口不断增大而发生更严重的后果。也有因穴位埋针、毫针不慎折断于体内,或剪断针尾埋于穴内者引起内脏损伤。

2. 症状

针刺损伤心脏,一为刺伤心脏上的主要血管,一为直接刺破心壁,主要表现为针刺损伤后不久或即刻出现心前区疼痛剧烈,高度气急,发绀,短暂性昏厥,四肢抽搐,甚至休克。若心功能损害,则有严重心律失常,心悸、胸闷,以致心力衰竭。若患者突然出现心跳剧烈症状,则可能迅速进入休克状态。肾脏损伤较轻时,症状一般不明显,只有轻度肾区疼痛和显微镜下见到尿中有红细胞。但若肾实质破裂或多处刺伤时,会出现腰部疼痛,肾区压痛、叩击痛并伴有血尿,

且扩散到肩部，有压痛，腰肌强直，严重可导致死亡。刺伤胆囊、膀胱、胃肠等空腔脏器时，可引起局部疼痛、腹膜刺激征或急腹症症状等。

3.处理

轻者卧床，保持镇静，一般可自愈。若损伤为重症者，如出现休克、出血明显或腹膜刺激征者，应及早进行急救处理或转外科进行手术治疗。

4.预防

（1）要掌握穴位的解剖，掌握各脏腑所对应的穴位，针刺深度与组织结构的关系，严格掌握进针深度和针刺方向。如胸部穴，向肋骨缘斜刺或平刺；背部穴，向脊柱侧斜刺。

（2）根据患者形体、年龄、体质及脏器的病理改变灵活掌握针刺操作。对于肝、脾、胆囊肿大和心脏扩大的患者，胸、背、胁、腋部的穴位不可深刺。

（3）嘱患者选取适当体位，避免视角产生的差异。

（4）如患者出现某些早期症状时，应严密观察，并做必要的检查，见微知著，及早防治。

第二章
特种针具刺法

第一节·三棱针法

三棱针法是以三棱针为主要工具刺破血络或腧穴,放出适量血液,或挤出少量液体,或挑断皮下纤维组织,以治疗疾病的方法。其中放出适量血液以治疗疾病的方法属刺络法或刺血法,又称放血疗法。

放血疗法其起源可追溯到石器时代,在《黄帝内经》中有较为丰富的论述。刺络放血疗法是以经络理论为基础,以气血学说为核心构建而成的。《黄帝内经》中认为,刺血疗法对疾病的治疗,主要是通过调整阴阳、疏通经络、调和气血来实现的。《素问·血气形志》曰:"凡治病必先去其血。"《素问·三部九候论》指出:"经病者治其经,孙络病者治其孙络血,血病身有痛者治其经络。"

【针具】

三棱针古称"锋针"。目前所用的三棱针由不锈钢制成,针柄较粗呈圆柱形,针身呈三棱形,尖端三面有刃,针尖锋利(图2-1)。常用规格有大号和小号两种,大号针直径为2.6 mm,小号针直径为1.6 mm。

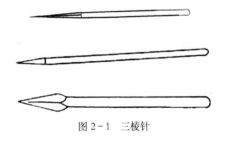

图2-1 三棱针

【操作方法】

医者双手应用肥皂水清洗干净,再用75%乙醇擦拭。针具和刺血部位必须严格消毒,防止感染。三棱针使用前应先行高压灭菌消毒,或置75%乙醇中浸泡20~30 min。刺血部位,可用安尔碘消毒穴区皮肤,或先用2%的碘酊涂擦穴区局部皮肤,再以75%乙醇脱碘,即用乙醇棉球由内向外擦去碘酊。针刺时,医者避免接触患者所出血液,避免血源性传染病的传播。三棱针的操作方法一般分为点刺法、刺络法、散刺法和挑刺法四种(表2-1)。

表2-1 三棱针的操作方法

刺 法	部 位	操 作 要 点
点刺法	此法多用于指趾末端、面部和耳部穴位	点刺前,可在被刺部位或其周围用推、揉、挤、捋等方法,使局部充血。点刺时,用一手固定被刺部位,另一手持针,露出针尖3~5 mm,对准所刺部位快速刺入并迅速出针,进出针时针体应保持在同一轴线上。点刺后可放出适量血液或黏液,也可辅以推挤方法增加出血量或出液量
刺络法	局部小血络	刺络前,可在被刺部位或其周围用推、揉、挤、捋等方法,四肢部位可在被刺部位的近心端以止血带扎紧,使局部充血。刺络时,用一手固定被刺部位,另一手持针,露出针尖3~5 mm对准所刺部位快速刺入后出针,放出适量血液,松开止血带
散刺法	病变局部及其周围皮肤	用一手固定被刺部位,另一手持针在施术部位点刺多点。根据病变部位大小的不同,由病变外缘环形向中心点刺,可刺10~20针,以促使瘀血或水肿的消除

刺 法	部 位	操 作 要 点
挑刺法	皮下纤维组织	用一手固定被刺部位,另一手持针以15°～30°角刺入一定深度后,上挑针尖,挑破皮肤,并挑断皮下部分纤维组织,然后出针,覆盖敷料

【临床应用】

三棱针刺络放血具有通经活络、开窍泻热、消肿止痛、祛风止痒、泻火解毒等作用。主要用来治疗急症、实证、热证、瘀证及疼痛性疾病,具体可划分为急性病毒感染性疾病、急性细菌感染性疾病、退行性病变、内分泌及功能失调性疾病、神经性病变、血管性病变。临床中既可辨证取穴治疗,又可直接作用于病患

局部,因势利导,将体内的实邪直接祛除,有立竿见影的效果。"痛则不通,通则不痛",通过直接去除经脉中瘀滞的病邪,畅通经脉而止痛。

【注意事项】

（1）对患者要做必要的解释工作,以消除思想顾虑,尤其是对放血量较大者。

（2）操作时手法宜轻、宜稳、宜准、宜快,不可用力过猛,防止刺入过深、创伤过大损伤其他组织,更不可伤及动脉。

（3）体弱、贫血、低血压、低血糖、妇女妊娠和产后等,均要慎重使用。凡有出血倾向或血管疾病及肝肾或心脏有严重疾患者禁用本法。重度下肢静脉曲张、血管瘤处也应禁用三棱针法。

第二节·皮肤针法

皮肤针法是丛针浅刺法,由多支不锈钢短针集成一束,叩刺人体体表穴位或某些部位,激发经络功能,调整脏腑气血,以防治疾病的一种外治方法。

皮肤针,又有"梅花针""七星针""罗汉针"之分,是以多支短针组成,用来叩刺人体一定部位或穴位的一种针具。

皮肤针法源于古代的半刺、浮刺和毛刺。根据"凡十二经络脉者,皮之部也。是故百病之始生也,必先于皮毛"（《素问·皮部论》）的理论,十二皮部与人体经络、脏腑联系密切,应用皮肤针叩刺皮部,通过孙脉—络脉—经脉而作用于脏腑,以调整脏腑虚实,调和气血,通经活络,平衡阴阳,调节脏腑经络功能,从而达到防治疾病的目的。

【针具】

皮肤针是呈小锤状的针具,由针柄、针头（嵌装针组的部分）、针组（由5～18支不锈钢短针组成一束,是刺激皮肤的部分）三部分组成。针柄要求坚固,富有弹性,可由竹子、塑料、木头、有机玻璃及牛角等材料制成,一般长15～19 cm。可根据针柄的软硬程度分为软柄皮肤针和硬柄皮肤针。针尖要求利而不锐,圆而不钝,全束针头应保持平齐,无偏斜、钩曲、锈蚀和缺损。常根据所嵌短针的数目多少称为梅花针（5支短针）、七星针（7支短针,图2-2）、罗汉针（18支短针）。

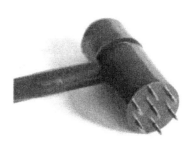

图2-2 七星针

【操作方法】

1. 针具的检查和消毒

在使用前,应先检查针具,可用脱脂干棉球轻沾针尖,如果针尖有钩或有缺损时,就会有棉絮丝被带动。针具检查后进行消毒,可用75%乙醇浸泡皮肤针30 min以上,或将针组采用煮沸消毒、高压消毒或采用紫外线照射灭菌亦可。临床上皮肤针在使用后即浸泡于75%乙醇中,使用时用挤干的消毒乙醇棉球稍擦即可。

2. 针刺方法

（1）叩刺

■ 持针方式:硬柄和软柄两种皮肤针持针方式略有不同。硬柄皮肤针的持针式是用右手握住针柄,以拇指、中指夹持针柄,示指置于针柄中段上面,环指和小指将针柄固定在小鱼际处。软柄皮肤针的持针式是将针柄末端固定在掌心,拇指在上,示指在下,其余手指呈握拳状握住针柄。

■ 叩刺要求：第一，运用腕部弹力，使针尖刺到皮肤后，由于作用力而使针弹起，这样可减轻针刺部位的疼痛。第二，针尖起落要呈垂直方向，即将针垂直地向下刺，垂直地提起，防止针尖斜着刺入和向后拖拉着起针，以免增加患者的疼痛。第三，叩刺的速度和力度要求均匀，防止快慢不一、用力不匀地乱刺。根据临床需要，可按一定路线成行叩击，也可以在一定范围内环形叩击，或在一个点上进行重点叩击。

■ 叩刺部位：可分为三种。一种是局部叩刺，即在病变局部按经脉循行叩刺，或在病变局部由外转向中心叩刺，如皮肤病、脱发、网球肘等均可采用此法叩刺；另一种是按经脉辨证循经取穴，如头痛，可根据疼痛部位循经取穴叩刺；还有一种是整体叩刺，即先刺脊柱两旁，由背至骶，后刺项部及病变局部，类风湿关节炎患者常采用此法叩刺。对某些病变在脊柱附近及其他有关部位上所出现的一些特殊所见，如条索状物、结节等，均为重点叩刺部位。上述三种方法既可单独应用，也可结合应用（表2-2）。

（2）滚刺：手持滚刺筒的筒柄，将针筒在需要滚刺部位的皮肤上来回滚动，滚动时的压力和速度力要求均衡，并避免在骨骼突起处来回滚动，使刺激范围成为一个狭长或扩展一片广泛的区域。

【临床应用】

皮肤针应用范围广，涉及消化系统、呼吸系统、泌尿生殖系统、循环系统、内分泌系统、神经系统、运动系统及皮肤科、五官科疾病。治疗时可以单独应用皮

表2-2　皮肤针的叩刺操作方法

部　位		操　作　要　点
头部 项部	头部	按督脉、膀胱经、胆经各经的循行，由前发际刺至后发际，两侧额部则由上向下叩刺 沿着颈椎及骶椎两旁，由上向下叩刺
	肩胛部	先由肩胛骨内缘从上向下刺，其次在肩胛冈上缘由内向外叩刺，最后由肩胛冈下缘，向内后外叩刺
脊背部		沿着脊柱两侧膀胱经第1、第2侧线由上向下叩刺
骶部		由尾骨尖向外上方叩刺，每一侧叩刺三行
臀部		由内上向外下叩刺
四肢		按十二经脉循行叩刺，在关节周围可进行环形叩刺
眼部		从眉头沿眉毛向眉梢叩刺，从目内眦分别沿上下眼睑刺至目外眦部
鼻部		以两侧鼻翼上方软骨部为重点
耳部		以耳垂后和耳前为重点
胸部		沿正中线从上向下叩刺，沿肋骨由内向外叩刺
腹部		纵横交叉叩刺
腹股沟区		沿腹股沟由外上向内下叩刺

肤针，也可以采用复合疗法，即皮肤针拔罐、电皮肤针及皮肤针配合药物疗法。

【注意事项】

（1）治疗前对患者作详细检查，尽量取得明确诊断，并对患者做好解释工作，如告知患者针刺时稍有痛感是正常现象，以免患者紧张。对慢性病治疗不能一次起效，要坚持治疗。

（2）施术前检查针具，如针尖有钩曲、不齐、缺损等情况，应及时修理或更换。

（3）局部皮肤如有创伤、溃疡、瘢痕等，不宜使用本法治疗。

第三节·芒针法

芒针是一种特制的长毫针，一般用较细而富有弹性的不锈钢丝制成，因形状细长如麦芒，故称为芒针。芒针系由古代"九针"中的"长针"发展演化而成。

芒针法是指在中医学基本理论指导下，对机体进行辨证选取某些特定的腧穴，运用芒针治疗的独特的治疗方法。芒针治疗疾病以深刺为主要特点，故凡是病位较深的疾病或筋膜、肌肉、神经疾病皆可视为芒针疗法的适应范围。芒针法可以运用于内科、妇科、儿科等疾病的治疗，取穴少而精、效高而速，是芒针治疗的最大特点。

【针具】

1. 芒针的构造

在临床实践中，芒针的质料和形式都曾经历不断地改进。以往的芒针多用合金、合银及一般钢制造，后来才多采用不锈钢。不锈钢制成的芒针，具有光滑坚韧、富有弹性等优点，而且不易生锈，便于临床应用。针的长短以5～8寸最为常用，针的粗细以26～30号最为常用。8寸以上的长针，除刺带脉穴外，一般临床应用机会不多。

2. 芒针的护藏

芒针针体较长，若护藏不妥，不仅易致针的损坏，

增加患者病苦,而且容易造成医疗事故。芒针的护藏需注意以下几点。

(1)芒针使用完毕,必须用棉花或纱布擦净,放在针盘或针管内。如用针管收藏芒针,须在针管两端垫以棉花,放时针尾先入,针尖向上。取用时亦应缓缓倒出,以免损伤针尖。若用针盘盛放芒针,最好使针尾靠抵针盘壁,针尖位于盘壁稍远处。移动针盘时注意勿使针盘倾斜,以防针尖碰撞针盘。

(2)在操作过程中,用力不宜过猛,也不可过快,否则易使针身弯曲。如针尖触及骨面时,应提出少许或避开,以免针尖毛钝。

(3)若暂时不用芒针,最好在针身上涂一层油质,再妥善包裹,放入针盘或针管内收藏。

(4)芒针针体长,刺入深,每次使用前和使用后必须严格检查,如发现有损坏现象,应立即检修,切勿勉强使用,以免造成针刺血肿、折针事故。

【操作方法】

芒针的各种刺法及补泻手法,都是由针刺基本手法演变而来(图2-3)。

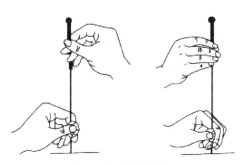

图2-3 芒针持针法

1. 进针

芒针的进针要轻巧,利用钢丝弹性,缓缓按压,以达到最大限度减轻疼痛。临床施术时,进针时先取好穴位,局部皮肤消毒后,以左手拇、示、中三指平均扶持针体的近下端,使针尖抵触穴位,右手捻动针柄,同时左手的拇、示二指稍加用力,压捻结合,迅速刺透表皮。

2. 出针

在针刺施术完毕后,应把针退出皮肤表面或者左手拇指把消毒棉球紧压于透穴上,其余四指疏开,扣于"透穴"与"达穴"之间的皮肤上,并将"透穴"的皮肤加以固定,右手持针柄轻轻将针退出。

3. 捻转

在芒针针体的进出过程中,左手操纵进退。右手捻转针柄,始终使针处于捻转之下的转动状态。在捻转时务必左右交替,不能单方向捻转,以免针身缠绕肌肉纤维,增加患者疼痛。此外,在刺入一定深度产生得气感应之后,捻转的动作按一定的规律,结合轻重、快慢的不同要求,可以起到一定的补泻作用。

4. 辅助手法

所谓芒针的辅助手法,是在针刺达到一定深度时,使之产生感应针感而采用的辅助手法。主要靠押手的动作及刺手的灵巧配合来完成。

5. 变向针刺法

又称变换针刺方向刺法,即根据不同穴位的解剖特点相应地改变押手所掌握的针刺角度,以使针尖沿着变换方向,顺利深入。

6. 针刺方向和深度

针刺的方向和深度主要根据局部解剖的特点和患者的病情、体形等情况来掌握,如腹部、侧腹部、四肢肌肉丰厚处,可直刺、深刺;腰背部脊柱两侧的穴位,可斜刺;头面、胸背部穴位可横刺。有些需要深刺而直刺或斜刺不能直接到达的特殊穴位,均可采用弯刺,如太阳透下关,则沿颧弓后缘弯刺;天突深刺时,则沿胸骨柄后缘弯刺。

【临床应用】

芒针治疗上特别强调腹正中线上的上脘、中脘、水分三穴,这是治疗多种疾患的要穴,具有典型的机枢性。在临床上许多久治不效的疾病,针刺这几个穴位后,都能取得很好的效果。芒针治疗神经系统和精神方面的一些疾患,如健忘、失眠、躁狂、神经血管性头痛时,可采用巨阙穴和鸠尾穴。临床实践证明,这些穴位具有机枢性。

【注意事项】

(1)由于芒针刺得较深,感应强,所以操作时必须慎重,防止刺伤内脏或大血管等。

(2)由于芒针针身长而细,如果技术不熟练,或者患者移动体位,很容易发生弯针、滞针以致折针,所以针刺前必须注意针具的检查。

(3)针刺时必须缓慢,切忌快速提插,遇到阻力即应退针改变方向再进。

(4)皮肤有感染、溃疡、瘢痕或肿瘤处,不宜应用芒针治疗。

(5)自发性出血性疾病及损伤后出血不止的患

者,不宜应用芒针治疗。

(6) 孕妇一般情况下不宜应用芒针治疗。

(7) 重要脏器如心、肺、肝、脾等应禁针,胸背部不宜直刺,项后诸穴如风府、风池等切忌向上斜刺,以免伤及延髓,其他重要部位如囟门部、眼球部、喉头、气管、胸膜、睾丸、乳头等处禁针。

第四节 · 皮内针法

皮内针法,又称为穴位埋针法,是以特制的小型针具或毫针,刺入穴位或特定部位的皮内或皮下,加以固定后留置一定时间的一种治疗方法。针埋入皮下后,可产生持续而稳定的刺激,不断地促进经络气血的有序运行,从而调节经络脏腑气血的功能,达到防治疾病的目的。《素问·离合真邪论》有"静以久留"的刺法,《针灸大成》有"病滞则久留针"的说法。埋针法萌芽于《黄帝内经》,是古代针刺留针方法的发展,其目的是为了长期、持续给予最小限度的轻刺激。

皮内针法是皮部理论和腧穴理论相结合的具体运用。十二皮部是十二经脉功能活动反映于体表的部位,也是络脉之气散布之所在,是十二经脉在皮肤上的分属部分,与经络气血相通,故既是机体卫外屏障,又是针灸治疗的场所。腧穴既是脏腑经络之气输注于体表的特殊部位,又是针灸施术之处,所以针刺皮部同样可以疏通经络之阻滞,调节气血之逆乱,平衡阴阳之偏颇,恢复脏腑之功能,达到防治疾病的目的。

20 世纪 60 年代,以毫针或专用的皮内针刺入皮下治疗疾病的腕踝针和皮内针问世。至今,其治疗范围已经逐步从治疗表浅虚寒之疾,发展到可以治疗临床各科疾病。其疗效可靠,有无痛无针感、起效迅速、疗效持久和定时刺激等特点与优势。

【针具】

皮内针一般选用 30~32 号不锈钢丝制的特种针具,目前使用的针具分为颗粒型(麦粒型)和揿针型(图钉型),如图 2-4。

颗粒型一般针身长 1~1.5 cm,针柄形似麦粒,针身与针柄呈一直线;揿针型是由颗粒型改进而来,针身长 0.2~0.3 cm,针柄呈环形,针身与针柄呈垂直状,操作顺手,留针后较平展舒适,故目前多用揿针型。

【操作方法】

皮内针法的操作方法一般分颗粒型皮内针法与揿针型皮内针法两种。可按疾病的需要,选用不同的刺法(表 2-3)。

表 2-3　皮内针的操作方法

刺法	操作要点
颗粒型皮内针法	先将针具浸泡于 75% 乙醇中,穴位消毒后,临用时用消毒镊子夹住针柄,沿皮下将针刺入真皮内,针身可沿皮下平行埋入 0.5~1.0 cm,然后用一长条胶布,顺针身的进入方向粘贴固定在皮内,不致因运动的影响而使针具移动或丢失
揿针型皮内针法	先将针浸泡于 75% 乙醇中,穴位消毒后左手舒张皮肤,右手用镊子夹持揿针针柄或揿针的中心拐角处,对准穴位直压进入,使揿圈平附于皮肤上,然后用方块形小胶布粘贴固定

【临床应用】

皮内针疗法可以迅速解除或减轻患者的痛苦,并能保持持久刺激,维持有效作用。临床常运用皮内针法治疗膈肌痉挛、眶上神经痛等急性发作病症;脱肛、癫痫、眼睑跳动、失眠、遗尿、习惯性便秘等顽固性病症;需要浅刺激、长时间留针的病症,如原发性三叉神经痛,埋针于"扳机点"可持续刺激面部,达到镇痛和抑制痛性抽搐的目的。

【注意事项】

(1) 皮内针操作前应对针体作仔细检查,以免发生折针事故;操作时要选用易固定和不妨碍肢体活动的部位。如施术后感觉不适,应取出重新针刺。

(2) 皮肤有化脓性炎症或破溃处、关节部位及胸腹部位,一般不宜使用皮内针。

(3) 皮肤针施术期间要注意清洁,避免针处着水。暑热天出汗较多,时间不宜过长,以防感染。

(4) 揿针型针皮内针期间,施术处每日可用手按压数次,以加强刺激,增强疗效。

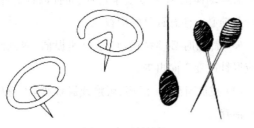

图 2-4　埋针针具

第五节 · 小宽针法

小宽针法是以小宽针针刺为主,以拔罐、推拿为辅的综合疗法。是在刺血疗法基础上将针刺、火罐、推拿综合应用以治疗疾病的新方法。

小宽针是在我国古代九针中锋针、长针、大针的基础上,改革创新出6种型号不同的剑形钢针,根据《灵枢·官针》经刺、络刺、分刺、输刺、短刺的原理结合拔火罐、按摩形成的一种特殊的治疗方法。小宽针法具有见效快、疗效好、经济安全、简便易行的特点,是一种既继承中医学精髓又有创新的医疗方法。

【针具】

1. 小宽针的形状、制作要求

小宽针是长、宽、厚各异的一组6种型号的剑形钢针。

其材料以镀铬不锈钢为最佳。制作时要求针体笔直、光滑平整,针尖锋利,厚度、宽度均匀,无锈痕、无卷刃,尤其要注意针体的4个平面厚度必须均匀,不可偏斜。

2. 不同型号小宽针的应用

小宽针有6种不同型号,目的在于术者按部位选择应用。用之得当,有益无损,用之不当,则影响疗效。选择针号,必须根据患者体形胖瘦、年龄大小、病变部位的深浅、肌肉的厚度及病情的不同灵活运用。

1号针:长13 cm,宽0.4 cm,厚0.2 cm。主要用于体形肥胖者,以及针刺肌肉丰满的穴位,如环跳穴。

2号针:长12 cm,宽0.4 cm,厚0.2 cm。主要用于中等胖瘦者。

3号针:长11 cm,宽0.35 cm,厚0.18 cm。应用范围较广,常用于一般体型患者的头面、腰背部穴位,以及稍瘦患者的环跳穴。

4号针:长10 cm,宽0.3 cm,厚0.16 cm。常用于消瘦型患者的腰背部穴位,以及小儿的环跳穴。

5号针:长9 cm,宽0.25 cm,厚0.14 cm。应用范围较广,常用于成人的四肢末梢穴位和小儿委中、腰背部等穴位。

6号针:长8 cm,宽0.2 cm,厚0.12 cm。主要用于小儿头面部及四肢末梢的一些穴位。

【操作方法】

小宽针分类广泛,操作方法繁多,可按疾病的需要,选用不同的刺法(表2-4)。

表2-4 小宽针的操作方法

小宽针法	部 位	操作要点
速刺法	主要用于针刺躯干、腰背、四肢穴位	在选取的穴位上,用腕力将小宽针预先定好的尺度直接垂直刺入,不捻转,不留针,猛刺速拔,一般进针深度3~5 cm
点刺法	主要适用于肌肉组织浅薄的头部及四肢末端上的穴位	在选取的穴位上,医者手持小宽针垂直将针尖点刺穴位,不留针,轻点后迅速出针,一般进针0.5 cm左右
割法	主要适于治疗局限性突起物等疾病	在选取的穴位上,左手拇指压穴位中心处,右手持针迅速将针刺入选定的部位,达一定深度后再来回划割一下,划动深度平均1 cm左右
两步进针法	主要适用于肌肉组织较丰厚,进针较深的穴位,一般超过6 cm以上	这种方法分为两步。第一步是采用速刺法迅速将针刺入预定穴位3 cm左右。第二步是右手速刺进针至3 cm左右时,进针暂停,不要晃动,按压穴位的左手拇指抬起,变为左手拇指和示指捏住穴位两侧的皮肤,做一捏一松、一收一放的动作使局部组织充分舒张。在左手做收、放、捏、拿动作的同时,右手持针稳准缓慢垂直进针,直到预定深度后,迅速出针

【临床应用】

小宽针法具有调整阴阳、扶正祛邪、疏通经络、调和气血、消肿止痛的功效。可激发体内的抗病能力,扶正祛邪,达到调营卫、行气血、平衡阴阳的目的。主要用于治疗内科、骨科、皮肤科等各科疾病。该疗法对于骨质增生性疾病(如颈椎病、腰椎骨质增生、跟骨骨刺)、多种疼痛性疾病(如头、颈、肩、腰、腿痛)、各种软组织损伤性疾病(如扭伤、肩周炎、腱鞘炎、梨状肌炎、腰肌劳损)等,具有较好疗效。

【注意事项】

(1)针眼处贴敷的胶布,要嘱患者在24 h内取下,以防贴敷时间过久,引起局部皮肤过敏。

(2)孕妇、严重心脏病患者及血小板减少至80×10^9/L以下者禁刺。

(3)久病体弱者、长期服用激素者慎刺。

第六节 · 火针法

火针法是将特制的无毒的不锈钢粗针,用火烧红后刺入腧穴或特定部位以治疗疾病的方法。《黄帝内经》称为"燔针""焠刺",《伤寒论》称为"烧针",《小品方》称为"火针",《资生经》称为"白针",民间蜀人称为"煨针"。明代以来《针灸大成》《针灸聚英》《针灸集成》等均相沿称"火针"。此法始见于《灵枢·官针》"焠刺者,刺燔针则取痹也","焠"乃火灼之意,"燔针"即火针,是指用烧红的针以治痹证的方法。

【针具】

火针一般用较粗的不锈钢针,如圆利针或24号粗、2寸长的不锈钢针。也有应用特制的针具,如弹簧式火针、三头火针以及用钨合金所制的火针等。弹簧式火针进针迅速,并易于掌握针刺深度;三头火针常用于对体表痣、疣的治疗(图2-5)。

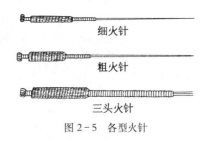

细火针

粗火针

三头火针

图2-5 各型火针

【操作方法】

针刺前先用碘酒消毒,再用乙醇棉球脱碘。然后进行烧针操作,烧针是使用火针的关键步骤,《针灸大成》说:"灯上烧,令通红,用方有功。若不红,不能去病,反损于人。"因此在使用前必须把针烧红,才能使用。火针烧灼的程度有三种,根据治疗需要,可将针烧至白亮、通红或微红。以酒精灯比较普遍,一般左手持灯,右手持针,针烧红后迅速刺刺。烧针的次序是先烧针身,后烧针尖,若针身发红而针尖变冷者则不宜进针。进针时左手先将所要针刺部位的皮肤捏起,右手持针快速刺入。一般四肢及腰腹部可稍深,刺至2～5分深;胸背部穴位针刺宜浅,可刺1～2分深。主要应以病变深浅为准,以针芒达到或接近为度。出针时用消毒干棉球按压针孔片刻。用火针浅刺时不用特殊处理,深刺时表面需用无菌纱布敷贴,用胶布固定1～2日。一般间隔3～6日治疗1次。

【临床应用】

火针疗法具有温阳壮气、除湿、祛风止痒、祛瘀祛腐排脓、生肌敛疮、散寒、散结消肿、止痛缓急、消除麻木以及清热泻火解毒等作用。现代医学认为,火针直接刺激病灶及反射点,能迅速消除或改善局部组织水肿、充血、渗出、粘连、挛缩、缺血等病理变化,从而加速局部体液和血液循环,旺盛代谢,使受损组织重新修复。可治疗的病种涉及内科、外科、妇科、儿科、皮肤科、五官科等临床各科疾病近百种,特别是对内科、妇科某些疾病的治疗,效果尤为显著。

【注意事项】

(1)针刺后局部出现红晕或红肿未完全消退时,应避免洗浴;局部发痒,不能用手抓,以防感染。嘱患者术后忌食或少食辛发之物,清淡饮食,并注意休息。

(2)火针刺激强烈,体质虚弱者、小儿及孕妇应慎用或禁用;对于某些易发生意外事故的部位如胸背部、颈项部应慎用;糖尿病患者禁用火针治疗。

第七节 · 长圆针法

长圆针法是从《黄帝内经》中挖掘整理出来的,在经筋理论指导下,运用仿古长圆针,结合现代医学技术,以解结法辨证松解结筋病灶点,以治疗骨骼深邪远痹(关节顽痛)及筋性经络、内脏疾病的诊治疗法。

九针中第八针为长针,"长针者,锋利身薄,可以取远痹"(《灵枢·九针十二原》)。同时,在《灵枢·九针论》亦指出其应用范围、机制和形状,"八者,风也,风者,人之股肱八节也,八正之虚风,八风伤人,内舍于骨解、腰脊节、腠理之间,为深痹也。故为之治针,必长其身,锋其末,可以取深邪远痹"。古九针第二针为员针,"员针者,针如卵形,揩摩分间,不得伤肌肉,以泻分气"(《灵枢·九针十二原》)。员,象形,俯视鼎状。即所见鼎内为直壁圆形,故员亦通圆。其针末圆钝,虽不切割组织,但可深压皮肉,挤压于分肉腠理间隙,上下揩摩,使分肉间的"横络"(粘连与瘢痕)得到部分松解。1968 年河北满城出土的公元前 154 年的汉墓金针,其中一只金针针身长 43 mm,针柄长 27 mm,直径 1.8 mm,针末有锋刃,经考证此为古九针第八针"长针"的原形。

中国中医科学院的薛立功教授参考长针、员针和河北满城出土的金针,研制了兼有长针和员针特点的长圆针。

【针具】

长针锋利身薄,针末有刃,可以行锐性操作,可切割横断"横络",适用于粘连条与瘢痕肉的锐性分离术。员针之末,形如卵状,圆锐无刃,可行钝性操作,亦可沿分间隙挑拨,分离分肉间"横络"且不损伤分肉,适宜于粘连、瘢痕边缘与正常组织连接部位的钝性分离术。薛立功教授发明的长圆针是将两者结合,使平刃状针末一端保持锐锋状,一端保持圆钝状。将锐锋与钝锋有机地结合成一体,使一针有锋、钝两种针末形状,锋刃端利于透皮进针,使针末直抵结筋病灶点处,且可以在粘连或瘢痕中行锐性分离术,即可向前或向后挑拨,又可切割骨膜。

【操作方法】

长圆针分类广泛,操作方法繁多(表 2-5)。

【临床应用】

长圆针应用范围广泛,多用于骨伤科病症,如肩袖损伤、颈椎病、腰椎间盘突出症、腰三横突综合征、骶髂关节损伤、膝骨关节炎、足踇外翻、足跟痛、指屈肌腱鞘炎、桡骨茎突腱鞘炎等;对妇、儿科疾病如乳腺增生病、月经不调、儿童先天拇指扳机指等也确有疗效。此外,对内科疾病,头痛、顽固性呃逆、2 型糖尿病,也具有一定临床意义,对痤疮、黄褐斑等可在一定

表 2-5 长圆针的操作方法

刺法	含义	部位	操作要点
关刺法	"关刺者,直刺左右,尽筋上,以取筋痹"《灵枢·官针》	适用于关节周围肌肉的腱末端组织	用持笔法持针,直刺腱末端结筋病灶点浅层,然后向左再向右刮剥数次,以松解结筋病灶点表层的粘连
恢刺法	"恢刺者,直刺傍之,举之前后,恢筋急,以治筋痹也"《灵枢·官针》	适用于关节周围腱末端有结筋病灶,且并发周围粘连处	①从应用毫针针刺角度理解,即先直刺,提针至皮下,再向前方斜刺,再提至皮下,再向后斜刺。②有人解释为先直刺,再斜刺,然后嘱患者升举患肢,活动肌肉,以缓解肌肉挛急
短刺法	"短刺者治骨痹,稍摇而深之,致针骨所,以上下摩骨"《灵枢·官针》	适用于骨面上的硬块状病灶、钙化的结筋病灶点	进针时,要短促渐进,渐进过程中,逐层深入,不拘层次,凡所触及坚硬如骨样组织时,可在其表面即行短刺法
输刺法	"输刺者,直入直出,深内之至骨,以取骨痹"《灵枢·官针》	适用于骨面上的硬块病灶	输刺法是将针直入直出,深入至骨

程度上缓解甚至根治。

【注意事项】

(1)进针时,长圆针刃口线方向应与周围重要组织方向一致,尽量避免可能的医源性损伤。在周围重要组织中,尤以神经干、大血管、肌腱、肌纤维为重要。即有神经干者沿神经干;无神经干者,应沿大血管方向或沿肌腱、肌纤维方向摆正刃口方向。

(2)进针时,应掌握进针方向和力度,不可猛然突入,否则会造成针尖所到位置和层次不清,影响安全性。

(3)操作时,由于种种原因不能触及结筋点时,要注意探查深度,注意应以不出现可能的危险为标准。即胸背部不可越过肋骨浅面;颈根部不可越过锁骨浅面、胸锁乳突肌深面;腰部不可越过腰椎横突;肾区不可直刺越过竖脊肌;腹壁不可越过腹白线、腹直肌侧半月线表层;各关节处,均不宜刺入关节腔。

第八节 · 锃针法

锃针为古代九针之一,是在人体皮肤表面经穴上的一种按压疗法,具有疏导经络气血的作用。古代锃针多用于治疗血脉病及热性病,如今随着锃针针具及技术的发展,已在许多疾病的治疗中得到应用。

【针具】

针身总长约 12 cm,分针柄、针体两部分,针柄长

9 cm,多用木制或金属材料;针体长 3 cm,以铝金为材料。部分针体嵌入针柄固定而成一体,针体末端延伸为粟粒状或绿豆状大小、规格有别的针头,根据临床情况选择使用。

【操作方法】

锃针操作方法因针具不同而有所不同,大体为以

下几种(表2-6)。

表2-6　锟针的操作方法

针具	操作要点
普通锟针	用右手(亦可左手)拇指、中指及环指夹持针柄,示指抵针尾或采用执笔式持针,将针尖按压在经络穴位表面,对穴位产生刺激,为加强刺激,可在推压时用示指指甲上下刮动针柄,或持锟针之手略施以微弱震颤动作,以增强穴位处的感应(得气)
电锟针	将带有导线的锟针连接 G-6805 治疗仪,针夹在体表治疗部位放置,要与皮肤呈30°或45°角的倾斜度,治疗机选用脉冲波型,频率 3 000~4 000 次/分,或用疏密波或用断续波型,强度以患者能耐受为度。在刺激的部位,要涂生理盐水,以利于导电
声电锟针	用带有导线的锟针连接 SDX-3 型声锟针仪作刺激源。声源是采用音乐磁带发出并转换为电信号来刺激穴位。一般认为以轻音乐波形为佳。其刺激频率和强度可随机体的变化提速,以患者能耐受为度。在治疗时,锟针接触皮肤部位(穴位)要涂生理盐水,以利于导电
电热锟针	仪器为恒温式电热锟针仪。使用时先连接好锟针与主机的线路,打开电源开关,预热。检查和高速电脉冲输出量与热输出量(以有轻微电刺激感和热感为度),然后将电热开关调回零位,将锟针放置在治疗穴位上,再慢慢调节高速电热输出开关到患者有电和热刺激感为止,强度以患者耐受程度而定,在治疗过程中可随治疗穴位和患者的适应情况加大或减小电热输出量

【临床应用】

内科疾病如感冒、咳嗽、哮喘、呃逆、呕吐、胃痛、腹痛、便秘、泄泻、臌胀、胸痹、头痛、面瘫、痹证、消渴、淋证、中风后遗症等。外科疾病如脱肛、肛裂等。骨伤科疾病如网球肘、腰疼、踝部软组织损伤、肌筋膜炎、腰椎间盘突出症等。妇科疾病如围绝经期综合征、痛经等。五官科疾病如复发性口腔溃疡、青少年近视眼等。本法具有疏通经络,补益气血的作用,可广泛应用于各种寒证及虚证,尤其是对害怕针刺、年老体弱、孕妇及儿童更为适宜。局部皮肤感染、有瘢痕者不宜施用此法。

【注意事项】

(1) 磁锟针应注意其尖度,过于尖锐的锟针在应用时容易刺伤皮肤,特别是面部应用时更要注意。

(2) 关于电锟针、电热锟针、声电锟针的应用,应注意电和热的输出要适宜,以免灼伤患者。

(3) 对自用本法的患者,医者应给予详尽说明,以保证疗效。

第九节 · 铍针法

铍针,又称剑针、铍刀。源于《灵枢·九针十二原》"铍针者,末如剑锋,以取大脓",《灵枢·九针论》"铍针,取法于剑锋,广二分半,长四寸,主大痈脓,两热争者也"。多用于外科,以刺破痈疽,排出脓血。

【针具】

现代铍针是在古代九针中铍针的基础上,综合过去各种疗法的优缺点,选择新的钛合金材料研制成的。铍针分针体、针柄两部分。针体用铝制成,针柄为木质或金属材料。针体长 4 cm,其末端延伸为长1.5 cm、宽 0.2~0.5 cm 的宝剑状针尖,其尖端及两侧有刃,非常锋利,所用材料耐高温,不退火,不易折。

【操作方法】

首先在患部寻找触诊局部有明确的压痛点,并可触及皮下结节或条索样包块作为进针点。局部以进针点为中心,常规消毒,医者左手拇指按压在压痛点的旁边,右手用腕力将铍针直接垂直刺入压痛点,进针深度以刺破张力增高区和正常区交界处为宜(一般刺破筋膜即可),不必过深,以免误伤组织。在进针后寻找沉紧涩滞的针感,并在针感层进行松解疏通,即松解卡压之处的软组织,待针下无沉紧涩滞感时出针。不捻转,不留针,疾刺速拔。出针后用无菌棉球按压针孔片刻止血,防止出现血肿,再用无菌敷料覆盖包扎 24 h。进针深度要视患者的体型及病变部位,因人因病而异,灵活应用。一般 2 日治疗 1 次,治疗 1~3 次即可。3 次为 1 个疗程。

【临床应用】

适用于皮神经卡压综合征首诊明确的病例,手术治疗后再次形成粘连卡压的病例,以及其他适合采用铍针进行减张减压的病例。

【注意事项】

(1) 铍针治疗是一种侵入性治疗,要求治疗者必须熟悉解剖,掌握各种手法才能使用,避免过度破坏局部组织、误伤神经,影响治疗效果。

(2) 治疗后嘱咐患者适度休息,定期复诊。

(3) 局部软组织存在炎症反应者、有出血倾向者、患有严重心脑血管疾病或脏器衰竭不能耐受刺激者、糖尿病患者有肢体缺血或软组织感染倾向者、意识不清不能配合治疗者禁用。

第十节·浮针法

浮针法是在针灸理论的基础上,结合现代医学原理,使用一次性浮针等针具在局限性病痛周围的皮下疏松结缔组织进行扫散手法的针刺治疗方法。其操作有别于传统针刺方法,不深入肌肉层,只在皮下,像浮在肌肉上一样,故取名为"浮针"。

浮针是在传统的针刺理论、阿是穴理论和腕踝针理论的基础上发展而来,是符仲华博士于 1996 年 6 月发明的,最早报道见于《针灸临床杂志》1997 年第 2 期,2002 年 8 月获得国家发明专利。浮针疗法具有简、便、廉、验、广、安的临床特点。

【针具】

浮针主要结构为软套管和套于其中的不锈钢针芯,前者有较好的柔软度,而后者有足够的刚性和硬度(图 2-6)。

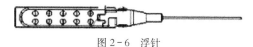

图 2-6 浮针

【操作方法】

在进针操作时,一般应双手协同,紧密配合。临床上一般用右手持针操作,主要是以拇指、示指、中指三指夹持针柄,状如斜持毛笔,用左手拇指、示指夹持辅助针身,类似毫针刺法中的夹持进针法。

1.进针

针体与皮肤呈 15°~35°刺入,用力要适中,透皮速度要快,不可刺入太深,一般 5 mm,略达肌层即可。然后,松开左手,右手改变夹持毛笔样的姿势,用拇指、示指、中指三指拿捏针座,轻轻提拉,使针身离开肌层,退于皮下。浮针是否在皮下的标志有两个:一是不扶针时,针身随即倾倒,若在肌层,则不易倾倒;二是医者在提拉浮针的过程中有突然轻松的感觉。

2.运针与扫散

确保浮针针尖在浅筋膜层,即可放倒针身。再以刺手拇指、示指和中指握持针柄,然后使针尖做扇形扫散运动。

3.再灌注

扫散的同时,使相关肌肉主动或被动进行收缩舒张运动,如运动相关部位、深呼吸、自主咳嗽等。

4.出针与留管

扫散结束后押手固定软套管,刺手持针柄将针缓慢退出,并于针孔处贴医用胶布以固定软管。一般留管 8~24 h,并嘱患者施术部位避水。

【临床应用】

浮针法的适应证以疼痛性疾患为主,主要包括慢性头痛、颈椎病、肩周炎、网球肘、腱鞘炎、腕管综合征、腰椎间盘突出症、腰肌劳损、膝关节炎、踝关节陈旧性损伤、股骨头坏死、强直性脊柱炎、胆囊炎、胆石症、慢性胃痛(慢性胃炎胃溃疡)、泌尿道结石、慢性附件炎、宫颈炎、痛经、顽固性面瘫等。

【注意事项】

(1)留针期间应注意针口密封和针体固定情况,嘱患者避免剧烈活动和洗澡,以免汗液和水进入机体引起感染。若气候炎热、易出汗、对胶布过敏或出现皮肤瘙痒,留针时间不宜过长。

(2)注意针刺部位的选择。孕妇腰骶部及下腹部,皮肤有感染、溃疡、瘢痕或肿瘤的部位,不宜针刺。一般应选对日常生活影响较小的部位,关节活动度较大处一般不宜选用;尽量避开腰带部位,以免影响针体固定。

(3)对传染病、恶性肿瘤或高热有急性炎症的患者,不宜采用浮针法。

第十一节·气功针法

气功针法是气功与针刺相结合的医疗方法,是指施术者在针刺时,利用一定的手法,将气功外气从针身输入患者体内,或用外气将患者体内的病气通过针身排出体外,达到治疗疾病的一种方法。历代著名针灸家和老中医都极力主张针灸医师应该学习气功,使气功与针刺相结合,在针灸临床中发挥更大的作用。

特别是近代的针灸大家焦勉斋、承淡安、郑毓琳等都善于将气功与针刺相结合，进行凉热补泻，提高针刺疗效。

【针具】

一般可选用三棱针或毫针，施术者练功采气于针体上，使针体带有气功信息和日月星辰、宇宙之气。

【操作方法】

1. 进针施气方法

进针方法与一般针刺法的进针方法相同，不同的是，气功针刺在进针时，要求施术者的手指带外气进针，一边进针，一边将外气输入针刺穴位内，并达病灶处。当进完针后，可采用如下几种施气方法（表2-7）。

表2-7 气功进针的施气方法

方 法	操 作 要 点	适应证
针柄排病气法	医者意想自己的左手或右手五指如五根白色气柱，插进患者病灶处，把病气通过针柄捣出来，然后把病气往地下甩，同时施加意念，让病气入地	实证
扶针进气法	医者用拇、示、中三指夹持针柄，在吸气时意想宇宙间的真气通过全身毛孔吸进下丹田，呼气时，意想将真气从下丹田经手指尖射进针体内，并达病灶处	虚证
剑指发气法	医者以拇指轻搭在环指和小指上，中指和示指并拢指向针柄。吸气时意想宇宙间的真气进入下丹田，呼气时意想真气从下丹田通过剑指射进针体内，并达病灶处	热证
劳宫发气法	医者用手心劳宫穴罩在针柄的上方，距离针柄1～5 cm。吸气时，意想宇宙间的真气光能通过全身8万余个毛孔吸进下丹田，呼气时，意想真气从下丹田经过劳宫穴射进针体内，并达病灶处	寒证
旋转聚气法	医者用手在针柄上方划圈。男性顺时针划，女性逆时针划。划圈时意想宇宙间的真气光能被聚过来，呈漩涡状向中心点即针柄处聚集，进入身体并达病灶处	虚证
缩场发气法	此法一般用在为两位以上的患者治疗时。医者意想所有被治疗的对象的信息，缩小到一个针灸模型上，医者即可在针灸模型上扎针发气治疗	适用于气功学习班上的学员进行组场治疗疾病
悬针发气法	医者持针悬空对准穴位发气，在发气的同时配合使用提、插、持、转等补泻手法而增强疗效	适用于易晕针及小儿患者

上述7种施气方法在临床上可根据具体的病情选取2～3种方法配合使用。如在患者病灶处的针柄上用排气法排完病气后，用手掌感应病灶处无凉、麻、

刺手等病理信息时，可用旋转聚气法来补真气，以巩固疗效。

2. 练功方法

表2-8 练功方法

练功方法	操 作 要 点	效应与时间
指掌开合法	松静站立，两脚略宽于肩，两膝微屈，两眼微闭，自然呼吸。两手掌摩擦发热，十指尖相对，缓缓地向两侧拉开，并缓缓地相合，同时体会十指尖及劳宫穴的凉、热、麻、胀等感觉	此法能快速打通并拓宽掌指的经络，增强掌指的灵敏度，为训练手掌查病、手指查穴打下基础，同时它又是训练采气和发气的一种方法。时间10～20 min
抱球站桩	姿势同上，两手腹前环抱，指尖相距5～10 cm。意想双手环抱一个状如篮球大小的黄光球，并意想黄光球发出耀眼的黄色灵光照亮手心、小腹及全身，意守双手心（劳宫穴）和小腹部（下丹田）的感觉。女性在月经期间要脚前环抱，意守中丹田	练站桩长功治病效果最快，练抱球站桩，蓄能快，气感明显。时间30～60 min
静坐抱球	端坐或盘坐，双手环抱置于双膝上，其他同上。每日可练2～4次	此法蓄能快，气感明显。时间30～60 min。每日可练2～4次
仰卧抱球	自然仰卧，双下肢平伸在踝部交叉，左足在上，右足在下，女性相反。双手腹前抱球，其余皆同上。时间不限，可在晚睡前或晨起前习练	效应同"静坐抱球"。时间不限，可在晚睡前或晨起前练习
收功	搓热双手、干浴面、干梳头、轻轻拍打头部，做深呼吸3～5次，把气沉到下丹田即可	

【临床应用】

气功针法可以治疗内、外、妇、儿各科疾病。临床可用于治疗面神经麻痹、小儿外伤性截瘫、颈椎病、高血压、前列腺增生症、失眠、中心性视网膜炎、各种疼痛性疾病如胃脘痛。此外，用采气之三棱针还能治疗痈疽、鼻衄、癫狂、中暑等。

【注意事项】

（1）在针刺过程中，嘱患者不要改变体位，以免使针体产生弯曲，尽量全身放松，排除杂念，始终体会病灶处和针刺部位的感觉。

（2）治疗时医者与患者都进入气功状态，这是气功针法取得显著疗效的重要因素之一。故患者最好能习练气功，提高自己对气功针刺治疗的敏感性。

（3）患有血小板减少症的患者禁止行针，以防出血不止。当身体劳累或不适时，这意味着入不敷出，会影响身体健康，要停止发气，并要进行练功，补充能量。

第十二节 · 针刀法

针刀是由金属材料做成的形状上似针又似刀的一种针灸用具。是在古代九针中的镵针、锋针等基础上，结合现代医学外科用手术刀而发展形成的，是与软组织松解手术有机结合的产物。

我国古代的九针具有刺治和割治之效，即兼具针和刀的功能，针刀疗法正是由此发展而来。近代学者在古代九针的基础上进行了一系列改进，拓展了针刀疗法的内涵和外延。20 世纪 60 年代，黄荣发创立小宽刀综合疗法；20 世纪 70 年代初，任志远创立针灸刀疗法；20 世纪 70 年代，师怀堂创立新九针疗法；1976 年，朱汉章创立小针刀疗法；1980 年，吴达创立针刀药物疗法；20 世纪 80 年代吴汉卿创立水针刀疗法。上述几种针刀疗法已广泛应用于各种疼痛疾病的治疗。

【针具】

针刀是由金属材料做成的，在形状上似针又似刀的一种针具。是在古代九针中的镵针、圆针、锃针、锋针、铍针、圆利针等基础上，结合现代医学外科用手术刀而发展形成的。其形状和长短略有不同，一般为 10～15 cm，直径为 0.4～1.2 mm 不等。分手持柄、针身、针刀三部分，针刀宽度一般与针体直径相等，刃口锋利(图 2-7)。

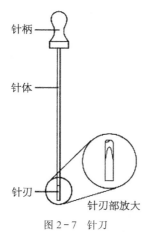

针柄
针体
针刃
针刃部放大
图 2-7 针刀

【操作方法】

进针要在严格消毒无菌条件下进行，医者左手固定在进针刀穴位的周围，同时嘱患者不要活动治疗部位，右手持已选择好的合适型号的针刀，由痛点中心处，顺着肌纤维或肌腱走行方向快速进针刺入皮下。然后再中速将针刀送入病灶所在深度，或进针到患者出现酸、胀、麻木感时，或是医者针刀下有硬韧、紧的感觉时停止进针刀，根据病变部位性质进行不同方式的剥离动作 3～5 次后快速出针刀，同时快速以干棉球压迫止血。如有出血倾向者，可在进针处加压敷

料，防止深部出血和因血肿再次引起粘连。

常用的剥离方式：

(1) 顺肌纤维或肌腱分布方向做铲剥，即针刀尖端紧贴着欲剥的组织做进退推进动作(不是上下提插)，使横向粘连的组织纤维断离、松解。

(2) 做横向或扇形的针刀尖端的摆动动作，使纵向粘连的组织纤维断离、松解。

(3) 做斜向或不定向的针刀尖端划摆动作，使粘连组织纤维松解。剥离动作视病情有无粘连而采纳，注意各种剥离动作，切不可幅度过大，以免划伤重要组织如血管、神经等。

(4) 较深部位施小针刀松解术，术后可沿肌肉走行方向做推、按手法 10～20 次，以缓解因手术而引起的局部组织痉挛紧张状态和疏散创面的出血。

【临床应用】

针刀法以治疗积累性损伤所致的疼痛症为主，但不是所有的疼痛都能治。适用于各种因慢性软组织粘连、挛缩、结瘢而引起四肢躯干部的一些顽固性疼痛点或血管神经束卡压引起的疼痛；四肢躯干损伤及手术损伤后遗症、肌肉和韧带积累性损伤、外伤性肌痉挛和肌紧张、骨折畸形愈合等，如慢性腰肌劳损、肩凝症、损伤后遗症等；部分骨质增生性疾病，如颈椎病、腰椎间盘突出症、骨性关节病、腱鞘炎、滑囊炎、骨化性肌炎初期或炎症性疼痛进入缓解期后仍有局限性粘连；关节微小移位如椎间小关节紊乱及某些脊柱相关性内脏疾病等。

【注意事项】

(1) 在进针或剥离的过程中，如患者出现突然触电样感觉时，要稍微退针刀，改变方向进针，切不可就原位进针，更不能迅猛推进以免损伤神经。

(2) 出针刀时应快，同时用棉球长时间压迫，以防出血，如发现有出血，特别是深部有出血倾向，应用无菌棉球或无菌纱布加压固定，防止继续出血。

(3) 术后对某些创伤不太重的治疗点可以做局部按摩，以促进血液循环和防止术后出血粘连。

(4) 一切严重内脏疾病的发作期，施术部位有皮肤感染或肌肉坏死者，施术部位有红肿、灼热，或深部

有脓肿者,施术部位有难以避开的重要血管、神经或重要脏器,患有血友病或其他出血倾向及凝血功能障碍者,体质极度虚弱者,高血压危象,恶性肿瘤疼痛皆不可用针刀疗法。

第十三节 · 蜡针法

蜡针法就是将刺入皮内的毫针用蜡液加温的治疗方法,即在针柄和一部分针体上套上一个加热后的石蜡瓶,从而加强针刺强度,且使之保持较长时间的作用。

【针具】

蜡针法是一种针和灸并用的新疗法,涉及的器具或材料主要为毫针、青霉素小瓶、石蜡。

【操作方法】

选好毫针,青霉素小瓶、石蜡放置操作台上。

首先辨证取穴。针刺方法同一般临床操作,针刺得气后,将加热的石蜡倒入青霉素小瓶内,置 10 min 左右,小瓶壁出现毛玻璃状时(此时瓶中央之蜡仍为液体状态),把石蜡倒套在针柄及部分针体上,瓶口距皮肤 1 cm,固定或捻转蜡瓶均可。这时患者很快有持续性的酸、麻、胀、重、热及传导感觉,一般是胀、重、热感明显加强 10 min 后即可去掉石蜡瓶。此瓶加热后可反复使用,治疗时以皮肤出现红晕为度。

【临床应用】

蜡针实为针上加灸之意,故临床应用与灸法相似,一切虚证、寒证皆可用之,尤以虚寒效果明显。

【注意事项】

(1)实热证、阴虚内热患者禁用此法;面部、眼周、心前区、大血管区域、黏膜等处禁用或慎用此法。

(2)孕妇、高热、急性炎症(肠痈、急腹症等)、大饥、大饱、大惊、醉酒、精神病患者忌用此法;传染病患者一般不用此法。

(3)施蜡针法时要使患者取得舒适体位。石蜡瓶温度要合适,石蜡冷却的时间应根据不同地区的室温情况而定,蜡温以 48~52℃为宜。安放要牢靠,在治疗过程中,应准备好放置蜡瓶的木托,托起蜡瓶,以防止针具承受不住小瓶。

(4)此法施术后以出现皮肤红晕为宜,一般局部红润不作处理。忌在治疗处用手摩擦。如局部出现水疱,可用敷料包扎,让其自行吸收。水疱大时,用消毒针头穿破,排出水液,常规包扎即可。若化脓,包扎的同时要注意保持局部干燥清洁,待自愈。若有感染,应按外科化脓感染常规处理。

第十四节 · 陶针法

陶针法属于针灸医学领域中的特殊技法。追溯陶针的起源,仍与"砭石"有关。新石器时代使用"砭石"治病,到了青铜器时代则用金属制针,《黄帝内经》中有"九针"之目。我们祖先在石器时代与青铜器时代,都创造了灿烂的陶器文化。医学的发展是随经济与文化的发展而发展,因而在陶器时代,"陶针"用于治病,是完全可以理解的。目前在我国民间仍能找到线索,特别是广西一些地区对"陶针术"保存得较为完整。壮族民间医疗一向以陶针为主,凡属适应证者,莫不应手奏效。此法主要在广大农村和边远山区应用。

陶针治病,虽然是凭经验取得疗效,其实也包含一定科学道理。陶针的轻刺手法,属于浅刺术,又称丰刺;重刺法,以见血为目的,亦符合《黄帝内经》中"菀陈则除之"之要旨。其功能在于疏通经络,助营卫运化,致阴阳平衡。其理论基本与经络学说一致。

【针具】

取旧陶瓷片经仔细清洗后,用铁器或刀背轻轻击碎,磨制成锋利的陶片针。陶片针形状不规则,针芒分粗、中、细三类。粗锋芒多用于重刺形体肥胖之人;细锋芒多用于小儿及体质瘦弱之人。一般治疗选用中等锋芒即可;需重刺、放血时可选用锋芒较锐利者。

【操作方法】

使用前煮沸消毒半小时,或用 75% 乙醇浸泡 1 h,有条件者高压消毒。壮医常用老姜片蘸白酒涂擦穴位消毒。

1．穴位及操作

表2-9　陶针法头面部刺激部位

名　称	部位和刺法	主治
发旋	在头顶部头发旋涡之中心。若发旋不明者，可取百会穴代替。若有双发旋者，可以在两发旋上分别施治。各种刺激法有：① 点刺：在发旋外单刺1针。② 丛刺：取发旋刺1针。前、后、左、右各1针，如梅花形，共5针。③ 散刺：以发旋为中心，如星形向四周散刺。④ 集中刺：由发旋周围一横指处向中心集中针刺。⑤ 扩散刺：由发旋处向四周2～3横指部扩散针刺	伤暑、中风、干霍乱、小儿夜啼、急惊风
前额	以前发际与眉心的中点（即1.5寸处）为基点，在前额横列排刺5～7针	感冒、痛经
额角棱	由眉角至发角纵列于侧额部，行刺5针	眼红痛
眉心	在两眉头之中央，点刺1针	感冒、中暑、中风、眼红痛、急慢惊风
眉弓	在眉上，取眉头、眉腰、眉尾进行点刺	眼红痛
太阳	在眉棱角后侧至曲隅部横列排刺3～5针	感冒、中暑、眼红痛、痛经
鼻端	在鼻端准头之正中，点刺1针	小儿急慢惊风
翼根	在鼻翼根与面部相接处，左右各点刺1针	小儿慢惊风
两唇	上唇即水沟穴，点刺1针或排刺3～5针；下唇即承浆穴，点刺1针	中暑、伤暑、中风、急惊风
口角	在两口吻角处，各点刺1针	小儿惊风、颜面抽搐、口眼㖞斜
耳周	环绕耳郭周围成一封闭曲线，环刺10针	胁痛、泄泻、耳痛、痄腮
颌线	在颊部，沿上下颌骨排刺5针	齿痛、痄腮

表2-10　陶针法胸腹部刺激部位

名　称	部位和刺法	主治
颈部	在喉部喉结两侧行刺5～7针	哮喘、咽痛
脐行	即胸腹正中线，由胸骨切迹起至耻骨上际行刺20针；视病情需要可全刺或分段选刺	泄泻、霍乱、疝气、痛经，腹痛（腹部刺激点）、呕吐（胸部刺激点）
夹脐行	在脐行和乳行之间，针刺数与分段选刺原则均同脐行	泄泻、腹痛、小儿夜啼、慢惊风
乳行	通过乳头的纵线，针次数与分段选刺原则均同脐行	呕吐
脐环	距脐孔2～3横指处环刺成一封闭曲线	霍乱
谷线	以胸骨剑突之尖端和脐孔之中间为基点，横列排刺7～9针	呕吐、腹痛
水线	以脐孔和耻骨上缘之中点为基点，横列排刺7～9针	尿闭
肋行	在侧胸部，自腋窝过第11肋端下至与脐孔相平处，纵列行刺10针	胁痛
腹沟行	在腹股沟处，排刺5针	疝气、尿闭

表2-11　陶针法腰背部刺激部位

名　称	部位和刺法	主治
主脊行	自第1颈椎下至尾椎，纵列行刺29针，每椎1针。视病情可全刺或分段选刺（第1刺激点均在棘突下）	感冒、中暑、伤暑、中风、虚劳、痹证、腰痛、历节风、干霍乱、齿红肿、疔疮、痈疽、痄腮、小儿急慢惊风、小儿瘫痪
项棱	颈椎两侧纵列各一行，刺7针	感冒、哮喘、齿痛、眼红痛、喉痛、小儿夜啼、百日咳
夹脊行	自胸椎至骶椎两侧各一行，当骶椎横突之外方，纵列行刺22针，视病情可全刺或分段选刺	感冒、中暑、伤暑、中风、虚劳、腰痛、胁痛、历节风、泄泻、霍乱、腹痛、疝气、尿闭、遗尿、胃痛、喉痛、痛经、小儿夜啼、百日咳、惊风、小儿瘫痪
远脊行	自胸椎至骶椎脊约二横指处，纵列行刺22针，视病情可全刺或分段选刺	中暑、伤暑、中风、痹证、腰痛、小儿瘫痪
肩棱	自胸椎部和肩部交界处肩端排刺5～7针	喉痹、痈疽、小儿瘫痪
肩胛环	以膏肓穴为核心，包括两肩胛骨在内，作一椭圆形，刺法有：① 散刺：以膏肓穴（肩胛核心）为中心作星形刺。② 集中刺：自距一横指处向膏肓穴集中。③ 扩散刺：自膏肓穴向周围2～3横指处扩散。④ 环刺：沿椭圆线进行针刺	感冒、虚劳、哮喘、百日咳、小儿瘫痪
骶鞍	在骶骨部作一马鞍形环状曲线，可从尾骨端向上作散刺或集中刺与扩散刺	痔疮、腰骶痛

表 2-12 陶针法上肢部刺激部位

名 称		部 位 和 刺 法	主 治
手六棱	两前棱	在上臂桡侧,自肩关节至肘关节排刺 10～15 针,分内外两行;内前棱在屈侧,外前棱在伸侧,视病情可全刺或分段刺	痹证、泄泻、齿痛、百日咳、瘫痪
	两后棱	在上臂之尺侧,自肩关节至肘关节排刺 10～15 针,分内外两行;内后棱在屈侧,外后棱在伸侧,视病情可全刺或分段刺	痹证
	两侧棱	在上臂前后两棱之中间,自肩关节至肘关节排刺 10～15 针,分内外两行;内侧棱在屈侧,外侧棱在伸侧,视病情可全刺或分段刺	痹证
手六关		在肩、肘、腕关节部作环刺一圈,痫痼取肘关节,痄腮取腕关节,其他局部病取患处关节	痹证、历节风、痫痼
肘弯		在肘弯部静脉重刺放血	霍乱、干霍乱、疔疮
四缝		在次、中、环、小四指掌中节重刺挤出黄水	疳积、百日咳
手十甲		在手十指指甲根部,亦可取指甲角,虚劳取手拇指甲根或甲角,胁痛取无名指甲根,干霍乱取示指甲根点刺或全刺	中暑、虚劳、哮喘、胁痛、腹痛、遗尿、齿痛、眼病、小儿夜啼、疳积
手十尖		在手十指之尖端重刺出血	伤暑、中风、干霍乱

表 2-13 陶针法下肢部刺激部位

名 称		部 位 和 刺 法	主 治
足六棱	两前棱	自股关节至踝关节,挟膝盖两棱线,纵列行刺 15～20 针,在内侧的称内前棱,在外侧的称外前棱。视病情全刺或分段刺	痹证、呕吐、腹痛、小儿瘫痪
	两后棱	自股关节至踝关节,过膝弯中点为外后棱,在外后棱与内侧棱间为内后棱,纵列两行,行刺 15～20 针。视病情可全刺或分段刺	痹证、尿闭、小儿瘫痪
	两侧棱	过屈膝两侧纹,自股关节至膝关节纵列行刺 15～20 针。在内侧的称内侧棱,在外侧的称外侧棱。视病情可全刺或分段刺	痹证、胁痛、疝气、遗尿、耳痛、痛经
足六关		两下肢股、膝、踝关节共六处,膝踝关节作环刺,股关节作半环形针刺	痹证、腰痛、历节风、小儿瘫痪
膝弯		在膝腘部静脉上重刺放血	中暑、霍乱、干霍乱、疔疮
足十甲		在足十趾爪甲根部,亦可取爪甲角处点刺或全刺	中暑、伤暑、干霍乱、疝气、尿闭、耳痛、慢惊风
足十尖		在足十趾尖端重刺出血	中风

2. 刺激强度

刺激强度分轻、中、重三类。轻刺:手法轻扬,一刺即去,冲击力小。适用于慢性病、虚证、寒证等。重刺:手法沉重,冲击力大,适用于急性病症、实证、热证等。平刺:中等刺激量,介于轻刺与重刺之间,一般患者和病症均适用。

3. 刺激方法

表 2-14 刺激方法

刺激方法	操 作 要 点
点刺	单刺一点
排刺	依横线成排点刺
行刺	依纵线成行点刺
环刺	依封闭曲线环形点刺
丛刺	三五成丛集簇点刺
散刺	以一点为中心,星形向外放散点刺,或在一个面上不规则散在点刺
集中刺	将刺激面向中心部缩小

(续表)

刺激方法	操 作 要 点
扩散刺	将刺激面向周围扩大
放血刺	重刺刺入皮肤,刺破小血管,使少量出血。多用于实热证
挑疳刺	轻刺刺破皮肤,以在刺激部挤出黄色或乳白色液体为度。此法多用于手部疳积刺激点和指缝刺激点,常用于治疗小儿疳积

【临床应用】

陶针疗法的适应证范围较广,一般常见的内、外、妇、儿各科疾病均可选用陶针施治,如中风、痹证、急喉风、急慢惊风、中暑、昏迷、厥脱、小儿夜啼、感冒、目赤肿痛、痛经、胁痛等。陶针治疗小儿惊风有特效。

【注意事项】

(1)凡不锋利之陶片应弃去,陶片针必须保持尖端锋利。

(2)皮肤有感染或溃疡者,不宜直接针刺局部患处。危重烈性传染病及心、肝、肾功能严重损害患者禁刺。

第十五节 · 磁针法

应用磁场作用于人体经络腧穴以治疗疾病的方法称为腧穴磁疗法。我国应用磁石治病已有悠久的历史,例如《神农本草经》记载了应用磁石治风湿、肢节肿痛等,历代医家还有以磁石治疗小儿惊痛、喉痛、痈肿、脱肛、耳聋、头昏等病证的记载。在治疗方法上,有外用法和内服法。1961年召开了第一次国际磁生物学会议后,产生了生物磁学这门边缘学科。1965年湖南医务工作者把磁场和经络学说结合起来,应用于临床治疗。1970年,包头医务工作者将磁性材料制成磁珠,用于穴位贴敷治疗疾病。1973年,湖南医务工作者应用稀土合金磁片作临床治疗。1974年,北京医务工作者把静磁场变成动磁场,制成旋转磁疗机应用于临床,提高了疗效。全国各地相继制出了多种磁疗器械。1978年在徐州市召开了第一次全国磁疗科研协作会议,交流了磁疗的临床和实验研究成果,制定了全国磁疗科研工作规划,有力地促进全国磁疗科研和临床工作的发展。近年来,随着科技的日益发展,新型的稀土合金磁性材料的应用,治疗方法的更新,使磁疗在临床上应用得更加广泛。

【针具】

磁疗使用的器材主要有:① 磁体及材料。磁体根据形状的不同,分为磁片、磁块、磁柱、磁珠。主要由永磁铁氧体、稀土钴永磁合金、铝、镍、钴、钢、磁钢及钕、铁、硼、永磁合金等材料制成。② 磁疗机。包括旋转磁疗机、电磁疗机、震动磁疗器(又称按摩磁疗器)等。

【操作方法】

穴位磁疗法的操作依据不同的磁疗器具而有所不同。其穴位的选择和一般针灸治疗的处方配穴大致类似,但最好能选择敏感点,对疼痛性病症,则多用局部穴。具体操作,可分静磁法和动磁法两类。

1. 静磁法

一般系指用磁合金制成的器具行穴位刺激。

(1) **直接贴敷法**:指将磁片或磁珠直贴敷于腧穴或阿是穴(痛点、病灶区等)进行穴位刺激的一种方法,是临床穴位磁疗法中最常用和最基本的一种方法。具体敷贴法又有以下几种(表2-15)。

贴敷分类	部 位	操 作 要 点
单块贴敷法	适用于身体各部位	将一块磁片贴压于穴区或患部
双块并贴法	适用于发病面积较大的部位	将两块磁片并列在一起的贴敷,操作时可以同名极排列,亦可以异名极排列。若同名极排列,可以使磁力线更深地透入患者体内;但两块磁片需保持一定距离
双块对贴法	适用于体穴,如内关与外关、阳陵泉与阴陵泉等;亦可用于耳穴	利用南北极对称的两块磁片将病变部位或穴区点在中间的一种贴法,应注意贴敷时要将磁片的极性相反对置。另外要根据对贴的距离选择不同强度的磁片
多块并贴法	适用于较大的体表肿瘤或较大面积的病变	将两块以上的磁片排列起来贴敷

(2) **间接贴敷法**:是指将永磁体磁片缝入衣服或放入布袋、皮带、塑料膜内而制成的磁衣、磁带、磁帽、护膝、护腕等进行治疗的一种方法。在穿戴上述物品时,注意使磁片对准穴位或病所。间接敷贴适于下列情况:① 对胶布过敏或不便粘贴的部位。② 磁片体积较大,不易用胶布固定。③ 需长期治疗的慢性病症。间接敷贴前,应依据症情及取穴部位将磁片的数量和缝制的位置均作精确的估计,以使磁场能有效地作用于人体,达到最佳治疗效果。

(3) **磁电法**:较常用的是将1500 GS以上的磁片2片,固定于所选穴位上,为电极片,再将电针仪之输出导线与磁片相连,通以脉冲电流。电流强度由小逐渐增大,引起轻度刺痛感以患者可耐受为度。波形可用连续波或疏密波。

(4) **耳穴贴磁法**:亦称耳穴贴敷磁珠法、耳磁法、磁珠法。具体方法为用200~500 GS(常用380 GS)之直径1~3 mm的磁珠置于所选耳穴,外以5 mm×5 mm或7 mm×7 mm之方形胶布固定。一般只贴一侧耳,可用单贴法亦可用对贴法。贴时注意磁珠间保持一定距离,选穴不宜太多,以免磁场相互干扰。

上述各法,直接敷贴法可每周换贴2次,间接贴敷法,可长期佩戴。磁电法,每次治疗20~30 min,每日或隔日治1次。耳穴贴磁法一般3~4日换贴1次。

085

第二章 · 特种针具刺法

2. 动磁法

动磁法又可分为手动磁法和电动磁法两种（表2-16）。

表2-16　动磁法

动磁法	名称	部位	操作要点
手动磁法	磁锟针法	可用于耳穴或体穴	治疗时以磁锟针的尖部垂直按压在选定的穴位上，同时给一定压力，每个穴位按压3～5 min。按压的压力，耳穴约100 g，体穴可重一些，以局部有胀、酸等感觉为宜
	磁圆梅针法	经络、穴区及病灶区	采用叩击法。以右手五指紧握针柄，右肘屈曲为90°，依靠腕部活动形成叩击力量，磁圆针部叩击时宜借助第3～5指力上下弹动锤柄
电动磁法	旋磁法	穴区及病灶区	采用电动旋磁机的机头，直接对准穴位或患区。本机的机头前面装有保护罩，故可将机头直接靠近皮肤，为了使磁片转动后能有较强的磁场作用，其距离应尽量缩短，以不触及皮肤为限
	低频交变磁疗法	病变局部的穴区或部位	令患者取舒适体位，暴露需治疗的穴区或部位，据患体外形，选相应磁头。按要求，扭动磁强开关，指向"弱""中"或"强"。治疗过程中，局部有震动感和温热感
	脉动磁疗法	病变局部穴区	嘱患者取卧位，暴露治疗的穴区部位，并使之处于两磁头之间，勿使磁力线垂直穿过治疗部位。注意使上磁头降到与皮肤贴近或接触皮肤的位置。然后转动电流调节钮，逐步增加电流强度，直至患者感受到一定程度的磁场作用
	电磁按摩法	病变局部穴区	患者取坐位或卧位，暴露穴区部位。将震动磁疗器或摩擦磁疗器置于其上，进行来回移动或局部震动刺激

3. 磁针法

磁针法是磁疗与传统的毫针刺相结合的一种方法，集两者之长，近年来在临床上越来越得以推广。常用的有以下几种（表2-17）。

表2-17　磁针法

名称	操作要点
单纯磁针法	可分为两种，一种为将针具先放入强磁场内充分磁化以后，再按常规方法选穴针刺；另一种为用皮内针刺人体穴或耳穴，在针柄部位贴敷不同磁场强度的磁片，并用胶布固定，在留针过程中，针具可保持磁化
电磁热针法	先将普通毫针刺入穴位，得气后，套上电磁热针仪之磁头，用胶布予以固定
电磁针法	用电磁针灸仪治疗，目前使用的为DC2-电磁针灸仪，为针刺得气后进行充磁

4. 剂量与疗程

磁疗的剂量按磁场表面强度分为小量（1 000 GS以下）、中等量（1 000～3 000 GS）、大量（3 000 GS以上）3种。按人体接受磁疗的总量分为小量（3 000 GS以下）、中等量（3 000～6 000 GS）、大量（6 000 GS以上）等。剂量的选择，一般老人、小儿及体弱者用小剂量开始治疗，若疗效不明显可逐渐增加剂量；青壮年体质好的开始即可用中等量或大剂量。此外，还可根据治疗部位、疾病性质等考虑剂量。如头颈部、胸部宜小量或中等量；腰、腹部及肌肉丰厚处可用大剂量；对于痛症、高血压和某些慢性顽固病，可用大剂量。

磁疗的疗程，一般20～30日为1个疗程，急性病6～10日为1个疗程，慢性病可30～60次为1个疗程，疗程间休息1周左右。

【临床应用】

腧穴磁疗法主要治疗各种急慢性疼痛性疾患，近年来经临床验证确有疗效者，主要包括下列病症：高血压、风湿性关节炎、类风湿关节炎、头痛、神经衰弱、冠心病、急慢性肠炎、慢性支气管炎、三叉神经痛等；急性扭挫伤、颈椎病腱鞘囊肿、肩关节周围炎等外科病症；痛经、外阴病、遗尿、小儿腹泻及小儿支气管炎等妇儿科病症；外耳道疖肿、神经性耳鸣、鼻炎、牙痛、近视、角膜炎等五官科病症。

【注意事项】

（1）贴磁治疗时，若有对胶布过敏者，可改用磁带治疗或采用磁疗机治疗。

（2）皮肤溃破、出血的部位不宜用贴磁法治疗。必要时可用消毒纱布间隔贴敷。

（3）老年人、虚弱患者、高热患者以及眼区的磁疗，不宜用大剂量，且时间不宜太长。

（4）若磁疗患者平素白细胞计数较低，在磁疗中应定期复查，当白细胞计数较治疗前更低时，应停止磁疗。

（5）当磁片贴敷时间较长时，由于汗渍的浸蚀可使磁片生锈，因此应在磁片和皮肤间放一小块纱布，以免磁片（或其铁锈）损伤皮肤。

（6）磁片不宜接近手表，以防止手表被磁化。穴位磁疗法之绝对禁忌证为：骨体脏器存在金属异物，如体内植有金属钉、金属片，特别是眼内、颅内有铁质异物等。相对禁忌证为：有严重的心、肝、肺、肾及血液病患者；体质极度虚弱或急性传染病、高热患者，新生儿及孕妇等。

第十六节 · 蜂针法

蜂针法是利用蜜蜂螫器官为针具,循经络皮部和穴位施行不同手法的针刺,用以防治疾病的一种自然医疗方法。该疗法亦称蜂毒疗法、蜂螫疗法。早在3 000多年前的《诗经·周颂·小毖》中就有"莫予并蜂,自求辛螫";公元前3世纪的《左传》中亦有"蜂螫有毒"等记载;《黄帝内经》中记载了"蜂螫有毒可疗胫",说明当时人们对蜂毒已有了一定的认识。1 700多年前,古罗马医学家盖伦就记述了蜂毒可作止痛等多种用途;在欧美各国还载有多例蜂螫治疗风湿病的验案;1888年奥地利医师特尔奇在《维也纳医学周刊》上发表了用蜂螫治疗风湿病173例的论文后,许多国家都对蜂毒及蜂疗进行了研究。经国内外蜂针研究者的继承和发扬,蜂针疗法已在医疗保健事业中显示出独特的效用。1986年起开始重视蜂针的过敏反应,随后相关文献出现新的高潮。

【针具】

蜂针疗法是利用蜜蜂螫器官为针具。蜂针是蜜蜂的自卫器官,当蜜蜂感受到生命受到其他生物的威胁时,会执行螫刺的动作,而在针刺的同时,蜜蜂会从蜂针注射一种液体,其中所含的化学成分对于被针螫的生物会产生局部或全身反应,我们将蜜蜂针螫所产生的液体称为蜂针液。

【操作方法】

1. 试针

对蜂毒机制的反应往往因体质不同而有所差异,为避免个别人对蜂针出现变态反应,初次行蜂针疗法前必须在医师观察下试针。初次治疗应以小剂量进行皮试,先用蜂毒注射液进行轻度皮肤刺激,第一次接受蜂针疗法的患者都会出现一些轻度的过敏反应,属正常现象可不予以处置(表2-18)。医者可根据患者的不同反应,预测患者对蜂毒液的接受程度,以估算蜂针用量,这样既安全又规范。皮试出现全身反应者,一般不适合用蜂针疗法,在一定程度上降低了医疗风险。人体对蜂针液的免疫力不是永久的,为了安全起见,间隔1个月以上,再接受蜂针治疗的患者应重新进行试针。凡出现全身反应者,不宜施用蜂针疗法,警惕可能发生的过敏性休克,要落实应急防治措施。

表2-18 试针方法

试针方法	部 位	操 作 要 点
拔针		用敷料镊子夹取一只工蜂头胸部,将其腹部向外,头部用左手捏住,右手持游丝镊掌侧向外;将蜂腹朝内,右手持镊掌侧向内,趁螫针伸出时将螫器官拔出。拔出的活螫器官,用游丝镊夹持刺针上1/3和下2/3交界处
试针	初次试针多选择在四肢外侧,阳部肌肉丰厚处	如在患者前臂下端外侧皮肤处,常规消毒。将拔出的螫器官刺在相当于外关穴位上刺入皮肤0.5~1.0 mm,随即拔出,刺点出现小皮丘。20 min后观察,若无泛发剧烈红肿、奇痒等局部反应和皮肤水肿、皮疹、胸闷、气闷、恶心、呕吐、腹痛、心悸、乏力、发热等全身反应,即可进行蜂针治疗

2. 蜂针经穴针刺方法

表2-19 蜂针经穴针刺方法

刺法	操 作 要 点
蜂针循经散刺法	常规消毒后,将螫针从活蜂尾部用游丝镊拔出,夹持蜂针,在患部或与疾病相关的经络皮部,垂直散刺4~5个穴,重点穴位采用"齐刺"或"梅花刺"。施术时沿病处所属"皮部"或压痛区每隔1~2 mm轻轻呈带状散刺。一般用3~5只蜂散刺一个区域后,用冷藏的新洁尔灭湿毛巾擦针刺区,再刺下一部位
蜂针经穴直刺法	若患者试针后局部反应轻微,可将从活蜂中取出的螫针直接刺入穴位,视病情及患者针刺后反应情况留针3~5 min,乃至10~20 min,再拔除螫针。第一次用蜂1只,以后视针刺反应及病情需要,逐次增加经穴和活蜂数。应用蜂针经穴直刺法,一般局部均会有肿痛反应,要视反应情况调整蜂针刺激量
活蜂螫刺法	用游丝镊夹住活蜂腰下段,直接用活蜂在穴位上螫刺。螫针刺入后,能迅速向体内排出蜂毒,红肿痒痛一般反应较重,故应严格掌握蜂针剂量及适宜地选择穴位

蜂针治疗初期一般多采用散刺法,刺激量小,比较表浅,易于患者接受,痛苦小、反应少;对于某些顽固疾病,可以选择在一个区域内多针刺激,效果更佳。

3. 蜂针经穴针刺方法

按管氏子午流注环周图及子午流注开穴和互用取穴表,选择每日辰时~申时(7~19时)的工作时间为开穴时间。开穴后,根据中医辨证配取2~3个穴位。隔日或每日治疗1次,10次为1个疗程,疗程间休息1周,根据病情再行第2个疗程治疗。

4. 蜂毒注射液穴位注射疗法

首先做过敏试验皮试及过敏试验肌注。根据脏腑经络辨证,首次宜取腰背及四肢肌肉较丰厚部位的腧穴1~2个穴,每穴注射蜂毒加普鲁卡因注射液0.3~0.5 ml,蜂毒剂量不超过0.5 mg/日。其后可根据病情和患者体质逐渐增加剂量。临床参考剂量为 1~3 mg/日,最大剂量 5 mg/日。穴注剂量:头面部腧穴每穴 0.3 ml;胸背部腧穴每穴 0.5 ml,四肢部腧穴每穴 0.5~1 ml;腰、股部腧穴每穴 1.5~2 ml 较为适宜。根据不同病种和病情确定疗程,一般隔日 1 次;对蜂毒反应轻微或病情较重的患者,每日 1 次,10 次为 1 个疗程,休息 5~7 日,继续第 2 个疗程。

【临床应用】

针灸可治的病症都可用蜂针治疗。如头痛、高血压、心脏病、脑血管疾病、脉管炎、各种精神疾病、各种神经性疼痛或麻痹(如腹股沟神经痛、坐骨神经痛、偏瘫、面神经麻痹等);三叉神经痛、黑斑、皱纹、齿槽脓肿等颜面五官疾病;急性韧带、骨膜、肌腱发炎、重症肌无力、关节炎、肩周炎、颈椎病、腰痛等骨伤疾病等各类病症,以防治类风湿关节炎疗效更佳。

【注意事项】

(1) 治疗前不宜吃得过饱,治疗期间不宜饮用含有乙醇的饮品。

(2) 凡初次接受治疗者,出现较轻的疼痛,局部略有红肿,不必惊慌,也不要轻易停止治疗。如出现发热、恶心、呕吐、心慌、出汗者,可应用镇静剂,如肌注 25 mg 异丙嗪即可缓解其毒副作用。

(3) 应用锋针疗法前先做过敏试验,对出现过敏反应阳性者禁用本法。

(4) 过敏体质者,不能食虾者,蜂针会造成全身荨麻疹。但少量使用蜂针却可改变体质,降低过敏因子,甚至在使用蜂针一段时间后,连虾都可食了。气喘者应少量使用蜂针,以免引发气喘致死。

(5) 心脏病患者,曾作开胸手术者,使用蜂针时易造成休克。心肺功能衰竭、装置心律调节器及更换人工瓣膜者禁用。

(6) 对蜂毒过敏者、有药物过敏史者、体虚难以接受者均禁用本法。对于严重动脉硬化、小儿、老年人、手术后要慎用此法。

第十七节 · 锋钩针法

锋钩针法是在中医理论指导下,通过使用锋钩针点刺或勾割人体腧穴或特定部位的特殊手法操作,从而治疗疾病的一种针刺方法。锋针,据《灵枢》所载,其针长 1.6 寸,针锋锐利,三面有刃。勾针,流传于民间的一种针刺工具,因其针尖前部呈钩状而命名。师怀堂在参考古九针之锋针的基础上,结合流传于民间的勾针,将两者之长融为一体,改革而发明了新型的锋钩针。

【针具】

锋钩针为不锈钢制成,针长 12 cm,中间粗而长,两端细而短,针头勾回,呈 110°角,针尖锋利呈三棱形,三个棱皆成锋刃。针之两端钩尖、粗细各异,随病选用。

【操作方法】

针具和针刺部位消毒后,医者双手用肥皂水清洗干净,再用 75%乙醇擦拭。针具和针刺部位必须严格消毒,防止感染。右手拇、示二指捏持针柄,中指置于针身下部,微露针头,呈持笔式。锋钩针的操作方法一般分为勾割法、点刺法、挑刺法(表 2-20)。可按疾病的需要,选用不同的刺法(表 2-20)。

表 2-20 锋钩针刺法

刺法	操作要点
勾割法	用左手拇、示指绷紧所刺部位的皮肤,右手迅速将针头垂直刺入皮肤;在针头刺入皮肤后,将针体扭正与皮肤垂直,将皮下白色纤维挑起;然后,上下提动针柄,进行勾割,可听到割断纤维的吱吱声,一般勾割 3~4 下;勾割完毕,恢复到进针的角度,将针尖顺原针孔而出;出针后,立即用板球按压针孔
点刺法	用左手拇、示指绷紧所刺部位的皮肤,右手持锋钩针,使针尖与皮肤呈 90°角,然后迅速翻转手腕点刺穴位(或刺激点),血即随针而出
挑刺法	左手拇、示二指将反应点周围的皮肤肌肉绷紧,右手持锋钩针对准反应点(红豆点、敏感点、丘疹点等),迅速而敏捷地挑刺所需部位,并挤出血点

【临床应用】

锋钩针以其独特的结构和操作方法,通过刺血和勾割,可以起到泻热排毒、引邪外出、疏通经络、松解粘连、理筋活络的作用。在治疗热证、痛症、经筋病症等方面疗效显著,如肩周炎、神经性头痛、腰背肌劳损、腱鞘炎、脑血管病后遗症、胃肠疾病。其他如急性结膜炎、扁桃体炎、急性(或慢性)咽炎、高热等也可用此疗法治疗。

【注意事项】

(1) 操作过程中,对于施术部位的局部解剖要有充分的了解，注意避开重要的神经、大血管或重要脏器，以免意外发生，确保医疗安全。

（2）严重的感染、溃疡和创伤部位暂不适用锋钩针治疗；尚未愈合的伤口、手术部位、瘢痕、恶性肿瘤

部位、严重的静脉曲张、血友病患者（常有出血倾向）、自发性出血或损伤后出血不止者、小儿囟门未闭合者，均禁用锋钩针治疗；对重要脏器、较大血管部位、妊娠期妇女当慎刺。

第十八节 · 粗针法

粗针又称巨针，系由《黄帝内经》中"九针"之大针演化而来，因其针体特粗而名之。粗针治疗的针感强，针刺时间短，进针不易弯曲，很少有滞针、折针现象。因此，粗针疗法适用于需要强刺激或放血的病症。粗针比普通针灸针更粗更长一些，采用粗针治疗具有针感强、刺激量大、针刺时间短，进针不易弯曲，很少有滞针和折针现象的优点。因为刺激部位大多在背部肌肉丰厚处，而且一般每次只扎一针，针刺间隔时间又比较长，虽然针较粗较长，治疗时并没有很大的痛苦。

【针具】

粗针的结构与毫针一样，分为针尖、针体、针根、针柄和针尾。但粗细规格与毫针不大相同，粗针针体的直径有 0.4 mm、0.6 mm、0.7 mm、0.8 mm、1.2 mm 几种，长度 10～33 cm 不等。粗针的针尖宜圆而不钝，利而不锐。太圆则钝，进针困难，患者痛苦；太利则锐，针尖容易卷曲。

【操作方法】

操作时主要有夹持进针法、夹压进针法、捻转进针法三种进针方法，进针后，一般即有较强的针感。若需强刺激可提插 6～7 次，针刺后有放电感者效果最佳，但对儿童不宜提插过多。如用于肌肉萎缩患者，可用卷肌提插法，即针刺入后，针体向一个方向捻转，以转不动为度。此时肌纤维已缠住针体，然后上

下提插数次。提插 2～3 次为中度刺激，留针不提插为弱刺激。达到针刺目的即可出针，出针时应以挤干乙醇的棉球按揉针孔，以免出血。对于实热证可不按压，使其放出少量血液则效果更佳。

【临床应用】

临床中常用粗针来治疗皮肤科疾病、神经系统疾病、呼吸系统疾病和各种软组织疼痛。对带状疱疹、神经性皮炎、多发性神经炎、丹毒、湿疹等，以及某些内科疾病如面瘫、胃下垂、中风等疾病都有较好的疗效，粗针也长于治疗各种痛症及骨伤科疾病，如肋间神经痛、坐骨神经痛、腰椎间盘突出症、梨状肌综合征、肱骨外上髁炎等疾病。

【注意事项】

（1）避免刺伤大动脉与大静脉：在静脉与动脉显露处，表浅处应注意避开下针。深刺时若刺中血管，患者觉针下剧痛或针体有跳跃感应立即停针不动，再将针慢慢提起，压迫针孔片刻。

（2）避免刺伤内脏：胸背部，易伤内脏的穴位禁深刺。腰部亦不宜深刺，免伤肾脏。针刺上腹部穴要检查肝脾是否肿大，针刺下腹部穴位时需排空膀胱。

（3）局部红肿：若出现局部红肿、微量出血或针孔局部小块青紫，一般为刺破局部小血管所致，无须处理可自行消散。如局部青肿，疼痛较剧，可在局部按摩或热敷以助消散。

第十九节 · 砭针法

砭针法又称为"砭术"，砭术系中医学砭、针、灸、药、按跷和导引六种治疗方法之一，其遵循中医学整体观念与辨证论治的治疗原则。在整体观念中，不仅将人与自然看作整体，亦将经脉、络脉、经筋、皮部、腧穴全部经络学内容以整体观念的原则一一应用于砭

石治疗之中。辨证论治是中医学独特的治疗原则，在砭术中体现在诊断和治疗的全过程。

早在旧石器时代，我们的祖先没有药理知识，每当身体不适时，就抓起火堆旁被烤热的石头进行热敷和刮拭，他们慢慢发现，一些特殊的石头对于病痛颇

有疗效,于是逐渐总结为中医的精华之一——砭术。秦汉以后,随着金属针具的出现及发展,针法逐渐替代和发展了砭刺作用,而砭石的另一部分作用又逐渐为推拿、刮痧等其他疗法所取代,砭术便渐渐湮没无闻了。宋代罗泌《路史》记载"伏羲尝草制砭,以治民疾",说的是距今五千年前的伏羲氏试尝草药、制造砭具来治疗百姓的疾病,肯定了这个历史时期"砭"已经作为一门医疗技术出现了。民国时期韬光居士所著的《砭术述略》把应用数千年而又濒临失传的砭术整理结集成册,做一简略但又系统的总结,并刊布流传,使得这门古老的医疗技术自《黄帝内经》起至《砭术述略》,有一个完整的发展脉络,这是一项前无古人的工作。《砭术述略》从正名、取材、制砭、施术手法、治则以及禁忌等多个方面对砭术进行了原则性的阐述。

【针具】

以泗滨砭石为上乘,根据不同的操作方法,所用砭石的形状也有所不同,似棒者名砭棒,似球者名砭球,似板者名砭砧,似锥者名砭锥,用于佩戴者名砭佩,似尺者名砭尺(图2-8)。

【操作方法】

1.针前准备

实施砭针前要全面了解受术者状况,明确诊断,

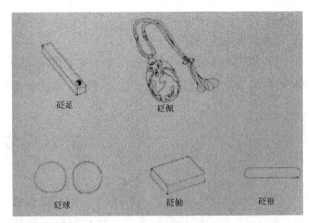

图2-8 砭针

做到手法个体化,有针对性,着重于解决关键问题。准备好治疗时所需要的砭具,用75%医用乙醇擦拭消毒,大块砭针可用温水擦洗清洁;指导受术者采取合适的体位;加强与受术者之间的交流,使其解除不必要的思想顾虑。实施砭针前,首先要使背部等施术部位充分暴露,皮肤保持清洁干燥,无破损、溃疡以及化脓性皮肤病等影响操作的情况。

2.砭石刺激方法

砭术在古砭术和民间石疗法的基础上,针对现代人的特点推出砭术的基本方法砭术十六法,包括感、压、滚、擦、刺、划、叩、刮、拍、揉、振、拨、温、凉、闻、拭(表2-21)。

表2-21 砭针的操作方法

砭术	含义	工具	操作要点
感法	即感应法,是指接近和接触泗滨砭石,达到保健和调理的方法	泗滨砭石	分直接接触和间接接触两种。直接接触指用泗滨砭石直接触及人体。间接接触指泗滨砭石与人体之间有一定距离或专门敷设的棉布类织物
压法	即用砭具与人体接触后,再加以一定的压力,使砭具压迫人体,以达到更强效果的方法	泗滨砭石	实施压法,可以使泗滨砭石的场能和砭术师的作用力更好地作用于经络,在砭术的实施过程中都必须用压法
滚法	即用砭具直接作用于人体体表部位,施加一定的压力,并沿着经络方向进行滚动的一种方法	砭棒、砭球等	滚法作用强度比较缓和,面积比较大,有利于调和经络之气
擦法	指用泗滨砭石在体表上进行摩擦的一种方法	砭砧、砭棒和多功能砭板	直接作用于人体皮肤的擦法,一般作用强度较轻,有利于调和经络气血。用于砭术调理时,一般都施加一定的压力,隔一层棉织物作用于机体上,这样更有利于放松机体、疏通经络,达到更好的调理目的
刺法	指用砭具点穴的方法	砭锥、多功能砭板、砭砧、砭棒和砭球	利用砭具的尖部刺激人体的相关穴位
划法	指用砭具沿着体表经络方向划动的一种方法	砭锥和带有锥状尖端的多功能砭板	划法实施方法与擦法不同的是使用了尖锐的砭锥,触及皮肉的面积小、压力大、刺激强
叩法	指利用砭具连续地叩击人体的砭术方法	砭砧、砭棒、砭锥、多功能砭板等	叩击的力量不宜过大,叩击的频率最好与患者的脉搏相同。实施叩法时,肩背部和四肢部肌肉丰厚的部位力度可大一些,在躯体上要轻,头部做叩法时要极轻
刮法	利用砭具刮拭人体的砭石疗法	砭砧、砭棒、砭锥、多功能砭板	砭术调理以刮拭后背、调畅五脏六腑之经气为基础,使用砭板进行调理时,并不要求出痧
拍法	指砭术师手持砭尺拍击人体体表经络穴位的一种调理方法	砭尺	作用力比较集中,针刺感更明显,渗透层次更深,能更有效疏通经络、活化气血循环

砭术	含　义	工　具	操　作　要　点
揉法	指在一定压力下使用砭具在体表肌肉层上进行揉擦的一种方法	/	使用一定压力，达到所需层次，在同一层次上逆时针方向均匀、柔和、渗透地实施揉法，由点到面，由轻到重，持续地作用于机体上
振法	指在压法和刺法基础上，砭术师手持砭具，有节奏地作上下振动的一种方法	/	在压法和刺法中加以振法，可以将压法和振法对人体的作用传向人体的内部深处，有助于对人体内部脏腑的调理
拔法	指在压法和刺法中，当压力与刺力达到最大时，砭术师迅速沿相反方向将砭具撤离人体的一种方法	/	拔法的要领在于缓压速拔，或缓刺速拔。拔法的施行，使人体局部压力增高的区域压力骤减，受压区深部和四周的气血快速向原受压区回流。负压拔罐也属此法
温法	指将砭具加热以后置于人体体表部位，用温热调理疾病的方法	砭砧、砭板	可以把砭具放在热水中加热，或在日照下加热后，再置于施治部位
凉法	指将砭具放在冷水中浸泡良久，然后取出擦干，再把它置于人体患部的方法	砭板、砭佩、砭棒	凉法的作用在于消减人体内的热毒。应用凉法要注意掌握分寸，不能过度，过度则会使患者受寒。特别是对于年老体弱者
闻法	闻是听的意思。闻法就是听磬。听浮磬声有益于人的健康	/	砭术中的闻，是十六法中的乐音疗法
挝法	指自己亲自击磬的砭术方法	/	包括闻磬与击磬。闻磬时，磬发出的声波通过空气介质传到人体。击磬时，由于磬与人直接接触，或通过固体磬锤与人体相通，磬发出的声波传到人体时带来的声能大于闻磬的场合

【临床应用】

预防和治疗头痛、目眩、记忆力减退、阿尔茨海默病、感冒、高血压等症；治腰腿痛、颈肩背痛、四肢关节风湿痛等骨关节类疾病，中风后遗症、肌肉痉挛、痛经、月经不调等慢性疲劳综合征和妇科类疾病；对于头晕、近视眼、皮肤病、糖尿病、腹泻、腹胀、便秘、失眠、更年期综合征、美容和减肥等方面也表现出较好的效果。

【注意事项】

（1）有出血倾向者，不宜用出痧的方法，宜用感、擦、揉、滚、温、闻等比较柔和的手法；如出血倾向严重者，上述手法亦禁用。

（2）化脓性炎症、有渗出溃烂的皮肤表面（如湿疹、疱疹、疔疮、痈疽等）及各种传染性皮肤病的皮损部位禁用，只可在皮损周围进行治疗。

（3）妇女怀孕期间下腹部禁用，以防造成流产。

（4）砭石产品易碎，切忌磕碰。

第三章
特定部位刺法

第一节 · 头针法

头针,即采用毫针或其他针具刺激头部特定部位以达到治疗全身疾病目的的一种方法。是以传统针灸学及现代解剖学、神经生理学、生物全息论为基础指导的一种新的治疗方法,因头部肌肉浅薄、血管丰富,在临床上常采用沿皮刺透穴的方法,并结合捻转、提插等施术手法。

《素问·骨空论》记载,"汗出头痛,一身重恶寒,治在风府",《灵枢·五乱》曰,"乱于头则为厥逆,头重眩仆……取之天柱";汉代《太平经·灸刺诀第七十四》曰,"灸刺者,所以调安三百六十脉,通阴阳之气而除害者也。三百六十脉……出外周旋身上,总于头顶,内系于藏";晋代皇甫谧的《针灸甲乙经》中有很多头部腧穴治疗疾病的记载,如"咽肿难言,天柱主之……癫疾大瘦,脑空主之……小便赤黄,完骨主之"。此后各代医籍中有关头部腧穴治疗疾病的记载亦非常丰富。虽然古代医家已经在经络理论上认识到头部的重要性,但在临床选取头部腧穴治病时,仍主要治疗神志病、寒热病及头面五官疾病,还未达到用头部腧穴治疗全身各部疾病的程度。

20世纪50年代末,针灸工作者受到耳针疗法的启发,开始留意头部区域与全身各部分的对应关系。如50年代末陕西的方云鹏、60年代初上海的汤颂延开始用头针治病,并逐步完善。通过长期不懈的临床实践,反复验证,总结升华,1971年山西的焦顺发头针疗

法问世,随后1976年方云鹏头针疗法、1979年朱龙玉头针相继问世,他们都提出了各自的学术见解,形成了不同的头针穴名体系,产生了不同风格的流派。

【定位与主治】

1. 标定线

有两条前后正中线和眉枕线(图3-1)。

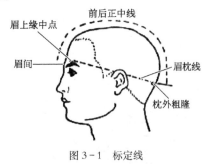

图3-1 标定线

（1）前后正中线:眉间和枕外粗隆顶点下缘的连线。

（2）眉枕线:眉上缘中点和枕外粗隆尖端的头侧面连线。

2. 头针刺激部位

按颅骨的解剖名称额区、顶区、颞区、枕区分为4个区,14条标准线(左侧、右侧、中央共25条)。

（1）额区:包括额中线、额旁1线、额旁2线、额旁3线(图3-2)。

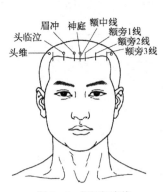

图3-2 额区标定线

表 3-1　额区标定线

穴　名	定　位	与经脉的关系	主　治
额中线	在额部正中,前发际上下各 0.5 寸,即自神庭穴(DU24)向下针 1 寸	属督脉	神志病、头、鼻、舌、眼、咽喉病等,如神昏、失眠、健忘、多梦、头痛、鼻塞、目赤、咽痛、癫狂痫等
额旁 1 线	在额部,额中线外侧直对眼内角(目内眦),发际上下各 0.5 寸,即自眉冲穴(BL3)沿经向下针 1 寸	属足太阳膀胱经	肺、心等上焦病证,如咳嗽、胸痛、感冒、失眠、心悸怔忡、心绞痛、支气管哮喘等
额旁 2 线	在额部,额旁 1 线的外侧,直对瞳孔,发际上下各 0.5 寸,即自头临泣(GB15)向下针 1 寸	属足少阳胆经	脾、胃、肝、胆等中焦病证,如胃痛、脘痞、急慢性胃炎、胃十二指肠溃疡、肝胆疾病等
额旁 3 线	在额部,额旁 2 线的外侧,直对眼外角,自头维穴(ST8)的内侧 0.75 寸处,发际上下各 0.5 寸,共 1 寸	属足少阳胆经和足阳明胃经之间	肾、膀胱等下焦病证,如功能性子宫出血、阳痿、遗精、子宫脱垂、尿频、尿急等

（2）顶区：包括顶中线、顶颞前斜线、顶颞后斜线、顶旁 1 线、顶旁 2 线（图 3-3）。

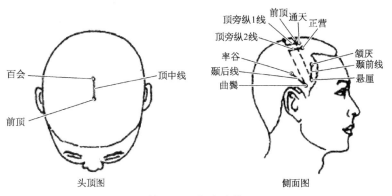

图 3-3　顶区标定线

表 3-2　顶区标定线

穴　名	定　位	与经脉的关系	主　治
顶中线	在头顶正中线上,自百会穴(DU20)向前 1.5 寸至前顶穴(DU21)	属督脉	腰、腿、足病证,如瘫痪、麻木、头痛、皮质性多尿、小儿遗尿、脱肛、胃下垂、子宫脱垂、眩晕等
顶颞前斜线	在头部侧面,从前顶穴(DU21)至悬厘穴(GB6)的连线	斜穿足太阳膀胱经、足少阳胆经	对侧肢体中枢性运动功能障碍。将全线分 5 等分,上 1/5 治疗对侧下肢中枢性瘫痪,中 2/5 治疗对侧上肢中枢性瘫痪,下 2/5 治疗对侧中枢性面瘫、运动性失语、流涎、脑动脉硬化等
顶颞后斜线	在头部侧面,从百会穴(DU20)至曲鬓穴(GB7)的连线	斜穿督脉、足太阳膀胱经和足少阳胆经	对侧肢体中枢性感觉障碍。将全线分成 5 等分,上 1/5 治疗对侧下肢感觉异常,中 2/5 治疗对侧上肢感觉异常,下 2/5 治疗对侧头面部感觉异常
顶旁 1 线	在头顶部,顶中线左右各旁开 1.5 寸的两条平行线,自承光穴(BL6)起向后针 1.5 寸	属足太阳膀胱经	腰、腿、足病证,如下肢瘫痪、麻木、疼痛等
顶旁 2 线	在头顶部,顶旁 1 线的外侧,两线相距 0.75 寸,距正中线 2.25 寸,自正营穴(GB17)起沿经线向后针 1.5 寸	属足少阳胆经	肩、臂、手病证,如上肢瘫痪、麻木、疼痛等

（3）颞区：包括颞前线和颞后线（图 3-4）。

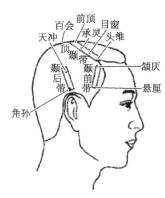

图 3-4　颞区标定线

表 3-3　颞区标定线

穴名	定　位	与经脉的关系	主　治
颞前线	在头部侧面,颞部两鬓内,从额角下部向前发际处,颔厌穴(GB4)至悬厘穴(GB6)	属足少阳胆经	偏头痛、运动性失语、周围性面神经麻痹及口腔疾病等
颞后线	在头部侧面,颞部耳上方,耳尖直上率谷穴(GB8)至曲鬓穴(GB7)	属足少阳胆经	偏头痛、眩晕、耳聋、耳鸣等

（4）枕区：包括枕上正中线、枕上旁线和枕下旁线（图 3-5）。

表 3-4　枕区标定线

穴　名	定　位	与经脉的关系	主　治
枕上正中线	在枕部,枕外粗隆上方正中的垂直线,自强间穴至脑户穴,长1.5寸	属督脉	眼病
枕上旁线	在枕部,枕上正中线平行向外0.5寸,长1.5寸	属足太阳膀胱经	皮质性视力障碍、白内障、近视眼、目赤肿痛等眼病
枕下旁线	在枕部,从膀胱经玉枕穴,向下引一直线,长2寸	属足太阳膀胱经	小脑疾病引起的平衡障碍、后头痛、腰背两侧痛

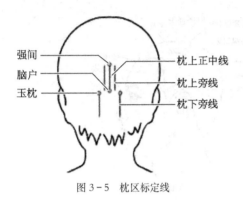

图 3-5　枕区标定线

【操作方法】

1. 针具

临床一般选用 30 号或 32 号不锈钢毫针。毫针的长度,应根据患者的年龄、体质和治疗部位等加以选择。一般而言,婴幼儿用 5 分针,成人用 1.5~2 寸针;体弱者用 1 寸针,体壮者用 1.5~2 寸针;颞部用较短的毫针,巅顶部可用较长者。

针前准备还包括针具的质量检查、患者的体位、消毒操作、治疗部位的相应处理等,具体参见上篇"针法基础",本章皆不再一一列出。

2. 取穴原则

(1)辨病取穴:主要原则是根据病变部位、性质、选取相应的头穴。以中枢神经系统为例,中风偏瘫其病变部位在大脑皮层中央前回、后回者,分别取用运动区(或顶颞前斜线)、感觉区;中风失语引起的失语,运动性失语取言语 1 区(即运动区下 2/5),感觉性失语取言语 3 区,命名性失语取言语 2 区。对于癫痫患者则可根据脑电图显示确定病变部位,来选用相应头针穴位。如额叶癫痫取额区的额中线、额旁 1 线,顶叶癫痫取顶中线或足运感区,颞叶癫痫取颞后线或晕听区,枕叶癫痫取枕上正中线。

(2)辨证取穴:主要原则是根据临床表现,采取循

经取穴和脏腑功能取穴的方法。某些头针治疗线与头部经络相重叠,如在该经脉循行部位发生病变,则可选取与该经脉在头部循行线相重叠的头部治疗线。如急性腰扭伤与慢性腰背痛,病变属于足太阳膀胱经与督脉,头针取穴则以枕上正中线,枕上旁线为主,即为循经取穴。又如,心主血脉,心主神明,心开窍于舌,根据脏腑功能取穴,血脉病、神志病、舌病都可取用与心相应的头针治疗线(区),如额旁 1 线(右)或胸腔区。

(3)对症取穴:临床治疗中,头针取穴也可选用对症取穴的形式。如额旁 1 线、额旁 2 线、额旁 3 线以治疗急性病症及痛症见长,肩痛取顶颞后线,腰背痛取顶颞前线。

(4)经验取穴:根据长期临床实践摸索出来的对某些疾病有特殊疗效的穴位。如在选取感觉区治疗头痛时,却无意间发现同时治好了阳痿病,于是每治疗阳痿病时,配用感觉区,疗效就要好一些。

3. 进针方法

(1)指切进针法:左手拇指指甲掐切头穴,右手持针,针尖紧靠指甲边缘,迅速刺入皮下。

(2)捻转进针法:右手持针,稍微用力,缓慢捻转进针,捻转角度在 45° 以内,拇指向前后均匀捻转,边捻转,边进针。

(3)快速进针法:用一手拇指,示指尖捏住针体下端,距针尖约 2 cm 处,将针尖对准进针点,手指尖距头皮 5~10 cm,手腕背屈后,然后手腕突然向腹侧屈曲,使针尖冲进头皮下或肌层。

(4)快速推进针

■ 单手推进:飞针刺入后,一手拇、示指尖捏住针柄下半部,中指紧贴针体末端,沿头针刺激区(治疗线)方向,将针体推进至帽状腱膜下层。

■ 双手推进:飞针刺入后,一手拇、示指尖捏住针柄下半部,中指紧贴针体,另一手指、示指尖轻轻捏住针体近皮处,以免针体弯曲,然后将针体推进至帽状腱膜下层。

4. 行针方法

针体进入帽状腱膜下层后,医者可通过各种手法操作,激发患者针感,达到有效刺激量,头针的针刺手法,主要有捻转、提插等。

(1)捻转手法

■ 快速捻转手法:在针体进入帽状腱膜下层后,术者肩、肘、腕关节和拇指固定不动,以保持针刺不能

上下移动。示指第 1、第 2 节呈半屈曲状,用示指第 1 节的桡侧面与拇指第 1 节的掌侧面持住针柄,然后示指掌指关节作伸屈运动,使针体快速旋转,要求捻转频率在 200 次/分以上,持续 2～3 min。其特点是速度快,频率高,易激发针感,能在较短时间内达到有效刺激量。

■ 捻转补泻手法:头针操作临床上亦有采用一般速度的捻转补泻手法。① 捻转补法:捻针时,拇指向前用力较重,示指向后用力较轻,针体以左转为主,为补法。② 捻转泻法:捻针时,示指向前用力较重,拇指向后用力较轻,针体以右转为主,为泻法。③ 平补平泻:拇、示指均匀用力来回捻针,缓慢轻柔,其捻针幅度在 90°以内。

（2）提插手法

■ 抽气法:手持毫针沿皮刺入帽状腱膜下层,将针向内推进 1 寸左右处,保持针体平卧,用拇、示指紧捏针柄,以爆发力向外迅速抽提针体 3 次,每次至多提出 1 分许,再缓慢将针向内插至 1 寸处。如此反复操作,持续 1 min 左右。

■ 进气法:手持毫针沿皮刺入帽状腱膜下层,将针向内推进 1 寸左右处,保持针体平卧,用拇、示指紧捏针柄以爆发力向内迅速进插针体 3 次,每次至多插入 1 分,再缓慢将针向外提至 1 寸处。如此反复行针,持续 1 min 左右。

上述手法关键有二,一是术者的提力,二是行针的速度,指力要求术者用爆发力即瞬间用力,向内插针或向外提针的速度要快。同时,要求每次抽提或进插针体的幅度要小,因此,称为"小幅度提插"。本法的特点是患者痛苦小,术者省力、省时,易达到较大的刺激量。

5. 留针方法

留针是指针刺入腧穴行手法后,将针留置穴位皮下的方法。留针是针刺过程中的重要步骤,通过留针可以加强针感并且便于继续行针施术。一般分为静留针与动留针两种。

静留针是在留针期间不再施行任何针刺手法,让针体安静而自然地留置在头皮内。《灵枢·经脉》曰:"静以久留,以气至为故。"一般情况下,头穴留针时间在 15～30 min。如症状严重、病情复杂、病程较长者,可留针 6～12 h,甚则 24 h。头穴长期留针,并不影响肢体活动和正常生活,在留针期间可嘱患者正常活动

和生活,有提高临床疗效的作用。

动留针是在留针期间内,间歇重复施行相应手法,以加强刺激,在较短时间内获即时疗效。一般情况下,在 15～30 min 内,间歇行针 2～3 次,每次 2 min 左右。

6. 出针方法

头针的出针一般要求缓慢出针至皮下,然后迅速拔出,拔针后必须用干棉球按压针孔,以防出血。头发较密部位常易遗忘所刺入的毫针,需反复检查,以免遗留。

【临床应用】

可用于中枢神经系统疾患和脑血管疾病所致的偏瘫、失语、假性球麻痹,小儿神经发育不全和脑性瘫痪,颅脑外伤后遗症,脑炎后遗症,以及癫痫、舞蹈病和帕金森病等;精神疾患,如精神分裂症、癔症、考场综合征、抑郁症等;疼痛和感觉异常等病症,如头痛、三叉神经痛、颈项痛、肩痛、腰背痛、坐骨神经痛、胆绞痛、胃痛、痛经等各种急慢性疼痛病症,以及肢体远端麻木、皮肤瘙痒症等病症;皮质内脏功能失调所致疾患高血压病、冠心病、溃疡病、性功能障碍和月经不调,以及神经性呕吐、功能性腹泻等;内妇儿科疾病感冒、支气管哮喘、糖尿病、尿路感染、甲状腺功能亢进症、崩漏、小儿惊风等;外科及运动系统疾病颈椎病、腰椎病、肩周炎、踝关节扭伤、直肠脱垂等;五官科疾病梅尼埃病、神经性耳聋、近视、咽炎、复发性口疮等。

【注意事项】

（1）针刺前后做好常规消毒,以防感染。

（2）对精神紧张、过饱、过饥者应慎用,不宜采取强刺激手法。

（3）头发较密部位常易遗忘所刺入的毫针,起针时需要反复检查。

（4）留针应注意安全,针体应少露出头皮,不宜碰触留置在头皮下的毫针,以免折针、弯针。如局部不适,可稍稍退出 0.1～0.2 寸。对有严重心脑血管疾病而需要长期留针者,应加强监护,以免发生意外。

（5）囟门和骨缝尚未骨化的婴儿禁刺。

（6）患有严重心脏病者、重度糖尿病、重度贫血、急性炎症、心力衰竭者应禁刺。

（7）中风患者,急性期如因脑血管意外引起有昏迷、血压过高时,暂不宜用头针治疗,须待血压和病情稳定后方可做头针治疗。

第二节 · 眼针法

眼针是指在眼部周围特定的刺激区穴施以针刺，以防治疾病的一种方法，是在"观眼识病"的基础上发展变革而来的。

"观眼识病"早在《黄帝内经》中就有记载，《黄帝内经》的"观眼识病"是在阴阳、五行的理论指导下，把眼睛按阴阳和五脏划分为不同的反映区来指导临床治疗。彭静山的"观眼识病"不同于《黄帝内经》，是一种观察眼睛中不同部位络脉的变化而诊断和治疗疾病的方法，是启发于《证治准绳·目门·卷七》的一句话："华元化云：目形类丸，瞳神居中而前，如日月之丽东南而晚西北也。内有大络六，谓心、肺、脾、肝、肾、命门各主其一；中络八谓胆、胃、大小肠、三焦、膀胱各主其一；外有旁支细络莫知数，皆悬贯于脑，下连脏腑，畅通血气往来以滋于目。故凡病发，则有形色丝络显见，而可验内之脏腑受病也……"经过无数次的临床观察研究和归纳总结，最终将双眼及眼眶周围，以瞳孔为中心平均划分了八个穴区并与五脏六腑相对应，共设立 13 个"眼周眶区穴"。1974 年，首次提出了"观眼识病"这一眼诊临证诊断方法，通过观察某穴区内血络颜色形态的变化，来判断患者发病的脏腑部位、疾病性质和病情轻重。

【定位与主治】

眼区的划分是以八卦来划区的，即将眼划分为乾、坎、艮、震、巽、离、坤、兑八个区，分别以阿拉伯数字 1、2、3、4、5、6、7、8 代替。在这 8 个区里分别容纳肺、大肠、膀胱、上焦、肝、胆、中焦、心、小肠、脾、胃、下焦共 13 个穴位。

具体划分方法如下：两眼向前平视，经瞳孔中心做一水平线并延伸过内、外眦，再经瞳孔中心做该水平线之垂直线，并延伸过上、下眼眶。于是将眼区划分成 4 个象限，再将每一个象限分成两个相等区，即成 8 个象限，此 8 个相等区就是 8 个经区。左眼属阳，阳生于阴，8 区排列顺序是顺时针方向；右眼属阴，阴生于阳，8 区排列顺序是逆时针方向。但各区代表的脏腑则左右相同。1 区为肺、大肠；2 区为肾、膀胱；3 区为上焦；4 区为肝、胆；5 区为中焦；6 区为心、小肠；7 区为脾、胃；8 区为下焦。每区所占的范围，用时钟计算为 90 min。如左眼 1 区 10 时 30 分～12 时；右眼逆行，右 1 区为 7 时 30 分～6 时，依次类推。其穴位则 1、2、4、6、7 区，每区各 2 个；3、5、8 区，每区各 1 个，统称 8 区 13 穴（图 3-6）。

表 3-5 眼针分区

分区	方向	五行属性	所属脏腑	所属卦
1 区	西北	金	肺与大肠	乾
2 区	正北	水	肾与膀胱	坎
3 区	东北	（山）	上焦	艮
4 区	正东	木	肝与胆	震
5 区	东南	（风）	中焦	巽
6 区	正南	火	心与小肠	离
7 区	西南	土	脾与胃	坤
8 区	正西	（泽）	下焦	兑

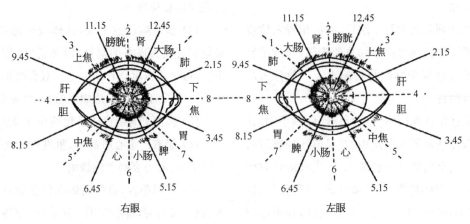

图 3-6 眼针穴位分布图

临床针法备要·上篇 针法基础

【操作方法】

1．针具

眼针是一种特制的针具，以长 15 mm（即 0.5 寸）、30～34 号的不锈钢针具为宜。

2．取穴原则

（1）循经取穴：确诊病属于哪一经即取哪一经区穴位，或同时对症取几个经区。

（2）看眼取穴：观眼，哪个经区络脉的形状、颜色最明显即取哪一经区穴。

（3）病位取穴：按上、中、下三焦划分的界限，病在哪里即针所属上、中、下哪个区。如头痛项强，不能举臂，胸痛等均针上焦区。

3．进针与行针方法

取穴时以瞳孔为中心，将眼周分 360°，目内眦为 0°，目外眦为 180°，每个眼穴都有一定的范围，眶内直刺时，针体刺在穴位点上，眶外横刺时，针体刺在该穴位所在范围的眶缘上。眼针进针要稳、准、快。一手持针，另一手按住眼睑，把眼睑紧压在手指下面，右手拇、示二指持针迅速准确刺入。针尖刺入真皮，到达皮下组织即可，直刺不可超过 10 mm，留针时间以 10 min 为宜。刺入以后，不要行提插、捻转任何手法，如患者有酸、麻、胀、重或温热、清凉等感觉，是得气的现象。起针时，将针慢慢提出，迅速用干棉球压迫针孔片刻，防止出血。

4．各穴区取穴操作

表 3-6　各穴区取穴操作

穴 区	定 位	操 作 要 点
乾区	肺、大肠。肺区眼针取穴在瞳孔内上方，相当于 22.5°～45°之间眼眶内缘的中点取穴	眶内直刺：患者闭目，医者左手轻按眼球向外下方，医者右手持针紧靠眶缘的穴位直刺 5 分，不提插，不捻转。眶外横刺：在眶内缘上 2 mm 内，穴位的一侧进针，斜向另一侧，刺入 3～5 分，到达皮下组织
	大肠区眼针取穴在瞳孔内上方，相当于 45°～67.5°之间眼眶内缘的中点取穴	眶内直刺：患者闭目，医者左手轻按眼球向外下方，医者右手持针紧靠眶缘的穴位直刺 5 分，不提插，不捻转。眶外横刺：在眶内缘上 2 mm 内，穴位的一侧进针，斜向另一侧，刺入 3～5 分，到达皮下组织
坎区	肾、膀胱。肾区眼针取穴在瞳孔上方偏内刺，相当于 67.5°～90°之间眼眶内缘的中点取穴	眶内直刺：患者闭目，医者左手轻按眼球向下方，医者右手持针紧靠眶缘的穴位直刺 5 分，不提插，不捻转。眶外横刺：在眶内缘上 2 mm 内，穴位的一侧进针，斜向另一侧，刺入 3～5 分，到达皮下组织
	膀胱区眼针取穴在瞳孔上方偏外刺，相当于 90°～112.5°之间眼眶内缘的中点取穴	眶内直刺：患者闭目，医者左手轻按眼球向下方，医者右手持针紧靠眶缘的穴位直刺 5 分，不提插，不捻转。眶外横刺：在眶内缘上 2 mm 内，穴位的一侧进针，斜向另一侧，刺入 3～5 分，到达皮下组织
艮区	上焦区眼针取穴在瞳孔外上方，相当于 112.5°～157.5°之间眼眶内缘的中点取穴	眶内直刺：患者闭目，医者左手轻按眼球向内下方，医者右手持针紧靠眶缘的穴位直刺 5 分，不提插，不捻转。眶外横刺：在眶内缘上 2 mm 内，穴位的一侧进针，斜向另一侧，刺入 3～5 分，到达皮下组织
震区	肝、胆。肝区眼针取穴在瞳孔外侧偏上，相当于 157.5°～180°之间眼眶内缘的中点取穴	眶内直刺：患者闭目，医者左手轻按眼球推向目内眦侧，医者右手持针紧靠眶缘的穴位以 45°向内后方直刺 5 分，不提插，不捻转。眶外横刺：在眶内缘上 2 mm 内，穴位的一侧进针，斜向另一侧，刺入 3～5 分，到达皮下组织
	胆区眼针取穴在瞳孔外侧偏下，相当于 180°～202.5°之间眼眶内缘的中点取穴	眶内直刺：患者闭目，医者左手轻按眼球推向目内眦侧，医者右手持针紧靠眶缘的穴位以 45°向内后方直刺 5 分，不提插，不捻转。眶外横刺：在眶内缘上 2 mm 内，穴位的一侧进针，斜向另一侧，刺入 3～5 分，到达皮下组织
巽区	中焦区眼针取穴在瞳孔外下方，相当于 202.5°～247.5°之间眼眶内缘的中点取穴	眶内直刺：患者闭目，医者左手轻按眼球推向内上方，医者右手持针紧靠眶缘的穴位直刺 5 分，不提插，不捻转。眶外横刺：在眶内缘上 2 mm 内，穴位的一侧进针，斜向另一侧，刺入 3～5 分，到达皮下组织
离区	心、小肠。心区眼针取穴在瞳孔下方偏外侧，相当于 247.5°～270°之间眼眶内缘的中点取穴	眶内直刺：患者闭目，医者左手轻按眼球推向上方，医者右手持针紧靠眶缘的穴位直刺 5 分，不提插，不捻转。眶外横刺：在眶内缘上 2 mm 内，穴位的一侧进针，斜向另一侧，刺入 3～5 分，到达皮下组织
	小肠区眼针取穴在瞳孔下方偏内侧，相当于 270°～292.5°之间眼眶内缘的中点取穴	眶内直刺：患者闭目，医者左手轻按眼球推向上方，医者右手持针紧靠眶缘的穴位直刺 5 分，不提插，不捻转。眶外横刺：在眶内缘上 2 mm 内，穴位的一侧进针，斜向另一侧，刺入 3～5 分，到达皮下组织
坤区	脾、胃。脾区眼针取穴在瞳孔内下方，相当于 292.5°～315°之间眼眶内缘的中点取穴	眶内直刺：患者闭目，医者左手轻按眼球推向外上方，医者右手持针紧靠眶缘的穴位直刺 5 分，不提插，不捻转。眶外横刺：在眶内缘上 2 mm 内，穴位的一侧进针，斜向另一侧，刺入 3～5 分，到达皮下组织
	胃区眼针取穴在瞳孔内下方，相当于 315°～337.5°之间眼眶内缘的中点取穴	眶内直刺：患者闭目，医者左手轻按眼球推向外上方，医者右手持针紧靠眶缘的穴位直刺 5 分，不提插，不捻转。眶外横刺：在眶内缘上 2 mm 内，穴位的一侧进针，斜向另一侧，刺入 3～5 分，到达皮下组织
兑区	下焦区眼针取穴在瞳孔内侧，目内眦边，相当于 337.5°～22.5°之间眼眶内缘的中点取穴	眶内直刺：患者闭目，医者左手轻按眼球推向目外眦侧，医者右手持针紧靠眶缘的穴位直刺 5 分，不提插，不捻转。眶外横刺：在眶内缘上 2 mm 内，穴位的一侧进针，斜向另一侧，刺入 3～5 分，到达皮下组织

5. 出针方法

起针时用右手两指捏住针柄活动数次，缓缓拔出1/2，稍停几秒钟再慢慢提出，迅速用干棉球压迫针孔片刻，或交给患者自己按压，以防出血。

【临床应用】

适用于眼区的脏腑组织、器官等疾病，调整全身功能状态，均可选取相应眼针治疗，

临床适应证广泛，特别对脑血管病和疼痛性疾病效果更好。

【注意事项】

（1）病势垂危，抢救期间，精神错乱，气血虚脱已见绝脉者禁用眼针。对震颤不止、躁动不安、眼睑肥厚（俗名肉眼胞）者不可用。

（2）针刺切忌刺伤眼睑，针左 8、右 4 区时，不宜过深，以防刺伤内眦动脉。

（3）眼睑肥厚或眼睑上静脉青色明显者，均不宜实施眼针。

第三节 · 耳针法

耳针是指使用一定方法刺激耳郭上的穴位，以防治疾病的一类方法。

20 世纪 30 年代，耳针得到了迅速发展，治疗的疾病有 100 种以上，遍及内、外、妇、儿、皮肤、眼、耳鼻喉等各科。临床上已经证明，耳针具有很好的疗效，不仅可以治疗功能性疾病，还可以治疗许多器质性疾病以及疑难杂症。由于耳针的止痛效果好，在全国还广泛开展了耳针麻醉。

《素问·缪刺》曰："尸厥……不已，以竹管吹其两耳。"《灵枢·五邪》曰："邪在肝……取耳间青脉以去其瘛。"隋代杨上善在《黄帝内经太素·九针之二·五脏刺》中说："耳间青脉，附足少阳脉瘈脉，一名资脉，在耳本，如鸡足青脉络，刺出血如豆，可以去痹也。"元代危亦林在《世医得效方·风科·热症》中指出："治口斜即效，耳垂下麦粒大艾炷三壮，左灸右，右灸左"，"赤眼，挑耳后红筋"。

【定位与主治】

1. 耳郭正面解剖名称

（1）耳轮：耳郭最外缘向前卷曲的部分。

（2）耳轮结节：耳轮后上方稍突起处的小结节。

（3）耳轮尾：耳轮与耳垂的交界处无软骨部分。

（4）耳轮脚棘：耳轮脚和耳轮之间的软骨隆起。

（5）耳轮脚切迹：耳轮脚棘前方的凹陷处。

（6）对耳轮：在耳轮内侧，与耳轮相对隆起部分。上面分叉称"对耳轮上脚"，向下分叉称"对耳轮下脚"。

（7）耳轮脚：耳轮深至耳腔内的横行突起部分。

（8）三角窝：对耳轮上脚和其下脚之间形成的三角形凹窝。

（9）耳舟：耳轮与对耳轮之间的凹沟，又称舟状窝。

（10）耳屏：耳郭前面的瓣状突起，又称耳珠。

（11）上屏尖：耳屏游离缘上隆起部。

（12）下屏尖：耳屏游离缘下隆起部。

（13）对耳屏：对耳轮下方与耳屏相对的隆起部。

（14）对屏尖：对耳屏游离缘隆起部。

（15）屏上切迹：耳屏上缘和耳轮脚之间的凹陷。

（16）屏间切迹：耳屏与对耳屏之间的凹陷。

（17）屏轮切迹：对耳屏与对耳轮下方之间的凹陷。

（18）轮垂切迹：耳轮和耳垂后缘之间的凹陷。

（19）耳垂：耳郭最下部，无软骨的皮垂。（图 3-7）

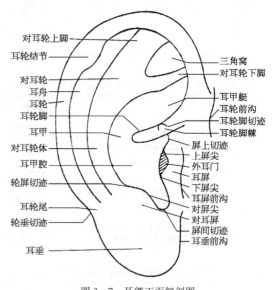

图 3-7 耳郭正面解剖图

（20）耳甲腔：耳轮脚以下的耳腔部分。

（21）耳甲艇：耳轮脚以上的耳腔部分，又称耳甲窝。

（22）外耳道开口：在耳甲腔内，为耳屏所遮盖的孔窍。

（23）上耳根：耳郭上缘与耳根附着处。

（24）下耳根：耳郭下缘与耳根附着处。

2. 耳郭背面解剖名称

（1）耳轮背面：耳轮背后内侧面的平坦部分。因耳轮向前卷曲，故此面多向前方。

（2）耳垂背面：耳垂背面的平坦部分。

（3）耳轮尾背面：耳舟后隆起与耳垂背面之间的平坦部分。

（4）耳舟后隆：耳舟背面的隆起部分。

（5）三角窝后隆：三角窝在耳背呈现的隆起部分，即耳背上部。

（6）耳甲腔后隆起：耳甲腔在耳背呈现的隆起部分，即耳背下部。

（7）耳甲艇后隆起：耳甲艇在耳背呈现的隆起部分，即耳背中部。

（8）对耳轮上脚后沟：对耳轮上脚在耳背呈现的凹沟。

（9）对耳轮下脚后沟：对耳轮下脚在耳背呈现的凹沟。

（10）对耳轮后沟：对耳轮体在耳背呈现的凹沟。

（11）耳轮脚后沟：耳轮脚在耳背呈现的凹沟。

（12）对耳屏后沟：对耳屏在耳背呈现的凹沟。

（13）耳后上沟：对耳轮下脚的背面，三角窝后隆起与耳甲艇后隆起之间的凹沟，为耳背上部与中部的分界线。

（14）屏间切迹后窝：屏间切迹的背面，即耳甲腔后隆起的下方，耳垂背面之上方的凹陷处。

3. 耳穴的分布与主治　参见图 3-8 及表 3-7～表 3-15。

【操作方法】

1. 针具

一般多选用 28～32 号、0.5 寸长的不锈钢毫针。

2. 取穴原则

（1）按脏腑辨证取穴：就是根据中医的传统理论来选穴组方。如中医学认为"肺主皮毛"，故可取肺穴治疗皮肤病；肾"其华在发"，故可取肾穴治疗斑秃等。

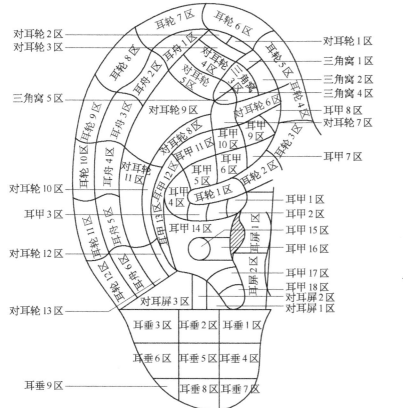

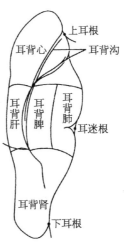

图 3-8　耳穴分布图

表 3-7 耳轮腧穴

穴 名	定 位	主 治
耳中	在耳轮脚处,即耳轮1区	呃逆、胃痛、小儿遗尿
直肠	在耳轮脚棘前上方的耳轮处,即耳轮2区	腹泻、便秘、脱肛、内外痔
尿道	在直肠上方的耳轮处,即耳轮3区	尿频、尿急、尿痛、遗尿
外生殖器	在对耳轮下脚前方的耳轮处,即耳轮4区	带下、阴痒、遗精、阳痿
肛门	三角窝前方的耳轮处,即耳轮5区	里急后重、脱肛、痔痛
耳尖	在耳郭向前对折的上部尖端处,即耳轮6、7区交界处	麦粒肿、急性结膜炎、流行性腮腺炎、多种疼痛
结节	在耳轮结节处,即耳轮8区	头昏、头痛、高血压
轮1	在耳轮结节下方的耳轮处,即耳轮9区	发热、急性扁桃体炎、高血压
轮2	在轮1区下方的耳轮处,即耳轮10区	发热、急性扁桃体炎、高血压
轮3	在轮2区下方的耳轮处,即耳轮11区	发热、急性扁桃体炎、高血压
轮4	在轮3区下方的耳轮处,即耳轮12区	发热、急性扁桃体炎、高血压

表 3-8 耳舟腧穴

穴 名	定 位	主 治
指(SF_1)	在耳舟上方1/6处,即耳舟1区	手指外伤疼痛、化脓性指头炎
腕(SF_2)	在耳舟自上向下第二个1/6处,即耳舟2区	腕部扭伤
风溪($SF_{1,2i}$)	在耳轮结节前方,指区与腕区之间,即耳舟1、2区交界处	荨麻疹、皮肤瘙痒、过敏性鼻炎、哮喘
肘(SF_3)	在耳舟自上向下第三个1/6处,即耳舟3区	失眠、网球肘、急性阑尾炎
肩($SF_{4,5}$)	耳舟自上向下第四、五个1/6处,即耳舟4、5区	肩关节疼痛、落枕、胆石症
锁骨(SF_6)	在耳舟最下方的1/6处,即耳舟6区	肩关节周围炎

表 3-9 对耳轮腧穴

穴 名	定 位	主 治
跟(AH_1)	在对耳轮上脚前上部,即对耳轮1区	足跟痛
趾(AH_2)	在耳尖下方的对耳轮上脚后上部,即对耳轮2区	趾痛、甲沟炎
踝(AH_3)	在趾、跟区下方处,即对耳轮3区	踝关节扭伤
膝(AH_4)	在对耳轮上脚中1/3处,即对耳轮4区	膝部肿痛
髋(AH_5)	在对耳轮上脚的下1/3处,即对耳轮5区	臀部疼痛、坐骨神经痛
坐骨神经(AH_6)	在对耳轮下脚的前2/3处,即对耳轮6区	坐骨神经痛、腰痛
交感(AH_{6a})	在对耳轮下脚前端与耳轮内缘相交处,即对耳轮6区与耳轮内侧缘相交处	胃痛、会阴部疼痛不适、胃肠痉挛
臀(AH_7)	在对耳轮下脚的后1/3处,即对耳轮7区	臀骶痛、坐骨神经痛
腹(AH_8)	在对耳轮前部上2/5处,即位于对耳轮8区	腹胀、腹痛、腹泻
腰骶椎(AH_9)	在腹区后方,即对耳轮9区	腰骶痛、坐骨神经痛、腹痛
胸(AH_{10})	在对耳轮体前部中2/5处,即对耳轮10区	产后缺乳、经前紧张症、胸胁部带状疱疹
胸椎(AH_{11})	在对耳轮体后部中2/5处,即对耳轮11区	胸背痛及同胸区
颈(AH_{12})	在对耳轮体前部下1/5处,即对耳轮12区	落枕、颈椎病、头昏、耳鸣
颈椎(AH_{13})	在颈区后方,即对耳轮13区	同颈区

表 3-10 三角窝腧穴

穴 名	定 位	主 治
角窝上(TF_1)	在三角窝前1/3的上部,即三角窝1区	高血压
内生殖器(TF_2)	在三角窝前1/3的中下部,即三角窝2区	月经不调、痛经、带下、遗精、阳痿

穴　名	定　　　　　位	主　　治
角窝中(TF₃)	在三角窝中 1/3 处,即三角窝 3 区	喘息、便秘
神门(TF₄)	在三角窝后 1/3 的上部,即三角窝 4 区	失眠、各种痛症、急性腰扭伤、过敏性疾病、戒断综合征
盆腔(TF₅)	在三角窝后 1/3 的下部,即三角窝 5 区	盆腔炎,余同神门

表 3-11　耳屏腧穴

穴　名	定　　　　　位	主　　治
上屏(TG₁)	在耳屏外侧面上 1/2 处,即耳屏 1 区	单纯性肥胖
下屏(TG₂)	在耳屏外侧面下 1/2 处,即耳屏 2 区	单纯性肥胖、高血压
外耳(TG₁ᵤ)	在耳屏上切迹前方近耳轮部,即耳屏 1 区上缘处	耳鸣、眩晕、听力减退
屏尖(TG₁ₚ)	在耳屏游离缘上部尖端,即耳屏 1 区后缘处	斜视、牙痛
外鼻(TG₁,₂ᵢ)	在耳屏外侧面中部,即耳屏 1、2 区之间	鼻塞、单纯性肥胖
肾上腺(TG₂ₚ)	在耳屏游离缘下部尖端,即耳屏 2 区后缘处	低血压、间日疟、喘息
咽喉(TG₃)	在耳屏内侧面上 1/2 处,即耳屏 3 区	急性咽炎、扁桃体炎、癔症球
内鼻(TG₄)	在耳屏内侧面下 1/2 处,即耳屏 4 区	鼻塞、副鼻窦炎
屏间前(TG₂ᵢ)	在屏间切迹前方,耳屏最下部,即耳屏 2 区下缘处	青光眼、假性近视

表 3-12　对耳屏腧穴

穴　名	定　　　　　位	主　　治
额(AT₁)	在对耳屏外侧面的前部,即对耳屏 1 区	头昏、头疼、失眠、多梦
屏间后(AT₁ᵢ)	在屏间切迹后方,对耳屏前下部,即对耳屏 1 区下缘处	麦粒肿、假性近视、青光眼
颞(AT₂)	在对耳屏外侧面的中部,即对耳屏 2 区	偏头痛、眩晕、耳鸣、听力减退
枕(AT₃)	在对耳屏外侧面的后部,即对耳屏 3 区	晕动症、头痛
皮质下(AT₄)	在对耳屏内侧面,即对耳屏 4 区	间日疟、急性附睾炎、月经不调
对屏尖(AT₁,₂,₄ᵢ)	在对耳屏游离缘的尖端,即对耳屏 1、2、4 区交点处	喘息、偏头疼、颞颌关节功能紊乱、腮腺炎
缘中(AT₂,₃,₄ᵢ)	在对耳屏的上缘,对屏尖与轮屏切迹的中点处,即对耳屏 2、3、4 区交点处	梅尼埃病、三叉神经痛、偏头痛
脑干(AT₃,₄ᵢ)	在轮屏切迹处,即对耳屏 3、4 区与对耳轮 12 区之间	失眠、智力低下

表 3-13　耳甲穴位

穴　名	定　　　　　位	主　　治
口(CO₁)	在耳轮脚下方前 1/3 处,即耳甲 1 区	胆囊炎、胆石症、口腔溃疡
食道(CO₂)	在耳轮脚下方中 1/3 处,即耳甲 2 区	食管炎、吞咽困难、胸闷
贲门(CO₃)	在耳轮脚下方后 1/3 处,即耳甲 3 区	食欲不振、贲门痉挛、神经性呕吐、胃痛
胃(CO₄)	在耳轮脚消失处,即耳甲 4 区	消化不良、牙痛、胃痛、失眠
十二指肠(CO₅)	在耳轮脚及部分耳轮与 AB 线之间的后 1/3 处,即耳甲 5 区	胆囊炎、胆石症、上腹痛
小肠(CO₆)	在耳轮脚及部分耳轮与 AB 线之间的中 1/3 处,即耳甲 6 区	心律不齐、咽痛、腹痛、腹泻
大肠(CO₇)	在耳轮脚及部分耳轮与 AB 线之间的前 1/3 处,即耳甲 7 区	痤疮、咳嗽、腹泻、便秘
阑尾(CO₆,₇ᵢ)	在小肠区与大肠区之间,即耳甲 6、7 区交界处	阑尾炎、腹痛
艇角(CO₈)	在对耳轮下脚下方前部,即耳甲 8 区	前列腺炎、尿道炎、性功能减退
膀胱(CO₉)	在对耳轮下脚下方中部,即耳甲 9 区	后头痛、腰痛、坐骨神经痛、膀胱炎
肾(CO₁₀)	在对耳轮下脚下方后部,即耳甲 10 区	耳鸣、腰痛、遗尿、遗精
输尿管(CO₉,₁₀ᵢ)	在肾区与膀胱区之间,即耳甲 9、10 区交界处	输尿管结石绞痛
胰胆(CO₁₁)	在耳甲艇的后上部,即耳甲 11 区	胁痛、胸胁部带状疱疹、胆囊炎、胆石症、耳鸣

穴 名	定 位	主 治
肝（CO$_{12}$）	在耳甲艇的后下部，即耳甲 12 区	高血压、青光眼、经前综合征、更年期综合征
艇中（CO$_{6,10i}$）	在小肠区与肾区之间，即耳甲 6、10 区交界处	胆道蛔虫症、腹胀、醉酒
脾（CO$_{13}$）	在耳甲腔的后上部，即耳甲 13 区	眩晕、纳呆、腹泻
心（CO$_{15}$）	在耳甲腔正中凹陷处，即耳甲 15 区	心悸、声嘶、癔症、无脉症
气管（CO$_{16}$）	在心区与外耳门之间，即耳甲 16 区	急慢性咽炎、咳喘
肺（CO$_{14}$）	在心、气管区周围处，即耳甲 14 区	皮肤病、咳喘、单纯性肥胖
三焦（CO$_{17}$）	在外耳门后下，肺与内分泌区之间，即耳甲 17 区	上肢三焦经部位疼痛、单纯性肥胖、便秘
内分泌（CO$_{18}$）	在屏间切迹内，耳甲腔的前下部，即耳甲 18 区	间日疟、经前紧张症、更年期综合征、月经不调

表 3-14 耳垂穴位

穴 名	定 位	主 治
牙（LO$_1$）	在耳垂正面前上部，即耳垂 1 区	牙痛、低血压
舌（LO$_2$）	在耳垂正面中上部，即耳垂 2 区	舌痛、口腔溃疡
颌（LO$_3$）	在耳垂正面后上部，即耳垂 3 区	牙痛、下颌淋巴结炎
垂前（LO$_4$）	在耳垂正面前中部，即耳垂 4 区	牙痛、周围性面瘫
眼（LO$_5$）	在耳垂正面中央部，即耳垂 5 区	假性近视、电光性眼炎、青光眼胀痛
内耳（LO$_6$）	在耳垂正面后中部，即耳垂 6 区	耳鸣、听力减退、眩晕
面颊（LO$_{5,6i}$）	在耳垂正面，眼区与内耳区之间，即耳垂 5、6 区交界处	周围性面瘫、梅尼埃病
扁桃体（LO$_7$）	在耳垂正面下部，即耳垂 7、8、9 区	急性扁桃体炎

表 3-15 耳背及耳根穴位

穴 名	定 位	主 治
耳背心（P$_1$）	在耳背上部，即耳背 1 区	失眠、心悸、高血压
耳背肺（P$_2$）	在耳背中部近乳突侧，即耳背 2 区	胃痛、皮肤瘙痒症、哮喘
耳背脾（P$_3$）	在耳背中央部，即耳背 3 区	胃痛、纳呆、腹胀、腹泻
耳背肝（P$_4$）	在耳背中部近耳轮侧，即耳背 4 区	胆囊炎、胆石症、失眠
耳背肾（P$_5$）	在耳背下部，即耳背 5 区	月经不调、神经衰弱
耳背沟（P$_6$）	在耳背对耳轮沟和对耳轮上下脚沟处	高血压、皮肤瘙痒症
上耳根（R$_1$）	在耳根最上处	哮喘、多种痛症
耳迷根（R$_2$）	在耳轮脚后沟起始的耳根处	胃痛、单纯性腹泻、原发性高血压、感冒引起的鼻塞耳鸣
下耳根（R$_3$）	在耳根最下处	哮喘、多种疼痛

（2）按现代医学理论取穴：耳穴中有不少是按现代医学的名称命名的，如皮质下、交感、肾上腺、内分泌、耳迷根等。这些穴位的功能和现代医学理论基本一致，如肾上腺穴，有近似调节肾上腺的功能，故可按现代医学理论配穴。

（3）按相应部位取穴：此法最为简单，临床上用得也最广泛。即根据病变所在，在耳郭对应的部位取穴配方。如肩周炎取肩穴，胃炎取胃穴等。

（4）按临床经验取穴：指对临床中发现，对某一或某些病症有独特作用的穴位进行组方。如耳尖穴治高血压、耳中穴治膈肌痉挛等。

3. 耳穴刺激方法

表 3-16 耳穴刺激方法

方 法	操 作 要 点
毫针法	进针时，用左手拇、示指固定耳郭，中指托着针刺部耳背，这样既可掌握针刺深度，又可减轻针刺疼痛。然后用右手拇、示、中三指持针，在反应点进针。针刺深度视耳郭不同部位的厚薄而定，针刺深度宜 0.1～0.3 cm，以刺入软骨，但不可穿透对侧皮肤为度。出针时左手固定耳郭，右手夹持针柄快速出针，并嘱托患者施术部位避水以防感染
埋针法	多用揿针型皮内针。先将穴区皮肤按上法严格消毒，左手固定耳郭，绷紧埋针处的皮肤，右手持镊子夹住消毒皮内针的针环，轻轻刺入所选穴区内，再用胶布固定

方 法	操 作 要 点
压丸法	压丸的材料用得较多的是王不留行籽、绿豆以及磁珠（磁性强度在 180～380 Gs）。选定穴位后，先以 75% 乙醇拭净耳郭皮肤，用消毒干棉球擦净。用镊子将中间粘有压物的小方胶布（面积约为 7 mm×7 mm），置于穴区，并粘牢贴紧。待各穴贴压完毕，即予按压，直至耳郭发热潮红。按压时宜采用拇示指置耳郭内外侧，夹持压物，行一压一松式按压，反复对压，每穴持续半分钟左右
耳穴刺血法	刺血前宜按摩耳郭使所刺部位充血，医者一手固定耳郭，另一手持针点刺耳穴，挤压使之适量出血，施术后以无菌干棉球或棉签压迫止血并消毒刺血部位

【临床应用】

耳穴适应证十分广泛，据统计，已被应用于 150 余种病症的预防、治疗和保健。包括多种疼痛性疾病，如头痛、偏头痛、三叉神经痛、坐骨神经痛等；多种炎症性疾病，如急性结膜炎、扁桃体炎、咽喉炎；过敏与变态反应性疾病，如荨麻疹、过敏性鼻炎以及一些功能紊乱性疾病，如心律不齐、高血压、神经衰弱等。特别是近年来，耳针在戒烟、减肥以及治疗美容性皮肤病（如青年痤疮、黄褐斑等）等方面，有较之其他疗法更为明显的效果。

【注意事项】

（1）妊娠期间慎用耳针。

（2）湿热天气，耳穴压丸、耳穴埋针留置时间不宜过长，耳穴压丸宜 2～3 日，耳穴埋针宜 1～2 日。

（3）耳穴压丸、耳穴埋针留置期间应防止胶布脱落或污染，对普通胶布过敏者宜改用脱敏胶布。

（4）耳脓肿、溃破、冻疮局部的耳穴及凝血机制障碍患者禁用耳针。

（5）施术部位应防止感染：由于耳郭血液循环差，一旦感染，如处理又不及时，即可以波及耳软骨，严重的会出现耳郭肿胀、软骨坏死而造成耳郭萎缩、畸形，要引起高度警惕。

第四节 · 鼻针法

鼻针是刺激鼻部范围内的特定穴位，以治疗疾病的一种方法。该疗法是以中医学鼻部"色诊"理论为基础，以鼻部皮肤色泽变化为诊治疾病的依据，于 20 世纪 50 年代末发展起来的一种新的治疗方法。

鼻为五官之一，与脏腑有密切联系，并通过经络与之贯通。鼻为肺之外窍，气体出入的门户，协助肺进行呼吸，主嗅觉。脏腑功能正常，气血充盛则鼻色润泽；若脏腑功能失调，在鼻部也会有所反映，如《灵枢·五阅五使》说，"五色之见于明堂，以观五脏之气"，"脉出于气口，色见于明堂"，意思是说，内脏有病变时，必显露于外，通过观察鼻部色泽的变化，就可以诊断病生于何脏腑。并提出望鼻色与诊寸口脉都具有同样重要作用，对临床诊断有一定的参考价值。

【定位与主治】

鼻针穴位的分布，是以《灵枢·五色》篇有关鼻的脏腑分区为依据，结合临床实践而定的。《灵枢·五色》篇说："明堂骨高以起，平以直。五脏次于中央，六腑挟其两侧，首面上于阙庭，王宫在于下极。"根据这一原则，鼻针穴位分为三条线，23 个刺激区。

鼻穴均位于鼻部三条线上，主治其相应分区疾病，分述如下。

1. 第 1 穴线

亦称鼻正中线。起于前额正中，止于鼻尖端。共分布 10 个穴位，除卵巢穴为双侧穴外，皆为单穴。

（1）头面：额部正中，即眉间正中至前发际正中连线的中点。或称头脑、首面、上焦。

（2）咽喉：头面穴和肺穴连线的中点。

（3）肺：两眉内侧端连线的中点。

（4）心：两目内眦连线的中点。

（5）肝：鼻梁最高点的下方，两颧连线与鼻正中线的交叉点，即心穴与脾穴连线的中点。

（6）脾：当鼻端准头上缘正中线上，心穴与外生殖器穴连线的中点。

（7）肾：鼻尖之端。

（8）前阴（外生殖器）：鼻中隔下端尽处。

（9）睾丸或卵巢：鼻尖两侧，鼻翼内缘。

2. 第 2 穴线

起于与肝穴相平处，紧靠鼻梁骨两侧，止于鼻翼下端尽处。左右各一条，每条 5 个穴位，两侧共 10 穴。

（1）胆：目内眦下方，肝穴的外侧。

（2）胃：胆穴的下方，脾穴之外侧。

（3）小肠：鼻翼的上三分之一处，胃穴的下方。

（4）大肠：鼻翼的正中处，小肠穴的下方。

（5）膀胱：鼻翼壁尽处，大肠穴的下方。

3. 第3穴线

起于眉内侧端，下行于第2条穴线外方1～2分处，至鼻尽处为止。左右呈对称性各一条，每条线上9个穴位，两侧共18穴（图3-9）。

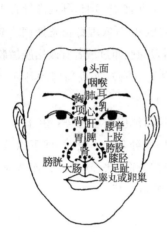

图3-9 鼻针穴位分布图

4. 鼻部新穴定位与主治

表3-17 鼻部新穴

穴名	定位	主治
高血压上点	两眉之间正中点，印堂穴处	高血压、头晕目胀、两颞侧痛、视力模糊、心悸
腰三角穴	正中点在心穴下方，鼻骨下缘，两侧点在正中点外方	腰痛、腰酸等腰部疾患
消化三角穴	正中点在腰三角中点之下方，两侧点在其外下方，即鼻尖处的小等腰三角形	胃、十二指肠溃疡、急慢性胃炎、胃神经痛等
高血压下点	鼻尖稍下方	高血压、头晕目胀、两颞侧痛、视力模糊、心悸
上肢穴	在鼻端准头上缘水平，与脾穴平齐，在腰脊穴的下方	上肢疼痛
阑尾穴	鼻翼外侧上部	急慢性阑尾炎
下肢穴	相当于膝胫穴	下肢、臀部位的疼痛
创新穴	两鼻孔上沿连线与鼻正中线交点处	鼻病、昏厥
子包穴	鼻中隔稍下，人中穴上方	生殖系统疾病
增一穴	两鼻翼内沿凹陷处	脾胃病证
增二穴	从增一穴起沿鼻翼内纹线延至鼻孔上沿处	肾、膀胱病证

【操作方法】

1. 针具

一般用28～32号、0.5～1寸长的毫针，穴区采用常规消毒。

2. 取穴原则

（1）根据病变脏腑器官选取相应穴位，如胃病取胃点，心病选心点，急性阑尾炎选大肠点。

（2）根据中医脏象学说，选用与病变脏器有生理、病理关系的穴位，如目疾，依"肝开窍于目"的理论，选取肝点；失眠多与心神不宁有关，可选心点。此法在鼻针麻醉中较为重要，根据"肺主皮毛"，在鼻针麻醉中一般均选用肺点透耳点，以减轻切缝皮肤时的疼痛。

（3）根据穴位敏感反应点选用穴位，敏感反应点的探查可用按压法和电阻测定法。

3. 进针、行针和留针方法

（1）常规刺法：患者鼻部皮肤常规消毒后，按毫针刺法进针，依穴位所在部位肌肤的厚薄，分别采用斜刺或横刺，用轻缓的手法徐徐刺入一定的深度。其中第1穴线上的穴位都用横刺（向上或向下），刺入较浅；第2、第3穴线上的穴位多用斜刺，刺入稍深。一般进针2～3分即可，亦可根据临床需要采用透穴法，但要掌握好针刺深度及方向。鼻部穴位敏感性较强，针刺后可产生酸、麻、胀等针感。一般酸麻感越强，疗效越好。得气即可，不要用过重的强刺激。针刺得气后可留针10～30 min，每5～10 min用轻、慢手法捻针1次。若有需要，也可用皮内针埋针数小时或1～2日，亦可采用点刺或速刺（刺后即出）法。在鼻针麻醉时一般采用持续捻转法，并可加用电针，以逐渐加强脉冲电180～200次/分的频率，诱导15 min。一般以10次为1个疗程，每日或隔日针刺1次，两个疗程间可休息7日左右。

（2）"鼻部三针"刺法：徐俊武在原有鼻针穴位的基础上，按三焦理论，将鼻针疗法的穴位、操作总结归纳为上焦针、中焦针、下焦针，统称为鼻部三针（表3-18）。

表3-18 鼻部三针刺法

鼻部三针	部位	操作
上焦针	头面点	针刺得气后，将针尖偏向一侧的耳点方向刺，得气后回针到头面点皮下，再向另一侧耳点方向刺，复回到原点皮下，然后沿正中线向下透刺心点，得气后留针
中焦针	肝点	针刺得气后，针尖偏向一侧眶下缘，刺到胆点，得气后，回针至肝点皮下，再向另侧鼻翼外之鼻唇沟斜刺，透刺上下肢各穴，得气后，复回针至肝点皮下，更向另侧胃点刺去，留针
下焦针	肾点	进针后，先沿中线，与鼻小柱下缘呈60°角刺达骨面，然后回针到肾点皮下，再向一侧鼻翼中部下缘刺去，又回针至肾点皮下，更向鼻小柱下缘平行刺达骨面，得气后留针

4. 出针方法

起针时用右手两指捏住针柄活动数次,缓缓拔出1/2,稍停几秒钟再慢慢提出,迅速用干棉球压迫针孔片刻,或交给患者自己按压,以防出血。

【临床应用】

临床中鼻针多用于肺、胃系疾病,如支气管炎,取肺、胸、咽喉点。刺胸点时,由眉棱骨下方向乳点方向刺。急慢性胃炎,取胃、肝、脾点。刺胃点待得气后可向脾点透刺,肝点向胆点透刺。鼻针亦可治疗头痛、神经衰弱、高血压、眩晕等头部疾病。鼻针治疗阑尾炎时针刺小肠点,待得气后针尖向大肠穴透刺。此外,鼻针治疗腰痛、痛经、阳痿、遗尿等肾系疾病亦有良好效果。

【注意事项】

(1) 如针刺局部有瘢痕时应避开,以免引起出血或疼痛。

(2) 由于鼻部皮肤肌肉较薄,故选用针具不宜过长,也不宜直刺进针,以免针身歪斜引起疼痛。

(3) 鼻部皮肤较为敏感,进针时应尽量采用轻刺激手法,以减轻疼痛。同时要避免进针过深、手法过重,以至患者难以忍受。

(4) 使用电针时,须注意电流的调节和电针仪的性能,防止电流强度忽大忽小、时断时续等不稳定的情况发生。

第五节 · 人中针法

人中针法是通过针刺人中沟上的穴位,以治疗全身疾病的一种方法。

人中沟为督脉循行所过之处,督脉上通于脑,贯心络肾,交会联系诸阳经,并与任脉交于龈交,联系阴阳二脉。手阳明大肠经"入下齿中,还出挟口,交人中,左之右,右之左,上挟鼻孔"。足阳明胃经"下循鼻外,入上齿中,还出挟口环唇"。足厥阴肝经"其支者,从目系下颊里,环唇内"。奇经八脉中的冲脉上达咽喉,环绕口唇。冲脉具有涵蓄十二经气血的作用。十二经脉均内属于脏腑,联络各部组织器官,通于四肢百骸。人中沟则通过上述经脉与全身经络脏腑相联系,为经络气血运行的通路,针刺本穴可达到调和阴阳气血,通达脏腑,治疗全身多种病证的作用。

【定位与主治】

将人中沟均分为上、中、下三段,每段内有3个穴,其穴均在人中沟内,从唇向上按顺序命名为沟1至沟9。各穴主治病证如下:

沟1:主治头面、脑颅病急性期、唇麻痛、唇痛、牙痛、舌痛等,多用三棱针放血。

沟2:主治头面项背疼痛、面瘫、中风、类中风等。

沟3:主治心肺及胸、臂、肘、腕部病变和头部震颤。

沟4:主治胸部、上腹部病变,如胃脘胀痛、胸胁不适、乳痈等。

沟5:主治中焦脾胃病变及腰脊疼痛等证,如急性腰扭伤、胰腺炎、胆道蛔虫症等。

沟6:主治肝肾及腰脊疼痛诸病。

沟7:主治尿潴留、腹股沟至膝等处病变。

沟8:主治双下肢及膝部疼痛、热胀。

沟9:主治同沟8,并主鼻痛、鼻干。

上述9个腧穴,按上、中、下三部分别主治下、中、上三焦的疾病。应用时,病位偏于左侧者针刺偏左,病位偏于右侧者针刺偏右,偏于下焦上部的取上段偏下之穴,上、中焦以此类推。人中沟三部九穴均可治疗头面疾患,尤以下部三穴特效。据资料介绍,向下斜刺主通任脉,治胸腹诸症,向上斜刺主治督脉所主之头面、脊背、腰骶部及双下肢病变。

【操作方法】

1. 针具

选用26号、0.5～1寸长的毫针,穴区采用常规消毒。

2. 取穴原则

(1) 对应取穴法:治疗时可按疾患所对应的穴位主治取穴,如腰脊痛取沟6,尿潴留取沟7,膝痛取沟8。

(2) 按脏象学说取穴:如恶心、呕吐取沟4配沟5等。

3. 进针、行针与留针方法

常规消毒后,快速进针,先直刺而后依症斜向左右或上下,刺入 10～15 mm,针感以得气为度;用于醒脑开窍急救时,宜强刺激,使患者泪下或双目湿润为佳。沟1～沟9穴若沿正中线向上斜刺则对督脉所主之头面、脊背、腰骶及双下肢病有效;向下斜刺则主通任脉,治疗胸腹诸疾;如针刺斜向左下,可治疗左侧上部病变。久病邪深者,留针时间宜长,反之则短,或不留针。一般疗程宜短,急救时不分疗程,有效即可。

4. 出针方法

起针时用右手两指捏住针柄活动数次,缓缓拔出1/2,稍停几秒钟再慢慢提出,迅速用干棉球压迫针孔片刻,或交给患者自己按压,以防出血。

【临床应用】

对于各类脑病及各种痛症,如晕厥、高热惊厥、急慢惊风、中风、头痛、牙疼等,尤以急性风湿痛及急性腰扭伤疗效较佳。此外,对于面部肿胀疼痛麻木、四肢麻木、月经不调、产后血晕等均有较好疗效。

【注意事项】

(1) 人中沟处于危险三角区内,针前必须严格消毒,以防止感染或其他意外。

(2) 因人中沟处神经丰富,针刺较痛,针前需向患者说明,且手法宜快,防止晕针。

第六节 · 口针法

口针法是指通过针刺口腔黏膜上的穴位,以治疗全身疾病的一种方法。《罗氏会约医镜·杂证·论口病》:"口者,五脏六腑之所贯通也,脏腑有偏盛之疾,则口有偏盛之疾。"脏腑通过经脉与口密切联系:足阳明胃经"环唇",足厥阴肝经"环唇内",手阳明经"接口",足阳明经"挟口环唇",足阳明经别"出于口",冲、任之脉"络唇口",督任二脉会于口。因此,五脏六腑的病变均可以反映于口腔。

近现代口针疗法发展较快,以刘金荣在 20 世纪 70 年代的《口针疗法》为代表,在疾病治疗上取得较快进展。

【定位与主治】

口针穴区共分 10 个区,即神经区、头部区、泌尿区、消化区、五脏区、腰部区、眼及血压区、皮肤区、上肢区、下肢区(图 3-10)。

神经区:位于上颌中切牙间,齿龈上方口腔前庭黏膜处。主治三叉神经痛、落枕。

头部区:位于下颌中切牙间,齿龈下方口腔前庭黏膜处。主治神经性头痛、落枕。

泌尿区:位于上颌中切牙间,齿龈上方固有口腔黏膜处。主治尿频、尿痛、遗精、遗尿、痛经、阳痿。

消化区:位于下颌左侧尖牙齿龈下方固有口腔黏膜处。主治消化系统疾患,如急性胃肠炎、消化不良、腹泻、腹痛。

五脏区:位于下颌右侧侧切牙齿龈下方固有口腔黏膜处。主治咳喘、心悸。

眼及血压区:位于上颌左侧侧切牙齿龈上方口腔前庭黏膜处。主治眼部疾患、高血压。

腰部区:位于上颌右侧侧切牙齿龈上方口腔前庭黏膜处。主治腰部损伤、腰肌劳损。

皮肤区:位于下颌左侧第1磨牙齿龈下方口腔前庭黏膜处。主治皮肤瘙痒、神经麻痹。

上肢区:包括2穴,下肢区包括4穴,分述如下。

1. 上肢区

位于上颌侧切牙到第2磨牙及口腔前庭黏膜处。主治上肢各关节疼痛、扭伤,脑血管意外引起的偏瘫。本区的穴位分布左右相同。

上臂穴:位于上颌左侧第2双尖牙与第1磨牙之间的口腔黏膜处。主治肩臂疼痛。

前臂穴:位于上颌左侧尖牙与第1双尖牙之间口腔前庭黏膜处。主治前臂疼痛。

2. 下肢区

位于下颌下切牙到第3磨牙及口腔前庭黏膜处。主治下肢各关节疼痛、扭伤、坐骨神经痛、小儿麻痹后遗症、偏瘫。本区的穴位分布左右相同。

坐骨神经穴:下颌左侧第1磨牙与第2磨牙之间,齿龈下方黏膜处。主治坐骨神经痛。

大腿穴:在下左侧第2双尖牙与第1磨牙之间,齿龈下方口腔前庭黏膜处。主治腿冷痛、胀痛。

膝关节穴:在下颌左侧第1、第2尖牙之间,齿龈下方口腔前庭黏膜处。主治膝关节痛。

小腿穴:在下颌左侧尖牙与第1、第2尖牙之间,齿龈下方口腔前庭黏膜处。主治腓肠肌痉挛。

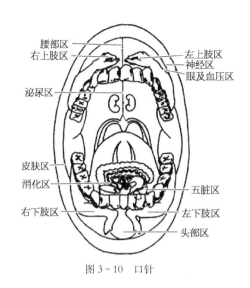

图 3-10　口针

【操作方法】

1. 针具

口针针具宜选择 26～30 号（直径 0.30～0.38 mm）、0.5～2.0 寸（15～50 mm）长的毫针。

在临床实际操作中，为防止感染，需要做到无菌操作，应严格消毒。给予患者 30％过氧化氢或 1/5 000 高锰酸钾液漱口，以清洁口腔。

2. 取穴原则

（1）辨病取穴：即按病性取穴，根据病变的部位、性质，选取相对应的穴位针刺，如糖尿病取胰穴，落枕取颈部穴等。

（2）辨证取穴：根据经络循行及脏腑的络属关系，依据脏象学说理论，根据病变部位取其相对应区域的腧穴，如消化不良，病位在脾，取脾穴；精神病除取精神病穴外，又可根据"心主神志""心藏神"的理论，配用心穴等。

（3）对症取穴：根据症状的不同，选取针对主症有效的腧穴进行针刺。如耳聋取聋哑穴，神经性牙痛取牙痛穴等。

（4）交叉取穴：根据经络循行交叉的特点作为取穴的依据，采用左右配穴特殊针刺疗法，即病在左取之右，病在右取之左的"巨刺"法，使左病右治、右病左治。如右侧膝关节疼痛取左侧膝关节穴，左侧坐骨神

经痛取右侧坐骨神经穴等。

3. 进针与行针

令患者微张口，医者一手持无菌纱布捏住患者上唇或下唇，将上唇或下唇拉开，暴露施术部位。另一手持针柄将针刺入口腔黏膜穴位或特定分区，根据针刺的部位，选择合适的进针角度和深度。采用捻转手法或提插手法行针。

4. 留针方法

留针时间宜 20～30 min。在留针过程中，可以通过提插捻转行针来增强针感，行针力度以患者耐受为度，也可不行针，同时对针感并不强求。

5. 出针方法

医者一手持无菌纱布固定上唇或下唇，另一手持针柄将针退出，然后用棉签按压施术处。出针后，患者应用 0.9％氯化钠溶液漱口。

【临床应用】

口针疗法属于针灸疗法中的微针疗法，具有针刺无痛感、安全简便、穴位集中、疗效显著、不受季节、地点等限制的优点。口针疗法主要在临床上应用于治疗疼痛性病症如坐骨神经痛、三叉神经痛，脑血管意外如中风偏瘫，以及癫痫、面神经麻痹、小儿麻痹后遗症、小儿抽风、遗尿、急性腰扭伤、缺乳等。

【注意事项】

（1）针刺前后做好常规消毒，以防感染。

（2）患者在过于饥饿、疲劳、精神过度紧张时，不宜立即进行针刺。

（3）初次接受治疗的患者，应首先消除其紧张情绪。口针操作过程中，动作应轻缓。慎用人群为免疫缺陷患者、糖尿病中重度患者、血友病、血小板减少症等出血性疾病患者或体质过度虚弱者及孕妇。

（4）考虑到临床各种患者患病的可能性及针刺后患者的反应情况，将口腔破溃、化脓、出血患者，口腔肿瘤患者，严重高血压、心脏病患者，急性传染性疾病患者以及金属过敏患者等，均列为针刺禁忌证范围。

第七节 · 舌针法

舌针法是利用舌的器官特性及五脏六腑的经络联系，依据中医理论在舌的界定部位辨证针刺，而达到调

理脏腑经络气血，治疗疾病的一种针刺治疗方法。

舌针雏形见于《黄帝内经》，历代亦有发展。在

《黄帝内经》后,晋、唐、宋、明时期,除了继承《黄帝内经》中刺舌下脉络以治病的治法,还发展了数个舌体上的穴位,并且有了定名、定位、定主治的舌部穴位。将舌面上的不同区域划分为五脏六腑相应区,始见于清代《厘正按摩要术》所绘制的舌部应五脏图,而使舌针穴位系统化并成为微小的针刺系统则始于20世纪下半叶。最先提出舌针疗法的是已故著名中医师管正斋先生(1907—1980)。继管氏舌针之后,一些医者先后提出不同的舌针穴位分布方案,或从咽部,或从口腔部取穴,然而只一得之见,对针灸学术界影响不大,现如今舌针疗法仍然缺少现代化的科学实验研究。

【定位与主治】

1. 基础舌穴

除几个特别说明的外,各穴之主治均与穴位名称相应。如目穴主治目赤肿痛,心穴治疗与心相应的疾病等(图3-11、图3-12)。

(1)心穴:位于舌尖部。

(2)肺穴:位于心穴两旁3分。

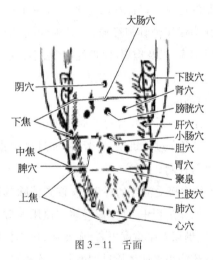

图3-11 舌面

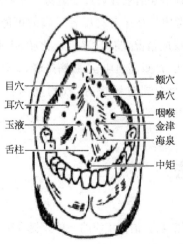

图3-12 舌底

(3)胃穴:位于舌面中央,心穴后1寸。

(4)脾穴:位于胃穴旁开4分。

(5)胆穴:位于胃穴旁开8分。

(6)肝穴:位于胆穴后5分。

(7)小肠穴:位于胃穴后3分。

(8)膀胱穴:位于小肠穴后3分。

(9)肾穴:位于膀胱穴旁开4分。

(10)大肠穴:位于膀胱穴后2分。

(11)阴穴:位于大肠穴后2分,舌根部。主治前后二阴疾患。

(12)聚泉:位于舌面中央,胃穴前2分。主治舌强、消渴。

(13)上肢穴:位于肺穴与胆穴之间,舌边缘。主治上肢疼痛。

(14)下肢穴:位于阴穴旁开1寸,近舌边缘。主治瘫痪。

(15)三焦穴:从聚泉穴引一横线,舌尖部分统称上焦穴;从小肠穴引第2条横线,第1、第2横线之间为中焦穴;从大肠穴引第3条横线,小肠穴与大肠穴横线之间为下焦穴。

(16)额穴:将舌向上卷起,舌尖抵上门齿,舌尖正下3分是穴。主治眩晕、头痛。

(17)目穴:位于额穴斜下3分。

(18)鼻穴:位于舌边缘与舌下静脉之间,目穴下2分。

(19)耳穴:位于鼻穴斜下2分。

(20)咽喉穴:位于耳穴正下2分。

(21)海泉:将舌卷起,位于舌下中央系带上。主治呕逆、消渴。

(22)金津玉液:舌尖向上反卷,舌下系带两侧静脉上,左为金津,右为玉液。主治口疮、舌炎、呕吐、舌肿、喉痹。

(23)舌柱:舌上举,在舌下系带上。主治舌肿、重舌。

(24)中矩:舌上举,位于舌底与齿龈交界处。主治舌燥、中风舌强不语。

2. 舌针新穴

(1)神根穴:位于舌底舌下系带根部凹陷中。主治高血压、脑血栓。

(2)佐良穴:位于舌底舌下系带两侧肉阜近舌下腺导管开口处。主治中风后遗症。

(3)液旁穴:位于左右舌下静脉内测距舌根1/3

处。主治高血压、中风后遗症。

（4）支脉穴：位于左右舌下静脉外侧距舌根 1/3 处。主治高血压、中风后遗症。

【操作方法】

1.针具

一般选用 26～30 号、1.5 寸长的毫针。针刺前，一般可给予患者 3% 过氧化氢或 1/5 000 高锰酸钾液漱口，以清洁口腔。

2.取穴原则

舌针必须在辨证前提下取穴，辨证首先要验舌，主要方法是：辨色分经脉，按五行理论，五脏六腑配五色，舌色所反映的正是所属脏腑的病证，如舌见青色，主肝胆经疾患。形态辨脏腑之寒热虚实，如舌卷挛缩多屈、肝气竭绝、筋脉失养等。舌针的配穴原则如下。

（1）辨证配穴法：按照脏腑经络学说，根据疾病与舌穴相应的原理，辨证取穴。用于治疗局部或全身病症，如口舌糜烂取心穴、脾穴、金津玉液，不寐健忘取心穴、肾穴、额穴。

（2）内外配穴法：主要为舌穴与邻近腧穴相配，如中风舌强不语取中矩配廉泉。

（3）上下配穴法：主要是舌穴与任督及下肢经穴相配，如尿痛穴、肾穴配命门、关元治遗精、阳痿，膀胱穴配中极治尿急。

（4）左右配穴法：主要是舌穴与四肢穴相配。同侧的舌穴与经穴相配，如右侧肺穴、咽喉穴配右侧少商以治疗右侧咽喉肿痛。舌穴与对侧经穴相配，如右侧上肢穴、脾穴配左侧曲池、合谷以治疗左上肢瘫痪、手臂肿痛。

3.进针方法

刺舌面穴位时，患者自然伸舌于口外。刺舌底穴位时，患者将舌卷起，舌尖抵住上门齿，将舌固定或将舌尖向上反卷，用上下门齿夹住舌，使舌固定；亦可由医者用左手垫纱布敷料，将舌体固定于口外，进行针刺。针刺可采用快速点刺进针，进针 1 分左右。

4.行针方法

（1）针刺补法：选用 30 号、1 寸或 1.5 寸长的毫针，在选定的穴位上，拇指向前小幅度捻转 3～9 次，稍停，为一度补法，一般行三度或九度补法，不留针，在捻转时，进针 0.5～1 分，勿令太深。补法好似"蜻蜓点水"。

（2）针刺泻法：选用 28 号、1 寸或 1.5 寸长的毫针，在选定的穴位上，进针 1～2 分许，拇指向后大幅度捻转 6 次，稍停，为一度泻法。一般行六度或八度泻法，不留针。由于进针稍深，捻转幅度较大，个别穴位可能会出血。泻法如同"蚊降着体"。

5.其他方法

舌穴刺血法，一般采用 26 号、1.5 寸的毫针，在选定穴位上快速浅刺放血。

6.出针方法

行针结束后然后迅速拔出，拔针后必须用干棉球按压针孔。

【临床应用】

舌针不仅可刺激到与舌有关的经络，起到醒脑益智、通关开窍、补益心脾、调和气血之功，而且使舌体得到气血濡养，增强舌的功能活动，有助于语言功能的恢复，同时改善微循环，从而增加脑供血，增强脑代谢，有助于脑组织的恢复。主要用于脑血管意外所致的偏瘫、语言障碍等；对舌体功能或感觉障碍，如舌麻、舌体歪斜、木舌、重舌等，疗效亦佳。尚可用于多种其他疾病，如高血压病、肩周炎、心血管病、小儿麻痹后遗症、眼病、腰痛、遗尿等。舌针疗法对中风失语、吞咽困难、小儿脑瘫等多种疾病的治疗，具有独特的疗效。

【注意事项】

（1）操作要求严格消毒，避免针刺感染或口腔污染。

（2）注意针刺深度及手法。舌穴刺血时，针不宜过粗，针刺不宜过深，出血不宜过多。

（3）年迈体弱，急重病患者，防止晕针。

（4）注意掌握针刺深度及手法，严防毫针脱落而被患者吞咽。

（5）凝血功能较差或有自发性出血的患者，不宜针刺。

第八节 · 面针法

面针法是通过针刺面部的特定穴位来治疗疾病的一种方法。本法是根据面部皮肤色泽变化诊察疾病的基础上发展起来的。人们在长期的医疗实践中发现，面部的一定部位与脏腑、组织、器官及肢体有直接或间接关系,当某脏腑、组织、器官或肢体发生病变时,在面部的相应部位可出现相应的反映或色泽的改变,并可作为诊断疾病的依据。

早在《灵枢》中就有面部"五色各有其脏部""各以其色言其病"的记载。如《灵枢·五色》篇曰:"五色各见其部,察其沉浮,以知浅深;察其泽夭,以观成败;察其散搏,以知远近;视色上下,以知病处。"这是经络学说"视其外应,以知其内脏"的内容之一。由于头面居于全身最高处,"十二经脉,三百六十五络,其气血皆上于面而走空窍",通过经络气血的传注,使面部与全身各部联系为一个整体,故脏腑肢节的病理变化能在面部反映出来。近代医者参考了古代文献,通过临床不断实践,于 20 世纪 50～60 年代,确定了在面部治疗全身疾病的 24 个分区,并取得了较为满意的疗效,从此这一新的针刺方法——面针法问世了。

【定位与主治】

面针的穴位是根据面部与脏腑、器官、组织、肢体的相关区域而确定的。面部的分区早在《灵枢·五色》篇中已有详细划分:"庭者,首面也;阙上者,咽喉也;阙中者,肺也;下极者,心也;直下者,肝也;肝左者,胆也;下者脾也;方上者,胃也;中央者,大肠也;挟大肠者,肾也;当肾者,脐也;面王以上者,小肠也;面王以下者,膀胱、子处也;颧者,肩也;颧后者,臂也;臂下者,手也;目内眦上者,膺乳也;挟绳而上者,背也;循牙车以下者,股也;中央者,膝也;膝以下者,胫也;当胫以下者,足也;巨分者,股里也;巨屈者,膝膑也。此五脏六腑肢节之部也。"现代医家依据《灵枢·五色》篇中有关面部望诊分区的记载,参照历代医家的各种注解、说明,进行针刺治疗,取得了满意疗效,并确定了面针的 24 个穴位(图 3-13),其具体位置、主治,分述如下。

1. 额区

表 3-19 额区腧穴

穴 名	定 位	主 治
首面 (单穴)	在额正中部,当眉心至前发际正中连线的上、中三分之一交界处	头痛、头晕
咽喉 (单穴)	当眉心至前发际正中线的中、下三分之一交界处,即首面与肺点连线的中点	咽喉肿痛
肺 (单穴)	当两眉内侧端连线的中点	咳嗽、胸闷
膺乳穴 (双穴)	目内眦上方,鼻梁外缘凹陷处	乳少、乳房胀痛

2. 鼻区

表 3-20 鼻区腧穴

穴 名	定 位	主 治
心(单穴)	在鼻梁骨最低处,正当两眼内眦连线的中点	心悸、失眠
肝(单穴)	在鼻梁骨最高点之下方,当鼻正中线与两颧连线之交叉处,即心点与脾点连线的中点	两胁疼痛、胸闷
脾(单穴)	在鼻尖上方,当鼻端准头上缘正中处	食少、纳呆
胆(双穴)	在鼻梁骨外缘偏下方,当肝点的两旁,目内眦直下,鼻梁骨下缘处	恶心、呕吐
胃(双穴)	在鼻翼中央偏上方,当脾点的两旁,胆点直下,两线交叉处	胃痛

3. 口区

(1) 子宫、膀胱(单穴):在人中沟上,当人中沟的上、中三分之一交界处。主治:痛经。

(2) 股里(双穴):在口角旁五分,当上下唇吻合处。主治:股内侧痛。

4. 耳区

背(双穴):在耳屏前方,当耳屏内侧与下颌关节之间。主治:腰背疼痛。

5. 颧区

表 3-21 颧区腧穴

穴 名	定 位	主 治
小肠(双穴)	在颧骨内侧缘,当肝、胆点的同一水平线上	泄泻
大肠(双穴)	在颧面部,当目外眦直下方,颧骨下缘处	便秘、腹痛、腹泻
肩(双穴)	在颧部,当目外眦直下方,颧骨下缘处	肩臂疼痛、伸屈不利
臂(双穴)	在颧骨后上方,当肩点之后方,颧骨弓上缘处	肩臂肿痛
手(双穴)	在颧骨后下方,当臂点之下方,颧骨下缘处	手肿而痛

6. 颊区

表 3-22 颊区腧穴

穴 名	定 位	主 治
股(双穴)	当耳垂与下颌角连线的上、中三分之一交界处	大腿扭伤
膝(双穴)	当耳垂与下颌角连线的中、下三分之一交界处	膝膑肿痛
膝膑(双穴)	当下颌角上方凹陷处	膝关节痛
胫(双穴)	下颌角之前方,下颌骨上缘处	踝关节扭伤、腓肠肌痉挛
足(双穴)	在胫点前方,目外眦直下方,下颌骨上缘处	足部肿痛

穴　名	定　位	主　治
肾（双穴）	在颊部,当鼻翼水平线与太阳穴直下垂线的交叉处	肾绞痛
脐（双穴）	在颊部,当肾点之下方约七分处	腹痛

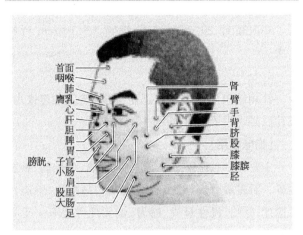

图 3-13　面针穴位图

【操作方法】

1. 针具

选用 28~32 号、0.5~1.0 寸长的毫针。针前用针柄端在选好的针刺部位探测敏感点。确定针刺点后,进行常规皮肤消毒。

2. 取穴原则

（1）按疾病的相应部位选穴：如遗尿选膀胱区,咽喉肿痛选咽喉区,膝关节痛选膝区等。

（2）按中医五行生克关系选穴：如眩晕,属肝阳偏亢者,除选取肝区外,加选肾区,以肾水涵养肝木；肺虚咳喘主取肺区外,加取脾区,取其"补土生金"之意。

（3）按脏象学说选穴：根据脏腑表里关系和五脏应五窍等中医理论选穴,往往可增加疗效。如遗尿选肾区、膀胱区；肝病选肝区、胆区；鼻病选肺区,因"肺开窍于鼻"；痹证筋酸者加用肝区,取"肝主筋"之意。

（4）按穴位敏感点选穴：在病变相应区域内及附近探查,选用最敏感之反应点。

3. 进针与行针

按毫针进针法刺入皮肤。对头面、咽喉、肺、心、肝、脾等位于额、鼻部的穴位应采用沿皮平刺法,鼻旁、口旁的穴位宜用斜刺,有时可一针透两穴,并根据肌肉厚薄和病情需要决定进针深度,进针后施用一定的手法,一般部位多有酸、胀、麻、痛等针刺感应,亦有通电感向远处放散者。亦可进行埋针,以加强刺激,提高疗效。用于面针麻醉时一般采用持续捻针或电针持续刺激,脉冲频率一般为 180~240 次/分,连续诱导 20~40 min。

4. 留针方法

一般留针 30 min 左右,每隔 5~10 min 行针一次,顽固性、慢性疾病可留针到 1 h。

5. 出针方法

由于面部血管丰富,针刺后容易引起出血,故应边捻边出针,切忌一抽而出,若针刺点局部皮肤因皮下瘀血而轻度肿胀或呈青紫色时,可在局部轻轻揉按,并在 24 h 后进行热敷,以助其消散。

【临床应用】

面针通过针刺相应的头面穴位对相关的脏腑、肢节起到"通经脉,调气血",恢复机体阴阳平衡,治愈疾病的作用。其适应范围较广,凡针刺疗法的适应证均可使用,对神经衰弱、高血压、痹证、哮喘等效果更好,还可以用于针刺麻醉。

【注意事项】

（1）施术时患者应采取卧位,以预防晕针的发生。

（2）应用按压法探测疼痛性敏感点时,用力要均匀一致,并注意患者是否有牙痛、鼻部或鼻窦等炎症疾患,避免因上述病痛而致探测失误。

（3）针刺应严密消毒,防止感染。并避免针刺瘢痕、痤疮部位,以防止引起感染、疼痛及出血。

第九节 · 项针法

项针法是针刺颈项部腧穴,具有疏通经络、调和气血、舒筋利节、理正止痛的作用,以治疗头项部疾病的一种特定部位针法。此方法源于中医针灸的经络理论和经筋理论,是在《黄帝内经》刺法的基础上,通过临床实践发展而来。

1993 年高维滨出版《针灸绝招——项针治疗延髓麻痹》中报道,用风府、哑门、天柱、风池等穴位治疗延髓麻痹,命名为项针。1994 年时培凤在《上海针灸杂志》中报道,用下脑户、风府、哑门等穴位治疗脑源性疾病,命名为颈项针。

【定位与主治】

表3-23　常用项针法腧穴

穴位名称	定　位	主　治
哑门	在项部,当后发际正中直上0.5寸,第一颈椎下	口舌、头项、神志等疾病
风府	在项部,后发际正中直上1寸,枕外隆凸直下,两侧斜方肌之间凹陷中	头项、神志等疾病
下脑户	在项部,后正中线上,枕骨粗隆下方取之。约风府穴上1寸处	头面、眼目神志等疾病
项针穴位	自风府穴旁开至完骨穴,沿颅骨下缘分6等份,每相隔一个等分距离为一个穴位,左右两侧各取6个穴位	头项、神志等疾病

【操作方法】

1. 针具

选用28号或30号、长度为1~1.5寸的不锈钢毫针。

2. 取穴原则

一般采用多针刺疗法,即15个穴位全部针刺,以起到协同作用,增强疗效。

3. 进针方法

进针时可用多种方法,针刺方向除下脑户一穴稍偏下斜刺外,其余诸穴均与皮肤垂直为度。

4. 行针手法

一般采用提插捻转法,刺入皮下1寸左右,达到酸麻胀感应为度。

5. 留针方法

一般留针20~30 min。每隔5~10 min行针一次。

6. 出针方法

针刺结束后缓慢将针退至皮下,然后迅速拔出,拔针后必须用干棉球按压针孔。

【临床应用】

主要用于脑血管意外后遗症、癫痫、颈椎病、神经症等。对震颤麻痹(帕金森综合征)、高血压、脑震荡后遗症、哮喘、慢性鼻炎、感冒、偏头痛等也有一定程度的疗效。

【注意事项】

(1)同一般针刺操作,但需注意由于颈部穴下与延髓接近,操作时应注意针刺角度和深度,以防误伤延髓。

(2)体质弱、初次针刺或惧针者、孕妇等,慎用本疗法。

第十节·第2掌骨侧针法

第2掌骨侧针法,是一种在第2掌骨侧穴位上针刺,以治疗全身疾病的微刺系统疗法。

该疗法以植物学家、动物学家、医学家公认的"泛胚论"为基础发展。他指出:生物体的每一个组成部分,即使是小到一个细胞分子,均隐藏着整个生命最初形态的基本结构特征,即生物体的每一个局部都像是整体的缩影,它包含着生物体全部整体各个部位的病理、生理信息,能够真实地反映整体的全部特征。因此,每一个局部,都是整体的缩影,是"全息胚",它是人体相对独立部分,无论在结构上还是在功能上都有相对的完整性,与周围部分有明显的界限,所以医学家可以通过对身体某个局部来观察、诊断和治疗全身疾患。第2掌骨侧针法就是一种体现"穴位全息律"的微针疗法,是生物全息律在第2掌骨侧的具体应用。

第2掌骨侧为手阳明大肠经所过之处,与其相表里的手太阴肺经及同名经足阳明胃经均与之相关联。

脾胃为气血生化之源,胃为水谷之海,是后天之本,手太阴肺为十二经脉之始,全身脏腑气血变化均可反映于肺经寸口脉,所以第2掌骨侧便为十二经脉气血流注之所,针刺可治疗全身多种疾病。

【定位与主治】

表3-24　第2掌骨侧针法常用腧穴

穴位名称	定　位	主　治
头穴	手握空拳,掌心横纹近端与第2掌骨侧交点	头、眼、耳、鼻、口、牙等疾病
足穴	第1、第2掌骨侧近拇指侧的交点	足、踝等疾病
胃穴	头穴与足穴连线的中点	胃、脾、胰等疾病
肺穴	胃穴与头穴连线的中点	肺、心、胸、乳腺、气管下段、支气管、食道下端、背等疾病
肝穴	胃穴与肺穴连线的中点	肝、胆等疾病
腰穴	胃穴与足穴连线上,近胃穴的2/3与近足穴的1/3交点处	腰、脐周、大肠、小肠等疾病

可根据上述 6 个典型穴位的位置及第 2 掌骨侧是整体的缩影的原理,来确定其余穴位的位置(图 3 - 14)。

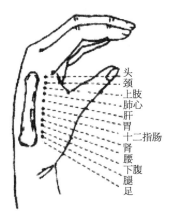

图 3 - 14　第 2 掌骨侧针法穴位分布图

【操作方法】

1. 针具

临床一般选用 30 号 1 寸长的不锈钢毫针。

2. 取穴原则

(1) 按部位对应取穴:如肺病取肺穴等。

(2) 按脏象学说取穴:如肝开窍于目,目疾可取肝穴等。

(3) 采用按压法探察第 2 掌骨侧穴位:测试者与患者对坐或对立,用右手托着患者右手。患者右手如握鸡卵状,肌肉自然放松,虎口朝上,示指尖与拇指尖相距 3 cm。按压时,可以从头穴开始,测试者以左手拇指尖压在穴位上,在垂直于平面的方向上施力按压,并略带揉的动作。以大小适中的压力揉压 1~3 次,当患者某穴有明显的酸、麻、胀、重、痛感觉时,应稍用力揉压或按压,这时患者会发生躲避反应,面部会出现咧嘴、皱眉等表情,则此穴为压痛反应点。压痛点出现,表明其所对应的同名器官(或部位)或其同一横截面上的其他器官有病变,如肺穴压痛,则肺或胸、心、背、食管或两胁有病变。按中医脏象学说,穴位的压痛点也表明其所对应脏腑及其密切相关部位表病变,如肝穴压痛,则与肝密切联系的目也可能有

病变,一般左手压痛重于右手,则表明人体左侧病重或病在左侧,反之亦然。

3. 进针与行针方法

用指压法找准压痛点后,用 1 寸 30 号毫针,在压痛点上沿着第 2 掌骨桡侧边缘刺入第 2 掌骨手掌侧,进针方向垂直于皮肤表面,刺入压痛点 8 分深,进针后若无强的针感,可稍稍改变针尖方向,以探寻针感最强点。可配合按摩法,即用拇指尖以穴位为圆心作小圆周运动或揉动,揉压要有力,以在深层组织产生较强的酸、麻、胀、痛感为宜,每次按摩 3~6 min,针刺以 7 日为 1 个疗程,疗程间休息 2~3 日。

4. 留针方法

留针 45 min。留针期间,每隔 5~10 min 轻轻行针 1 次。一般 5~10 min 后,患者病变局部出现发热、汗出、舒服等感觉,以热感多见,此为疗效较佳的信息。

5. 出针方法

针刺结束后缓慢将针退至皮下,然后迅速拔出,拔针后必须用干棉球按压针孔。

【临床应用】

用于治疗神志疾病,如神经症、神经衰弱、失眠等疾病;头面部疾病,如神经性头痛、三叉神经痛、牙痛、落枕、扁桃体炎、咽炎、口腔炎、鼻炎等疾病;消化系统疾病,如肝区痛、胆石症、胃溃疡、急慢性胃炎、胃痉挛等疾病;骨伤科疾病,如急性腰扭伤、风湿性腰痛、腰肌劳损、膝、踝扭伤等疾病;其他疾病,如肾结石、肾下垂、支气管炎、肋间神经痛、心绞痛等疾病。

【注意事项】

(1) 应用本法时,个别患者可能会出现晕针现象,故在针刺时应当随时观察患者的精神状态,一旦患者出现晕针现象须及时处理。

(2) 饥饿、暴饮暴食、极度疲劳后 1 h 内不宜针刺。一般受术者在接受治疗前应休息片刻(15 min 左右),体育运动后应休息半小时为宜。

第十一节 · 手针法

手针法是在以往经络理论为基础,吸收人体全息理论的观点,在长期的临床实践中总结出来的一种微针疗法。

手与周身的阴阳、气血、经络有密切关系。《灵枢·动输》中说:"夫四末阴阳之会者,此气之大络也。"《灵枢·卫气失常》又说:"皮之部,输于四末。"手

为上肢的末端,是手三阴、三阳经脉气血会合的部位,从上肢经脉循行分布来看,手三阴经从胸走手,手三阳经从手走头。手太阴经行于手大鱼际处,止于拇指桡侧端;手阳明经受手太阴经气之交,起于示指桡侧端,上行手背,出合谷两骨之间;手厥阴经掌侧腕后两筋之间,入掌中,出中指尖端;手少阳经受手厥阴经气之交,起于无名指尺侧端,行手背第4、第5掌骨间上腕;手少阴经经掌后锐骨,止于手小指桡侧端;手太阳经起于小指尺侧端,经掌外侧赤白肉际处至腕。《素问·太阴阳明论》指出:"阴气……循臂至指端,阳气从手上行至头。"根据十二经脉的标本、根结的说法,"根"与"本"均位于四肢肘膝关节以下的部位,是经脉之气生发、布散之处。针刺手部的特定穴位,易于激发经气,调节脏腑经络的功能,不仅对局部病有很好的疗效,而且可以对全身各部的病痛有良好的治疗作用。

【定位与主治】

手针的穴位,据目前资料统计共35个,其中手掌侧15个,手背侧20个(图3-15)。

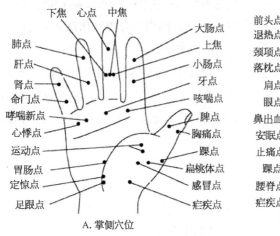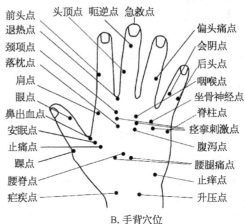

A. 掌侧穴位　　　　　　　B. 手背穴位

图3-15　手针穴位分布

1. 手掌侧

表3-25　手掌侧腧穴

穴 位 名 称	定 位	主 治
胸痛点	位于掌面,拇指指关节桡侧赤白肉际处	胸闷胸痛、呕吐、泄泻、癫痫等
小肠点	位于掌面,示指第1、第2节指关节横纹中点	小肠经病
大肠点	位于掌面,示指第2、第3节指骨间横纹中点	大肠经病、腹泻、便秘、阑尾炎等
咳喘点	位于掌面,示指掌指关节尺侧处	支气管炎、支气管哮喘、神经性头痛、落枕等
脾点	位于掌面,拇指指关节横纹中点	脾胃不和、消化不良、腹胀泄泻等
胃肠点	位于劳宫穴与大陵穴连线中点处	慢性胃炎、溃疡病、消化不良、胆道蛔虫病等
足跟点	位于胃肠点与大陵连线之中点处	足跟痛等
心点	位于掌面,中指第2、第3节指骨间横纹中点	心悸、心痛、心律失常、失眠等
三焦点(上焦、中焦、下焦)	位于掌面,中指第1、第2指骨间横纹中点	三焦经病、胸腹、盆腔疾患
肺点	位于掌面,环指第2指关节横纹中点处	咳嗽、气喘、胸闷等
夜尿点(肾点)	位于掌面,小指第2关节横纹中点处	小儿遗尿、尿频尿急等
命门点	位于掌面,小指第1、第2指骨间横纹中点处	遗精、阳痿及肾虚腰痛
哮喘新点	位于掌面,第4、第5掌指关节间	支气管哮喘
定惊点	位于手掌大、小鱼际交接处	小儿高热惊厥
肝点	位于掌面,环指第1、第2节指骨间横纹中点	胁肋疼痛、胃脘胀满等
命门点	位于掌面,小指第1、第2指骨间横纹中点处	遗精、阳痿及肾虚腰痛
疟疾点	位于掌面,第1掌骨与腕关节结合处,大鱼际桡侧缘	疟疾发作
扁桃体点(又称鱼际点)	位于掌面,第1掌骨侧中点	扁桃体炎、咽喉炎等

2．手背侧

表 3－26　手背侧腧穴

穴 位 名 称	定　位	主　治
颈项点(又名落枕点)	位于手背,第2、第3指掌关节间,近第2指掌关节处	落枕、颈部扭挫伤、颈椎病等
眼点	位于手背,拇指指关节尺侧赤白肉际处	目赤肿痛、麦粒肿、电光性眼炎等多种眼疾
前头点(又名阑尾点)	位于手背,示指第1指关节桡侧赤白肉际处	前头痛、胃肠疾患、单纯性阑尾炎等
头顶点	位于手背,中指第1关节桡侧赤白肉际处	神经性头痛、头顶痛、痛经等
偏头痛点	位于手背,无名指第1指关节尺侧赤白肉际处	偏头痛、耳痛、肋间神经痛、胆绞痛等
会阴点	位于手背,小指第1指关节桡侧赤白肉际处	会阴部疼痛、痛经、带下及肛裂等
后头点(又称扁桃腺点)	位于手背,小指尺侧,当近侧指间关节赤白肉际处	后头痛、急性扁桃体炎、窝痛、臀痛、呃逆、颊痛等
踝点	位于手背,拇指指掌关节桡侧赤白肉际处	踝关节急性扭伤、踝部肿胀疼痛
坐骨神经点	位于手背,第4、第5指掌关节间,近第4指掌关节处	坐骨神经痛、髋及臀部疼痛等
脊柱点	位于手背,小指指掌关节尺侧赤白肉际处	急性腰扭伤、椎间盘突出症、尾骶部痛、耳鸣、鼻塞等
止痒点	位于手背,腕横纹尺侧缘前1寸,赤白肉际处	皮肤瘙痒症及过敏性皮肤病
咽喉点(又称牙点)	位于手背,第3、第4指掌关节间,靠近第3指掌关节处	急性扁桃体炎、咽喉炎、牙痛、三叉神经痛等
升压点	位于手背,腕横纹中点处	各种原因引起的血压下降
呃逆点	位于手背,中指第2指关节横纹中点处	呃逆等
退热点	位于手背,中指桡侧指蹼处	发热、泄泻等
腹泻点(又称止泻点)	位于手背,第3、第4指掌关节上1寸处	急慢性腹泻
急救点	位于中指尖距指甲缘2分许处	昏迷、中暑等危重症
腰腿点	位于手背,第2指伸肌腱桡侧及第4指伸肌腱尺侧,位于腕横纹前1寸5分处。每侧共2穴	急性腰扭伤、腰腿痛
睡眠点(又称安眠点)	位于手背,在合谷穴与三间穴连线的中点处	失眠症
甲亢点	位于手背,小指中线,腕横纹后,尺骨前陷中	甲状腺功能亢进
止血点	位于手背腕横纹,环指中线处	止多种原因所致的出血、踝关节扭伤等
鼻点	位于手背,环指指掌关节骨尖中央	鼻塞流涕、过敏性鼻炎等
咽喉点(又称牙点)	位于手背,第3、第4指掌关节间,靠近第3指掌关节处	急性扁桃体炎、咽喉炎、牙痛、三叉神经痛等
肩点	位于手背,指掌关节桡侧赤白肉际处	肩部急性扭伤、肩关节周围炎等

【操作方法】

1．针具

临床一般选用 28～30 号、0.5～1 寸长的不锈钢毫针。

2．取穴原则

(1) 按部取穴：即按疾病所在部位或脏器取相应的手穴。如眼病取眼点,肩痛取肩点,腰扭伤取腰腿点等。

(2) 对应取穴：针对某些症状选取相应的手穴,如咳嗽、哮喘选咳喘点,小儿夜尿选夜尿点等。

(3) 据中医理论：即依据脏腑经络理论选穴,如失眠取心点,因心主神明；目疾取肝点,因肝开窍于目等。

单一配穴法：即按上述任一种取穴法选穴组方,如急性腰扭伤,往往仅取一侧腰腿点即可取效。

组合配穴法：即将多种取穴法所选之穴,结合运用。如皮肤瘙痒症,可按症状取止痒点,或按中医理论"肺主皮毛"取肺点,组合成方。

一般而言,手针疗法取穴配方宜精,选用1～3个穴为宜。另外,本疗法还强调左病右取,右病左取的选配穴原则,即左侧有病,取右侧穴位；右侧有病,取左侧穴位；两侧有病或内脏病可取两侧穴位。

3．进针与行针

手针疗法在针刺时,因不同的穴位而有所区别。

一般采用毫针直刺或斜刺进针,手针刺腰腿点时,针与皮肤表面呈 15°～30°角,针尖向掌侧面,从伸指肌腱和掌骨之间刺入,深 0.5～0.8 寸;治疗腰部及各关节软组织损伤时,应边捻针边活动或按摩患处;治疗疼痛性疾患时,在得气后还须继续运针 1～3 min,必要时可延长留针时间,或采用皮下埋针法;对于需要持续刺激的病例,可以使用电针法。

4. 出针方法

针刺结束后然后迅速拔出,拔针后必须用干棉球按压针孔。

【临床应用】

据不完全统计,手针疗法目前已应用于 50 余种病症治疗。其中,对各类急性痛症疗效最为明显,如急性腰扭伤、头痛、胃痉挛性疼痛、痛经、坐骨神经痛、胆道蛔虫等。其次,对产后缺乳、小儿遗尿、支气管炎、哮喘、心律失常、腹痛、腹泻、失眠、皮肤瘙痒症等,亦有较好的效果。

【注意事项】

(1) 手针疗法针感较体针为强,治疗前宜向患者充分解释,以避免发生晕针。

(2) 针刺手穴,特别是沿骨膜斜刺时易损伤骨膜,故毫针宜刺入肌腱与骨膜之间,以防造成损伤。

(3) 应注意严格消毒,防止发生感染。

第十二节 · 手象针法

手象针法,是通过针刺手部微小的经络脏象系统缩形部位,以治疗全身疾病的一种方法。"手象针"是陕西省西安市中医院的方云鹏根据其多年的临床经验总结出来的一种新型疗法。方云鹏早在 1958 年首先发现了针刺大脑皮质功能定位在头皮外表投影的特定刺激点来治疗全身疾病。在此基础上,他又发现手、足也有此特点,头皮的伏象穴区、伏脏穴区、倒象穴区、倒脏穴区亦有规律地分布于手部和足部。通过大量的临床实践,方云鹏发现手部存在着极为丰富的密集的特异功能刺激点,这些刺激点的分布非常有条理,若将它们按体位顺序连接起来,则形成三个完整的人体缩形,纵排于手部。反映人体躯干腹面、肢体屈面的刺激点均分布于手掌面,称之为"脏"。反映人体躯干背面、肢体伸面的刺激点均分布于手背面,称之为"象"。因此,针刺这些脏象缩形区的不同刺激点,就可以治疗全身多种疾病。

手象针法具有简便、安全、等特点,并具有止病、消炎、镇静、醒神等功效。

【定位与主治】

1. 手部划线

手部划线是手针穴区定位的基础。为了准确定位,便了取穴治疗,特按一定的生理标志,将手部划分出以下 11 条定位线。

(1) 阴阳分线:即沿手部桡侧、尺侧正中赤白肉际所划之线,也就是手掌面与手背面的分界线。手的掌面为阴,背面为阳,明阳分线处为阴阳面。

(2) 手掌面五线:如图 3-16。

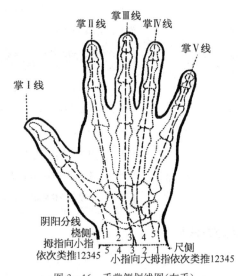

图 3-16 手掌侧划线图(左手)

表 3-27 手掌面五线

穴 名	定 位
掌 I 线	位于手掌面桡侧,由拇指尖端正中经指骨、掌骨正中,止于腕横纹桡侧 1/6 与尺侧 5/6 分界点处
掌 II 线	位于手掌面桡侧,由示指尖端正中经指骨、掌骨正中,止于腕横纹桡侧 1/3 与尺侧 2/3 分界点处
掌 III 线	位于手掌面正中,由中指尖端正中,经指骨、掌骨正中,止于腕横纹正中点
掌 IV 线	位于手掌面尺侧,由无名指尖端正中,经指骨、掌骨正中,止于腕横纹桡侧 2/3 与尺侧 1/3 分界点处
掌 V 线	位于手掌面尺侧,由小指尖端正中,经指骨、掌骨正中,止于腕横纹桡侧 5/6 与尺侧 1/6 分界点处

（3）手背面五线

表3-28　手背面五线

穴名	定位
手背Ⅰ线	位于手背面桡侧，与掌Ⅰ线相对
手背Ⅱ线	位于手背面桡侧，与掌Ⅱ线相对
手背Ⅲ线	位于手背面正中，与掌Ⅲ线相对
手背Ⅳ线	位于手背面尺侧，与掌Ⅳ线相对
手背Ⅴ线	位于手背面尺侧，与掌Ⅴ线相对

2. 穴区命名

手上存在有三个人体缩形，反映次区和针刺系统。这三个系统分别排列和重叠于手的不同部位。

3. 穴区定位

表3-29　穴区定位

穴区	定位
"手伏象"穴区	头部位于中指之上，朝着指端方位，俯伏在手背面的一具人体缩形系统
"手伏脏"穴区	中指之上，朝着指端方位，与该区域相对应的手掌面部位
"手倒象"穴区	两具头部朝向近心方位，分布于手背面的人体缩形系统。因其图像恰好与"手伏象"分布方向相反
"手倒脏"穴区	"手倒象"相对应的掌面部位
"桡倒象""桡倒脏"	位于桡侧的穴区系统

手象针穴区，主要是由手伏象、手伏脏、桡倒象、桡倒脏、尺倒象、尺倒脏六个部分组成。其详细定位如下。

（1）手伏象：即人的整体缩形，分别在手背侧面各指、掌骨之上的反应区域。

在左手上，背Ⅲ线尺侧手背面为左手伏象八区系统的左半侧躯体，反之，桡侧为右半侧躯体。在右手上，背Ⅲ线尺侧手背面为右手伏象穴区系统的右半侧躯体，反之，桡侧为左半侧躯体（图3-17、表3-30）。

表3-30　手伏象

部位	分布
头项位于中指各节背侧面	由指端至掌指关节，顺序为头项、后头和项部，以头顶的正中沿着背UK线的正中，左右两侧对称分布
躯干位于第三掌骨背侧面	以躯干正中沿着手背Ⅱ线左右对称分布。掌指关节相当于颈、胸椎之交界（大椎穴）处，掌腕关节相当于尾骶骨（长强穴）处躯干划分为三段，即背、腰、臀三部。背部约占总长的3/7，腰部约占2/7，臀部约占2/7
左上肢：在左手上是环指的部位；在右手上则是示指的部位　右上肢：在右手上是示指的部位；在右手上则是环指的部位	示指、无名指的掌指关节处，相当于肩部；近端指间关节处相当于肘部，远端指间关节相当于腕部；手指的末端相当于手指
左下肢：在左手上是小指；在右手上是拇指　右下肢：在右手上是拇指；在右手上是小指	指间关节处相当于踝部，但拇指是两个指节，故拇指的踝部定在指甲根部两侧；手指的末端相当于足趾

（2）手伏脏：手伏脏与手伏象以阴阳分线为界，二者结合构成一个完整的人体，即手伏脏为手伏象整体缩形的屈收面、内脏在手掌面的反应区域或部位（图3-18）。其分布基本与于伏象各部位相向，相互对应。

（3）桡倒象：即人的整体缩形，在手背面桡侧拇、示指指骨，第1、第2掌骨及手舟状骨、大多角骨和桡骨茎突上的反应系统。因为反应系统的头部在手的近端，正好与分布在手远端的手伏象头部呈倒置，故称为"桡倒象"。桡倒象是沿着手背Ⅰ、Ⅱ线分布的（图3-19）。在左手上，背Ⅰ、Ⅱ线的尺侧为桡倒象躯体的左半侧部位；反之，桡侧为躯体的右半侧部位。在右手上，背Ⅰ、Ⅱ线的尺侧为桡倒象躯体的右半侧部位；反之，桡侧为躯体的左半侧部位（表3-31）。

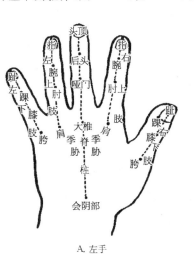

A. 左手

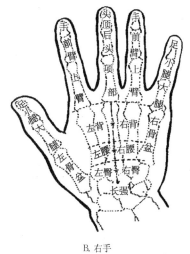

B. 右手

图3-17　手背面"伏象"部位示意图

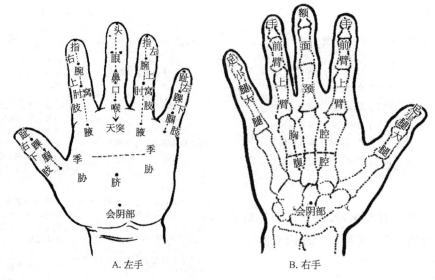

A. 左手　　　　　　B. 右手

图3-18　手掌面"伏脏"部位示意图

临床针法备要·上篇　针法基础

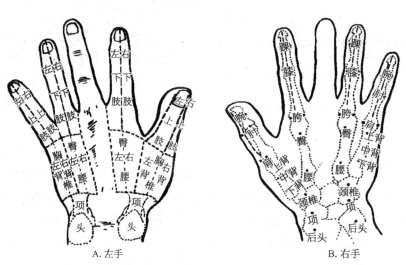

A. 左手　　　　　　B. 右手

图3-19　手背面"桡倒象""尺倒象"部位示意图

表3-31　桡倒象

部　位	分　布
头部位于沿背Ⅰ线的延长线所分布的桡骨茎突上	头部宽为背Ⅰ线与阴阳分线之间的区域；其长为宽的1.5倍
颈部位于沿背Ⅰ线所及的手舟状骨和大多角骨上	由近端向远端，依次为颈1~7椎
背部：位于第1掌骨上	以背部脊椎正中沿背Ⅰ线分布，由近端向远端，依次为1~12椎。背部可再划分为上、中、下三段，各段占纵长的1/3
腰部和臀部：位于第2掌骨上，各占纵长的1/2区段	以腰、臀正中沿背Ⅱ线分布，由近端向远依次为1~5腰椎、骶骨、尾骨
左上肢在左手上，位于背Ⅰ线尺侧面；在右手上位于背Ⅰ线桡侧面。右上肢在左手上，位于背Ⅰ线的桡侧面；在右手上位于背Ⅰ线的尺侧面	左右肩、肘、腕部，分别位于拇指掌指关节、指间关节和指甲根部的两侧部位
下肢左下肢在左手上，位于背Ⅱ线尺侧面；在右手上位于背Ⅱ线桡侧面。右下肢在左手上，位于背Ⅱ线的桡侧面；在右手上位于背Ⅱ线的尺侧面	左右髋、膝、踝部，分别位于示指的掌指关节、近端指间关节和远端指间关节处

（4）桡倒脏：桡倒脏与桡倒象二者以阴阳分线为界，组合成一个完整的人体反应系统。桡倒脏为桡倒象整体缩形的屈收面及内脏在掌侧面的反应区域。桡倒脏各部位与桡倒象各相应部位分布基本相同，彼此相应（图3-20）。

（5）尺倒象：即分布在手背尺侧，环指和小指指骨、第4及第5掌骨、钩骨、三角骨上的穴区反应系统。该穴区的分布恰好与桡倒象分布大体相似（图3-19）。

在左手上，尺倒象人体缩形的左半侧躯体分布于背Ⅳ线、背Ⅴ线的尺侧区域，而右半侧躯体则分布于背Ⅳ线、背Ⅴ线的桡侧区域。

在右手上，尺倒象人体缩形的左半侧躯体分布于背Ⅳ线、背Ⅴ线的桡侧区域，反之，右半侧躯体则分布于背Ⅳ线、背Ⅴ线的尺例区域（表3-32）。

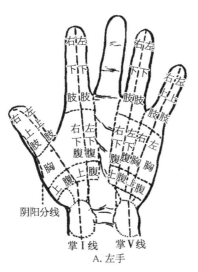
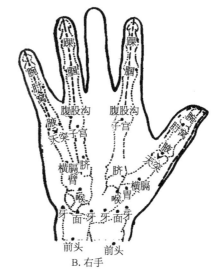

A. 左手   B. 右手

图 3-20   手掌面"桡倒脏""尺倒脏"部位示意图

表 3-32   尺倒象

部　位	分　布
头部位于沿背Ⅴ线的延长线所分布的尺骨茎突上	头部宽为背Ⅳ线与尺侧阴阳分线之间的区域,其长为宽的 1.5 倍
颈部位于钩骨上	由近端至远端,依次为颈 1～7 椎
背部位于第五掌骨上,分为上、中、下三个部分,每部各占 1/3	由近端向远端,依次为胸 1～12 椎
腰部和臀部位于第四掌骨上,腰、臀各占纵占的 1/2 区段	以腰、臀正中沿背Ⅳ线分布,出近端至远端,依次为腰 1～5 椎,骶骨、尾骨
上肢左右两上肢以背Ⅴ线为界,分布于小指的两侧	掌指关节处为肩部;近端指间关节处为肘部;远端指间关节处为腕部
下肢左右双下肢以背Ⅴ线为界,分布于环指的两侧	掌指关节处为髋部;近端指间关节处为膝部;远端指间关节处为踝部

(6) 尺倒脏:尺倒脏为尺倒象整体缩形之屈收面、内脏在掌面尺侧的反应区域。其部位与尺倒象各部位基本相同,相互对应(图 3-20)。

4. 穴区主治

(1) 手伏象、桡倒象、尺倒象:此三个人体缩形为全身运动神经功能的集中反应区,主要管理和调节全身的运动功能,故称之为末梢运动中枢。因此,临床上主治全身神经系统、血管系统和运动系统疾病,及其所代表的人体伸面、背面部位的疾患。其中,尤以神经系统、血管系统和运动系统疾病疗效为著。

(2) 手伏脏、桡倒脏、尺倒脏:此三个人体缩形为全身感觉神经功能的集中反应区,主要管理和调节全身的感觉功能,故称之为末梢感觉中枢。因此,临床上主治全身皮肤感觉和内脏等疾病,及其所代表的人体屈面、脸面部位的疾病。其中,尤以

全身皮肤扫痛、冷热、麻木、瘙痒等不适感及内脏疾患之疗效为著。

【操作方法】

1. 针具

一般选用 28～30 号、0.5～2.0 寸长的不锈钢毫针。

2. 取穴原则

(1) 相应取穴:根据人体病变发生的部位,在手象针"脏""象"缩形区域相同部位上取穴,相当于体针的阿是穴法。如胃痛取桡倒象的相应胃部等。

(2) 仿体取穴:即模仿体针的多种取穴方法,在手象针"脏""象"部位上,灵活地进行辨证取穴。如左肩有病可取"桡倒象"的左肩部相应部位,也可以取"桡倒象"的右肩部针刺(左右交叉取穴法);还可以取髋关节的部位治疗(上下交叉取穴法)。"象"代表的部位有病,可取"脏"侧相对的部位补泻之;反之,"脏"侧部位有病,可针"象"侧相应穴(前病取后、后病取前、阴病取阳、阳病取阴)。

(3) 对侧取穴:其一指在患病的对侧选穴;其二指在手"脏""象"部位的相对病侧上交叉取穴。

3. 进针方法

进针方法多采用快速直刺法。进针时,针体与皮肤呈 90° 角,针尖刺入皮肤后,根据穴位、病情及治疗的需要,可在穴位处表皮上点刺(浮刺),也可达皮内、皮下、肌层或骨膜层等组织处。可根据需要分别采用直刺、斜刺或平刺法。进针过程中,不要捻转,以减少疼痛。

4. 行针方法

行针是增加刺激量的一种手段。根据病情及患

者的体质状况,可运用大、中、小刺激量的提插和捻转等手法,亦可不行针。由于手部感觉灵敏,针刺时多出现抽、麻、胀、痛、酸、热、重等感觉。针感的性质与刺激的组织有关。

5. 留针方法

留针一般每次留针 20～30 min。可每日针刺 1 次,或隔日或隔 2～3 日 1 次。每疗程的长短,视病情可掌握在 3～10 次之间。根据治疗需要,亦可适当延长留针时间。必要时,还可采用皮内、皮下埋针刺激的方法。留针期间应酌情行针 1～2 次。也有的可不留针,一经行针奏效后,即可起针。

6. 出针方法

针刺结束后然后迅速拔出,拔针后必须用干棉球按压针孔。

【临床应用】

手象针疗法适用于全身各脏腑、各系统多种疾病的治疗,尤以神经系统、血管系统、运动系统及内脏和皮肤疾患之疗效为著。如感冒、支气管哮喘、冠心病、高血压、急性胃炎等内科疾病;偏头痛、脑动脉硬化、脑供血不足、脑血栓形成、中风后遗症等脑血管疾病;腰椎肥大、腰肌劳损、急性腰扭伤等骨伤科疾病;耳鸣、神经性耳聋、鼻炎、额窦炎、咽喉炎等五官科疾病。

【注意事项】

(1) 针前应做好针具与皮肤的常规消毒,并在起针后,保持针孔处清洁、干燥,以防感染。

(2) 体质虚弱或畏针者,不宜施用强刺激手法,以免发生晕针。

(3) 针刺时,尽量避开血管,以防出血。

第十三节 · 足针法

足针法是通过针刺足部的一些特定穴位来治疗全身病症的一种方法。

本疗法以经络学说为基础,通过足与经脉、脏腑、气血的密切关系,刺激足部的穴位,激发人体经气,以调整脏腑和各组织、器官的功能,达到扶助正气,驱散邪气,从而治疗疾病的目的。

足为足三阴、足三阳经脉循行、交接、分布之处。足三阳经止于足,足三阴经起于足。其中,足阳明经脉止于足次趾的外侧端,其支脉进入足大趾和足三趾;足太阳经脉经足外侧赤白肉际,止于足小趾外侧端;足少阳经脉行于足背外侧,止于足四趾外侧端,其支脉斜入足大趾。足三阴经分别与其相表里的阳经之交,分别起于足大趾的内侧、外侧和足底部,上行于足内侧赤白肉际;足背和足底等部位,《素问·厥论》说"阳气起于足五指之表","阴气起于五指之里",阐明了足与周身阴阳经脉的密切联系。足也是足三阴经、三阳经的根部、本部所在部位,各经脉的五输穴、原穴、络穴也多分布于足,这些腧穴均可用于治疗远隔部位的病症,或对全身的功能状态起到调整作用,并且收到显著疗效。足针疗法在经络、经穴的基础上,又在足部确定了一些新的刺激点,扩大了足对全身病症的治疗范围。

【定位与主治】

1. 定位方法

(1) 骨度分寸折量法:足跟后缘至中趾根部为 10 寸;足内、外踝高点至足底为 3 寸;足掌面第一跖趾关节内侧赤白肉际至第五跖趾关节外侧赤白肉际为 5 寸,足背部亦如此;足跟部最宽处距离为 3 寸(图 3-21)。

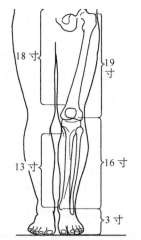

图 3-21 下肢骨度分寸折量图

(2) 自然标志定位法:该法即是根据人体足部的自然标志而定取穴位的方法,如趾横纹、趾尖端、跖趾关节、趾骨小头、趾缝端、内踝高点、外踝高点、舟骨粗隆等。

2. 穴位定位

根据现有资料,常用足针穴位有 39 个,其中分布在足底 22 穴,足背 12 穴,足内侧 4 穴,足外侧 1 穴(图 3-22、图 3-23)。

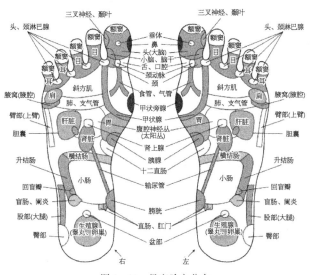

图 3-22　足底腧穴分布

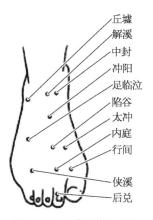

图 3-23　足背部腧穴分布

表 3-33　足底部腧穴

穴名	定位	主治
头面	距足跟后缘 1 寸,足底正中线上	感冒、头痛、上额窦炎、鼻炎
安眠	距足跟后缘 3 寸,足底正中线上,约当外踝与内踝在足底部连线的中点	失眠、癫狂、痔病、神经衰弱、低血压
胸	距足跟后缘 3 寸,足底正中线外侧 1 寸处,即安眠穴外 1 寸	胸痛、胸闷、肋间神经痛
面	安眠穴内侧旁开 1 寸	三叉神经痛、面瘫、面痒
心	距足跟后缘 3.5 寸,足底正中线上	高血压、心悸、心痛、咽喉肿痛、舌强、舌痛、失眠
肺	心穴旁开 1.5 寸,左右各 1 穴	咳嗽、气喘、胸痛
癌根 1	距足跟后缘 6 寸,足底正中线内侧旁开 2 寸处	对食管下段、胃、贲门等部位的肿瘤有镇痛和改善症状的作用
癌根 2	膀胱穴内侧旁开 2.5 寸	对脐以下的内脏肿瘤及淋巴转移瘤有镇痛和改善症状的作用

(续表)

穴名	定位	主治
癌根 3	距足跟后缘 4 寸,足底正中线内侧旁开 1.5 寸处,肺穴前 0.5 寸	对鼻、咽、颈、肺部及食管上、中段肿瘤有镇痛、解痉和改善症状作用
胃	距足跟后缘 5 寸处,足底正中线上	胃痛、呕吐、消化不良、失眠
肝	胃穴内侧 2 寸处	急慢性肝炎、胆囊炎、肋间神经痛、目疾
脾	胃穴外侧 1 寸处	消化不良、腹泻、尿闭、血液病、失眠
小肠	距足跟后缘 5.5 寸,足底正中线旁开 1.5 寸处,左右各一穴	腹痛、腹泻、肠鸣、痢疾
大肠	距足跟后缘 6.5 寸,足底正中线内侧旁开 2 寸处	腹痛、呕吐、腹泻、痢疾
肾	涌泉穴内外各 1.5 寸处	头痛、眩晕、癫狂、尿闭、遗尿、腰痛
膀胱	中趾根部后方 2 寸处,足底正中线上	尿闭、遗尿、尿失禁等

表 3-34　足趾部穴位

穴名	定位	主治
子宫(精宫)	中趾根部后方 1.5 寸,足底正中线上	月经不调、痛经、带下、尿闭、睾丸炎
坐骨 1	足第 4 趾根部后 4 寸处	坐骨神经痛、腰痛、荨麻疹、肩痛
牙痛 1	足小趾根部后方 1 寸处	牙痛
牙痛 2	足跗趾、次趾间后 1 寸处	牙痛
遗尿	足小趾第 1 趾横纹中点	遗尿、尿频
趾端(气喘)	两足十趾的尖端,距爪甲约 0.1 寸	浅刺 0.1~0.2 寸,或用三棱针点刺出血

表 3-35　足背部腧穴

穴位名称	定位	主治
头痛点	足背,第 2~4 跖趾关节内侧赤白肉际处	头痛
扁桃 1	足大趾上,在趾长伸肌腱内侧,跖趾关节处	急性扁桃体炎、流行性腮腺炎、湿疹、荨麻疹
扁桃 2	太冲穴与行间穴连线的中点	急性扁桃体炎、流行性腮腺炎
腰痛点	第 1 趾骨小头外侧前方凹陷中	急性腰扭伤、腰痛
坐骨 2	足背,足临泣穴与地五会穴连线的中点	坐骨神经痛
落枕	足背第 3、第 4 趾缝纹端后 2 寸处	落枕

穴位名称	定 位	主 治
胃肠点	足背,第2、第3趾缝纹端后3寸处	急慢性胃肠炎、胃及十二指肠溃疡
心痛点	解溪穴前2.5寸	心痛、心悸、哮喘、感冒
腰腿点	解溪穴前0.5寸,两旁凹陷中	腰腿痛、下肢拘挛疼痛、痛经

表3-36　足内侧腧穴

穴位名称	定 位	主 治
眩晕点	足内侧舟骨突起上方凹陷中	眩晕、头痛、高血压、腮腺炎、急性扁桃体炎
痛经1	内踝高点直下2寸	功能性子宫出血、月经不调、痛经
痛经2	足内侧舟骨粗隆下后方凹陷中	痛经、功能性子宫出血、子宫附件炎
癫痫点	太白穴与公孙穴连线的中点	癫痫、癔病、神经衰弱等

表3-37　足外侧腧穴

穴位名称	定 位	主 治
臀	昆仑穴直上1寸处	坐骨神经痛、头痛、腹痛

【操作方法】

1. 针具

选用28～30号、1～2寸长的毫针。

2. 取穴原则

（1）依据疾病症状选穴:临床可以根据疾病的主要症状作为选穴的依据,选取对主证有治疗作用的穴位。例如,头痛可选头痛点,失眠选用安眠等。主治作用相似的穴位可以进行配伍。如坐骨神经痛可同时针刺坐骨1、2点进行治疗。也可将具有主治作用的穴位和对症作用的穴位配合使用,如失眠伴有头痛者,可选用安眠配合头痛点治疗。

（2）依据疾病部位选穴:依据疾病的发病部位,选择相应的穴位针刺。如胃痛可取胃点,尿闭取膀胱点、肾点。

（3）依据脏象学说辨证选穴:如因肝肾不足,肝阳上亢所致眩晕者,除取眩晕点外,还可以取肝点,配用肾点,目的在于"滋水涵木"。根据"肝开窍于目",目疾可取肝点。"肾开窍于耳",耳疾亦可取肾点。

3. 进针与行针

先令患者取仰卧位,两足平伸,尽量放松肌肉。充分消毒后,左手扶住患足,右手持针迅速刺入,进针时注意要快、准。然后缓慢送针至适当的深度。足底进针较痛,皮肤亦较厚,更要求手法熟练。在肌肉较浅薄的部位,一般不用手法行针,可只作轻度捻转。在肌肉较丰厚处,可行提插捻转之法。如为泻法,将针刺入0.5～0.8寸,施以较大幅度的捻转结合小幅度提插法;如为补法,轻度捻转数次即可。

4. 留针方法

一般留针15～20 min,留针期间,每隔5～10 min行针1次。每日或隔日1次,10次为1个疗程。

5. 出针方法

针刺结束后缓慢将针退至皮下,然后迅速拔出,拔针后必须用干棉球按压针孔。

【临床应用】

足针可治疗内科疾病。如采用中药药氧配合足针治疗急性脑梗死;运用足针治疗命门火衰型阳痿;电针结合足针治疗急性期腰椎间盘突出症。

【注意事项】

（1）足针疗法的针刺感应较强,治疗前须向患者解释清楚,以取得配合。对初诊和精神紧张者,应采用轻刺激或不留针,以防发生晕针、滞针。

（2）皮肤应注意消毒,并嘱患者针后保持清洁,防止感染。

（3）沿骨的边缘针刺时,要注意不可损伤骨膜,并尽量避免刺伤血管。

（4）久病体虚患者不宜针刺,可用灸法治疗。

第十四节 · 足象针法

足象针法,是通过针刺足部微小的经络脏象系统缩形部位,以治疗全身各种疾病的一种方法。足部同手部同样,也存在着三个人体缩形,其排列与手部之"脏""象"排列相同,纵排于足部。反映人体躯干腹面、肢体屈面的刺激点均分布于足底,称之为"脏",反映人体躯干背面、肢体伸面的刺激点均分布于足背面,称之为"象"。

【定位与主治】

1. 穴位定位

足象针之定位与手象针定位基本相同,也是以阴阳分线分界,将足部划出11条定位线,其划分法同于手象针(图3-24)。

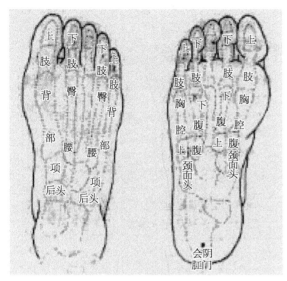

图3-24 足部划线图

在足部划线的基础上,确定出足伏象、足伏脏、胫倒象、胫倒脏、腓倒象、腓倒脏六个部分。足象针与手象针两者在穴位定位与分布规律上大致相同,即两者在相似特征部位上所代表的脏器与组织系统是大同小异的。如在手伏象与足伏象中,手、足大指与小指代表的均为下肢部位;在手倒象与足倒象中,手、足大指与小指所代表的均为上肢部位。足伏象穴区相似于手伏象穴区,胫倒象穴区相似于桡倒象穴区,腓倒象穴区相似于尺倒象穴区。

足象针与手象针在穴位定位上稍有不同的是:胫倒象的头部位置是在足舟骨与内侧楔骨近侧1/2面之上,而桡倒象之头部位置则是在腕背面桡骨茎突之上;腓倒象的头部位置是在股骨之上,而尺倒象之头部则位于腕背面尺骨茎突之上。

2. 穴区主治

(1)足伏象、胫倒象、腓倒象:同于手伏象、桡倒象、尺倒象。主治全身神经系统、血管系统和运功系统疾病,以及所代表的人体伸面、背面部位的疾患。

(2)足伏脏、胫倒脏、腓倒脏同于手伏脏、桡倒脏、尺倒脏。主治全身皮肤感觉和内脏疾病,以及所代表的人体屈面、腹面部位的疾患。

【操作方法】

1. 针具

一般选用28～30号、0.5～1.5寸长的毫针。若足底部胼胝厚硬,不易进针,可选用26号毫针。

2. 取穴原则

同于手象针疗法之取穴原则。

3. 进针方法

多采用直刺,常使用快速进针法通过皮肤以减少疼痛,进针时,针体与皮肤呈90°角,针尖刺入皮肤后若继续进针,可根据需要分别采取直取、斜刺和横刺等方法。

针刺深度:根据穴位、病情及治疗的需要,可在穴位处表皮上点刺(浮刺),也可达皮内、皮下、肌层或骨膜层等组织处。针刺时尽量避开大血管,以防出血。

4. 行针方法

行针是增加刺激量的一种手段。根据病情及病员的体质状况,可运用大、中、小刺激量的提插和捻转等手法,留针期间行针2～3次。

针感:由于脚部感觉灵敏,针刺时多出现抽、麻、胀、痛、酸、热、重等感觉。针感的性质与刺激的组织有关。

5. 留针方法

一般可留针20～30 min。根据病情亦可适当延长留针时间。留针期间行针2～3次。亦可不留针,略经行针奏效后,即可出针。

6. 出针方法

左手示指和拇指持消毒干棉球轻轻按压针刺部位,右手示指和拇指持针轻轻做小幅度捻转,顺势将针缓缓提至皮下,停留片刻然后将针拔出,再用消毒干棉球轻压针孔片刻,以防针孔出血或减轻疼痛。

【临床应用】

足象针法在临床应用较广泛,适用于感冒、高血压、胃炎、肠炎、肾盂肾炎等内科疾病;偏头痛、脑动脉硬化等脑神经血管疾病;腰肌劳损、腰椎肥大、关节扭伤等骨伤科疾病以及男科疾病。

【注意事项】

(1)体质虚弱或畏针者,不宜施用强刺激手法,以免发生晕针。

(2)针前应做好针具与皮肤的常规消毒,并在起针后,保持针孔处清洁、干燥,以防感染。

(3)采用快速进针法,根据病情可适当选择留针时间。

(4)针刺时,尽量避开血管,以防出血。

第十五节 · 腕踝针法

腕踝针法,是在人体的腕部和脚踝部等的一定腧穴刺激点上,用毫针刺入皮下,用以治疗全身疾病的一种针刺方法。腕踝针疗法是根据经络学说的理论,将病症表现的部位归纳在手足三阴和手足三阳的6个穴区与腕踝部的6个刺激穴点,适用于多种痛症及多种脏腑疾患。

【定位与主治】

1. 穴区定位

腕踝针疗法把人体的胸腹侧和背腰侧分为阴、阳两个面,属阴的胸腹侧划为1、2、3区,属阳的背腰侧划为4、5、6区。并以横膈为界,将人体分为上、下两部分,上部的6个区和腕部的6个刺激点相应,下部的6个区和踝部的6个刺激点相应。这同经络系统中十二经脉的分布大致相同。十二皮部的分布区域,是以十二经脉体表的分布范围为依据。十二经脉内属于脏腑,外络于肢节。而十二皮部是十二经脉内功能活动反映于体表的部位,也是络脉之气散布之所在。

腕踝针的6区划分与十二皮部相似。如手少阴经分布于上肢内侧后缘,足少阴经分布于下肢内侧后缘及胸腹部第1侧线,与腕踝针的1区相合。由此绕躯体由前向后,依次为厥阴、太阴、阳明、少阳、太阳,大体相当于从1~6区的划分。上1、2、3区在上肢内侧,相当于手三阴经的皮部;上4、5、6区在上肢外侧,相当于手三阳经皮部;下1~6区相当于足三阴和足

三阳经的皮部(图3-25)。

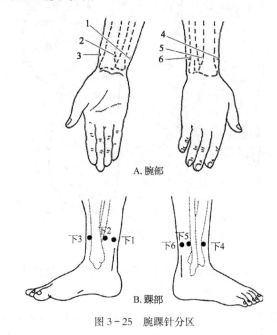

图3-25 腕踝针分区

四肢部位分区:当两上、下肢处于内侧面向前的外旋位、两下肢靠拢时,四肢的内侧面即相当于躯干的后面,前面靠拢的缝相当于正中线,后面靠拢的缝相当于后正中线,这样四肢的分区就可按躯干的分区类推。

2. 穴点定位

按分区查明病症所在区,即在腕踝部选取相应同一区的进针点。腕与踝部各有6个点,分别代表上下6个区(图3-25A)。

表3-38 腕踝针的分区

分区	区域	对应部位	主治
1区	前正中线两侧的区域	额部、眼、鼻、舌、咽喉、气管、食管、口唇、前牙、心脏、上腹部、脐部、下腹部和会阴部	前额痛、目赤痛、鼻塞、流涎、咽喉肿痛、咳喘、胃脘痛、心悸、痛经、白带、遗尿等
2区	躯体前面的两旁	颞部、颊部、后牙、颌下部、甲状腺、锁骨上窝、乳部、肺、肝、胆和侧腹部	后牙痛、哮喘、胸胁痛等
3区	躯体前面的外缘(即2区的外缘)范围较窄	沿耳郭前缘的头面部、胸腹部,沿腋窝前缘向下的垂直线	头项痛、耳鸣、耳聋、腋中线部位的胸腹痛
4区	躯体前后交界区	头至耳垂直下的区域,斜方肌缘,胸腹部的腋窝顶至髂前上棘间的垂直区域	颈后部痛、落枕、肩背部痛、侧腰痛等
5区	躯体后面两旁,与前面2区相对应	颞后部、颈后外侧部、肩胛区、躯干两旁、下肢外侧	后头痛、项强痛、腰脊痛等
6区	躯体后正中线两侧的区域,与前面1区相对应	后头部、枕顶部、脊柱部、骶尾部及肛门等	前额痛、目赤痛、鼻塞、流涎、咽喉肿痛、咳喘、胃脘痛、心悸、痛经、白带、遗尿等

表 3 - 39　腕部腧穴

穴点	定位	主治
上 1	在掌侧,尺骨缘与尺侧腕屈肌腱之间	前额痛、目疾、鼻病、三叉神经痛、面神经麻痹、前牙肿痛、咽喉肿痛、咳喘、眩晕、心悸、高血压、盗汗、失眠、癔病、胃脘痛、癫痫等
上 2	在腕掌侧面的中央,掌长肌腱与桡侧腕屈肌腱之间,即内关穴的位置	前额部头痛、后牙肿痛、颌下肿痛、胸闷、胸痛、回乳、哮喘、手掌心痛(针尖向上刺)、指端麻木(针尖向下刺)
上 3	靠桡动脉的外侧,在腕横纹上两横指,桡骨边缘处	高血压、胸痛等
上 4	手掌向内,在拇指侧的桡骨缘上	头顶痛、耳病、下颌关节紊乱症、肩关节周围炎、胸痛等
上 5	腕背面尺桡骨之间,即外关穴的部位	后颞部头痛、上肢感觉障碍(麻木、过敏)、上肢运动障碍(瘫痪、震颤、舞蹈病)、肘、腕、指关节痛等
上 6	位于小指侧尺骨缘骨,腕横纹上两横指处	后头部痛、枕项痛、颈胸部脊柱及椎旁痛等

踝部进针点,共有 6 个。约在内、外踝最高点上三横指(相当于悬钟、三阴交)一圈处,从跟腱内侧起向前转到外侧跟腱依次为下 1、下 2、下 3、下 4、下 5、下 6(图 3 - 25B)。

表 3 - 40　踝部腧穴

穴点	定位	主治
下 1	跟腱内侧缘	上腹部胀痛、脐周痛、痛经、白带增多、遗尿、阴部瘙痒症、足跟痛等
下 2	下肢内侧面中央,胫骨后缘	肝区痛、侧腹部痛、过敏性结肠炎等
下 3	胫骨前缘向内一横指处	膝关节内缘痛等
下 4	胫骨前缘与腓骨前缘的中点	股四头肌酸痛、膝关节痛、下肢感觉障碍(麻木、过敏)、下肢运动障碍(瘫痪、震颤、舞蹈病)、趾关节痛等
下 5	下肢外侧面,腓骨后缘	髋关节痛、踝关节扭伤等
下 6	跟腱外侧缘	急性腰扭伤、腰肌劳损、骶髂关节痛、坐骨神经痛、腓肠肌痛、足前掌痛等

【操作方法】

1. 针具

成人一般选择 30 号或 32 号、1.5 寸长的不锈钢毫针,儿童用 0.5 寸长的不锈钢毫针。若针体较粗,如 26 号或 28 号针,针质较硬,针尖刺透皮肤时易引起刺痛,且不易浅刺,若针体过细,如 34 号针,针质过软,不易掌握针的刺入。针的长度以 1.5 寸较适宜,过短不能达到疗效,过长并不能增加疗效,且容易刺入肌层或血管,反而不能达到浅刺目的,并易引起出血或疼痛。针柄不宜过长,以免影响固定。腕踝针的

针径及长度都是相同的,并不因针刺部位的不同而有区别,这样便于使用也便于携带。

2. 取穴原则

察明病症及其所在区,选择该病症所在区域同侧的进针点进行针刺。同时横膈线以上病症选取腕部进针点,横膈线以下病症选取踝部进针点,若病症偏于横膈附近,或者跨越上下两个区域时,可上下同时进行针刺。

3. 进针方法

术者左手固定进针点上部(拇指拉紧皮肤),右手拇指在下,示、中指在上夹持针柄,针与皮肤呈 30°角,快速捻转将针刺入皮下,针体贴近皮肤表面,针体沿皮下浅表层刺入一定深度,以针下有松软感为宜。若患者有酸、麻、胀、重感觉,说明针体深入筋膜下层,进针过深,须要调针至皮下浅表层。针刺深度约为 1.5 寸。针刺方向一般朝上,若病变在手、足则针刺方向朝下。

4. 行针方法

留针时,一般不作提插或捻转等行针手法。

5. 留针方法

留针是指针刺入腧穴行手法后,将针留置穴位皮下的方法。留针是针刺过程中的重要步骤,通过留针可以加强针感并且便于继续行针施术。一般分为静留针与动留针两种。

静留针是在留针期间不再施行任何针刺手法,让针体安静而自然地留置在皮内。《灵枢·经脉》曰:"静以久留,以气至为故。"一般情况下,腕踝针一般可留针 20～30 min。

动留针是在留针期间内,间歇重复施行相应手法,以加强刺激,在较短时间内获即时疗效。一般情况下,在 15～30 min 内,间歇行针 2～3 次,每次 2 min 左右。

6. 出针方法

腕踝针的出针一般要求左手示指和拇指持消毒干棉球轻轻按压针刺部位,右手示指和拇指持针,缓缓将针提至皮下,停留片刻然后将针拔出,再用消毒干棉球轻压针孔片刻,以防针孔出血或减轻疼痛。

【临床应用】

腕踝针疗法广泛应用于临床各个系统疾病的治疗,特别是脏腑病症如眩晕、心悸、胃脘痛、腹痛、腹泻、痛经、带下等;还可应用于神经系统、功能性疾病、运动性疾病及一些疑难杂病。

【注意事项】

(1)腕踝进针一般不痛,进针痛时要调针,至不

痛为度。调针时应将针退至皮下表浅部位，重新进针，或检查针尖是否沿纵行直线方向插入。

（2）针刺皮下有较粗的血管时，可适当将刺激点位置沿纵线作上、下移动，即"离点不离线"。针刺不可过深。

（3）若出现头昏、心慌等症，需将针退出，以防晕针。

第十六节 · 腹针法

腹针法，是针刺腹部穴位以治疗全身疾病的一种方法。腹针疗法是针灸工作者 20 世纪 60 年代总结发明的。而后薄智云教授经过长期针灸临床实践及经验进一步总结发明了通过刺激以神阙为中心的腹部穴位，调节失衡脏腑来治疗全身疾病的针灸治疗方法，创立了薄氏腹针疗法。1999 年薄智云教授出版《腹针疗法》一书，使腹针疗法在国内外得到广泛的传播。薄氏腹针所运用到的薄氏腹穴分布在以神阙为中心的腹部，上下不过中脘穴和中极穴，左右不过两侧大横穴，穴位数量虽相对较少，但能够发挥对全身的调节作用。作为微针针刺系统的重要组成部分，腹针疗法具有痛苦小、安全性高、起效迅速的特点，日益成为微针系统中的主流。

【定位与主治】

腹部取穴时，以任脉为纵轴坐标，以胸骨柄、肚脐、耻骨联合上缘为标志点进行取穴。一般上腹部的取穴以神阙到中庭分为 8 寸，也可以从神阙到胸骨柄属尾（鸠尾）分为 7 寸，但在临床上由于剑突的长短差异较大，故腹针取穴时以中庭到神阙分为 8 寸为准。下腹部则以神阙到耻骨联合上缘分为 5 寸为准。腹部任脉的分寸确定之后，横向则以双乳间的距离（8寸）取度量，为了临床的方便取穴，一般以神阙至腹侧外缘定为 6 寸来计量。

表 3-41 腹部前正中线经外奇穴

穴 名	定 位	主 治
梅花	中脘穴及两侧阴都穴的上下各 0.5 寸，共 5 穴	消化不良、胃炎、胃溃疡、胃脘痛等
脐上下	在脐上下各 1.5 寸处	黄疸下痢、胃痛腹痛、腹部膨胀
脐四边	脐上下各 1 寸	急慢性肠炎、胃痉挛、水肿、消化不良、小儿暴痫、疝气
囟门	脐上下各 5 分处	小儿囟门不合、肠鸣下痢、水肿疝痛、妇科疾病
三角灸	以患者两口角的长为一边，以脐孔为顶点，作一等边三角形，使底边在脐下呈水平。三顶角处是穴	慢性肠炎、胃痉挛、疝气、腹部疼痛

（续表）

穴 名	定 位	主 治
腹泻	脐下 5 分	腹泻
身交	脐下横纹中	妇人阴挺、遗尿、闭尿、大便秘结
绝孕	脐穴 2 寸	妇人绝孕、小儿腹泻
止泻（又名利尿、血清、关元上）	脐下 2.5 寸	尿潴留、腹痛、腹泻、肠炎、急性菌痢、胃下垂、尿血、淋病、肾炎、子宫脱垂
中极下	中极穴下 5 分	尿失禁

一般而言，腹部正中线经外奇穴的脐上奇穴主治消化不良、胃炎、胃溃疡病，脐周奇穴主治胃肠疾病，脐下奇穴主治泌尿、生殖系统疾病。

表 3-42 腹部正面经外奇穴

穴 名	定 位	主 治
退蛔	右侧肋弓下缘，从正中线开始沿右侧肋弓下缘 6 分处为第 1 穴，依次沿肋弓下缘向右下方每隔 6 分为 1 穴。共计 4 穴	胆道蛔虫症
肝神	右侧肋弓下缘，由剑突尖下斜，沿右肋弓下缘 5 分处 1 寸，1.5 寸处 1 穴，2.5 寸处 1 穴。共计 3 穴	内耳眩晕症
通关（经穴阴都）	中脘穴旁开 0.5 寸处	饮食不思
食仓	中脘穴旁开 1.5 寸	一切脾胃疾病
食关	建里穴旁开 1 寸	消化不良、胃肠炎、噎膈反胃、胃气痛等
胃上	下脘穴旁开 1 寸	胃下垂
水分	水分穴旁开 1.5 寸	气喘、单腹胀
魂舍	脐旁 1 寸	腹部疼痛、腹泻、食入不化、大便秘结
长谷	脐旁 2.5 寸	嗜睡、食入不化、下痢、水肿
金河	气海穴旁开 0.5 寸	小儿腹股沟疝
气中	气海穴旁开 1.5 寸	肠痉挛、腹胀、肠鸣、肠炎、鼻血、溺血、气喘等
护宫	气海穴旁开 2.6 寸	不孕症、附件炎、卵巢囊肿、睾丸炎等
外四满	石门穴旁开 1.5 寸，四满穴旁开 1 寸	月经不调
遗精	关元旁开 1 寸	早泄、遗精、阳痿、阴囊湿疹

穴名	定位	主治
胞门、子户	相当于水道穴,左为胞门,右为子户	不孕症、腹中积聚、白带过多、子死腹中滞产、子宫冰冷、妇女淋病等
肠遗	中极穴旁开2.5寸	阴茎痛、睾丸炎、月经不调、附件炎、遗溺等
亭头	大赫穴下5分	子宫脱垂

一般而言,腹部正面经外奇穴的脐上奇穴主治脾胃疾病,脐周奇穴主治胃肠疾病、气喘证,脐下奇穴主治生殖系统疾病。

表3-43　腹部侧面经外奇穴

穴名	定位	主治
血门(又名食仓、肝明)	中脘旁开3寸	胃气痛、食欲不振、肝胃下垂、肝疼、溃疡病等
治肝	中脘旁开4寸	肝、胆、胰、脾病(肝、胆、胰,针右,脾病针左)
石关(与肾经石关穴同名异位)	中脘旁开5寸	产后两肋疼痛
肝基	中脘旁开3寸,下3分(右侧)	肝炎
胆囊	建里穴旁开3寸(右侧)	胆囊炎、胰腺炎、胆道蛔虫症
胃下垂	建里穴旁开3寸	胃下垂
提垂(又名胃上)	下脘穴旁开4寸	胃下垂
胃乐	水分穴上2分,旁开4寸	胃痛
通便	天枢穴旁开1寸	便秘
提宫	大横穴下1寸	睾丸炎、子宫脱垂
经中	气海穴旁3寸	肠炎、赤白带下、月经不调、尿潴留、五淋、便秘
通经	大横穴下2寸	闭经、遗精、月经不调
气门	关元穴旁开2寸	疝气、功能性子宫出血、胎孕不成等
提托	关元穴旁开4寸	子宫脱垂、疝痛、痛经、腹胀、下腹痛、肾下垂
子肠	中极穴旁开3.5寸	妇女阴挺
维胞	髂前上棘下内方凹陷处,平关元穴	子宫脱垂、肠疝痛、肠功能疾病
维宫	中极穴旁开4寸,位于腹股沟处	子宫脱垂、睾丸炎
强冲(双名:冲间)	曲骨穴旁开3寸	子宫脱垂、弛缓型瘫痪、下肢瘫痪

一般而言,腹部侧面经外奇穴的脐上奇穴主治肝、胆、胰、脾、胃的疾病,脐平线上下的奇穴主治胃肠疾病,脐以下的奇穴主治胃肠疾病,脐以下的奇穴主治妇科及泌尿系统疾病。

表3-44　腹部新穴

穴名	定位	主治
下脘上	下脘穴上5分	颈项强直、落枕、眩晕、手足麻木等
上风湿点	滑肉门旁开5分上5分	肘关节疼痛、肘臂麻木疼痛、屈伸不利、网球肘等
上风外点	滑肉门旁开1寸	腕关节炎、手关节活动不利、麻木等
上风上点	下脘旁开3寸	手腕及手指僵直、活动不利、麻木等
下风湿点	气海旁开2.5寸	膝关节疼痛、鹤膝风、膝关节活动困难等
下风内点	气海旁开1.5寸	膝关节内侧疼痛、无力、活动困难等
下风下点	石门旁开3寸	小腿外侧疼痛、活动不利、麻木等
气旁	气海旁开5分	腰肌劳损、腰部疼痛、酸困不利、下肢无力等
关元下	关元穴下3分	腰骶椎疼痛、下肢无力、疼痛、麻木等

【操作方法】

1. 针具

腹针针刺,针具多选择规格为0.22 mm×(30～40) mm的毫针,即直径为0.22 mm,长度为30 mm或40 mm。

2. 取穴原则

辨证取穴,一般根据病变部位取其相对应的穴位。

3. 进针方法

进针前,检查针尖是否尖锐,有无分叉、倒钩,针身是否有弯曲,以确保毫针质量。穴位定位的正确与否,直接关系到针刺的治疗效果,定穴后,依据针刺处方按照由上至下的顺序进针,进针时手法要快,不可进针缓慢,令患者感受到破皮的痛感。

4. 行针方法

进针后,手法宜轻、宜缓,只捻转,根据处方要求调整针刺的深度,行针手法宜不提插或者轻捻转、慢提插,与传统针刺时得气的酸、麻、胀、重感觉不同,腹针得气更侧重于医者对于行针时手下的感觉,可使患者在没有不适的酸、胀感觉下得到立竿见影的效果,为腹针治疗的一大特色。行针后,医者感觉针下有沉紧的感觉则为得气。

5. 留针方法

得气后留针20～30 min,每5 min行1次针,留针过程中尽量避免改变姿势、体位,以防肌纤维缠绕针身造成滞针。起针时应依据进针顺序依次起针,且在原有针刺深度基础上缓慢起针。拔出后用干棉签轻轻按压针孔，防止出血。

临床中将疗程规定为6～10次为1个疗程，一般疾病为6次1个疗程，慢性疾病或体质虚弱患者的疗程为10次1个疗程。根据患者的病情恢复情况和体质情况再做具体的调整。

6. 出针方法

起针时用右手两指捏住针柄活动数次，缓缓拔出，迅速用干棉球压迫针孔片刻，或交给患者自己按压，以防出血。

【临床应用】

一般而言，腹针适应证广泛，多为内因性疾病，如腹痛、呕吐、泄泻、痢疾等。可以根据不同区域对应治疗相关疾病，尤其治疗疼痛类疾病如腰椎间盘突出症、痛经等效果较为突出，其次为月经不调、带下病、泌尿系统疾病，内科病和五官科疾病也较多。

【注意事项】

（1）腹腔中脏器较多，故针刺前应做好查体，针刺深度以不进入腹腔为度，对肝、脾肿大，胃下垂，膀胱充盈者，针刺时要避开大血管和脏器，施术要轻、缓，以免出现针刺意外。

（2）一切不明原因的急腹症均为禁忌证，急性腹膜炎、肝脾肿大引起的脐静脉曲张、腹腔内部的肿瘤并广泛转移、妇女怀孕后期也应该禁止针刺。

（3）对长期慢性病而导致体质衰弱的患者，在针刺时需谨慎小心处理，如肝脾肿大，针刺两肋时不宜太深，防止损伤实质性脏器。

第十七节 · 脐针法

脐针法是医者通过在脐部实施针术从而达到治疗某些疾病的一种方法。由于脐解剖位置十分特殊，古代医家大多主张禁针。但随着近些年来中医药事业发展创新，相关研究表明脐针法具有增强机体免疫力、抗氧化和抗衰老的作用，之后脐针开始应用于临床。由于古代卫生条件的限制，大多古代医家禁止脐部进针，而脐疗作为脐针发展的前身，有着源远流长的历史，最早在《五十二病方》中就有相关的记载。《黄帝内经》中就记载了许多关于脐疗的理论，阐述了脐与五脏六腑的相互关系。宋元时期对于脐疗的探索进一步扩大，也在治疗急症中有了更多的体现，如《太平圣惠方》治卒中，"附子研末置脐上，再灸之，可活人"。明清时期脐疗更广泛治疗更多的疑难杂症或奇症。李时珍的《本草纲目》中载有"治大腹水肿，以赤根捣烂，入元寸（麝香）贴脐心，以帛固定，得小便利，则肿消"。新中国成立后齐永教授总结前人的经验，创新性地提出了脐针这一疗法，即在脐部施针疗疾病。目前为大家所公认，之后对脐针治疗各种疾病的探索更加深入。

【定位与主治】

脐针主要以脐为中心，进针区域有三：脐蕊为脐中央朝外凸出的瘢痕状组织，脐壁为脐孔的周缘壁，脐谷为脐壁与脐蕊相连的皮肤凹陷。其中，脐壁在临床上使用最为常见。

脐针的主治特点：

（1）一穴多治：脐针疗法，仅取神阙穴。神阙穴可以治疗脏腑病、疑难病、急性病、慢性病等数百种疾病，范围涉及临床中各科疾病。

（2）一穴多针：传统针刺中，每一个穴位都有一个主要功能，大多一针一穴。但脐针仅取神阙一穴，根据临床需要可一穴一针或一穴多针。一穴多针特别在多脏器疾病、疑难病、多系统疾病、危重病中广泛使用。

（3）一穴多效：一穴多治也就意味着一穴多效，诊疗思路正确，一穴既可多效，一针也可多效。例如一个同时有脑部疾病和眼部疾病兼有口舌咽喉疾病的患者，一针就可同时见效。这不仅减少了治疗的步骤，降低了肉体的痛苦，也减轻了患者的经济负担。

（4）内外兼治：传统的针刺方法对于治疗神经系统功能性疾病、运动系统疾病时效果显著，对于脏腑疾病相对而言就要逊色一些。但脐针对于功能性疾病、运动性疾病、脏腑疾病均有很好的治疗效果，对于疑难重病也有意想不到的疗效。

【操作方法】

1. 针具

临床一般选用30号或32号不锈钢毫针，针身长度多为1寸。

2. 取穴原则

（1）单针用法：多用于治疗疼痛性疾病，只要是疼痛性疾病，脐部均可寻找到一个比较敏感的反应点，只要选择正确的方法，疾病就很容易治愈。在临床上越是疼痛厉害的疾病，就越容易在脐部找到这个反应点，越是急性疼痛，也越容易找到这样的反应点。找的那个最敏感的反应点，就是最初疾病的反应点，也是我们真正需要寻找和治疗的点。

（2）双针用法：在脐针的临床上极其普遍，我们将其分为4种。

▪ "天地定位"法：在"脐内八卦全息图"的天（乾）位和地（坤）位各扎一针，天是乾位属金，地是坤位属土，天地定位是土生金，运用是阴土生阳金，在治疗呼吸系统疾病、皮肤病、大病有非常好的疗效。

▪ "雷风相薄"法：同样雷风相薄是利用"脐内八卦全息图"来取方位，雷就是震位，属木，象征春季，为人体肝脏，风就是巽位，同样属木，为人体胆。而雷风（即肝胆）本身就是表里关系，所以这种针法，常用于治疗女性的神志性疾病，临床疗效十分显著。

▪ "山泽通气"法：取"脐内八卦全息图"的艮位与兑位，艮是山，兑是泽，山泽通气是通之大法，是用阳土生阴金，其用处很大，临床上也用得很多。多用于治疗疾病性质为不通的临床疾病，疼痛的性质是不通，癥瘕积聚也是不通，只要通了疾病也就可以治愈。我们通常用来治疗气管炎、支气管哮喘等疾病。

▪ "水火既济"法：是脐针治疗中应用最多的方法。何谓"水火"？水火就是阴阳，就是人体脏器中的心肾，在临床上水火既济法是治疗一切慢性病和老年病的必用之法。对治疗失眠、抑郁、烦躁、兴奋乃至更年期综合征都有十分重要的意义。

（3）三针用法

▪ 生阳三针：有两种组合，其主要是治疗阳虚的患者。第1种组合是取坎、震、离三个方位。取这三个方位，使其形成相生格局，坎水生震木，震木生离火，有生阳作用，主要用于女性。第2种组合是取坎、巽、离三个方位。它也是形成水生木，木生火的相生格局，主要用于男性。

▪ 滋阴三针：主要是用于治疗阴虚患者。滋阴三针有两种组合。第1种组合是取离、坤、兑三个方位，形成离火生坤土，坤土生兑金的相生格局，用于治疗

阴虚。第2种组合是取离、坤、乾三个方位，同样是离火生坤土，坤土生乾金，采用相生格局，在治疗阴虚患者时能取得很好的疗效。

▪ 健脾三针：《黄帝内经》云"有胃气者生，失胃气者死"。健脾三针有两种配伍组合，第1种是取震、离、坤三个方位，第2种是取巽、离、坤三个方位。无论是第1种还是第2种都是本生火，火生土的相生格局，用来补脾土，补其后天不足，在临床应用时男取巽，女取震。

▪ 补肾三针：补肾三针有两种组合配伍。第1种是取坤、兑、坎三个方位，是坤土生兑金，兑金生肾水的相生格局。第2种是取坤、乾、坎三个方位，也是土生金，金生水的相生格局。这两组的配伍其实质都是补肾，都是补先天之本，"肾乃先天之本"，在临床上其用法范围很广。

3. 进针方法

以脐蕊为中心，作放射性向外斜刺或横刺，一般深度为刺激强度。在一般治疗中不主张强刺激，因为脐部特别敏感，只要进针了就可以起到作用。但对于急性疼痛性疾病，可采用间断性的强刺激。

4. 行针方法

因为脐针治疗并非传统针刺学的定点治疗（多直刺），而是定位治疗（以脐蕊为中心，呈放射性地向外斜刺或横刺），在脐针的进针中带有明显的方位性，而这个方位的选择应该是脐针疗法的灵魂。有了方位，也就有了补泻。根据病情，采用五行生克制化法"虚者补其母，实者泻其子"。当然，临床上一般采用捻转手法补泻。

▪ 捻转补法：捻针时，拇指向前用力较重，示指向后用力较轻，针体以左转为主，为补法。

▪ 捻转泻法：捻针时，示指向前用力较重，拇指向后用力较轻，针体以右转为主，为泻法。

▪ 平补平泻：拇、示指均匀用力来回捻针，缓慢轻柔，其捻针幅度在90°以内。

5. 留针方法

进针后一般留针 10～20 min。急性病留针时间短，慢性病留针时间长，疼痛性疾病一般痛止即拔，不作留针。

6. 出针方法

脐针的出针比较简单，一般要求缓慢出针至皮下，然后迅速拔出，拔针后必须用干棉球按压针孔，以

防出血。

【临床应用】

脐针疗法广泛应用于临床各个系统疾病的治疗，特别是消化系统和脏腑病症如腹痛、腹泻、痢疾、便秘、痛经、带下等，也可应用于神经系统、功能性疾病、运动性疾病及一些疑难杂病。

【注意事项】

（1）小儿及妊娠妇女不宜脐针治疗。

（2）对大出血、各种原因引起的休克、多脏器衰竭、脑卒中、急性传染病、癌症晚期、恶液质、低蛋白水肿、血友病等及有出血倾向的血液病、烧烫伤、骨折、挤压综合征，因直接有生命危险，不考虑用脐针。

第十八节 · 平衡针法

平衡针法是王文远教授创立的一门以中医阴阳整体学说为理论基础，以西医神经调控学说为理论基础的针灸与心理—生理—社会—自然相适应的整体医学的调控模式。王教授认为，人体出现的生理失调及病理改变，均为人体内平衡调控系统失衡的反应，平衡针灸的目的不是为了去治疗患者的疾病，而是把针刺作为一种人为的外因刺激手段，通过患者的自身调整来达到恢复机体的平衡，间接地依靠患者的自身来治疗自己的疾病。其治疗定位于人的大脑高级中枢指挥系统，病因定位于人的大脑高级中枢的调控系统和心理适应系统。其特点是突出人体自身平衡系统——大脑高级指挥系统，通过针刺机体的信息高速路——神经，使大脑中枢调控指挥

系统进行应激性调整；调动体内贮存的中枢递质，再通过神经指挥系统对失调与病变部位的子系统进行对症性调控，并释放大量的能量物质，提高机体免疫功能，提高机体的镇痛效应，增强机体消炎和代谢作用等；同时对原来失调的病理状态和物质代谢紊乱过程，进行间接干预，通过自我修复来达到一个新的平衡状态，从而间接地依靠患者自身来治疗自己的疾病。

【定位与主治】

临床常用平衡穴位共38个。其中，头颈部平衡穴位有9个，上肢部平衡穴位11个，胸腹部平衡穴位3个，脊背部平衡穴位3个，下肢部平衡穴位12个（表3-45～表3-49）。

表3-45 头颈部常用平衡针腧穴

穴 名	定 位	主 治
升提穴	头顶两耳尖连线中点前2寸处	以脱肛、子宫脱垂、胃下垂等中气下陷性疾病为主。临床还用于治疗阳痿、早泄、遗精、遗尿、前列腺炎、前列腺肥大、慢性肠炎、宫颈炎、阴道炎、过敏性哮喘、慢性支气管炎、体质过敏、偏瘫等
腰痛穴	前额中央点，即将前额划一个"十"字，"十"字中间即为此穴	腰部软组织损伤、腰椎间盘脱出、强直性脊柱炎、急性腰扭伤、腰肌劳损、坐骨神经痛、不明原因的各种腰痛
急救穴	此穴位于人中沟与鼻中隔连线的中点	休克、昏迷、晕厥、晕车、晕船、晕机。临床还可用于治疗中暑、小儿急惊风、癔症、癫痫、精神分裂症、急性腰扭伤、痔疮、低血压、高血压、冠心病和心绞痛
偏瘫穴	耳尖直上1.5寸处	脑血管意外引起的中风昏迷及偏头痛、面神经麻痹、面瘫后遗症、面肌痉挛、三叉神经痛
胃痛穴	此穴位于口角下一寸或下颌正中点旁开1.5寸	急性胃炎、慢性胃炎、消化道溃疡、急性胃痉挛、膈肌痉挛。临床还可用于治疗晕车、晕船、晕机、小儿消化不良、原发性痛经、糖尿病。还可作为保健穴
鼻炎穴	颧骨下缘中点	鼻炎、过敏性鼻炎、三叉神经痛、面神经麻痹、面瘫后遗症、面肌痉挛、下颌关节炎、上呼吸道感染
牙痛穴	此穴位于耳垂前正中处（耳前下颌骨外缘凹陷处），相当于听宫穴的位置	由龋齿、牙外伤、牙齿过敏、急性牙髓炎、慢性牙髓炎等引起各种牙痛。还用于治疗面神经麻痹、面瘫后遗症、面肌痉挛、流行性腮腺炎、下颌关节炎、三叉神经痛、中风性失语流涎
明目穴	位于耳垂后耳根部，在下颌角与乳突之间的凹陷处	近视、白内障、青光眼、花眼、沙眼、电光性眼炎、急性结膜炎、急性角膜炎、面神经麻痹、面瘫后遗症、面肌痉挛、流行性腮腺炎、下颌关节炎、三叉神经痛、神经性耳鸣、耳聋
醒脑穴	位于胸锁乳突肌与斜方肌上端之间的凹陷处。即项后枕骨后两侧，即翳风与风府之间1/2处	神经系统、呼吸系统、消化系统、循环系统等引起的脏腑功能紊乱。临床还可用于更年期综合征、旅游综合征、颈肩综合征、高血压症、低血压、神经衰弱、糖尿病、白血病、慢性肝炎、慢性肾炎、慢性支气管炎等慢性疾病

表 3-46　上肢部常用平衡针腧穴

穴　名	定　位	主　治
臀痛穴	位于肩关节腋外线的中点,即肩峰至腋皱襞连线的1/2处	臀部软组织损伤、腰椎疾患引起的坐骨神经痛、梨状肌损伤综合征、原发性坐骨神经痛、腰椎间盘脱出、急性腰扭伤、腰肌劳损。临床还可用于治疗同侧网球肘、对侧颈肩综合征、偏瘫
膝痛穴	手心向下,上肢伸直,肩关节至腕关节连线的中点,即肘关节缝隙处是穴	膝关节扭伤、骨性膝关节炎、腓肠肌痉挛
痔疮穴	此穴位于前臂伸侧面,尺桡骨之间,前臂背侧腕关节至肘关节连线的上1/3处	内痔、外痔、肛裂、便秘。临床还可用来治疗嗜睡、中风失语、急性腰扭伤、肋间神经痛、胸部软组织损伤、爆震性耳聋
胸痛穴	前臂背侧尺桡骨间,腕间关节与肘关节连线下1/3处	冠状动脉供血不足、冠心病心绞痛等。可调节神经、血糖、血脂、血压、内分泌
肺病穴	此穴位于前臂掌侧,腕关节至肘关节上1/3处,掌长肌腱与桡侧腕屈肌腱之间	支气管炎、支气管肺炎、咯血、鼻衄、痔疮便血。还可用于末梢神经炎、指痉挛及过敏性哮喘、过敏性鼻炎、上呼吸道感染
降糖穴	此穴位于前臂掌侧,腕关节至肘关节的下1/3	糖尿病、高血压、高血脂、高血糖。临床还可用于治疗冠心病、心绞痛、肋间神经痛、非化脓性肋间软骨炎、急性肝炎、慢性肝炎、肝硬化、胃炎、胃痛、胃癌、胃溃疡、膈肌痉挛、神经衰弱、低血压、失眠等
踝痛穴	位于前臂掌侧腕横纹中央,即桡侧腕屈肌腱与掌长肌腱之间	踝关节软组织损伤、踝关节扭伤、跟骨骨刺、足跟痛。临床还可用于治疗心律不齐、心动过速、心动过缓、顽固性失眠、治疗腕管综合征
咽痛穴	第2掌骨桡侧缘的中点	急慢性咽炎、慢性喉炎、慢性扁桃体炎。临床还可用于治疗三叉神经痛、单纯性甲状腺肿大、滞产、急性乳腺炎、产后缺乳、上呼吸道感染、牙痛、面神经麻痹
颈痛穴	此穴位于小指与无名指掌指结合关节部正中点	颈部软组织损伤、落枕、颈肩综合征、颈肩肌腱炎、颈性头痛、颈性眩晕。临床还可以治疗肋间神经痛、眶上神经痛、三叉神经痛、坐骨神经痛、肩周炎、足底痛
感冒穴	半握拳,中指与无名指指掌关节之间凹陷处	感冒、流行性感冒、过敏性鼻炎、头痛、上呼吸道感染、腰肌劳损、坐骨神经痛
指麻穴	位于手部,半握拳第5掌骨中点处	末梢神经炎引起的手指麻木。还可用来治疗中毒昏迷、休克、糖尿病、神经衰弱、精神分裂症、落枕、急性腰扭伤

表 3-47　胸腹部常用平衡针腧穴

穴　名	定　位	主　治
痛经穴	在胸骨柄正中线1/2处,相当于第4肋间隙。	原发通经、继发痛经、经前期紧张综合征。临床还可用于盆腔炎、阴道炎、附件炎、非特异性结肠炎、泌尿系感染
面瘫穴	位于肩部锁骨外1/3处,向内斜上2寸	面神经麻痹、面瘫后遗症、面肌痉挛。还可用于治疗乳突炎、流行性腮腺炎、胆囊炎
神衰穴	位于脐窝正中	神经衰弱、自主神经功能紊乱。还可用来治疗更年期综合征、糖尿病、慢性肝炎、肝硬化、慢性支气管炎、晕车、晕船、晕机

表 3-48　脊背部常用平衡针腧穴

穴　名	定　位	主　治
痤疮穴	位于第7颈椎棘突下凹陷处	痤疮、脂溢性皮炎、面部疖肿、面部色素沉着、毛囊炎、湿疹、荨麻疹、急性结膜炎、口腔炎、副鼻窦炎、扁桃体炎、急性淋巴结炎、上呼吸道感染
疲劳穴	位于肩膀正中,相当于大椎至肩峰连线的中点	旅游综合征、老年前期综合征、更年期综合征、腰背部综合征、神经衰弱、自主神经紊乱,临床还可用来治疗慢性疾病
乳腺穴	位于肩胛骨中心处,肩胛内上缘与肩胛下角连线的上1/3	急性乳腺炎、乳腺增生、产后缺乳、乳房胀痛,临床还可用于治疗胸部软组织损伤

表 3-49　下肢部常用平衡针腧穴

穴　名	定　位	主　治
肩背穴	位于尾骨旁开4~5 cm处	颈肩综合征、颈间肌筋膜炎、肩关节周围炎及精神分裂症、癫痫、癔症性昏厥、偏瘫、梨状肌损伤、坐骨神经痛、腓肠肌痉挛
耳聋穴	位于股外侧,髋关节于膝关节连线的中点	神经性耳聋、爆震性耳聋、梅尼埃病、神经性耳鸣以及骨外侧皮肌炎、急性荨麻疹、丹毒
过敏穴	位于屈膝位的髌骨上角上2寸处,股四头肌内侧隆起处	支气管哮喘、急性荨麻疹、风疹、湿疹、皮肤瘙痒、牛皮癣、神经性皮肤炎、月经不调、痛经、闭经、功能性子宫出血、泌尿系感染、慢性肾炎
肘痛穴	位于髌骨与髌韧带两侧的凹陷中	肘关节软组织损伤、肱骨外上髁炎、肱骨内上髁炎、不明原因的肘关节疼痛及偏瘫、荨麻疹、踝关节扭伤

穴 名	定 位	主 治
腹痛穴	位于腓骨小头前下方凹陷中	急性胃炎、急性肠炎、急性阑尾炎、急性胃痉挛、急性胰腺炎、急性胆囊炎、急性肠梗阻。临床还可用于治疗冠状动脉供血不足、冠心病心绞痛、肋间神经痛、急慢性肝炎、肝硬化、糖尿病、白细胞减少症、高血压、低血压、高脂血症、过敏性哮喘、急性荨麻疹、前列腺炎以及健康人保健
肩痛穴	此穴位于腓骨小头至外踝最高点连线的上1/3处	肩关节软组织损伤、肩周炎、根型颈椎病、颈间肌筋膜炎、落枕与偏头痛、高血压、胆囊炎、胆石症、胆道蛔虫症、带状疱疹、肋间神经痛、急性腰扭伤、癔症性昏厥、上肢瘫痪、中暑、休克、昏迷、癫痫、精神分裂症
癫痫穴	位于胫骨与腓骨之间，即髌骨下缘至踝关节连线的中点	癫痫、癔症性昏厥、精神分裂症、神经衰弱、急性胃炎、消化道溃疡、痛经、肩周炎、晕车、晕船、晕机
精裂穴	位于委中穴与足跟连线的中点，腓肠肌腹下正中之凹陷的顶端	精神分裂症、癔症、癫痫。临床还可用于治疗休克、昏迷、中暑、急性腰扭伤、腰肌劳损、腓肠肌痉挛、踝关节软组织损伤、痔疮、偏瘫
肾病穴	位于外踝高点之上8 cm，腓骨内侧前缘，即腓骨小头至外踝连线的下1/3处	急慢性肾炎、肾盂肾炎、膀胱炎、尿道炎、睾丸炎、阳痿、早泄、遗尿、疝气、血栓闭塞性脉管炎、糖尿病、荨麻疹、顽固性失眠
腕痛穴	位于足背踝关节的横纹的中央，旁开1寸处	腕关节软组织损伤、腕关节扭伤、腕关节腱鞘炎。临床还用于治疗近视、花眼、砂眼、白内障、青光眼、急性结膜炎、电光性眼炎、眼睑下垂、眼肌瘫痪、眼肌痉挛
头痛穴	足背第1、2趾骨结合之前凹陷处中点（太冲与行间之间）	偏头疼、神经性疼痛、血管性头疼、颈性头痛、高血压性头痛、低血压性头痛、副鼻窦炎头痛、外感头痛。临床还可用于治疗近视、青光眼、手指震颤、血小板减少、急性肝炎、神经衰弱、胆囊炎
降压穴	位于足弓，划一个"十"字，交点即为此穴	高血压。临床还可用于治疗休克、昏迷、高热、精神分裂症、癫痫、癔症性瘫痪、神经性头痛、偏瘫

【操作方法】

1. 针具

临床一般选用30号或32号、1寸长的毫针。

2. 取穴原则

传统针灸以循经取穴、辨证取穴为基本原则。平衡针法的取穴原则是以传统医学的经络学说和现代医学的神经交叉学说为理论依据，并且吸取了传统医学的巨刺针法、远道刺法、缪刺针法的精华，主要以定位取穴、交叉取穴、对应取穴为基本原则。临床中也配合男左女右取穴、左右交叉取穴、双侧同时取穴等取穴原则。

（1）定位取穴原则：定位取穴原则主要是指针对某一病变的部位来选取特定穴位。如腰痛穴、升提穴、精裂穴、痛经穴等。即通过针刺特定部位的特定穴位来治疗另一部位的疾病，同时，又不能用交叉、对应来解释的取穴原则。

（2）交叉取穴原则：交叉取穴的原则主要是指左右上下交叉取穴。如臀痛穴、膝痛穴、踝痛穴、肩痛穴、肘痛穴等穴位主要分布于上下肢，上肢的病变取下肢的相应穴位治疗，下肢的病变取上肢的相应穴位治疗。《针灸大成》云："邪客于经，左盛则右病，右盛则左病，亦有移易者，左痛未已，而右脉先病，如此者必巨刺之。""巨刺者，左取右，右取左"（《灵枢·官针》），这是一种左病取右，右病取左，左右交叉取穴施

治的方法。左右失衡，法用巨刺。平衡针刺疗法在巨刺的基础上，采用双侧治疗的方法，通过对健侧经络状态的调整，协助激发患侧的经络功能，达到全身整体功能改善的作用。

（3）对应取穴原则：对应取穴原则主要是指前后、左右、上下对应的取穴原则。如乳腺穴为前后对应取穴，偏瘫穴、鼻炎穴为左右对应取穴。

（4）男左女右取穴原则：男左女右取穴原则是指在人体上治疗疾病的穴位有两个，男性取左侧穴，女性取右侧穴，而且可一次治愈疾病的取穴原则。如感冒穴、头痛穴、腹痛穴。

（5）左右交替取穴原则：左右交替取穴原则是指未定性疾病，又不能一次治愈，且是人体有两个穴位的情况下采取的取穴原则。如痔疮穴、癫痫穴。

（6）双侧同时取穴原则：双侧同时取穴原则主要针对的是急症，也是人体在有两个穴位的情况下采取的取穴原则。如降压穴、精裂穴。

此外，对于非炎症性、渗出性、外伤性、疼痛性疾病等，以麻木为主的病症可采取局部取穴原则。如指麻穴、耳聋穴。

3. 进针方法

快进快出，3秒钟之内完成针刺过程，一般不留针，以刺激相关神经束为主。

（1）直刺法：垂直进针方法，针刺时针体与皮肤

呈 90°角。针刺定位要求高,一次扎到要求的深度,针刺透皮感觉轻微。适用于局限性、定位性和深部疾病治疗。

(2)斜刺法:进针时,针体与皮肤呈 15°~45°角。较直刺广泛,灵活度大,刺激穴位较多,有利于埋针固定针体,加强刺激量。

4.出针方法

一般要求缓慢出针至皮下,然后迅速拔出,拔针后必须用干棉球按压针孔,以防出血。

【临床应用】

尤其适用于治疗疼痛性疾病,如腰腿痛、扭伤、挫伤、劳损、风湿性关节炎、落枕、坐骨神经痛、末梢神经炎等。对神经系统疾病如眩晕、头痛、面瘫、面肌痉挛、脑溢血和心血管系统疾病如心绞痛、高血压、冠心病以及消化系统疾病如膈肌痉挛、胃下垂、胃痉挛、急性胃肠炎、消化不良等也有较好的治疗作用。

【注意事项】

(1)施针时引起强烈的针感是决定疗效的关键,新病急病可一针见效或治愈,病程长或病情重者需适当留针,或结合其他治疗手段以此来取得满意的效果。

(2)具有严重内脏疾病患者、精神过于紧张患者禁止使用平衡针治疗。

中篇

针法名家

　　针法技术是针灸技术的核心，代代名医无不以针法技术的研究作为医疗、科研的重中之重，针法技术的流派也是异彩纷呈，擅长针灸技法之名士不乏其人，当代针灸界更是名家辈出。从针灸技术来讲，其各有所长，或是家承相传，或是在传统针灸技术上有所发挥，或在手法、针具上有所创新，真可谓百花齐放，为针灸技术增添了新的篇章。

　　本篇选录50余位近现代针灸名家的针法技术经验，多为针灸界的前辈，也有当代针法研究出众的专家，技艺之精湛和独特，弥足珍贵，为后世学者留下了宝贵的经验，同时也可以为我们进一步弘扬和发展针灸技术启发新的思路。

第四章
特色针法名家经验

任作田·毫针技术

任作田（1886—1950），近代针灸学家，辽宁辽阳人，投身于抗战事业，后转至延安从事医务工作，为"中西医合作模范"，著有《针术》一文。1941年4月1日，在延安创办了著名的"延安针灸疗病所"。在缺医少药的艰苦条件下，以其精湛的针灸医术，用手中的银针，为八路军的干部、战士和边区的群众治病，为众多患者及时解除病痛，深受广大官兵的尊重，并受到中央领导的重视。任作田积极响应毛主席"中西医结合"的指示，与当时在延安从事西医工作的同志进行中西医的交流与学习。总结了10种针灸手法及其临床运用，并提出在进针以前，宜采用"揉""按"之术取穴、针刺补泻之法及在临床前需要辨证施治等重要的学术思想。

1. 八法神针

（1）搓法：如搓绳状，拇指向前进，与示指合起来，用力搓针柄9次后即后搓6次，如此连续行之。

（2）捻法：如捻线状，照前述搓法行之，但动作轻微。

（3）弹法：弹针至穴位时，如针柄动作紧沉，不易转动，即用右手示指弹针柄数次，针身若能松动，就可照常行动。

（4）拈法：拈就是用拇指、示指左右旋捻，待针尖活动自由后，再按常法深进。进到某部分，再有凝滞状态，仍可用旋捻法使之流畅，然后再深进，直至目的

为止。

（5）扣行补泻：指出针后即用左手示指将针眼按一下。

（6）循法：进针入半途时，因气滞等情况导致针不能继续深入，则用左手示指在针刺部位附近从上向下点划，使气自上向下行动，使针能顺利到达预定的部位。

（7）揉法：在进针以前，用两手中指、示指在针穴上揉数下，使皮肉活动。

（8）按法：在进针以前用两手中指、示指在穴上深按。

揉按两法同时施行，以使被针部分气血散开，减少疼痛。

以上8种手法（搓、捻、弹、拈、扣、循、揉、按），称之为八法神针。

2. 经验十法

（1）进法：拇指前进9次。在前进时，同时针尖向下用力，使针深入。

（2）伸法：在进针时，针尖向下用力，就是伸展之意，也有探索皮肤肌肉内部三层的虚实和病状的轻重，而定补泻之法。

（3）退法：拇指向后6次，在后退时，同时将针柄微提。

（4）提法：提起针柄，用前进九后退六之平补平泻法或左右旋捻法将针退出。

（5）卧法：将针进到预定之深度，行平补平泻法，欲使病势镇静，将针停放 10 min、20 min、60 min 均可，然后将针退出。

（6）捣针：针进到皮肤后，若病势紧张，可用微捣法，就是旋捻针柄一上一下，如捣米状，使虚状可转实状，使凝滞状可转流通状。然后再进至肌肉层，病状与上列情况相同时，仍用原法，再进针至内部，行针法相同，病势平和即出针。

（7）摇法：是指摇针到预定之目的地，针尖针身过紧过沉，可将针柄微摇，使针身流利。

（8）拔法：出针时用些微之力将针拔出来，若拔不出时，仍需用提法并行之，将针拔出。

（9）扩针法：指针到达目的地后欲使受针刺部位范围扩大，则将针尖向四处探去，同时用旋捻法施行针术，然后出针。

（10）复针：指针到达目的地后，"气"不至，"血"不流畅，针刺感应不能通到被针刺部位之外，此为患者虚弱所致，将针退出一半，稍停 2～3 min，再将针伸进原处，行九九大补法。若气血仍不通畅，再次往返施术 2 次，仍不达，行大补法后出针，急扪针眼。

说明：前进九为补，后退六为泻；9 个"九"为大补，6 个"六"为大泻；前进九，后退六，反复行之为平补平泻。虚病用补法，实病用泻法，不实不虚用平补平泻法。热证沉滞为实，寒证滑空为虚。

吴棹仙 · 针法技术经验

吴棹仙（1892—1976），名显宗，四川巴县人。幼承庭训，攻四书五经兼习医学。青少年时期曾先后就读于重庆巴县医学堂、重庆官立医学校、重庆医学研究会公立医校、重庆存仁医学校，精研医学经典，深得内江名医王恭甫器重。后师从针灸大师许直乃（立衣旁），得子午、灵龟针法秘传。吴棹仙为求中医学术生存与发展，自奉克俭捐资，先后创办重庆国医药馆、国医传习所、重庆中医院、巴县国医学校、苏生国医院、重庆中华医药科学讲习所等，深受医界赞许。新中国成立后，任教于重庆中医进修学校，出任过重庆市第一中医医院、第二中医院院长以及成都中医学院医经教研组主任、针灸教研组主任等职，并先后被选为四川省政协第二届委员会委员、四川省第三届人大代表等。毕生治学严谨，崇尚实践，经验丰富，医理精深，长用经方，从医 60 余年，屡起沉疴。著有《子午流注说难》《医经生理学》《医经病理学》《灵枢经浅注》等书。1955 年冬出席全国政协会议期间，献《子午流注环周围》于毛泽东主席，受到主席嘉勉。

1. 辨气"催气"手法

《子午流注说难》一书突出反映吴氏重视针刺手法，如在《子午流注说难·催气手法》篇中说："停针十分钟内，如针下有胀痛之感觉，见针周围有红晕，即知邪气已至针下，如无红晕，用催气法催之。阳日用偶数，阴日用奇数。内转令患者吸气，外转令患者呼气。如邪气不至，如法再催，或三催。顷刻针下胀痛，即知邪气已至。"文中的"胀痛"注释为："气分之病邪到针下则胀，血分之病邪到针下则痛。皆当用泻针手法。痛者针稍深入营分，胀者针稍浅在卫分。如胀而且痛，则先深而后浅，并泻之。"这种辨气"催气"红晕说，使催气的技术有可操作性，又体现出《灵枢·九针十二原》"上守机""上守神"之精巧细腻，可加强疗效。

2. "寒热手法"

"提针为热，插针为寒……除寒退热，乃针灸家必要之手法"。吴氏认为呼吸与针刺同步进行，可控制寒热。治法上分午前与午后，午前为阳，午后为阴，由于男子应日，故针左手足；女子应月，故针右手足。"烧山火"手法，阳日用偶数，阴日用奇数；"透天凉"手法，阳日用奇数，阴日用偶数。如阳日用阳数，阴日用阴数，相同则泻，相异则补，根据病情的虚实，调整阴阳。又说："以上所言为烧山火透天凉之下法。若男子午后，有大寒证大热证，当用烧山火透天凉者，则反而用之。若女子午前有大寒证大热证，当用烧山火透天凉者，亦反而用之。"这里所说的"反而用之。"即是男子午前用的烧山火，如午后的病状与午前相同，午后就该用"透天凉"的手法；若是妇女午后的病状与午前相同，午后用的"透天凉"，午前就该用"烧山火"的手法。所以，"烧山火""透天凉"，午前用之为正法，午后用之为偏法，病证虽同，由于男女不同，时间不同，故所采用的手法也不同。

王乐亭 · 透穴针法经验

王乐亭(1896—1984)，名金辉，河北香河人，人称"金针王乐亭"，现代针灸学家。自幼喜爱针灸，师从针灸名医陈肃卿。1929年悬壶应诊，从事针灸临床50余年。曾任北京市第二中医门诊部顾问，北京中医医院针灸科医师，北京第二医学院(现首都医科大学)教授，北京中医学会委员、针灸委员会理事。《金针王乐亭》一书是其学术思想和临床经验的总结。

透刺，指一穴贯两经(或数经)沟通经气，用一根针刺入某腧穴，得气后，即可通过手法，引导经气流行。感传之所及与针刺的深度、手法的强弱密切相关，当透刺到另一腧穴时，再行手法，使之得气，针芒所向则气至病所，这样两经的经气就会沟通交融。王乐亭在延续传统的针灸技术的基础上，把透刺的方式系统化、规格化，并摸索出一套行之有效的配方，适合范围也比较广泛，具有一定的临床价值。若病在阴，即可从阳引阴；若病在阳，犹可从阴引阳。有时也可根据五行生克制化的规律，采取先进而有效的穴位透刺。

1. 十二透穴法

关于"透穴"，一般在针灸临床上用之较少。到了20世纪60年代初期，王乐亭透穴方已基本形成，肩髃透臂臑，以舒利肩部关节；曲池透少海，以舒利肘部关节；合谷透劳宫，以舒利掌指部关节；阳陵泉透阴陵泉，以舒利膝部关节；绝骨透三阴交，以舒利踝部关节；丘墟透申脉，以舒利踝部关节或矫正足内翻畸形。上述透穴可根据病情的需要，选用一个或数个。在不断的实践中，他将透穴逐步系统化、规格化，其组方如下：① 肩髃透臂臑；② 腋缝透胛缝；③ 曲池透少海；④ 外关透内关；⑤ 合谷透劳宫；⑥ 阳池透大陵；⑦ 环跳透风市；⑧ 阳关透曲泉；⑨ 阳陵泉透阴陵泉；⑩ 绝骨透三阴交；⑪ 丘墟透申脉；⑫ 太冲透涌泉。其中以①、③、⑤、⑦、⑨、⑪组穴为主穴，其余为配穴。主穴的功能在于舒缓、柔润和滑利肩、肘、掌指、髋、膝、踝部关节。

2. 该透则透，透之务必得法

《素问·刺要论》说："病有浮沉，刺有浅深，各至其理，无过其道，过之则内伤，不及则生外壅，壅则邪从之……"所以，王乐亭认为该透则透，不该透绝不可透。例如刺内关穴，他要求仅刺五分，不可再深，再深就会"过其道，过之则内伤"。然而在透穴时又要内关透外关直达对侧皮下，经确定为透刺的适应证，务必透之得法，所谓透之得法，其要点有以下三个方面。

(1) 掌握好适应证：摸索透刺法时，开始主要针对病程日久、病情顽固、难以治疗的瘫痪、半身不遂、关节拘挛等症。

(2) 正确理解透刺的功能：气主骨(关节)，血主筋，气血凝滞则筋骨失利而拘挛。所以，透刺的功能主要是通经活络，调补气血，舒筋利节。同时，透刺的穴位也多选在患侧、患肢或关节周围。

(3) 补泻手法要适宜：运用透刺时，虚实补泻一定要掌握好。因为透刺比一般针刺的作用量和刺激量要大，如果补泻不适宜，反而更伤气血。所以在体质比较虚弱或为虚证时，应当在进针之后，首先使之得气，然后再透刺到达对侧穴位；如果体壮证实则可进针直达对侧穴位，再候气、得气施行补泻手法。对于这两种透刺方式，要注意结合临床，切莫疏忽大意。

郑毓琳 · 家传针法经验

郑毓琳(1896—1967)，河北安国人，现代著名针灸家，中国针灸事业的奠基者之一。他一生秉承家学，勇于创新，成功地将气功与中国传统针灸针法相融合，形成了一套独具特色的郑氏针法，治疗眼疾重症等疗效卓著。自幼跟随其叔祖郑云祥学习针药，后拜其舅父曹顺德为师，又拜博野县南白沙村霍老顺为师，霍老对针灸、气功颇有造诣，尽得其传。1953年郑毓琳与长子郑魁山在北京开设中医诊所，1954年3月应华北中医实验所邀请为针灸医师，同年10月至临终一直任原中国中医研究院针灸研究所第三研究室主任。临证经验丰富，尤善用"烧山火""透天凉"手法，治疗半身不遂等症尤有良效。兼科研和教学工作,发表论文多篇,著有《郑毓琳治疗经验》等。

1. 重热凉补泻手法

郑氏注重热凉补泻手法,领悟《素问·针解》"刺实须其虚者,留针阴气隆至,乃去针也;刺虚须其实者,阳气隆至,针下热乃去针也"之旨,认为针治之要,是辨清虚实,分别施以补泻之法,无犯"虚虚实实"之戒。从实践中,郑毓琳总结出简化的凉热补泻手法。热补手法,左手示指紧按穴,右手持针速刺或捻转刺入穴,先浅后深,慢提紧按,务令气至,在酸胀感觉基础上,持针下插1~2分,然后拇指向前捻转3~5次或9次,就有热胀感觉,若无,依前法再做2~3次,多数患者就能出现热胀感觉,出针后揉按穴位。如针刺过程中,患者感觉迟钝,可令患者以鼻吸气,口呼气5~6次,另外也可配用震刮术,拇指向下刮针柄1 min,以达取热目的。热补法适用于脏腑经络的虚、寒证。凉泻手法,左手示指紧按穴,右手持针速刺或捻转刺入,先深后浅,紧提慢按,务令气至,在麻胀感觉基础上,将针向上提1~2分,然后拇指向后捻转2~3次或6次,就有凉麻感觉,若无,依前法再做2~3次,多数患者就能出现凉麻感,出针后不揉按穴。如遇到感觉迟钝的患者,可令其口吸气,鼻呼气5~6次,同时亦可配用震刮术,拇指向上刮针柄1 min。凉泻法适用于脏腑经络的实证、热证。

2. 创制针刺八法

郑毓琳根据《针灸大成》载"赤凤迎源""青龙摆尾""苍龟探穴""白虎摇头""龙虎交战"等按动物形象描述的补泻手法,结合临床,不断揣摩,不断实践,总结出8种临床针刺补泻手法(表4-1)。

表4-1 郑毓琳针刺八法

名称	含义	操作
二龙戏珠	系指施针时操作手法似耍龙灯时二龙戏珠一样的动作,故名二龙戏珠	施针时使感觉传到眼区为目的。如针太阳穴时,左手示指紧按穴上,右手持针捻转进入穴位,针到一定深度,得气后,针尖向眼的方向捻转,使热胀或凉胀的感觉分别两条线传到上下眼睑,并包围起眼球。如两眉有病,针刺攒竹穴时,使热胀感觉或凉胀感觉传到两眼内,亦呈二龙戏珠的施针方法
喜鹊登梅	系指施针时操作手法似喜鹊登在梅树枝上歌舞、头尾上下活动一样,故名喜鹊登梅	施针时用推垫的手法。如针鱼腰穴时,左手示指点按其穴,右手持针捻转进入穴位,得气后,右手拇、示指持拿针柄,中指推垫针体,使针柄、针体和针尖上下的摆动,似喜鹊登在梅树枝上歌舞一样的动作,使热胀感觉或凉胀感觉接连不断地传到眉眼内。如其他穴欲使感觉传到病所,均可用此法

(续表)

名称	含义	操作
老驴拉磨	系指施针时操作手法似老驴拉磨一样的动作,故名老驴拉磨	施针时用推盘手法,如针头维穴时,左手示指紧按其穴,右手持针进入穴位,得气后,将针提到皮下,似推磨一样的推转针体(与古法的盘针术相似)。为了达到热补或凉泻的目的,可连续地推转几次,热补时推转的角度小;凉泻时推转的角度要大,使经气速至
金钩钓鱼	系指施针的操作方法似游鱼吞饵的情况,将鱼钩上提的动作一样,故名金钩钓鱼	施针时行小提抖术。如针膻中穴,左手示指紧按其穴,右手持针捻转进入穴位,得气后,右手拇、示、中三指持柄向前捻转多些,即得滞针的现象,似游鱼上钩吃食一样。右手持针柄,再把针尖带着穴位的肌肤微微地提抖几次,即叫金钩钓鱼手法操作
白蛇吐信	系指施针时,操作手法似白蛇吐信一样,用双针齐刺入肌肤的穴位中,故名白蛇吐信	施针时用2枚针齐刺。如针曲池穴时,左手示指紧按其穴,右手拇、示、中指持双针齐刺捻转入穴位,得气后,行提插术,用白蛇吐信似的一伸一缩地提插,施行2枚针同时上下提插的动作
怪蟒翻身	系指施针时操作手法似怪蟒翻身回头一样的动作,故名怪蟒翻身	施针时行搬转术的操作方法。如针肝俞穴时,左手示指紧按穴,右手持针捻转进入穴位,先令气至。有了麻、胀等感觉后,右手拇、示、中三指持柄,由下向上搬转针柄,使针体呈半圆形角度,由左向右捻转,似怪蟒回头翻身一样的动作
金鸡啄米	系指施针时的操作手法似小鸡啄米吃一样的动作,故名金鸡啄米	施针时行小提插术。如针曲池穴时,左手示指紧按其穴,右手持针进入穴,为了催经气速至,行小提插手法,寻找感觉,似小鸡吃米时鸡头上下动作一样
鼠爪刺法	系指施针术后,皮肤表面留下似小鼠爪印痕迹,故名鼠爪刺法	施针时用5枚或7枚普通毫针,长1寸或1.5寸。将针柄缠在一起,或术者右手拇、示三指持拿5枚或7枚针进行点刺,或直接刺在肌肤的穴位上,或刺在病灶部位。刺后皮肤表面留下5或7个针印,似小鼠爪印一样

3. 重视针刺与气功的结合

郑氏提倡针刺与气功相结合,主张临证取穴,穴少而精,认为气功的关键是调心守神,以增强真气,而针刺之要是"手如握虎,远近若一,如临深渊,神无营于众物";练功者意守于机体某一部位,引丹田之气聚于此处,以刺激、调动机体内在的抗病功能,调整阴阳。气功师发放外气治病,亦是以医者之气补患者之气的不足或调整其紊乱之气,使失调的机体趋于平衡而祛病强身,针刺作用于腧穴上,通过经络的调整功能(经气),调整脏腑经络的阴阳平衡而防病治病。重视气功和针术的结合,认为练气功是针灸师的一项基本功,强调练三关(肩、肘、腕),以利气的通门,临证多年悟出针刺手法的要领是意气相随,刚柔相济。他在临床施针时,调心守神,以意提丹田之气从胸到肩、肘、腕,经医者手指由针体到患者体内,是医者的内气,通过发放外气,而发挥针刺与气功的双重作用,最大限度地调动起患者机体的自稳调整功能,因而取效迅宏。

承淡安 · 针法经验

承淡安(1899—1957),江苏江阴人,著名的针灸医学家和针灸教育家,是我国近代针灸复兴的杰出代表。1932—1933年曾赴日本考察针灸。曾任江苏省中医学校教授、校长,新中国科学院学部委员,中华医学会副会长。青年随父学医,尽得家传,并多方访师习医,遂精通内外两科,尤以针灸为长。而立之年,深感"针灸之功效,既广且捷,针灸之使用,亦便亦廉,易于普及,宜于贫病,利民之国粹,实有推广之必要",而慨然以推广针灸之术为己任,创办了中国针灸学研究社,创办了我国最早的针灸学术期刊《针灸杂志》,并撰写了大量针灸论文论著,据《全国中医图书联合目录》记载共有11部,如《中国针灸治疗学》《针灸治疗实验集》《中国针灸学讲义》《铜人经穴图考》《针灸薪传集》等。据考《全国中医图书联合目录》,其未载著作尚有15部,其中译作5部,主要有《中国针灸学》《校注十四经发挥》《经穴图解》《子午流注针法》《伤寒论新注附针灸治疗法》。经其口传函授的弟子逾万人。

1. 重视治神

承氏将古今中外一切治疗分为精神治疗、药物治疗和器械治疗三种。古代的祝由、符咒神方,现代的催眠甚至心理移转等,都属于精神治疗范围。精神治疗主要是以术者的精神为主体,辅以受治者的心理移转,而呈现"不可思议"的效果;药物治疗以药物的性能作用为主体;物理治疗的主体虽为器械和光热等,但与心理信仰、精神贯注也有关系。

承氏从先父和自己的临床经验中潜心体会,认为针效的主体有几大要点,第一是精神的感应,第二是心理的专注,第三是物理的刺激。认为三者配合,奇功立显,是《黄帝内经》治神理论的一种现代解释。精神的贯注,不仅要求"手如握虎,势若擒龙",而且对患者有"心无外慕,如待贵人,不知日暮"之说,这就是说明医者的精神应全部贯注在患者身上,以援助患者的气机,调整他固有的功能。当进针时,全神贯注于针尖上,一刺而入,针随意转,意随针行。

承氏指出:"使病者的精神,从疾病的魔掌中解放出来。不使患者的思想,终日沉浸在疾病的烦恼忧闷中,务必给予一些希望,来振奋他的精神。再配合恰当的治疗,效果必能超出寻常治疗之上。"以针治病,有物凭借,除用言语鼓励之外,又能用针的刺激,来坚定患者的意志,效果当可增加。

承氏通过长期的临床实践观察体会,认为人身有电,用针刺激,也含有人体生物电的感传。由于人的性情体质不同,各人发出的电能性质亦有不同。不同性质的人体生物电,借针丝为桥梁,对患者针刺的感应传达作用,也会有所不同。但如医者与患者的人体生物电性质相同,则除物理性质的刺激震荡外,不起其他作用。

2. 重针刺行针术

其特点是进针后,行主要的捻转手法。兴奋作用之针法,先用28号或30号针作轻缓的刺激和约数秒钟或半分钟的捻转,患者略感酸胀,即予出针;抑制作用之手法,先用26号或28号针行1～2 min的强烈捻转,并作5～20 min(甚至30 min)的留针;反射作用之针法,视证候如何而用不同手法。如需使之兴奋以加强其功能时,可选用28号或30号予短时间的中度刺激(捻转手法不轻不重、不徐不疾、提插均匀等);如需使之起抑制以减低其亢奋作用时,可选用28号作较长时间的中度刺激;诱导作用之针法,选用26号或28号针,作较长时间的强刺激,1～2 min,并留针。

应用的针法有:单刺术,刺达肌层间,立即将针拔出,属于轻微的刺激。旋捻术,在针刺入时或刺入后或拔出之际,右手的拇、示指将针左右旋捻,是一种稍强刺激的手法。"雀啄"术,在针尖达到一定深度后,将针体提上插下,如雀之啄食,频频急速上下运动,专用于以刺激为目的,能起到抑制和兴奋作用。"屋漏"术,与雀啄术稍有不同,即将针体的1/3刺入,微行雀啄术,再进1/3,仍行雀啄术。在退之际,亦如刺入之时,每退1/3,行雀啄术而出针。专用于强刺激,适用于抑制和诱导。置针(留针)术,一针或数针刺入身体穴位,静留不动,放置5～10 min后拔针,适用于以抑制或镇静为目的者。间歇术,针刺入一定深度,时而捻转提插数次,复留置片刻,再提插捻转数次,再留置之,往复数次。此术用于血管扩张、肌肉迟缓,以兴奋为目的。如用强刺激,亦可作为抑制法。

震颤术,在针刺后轻微的上下震颤,或在针柄上抓挠数次,或用示指频频轻叩,摇动针柄上端。起兴奋作用,专用于血管、肌肉、神经弛缓不振者。"乱针"术,在刺入一定深度后,立即拔至皮下,再行刺入,或快或慢,或向前向后,向左向右,随意深进,此为强刺激。专用于诱导及解散充血瘀血。

陈应龙 · 补泻针法经验

陈应龙(1902—1993),福建龙海人。早年先从师于陈敬贤先生学习气功,后又从师于包芳洲学习"灵子术",曾赴无锡向中国针灸研究所近代针灸学家承淡安请教。执医于厦门、潮州、汕头以及东南亚。1958年兼任厦门大学海外函授部中医专修科教师。先后到中国香港、新加坡、菲律宾讲学、治病。曾任厦门市中医院院长,厦门市医药卫生协会副主席,中华全国中医学会福建省分会副理事长,厦门市中医学会理事长,中华全国中医学会气功科学研究会第一届委员会顾问,福建省侨联常委。在学术成就上,潜心于中国针灸学研究,把气功的治神养心功能同针灸的补泻手法熔为一炉,独创带气行针"子午补泻手法",尤其擅治癫狂、瘫痪、聋哑、小儿麻痹症等。撰写有《陈应龙针灸医案》《灵子术修炼法》等专著。

1. 子午补泻

子时一刻一阳生,午时一刻一阴生,从子而午,从阳生至阳盛阴生,子者为前为上,午者为后为下。行针操作则以努前、内收,顺经脉流注为定向,故名曰子午补泻。拇指努前(向前)谓之补,拇指内收谓之泻。针之而气至,方行补泻。欲补者,拇指捻前,旋针半周至1周,指下沉紧,似进非进,指力重心偏于前。欲泻者,大指捻后,旋针1~2周,指力浮提,似退不退,指力重心偏于后。

(1)补泻基数:补者补九阳,以九为单元,轻补者捻针九数,按病情之轻重,依次而二九一十八,三九二十七,直到九九八十一为极数。泻者以六为单元,轻泻者捻针六数,依次二六一十二,三六一十八,直到六九五十四为极数。因为补泻既有定数,非一捻而成。纯补或纯泻,皆朝一个方向捻针,捻数若多,常导致皮肤与肌肉紧束针身,此既滞针。但此时定数欲足但滞,为此之故,因须还原。还原者,即朝补或泻之反向转针,同时将针提离经道1~2分还原。如此一补一还原或一泻一还原,弧度相等,前后均匀,捻数再多,亦不致滞。

(2)补续雀啄:泻续摇针每补至九阳之数,此最后一次之捻针,如搓线之状,捻转略慢,弧度要大,指力沉下,上提下插,提而不退,插而非进,微妙于毫发之间,上下点动,如雀啄食,行啄九数。如此者,每泻九阳之数续加雀啄,重复运针直至须补总数而止之。每泻至六阴最后一数,捻缓旋大,指力浮上,针不见退,指不离针,摇动针尾,形圆力均,摇以六数,令穴开大,邪出得道。如此者,每泻六阴之数续加摇针,重复施行,直至应泻数而停施。

(3)捻针方法:右手拇指、示指夹持针柄,行针之时,先拇指捻向后,指针捏紧,此即一后一紧。随之立刻拇指捻向前,并同时两指与针分开,此即一前一松。欲补者,后而紧,兼还原,随之立即前而松,虽松而运出指力,使针尖进入得气之部而行补法。如此,即完成一后一还原一前一补针之操作。补数多少,依法运针。欲泻者,后而紧,令针尖旋捻于经络之道而行泻法,随之立即前而松兼还原。如此,即完成一后一泻,一前一还原之操作。泻数多少,依此进行。

(4)捻针方向:① 循经走向,顺逆行针,以调虚实。补者努前,则必须循经络之走向顺捻,内收者逆捻。如手三阴经之循行,乃由胸臂至指端,针此三经诸穴,补者努向指端,泻者内收肩胸。手三阳经,由指端而走肩、颈、头,针此三经诸穴,补者努向肩头,泻者收向指端。足三阴、三阳补泻,同理行针诸如上述,努前与内收所成直线,即顺逆于经脉之往来也。② 内阴外阳,经竖捻横,以和阴阳。按人体阴阳之理,内侧属阴,外侧属阳。运针方向与经的循行垂直成"十"字形,针阴经诸穴,补者努前向躯干,泻者内收朝身外,针阳经反此。

2. 提插补泻

多插少提谓之补,多提少插谓之泻。

(1)提插补法进针得气后,以轻约之指力,将针一提而天层,再以沉紧之指力,边捻边插,多次始插,直至得气之地层,此为一遍。根据病情之需要,按奇属阳而行针 1、3、5、7、9 遍。在天地二层之间,每次捻插应短距,始能达到多插之要求。

（2）提插泻法得气后,以重紧之指力,如拔萝卜之势,从地层而出,边捻边提,多次捻转,直至天层,再以轻约之力,一插而下至地层,此为一遍。根据病情之需要,按偶属阴而行针 2、4、6、8 遍。在天地间,每次捻提应短距,始能达到多提之要求。

多插少提或多提少插,深度相等,次数悬殊,故需注意分寸。如针内关行补法,得气地层 5 分,天层 2分,天地间 3 分,进针得气,行针时,一提至天层,三插至地层。针委中行泻法,天地层 1 寸,进针得气时,三提至天层,一插至地层。

焦勉斋·毫针刺法经验

焦勉斋（1905—1975）,山东章丘人。出身世医之家,其父焦相芝曾是当地有名的针灸医者。自幼受父熏陶,勤奋好学,很快熟谙经典,精通医理,18 岁即独立应诊。新中国成立初期在济南创办焦氏诊所。1954 年,加入济南市中医诊所（今济南市中医院前身）,任济南市中医院针灸科主任。曾担任山东省中医学会理事,济南市中医学会理事长,济南市武术协会副会长,济南市针灸学会主任委员,是山东省第三、第四届政协委员,济南市第二至第四届政协委员。在行医济世实践中,勤奋攻读中医典籍,运用按压、穿皮、刺人等良性刺激进针手法,采用补法出针术、泻法出针术和滞法出针术使针刺作用显著。提倡练掌运气,独创"沉、浮、偏、侧、伸、屈、旋、导"运掌八法,把气功用于针灸。还改进"烧天火""透天凉"操作法。根据患者虚、实、寒、热按病处方,分经取穴,穴不宜多,以精简为主,疗效显著。在治疗中风后遗症方面,亦多有发挥。焦勉斋工作之暇编著《经络研究》和《针刺手法》,发表学术论文 60 余篇。并热心传授医术,教出高徒数人。治愈患者数以万计,深得患者爱戴。

1. 遵古法,创新法

焦氏认为,先明确诊断,根据病情确定针下寒热,无论是补或泻,在施术时,是术者自己运用呼吸运气法来使用烧山火与透天凉,不令患者作口鼻呼吸（因过去曾令患者作呼吸与个人呼吸运动配合起来,往往双方呼吸长短不一致,寒热感觉不明显）。焦氏的呼吸运气法具体操作是：如用透天凉时,按应针的经穴,针入行捻,刮手法气至后,改用三退一进法（不限于三一之数,以提多插少为原则,烧山火则以插多提少为原则）,紧提慢插。同时,术者口鼻运气、集中精神,专心一致,在提针时要用力捻转,闭口齿,使丹田之气用口鼻一齐上吸（吸气要长而有力）,通至膈下,再由膈下从胸部达于行针的上肢而且达捻针的拇、示二指。向下插针时,则轻微用力捻转,从口鼻向外徐徐呼气（闭口齿、呼气要短而缓）。照此法经过三五次呼吸运气,患者即感针下及气至循行感通之经络路线,皆出现清凉之感觉。如用烧山火时则呼吸运气与透天凉相反,刺法用三进一退,紧插慢提,在插针时自己用口鼻呼气,从丹田由胸膈而达于上肢至捻针的拇、示二指（闭口齿,呼气时要长而有力）;向上提针时,则用口鼻轻轻吸气（吸气要短而缓）,照法运用三五次,患者即感针下及气至循经之感通路线,皆出现温热之感觉。

2. 迎随补泻法

焦氏认为,经络顺逆决定进针与捻针的方向、针下循经感传现象,据此分迎随补泻,是理论与实践完全相符合的。如属脾经虚损之腹胀腹痛,中阳势微,运化失畅,补脾经之三阴交穴进针时使针体向上,顺着脾经循行,用补法（以提插进退法为主,不限于左右两侧捻转方向不同之法）。气至后,使针下之感透穿,过膝内侧而达腹内,效果良好。又如属肝胆瘀热或瘀火之目疾,应泻肝胆之热邪,针胆经两光明穴,进针后使针体向上,迎着胆经由头至足逆行的方向,气至后用透天凉泻的手法,使针下之感传力（力传）循胆经之来路,向上过膝、髀枢、胁下,上肩由项外侧而通达目内,患者感觉目内清凉,疗效颇为显著。但也有一些疾病,用迎随补泻法时,恰恰相反,如针合谷用泻法治疗阳明热盛之齿疼。进针时,使针体向上斜刺,气至后,用透天凉泻法,使针下感通力循经向上过肘至肩上而透达口腔之内,患者感觉口内清凉,齿痛随即消失。后世所谓迎随补泻的法则,在实际应用中,并不是任何疾病都可以完全按照各经之逆顺,而是用迎夺随济之法。

朱琏·针刺手法经验

朱琏（1909—1978），女，江苏溧阳人，我国著名针灸学家，是第一个将中医针灸与西医相结合而提出神经学说针灸理论的学者。原学习西医，毕业于苏州志华产科学院。抗日战争期间为石家庄正太铁路医院医者，曾任上海普善医院产科主任、八路军一二九师卫生部副部长兼野战医院院长、延安中国医科大学代理校长、晋冀鲁豫边区人民政府卫生局局长、华北卫生学校校长。新中国成立后，历任卫生部妇幼卫生司副司长、中国研究院副院长兼针灸研究所所长。提出针灸治病的原理主要是激发和提高机体内部神经系统，尤其是中枢神经系统的调控功能和管制功能。提出以抑制法（强刺激）和兴奋法（弱刺激）为针灸的基本操作手法，并首次提出刺激的手法、部位和时机是针灸治病的三个关键。强调无菌操作，首创安全留针法、指针和艾卷灸法，还发现了 19 个新穴位。她的针灸学术思想已经成为我国中西医结合医学的一部分，对中医针灸的科学化产生不可估量的影响。著有《新针灸学》一书，书中以现代科学观点阐述古代针灸学之学术著作，曾译成俄文出版，在国内外有较大影响。

1. 捻针进针法

捻转法是毫针的进针法，用拇指、示指的指尖捏住针柄，针尖刺在指甲压的皮肤"十"字印上，轻轻缓慢地捻转，两手指稍用压力，逐渐将针捻进，进针时切勿急躁，以免针体弯曲。捻转法手势有两种：一种是用押手，捻转进针时，左手中、示指夹住针体压在皮肤上；一种是不用押手而直接进针。

2. 刺入行针转法

先将针尖刺入皮下，再用捻转法进针，适用于神经过敏、肌肉紧张，以及较为敏感的穴位，但须用硬质毫针。胸腹部的穴位，要趁呼气时进针，吸气时只在原位捻转，退针时相反。因呼气时进针，该部肌肉较松弛，与针尖无抵触；吸气时退针，针尖可顺其方向扩张而顺利退出。

进针后的手法有几个要点。第一是进：边捻边进，用来探取神经。探到神经以后，为加强刺激，还可以略略捻进。捻得快，刺激就强烈，捻得缓慢，刺激就缓和。第二是退：进针到一定深度，没有特殊感觉，

可能是针刺得略偏，超过了神经，就要略略外退，退的途中出现了强烈针感，就可抓住机会将针捻动。如只有一下触电样感觉，过后再捻又无感觉了，就进退反复地试探，刺到神经以后，为了减轻刺激，或为了施行间歇的刺激，也可以用退法。第三是捻：进针退针要捻，刺到神经以后要捻。一般刺到适当深度就可不进不退地将针固定位置捻，这叫行针。捻的速度快，角度大，连续捻的次数多，刺激就强；相反就轻。向左捻和向右捻，作用也有些不同，这一点比较难掌握，一般可向左向右以同等的角度捻动。一般捻的角度是180°，刺激重些可捻到 1 周，如果向左或向右接连捻几周，就容易使针与皮肤肌肉扭紧缠住，发生剧痛，对神经的刺激也容易过强，引起晕针。第四是留：患者觉得刺激强烈难以忍受，或捻针已到一定程度时，就停止捻动，这就叫留针。针捻不动，退不出时（这叫实状），也可卧针，等待肌肉放松。进针以后无感觉，肌肉很紧张的，针捻动时毫无阻碍（这叫虚状），有时也可留针一些时间再将针捻动，患者即可产生感觉。留针的时间要根据病情决定，一般留十几分钟就可以了。第五是捣：进针到一定部位，患者还无感觉，就可试着上下捣动，神经就在下面不远处，一捣就有感觉，再略进针就达到了。有的穴位与神经分布有偏差，直着捣没有感觉，还可向左右前后斜着捣，哪一边感觉强，就斜向哪一边刺去。有时为了加强针感，也常要用捣。捣的时候，或和雀子啄食一样，上下距离不大，连捣几下以后，又可间歇捣一下。遇到感觉迟钝的，还可斜捣、直捣，极轻度的左右同角度地捻转。如感觉太强就要留针。行针法可用上述五种，其余摇针、弹针等法，不是主要的。进针后患者无感觉，可用手指在针刺穴位的上下左右皮肤按掐，即能增强感觉，变虚为实状。进针后，肌肉紧张，捻不动针时，也可用手指在针刺穴位的上下左右皮肤上轻敲，使肌肉紧张缓解，敏感度降低，便于行针或退针。遇虚状时还可在同一条刺激线上再针一穴，交替捻针，加强刺激，促进神经起反应。

3. 退针法

在患者觉得轻快、针刺部分的组织没有沉重感时

轻捻，然后慢提地将针退出。朱氏使用的针都是银质的，不适合快速进针法。后来，由于应用了合金针，手法便有所改变，如"刺入进针法"，在手法操作中，使用了不少的古代方法。其操作目的是刺激神经纤维，在"进针后的手法"中记述："即使没有感觉，只要针治一个时期，往往能迅速恢复。"朱氏认为针刺治病的作用，分为三种。

（1）抑制法（又称镇静法）：给予持久的强刺激，达到镇静、缓解、抑制的目的。

（2）兴奋法：给予弱刺激或中等度的刺激以发生催进作用的方法。

（3）诱导法：是在距离患部较远的部位针刺，使那部分神经兴奋、血管扩张，以诱导患部的血液中治病的产物来治愈疾病。

管正斋·针刺手法经验

　　管正斋（1908—1980），山东高密人，云南省名中医，以针灸名于世。新中国成立前迁居昆明。管氏出生于世医之家，幼年即随父习医及针灸，研读医籍，为其后打下扎实的基础。青年时期就读于北京朝阳大学，毕业后，正值国家处于内忧外患之际，树立了"不为良相，愿为良医"的思想。对中医针灸学造诣较高，在云南中医界颇有盛誉。历任所长、主任等职。1932年曾执教北京短期针灸班，1935年加入"中国针灸研究社"，潜心研究针灸医术。新中国成立后，他以培养中医针灸人才，发扬祖国医学为己任。自20世纪50年代初，先后担任云南省、昆明市各级中医学校、培训班教师，传授中医针灸医术，受聘于云南中医学院，担任内经、针灸学教师，从其学者遍及中国、英国、美国、澳大利亚、加拿大等地。几十年来，他对针灸医术精益求精，学术上有独特的创见，对针灸事业做出了较大贡献。

　　1. 改良《黄帝内经》针法

　　（1）单针透刺法：管氏的单针透刺法，源于《黄帝内经》"关刺""短刺"理论，在临床运用上，又有所发挥，分深针短刺法、循经透刺法、经穴透刺法、过梁针透刺法四种。循经透刺法是根据病情和补泻手法的不同要求，采取"迎"或"随"经脉透刺的针法，主要应用于背部和腹部的经脉。经穴透刺法则是采取一针透二穴，或一针透数穴。过梁针透刺法，主要应用于四肢部，选用26号或28号过梁针，采用单手两指疾速直刺法，进皮后，左手夹持押手，右手小弧度捻转，缓慢进针，进针到穴位深度一半时，左手扶托于穴位肢体的对侧，以探针夹到达的位置，直到针刺到对侧皮下。

　　（2）两针傍刺法：《灵枢·官针》曰："傍针刺者，直刺傍刺各一，以治留痹久居者也。"傍针刺法，即正

入一针，傍入一针。如攒竹穴傍针刺：先从攒竹穴部位进一针，针夹到达眉中眶上裂，左手拇指压按针夹，使针身紧贴眼眶，右手持针捻转36次；再从阳白穴直下一针，使针尖向下刺到眉中眶上裂，与第一针夹相遇，左手拇指压按针尖，使针夹紧贴眶上裂，右手持针捻转36次，为一度手法。治疗皮层性呃逆，疗效显著。

　　（3）三针齐刺法：管氏依据齐刺法原则，运用面穴齐刺法治疗颞颌关节功能紊乱综合征、三叉神经痛等，疗效显著。具体针法为：下关穴直刺，进针深度1.2～1.5寸；颊车透下关，向上平刺1.2～1.5寸。针刺得气后，太阳、颊车加用电针，频率80～100次/分。

　　（4）四针恢刺法：管氏在《黄帝内经》恢刺的基础上，发展为"四针恢刺法"，主要治疗肌肉、肌腱、韧带等挛急疼痛的病症。如屈指拇肌腱鞘炎，先在地神穴（位于手拇指与掌交界之中点）直刺一针恢刺；再在地神下1寸，旁开0.5寸各进一针恢刺；最后在拇指横纹正中刺一针。

　　（5）五针扬刺法：管氏发展了《黄帝内经》扬刺针法，扩大了扬刺治疗范围。如管氏运用扬刺法治疗腱鞘囊肿，在囊肿的上下左右各平刺一针，再从囊肿隆起最高点直刺一针至囊底，亦称"梅花刺"。

　　（6）多针连刺法：多针连刺法，是管氏在《黄帝内经》多针刺法基础上发展起来的特殊刺法，临床运用时，根据病情需要分为浮刺法和连刺法两种针法。主要用于治疗因感受风寒引起的背阔肌、肩胛内侧肌拘急疼痛、斜方肌痉挛等。管氏吸取输刺进针较深的特点，采用多针连刺法，主取脊椎九宫穴，治疗颈椎病、腰椎间盘突出症，疗效显著。脊椎九宫穴多针连刺法：依据CT扫描及临床检查，以压痛点最显著的病变椎体棘突间隙定为中宫，沿督脉在中宫上下棘突间

隙定乾宫、坤宫,抉乾宫、中宫、坤宫旁开 0.5～0.8 寸,依次定取巽、兑、坎、离、艮、震六宫穴。进针顺序为:先针中宫,次针乾宫、坤宫,直刺或向上斜刺 0.8～1.2 寸。依次取巽、兑、坎、离、艮、晨六宫穴,针尖斜向椎体,进针 1.2～2 寸,获得针感后,按病情施以补泻手法。

2. 过梁针法

管氏过梁针法,是在继承前人经验和家传针法的基础上,发展和完善起来的一种特殊针法。主要应用 24 个过梁奇穴,穴名及取法,完全有异于十四经穴,在手法操作上,亦别具特点。手法操作:选用特制的 26 号或 28 号过梁针,采用单手两指疾速直刺法,进皮后,左手扶持押手,右手小弧度捻转,缓慢进针,进针到穴位深度的一半时,左手扶托于穴位肢体的对侧,以探测针尖到达的位置,直至进针刺到对侧皮下。

(1)过梁针补法行"凤凰理羽"手法九次,三九二十七次,或九九八十一次。

(2)过梁针泻法行"凤凰展翅"手法六次,六六三十六次,或八八六十四次。

留针 30 min,行针时,有的患者可能出现无力、出汗等症状,应及时减轻手法和行针次数,以免患者虚脱。起针时,应缓慢退针,出针后休息 20 min。

适应证:癔病性瘫痪、脊髓损伤、外伤性截瘫、痹证、痿证等。

陈大中 · 针刺手法经验

陈大中(1909—1997),无锡大陈巷人,上海第二医科大学教授、硕士研究生导师。先后师从无锡名医张继景和陈鼎昌,分别学习针灸和中医内科。1936 年起在无锡、上海等地行医。曾任上海广慈医院(现瑞金医院)针灸科主任,上海市第五、第六届政协委员,全国针灸学会第一届委员,上海市针灸学会副主任委员,上海市卫生局中医药人员学术鉴定委员,上海针灸杂志编委会副主任等职。曾多次出国讲学,被聘为意大利针灸学会荣誉会员。参与编写教材《针灸学》《针灸图谱》。他研究的"导气疗法治疗慢性腹泻临床观察及其机理探讨"课题,获 1985 年上海市中医、中西医结合科研成果二等奖。

1. 独创导气法

陈氏受现代医学生物场的启发,并结合中医的气功学,认为其与中医中的气异名同义,气是人体各部分生物电信号及其他能量的体现。于是独创了导气法,并将这种方法应用到临床治疗,与科研人员紧密合作,创制了导气治疗仪。导气治疗仪能够将健康人的正气传输到导气治疗仪中,经仪器调制放大后再传输到患者相应的经络穴位上,起到扶正祛邪的作用。

具体操作方法是:将导气仪的阳极安置在患者病变部位的相应穴位上,阴极握在导出者(健康人)手掌中,导出者另一手掌按压在患者的辅助经穴(如劳宫穴)上。每日 1 次,每次 30 min,6 次为 1 个疗程。

陈氏指出,导气法疗效的高低与导出者的体质强弱有十分密切的关系,而与男女性别无关。导出者(健康人)以年轻力壮者为理想。如果导出者以前患过与患者相同的疾病,那么他就不能作为导出者,对于经 2 次导治后未见疗效者,则当另换一位导出者。

导气法在临床中有确实的疗效,对于一些因为正气虚弱引起的腹泻、癥瘕积聚、瘫痪有极其显著的疗效。导气法不仅能够治病,还能够起到保健的作用,无痛、安全、经济,为广大患者所接受。

2. 发明代针丸

20 世纪 60 年代,陈氏发明了代针丸疗法,取得了很好的临床疗效。代针丸的配方是生麻黄、川桂枝、雄黄、莘荑、皂角刺各 60 g,火硝 3 g,杜蟾酥 15 g,麝香 6 g,制乳没 15 g。上药共研细末,另用蟾酥 6 g,陈酒化开,制成细丸,如凤仙籽大,烘干贮于瓶中备用。先作辨证选穴,然后用胶布直接封固 1 粒药丸于穴上,3～7 日更换药丸 1 次。也可在针刺后再如法使用上述药丸,则能提高和巩固疗效。

药物通过皮肤,进入穴位,达到疏通经络,调畅气机,治疗病证的目的。尤适合慢性疾病,对失眠、夜尿、筋骨酸痛、高血压、哮喘以及阑尾炎、胆囊炎、胃脘痛、伤风、头痛等病有效率均在 70% 以上。

代针丸的突出特点就是刺激度小,刺激时间持久,尤其适用于小儿和畏惧针灸的患者,及不能坚持经常就诊的慢性病患者。

司徒铃·针刺手法经验

司徒铃(1914—1993)，广东开平人，广东省名老中医。1914 年生于广州，1936 年毕业于广东中医药专门学校(广州中医药大学前身)，后为广东省中医院针灸医师，广州中医学院针灸教研室主任，荣获"广东省名老中医"称号。历任卫生部医学科学委员会针灸针麻专题委员会委员、卫生部中医药部级成果奖评审委员会委员、全国高等医学院校针灸专业教材编审委员、《针灸学辞典》编审委员、中华全国中医学会附属全国针灸学会第一届理事、广东省针灸学会主任委员。其治学严谨，医术精湛，学验俱丰，在广州中医学院任教，在中医针灸教学、医疗、科研工作等方面成绩卓著。

1. 取穴贵在少而精

(1)治疗未传变之病变，以取本经穴位为主，按照"经络所过，主治所及"取穴。司徒氏认为这是针灸最基本的取穴原则。依据这一取穴原则，归纳了一些常用的取穴方法：① 治胸部脏器(有关心肺)的疾病可取手三阴经穴位。② 治头部器官的疾病，可选用手三阳经穴位。③ 治全身性游走性的病症，可选取相应的足三阳经所属穴位。

(2)治疗已传变的疾病，宜配合选取他经经穴。司徒氏认为十二经脉、奇经八脉、十五络脉各具不同主治作用；四肢部的五输穴、十二原穴，能循经络所过，作用于整体；背俞穴能循背俞分脏，作用于相应内脏；经络的阴阳表里关系、五行相生相克关系、脏气所输所聚的俞募关系、八脉交会的关系、刺实痛取太阴、阳明为主要经的关系等都是可以指导选取他经穴位配合本经治疗的原则。

(3)结合发病季节和就诊时辰取穴。《灵枢经》中对按时取穴作了不少论述，如《灵枢·顺气一日分为四时》说："春生夏长，秋收冬藏，是气之常也，人亦应之，以一日分为四时，朝则为春，日中为夏，日入为秋，夜半为冬。朝则人气始生，病气衰，故旦慧；日中人气长，长则胜邪，故安；夕则人气始衰，邪气始生，故加；夜半人气入脏，邪气独居于身，故甚也。"司徒氏认为，临床针灸治病也要考虑四时的变化。《灵枢·本输》指出的"春取荥，夏取输，秋取合，冬取井"就是以

五输应五变之法，即治疗外感四时六淫之气生病者，宜按时辨证分别取五输以应五变，便可使该病达到预期之疗效。

2. 操作手法重补泻

《灵枢·经脉》指出"为此诸病，盛则泻之，虚则补之，热则疾之，寒则留之，陷下则灸之，不盛不虚，以经取之"，其实质就是循经取穴与针灸补泻相结合的方法，这是针灸辨证施治的原则，是前人的经验总结，对指导针灸治疗疾病具有重要指导意义。所以在临床实践中他严格遵循这一原则。以治疗昏迷厥证为例，首先要分清患者是气厥、血厥、痰厥、食厥，还是暑厥，然后还要区别其虚实，再决定用针或用灸，用补法还是用泻法。他的医案中记载：气厥，实证采用"行气宣窍通神"之法，拟用处方：人中穴，泻法刺之；百会、大椎、命门，各灸一壮。气厥，虚证采用"行阳气，通神明"的法则，拟用处方：人中穴，用指法掐；百会穴，以艾灸之。结果这两位患者均于针灸后很快苏醒。血厥，实证采用"活血顺气，开闭醒神"之法，拟用处方：少商(双侧)、中冲(双侧)、人中，均用泻法刺之。血厥，虚证采用"行血息风，宣窍通神"之法，拟用处方：大敦(双侧)，各灸三壮如绿豆大。结果这 3 位患者(1 个实证、2 个虚证)均于治疗后立即苏醒。

3. 刺、灸、挑、拔综合运用

在针灸治疗中一个很重要的特点是治疗的手段不局限于针刺，而是刺、灸、挑、拔综合、灵活运用。司徒氏经验中的特色之一是善用艾灸，"寒证宜灸""陷下则灸之""针所不为，灸之所宜"是灸法的三大原则。"寒证宜灸"，凡属"陷下"之症，必须用灸法。如面瘫、痿证等都有经气下陷的表现，他都主张配合采用艾灸的方法，以温通经络，活血散寒，并宜早灸、多灸。

司徒氏还善用针挑。"针挑术"在刺法上属于"半刺"，即"刺络疗法"的范畴，其挑刺的深度只限于皮部(皮肤层)。《素问·皮部论》篇曰：皮部"以经脉为纪"，"凡十二经络脉者，皮之部也"。《素问·五脏生成论》篇中也有皮部为"卫气之所留止，

邪气之所客也,针石缘而去之"的记载,用较强的刺激手法,以粗的钩针较广较深地勾起皮下纤维组织,以腕力把针向上下左右反复旋转、摆动,以触动所在部位的经络,挑完之后,留有创口。创口存在组织再生过程,在一段较长的时间内仍有一定的刺激作用,可以持久地疏通经络之气,发挥抗病作用,对一些经络阻塞的痼疾以及痰阻瘀结的病症尤其有效。在司徒氏的医案中,不但痹证、面瘫、劳损、头痛等跌打、痛症用针挑,而且对不少难治性的内科疾病用针挑也屡见奇效。

董景昌·"董氏奇穴"经验

董景昌(1916—1975),台湾医学家,台湾著名针灸师,是董氏奇穴的创始者。他所创的穴位与针法不在传统《黄帝内经》所记载的范围内,但疗效显著,被称为董氏奇穴。董景昌自成一套独特的经络思想,与传统的十四经络循行路线不同,针灸的穴位配伍极为简明,在放血治疗方面特别擅长,他门下弟子众多,在台湾中医界极负盛名。董景昌不敌视传统技术,经常鼓励弟子去学习传统十四经针灸手法,常推许台湾传统古方派名医孙培荣,临床时也常以十四经穴搭配董氏奇穴而发挥奇效。

1."倒马针法"与齐刺

齐刺法,又名三刺,最早见于《灵枢》,是古人针对寒气侵袭所致痹证的一种针刺方法,为"十二刺"之一。其操作特点为病变部位的正中直刺一针,再在其左右或上下各斜刺或直刺一针,由于三针齐下,故名齐刺。三针齐刺不仅加强了局部受刺穴位的刺激量,而且扩大了受刺激穴位的作用面积。"倒马针法"是董氏针灸中颇具特色的针法,有别于传统的齐刺法。"倒马针法"是指在同一经上采用两穴或三穴并列的方式,以加强疗效,可增强针感,直通三焦,整体协调脏腑功能以强化临床疗效。董氏针灸不用任何补泻手法及各种得气手法,不着眼于刺激量的增加和刺激范围的扩大。与齐刺治疗局部的痹证不同,"倒马针法"用针重在远道用穴,与病变部位遥相呼应,多穴同时进针加强了针刺作用的循经效应,强调其远治效应。

2."董氏奇穴"分布及特点

董氏奇穴没有经络路踪,穴位多近骨缘位置,现时公布作临床用的穴位约200余,其穴位分布于手、臂、足、腿、耳和头面等地方。按部位分为十个区,再加后背部位和前胸部位,十个区即一一部位是手指部、二二部位是手掌、三三部位是小臂、四四部位是大臂、五五部位是足趾、六六部位是足掌、七七部位是小腿、八八部位是大腿、九九部位是耳朵、十十部位是头面。有些穴位位置与传统"十四经穴"相同,但用法和主治运用不同。其特点如下。

(1)董氏只用针法治疗,没有针与汤药相结合。

(2)虽是有别十四正经,但以十四正经为基础,所以名为正经奇穴。

(3)全身诸病可在四肢、耳朵和头面部取穴治疗。

(4)放血只用三棱针浅刺,位置只限胸腹及背部,放血范围是一个部位不是一个穴位。

(5)进针手法简单,只用正刺、斜刺、深刺、浅刺、皮下刺、上转、下转和留针。

(6)贴骨针刺用作加强针感,提高疗效。

(7)董氏临床应用多以组合穴多,是多穴并列进针方式。

(8)四种特殊针法有倒马针法、牵引针法、动气针法和不定穴针法。

(9)治病概念是左病右医、右病左医、上病下医、下病上医。

(10)治病思路多以9种全息对应关系,作多层次的全息针灸疗法。

(11)反对一病多针,要求一针多穴。

(12)注重肌肉解剖。

(13)重视五输穴理论。

(14)可针刺穴位分布多四肢和面部,前胸部位不针刺,而后背部位只4个穴(水中穴、水穴、分枝上穴和分枝下穴)可针刺。

(15)头部只面部前面有穴位,头两侧无穴位,亦无头皮针刺。

任守中 · 家传针刺手法经验

任守中，1918年出生，辽宁辽阳人。早年随其父近代著名针灸家任作田老中医学习针灸，1938年考入贵阳医学院学习西医，1944年毕业于贵阳医学院。历任北京儿童医院针灸科主任医师、首都医学院教授、中国针灸学会常务理事、中国针灸学会荣誉理事等。40多年来一直从事针灸医疗教学、科研工作，对针灸治疗小儿麻痹症、婴幼儿泄泻、幽门痉挛、遗尿、尿频、尿潴留等病证进行了系统的研究，并取得了很好的效果。著有《儿科针灸疗法》，并参加了《实用儿科学》及《针灸研究进展》的编写工作，并在各类医学杂志上发表了许多文章。曾应邀赴美国、澳大利亚、法国、意大利、西班牙讲学。1987年荣获北京市卫生局科研成果奖，1995年荣获英国剑桥国际医学名人奖。

1. 重视进针行针手法

任氏认为，大凡行针，在进针以前，宜用手指"揉""按"取穴。常规消毒针刺部位后，以左手作为押手（将左示指与中指分开，平放于针穴两旁），以右手拇指与示指持针柄进针。"进"针时"搓"或"捻"针柄9次（拇指向前，示指向后），同时针尖向下用力，亦即"伸"法，随即"退"6次（拇指向后，示指向前）；退针时，针柄向下微"提"，如此连续行之，进得多，退得少，即可进针。应用旋捻法亦可进针。

针至预定深度时，若针柄不易转动即可用"弹"法，若感觉到针尖、针身过深过沉，可用"摇"法；若欲使受针部分扩大，可用"扩"法；若欲使病势镇静，可用"卧"法；若"气"不至，可行"复"法。

针治时，若发生滞针，宜于滞针附近"循""按"。此时亦可"卧"针不动，待滞针解除后再继续针治或捻转退针。

进针后，若气未至，可用微"捣"法。气至后，亦可应用"捣"法给予适当的刺激。进针后，若气已至，则应根据辨证施治的原则给予"补""泻"或"平补平泻"。当气至时，会感到针下沉紧，一种好似鱼吞钩饵的感觉，患者会感到针刺部位有一种酸、麻、胀甚至好似触电样的感觉。这种感觉传导很远，其感传路线常与十四经脉的循行路线相符。

2. 重视补泻手法

《灵枢·经脉》谓："盛则泻之，虚则补之，热则疾之，寒则留之，陷下则灸之，不盛不虚，以经取之。"这就是应用针灸治疗病证的基本法则。任氏的临证体会是：一前进九为补，后退六为泻，九个九为大补，六个六为大泻，前进九，后退六，反复行之，为平补平泻。虚证用补法，实证用泻法，不虚不实用平补平泻法。炎症沉滞为实，寒证滑空为虚。

郑魁山 · 家传手法经验

郑魁山（1918—2010），全国首批老中医药专家学术经验继承工作指导老师，甘肃省首届名中医，国务院特殊津贴享受者，号称"西北针王""中国针灸当代针法研究之父"。曾任中国中医研究院针灸研究所针三室主任，并给针灸高师班、外国专家班、国际班任教；1982年调甘肃中医学院任教授、针灸系名誉主任、硕士研究生导师；曾先后兼任中国针灸学会荣誉理事、针法灸法分会和美国国际整体医学研究所高级学术顾问、甘肃针灸学会名誉会长、甘肃郑氏针法研究会荣誉会长、日本后藤学园和英国东方医学院客座教授、世界针灸杂志英文版和中华现代中西医杂志编委、世界教科文卫组织专家成员等职务。曾获卫生部科研成果奖，美国国际传统医学学术会议杰出论文奖，《中华名医高新诊疗通鉴》名医金奖。发表论文66篇，出版专著14部。其中，《针灸集锦》获甘肃省新长征优秀作品一等奖，日本京都中医研究会于1983年将该书翻译成日文出版；《子午流注与灵龟八法》一书，台湾千华图书出版公司于1989年用繁体字出版；《点校·针灸大全》《针灸问答》《针灸补泻手技》三种书，日本东洋学术出版社于1991年翻译成日文出版。

1. 温通论

温通针法的操作方法：左手拇指或示指切按穴

位,右手将针刺入穴内,候气至,左手加重压力,右手拇指用力向前捻按9次,使针下沉紧,针尖拉着有感应的部位连续小幅度重插轻提9次,拇指再向前连续捻按9次,针尖顶着有感应的部位推弩守气,使针下继续沉紧,同时押手施以关闭法(即左手拇指按压于穴位下方经络,防止针感下传),以促使针感传至病所,产生热感,守气1～3 min,留针后,缓慢出针,按压针孔。

郑氏在实践中总结发现临床疑难杂症以虚实夹杂、本虚标实为多见,尤以肾虚、肝郁、痰浊、瘀血、血虚为致病原因。根据《素问·调经论》"血气者,喜温而畏寒,寒则涩不能流,温则消而去之"的论点,立固本清源、温通之大法。除了补益、调整脏腑功能以治其本,还要解郁、豁痰、祛瘀以治其标,在治疗上创用"温通针法"结合配穴治疗各种疑难杂症。该手法突出"温""通""补"的作用,补泻兼施,能激发经气并通过推弩守气,推动气血运行,使气至病所,具有温经通络化痰浊、祛风散寒、行气活血、扶正祛邪的作用。"温"可以振奋阳气,化痰浊,祛阴邪;"通"以疏通经络。欲温先通,以通促温,温通相合,使痰化瘀消,标本兼顾。精湛之手法配以精当之选穴,临证治疗各种疑难病症力专而效宏。

2.保持传统,精研针法

(1)夯实根基:郑氏认为,中医针灸的基本功是硬本领,要天天练,日积月累,从无到有,由浅到深,经过生疏到达熟练。强调气功与针刺手法的结合,认为练气功是针灸医者的一项基本功,练肩、肘、腕三关,以利气的通畅,强筋壮骨,使肢体灵活,施针时左手推按有力,刚柔协调,揣穴准确,力量持久;右手进针迅速,动作灵巧,得心应手。并总结出一套与气功相结合的独特"练针法"。

(2)善用左手立"揣穴法":郑氏在揣穴、进针、行针候气、守气等几个方面,有独特的临证实践经验,特别注重双手操作,重用左手。总结出左手揣等一整套双手操作、重用左手的针刺方法。提出了分拨、旋转、摇滚、升降等"揣穴法"。

(3)精简创新手法:郑氏在实践中善于总结传统针刺手法理论,融会贯通,执简驭繁,把传统的"烧山火""透天凉"手法加以改进,创立了独特的"热补""凉泻"操作手法。这两种手法简便明了,易于掌握和运用,同样能产生"烧山火""透天凉"针法的效果。并创立了"温通法""关闭法""穿胛热""过眼热"等特殊针刺手法,并将之应用于针灸的临床和实验研究之中,对传统针法具有独创性的发展。

3.倡导择时选穴

郑氏在继承古代"子午流注""灵龟八法",理论精髓的基础上,研制出新型的临床应用盘。他首创的袖珍"子午流注与灵龟八法临床应用盘"携带方便,使用简单,不用推算,即可找到60年"花甲子"和当日当时的开穴,以及当日当时"闭穴"的开穴,称为"郑氏补穴法"。该应用盘具有"纳子法""纳甲法""灵龟八法"三种优选取穴的作用,为针灸的医、教、研提供了简便准确的工具。在几十年的临床实践中,应用子午流注"纳子法"治疗顽固性病症按时发作,应用"纳甲法"治疗长期慢性病急性发作,应用"灵龟八法"治疗剧痛,均取得了明显独特的疗效。他曾诊治外伤性尿潴留患者,该患者从高处摔下,无自主排尿8日。中医辨证为经络受损、瘀血停留,采用活血化瘀、疏导水道之法。于壬寅日丙午时取照海为主穴,配关元、水道、三阴交,用平补平泻法,留针10 min,起针后8 min即排尿,又于癸卯日已未时针1次。共治7次,小便如常而告愈。

杨甲三 · 针刺手法经验

杨甲三(1919—2001),我国著名的中医学家、针灸学家、针灸教育家。60多年来精勤不倦,博览群书,致力于发展针灸学术。其创三边三间取穴法、毫针单手压式进针法,深得穴理,精于临床,积累了丰富的实践经验,形成了独特的学术思想体系。

1."三边""三间"取穴法

杨氏通过对腧穴的形、质的深入探讨与研究,提出腧穴分布有如下的规律可循:大凡取穴,当有纵横2个方面的坐标定位。纵向定位通常是根据骨度分寸的取穴定位方法,但还需横向定位方法,纵横相交才能准确定位。将横向定位规律概括为"三边""三间"。所谓"三边"是指骨边、筋边、肉边;所谓"三间"是指骨间、筋间、肉间。此外还有筋骨间、筋肉间等。虽然腧穴"非皮肉筋骨",但其定位则需借助骨、筋、肉解剖标志完成。

2. 毫针单手进针法

杨氏在临床与教学实践中,认真研究了《黄帝内经》《难经》中毫针针刺方法理论,总结形成了独特的毫针进针方法。将右手五指进行了巧妙的分工,以拇指、示指捏持针柄(使用长针时捏持针身),环指、小指夹持针身,中指充当"弹努爪切"之功,形成了独特的毫针单手进针方法,而左手完全被解放出来,可以持针多枚备用。其进针方式有4种:悬空下压式(简称空压式)、角度转变下压式(简称角度压式)、捻转下压式(简称捻压式)、连续压式。这4式进针法可根据腧穴所在部位的不同、临床补泻的操作需要等任意选用,其特点是准确少痛、轻巧快速、规范实用。这种灵巧地运用手指分工、指力腕力、距离、角度的多要素有机融合的进针方式,适用于人体各部穴位,也适用于任何长度的毫针。

3. 独特补泻手法

杨氏将补泻方法及刺激轻重总结为"搓紧固定加震动,推内搓左随补功;动退搓右迎提泻,刺激妙在强弱中"。对于刺激程度之强、中、弱也有独特的见解,临证时应根据具体情况灵活运用如下原则。

(1)每日针刺时注意刺激要轻,间日刺激强度宜中等。

(2)针下不得气时,需强刺激。

(3)引气向上或向下时,宜强刺激。

(4)要气至病所,需施强刺激。

(5)急性病需施强刺激。同时还应注意,强刺激时取穴要少。

在头部腧穴应用时认为,首先是不同腧穴的穴性具有偏补或偏泻的作用,但补与泻同样重要。他认为,皮内刺为补,皮下刺为泻。所谓皮内刺是指将针沿头皮约15°角刺入头皮内而不穿透之,为补法;而按常规将毫针沿头皮越30°角刺于头皮与颅骨之间为泻法。

黄羡明·透穴针法经验

黄羡明,1920年生于江苏无锡。其父系上海针灸名家黄鸿舫,又从名医包识生深造内科。1937年悬壶,到19世纪40年代末已被誉为"上海三大针灸名医"之一。历任上海市第一人民医院针灸科主任,上海市针灸研究所和上海市中医研究所副所长,上海市针灸经络研究所所长,《上海针灸杂志》创始人,中国针灸学会首届副会长,上海市针灸学会会长,WHO委托举办的国际针灸培训上海中心的主任,世界针灸学会联合会中方筹委、委员、顾问。

1. 全神用针,旨在调气

在针术方面,进针不痛,患者乐于接受,而针感酸重,病轻者针去其病若失。运针善用三才法,操作时"神在秋毫,意属病者",特别是要配合患者呼吸。取穴时"手如握虎,势若擒龙",运气于五指,全神贯注于针下,静以候气,经气来潮,慎守不失,稍退针而后行补泻之法。至于手法之补泻问题,他认为针刺补泻,不出乎上下提插,左右捻转,关键在于根据患者针感强弱,运针用力掌握轻重迟速而已,除此别无奇能异术。其他如切、扪、循、搓、弹等法,均为未针前之辅助手法,与用补用泻无关。他反对医者置针于穴,谈笑自如,毫不加意,甚至深刺乱捣以显示其技之熟练。深刺乱捣,只能乱气伤正,未能愈病。他十分重视用针必度其量,用量要因人因病而异。以恰如其分为上策,太过不及,均非所宜。强调用针贵在调气,调气必先治神,要有如待所贵,不知日暮的精神,操之过急就难以达到补不足、泻有余的目的。在针法方面,他擅用调气法通经接气,用进气法治各种痹证,用纳气法以推动经气,用留气法治瘫痪癥瘕,用较长时间的导气法以止痛解痉,用刺络法以治血瘀。

2. 善用透针,以治顽疾

黄氏认为,针刺深浅应当因病而异。一般说来,病在营分,刺之宜深,病在卫分,刺之宜浅。他擅长用玉龙透针法治病。在方法上分直针透和平针透(沿皮刺),前者又称深刺透,适用于里证、寒证、病入营分,例如间使透支沟治精神狂躁等;后者又称浅刺透,适用于表证、热证、卫分,如鱼尾透鱼腰治热毒上攻的赤眼肿痛,丝竹空透率谷或悬颅透颔厌治肝胆气火亢盛所致的偏头痛等。另外,在取穴方面又分"同经透刺"和"异经透刺"两种,同经透刺亦名担穴透刺法,即在同一条经脉上一针透两穴,如液门沿皮透阳池治手臂红肿疼痛,地仓透颊车治面瘫,会阳透次髎治尿潴留及子宫下垂等;异经透刺即一针透两经腧穴,如阴陵泉透阳陵泉治膝关节疼痛等。

程莘农·程氏针法经验

程莘农(1921—2015),江苏淮阴人,中国工程院院士、国医大师。自幼从师学医,先后在淮阴、镇江开业行医。1956年毕业于江苏省中医进修学校本科班。历任江苏省中医进修学校针灸教研室组长、北京中医学院针灸教研室副主任、中国中医研究院针灸研究所经络临床研究室、教学研究室主任、北京国际针灸培训中心副主任、主任医师、教授,中华全国中医学会针灸学会第一届副主任委员。1983年被聘为加拿大传统医学院名誉教授。1984年被聘为墨西哥针灸学会名誉常务理事。长期从事针灸临床、教学工作。著有《中国针灸学概要》。

1. 首创"三才进针法"

程氏强调,进针手法的好坏关系到针灸的治疗效果。《灵枢·九针十二原》曰:"持针之道,坚者为宝。"程氏强调持针要有"手如握虎"之力,方能"伏如横弓,起如发机",进针时指力和腕力必须配合好,悬指,悬腕,悬肘,切循经络,针随手入。他创立"程式三才进针法",取意天、人、地三才,即是进针时分皮肤、浅部和深部三个层次操作。先针3.5~6.5 mm深,通过皮肤的浅部,为天才;再刺16~20 mm深,到达肌肉,为人才;三刺10~13 mm深,进入筋肉之间,为地才,后稍向外提,使针柄与皮肤之间留有一定间距。

进针轻巧、迅速、简捷,由浅入深,逐层深入,得气迅速。一则减少患者的疼痛,二则可以调引气机之升降。进针讲究指实腕虚,专心致志,气随人意,方使针达病所,气血调和,正胜邪去。这一刺法吸取了中国传统针法与管针进针法的长处,仅进针这一操作,将点穴、押指、穿皮、送针等动作糅合一起,在1~2 s内完成,得气(感觉)极为迅速而效果良好,具有快速无痛、沉稳准确的优点。"程式三才进针法"的练习,主要是对指力和手法的锻炼。由于毫针针身细软,如果没有一定的指力,就很难力贯针尖,减少刺痛,对各种手法的操作,也不能运用自如。因此,针刺练习必须进行指力练习(纸垫练针法)、手法练习(棉团练针法)和自身练针,才能掌握基本技能。进针时既以浅、中、深"三才"为主,又要仔细体会手法与针感的关系、针尖刺达不同组织结构以及得气时持针手指的感觉,并要求做到进针无痛、针身不弯、刺入顺利、行针自如、指力均匀、手法熟练、指感敏锐、针感出现快。

2. 重得气

针刺是一种从外入内的刺激疗法,其取得疗效的关键是"得气",也就是"针感"。针刺的疗效除与针刺的部位、针具的选择、进针的方法以及患者的病情、体质状况有关外,更重要的是取决于提插、捻转和震颤3种手法的配合,通过速度快慢、幅度大小和时间长短来体现补泻手法以及获得"针感"。

掌握得效之要,在于得气。程氏认为,针刺欲取得效果,首先必须得气,气至才能生效。得气的含义有二:其一是对患者而言,就是当毫针刺入穴位一定深度后,患者在针刺局部产生酸、麻、胀、重感,有时还循经扩散,也有按神经传导出现触电样的感觉;其二是对术者而言,针刺后施术者常常感到针下沉紧。这些现象称为得气,或叫针感。值得说明的是,这种沉、涩、紧的感觉要与因手法不当引起疼痛而造成局部肌肉痉挛或滞针严格区别开。一般来说,针感出现迅速,容易传导的疗效就较好,反之则疗效较差。若针刺后未能得气,程氏常采用候气的方法摧气,或暂时留针,或再予轻微的提插捻转。程氏认为循、按、刮、飞等法烦琐,故常用震颤法,即手持针,做小幅度较快速的提插略加震颤,顺逆针均可运用自如。有些患者,不应单独强力行针寻找得气,可采用温和灸,或另配穴以引导经气。做捻转手法时,要做到捻转的角度大小可以随意掌握,来去的角度力求一致,速度快慢均匀,在捻转中也可配合提插。做提插手法时,要做到提插幅度上下一致,频率快慢一致,同时也可以配合捻转,这样才能得心应手,运用自如。

杜晓山·改良古代针法技术

杜晓山，1921年出生。1937—1941年从师学习中医专科，1954年参加创办无锡市第一联合中医院（于1956年改名无锡市中医院），1964年曾赴日本讲学，1987—1988年赴巴布亚新几内亚讲学，1993年赴美国参加学术交流会议（主讲针灸治疗中风半身不遂）等活动。享受国务院特殊津贴。擅长治疗面瘫、中风半身不遂、坐骨神经痛等病症。曾在国内外杂志发表论文30篇左右。

1. 改良古代针法，简便易行有效

杜氏在古针法基础上，作了较大的改进，执简驭繁，自成一体，创造了一套行之有效、简便易行的补泻手法，如热补法、凉泻法、子午捣臼、龙虎龟凤等，使后学者便于掌握。

■ 热补法：此法有温阳调气作用，常用于顽麻冷痹等虚寒性疾病。手法组成有提插、捻转、徐疾、开阖。操作：凡用针时，左手指或示指紧按穴位，右手用速刺法进针，待刺入得气后，将针再插入1～2分深，行重插轻提多次，再以拇指向前，示指向后单向捻针数次，候针下有沉紧感时，紧握针柄，勿令气散（不使针下脱离针感，意在守气），使针下持续沉紧直至产生温热感。一次不效，可复数次。出针时以拇指轻轻向后捻退1～2分（以防滞针），然后将针缓缓退出皮肤，速按针孔。

■ 凉泻法：此法有泻热作用，多用于热或急性肿痛等实热性疾病。手法组成同热法。操作：在进针得气后，将针上提1～2分，然后将针尖向有感应的部位，行重提轻插多次，再以拇指向后，示指向前单向捻转数次。此时紧握针柄，使针下或全身产生凉感，不效可重复多次。出针时摇大针孔，急拔针，不按或轻按针孔。

■ 子午捣臼法：此法有导引阴阳，疏通气血作用，用于痛证、水肿、气胀等。《金针赋》曰："子午捣臼，水蛊膈气，落穴之后，调气均匀，针行上下，九入六出，左右转之，千遭自平。"说明此法是一种刺激量较强的手法，由捻转、提插、九六所组成。杜氏对其作了改进，

手法组成有提插和捻转。操作：在进针得气后，以提插为主（也可适当结合捻转），反复在浅层深层施术。杜氏认为刺激量应视患者感应及耐受程度灵活掌握，不必强求或拘泥九六之数，指出九六补泻的实质是一个刺激量的问题，而机械地运用九补六泻，实属牵强附会，不切实际。

■ 凤凰展翅法：此法有快速催气、行气的作用。操作：进针一定深度后，用拇、示二指大幅度搓针，一捻一放，在放针时拇、示二指分开，形如凤凰展翅之状。杜氏常用此法作为催气或加强刺激量的辅助手法。其他如龙虎交战、龙虎升降、苍龟探穴等法亦经常应用，手法精炼，行之有效。

2. 独创无痛进针，轻巧效佳易学

进针在整个针刺治疗过程中，是最基本的一个操作步骤，进针无痛是患者能否乐意接受针刺治疗的重要方面，故医者要做到进针迅速，手法轻巧。"针入贵速，既入徐进"，"左手重而多按，欲令气散，右手轻而徐入，不痛之因"。据此，杜氏创造了速刺与缓捻两种进针法。其特点为双手协同进针，手法轻巧。具体操作方法如下。

■ 速刺法：操作时，以左手拇指或示指切压在穴位上，右手拇、示、中三指捏针柄下端，无名指抵住针身下端，针具靠近押手指甲缘，在进针时切按稍重，右手运用腕力、指力迅速按压刺入皮下，而后将针缓慢插入或稍带捻转使针刺至要求的深度。此法适用于1.5寸以内的毫针。长针进针法，可用拇、示、中三指捏住针身下端，在押手的配合下，一压一刺迅入皮下，再作插入或捻转达一定深度，若针头面部等皮肤浅表部或行透刺法时，可改用提捏押手法相结合的速刺法，这种进针法定位准确，能达到少痛或无痛的目的。

■ 缓捻法：在押手的协同配合下，用轻、慢、细的捻转及微加压力，向皮下捻入。此法常用于体质虚弱者及腹部腧穴。杜氏指出，在进针时可根据不同的部位，施以不同的进针术式，同时强调了双手的协同作用。

肖少卿 · 针刺手法经验

肖少卿，1923 年出生，江苏泰兴人。南京中医药大学教授，我国著名的临床针灸学家，从事针灸教学、临床、写作和科研工作 50 多年，理论造诣精深，临床经验丰富，善治各种疑难杂症。擅长针刺补泻透刺术治疗神志疾病以及中风失语、聋哑、男性不育和妇科疾病。曾任南京国际针灸培训中心教授，中国针灸学会经络研究会理事，全国高等院校中医药教材编审委员会委员，中国针灸专家讲师团教授等职。1984 年后，多次应邀赴日本、挪威等地进行学术交流和临床示范。历年来发表医学论文 70 余篇，出版专著有《中国针灸处方学》《中国灸法治疗学》《中国针灸学史》等，参加编写全国高等院校中医针灸教材 13 部。

1. 重视经络，辨证施治

经络学说是中医基础理论的重要组成部分，是针灸学的理论核心，它起着指导中医临床的作用。肖氏非常重视经络的作用，在临诊时，充分运用经络的生理病理特征，辨证施治。

（1）从经络穴位诊断脏腑疾病。肖氏在临床上重视体表穴位压痛及阳性反应物的检查，以分析内部脏器的病变情况。认为急性病症压痛较明显，阳性反应物较小；慢性病症的压痛范围较小，而阳性反应物较明显。阳性反应物主要表现为皮下可触到的结节状或条索状的病理反应物。

（2）根据循经取穴进行处方配穴。针灸处方配穴的原则是"经络所过，病候所在，主治所及"，肖氏在临床上重视循经取穴，尤其偏重循经远道取穴。

2. 重针灸处方的研究

肖氏致力于"针灸处方"的研究，历时二十余载，著成《中国针灸处方学》鸿篇巨制，以病为纲，以方为目，厘定常用针灸处方 183 个，每方均标出方名、主治、随症加穴、方义、穴效考证、备考、成方选录、注意事项、治验举例等，并作中西医病名比较。针灸处方的原则就必须依据机体的虚实情况经穴的主治作用和针灸的刺激强弱而确定，才能发挥其相应的治疗作用。肖氏在拟定的处方中，均按病情的轻重缓急和机体的寒热虚实等不同体质而进行处方配穴、定出方名，并标出针灸施治符号。其立法处方，仿效于内科方药，又具有针灸的独到之处。

3. 注重手法，妙用透刺

针刺手法与疗效的关系甚为密切，肖氏据其使用习惯和经验，总结古代刺法，认为所刺的穴位，不论阴经或阳经，一定要使所针部位的筋骨肌肉舒展而不勉强，有所支持而不悬空。进针时先切按其穴，然后针尖轻着穴面，拇指推转针柄微向前进，示、中指或加环指紧接拇指前进，加力扶持，迅速插入皮下，指力轻柔而不过于用力。进针后，需要先有得气感，在不得气时，肖氏常用循、捻、搓、弹催气方法。

肖氏临床诊治中重视透刺研究，善用透穴之法。透刺由一针至二穴或数穴，针一针而收数穴之效，能减少用穴，提高治疗效果。认为透刺是充分发挥两穴主治双重作用的有效措施，透穴不但能治疗局部病，而且能治疗全身病；不但能治疗经络病，而且能治疗内脏病；不但能治疗慢性病，而且能治疗急性病。总结出 22 种常见疾病的透刺方法，如急性腰扭伤取内关透外关，胃下垂用双侧滑肉门透梁门，胆道蛔虫取迎香透四白，偏头痛丝竹空透率谷，双太冲透涌泉，疗效显著。经穴透刺以经络学说为依据，即"经络所过，主治所及"；以腧穴主治功能为基础，经穴透刺法是充分发挥两穴主治的双重作用；以辨证施治为准则，经穴透刺虽有浅深，方向有纵横，手法有强弱（补泻），但必须依据寒热虚实和病情轻重缓急而进行辨证施治。

奚永江 · 针刺手法经验

奚永江，1925 年出生，上海川沙人。自幼随父桂祥公襄诊，得传家学。1943 年毕业于上海中国医学院，一直从事针灸临床和教学工作，早期曾担任上海中医药大学附属岳阳医院的前身上海市公费医疗第五门诊部针灸科主任。1955年被上海市卫生局指定为"华东高干疗养院"特约针灸医师。1979年任上海中医药大学针灸教授,上海国际针灸培训中心副主任,同年批准为博士研究生导师。1981年任上海中医药大学针灸推拿系主任、博士生导师。1982年被聘请为上海高级科学技术职称评定委员和高等中医药院校针灸专业教材编审委员,主编全国统编教材《针法灸法学》,参加《针灸学辞典》编写,为《新编中国针灸学》审阅者,设计十四经玻璃人模型与十四经络彩色解剖图等。培养针灸研究生多名,发表临床科研论文10余篇。

1. 调气为先,注重刺法

奚氏认为针灸治病在于疏通经络之气,应以调气为先。针灸临床上许多疾病都由气血不足或气滞血瘀造成的,针刺在于调气,气行则血行。《灵枢·九针十二原》指出:"刺之要,气至而有效。"奚氏调气方法为针刺提插捻转、震颤法,即进针得气后,使用小幅度的提插、捻转,辅以循经摄切法,以达到催气、得气、调气、行气的目的。在具体操作中善用《黄帝内经》各种刺法,如半刺、豹文刺、关刺、合谷刺等刺法。奚氏治病不拘常法,辨证和辨病结合,根据病证灵活运用各种治病方法,特别是注重针刺调气和《黄帝内经》各种刺法。对类风湿关节炎中医辨证分为湿热型和寒湿型,治法以扶正祛邪为主,整体治疗与局部治疗相配合,运用《黄帝内经》各种刺法配合中药等方法取得了较为满意的疗效。

2. 刺络拔罐,针药并用

奚氏推崇刺络拔罐,他认为凡络脉瘀阻,色呈青紫或局部红、肿、热、痛,应遵循"盛则泻之"及"菀陈则除之"的治疗原则,且均可采用刺络拔罐法。对急性丹毒、带状疱疹、急性腰扭伤等病刺络拔罐,其消肿止痛效果十分显著;使用刺络拔罐法治疗类风湿关节炎早期关节红肿热痛疗效显著;对指关节肿胀屈伸不利,采用三棱针在四缝穴刺出黏液能使手指关节肿胀、屈伸不利即刻缓解。奚氏认为刺络拔罐能够起到活血化瘀、改善血液供应、促进炎症吸收的作用。他还主张针药并用,发挥针药的各自优势,以缩短疗程、提高疗效。早在1956年他曾首先应用水针疗法把少量药液注入穴位,用于神经衰弱失眠症、软组织损伤等,取得良好效果。对于脏腑病证和某些疑难杂症,除了用针刺治疗还需根据病情配用内服药,如类风湿关节炎针刺治疗后还内服当归、川芎、地龙、蜈蚣、威灵仙等汤药。针药并用,卓有良效。

3. 对《灵枢·官针》的阐发

■ 报刺:是根据患者报告的痛处来取穴,也就是阿是穴,特点为痛无常处。该方法对没有骨折的运动系统疾病效果好。

■ 恢刺:伤筋,西医一般用注射泼尼松的方法止痛,如注射3次以上均无效,则有肌肉发生挛缩的现象。针刺治疗伤筋,应多针,针在筋膜上,不要针透筋腱,否则镇痛效果不好,同时让患者运动痛处,并在痛处循压肌肉,用别针法刺激经气,效果好。

■ 阴刺:为两手同时运针,如针麻输卵管手术,两侧三阴交同时运针,止痛效果好。又如肠痉挛、胃痉挛等痉挛性疼痛,双侧穴位一起进行效果好。

■ 傍针刺:宜刺一针,傍针各一。通过表皮电阻测定,穴位的穴存在面约一分钱硬币大小。同一穴位不要每日重复刺在同一点上,只要刺在旁边面上即有效。

■ 半刺:没有透过皮肤,位置在皮内,不必针深,气行于周身,表皮浅刺就得气。

■ 分刺:刺纹理,沿着肌肉纹理刺针,如唇部轮匝肌应沿着圆形纹理刺。阳缓阴急,阴侧内侧拘急,在两头筋尾处针两针,拘急松开后,针阳侧中间一针,以收缩松弛肌肉。通常用于中风后遗症、肌肉萎缩痉挛。

冯润身 · 透刺针法经验

冯润身,1929年出生,河北晋县人。1948年毕业于太原卫生人员训练所,1957年任平地泉行政地区中医门诊部主任,1960年毕业于北京中医学院《内经》专修班,曾任全国中医理论整理研究委员会委员、中国针灸学会理事、内蒙古自治区中医学会常务理事、内蒙古自治区针灸学会主任委员、天津振兴针灸函授学院顾问。早年拜陈清濂为师,强调辨证论治,谨守理、法、穴、术在治疗上的一致性、科学性,尤其注重针灸治法与穴性的关系,主张针药并用,倡导中医对时空观和子午流注学说,发展了传统的子午流注针法。

1. 透刺针法分类

根据透刺的方向,可分为单向透刺、多向透刺、往复透刺、围针透刺四法。单向透刺,即从甲穴透至乙穴,如合谷透劳宫。多向透刺,由某一"透穴"进针,针至"达穴"得气后,将针提至"透穴"皮下,再向另一"达穴"透刺,如百会透四神聪。往复透刺,由甲穴向乙穴透刺,也可由乙穴向甲穴透刺,如地仓透颊车、颊车透地仓,两穴相对透刺。围针透刺,多用于体表筋络和局限量性的皮痹,如扬刺法,可先在病所中央直刺一针,再于其前后左右边缘外0.5~1 cm处,各沿皮向中央直刺针的针尖处透刺。病居深层肌肉者,应距病所边缘稍远,使针体的长轴与"透穴"皮肤取一个适当的角度刺入,力求四周所刺的针尖与中央刺针的针尖同集于病所之下。根据透刺的角度,则可分为沿皮透刺、垂直透刺和斜向透刺三种,如根据透刺的经脉分类,又有同经透刺法和异经透刺法,后者还可分为表里阴阳经透刺、非表里关系的阴阳经透刺和邻近同性经透刺(如条口透承山、太冲透涌泉)等。

2. 透刺操作技术

(1)针刺前准备:用针以26~28号为宜,短者2寸,长者6~7寸,必须时常检查针具,以免针柄松动、针体断裂。因透刺针法用针较长,相对来说针体就是显得细软易弯,故必须用长针锻炼指功,以便顺利进针和透刺。指功锻炼的第一阶段是指力锻炼,只求能顺利进针、出针,旨在锻炼持针手指度的力度;第二阶段为意气锻炼,应着重"以意领针",即在指力锻炼基础上,进针时精神高度集中在针尖上,用意识引导内气送针前进,根据针尖和针体传到持针手指上的极微弱触感,随时判断针尖所到部位,从而调整进针的方向和深度,做到"意在针先","针随气行"。患者一般多取卧位或靠背仰坐位为好,以舒适而长时间保持稳定的体位为宜,还必须对针具、穴位皮肤(包括"透穴"和"达穴")和术者双手进行严格消毒。

(2)刺手与持针:因所持的针较长,针体就显得纤细柔软,不易把持,且易造成患者恐惧心理,故冯氏

常用以下两种"藏针法"。

■ 完全藏针法:右手示指屈曲,持针柄夹持于示指中节屈纹中,其余四指自然屈伸,辅助左手揣穴,此时患者也不易发现术者右手持针。进针时,避开患者视线,用右拇指将针柄从示指中节屈纹中推出,形成拇、示、中三指持针法。

■ 不全藏针法:右手拇、示指捏持针锋末端,露出针体约寸余,如缝纫持针状,其余针体、针柄部分隐匿掌心,或贴于掌后,以示针体不伏,进针时徐徐而进,直至达穴。

(3)押手与进针:进针前术者首先要精神专一,调匀自己的呼吸,把全部注意力集中到针锋,如此可使患者情绪安定,且可以意领针、以气行针,使手下敏感。常用的押手与进针法有如下几种。

■ 拇指切押、中指感触法:屈曲左手拇指末节,爪面与"透穴"皮肤呈直角,切押其上,左手中指指腹贴于"达穴"皮肤上,进针时,针体顺爪甲垂直刺至"达穴",待左手中指得针尖迫近之感后,停止进针。这种押手法多适用于四肢的垂直透刺,如曲池透少海、膝阳关透曲泉等。

■ 拇指迎挤、中指感触法:左手拇指腹押于"透穴"进针方向的一侧皮肤上,右手拇、示、中三指持针,针尖向拟透的方向卧于"透穴"的皮肤上,左右手拇指迅速迎挤针尖。待针入皮肤后,左手拇指腹押于"透穴"原处,其余四指拂于透刺方向的皮肤上,随时知觉针尖所到和辅助纠正透刺的方向,尖直至"达穴"则停针。此法适于皮肤松弛部位的透刺,如天井透臂臑、太阳透率谷等。

(4)得气与催气:透刺若已得气,术者可感知针下有吸着感、紧涩感,患者常有酸、麻、胀、重、热、凉等感觉。如针后不得气可施用提插、捻转、循扪等法催气,如经2~3次催气仍无针感时,则需调整针刺方向。进针得气后,应每隔10 min行针1次。

(5)出针方法:出针的快慢应当根据补泻需要来决定;出针时,通要注意押手的配合。右手持针柄,左手用拇指把消毒棉球紧压于"透穴"上,其余四指疏开,扪于"透穴"与"达穴"之间的皮肤上,并将"达穴"的皮肤加以固定,右手将针柄稍捻转,如未滞针则轻轻提出,左手在透刺的针体通道上慢慢作按揉循扪,以防经气壅滞和血肿。

杨介宾 · 进针调气手法经验

杨介宾(1929—2007),四川金堂人,出生于中医世家,成都中医学院著名针灸专家,博士研究生导师。1959年毕业于成都中医学院师资大专班,尽得李斯炽、吴棹仙等蜀中名医真传。杨氏是全国首批名老中医,四川省首届"十大名中医",成都中医药大学针灸推拿创始人之一。由于其出众和独特的针灸理疗法,业内称其为"神针杨"。杨氏学术精湛,于针法应用尤有独到之处,对《黄帝内经》《难经》所述针法极为推崇,强调针刺手法要简切明了,便于选用。经过数十年的临床实践,总结摸索出无痛进针法、候气催气法、守气调气法等。

1. 无痛进针法

杨氏认为无痛进针乃提高针刺疗效的关键。古代文献记载主要有两种无痛进针法:一是窦汉卿《标幽赋》中所载:"左手重而多按,欲令气散;右手轻而徐入,不痛之因。"窦氏此法乃受《灵枢·官能》篇中"微旋而徐推之"之启迪。操作时双手协作,左手按重而切之,以使气血宣散,免伤营卫;右手随切下针,轻微捻转,徐徐刺入,患者不觉痒痛。二是何若愚《流注指微赋》中记载:"针入贵速,既入徐进。"此法与窦氏相反,乃快速进针法。进针时要求快速透过皮肤,既入皮下,则须慢慢深入,直至所需要的深度。第一种进针法进针缓慢。杨氏操作时,常在未针之前,先用左手施以按、揉、爪、掐等手法,宣散气血,使穴位周围产生酸、胀、痒、麻的感觉,然后用右手拇、示指持针缓缓刺入,操作此法时进针速度要慢,捻转角度要小,既可减轻破皮的痛感,又可不致损伤血管,同时转移患者的注意力(如采用交谈等方法)。第二种进针法要求快速透过皮肤,必须具有相当的指力方可得心应手、运用自如。杨氏常用的方法是先用左手拇指或示指找准穴位,用拇指爪甲反复重切穴位,暂时减退局部知觉神经的功能,并立即用右手拇、示、中三指持针,将针尖放在切痕上,左手拇、示二指捏住针体下端,使着力点集中在针尖上,保持垂直的针身,然后轻巧用力,快速刺入皮下。这种进针手法,患者乐于接受,可达到针刺不痛的良好效果。总之,欲避免进针时的皮肤痛,一定要注意做好以下几点:一是

转移注意力,在进针时采用谈话、咳嗽或拍击距针穴较远的某部位,使患者将注意力集中到别处,此乃杨氏所倡导的"声东击西法"。二是施以按、压、循、扪等手法在腧穴局部,令局部气血宣散,进针时快速刺入皮下,缩短致痛的时间。要做到如此,则须反复练习,掌握基本功。

2. 候气催气法

"气至而有效",针刺得气与否,直接影响疗效,也可以作为判断病情的轻重、预后良否的根据。治疗时如果针下经气已至,就不必候气催气,如不得气,必须积极运用手法促使气至。杨氏使用候气法,务使手不离针而频繁使用提插、捻转等催气手法。根据患者的体质有强弱的不同,针刺感应有快慢之别。感应较快者,略施提捻即可气至;感应迟钝者,则气至较缓,则须使用催气手法。杨氏常用的催气手法有提捻法、循摄法及移位法。《神应经》指出,"是右手大指及示指持针,细细动摇进退搓捻,其针如手颤之状,是谓催气"。杨氏应用此法时略有变通,即以右手拇、示二指捏住针柄,中指第一节指腹稳住针身,施用捻转手法以活动针体,旋入旋出以促使气至。若患者感觉特别迟钝时,可另用雀啄术手法,加重提插、捻转刺激感,将针频繁向下捻按,随后再向上捻提,反复施行,以使气至。杨氏临证时多用循摄催气的方法,通常左手四指并拢,微屈指尖触及皮肤,沿经脉循行所过之处或针刺周围循摄,再行针时即有得气效应。移位法即在针刺过程中由于取穴不准,或针刺穴位过偏而导致经气未至,通常可重新移动针刺部位或调整针刺方向,再进行提插、捻转等催气手法即可得气。

3. 守气调气法

杨氏针法的又一特点是善于守气调气。他认为候气催气的目的是为了得气,但得气之后,如何守住已至之气勿使其从针下消失也就更为重要。《素问·宝命全形论》篇指出:"经气已至,慎守勿失。"要使针刺继续对机体发生作用只有守住已至之气,才能在此基础上施以不同的调气手法。然而得气容易守气难,古人把能守气的术者称为"上

工"。杨氏守气的方法主要有提按法、捻转法。提按法是以针尖守住得气部位,按提针柄,不使针尖脱离感觉的方法。刺手要往里轻按用于补法,刺手往外轻提用于泻法,但针尖勿离位,使用腕指力量,以便针感保持较长时间。捻转法是在针下得气,患者有舒适感时,使用捻转手法。对于虚证,拇指进前左转为补;对于实证,拇指退后右转后为泻,保持针尖顶住针感勿离位,以延长针刺感应。守气就是为了进一步实施调气手法,所谓调气就是调和机体阴阳之气,运用各种针法结合补泻手法达到最终目的。杨氏常用的调气手法主要有补法、平法、泻法三种。补法即得气后,施以较弱的捻转提插手法,捻转以拇指进前左转为主,提插以紧按慢提为核心,提插幅度为 0.5 cm,此法具有补虚调气的作用。平法即在得气后施以中等提捻转、提插的方法,捻转与提插同时进行,针尖上下提插幅度为 1 cm,平法能调和阴阳之气,常用于经气逆乱,虚实夹杂之证。泻法即在针刺得气后,施以较强的捻转、提插方法,捻转幅度大于 180°,针尖上下提插幅度为 1.5 cm,应用此法可调气祛邪。

刘冠军 · 子午流注针法经验

刘冠军,1930 年出生,吉林辉南人。长春中医学院附属医院原院长,入选《中华名医 100 人》,国务院特殊津贴获得者,吉林省科协常委,长春市人大代表。擅长针灸,兼精内科,尤对脉诊、经络、流注的研究成绩卓著。先后担任中华全国中医学会理事,中国针灸学会理事,全国中医基础理论研究会委员,全国中医教材编委,东北针灸经络研究会副会长,吉林省中医学会理事长。多次被评为省、市科技先进工作者,市劳动模范,全国卫生系统先进工作者,被授予终身教授荣誉。所著《脉诊》一书,影响广泛而深远,被译成多种语言。所著《子午流注易通》一书,为研究时间医学提供了宝贵资料。其研究的三联治瘫法及产品邦尔健麝香抗栓丸获得卫生部、国家科委重大科技成果奖,被评为国家中药保护品种。

1. 论子午流注

刘氏认为,人在自然界中是一个适应周围环境的完整有机体。外界气候的温热寒冷和朝夕光热的强弱,对人体十二经脉气血流注有着不同的影响。因此疾病的发生,常常形成"旦慧、昼安、夕加、夜甚"的不同表现。针灸治疗,也必须观察日月星辰、四时八章之时序,并根据气候的不同,施以相应针灸疗法。子午流注以时间为针治中的主要条件,是有科学依据和物质基础的,应作更进一步的整理提高和研究,使其更完善、系统地指导临床实践。他最先提出按日取穴的方法和两种推演日干支的新方法,并首次阐明了年、月、日干支的推演原理。这两种新方法,一是可以直接运算,二是可以互相验证,同时两者又殊途同归。鉴于刘氏对推广流注针法的贡献,吉林省计算技术研究所等单位已将上述取穴新法编制成"刘冠军子午流注取穴新法电子计算机程序"(简称"刘氏新法程序"),使流注理论系统化、内容组合规范化、表达形式简明化,为推广流注医学开辟了新途径。

2. 针挑疗法

刘氏临床上尤擅长针术,对传统针挑疗法颇有心得。

■ 胃痛:是各种胃病的常见症状。对肝气不疏,横逆犯胃,气机阻塞所致的胃痛,或因中阳素虚,饮食不慎,稍感寒邪所生胃脘疼痛者,可选挑督脉中枢、任脉中脘治之。遂在中脘、中枢穴处行针挑治疗,拨出大量胶性纤维,术终痛止。

■ 偏头痛:多因气血不足,卫外失调,风邪乘虚客于经络,留恋不去,久之络脉留瘀而致偏头痛,或七情妄动,气失调达,风阳上扰清窍亦能为患作痛,对此可选挑中渚、病侧"颞浅动脉额支"(在颞颥部)和"顶支"(在耳前发际当颞浅动脉)治之。针挑中渚穴拨出纤维,次挑"颞浅动脉顶支""额支"出血。

■ 痹证:痹证多因风邪窜扰经络,水湿逗留经络所致经脉拘急,营卫气滞乃生疼痛麻木、沉重肿胀诸般证候。痛发上肢者,可选挑支沟、曲池、肩治之;痛发下肢者,可挑选风市、阳陵泉、承山治之。

田从豁 · 针刺手法经验

田从豁，1951 年毕业于中国医科大学医学系，分配到中国人民志愿军一部分直属医院内科任军医，曾获二等功。1953 年复原转业后，在热河省省立医院创建了针灸科。有较高的专业知识和丰富的临床经验，在针灸治疗中强调中医辨证施治，注重理、法、方、穴、术，主张当针则针、当药则药或针药并用，对各种灸法、穴位贴敷等治疗方法有深入研究，擅长治疗各种原因引起的痹证等疑难杂症。

1. 练针练气守神与治神

古人云"养吾浩然之气"，气即精神，练气就是练神。田氏主张从事针灸者，必须练好身体，练好气功，针灸疗效的好坏不仅取决于辨证施治，还取决于押手和刺手的手法及功力，要借助腕臂之力，甚至运动全身之力于指端，才能使针体轻巧而无痛楚地刺入穴位。因此必须聚精会神，意守丹田，练就运气的技巧以及拇、示、中三指的功力。当刺之时，运气于指，气注于针而行于穴，方能事半而功倍，而这种指力和运气的技巧，须循序渐进，是随着不断地实践和勤奋的练习而逐渐增强的。田氏的指力可将 16 寸毫针平稳地沿大椎穴透刺入命门穴，这也是田氏治病之一绝。

田氏认为针灸治疗过程不单是一个简单的物理刺激过程，它更是对患者调神的过程，尤其在心身疾病的治疗中，针灸医者的心理素质、行为方式、言谈举止都会对针灸效应和临床疗效产生巨大的作用。因此，施针时医者要守神，神志专一，精神内守，针入人体，神也随之而入，并要密切观察患者的精神状态。其次，还要治神，田氏在治疗时常会先取百会、大椎穴用以治神，引导患者神情专注于所针之处，同时可以诱导患者入静，从而改变机体的功能状态，诱发循经感传，提高针灸疗效。

2. 审察血脉、切循经络

田氏在针刺时重视审察血脉，因为"有诸内，必形之于外"，通过切循按压，寻找一些病性的反应点，同时注意患者的面部神色变化，四诊合参，明辨经络，依据病位之深浅，病情之轻重，选择合适之针具，采用适当之刺法，以达调气的目的。

田氏非常重视进针前的揣穴，用左手拇指由轻而重地深按欲刺之腧穴及其附近部位，以疏散瘀滞。在针背俞穴时，必用左手掌面或掌根推摩、循督脉及膀胱经，或以左手拇指爪甲沿膀胱经循行第 1、第 2 侧线划一直线，同时也运气于指。一则激发膀胱经气，二则取穴方便，三则患者经推摩后顿感轻松，可减少针刺引起的疼痛，亦可使患者守神于所针之处。

3. 雀啄进针

田氏认为进针讲究双手的配合，左手切按穴位，心手合一，运气于指，右手轻微地施以雀啄法将针捻入，气随针走，针随手入。采用"天""人""地"三才进针法，一刺通过皮肤的浅部，为天才；再刺到达肌肉，为中部，是人才；三刺进入筋肉之间，为深部，是地才。如此进针，一则减少患者的疼痛，二则可以调引气机之升降。主张得气为度，并要善于辨别针下之气，气至不单独是患者的自身感觉，医者也要善于细心体会针下手感。如果持针的手感到针尖处是轻、滑、慢，是气还未到，则要检查针刺穴位准确与否，或用弹法、摇法、刮法、震法、叩法来催气、候气，如果针尖处突然由轻、滑、慢变成沉、紧、涩就是经气已至，犹如鱼在吞钩时一沉一浮的感觉，患者亦有酸、麻、胀、痛、触电感或肢体抽动。若已得气，应辨别所得之气是正气，还是邪气，正气是缓和的，邪气是快而紧的。田氏用芒针沿督脉从大椎穴向下透刺，初针时背部酸胀沉紧，渐渐针感波及肩背，15 min 后双肩沉重已不能抬起，急唤起针，因此得气与否直接关系到疗效和预后。

4. 气至病所

田氏认为，只有针感到达患病部位，才能获得好的疗效，因此掌握并控制感传方向是非常重要的。如何使感传达到或趋向患病部位，关键在于左右手的配合。一般是进针后，使针尖倾向病变方向，用左手拇指压住相反的部位，并用适当的力量推向病变方向，得气后，重压针尖并向一个方向小幅度捻转，或用颤法、弹法、刮法、飞法等催气，亦可用左手示、中指在感传前方，沿经脉进行循按叩击等法，激发隐性感传，促使感传趋向病变部位。

5. 重视补泻

田氏认为，针刺得气后，依据病性及患者体质，施以适当的补泻手法,亦是针刺取效的重中之重。因此田氏非常重视补泻手法的应用,认为"提插"和"捻转"是针刺手法的基础,寓有先天和后天之义,提插法以阳气之下为补,阴气之上为泻,是针对元气虚实而设,元气禀受于父母先天的精气,就是元阳和元阴之气,以阴阳的概念来代表,有调补先天之气的作用。因为阳气生于外,所以补法要使阳气入内,阴气生于内,泻法要使阴气外出。捻转法以顺经捻转为补,逆经捻转为泻,是根据营气循环的有余不足而创设的,营气出自中焦,秉后天水谷之气而生,所以有疏调后天之气的功效。如果能掌握这两种手法,则一切的补泻方法尽在其中了。而具体的补泻原则,则要依据病情的正邪力量对比而酌情实施。

张缙 · 针刺手法经验

张缙,1930年出生,辽宁黑山人,著名针灸专家。早年毕业于沈阳中国医科大学,后又结业于全国高等医学院校针灸师资班。1956年参加了黑龙江省祖国医药研究所建所工作,1985年主持了该所扩建为黑龙江省中医研究院和黑龙江省非药物治疗中心的工作。曾任黑龙江省中医研究院研究员、主任医师,兼任黑龙江中医药大学教授、博士研究生导师,中国针灸学会常务理事,中国针灸学会针法、灸法分会理事长,东北针灸经络研究会会长,黑龙江省针灸学会会长,中国国际针灸考试委员会委员。他在国内外刊物上发表论文80余篇,主持编写了《针灸大成校释》《中国针灸荟萃·针灸学分卷》等著作,多次荣获国家中医药科技进步奖和省部级医药科技成果奖。先后7次被载入美国传记中心和英国剑桥的《世界名人录》,并分别被该两组织聘为理事和终身研究员。他还被美国、法国、匈牙利、日本等国的中医针灸学会聘为名誉会员和顾问。

1. 针感传导

针感在一定条件下沿着一定方向向远端传导,一般称为针感传导,简称"感传"。这种现象可以用特殊手法加以控制。如足三里穴区的通常针感是向外踝附近传导,如用手法控制,可使之向上传导至侧腹部以至更上部位。若是想了解如何控制,就必须先了解不控制时的针感情况。一般来说,术者手法娴熟,针感传导的出现率就高,传导得也较远。

张氏认为,找好基础针感是控制针感传导的先决条件。先出现麻感则易于传导,酸则相反。因此,欲使针感放散,先要找到麻感,使之向一般部位传导,然后再改变手法使之向所要求的方位传导。麻感放散得较远,但线路窄,持续短暂。酸胀感传导得近,却线路较宽,持续时间长。要使麻感持久,必须勤加捻动针体。

一般来说,四肢部位尤其是大穴的针感容易传导,也容易控制传导方位。针刺手法,捻转角度要大,通常搓、弹、插、捻、提、按都要使用。故针不能过长过细,弹性要好,针体要光滑。进针要保持无痛,争取患者合作,针刺后不可活动,随时留意针感,防止针感从针尖下滑过。

2. 针感传导方位的控制

(1)捻针方向是关键操作之一,必须手技熟练,细心体会,抓住瞬间变化,要稳要耐心,灵敏地调整捻转方向。一般可先找到麻感,然后向一个方向试探捻针,观察情况,如已达到要求,可继续按原法操作,使之向远方传导。如方位相反,则保持针尖不动而改变捻转方向,并注意维持原有基础针感。

(2)通常针尖方向与针感方向一致,不需要改变方向时,可以用以下两法。其一是针尖不离原位,向相反方向搬动针柄,但这仅适于浅刺,针要粗些,并在患者反应敏感情况下才能使用。其二是针尖离开原位,适用于深刺,应用上法无效时,可将针体提出一段,然后改变方向向下按针,另找基础针感。针尖要朝向所要求传导的方向,可借提插和捻转使针感朝预定方向传导,提插幅度要小,多向下用力,押手要配合好,竭力避免酸感,因酸感不易传导。

(3)左手的运用:不仅押手用左手,循摄也要用左手。杨继洲"十二字分次第手法"的爪切、指循、爪摄三法,就是左手的具体运用,其"下针八法"曾四次谈到关于左手的运用。在控制针感传导方位时,左手的作用在于闭住经脉的一端,使针感向另一端放散。其次,是在本经上施以循摄,借以引导针感的到来,具体操作时,左手拇指关闭住本经一端,要贴近针刺部位,不宜太远,用力要大,要朝向经脉开放的一端,不要直下用力。关闭要用指尖而不是用指甲,用力不当或过大,会造成疼痛,针感会向反方向传导。

(4) 引导针感的方法:可将左手二、三、四、五指垂直放于皮肤,呈"一"字形排开,放在欲传导的经脉上,在行针同时一起加力揉动,或周而复始地逐次加力,也可不用四指,只用两指或三个手指,能放在腧穴的中心点上更好。此法多用于头面部及针距病所较近的情况。如用于针距病所较远时,各手指位置可以不固定,而是在经脉线的适当部位,如在较大穴区或放散受阻部位加以循、摄和按。关闭、引导和指尖向前移动三者要一起应用,相互配合。

3. 二十四式单式手法

张氏在长期的临床和理论研究中,认为复式针刺手法皆是由单式针刺手法组成的,将古代单式针刺手法归纳为"揣、爪、循、摄、摇、盘、捻、搓、进、退、提、插、刮、弹、飞、摩、动、推、颤、弩、按、扪、搜、拨"共六类二十四式手法。

■ 揣法:以押手拇指或示指指端,寻找腧穴区域内敏感之点。

■ 爪法:以押手拇指或示指爪甲掐穴,以标定腧穴,宣散气血。

■ 循法:以示、中、环三指平直(屈曲第二指关节,垂直于经上),以指端沿针刺腧穴所属之经的路线上循按。

■ 摄法:用示、中、环三指平直(屈曲第二指关节,垂直于经上),以指甲沿针刺腧穴所属之经的路线切掐。在临床上多是循摄并用,以一种叩击形式出现,使三指之指端叩在经上,其中中指应叩击到一个腧穴上。

■ 摇法:针刺入一定深度后,手持针柄,将针轻轻摇动,是使针感通过关节的一种方法。浅部行针时用青龙摆尾手法(浅而大摇),针在深部时用白虎摇头手法(深而小摇)。详参复式手法中之青龙摆尾与白虎摇头手法。

■ 盘法:针刺入腧穴内,按倒针身,与皮肤呈10°~15°,用拇、示、中三指甲掐住针尾,将针向一个方向盘转的手法,连续盘转3~5次(每盘360°)。

■ 捻法:用拇指与示、中指持针柄或用拇指指腹与示指桡侧持针柄,一左一右交替捻转,每捻不得超过 90°。

■ 搓法:将针刺入腧穴后,向一个方向连续360°转针,如搓线之状,以使激发起之经气吸针,切不可使肌肉缠针。

■ 进法:将腧穴分天、人、地三部或上下两部,在一部或一部以上的范围内向里进针。

■ 退法:将腧穴分天、人、地三部或上下两部,在一部或一部以上的范围内向外出针。

■ 提法:将腧穴分天、人、地三部或上下两部,在其中的一部内行针,由内向外轻浮少许。

■ 插法:将腧穴分天、人、地三部或上下两部,在其中的一部内行针,由外向内重沉少许。

■ 刮法:刮法分向上刮和向下刮。用拇指抵住针尾,以示指或中指的指甲轻刮针柄;或以示、中指抵住针尾,用拇指甲轻刮针柄。

■ 弹法:用指甲弹击针柄的方法。以拇、示指交互或拇、中指交互,以拇指拉示指,或拇指拉中指,用示指甲或中指甲弹击针柄。在进针时亦可用同法由上向下弹击针尾进针。

■ 飞法:由针尾上方下到针根部后,轻捏针根,然后向上飞旋,使术者指感有如提针,但要提而不出。由下而上旋摩的同时伴以由左而右的旋摩,要使术者的指感有如捻转,但要捻而不转,使其力呈下紧上松之漏斗形。在施术过程中,两指一捏一放如飞鸟展翅之状故名曰飞,是取凉法的有效方法。

■ 摩法:用拇指指腹与示指末节桡侧相合,在针柄上轻摩,捏针要轻,摩针柄的力度要均匀,摩时针体不能转动。

■ 动法:是带力向腧穴外提针。

■ 推法:是带力向腧穴内插针。

■ 颤法:手持针柄颤动针体的一种手法,颤动的速度较快,幅度要小,力度要均匀。

■ 弩法:刺手拇、示指捏住针柄,中指按压针身使针身弯曲成弩弓之状,用以调整针尖方向。进针时将针身弯曲也叫弩,如天突穴、球后穴的进针。

■ 按法:用押手按压腧穴的上方或下方的经脉,与刺手的捻转、提插相配合,可控制针感向下或向上传导,即"按之在前,使气在后;按之在后,使气在前"。

■ 扪法:出针后手持无菌干棉球按扪针穴,防止针孔出血,不可揉动。

■ 搜法:针已进到预定之深度,并已用催气之法仍不得气,随即将针退到皮下,改变针刺方向,再行进针,搜寻经气。可分上下左右四个方向,此为搜寻针感之法,动作要慢。

■ 拔法:腧穴在肌腱、血管附近时,要用手指向左右推拨,使其分开而令针易于入穴;或者用粗针针尖划拨腧穴下肌膜。

方吉庆 · 凤凰展翅手法经验

方吉庆(1931—1988),山东夏津人。曾任山东中医学院附属医院针灸科副主任医师,针灸教研室、针灸科顾问,兼任山东中医学会针灸分会副主任委员等职。出身于中医世家,受家庭熏陶,早年即学习中医针灸。新中国成立后参加夏津银子庄联合诊所工作,任所长。

凤凰展翅针刺补泻手法,即从进针、运针到出针施行的手法动作,象征凤凰展翅欲飞之状,故命名为凤凰展翅针刺补泻手法。古代文献记载:"以大指次(示)指捻针连搓三下,如手颤之状谓之飞。"操作时以捻转为主。一般连续用较大的幅度捻转数下,然后放手,拇、示二指张开,如飞鸟展翅之状,一捻一放,反复数次。在此基础上,结合多年来临床经验,又将进针捻转、提插以及辅助手法中的"刮""弹""摇"等催气手法,组合为凤凰展翅针刺补泻手法。

1.进针法

进针一准二快三不痛,要求针刺穴位准,下针快,针刺不觉痛,或者疼痛很轻微(关键在于指力)。具体要求医者思想要高度集中,聚精会神,专心致志。"持针之道,坚者为宝,正指直刺,无针左右"。"手如握虎者,欲其壮也,神无营于众物者,静志观患者,无左右视也"。以右手拇、示二指持针呈环状,中指、环指、小指散开呈扇形或展翅形,针尖露出 0.5 寸左右,在针刺之际,以左手中指或示指旁敲侧叩所刺穴位的周围,再以飞快的动作将针刺入穴内。

2.补泻法

为了达到补虚泻实的目的,在临床上可采用相应的补泻手法。

(1)捻转补泻:补法,捻转角度小(180°),频率在 60～80 次/分之间,刺激感应弱;泻法,捻转角度大(360°),2～3 周,频率为 120～160 次/分,刺激感应强;平补平泻,左右捻转 180°～360°,频率 100 次/分左右。

(2)提插补泻:补法,提插幅度小(主要视针刺部位而定),一般为 2～3 min,频率 60～80 次/分,针刺感应弱;泻法,提插幅度大(视针刺部位而定),一般为 3～5 min,频率 120～160 次/分,针刺感应强;平补平泻,提插幅度一般为 3 min 左右,频率一般在 100 次/分左右。

(3)捻转、提插结合:补法,捻转角度小(180°),提插幅度小(2～3 min),频率在 60～80 次/分之间,针刺感应弱;泻法,捻转角度大(360°),2～3 周,提插幅度大(3～5 min),频率在 120～160 次/分之间,针刺感应强;平补平泻,左右捻转 180°～360°,提插幅度为 3 min左右,频率在 100 次/分左右。

3.留针和出针

快速颤指动作,将针刺入穴内,颤指动作要求快慢均匀,手法举止灵敏。如针下"气"来迟缓,以辅助手法催其气;如"经气已至,慎守勿失",以相应的手法稳针"守气"。留针的长短,运针次数的多少,出针的快慢,视疾病虚实而定。一般病证只要针下得气,施术完毕即可出针。虚证一般留针 15～20 min,每 5 min运针一次;实证一般留针 30 min 以上,每 3 min 或连续不断运针,保持一定的刺激量;对于虚实及不明显的病证,一般留针 15 min,其间运针一次。虚证宜轻而慢出针;实证宜重而快出针。

靳瑞 · "靳三针"针法经验

靳瑞,1932 年出生,广州中医药大学首席教授,"211"工程学术带头人,博士研究生导师,著名针灸专家,岭南针灸新学派靳三针创始人。全国老中医药专家学术经验继承工作指导老师,广东省名中医,享受国务院政府特殊津贴。历任国务院第二、第三届学位委员会学科评议组员，国务院学位委员会中医专家组员，中国针灸学会第二届常务理事，中国国际针灸考试委员会委员，中国康复医学中西医结合专业委员会委员，中国针灸学会文献研究会副理事长，广州中医药针灸研究会会长，广州中医学院针灸系主任，针灸研究所所长，广东省儿童福利会弱智儿童医学顾问，广东省银行医院靳三针治疗康复中心医学顾问等。同时还被美国、法国、英国、日本以及中国台湾、中国香港等海内外十几个国家和地区聘为顾问和终身针灸医学顾问或名誉会长。创"颞三针"治疗中风后遗症，"智三针"治疗弱智儿童，"启闭针"治疗自闭症，"定神针"治疗多动症，"老呆针"治疗老年性痴呆等，被国内外誉为"靳三针"。

1. 突出理论

靳氏认为，针灸临床诊治尤其强调"理、法、方、穴、术"的一致性。"理"指的是中医基础理论，尤为突出脏腑经络学说的核心地位，以明确病因、病机、病性、病位及其络属关系，并指导法的制定、方的组成、穴的选取和术的运用。"法"指的是治则治法，主要根据病性来确定其"标本缓急""虚实补泻"。"方"由穴组成，结合取穴配穴原则，选经定穴成方，也包括治疗的刺激量（时间、强度、频率及疗程）。"穴"是疾病的反应点，也是治疗点，临床根据其特定功能选取。"术"即手法技巧，方式方法，治疗上不外乎"补"与"泻"。总而言之，对每个具体疾病的诊治过程，医者都必须力求在"理"的指导下，遵循"五定"：定虚实（病因病机），定病位（经络脏腑），定经脉（本经他经）和腧穴（尤其是特定穴），定法则（治则治法），定术式（方式方法）。从对疾病的处理中，靳氏反复强调"五定"，通过辨证分析，明确诊断，指导治疗。

2. 治宜杂而法宜专

靳氏认为，随着人们生活的改善和环境的变化，疾病越来越复杂，同一患者常表现出多种疾病的证候，多个矛盾并存，而治疗方法的运用应根据具体病情选择不同的方式与途径。靳氏处方施法，或针或灸或药，力求专而精，针对性强；或单方，或综合治之，充分发挥其特殊功效和协同作用，最终解除患者痛苦，治愈疾病。他指出，作为一个针灸临床医者，不仅要具有扎实全面的理论功底，而且必须有广阔的临床思维和方法。如古人云，"针灸药三者得兼，而后可与言医"，尤其对待比较复杂的疑难病症，更应强调"法专而用杂"（综合治疗），方可收到满意的效果。

3. 手法至巧

在诸多手法中，缓慢进针法是靳氏在临床中应用得最多、最广的进针手法。这种针刺手法充分发挥皮部的功能，得气充分，针感持久。此法操作上强调指力，进针过程要稳而准，力求层次针感且尽可能做到无痛或少痛。入针时，刺手拇、示、中三指持针柄，针与穴面垂直（"正指直刺"），避开毛孔，针尖轻触皮肤，当患者神定后，利用肌肤的弹力逐步加大压力，随后小幅度（小于15°）间歇均匀捻转，如此捻捻停停，取其皮层效应。当针尖透过皮层后，加大捻转、提插幅度，向深层进针，力求使每一层皆能得气。一般来说，在皮层时，指下阻力较大；而到达皮下组织，则指下阻力减小；当进入肌肉层，则指下有沉紧感（"如鱼吞钩"）。靳氏的缓慢进针法，患者易于接受，尤适用于年老、体弱和慢性病患者。

4. 针刺之要

调神为先，针灸首重调神，整个治疗过程始终贯穿着调神，其目的在于充分发挥医患两者的积极性。调神，首先必须营造一个安静、舒适、平和的环境；其次，让患者对针法有一个基本的了解和认识；再者，要求医者在针刺过程中高度集中注意力，专心操作（"神在秋毫，无针左右"），仔细体会指下针感，医患密切配合，使"得气"效果最佳。临证中靳氏非常强调"调神"，尤其注重医患关系的处理，除了在一举一动间表现出对患者的同情体贴外，言语中更包含着安抚与谅解，尽可能地与患者交流。对一些因疾困扰而情绪、精神欠佳者，靳氏常因势利导，巧妙地用幽默的语言减轻其心理压力，尽量使患者心情舒畅；对一些初次进行针灸治疗或对针刺有恐惧感的患者，在针前常以言语安慰，转移其注意力，消除其心理障碍。

5. "靳三针"取穴治疗概要

"靳三针"疗法系统的形成，是在20世纪80年代中、后期。1987年，国家中医药管理局在总结新中国成立近40年来中医药成就时，指定靳氏负责针灸临床研究文献的总结。靳氏带领学科骨干和他的弟子们，系统地查阅了各科论著、杂志上发表的有关针灸临床文献，详细分析全国各地临床医者的针灸取穴规律，进行总结归纳。以此为契机，靳氏结合自己多年临床实践,广涉典籍,博采众方,汲取历代医家独到经验,总结出治疗各种病最重要、最常用的前三个穴位,并带领其研究生开展系统的临床与实验研究,终于形成了较完整的"靳三针"疗法体系。目前,"靳三针"疗法的各个组穴在临床被广泛采用,如脑三针、智三针、颞三针、鼻三针、脂三针、肥三针、眼三针、肩三针等。

陈全新·"飞针"及针法经验

陈全新,1933年出生。广东省中医院主任医师,教授。曾任中国针灸学会荣誉理事、广东省针灸学会会长,获"广东省名中医"称号,第三批全国老中医药专家学术经验继承工作指导老师。并被美国、英国、澳大利亚等地的针灸学院聘为客座教授或学术顾问。从事针灸临床、教学、科研50年,独创"飞针"疗法,具有丰富的临床经验。多次应邀出国讲学,被也门共和国国王誉为"东方神针"。

1. 独创陈氏"飞针",倡导无痛进针

陈氏认为针灸治疗由于进针时会产生痛感,故不少患者往往因怕痛而不能坚持治疗,同时针痛也给患者带来了劣性刺激,干扰了大脑皮层对机体的调整,从而影响了应有的疗效,如果能做到无痛又无菌进针,那就避免了上述的缺陷。陈氏根据多年的临床实践,创造了独特的旋转进针法——"飞针法",以无污染、无痛、准确、快速旋转进针为特点,这种进针手法因进针快速、手法轻巧、动作潇洒,被称为"陈氏飞针"。具体操作:持针手用拇、示、中指指腹持针柄,押手将消毒穴位旁皮肤牵压,并固定针刺部位。进针时,刺手的拇指内收,示、中指指腹同时相应外展,作鸟儿展翅高飞状;随着持针指的搓动,毫针旋转加速至高速。在将近抵达皮肤之时,利用刺手向前移动的惯性,用腕、指力将旋转的毫针弹刺入穴位内。值得一提的是,术者腕、指力必须配合协调默契,推进与刺入时机必须适当,水平旋转与垂直刺入两个向量的力必须平衡,才能收到穿刺力强、落点准确的效果。由于毫针是快速旋转刺入,穿透力强,加之刺入迅速,所以患者痛感极微。

熟练掌握"陈氏飞针"的操作技巧,必须勤学苦练,只有反复练习,才能增强指力和动作的协调,如放针过早则刺入力量不足,放针太慢则形成反弹力,针被弹飞。陈氏认为针灸治病必须坚持在辨证基础上施针,他在针刺之前,首先明确诊断,辨别病位在何经何腑,在表或在里;病性属寒或属热,是虚证还是实证。在辨证基础上确立针刺当补还是当泻,并且在针刺时注重"治神",全面观察患者的神态和机体气血盛衰的情况,而定出相适应的施治方法。

2. 注重运针行气,倡导分级补泻

陈氏对针刺手法颇有研究,运针操作手法崇尚华佗"针游于巷"的治法,擅用手法催(候)气、行气、补泻。他认为因人、因病、因时恰如其分地运用补泻手法是针刺取效的关键,而得气是施用补虚泻实手法的前提和基础,针刺者必须细致观察针下气至情况,进针得气后,应根据气至盛衰情况辨证施针,采用不同的运针强度、频率和持续时间。为此他提出了"分级补泻手法",将补针和泻针分为"轻、平、大"3级(即轻补、平补、大补;轻泻、平泻、大泻,以及平补平泻),并将补泻手法具体化、规范化。

补刺手法,是在针刺得气的基础上,运针以慢按轻提(缓慢按入,轻快提出),小角度(180°~270°)捻针为主,留针15~20 min,并根据不同病情及针下气至情况,分为3级。泻刺手法,是在针刺得气的基础上,运针以速按慢提(较快而重地按入,提针较慢),较大角度(360°或以上)捻针为主,留针20~30 min。或视病情需要适当延长,并根据不同的病情及针下气至情况,分为3级。

不同的补泻,除了体现在不同的操作手法外,还有其不同的主客观指征。补刺的主客观指征是针下得气,针感向远端(或沿经)扩散,或感针下微温,或可见针刺部肌肉有轻微颤动,针下徐缓。行针的强度以患者有相对舒适感为度,刺后病情有所改善。泻刺的主客观指征是针下得气,针感向远端(或沿经)扩散,或感针下微凉,或可见针刺部肌肉、肢体轻微跳动,针下沉紧。施用泻刺手法针感较强,但以不超过患者的耐受量为度,刺后病情有所减轻。

魏稼 · 针法经验

魏稼,1933年出生,江西都昌人,教授,主任医师。1954—1959年在江西中医进修学校及南京中医学院学习,后执教于江西中医学院。先后任国家卫生部医学科学委员会中医针灸委员,国家中医药管理局科技成果评委及针灸系列教材主审,中国国际针灸考试委员会委员,全国老中医药专家学术经验继承工作指导老师,世界针灸学会联合会学术委员,中国针灸学会常务理事,江西针灸学会会长。享受国务院政府特殊津贴。长期从事中医针灸临床及文献研究工作,倡导并发展了无创痛穴疗新学科。曾发表论文百余篇,主编高校针灸创新教材《各家针灸学说》,出版《魏稼针灸经验集》《千金针灸临床类编》等专著。先后出访美国、法国、比利时、荷兰、新加坡、突尼斯等10多个国家,进行讲学、参加国际会议、应诊等学术交流活动。

1. 首创飞针手法

所谓飞,即飞速之意,形容进针、运针、出针迅速如飞。飞针的特点主要是粗(针具直径0.71 mm)、快(进针)、准(刺入迅速得气)。以迅速刺入代替捻转进针法,具体操作是以左手拇指使表皮麻木,减轻进针时疼痛,并固定穴位;再用右手拇、示二指持针柄上端,中指扶针体,将针尖着穴上,沿左手拇指指甲,运用右手拇、示二指的压力迅速刺入预定深度,此时多有较强反应,针感达到一定强度时,只需轻轻扶针柄摇摆50次,即魏氏"饿马摇铃"补法。凡需泻者,一般针感较强,其捻转动作快速,拇、示二指一捻一放,反复4~8次,必要时朝一个方向捻转。放时五指张开,如飞鸟展翅之状,即魏氏"凤凰展翅"泻法。一般慢性疾患可不必留针,但急性疼痛痉挛等症必须作较长时间的留针,在留针期间,如果针下反应消失,可随时作间歇地捻转。

临床上常对于三叉神经痛、胆石症合并急性胆囊炎、支气管哮喘的治疗均有良好的效果。操作时,由于进针需要手指扶持针体,同时又由于粗针对组织的损伤面较大,恐消毒不严,易导致感染。除注意患者的皮肤以及针具的消毒外,医者手指消毒也很重要。施术前可与患者谈话,在患者腹部按揉,以分散其注意力,使患者腹壁松弛,再乘其不备,趁呼气时迅速将针刺入。注意勿刺中血管或骨膜。在静脉显露处,可避开下针,在较大动脉处,要注意避开或者用左手拇指紧切穴位进针,当进针后患者觉针下剧痛或有烧灼感时,可能刺中血管,应将针慢慢提出或调换方向或换穴位再刺入。在肌肉浅薄以及关节部进针不可太快,以免刺伤骨膜。在胸背部最好用0.45 mm细针。出针后,一般会遗留较强的酸胀感或者牵引感,这种现象不日即可逐渐消失。

2. 刺营治喉经验传承

咽喉科急性炎症的刺营部位及方法主要采取丛刺拇指三商穴和耳轮三点(即耳轮上、中、下各1点,等距)宣泻血热。

(1)丛刺患部放血:施术时,医者先嘱患者张口,用压舌板压定舌头,暴露咽腔;然后持5寸长毫针对准咽窍红肿患部,用丛刺法轻浅地刺5~10下(即在患部做比较集中的总状丛刺),直刺0.1寸,微出血即可。若为腭扁桃体的病变则两侧皆刺。

(2)点刺三商放血:三商为奇穴,位于拇指指甲根部,其桡侧缘为少商,尺侧缘为老商,之间为中商,三穴合称三商。施术时,医者先用手捋患者一侧手臂,从上臂往下沿腕直捋至拇指末端,往返十数下,使拇指局部充盈血液,然后,左手握紧拇指根部,右手持三棱针用点刺法快速刺三穴,斜刺0.2寸,急入急出,约出血2 ml即可。接下按同法刺另一拇指穴位。

(3)点刺耳轮三点放血:施术时,医者先用左手揉摩患者一侧耳轮约5 min,使局部充盈血液,然后左手捏紧耳轮相应部位,右手持三棱针用点刺法快速刺三点,直刺0.2寸,急入急出,约出血2 ml即可。按同法刺另一耳轮三点。

王岱 · "跳动穴"针法经验

王岱,1934年出生,福建福州人,主任医师,教授。历任中国中医研究院广安门医院副院长,北京针灸骨伤学院副院长，中国国际针灸考试委员会委员、中国针灸学会常务理事、耳穴诊治专业委员会主任委员等。对针刺技巧特别强调知为针者信其左，针刺以得气为先，讲究补泻手法，深刺浅刺相结合，掌握有效刺激量。特别是首先提出"跳动穴"概念并掌握其针刺技巧，对治疗中风半身不遂、小儿脑瘫恢复及后遗症患者有较好疗效。

1. "跳动穴"和针刺手法

所谓"跳动穴"，是指针刺得气后，在一定手法配合下，能使肢体跳动或肌肉抽动的穴位。如手阳明大肠经的曲池与合谷，手太阴肺经的尺泽，足太阴脾经的三阴交、阴陵泉、血海，足太阳膀胱经的承扶、殷门、委中、秩边、承山，足少阳胆经的环跳、阳陵泉、光明等穴位，采用相应手法，可获得肢体跳动的反应。在临床上应用上述穴位针刺，用以治疗运动功能障碍疾患疗效显著。

针刺治病在于调气，即通过针刺穴位以激发经气，达到调和阴阳、扶正祛邪的目的。所谓调气，也就是先要得气。而得气的标志，在一般针灸书上描述往往侧重于针下感觉反应，如患者进针部位的酸、胀、重、麻等，或医者手下有一种沉紧吸引的感觉。要获得确切的针感，浅刺小络脉一般比较容易。如要深刺大络脉和经脉，就必须采用特殊的针刺手法才能刺中，这种直接刺中经脉和大络脉所产生的针感，是以一定方向传导的感觉或肢体发生运动反应（如跳动、抽动等）。

根据王氏经验，提高对这类穴位刺中率的针刺手法可以用"按、找、中"三个字来概括。所谓"按"，就是用左手将穴位固定在一个相对稳定的位置上，以防止其滑动，从而为下针得气做好准备。所谓"找"，就是右手（刺手）要在左手（押手）的配合下，用提插手法，沿假设与穴位所在经脉、大络脉相垂直的平面作有次序的扇形刺激，寻找合适针感，直到得气为止。所谓"中"，即找到感觉并引起肢体运动反应之后，将针固定在一定深度，仍然要借助左手（押手）的巧劲，保持针感不致丢失，然后行提插补泻手法来调节机体的偏盛偏衰，达到补虚或泻实的目的。

值得强调的是，在"按、找、中"三步操作过程中，每一步都需要左手（押手）的紧密配合，否则难以收到良好的效果，左右手互相配合，在采取"跳动穴"针刺手法时尤其重要。另外，就穴位自身性能来说，虽然

它具有整体性、多样性、双相性和特殊性，但千万不能忽视与它所相关的方向性和层次性，否则会影响"跳动穴"的刺中率。

在临床上，应用"跳动穴"及相应手法，除可用以治疗中风偏瘫之外，还可用于神经-肌肉运动障碍等神经系统疾患，在采用提插手法时，一般对弛缓性瘫或属于虚证者，施以轻插快插、轻提慢提的补法；对拘挛性瘫或属于实证者施以重插慢插、重提快提的泻法；对虚实不明显者，则施以平补平泻法，务必使患者肢体跳动或肌束跳动，或酸麻胀等感觉放射至肢体远端。

2. 对《灵枢·官针》刺法理论的阐发

王氏在《古代刺法二十六种》一文中，对《灵枢·官针》九刺、十二刺和五刺的内容逐次加以论述。王氏认为，刺法的发展离不开刺治工具的演进。九针是《黄帝内经》时代通用的刺治工具，其中铍针、大针用于切割，圆针、银针用于点压，镵针、锋针用于刺营，长针、毫针用于刺卫。

《灵枢·寿夭刚柔》篇云："刺营者出血，刺卫者出气，刺寒痹者内热。"所谓刺营即刺脉，以见血为标准；所谓刺卫即刺穴，以得气获得针感为依据。在《黄帝内经》中，刺脉放血疗法较多采用，如豹文刺、络刺、大写刺、赞刺等。自从刺治工具圆利针、长针、毫针出现以后，这些针具可以深入体表各层组织，这才为刺卫出气提供了可能与必要的条件。

在《黄帝内经》中，刺皮、刺脉、刺筋、刺肉、刺骨等刺"五体"的刺法，即哪里有病就在哪里刺治。这种直接刺法（刺局部、阿是穴）当时已趋于成熟，并被广泛用于临床，特别对痹证有较好的疗效。其刺治方式有单针式与多针式的区别。单针式刺皮以治疗皮痹，有毛刺、半刺、直针刺；刺脉以治疗脉痹，有经刺；刺筋以治疗筋痹，有关刺、恢刺；刺肉以治疗肌痹，有浮刺、合谷刺、分刺；刺骨以治疗骨痹，有短刺、输刺（五刺之一）。此外，还有报刺治行痹，焠刺治顽痹等。多针式浅刺有扬刺，深浅结合刺有傍针刺，深刺有齐刺。除了以上刺卫出气的直接刺法之外，另有刺卫出气的间接刺法（刺远道穴、邻近穴），对脏腑病或寒热病都有相应的疗效。同时，在《黄帝内经》中，还总结有循经刺（阴刺、远道刺、十二刺之输刺），远近结合刺（九刺之输刺），左右相对刺（阴刺），左右交叉刺（巨刺、缪刺），前后相对刺（偶刺）等行之有效、沿用至今的刺穴方法。

谢国荣 · 针法技术经验

谢国荣,1934 年出生,从医 60 多年。1948 年从名师学中医内、妇、儿科。20 世纪 50 年代毕业于南京中医学院和湖南中医进修学校。1958 年参与筹建湖南中医学院,任教务处负责人,1963 年负责筹建湖南中医学院附属第一医院,任针灸、推拿、外科、伤科、五官科教研组组长,又先后任教研室主任、主任医师、硕士研究生导师、中国针灸学会第一至第三届理事、中国特效医术研究会委员、湖南中医学会常务理事及资深委员、湖南省针灸学会主任委员等。

1. 刺法基本功

谢氏认为,施针时首先要思想纯正,态度庄重,心神宁静,排除一切杂念,聚精会神,认真诊察;其次应持针有力,细心操作,观形察色,得气后慎守经气,谨慎运针,力贯针尖,不得松懈,这是对刺者基本功力的要求。

谢氏根据《黄帝内经》《难经》等经典著作阐述,结合个人经验,提出进、退、捻、转、旋、摆、缓、急、留、守、消气、导气为基本针法。还在《黄帝内经》《难经》经典的基础上,提出了针刺手法的技巧,认为所谓针刺手法技巧,就是针入的深浅、旋转的幅度、行针的速度与时间、针力的大小、力向的变化等因素的巧妙结合运用,其作用于机体之后,便可产生补或泻的效果。如将针推进内插,反复操作,则对机体不断地产生撞击力,使患者出现热感;反之,将针外提,反复操作,则对机体不断产生引力而出现凉感。

2. 补泻刺法

谢氏认为明代名目繁多的补泻手法,诸如捻转补泻,甚至男女、上下、左右、早晚均不相同,似乎有些故弄玄虚,亦难以掌握,主张遵从《黄帝内经》《难经》之说。他认为,凡针刺方向与力量向下(内)者为补,可引阳气入内;针刺方向与力量向上(外)者为泻,可致邪气出外。并在《黄帝内经》《难经》补泻原则的基础上,创立了独特的补泻手法。

谢氏补法操作以向下推进内插为主,具体包括:① 由浅入深,推进下插以得气。② 在针刺深度不变的情况下,捻转与提插的方向与力量向下向内,即所谓"欲进不进"。③ 旋紧不动,持续内顶。补法实施

后往往能激发经气感传,促使气至病所,还会出现热感,起到补虚扶正的作用。泻法操作以向上引退外提为主,具体包括:① 由深出浅,旋紧上提而得气。② 在针刺深度不变的情况下,捻转与提插的方向和力量向上向外,即所谓"欲退不退"。③ 旋紧不动,提针似拔。泻法实施后,可激发经气,出现凉感,收泻实退热之效。

3. 得气刺法

谢氏认为,针刺治病,不仅要得气,而且要求气至病所,才能获得显著疗效。

(1) 顶法:针尖朝向病所,行针得气后,术者持针柄按压不动,运气于针尖,使用暗力顶针,促使经气行至病所。此法运用得当,气至速捷,有些患者还可在病所出现热感。针感到达病所之后,病痛当即减轻甚至消失。

(2) 拔河针法:在某病痛处取上、下 2 个穴位,针尖朝病所刺入,得气后轻柔、均匀捻转行针 1~2 min,然后双手持上下两针针柄,同时使暗力顶按 1 min 以上,务使针感连成一线后出针或酌情留针。本法多用于病变范围较局限的痹痛,如膝关节痹痛,可上取鹤顶,下取犊鼻或足三里施拔河针法。施本法后,当针感连成一线时,病痛处可出现热感,痛楚随即明显减轻。

(3) 接力针法:又名"连环跑马针"。取上下相距不远的两个穴位针刺,下端穴比上端穴刺激稍强一些,待上端穴胀感消失后即出针,再在下端穴之下方针刺一针,构成新的上下两针,继续按上法行针。如此反复向下推移,如同接力赛跑,直到最后一针达到患肢末端穴后留针。本法适用于腰腿痛、周期性麻痹等疾病的治疗,常取腰阳关、大肠俞、环跳、委中、阳陵泉、昆仑、丘墟、足临泣或涌泉等穴接力施针。

4. 特殊刺法

谢氏的特殊针法包括速拔针法、肌腱刺法以及骨骼刺法。速拔针法是将针轻轻推至必要深度,大多进针至骨,然后由轻到重,捻转至沉紧,达到患者最大忍受量时,改为急速轻捻,并使针下有空虚感,当即将针快速拔出。此法多用于实证、热证;虚证与寒证及年

老体弱者忌用。如偏头痛刺太阳穴予速拔针法,头痛当即减轻;发热刺曲池穴予速拔针法,针后体温即下降。肌腱刺法乃是谢氏宗《黄帝内经》"关刺""恢刺"刺筋之说,直接针刺肌腱的刺法,用于治疗拘挛性瘫痪、肌腱韧带疾病等。如中风之拘挛性瘫痪,上肢在腋窝肌腱排刺3针,肘部内侧肌腱排刺2～5针,腕部内侧肌腱排刺3针;下肢在腹股沟肌腱排刺3针,膝内侧肌腱排刺3～5针,踝部然谷、照海、太溪穴处各刺1针。均采用泻法,不留针或酌情留针,当即可使拘挛硬结之肌腱变软。同时,可酌情取相应阳经穴行补法。骨骼刺法是谢氏宗《黄帝内经》"短刺""输刺"(五刺)刺骨之说,直接刺入骨缝或骨骼附近的刺法,用于治疗髋关节炎、指关节劳损等骨与关节疾病。

石学敏·"醒脑开窍"针法经验

石学敏,1938年出生,著名针灸学专家,中国工程院院士,曾任天津中医学院副院长,天津中医学院第一附属医院院长,教授,主任医师,博士研究生导师。石氏从医40余年来,始终如一地坚持学习、继承、发展、弘扬以针灸为主的中国传统医学,坚持"中西结合,融西贯中""针药并用,形神兼备",不仅创立了目前治疗中风有效的"醒脑开窍"针刺疗法,而且他的多项针灸、中西医结合科研成果取得了举世瞩目的成绩,他主持研究的重大科研课题及成果达30多项,出版学术专著17部,发表专业论著30余篇。

1. 阐发"是动""所生病"内涵

石氏指出,"是动""所生病"是一个广义的概念,是对十二经脉及其相联属脏腑,由生理转变为病理所产生的各种症状、体征、转变和转归的综合性记述,应包括病因、病位、发病缓急、病程长短、标本、虚实、转归、预后。石氏认为,"是动病"多为实证,多为急性病。如手太阴肺经,"是动则病肺胀满,膨膨而喘咳,缺盆中痛,甚则交两手而瞀,此为臂厥"。这是一组正盛邪实之证,由肺气壅闭而致胸部满闷,咳声洪亮,频繁的剧烈咳喘,致缺盆部疼痛;如病情进一步发展,肺气不宣,精气不得上达于脑,可出现眼目昏花,视物不清,甚则昏厥的"瞀"的症候群;肺气闭塞,不得朝百脉可出现上肢手臂厥冷,肤色变紫,无脉,手腕下垂;以上诸症,病因为外邪侵袭,病位在外在表,正气未虚,属阳热实证,发病急,病程短,如果能得到及时正确的治疗,一般预后是好的。"是动病"中也有急性发作的虚证,如足少阴肾经,"是动则病饥不欲食,面如漆柴,咳唾则有血,喝喝而喘,坐而欲起,目䀮䀮如无所见,心如悬若饥状,气不足则善恐,心惕惕如人将捕之,是为骨厥"。这一组病证多为肾气亏损所致。其与所生病的区别点在于:本组证皆为虚衰危急之象,反应强烈。以上分析说明,是动病除足少阴肾经外,一般多为外邪引起的急性病证,其病位浅,多在表在气分,多为正盛邪实的实热之证,其症状表现多明显而强烈。"所生病"为病已发展为里证虚证。如手太阴肺经的"咳、上气喘渴、烦心胸满"描述了一组气短而喘促,声音沙哑,口干咽燥,饮水自救的症候群,是肺气虚以至肾气也虚,脏腑之真精已伤。这些病证多为慢性过程,脏腑已伤,故主要表现为本经之虚证;某些阳经的所生病为虚中挟实或外邪入里化热,但正气也同时受到了损伤。如手阳明大肠经的"目黄、口干、鼽衄、喉痹"是阳明之热证,但"目黄""口干"已说明津液的耗损;某些"所生病"仅表现为本经经络受阻,经气失调,阴阳不相平衡。

十二经脉的"是动""所生"之间并不是不相关的两个体系,而是按照一定规律相互传变。一般"是动病"可因正气虚弱或邪气太盛,损及脏腑而转为"所生病"。其转归有二:一是病情加重,更损正气,如手太阴肺经是动病的"膨膨而喘咳"。为表实证,是疾病的早期,若损及肺、肾二气,则发展为所生病的"咳、上气、喘渴"。二是病情减轻。邪减正虚而变为慢性阶段,如脾经是动病有一"身体皆重"。是湿邪重着之实证,损及脾阳,则转变为所生病的"体不能动摇,食不下",是脾虚的慢性阶段。对"厥"证概念的认识,石氏认为:对六经之"厥"的概念,应从文理和医理结合去考虑,提出这六经之厥不是六经"是动病"诸证的归结性总论,而是"是动病"的病候之一。

2. 立针刺手法量学

在临床治疗过程中，辨证准确、取穴合理和操作规范是取得临床疗效缺一不可的重要环节。古代医家对针刺手法虽有论述，但欠规范操作，医者难以掌握。石氏认为：针灸学属自然科学范畴，应该有自己明确的、科学的量学观。在对古医籍深入研究的基础上，借助现代化科学手段，首创"针刺手法量学"理论，对针刺作用力方向、大小、施术时间、两次针刺间隔时间等针刺手法的四大要素进行了科学界定。捻转补泻手法"四大要素"简介如下。

（1）作用力的方向是决定补和泻的重要因素之一，即捻转补泻手法第一定义。十二经脉以任督二脉为中心。两手拇指开始捻转时作用力切线的方向为标准，医者采用面向患者的体位，规定作用力的方向向心者为补，离心者为泻，即左侧捻转的方向为顺时针（相对患者而言），右侧捻转方向为逆时针为补。具体操作：捻转时加作用力，倒转时自然退回，一捻一转连续不断；至于捻转泻法与补法正相反，其作用力起始的方向左右两侧均为离心，即左侧为逆时针，右侧为顺时针；任督二脉腧穴则采用迎随补泻、呼吸补泻或平补平泻。这一临床研究，较之古代医家"迎夺右而泻凉，随济左而补暖"，及近代"大指向前为补，大指向后为泻"等论述更加具体化、规范化。

（2）捻转补泻与作用力的大小有直接关系，即捻转补泻手法第二定义。捻转时，小幅度、高频率，其限度为 1/2 转，其频率为每分钟 120 次以上为补；捻转时，大幅度、低频率，其限度为 1 转以上，频率在每分钟 50～60 次为泻。此观点的提出使古人"捻转幅度小，用力轻为补，捻转幅度大，用力重为泻"的论述，从宏观进入有数据可循的量学范畴。

（3）施行捻转补泻手法所持续时间的最佳参数是，每个穴位 1～3 min。这一参数是经过对正经 361 穴，经外 50 余穴的逐一考察对比提出的。

（4）两次施术间隔时间的最佳参数为 3～6 h。针刺治疗后其持续作用时间因病而异，为找出针刺治疗有效作用的蓄积时间，经 50 余病种的逐一勘测，提出每个穴位在治疗不同病种中所持续时间的最佳参数。如针刺人迎穴治疗脑血管疾病，施术 3 min，其脑血流图改变最为明显，施术后 6 h 其脑供血开始衰减，因此对此疾病应该 6 h 蓄积 1 次治疗。再如，针刺治疗哮喘施捻转补法 3 min 后，肺内哮鸣音减少，患者症状缓解，最佳有效治疗作用持续 3～4 h，此后继续针刺治疗才能达到有效的蓄积作用。

3. 创立"醒脑开窍"针刺法

（1）"醒脑开窍"针法的理论基础：针对中风病的两大症状——神志障碍和肢体运动障碍，石氏经研究认为，其主要原因是脑血管的闭塞不通，脑功能异常，亦即"元神之府"失用，脑窍闭塞则神无所依，肢无所用。石氏明确提出中风病的根本病因病机为"窍闭神匿，神不导气"，确立了以醒脑开窍，滋补肝肾为主，疏通经络为辅的治疗大法，创立了"醒脑开窍"针刺法。

（2）"醒脑开窍"针法的处方特点

■ 开创了中风病因、病机及治则的第三阶段：从中医治疗中风历史发展来看，如果说"风""痰"学说是第一、二阶段的主流，那么立足于"醒神""调神"的醒脑开窍针刺法则开创了中医治疗中风的第三阶段。

■ 选穴配方上的创新：因《素问·痿论》有"治痿独取阳明"之说，故针灸治疗中风偏瘫历来以取阳经腧穴为主。这样就忽略了患者病变部位在脑，而脑为"元神之府"这一重要方面，没有从整体观的角度对中风病进行全面的分析研究。"醒脑开窍"针刺法大胆改变了多年的常规选择，取以开窍启闭，改善"元神之府"——大脑的生理功能为主的阴经腧穴，以内关、水沟、三阴交为主穴，辅以极泉、尺泽、委中疏通经络。

■ 针刺操作手法量学上的特殊要求：在手法操作上，古代医家基于"正气本虚，风邪外入"而致中风的观点，以"疏经活络""风取三阳"法治疗中风，故行针施术多以"补"法为主。

（3）"醒脑开窍"法的临床应用：石氏在运用"醒脑开窍"针法治疗中风等急危、重症时，强调"醒脑"即"醒神、调神、安神"的重要性，形成了以脑统神、以神统针、以针调神的学术思想。石氏多年来对"神"的生理、病理、诊断、治疗进行研究，得出四点认识："神之所在，心藏神，脑为元神之府；神之所主，人体一切生命活动的外在表现；神之所病，百病之始，皆本于神；神之所治，凡刺之法，先醒其神。"极大地丰富了中医学"神"的理论学说。

孙申田 · 针法经验

孙申田,1939 年出生。主任医师,教授,原为黑龙江中医药大学针灸学科学术带头人。1991 年被聘为博士研究生导师。1994 年被评为"黑龙江省名中医"。1995 年被评为"全国优秀教师"。国务院特殊津贴获得者。曾任中国针灸学会理事,黑龙江省针灸学会副会长,黑龙江省中西医结合神经病学会副主任委员,黑龙江省中医学会神经专业委员会主任委员,全国中风防治中心主任等职。从事针灸临床、教学及科研工作 40 余年,运用中医、中药与针灸相结合,以中医临床理论指导针灸选穴、配方与手法操作,并把中医与现代医学理论同神经内科相结合;运用先进的诊疗技术同中医辨证与治疗相结合,为现代神经病的治疗开辟了新的途径。近年来发表学术论文 30 余篇,编写了 6 部著作,并承担了全国统编教材《经络学》的副主编工作,先后获得省、部、局级"科研成果奖"共 9 项,其中"针刺对周围神经损伤修复与再生的研究"等项目获"黑龙江省政府科技进步二等奖"。

1. 重视诊断,精确辨证

孙氏在临床诊治过程中常常强调,要重视对于疾病的诊断,诊断过程中要抓住每一个重要的细节,运用中医学及现代医学两种诊断方法(即要作出中、西医双重诊断),对每位来诊患者做出正确诊断,既要有中医的辨证,又要有现代医学的确切病名,两者缺一不可,扬长避短,为临证治疗提供充分的科学依据。在辨证方面,孙氏认为,辨证是中医学的精华,应因时、因地、因人等不同,而采用不同的治疗方法,中医的辨证符合疾病的客观发展规律,一种疾病在不同时期,其病理改变亦不尽相同。因此,临床表现也各有差异,其在不同病理改变时期,选择符合其病理变化的最佳治疗方案,最恰当的治疗方法,是符合疾病客观发展规律的,是科学性的。同时孙氏还指出,因针刺在治疗疾病方面涉及范围甚广,其不但可以治疗内科疾病,同时还可以治疗外、妇、儿、五官科等各科病症,不同科的疾病应用的辨证方法亦不尽相同。所以,若想成为一名合格的针灸医师,还应该全面掌握各种辨证方法为己所用,才能正确地应对临床中所见的各科疾病,以取得预想的疗效。因此,他特别强调

辨证是选穴与配方的基础。

2. 熟记经络,突出经络辨证的重要作用

孙氏运用经络辨证,进行选穴配方主要体现在两大方面:一是根据经络之循行与疾病发生部位之间的关系进行选穴配方治疗疾病,这里既包括运用十二经脉之循行,同时亦包括运用十二经别、奇经八脉、十五络脉及十二经筋之循行选穴治病,这对于经脉循行的熟记程度是相当高的。他根据病痛部位,先查明其属何经,遵循《灵枢·终始》篇所说的"病在上者下取之,病在下者高取之,病在头者取之足,病在足(腰)者取之腘",将理论结合应用,以循经辨证选穴配方。如孙氏治疗肩痹证,他按经络辨证方法把其分为手太阴型、手阳明型、手少阳型、手太阳型及混合型,共 5 种证型;根据肩痹证的不同表现,分属各证型循经选取鱼际、合谷、迎香、中渚、丝竹空、后溪等穴。患者可顺势活动肩部,根据疼痛程度自主地调整肩部的活动范围,直到症状缓解,从而减少了因被动暴力牵拉而拉伤肩关节的痛苦。临床实践立竿见影,行之有效,尤其对痛证的治疗,屡用屡验。二是运用经络病候作为辨证选穴配方的又一纲领。孙氏指出,经络病候简明易记,须熟练背诵,这样在临床运用时才能做到得心应手,辨证准确。

3. 斟酌病情,采取不同的治疗方案

孙氏指出,做一名合格的针灸医师应该通晓药性,并能熟练应用方药治疗各种疾病,针药结合,只针不药或只药不针,则要根据每个人病情适时应用。因为针灸选穴与配方同中药处方的共同之处,都是建立在中医辨证的基础上,虽然在针灸中分主穴与配穴,而在中药处方中则分为君、臣、佐、使,但其理是相通的。在临床要灵活掌握,最终达到百治百验的效果。如孙氏在临床上应用补中益气汤为主方,重用黄芪和党参,同时加用炙马钱子治疗重症肌无力,并根据病情需要适时配合针刺百会、膻中、气海、足三里等穴,见效显著。孙氏还指出,我们在临床中常常会遇到症状复杂的疾病,这就要求临床中医师要有扎实的理论基础,这里指的理论基础既包括中医学的理论基础,亦包括西医学的理论基础。在现代要中西医两条腿

走路,斟酌病情采取不同的治疗方案,该应用中医治病的就要用中医疗法治疗,并要突出中医之特色;该用西医疗法的就要应用西医治疗,要实事求是,否认哪一方面都是不符合当代需求的。而对于中医师来讲,西医的理论知识亦要精通,这样才能在辨证准确的前提下,准确治疗。

4.开拓创新,头穴机制的揭示及发挥

孙氏为揭示头针疗法治疗脑病的机制,做了大量的临床及科研工作。其中"经颅重复针刺运动诱发电位的研究",揭示了头针疗法治疗脑病的机制,提出头穴经过一定手法刺激时间而达到一定的刺激量,使刺激信号直接穿过高阻抗颅骨而作用于大脑,达到具有激发大脑细胞兴奋的作用。孙氏在"经颅重复针刺运动诱发电位的研究"基础上,坚持大脑功能定位与头皮表面投影关系的选穴方法的观点,首次大胆地提出应用头针治疗周围神经损伤性疾病,并通过大量的临床实践应用头针治疗顽固性面瘫获得很好疗效。在对针刺运动诱发电位的研究及头针治疗面神经损伤、面肌痉挛等研究的基础上,又提出针刺运动区治疗周围神经损伤的新观点,并通过对其机制的研究,证实了头穴对周围神经损伤的治疗作用。通过大量理论研究及实践,揭示了头皮表面投影与大脑皮质相关理论的浅在关联,为头针选穴奠定了可信的科学基础。

5.注重操作,腧穴不同手法操作亦不同

孙氏的针刺手法操作亦是其一大特色。腧穴有体穴与头穴之分,针刺的手法操作亦不尽相同。对于体穴而言,为减少患者的疼痛,他采用速刺法将针刺入所需部位及深度后,根据"虚补实泻"的治疗原则,实证采用大幅度提插、捻转手法,虚证采用只提插不捻转手法治疗。在治疗痛证时,应用《灵枢·官针》五刺法中的"合谷刺"进行治疗,具体方法是根据不同部位选用长度适宜且稍粗一些的毫针,先以痛处为穴,直刺一定深度,待得气后,稍加挑刺法,再把针提至天部(即皮下),再分别斜向前后左右各个方向刺达一定深度,待得气后再用挑刺法治疗。还运用"滞针提拉"法治疗脏器脱垂性疾病,具体方法是选用长 40～50 mm毫针,在脱垂脏器体表投影区域将针灸针对称平刺入皮下,左手按单一顺时针方向捻动针身,右手按单一逆时针方向捻动针身,左右手同时施以手法"滞针提拉",再通以断续波治疗。对于头穴而言,在确定刺激区之后,常规把针刺入所选择的部位,开始时小幅度、快速、半提插捻转,待患者适应刺激量以后,再采用大幅度快速捻转(捻针速度要在 200转/分以上),偶加提插法治疗,一般捻转 3～5 min。这样在应用头针时通过上述手法达到一定的刺激量,积累的刺激量转化为电信号,足以能够穿过高阻抗的颅骨而作用于大脑内部,从而激活脑内的神经细胞,发挥治疗作用。此外,孙氏根据头针作用时效关系得出,头针要采用长时间留针、多刺激的手法,留针可长达 8～12 h。在针刺过程中孙氏还提出,医者在施术时应态度和蔼、聚精会神、细心观察病情的变化,注意体会针下的感觉,只有这样才能获得好的疗效,也防止针刺意外的发生,每个针灸医师都应该注意并重视此问题。

第五章
特种针具针法名家经验

杨永璇·杨氏絮刺火罐疗法经验

杨永璇(1901—1981),上海南汇人。幼读诗书,长而习医。17岁受业于浦东唐家花园王诵愚门下,白天随师临诊,听讲授课,晚上挑灯夜读,选篇背诵,悉心钻研,好学不倦,勤求古训,博览群书,学医数年,尽得王氏真传。1921年返回周浦以"针灸疯科方脉"悬壶应诊。为了方便患者就医,先后在上海董家渡、浦东三林塘等地设立定期分诊所,1937年迁居上海八仙桥行医。专长针灸,创始"杨氏针灸疯"流派医疗特色和"杨氏絮刺火罐疗法",通晓内、外、妇、儿、皮肤诸科。擅治中风偏瘫、面肌痉挛、小儿麻痹症、急性腰扭伤、脚气病、软脚风、丹毒、痛风、鹅掌风、大麻风以及脊椎肥大等顽痹痼疾。

其子杨依方,1924年生。历任上海市南汇县中心医院副院长,南汇县中医医院第一院长,上海市中医学会常务理事,上海市针灸学会副主任委员、高级顾问,《上海针灸杂志》编委、顾问,《新编中国针灸学》特邀编写员,南汇县医学会副理事长。1995年被评为"上海市名中医",上海市继承老中医药专家学术经验指导老师。杨氏自幼从父亲学医,其后又进中医高等学府深造,1943年毕业于上海中国医学院。在业务上全面继承杨氏针灸特色经验。主要著作有《针灸治验录》《杨永璇针灸医寨医话》等,撰写发表论文40余篇,论文还被选刊于《近代中医流派经验选集》(第

二版)、《上海历代名医方技隽盛》、《中国医药卫生学市文库》等。由其主编的《杨永璇中医针灸经验选》,荣获1984年上海市中西医结合科研成果三等奖。行医60年,针药并用,刺罐结合,温针艾灸,刺络泻血,兼用耳针、七星针、腕踝针、磁穴贴敷等多种方法综合治疗,择善而施。擅治中风、面瘫、夜尿、痛风及颈胸腰椎肥大等风寒湿痹,疗效卓著。创"杨氏絮刺火罐疗法",专治气滞血瘀的顽痹痼疾,具有显著疗效。

1. 絮刺火罐通经络

杨氏以"针灸疯科方脉"挂牌应诊,其业务广泛,包括针灸科、风科、内科和小儿科。临诊时,按脉察舌,辨证论治,根据病情需要,以针、灸、拔火罐为主要治疗手段,兼中药煎服,丸散膏滋、药熨熏洗、外敷搽擦作辅助,每获捷效。

在临床上运用针药结合,依照辨证论治的要求和病情的轻重缓急及病灶的大小决定诊疗方式。凡属全身性疾病和急重病症,大多以针灸和中药合并使用。如胃脘疼痛,药用健脾丸、保和丸、枳实消痞丸、香砂六君诸方,针刺取中脘、内关、足三里、脾俞、胃俞等穴;中脘针后拔火罐,有消痞定痛之功。若属胃寒阳虚者,中脘用艾炷隔姜灸3~7壮,奏温阳化浊之效。杨氏学术上勤求古训,悉心钻研,根据刺罐结合的治疗经验,创"絮刺火罐疗法",即先用七星针重叩

轻刺,微微出血后拔以火罐,吸出瘀血凝块,达到祛瘀生新、舒经活络的目的。如颈椎、胸椎、腰椎退行性病变,以颈、肩、臂、胸背、腰腿酸痛为主,伴有脊神经受压者,在该神经的分布区域出现麻木刺痛,昼轻夜重,辨证属"痹证"范畴。杨氏认为此多因风寒之邪侵入督脉和足太阳膀胱经之背俞,迁延日久,瘀血凝于络脉,气血受遏,不通则痛;治宜絮刺火罐祛风散寒、活血通络,取穴以督脉穴位和膀胱经穴位为主。用此法治疗颈、胸、腰椎肥大可获良效。又如慢性荨麻疹,根据"风善行而数变""心主血、肝藏血、脾统血"等机制,采用絮刺火罐疗法,取双侧风门、心俞、肝俞、脾俞;若局部瘙痒剧烈者,加取局部穴位,用七星针叩打60~80次呈少许出血状,拔火罐吸去少许瘀血,经10余次治疗即可痊愈。

2. 擅用补泻手法调阴阳

针刺手法与疗效关系密切,杨氏尤其重视针法的实际应用。进针手法,当轻缓,即以左手大拇指爪甲紧切穴位,令气血宣散,用右手拇、示指持针,缓缓刺入,进针速度要慢,捻转角度要小,既可减轻破皮的痛感,又不致损伤血管。出针手法,也须轻缓,切不可一抽而出。要结合开阖补泻,尽量避免出血伤气。杨氏主张进针、出针均须轻缓,与《金针赋》"下针贵迟,太急伤血,出针贵缓,太急伤气"的见解吻合,也符合《灵枢·五乱》"徐入徐出,谓之导气"的经旨。

进针过程中,杨氏认为当针刺到达分肉筋骨间时,要加强捻转,适当提插,待针下有"如鱼吞钩饵之沉浮"时,患者亦感针下胀重酸麻或出现传导感应等现象,此谓得气,乃可运用补泻手法。同时为达到治疗目的,可以变动针尖的迎随方向,运用手法来改变

传导路线,引导经气直达病所。当然,针刺手法的运用,宜因人而施,因病而异。如针治小儿,不宜深刺久留针,也不宜慢刺捻转,应选用《灵枢·官针》中的半刺法。这种针法不仅适用于小儿,亦广泛用于大病初愈,气血极度衰弱的老年人和妇女患者。其他如用合谷刺法治疗肌痹;用关刺法治疗鹤膝风等关节疼痛拘挛;用阴刺法(取双侧太溪穴)治疗咽喉干痛,发音嘶哑;用直针刺法,取地仓透颊车,治疗面瘫;用输刺法,治疗病久日深的顽痹痼疾,这些都是杨氏在临床上常用的经验刺法。

杨氏不但注重针刺手法,尤擅运用补泻。常用捻转补泻法治疗头痛、眩晕、半身不遂;用提插补泻法治疗胃脘痛、子宫脱垂;用呼吸补泻法治疗咳嗽、哮喘、胁肋疼痛;用开阖补泻法治疗丹毒红肿、胫踝肿胀;用迎随补泻法治疗风寒湿痹、疼痛痒麻;对类中风半身不遂早期,用补健侧、泻患侧等方法,均收到良好效果。至于复式补泻手法,他多以提插、捻转为主,结合徐疾、开阖、迎随、九阳数、六阴数等基本补泻手法综合而成。例如,"阳中隐阴"为先补后泻手法,可治先寒后热之病;"阴中隐阳"为先泻后补手法,可治先热后寒之症。

临床上遇到疼痛剧烈或病久入深的患者,常用"龙虎交战"复式手法治疗。刺法补泻兼施,以捻转为主,结合左转九阳数为"龙",属补;右转六阴数为"虎",属泻,反复施行,能起到疏通经气、舒筋活络而收定痛之功。结合60多年临床经验,他把针刺得气和补泻手法,归纳成十二句口诀:"针灸疗法,重在得气,得气方法,提插捻转,提插结合,捻转相联,指头变化,大同小异,虚实分清,补泻适宜,纯熟之后,精神合一。"

师怀堂·新九针法经验

师怀堂,1922年出生,山西长子人。系山西省针灸研究所创始人、所长,主任医师。首批享受国务院特殊津贴者。历任中华人民共和国卫生部学部委员,中国针灸学会理事,山西省针灸分会名誉理事长,中国中医学会山西分会理事长,国家中医药管理局厦门国际针灸培训中心客座教授,中国山西国际针灸按摩培训中心主任委员,美国加州中医研究院顾问,美国波士顿东方文化学院名誉院长等职。

1. 首创新九针疗法

(1)新九针理论的应用与发展继承古九针理论:师氏在继承古九针理论的基础上发展了新九针疗法,是对经络内联于脏腑,外络于肢节理论基础的阐发。皮肤表层按经络系统循行分布划分为十二皮部,磁圆梅针和皮肤针循经叩刺就是通过对皮肤的刺激,运用皮部理论治疗疾病的方法;火针的表皮点刺、锃针的按压与点穴作用也是对皮部理论的运用。人体通过

络脉加强表里两经之间的联系，铍针划割、三棱针的点刺是应用刺络放血的方法，是运用络脉理论使疾病向愈的体现。经筋是经络系统中起维系作用的组织，濡养关节，主持运动功能，锋钩针的使用是对经筋理论的运用，主要用于运动系统疾患的治疗。

（2）新九针针具的研制、开发与古九针形状的改进：新九针的研制是师氏在研究经典医籍的基础上，并充分结合现代科学技术创制而成，如镵针、铍针针体由耐高温金属制作，便于高温烧灼，并且在高温下针体不变形，不退火，针头部锋刃可随时修磨，保持锋利。新九针针具比古九针针具更为丰富，根据《黄帝内经》记载的古代员针以及近代皮肤针，并参照中国古代有关磁石治病的记载和现代磁疗原理，发明创制的新型针具——磁圆梅针，其综合了圆针、皮肤针、磁疗三种治疗方法的治疗作用，针头一端为绿豆大球形，名曰"磁圆针"，另一端形似皮肤针针头，体现了磁疗与针具运用的完美结合。

（3）新九针疗法的继承与创新：对火的应用也是其一大特色。火针疗法是将特制火针烧灼后刺入或点灼皮肤或烙割、熨烫病变组织用以治疗疾病的一种独特治疗方法。在继承古火针的基础上，增加了火针的类型，使之更适应临床疾病的治疗。火针治疗范围十分广泛，临床适用于内、外、妇、儿等各科的近百种病证，还开创了火针美容、火针治疗肛肠疾患等新的治疗领域。随着火针的应用，师氏把火的应用引入到锟针、铍针当中去，创造了火锟针刺法、火铍针、火锟针联合刺法等前人所未有的独特刺法，用以治疗外科疾患，疗效显著。师氏在临床实践中创造了独特的运针手法、滞针手法和浅刺吊针法。

2. 火针临床应用广

师氏火针采用金属钨制作，具有耐高温、不退火、不易折、变形小、高温下硬度强等特点。其规格和形状根据治疗不同病种的需要而分为细、中、粗、圆头及三头5种。另外，新九针中的铍针和锟针，在用于速烙割和速烙熨治法时，被称为火铍针和火锟针，也属于师氏火针范畴，因此师氏火针广义上分为7种。

治疗时备酒精灯一盏，选好适宜的火针，施术部位（穴位）常规消毒。医者右手拇、示、中三指以持毛笔式方法持针，左手持灯，将灯靠近施术部位。将针身倾斜45°，放于火苗上，烧灼加温，根据治疗之需要烧针至白亮、通红、微红3种热度，分别用于不同的刺法。不论哪种刺法，刺毕一针，立即以碘伏棉球用力按压针孔，严禁揉按，以免出血，重而速按可减轻或消除痛感。

据目前统计，火针应用于临床各科近百种疾病的治疗，其范围已远远超出《黄帝内经》及历代针灸文献上所列的内容。如对血管瘤、久不愈合的溃疡、外阴白斑等病的治疗，填补了传统针灸疗法的空白。对不少疾病如各类疣赘、色素痣、外痔、肛裂等，可一次治愈；对各种关节炎、慢性结肠炎等，火针疗效迅速显著，远非其他针法所能替代，充分显示了火针疗法的独特疗效。

对于疾病寒热虚实的治疗，师氏火针亦不拘泥，且对热证、虚证亦多用火针。如用火针治疗急性风湿性关节炎，症见关节红肿热痛，当属热证，然火针治疗却效果显著。火针疗法的操作有别于其他针刺方法，由于它需将针体烧热，且刺入速度快，因此"稳、准、快"是操作的关键。要求：一是操作者心绪稳定，不慌不乱，动作稳妥；二是定位准确，深度适中，针向确切；三是针要速入疾出。另外，深速刺与深留刺，必须烧针至白亮，否则不易刺入，不易拔出，退针要快而有力。

贺普仁 · "三通"针法经验

贺普仁，1926 年出生。国医大师，首都国医名师，国家级非物质文化遗产传统医药项目代表性传承人。历任北京中医医院针灸科主任，中国针灸学会高级顾问，北京针灸学会名誉会长等职。在 50 余年的从医生涯中，贺氏博采众家之长，用全新的治疗思想，创立了"贺氏针灸三通法"，被誉为"神针"的贺普仁投入大量精力和心血亲自创办了贺普仁中医诊所。诊所采用针灸、刺络、放血、拔罐的治疗手法，接治各种疑难杂症患者。

1. 微通法（毫针）

所谓微通，含意皆在"微"字，有微细、微小、微妙、微巧之意。针具、取穴、操作、了解患者等诸多之"微"

均在其内。毫针因其所用针具细微,古人称之为"微针",《灵枢·九针十二原》曰:"欲以微针通其经脉。"《标幽赋》指出:"观夫九针之法,毫针最微。"针刺有微调之意,用毫针微通经气,手法细腻,操作细巧。应用毫针在临床操作中从持针、进针、行针、补泻,直到留针、出针各个环节,丝丝入扣,诸多的方法细节,均需细细揣摩,正确运用。

贺氏认为,毫针针刺的针感实质是重要的,探讨和研究针刺过程中的刺激形式、刺激的质、刺激的量以及这三者之间的相互关系是毫针针刺腧穴的根本意义所在。《灵枢·九针十二原》"刺之要,气至而有效,效之信,若风之吹云,明乎若见苍天"的"气至"没有提到什么性质的气及什么量的气,以及不同性质的气的意义何在。应该真正深层次理解和掌握针刺的精微奥妙之处,不同的针感在对疾病的判断和治疗疾病中往往具有相当重要的意义。

所谓细微之处在于治神、守神,部分病症还有移神等层面的内容。贺氏认为,从古至今,历代针灸医家都把治神、守神看作判断针灸医者医术高低的一个标准。古代文献的"神"分为广义和狭义两个方面:在针灸方面广义的"神"是血气的充盛与否;狭义的神指精神活动等内容。对于"神"的内容,贺氏认为人体气血精神不可分割,神为阳,精为阴,气为阳,血为阴。阴阳相互为用,阴平阳秘,精神乃治,不可偏废。

手法是针灸临床取效的重要环节之一。贺氏主张大部分病症适合龙虎交战手法和结合患者呼吸吐纳的补泻方法,龙虎交战手法即先顺时针捻转9次后逆时针捻转6次的补泻方法。呼吸吐纳是在针刺时令患者随进针出针行吐纳呼吸补泻之法。两者结合使用适用于大部分病症。

贺氏主张不同的腧穴应该选用不同的取穴体位才是真穴,如伏兔仰位屈膝取穴,少海仰位屈肘取穴,谚语抬肩取穴等。

贺氏选穴针对性强,如丘墟治胁肋痛,条口治肩臂痛,至阴治后头痛,临泣治乳房病,养老治腰背病,中脘治阳气不足症,内关、足三里治胃病,四神聪、合谷、太冲可平肝潜阳,百会、大椎、腰奇治头摇肢颤,蠡沟、中封治疗前阴病症等。

贺氏主张取穴能少就少,能用一个不用两个。如根据腧穴的治疗特性,单穴常用丘墟、条口、至阴、临泣、养老、中脘。组穴常用内关、足三里;四神聪、合谷、太冲;百会、大椎、腰奇;蠡沟、中封等。

2.温通法(火针)

所谓温通,是以火针疗法为代表,包括温针、艾灸等疗法。火针又有"燔针""烧针"之称。强调"温热"借助火针灸法的火热之力以温热刺激,温阳祛寒,疏通气血达到治病的目的。温热属阳,阳为用,人体阳气充盛,则阴寒之气可以驱除;气血瘀滞、经络不通则阳气易于凝滞产生病症。温通法具有祛寒助阳、温散瘀滞、调和血气作用。人身之气血喜温而恶寒,经络之气遇热则通。如《素问·调经论》:"血气者,喜温而恶寒,寒则泣不能流,温则消而去之","寒独留则血凝泣,凝则脉不通"。血气遇寒则凝聚不通,借助火热,得温则流通。依其火热之力直接导入体内,故较之毫针力量强大,火针疗法更善于治疗各种疑难病症、顽固性病症、久治不愈之症等。

经过贺氏研究,火针的治疗范围已经扩大到内、外、妇、儿、骨伤、神经内科等各种疾病的治疗。

3.强通法(三棱针)

所谓强通,指以三棱针刺法为主的刺络放血法,所谓"强",有强迫、迫使之意。在《黄帝内经》中约有40余篇或多或少地论及刺络放血的内容,这种方法颇受历代医家的重视。不仅反映在历代医家的针灸专著中,也反映在其他内、外科著名的医家著作中。如宋代陈自明的《外科精要》、金元四大家张从正的《儒门事亲》、李东垣的《脾胃论》、罗天益的《卫生宝鉴》等。在我国少数民族的蒙医、藏医中也有运用,充分体现了放血疗法的实用价值。

贺氏认为放血疗法之所以取效,关键就在一个"强"字,强刺、快速使邪随血出,祛瘀通闭,疏通脉络,使经气通畅,营血顺达,达到"祛瘀生新"的目的,故曰强通。

在操作方面分为缓刺、速刺、挑刺、围刺、密刺、针罐、火针法等,以适应不同的人群和疾病。放血疗法出血量与现代意义的血容量概念不同,在缓刺刺络法等的应用方面,强调以所出血的颜色变浅为标准。强通法应用于临床各科疾病的治疗,常有立竿见影的效果。强通法主要应用于急救、热症、瘀滞等病症。

4.提出"以血行气"新说

贺氏认为,气血与经络既为人体正常的生理基础,也是疾病产生的重要病机转化所在。凡各种疾病皆由经络不畅、阴阳失衡所致。血乃有形之物,气必须以血为基础,气属阳本主动,但必须依赖血以济,方可表现出它的功能活动。"气为血之帅""血为气之母"是指二者相互为用,除了强调前者的功能,又切不可忽视后者的作用。因为气之所以能行血,是由于血能载气,气的活动力虽很强,但易于逸脱,所以气必须依附于血而存于体内。当气附存于血中时,血可载气并不断为气的功能活动提供水谷精微,使其不断得到营养补充,故血盛则气旺,气旺又能生血、行血、摄血。血虚则气衰,血脱气亦脱,即血病气亦病。故临床有血液瘀滞引起的气机不畅和失血过多时出现的气随血脱等现象。

在对气血理论的深刻理解和临床实践深刻总结的基础上,贺氏提出了"络血学说"和"以血行气"理论,基于此提出了"以血行气""以血带气"的刺络放血法,以强令血气经脉通行的强通法。贺氏还自创了经络导引养生功,根据气功原理,在经络循行的基础上自创了一套祛病健身的功法。它把小周天和大周天结合起来,能起到通经活络,通畅气血的作用,使元精、元气充沛,达到有病祛病、无病健身的延年目的。

5. 经络辨证治疗疑难症

在临床上,贺氏灵活运用各种辨证方法,经络辨证是贺氏临证时较常用的辨证方法,内容主要包括3个方面:经络外循体表部分的病候辨证;经络所内属脏腑的病候辨证;经络本身的气血辨证,根据其气血的有余或不足,辨证归经。在运用过程中,与脏腑辨证巧妙地结合在一起。贺氏所运用的经络辨证,并不仅仅指循经取穴,也绝不是简单的头痛医头,脚痛医脚,而是严格按照经络学说来辨证,分析疾病是属于哪一经或哪几经,是属于经络本身的病变还是其所络属的脏腑病变。根据经络辨证的结果,灵活运用三通法,选用相应的治疗方案,以达到调理气机、阴平阳秘的目的,治愈了许多疑难杂症。如通过手太阴肺经病候辨证治疗白癜风,选用温通或微通法,通过针或灸侠白穴调理肺气,从而达到调和全身气血的作用,气血调和,肌肤得以荣养;手阳明大肠经病候辨证治疗脱发,以养血和血为治则,仅取手阳明大肠经之上廉穴,即取得了较好疗效;足阳明胃经病候辨证治疗肩周炎,深刺条口穴,可起补益气血、通经活络之作用;手太阳小肠经病候辨证治疗中风,听宫穴可通行全身气血,故可治疗半身不遂,也可配合列缺、条口、环跳等穴共同治疗,以增强通经活络之力;足太阳膀胱经病候辨证治疗腰痛,取腰部背俞穴、委中以通经活络而止痛;手少阳三焦经病候辨证治疗耳鸣、耳聋,以耳门、液门、中渚、外关为主穴,实证配合谷、太冲,虚证配太溪、筑宾以疏通耳部气血,止鸣复聪;足太阴脾经病候辨证治疗崩漏,选用微通和温通法相结合针刺关元、三阴交,灸隐白穴治疗;手少阴心经病候辨证治疗不寐,取神门、内关、三阴交以养心安神;足少阳胆经病候辨证治疗目赤肿痛,足少阴肾经病候辨证治疗足跟痛,针取太溪、涌泉,治以滋补肾阴,疏通经脉;手厥阴心包经病候辨证治疗胸痹,选用内关作为治疗本病的主穴,针刺毫针向上斜刺,透至郄门穴;足厥阴肝经病候辨证治疗前阴疾患,在局部选穴的同时,多选取肝经的穴位中封、蠡沟等,疗效显著。

梁庆临 · 针挑疗法经验

梁庆临,1931年出生,广东高要人,出身于中医世家。20世纪50年代初毕业于武汉中南卫生部第一期针灸师资班及广东省中医进修学校,又先后拜当地中医外科专家伍娴、针灸专家孔祥鸿、民间针挑医者蓝仕培及省名中医庞中彦为师,尽得四师真传。历任广东省针灸学会副会长,肇庆市华佗医院针灸科主任、院长,肇庆市针灸理疗学会会长,肇庆市中医药学会副会长,肇庆市中西医结合学会副会长,肇庆市医药卫生专家委员会委员。曾任肇庆市政协常委,肇庆市端州区政协副主席。曾被评为"广东省中医医院优秀院长""广东省中医药先进科技工作者"等。1992年被广东省中医药管理局派往南美进行医事考察及讲学,深受欢迎。

1. 擅长针挑疗法

梁氏认为人体存在一个"自控调节系统",这个系统由"皮部、经络系统、头脑、五脏六腑、四肢百骸"联系而成。皮部借"卫气"的运行和经络的传导作用,相当于机体的"受纳器"和"效应器",根据中医"以外治内"及"有诸于内,必形于外"的理论,在皮部特定位置给予适当的针挑刺激,可以充分发挥卫气的功能,起到疏通经络，调和阴阳的作用，从而达到治病目的。根据上述理论，梁氏挖掘险于失传的针挑疗法，并创制自动针挑机，使针挑疗法理论化、系统化。目前已总结出固定和非固定针挑点两类九种，有挑筋法、挑络放血、挑湿法等十余种针挑手法，并对针挑的补泻作用进行了研究。在治疗甲状腺肿、胃及十二指肠溃疡、顽固性头痛等疾病方面取得了令人满意的疗效。

2. 擅用微针治疾，强调气至病所

梁氏根据《灵枢·九针十二原》及《标幽赋》有关微针导气的论述，常用毫针深刺导气，并注重气至病所，收效良好。如治疗脊椎骨质增生、压缩性骨折、椎间盘突出等所致疼痛并有放射痛者，多取相应夹脊穴深刺，导气至病所（相当于刺中脊神经根）；治疗上、下肢痹痛，乏力甚至瘫痪，分别针刺臂丛穴（梁氏早年发现的经外奇穴）、环跳穴，准确导气至病所，往往收效神速。另外，若辨证循经取穴治病，常深刺穴位，循经导气，如治疗偏头痛，常取足临泣深刺导气，使其经气循少阳经入腹上头止痛等。

3. 精通火针

梁氏精通火针，在多年的临床实践中形成了自己的心得，他认为火针治寒证，伏寒得火而散；火针治热证，郁热得火而发；火针治虚证，有温热补虚之作用；火针治痰结痈肿等实证，有泻实祛邪，化痰散结之作用。所以火针适应证甚广，临床常用于温壮阳气、散寒除湿、祛风止痒、祛腐排脓、生肌敛疮、散结消肿、清热泻火等，可治疗关节积液、囊肿、乳痈乳结、疮疡脓肿、脂肪瘤、痹证、胃脘痛及各种痣、疣等各科病证。刺之深浅问题，若有形者，刺至中央；无形者，一般新病浅刺速刺，久病深刺留针。

钟梅泉·梅花针经验

钟梅泉，1932年出生，广东五华人，中国中医科学院广安门医院主任医师、教授。毕业于河南医学院和全国首届西医学习中医研究班。擅长运用针灸和中医内科汤方治疗疾病，对梅花针有较深造诣，对近视眼、斜视、弱视、远视、哮喘、阳痿等病症进行过较深入研究。其梅花针治疗共同性斜视和青少年近视的研究，获中国中医研究院科研成果奖。著有《梅花针疗法》和《中国梅花针》，均被译为英文、日文出版发行。发表学术论文70余篇。曾应邀赴日本和阿拉伯联合酋长国进行讲学、医疗和考察，受到热烈欢迎并获得好评。

1. 梅花针手法运用

梅花针的手法是腕力弹刺手法。构成弹刺手法的要素是由符合要求的梅花针、正确的持针、灵巧的腕关节弹力三者组成。三者关系密切，互为补充，相互影响。梅花针针柄不宜过长或过短，一般长为26～32 cm，同时针柄不能过粗或过细。梅花针持针法：右手握针柄，用环指和小指将针柄末端固定于手掌小鱼际处，针柄尾露出手掌1～1.5 cm，再以中指和拇指夹持针柄，示指按于针柄中段。这样可以充分灵活地运用手腕的弹力。灵巧的腕关节弹力，要靠平时刻苦练习才能获得。只有掌握好弹刺手法，才能避免给患者带来不必要的痛苦。

梅花针操作手法：医者持针手的肘关节要相对固定，落针时依靠腕关节活动的冲力，在针尖接触到皮肤的瞬间（约1/10 s），随着皮肤的反作用力，顺势扬腕抬针，叩打时落针要稳准，针尖与皮肤呈垂直接触；提针要快，发出短促清脆的"哒"声。弹刺手法的优点在于冲力强，能产生转瞬性疼痛的良性刺激，并且叩打后的针眼容易闭合，不易出血。

2. 梅花针治疗儿童弱视

弱视是儿童常见病，病机复杂，不会自愈。钟氏经过多年临床实践证明，采用梅花针治疗本病，近、远期疗效均较为满意。临床上采用分型论治，肝肾两虚型，选正光1（位于眶上缘外3/4与内1/4交界处，即攒竹穴与鱼腰穴之间中点，眶上缘上方）、正光2（位于眶上缘外1/4与内3/4交界处，即丝竹空穴与鱼腰穴之间的中点，眶上缘的下方）、风池、百会、印堂、肝俞、肾俞、颈椎1～4及胸椎8～10两侧阳性物处；心肝血虚型，选正光1、正光2、内关、风池、大椎、心俞、肝俞、胸椎5～10两侧阳性物处；脾肾虚弱型，选正光1、正光2、风池、百会、脾俞、肾俞、中脘、印堂、颈椎1～4和胸椎5～12两侧及腰部阳性物处。

具体操作：将梅花针选用晶体管医疗仪通上电，电源电压用 9 V（直流）干电池，电流小于 5 mA，以患者能忍耐受为宜。在穴位表皮 0.5～1.5 cm 直径范围内均匀叩打 20～50 次；在颈椎 1～4 及胸椎 5～12 腰椎两侧，自上而下个叩打 3 行，第 1 行距脊椎 1 cm，第 2 行距脊椎 2 cm，第 3 行距脊椎 3～4 cm。开始时每日治疗 1 次共 10 次，以后隔日治疗 1 次，15 次为 1 个疗程，休息半个月再行下一个疗程。

杨楣良 · 钩针疗法经验

杨楣良，1933 年出生，浙江杭州人。主任医师，国家级名中医，浙江省名中医，全国老中医药专家学术经验继承工作指导老师，国务院特殊津贴享受者。擅长诊治内科疑难杂病、脾胃病、心脑病、神智病证、痛证，尤其对慢性胃肠道疾病、骨质增生等有独到之处。他首创"杨氏钩针"及"钩针疗法"，成功研制国内首台"微电脑多功能灸疗仪"和"NL - 9 人体肘部扭力测力仪"。

1. 首创"杨氏钩针"

"杨氏钩针"是在古代针具的基础上研制成功的一种新型针具，钩针主体独特，针体的末端与针尖的连接部分变曲与针体成一角度，且针头一侧富有刃面。钩针的研制及钩针疗法的创立吸取了传统针刺疗法之长，还可以利用钩针的独特结构，针对病情进行各种特殊的操作，以达到其他针刺方法所难以取得的良好疗效。

钩针相对于毫针粗硬，刺激量大，钩针治疗时，患者会觉得比传统针刺感应强，且无不适感，术后往往异常轻松，症状忽然消失。钩针在进行深部按摩震动、推刮等手法时可产生较多的机械刺激，使病灶区机械能转变为热能，从而扩张小血管，加强局部病变组织的营养供应。此外，这种机械能对神经末梢的良性刺激，增强局部组织器官活动能力，加快淋巴液循环，提高新陈代谢能力，有利于较快地吸收增生及剥离开的残留组织。钩针的运用体现了钝性分离与锐性分离并用的原则。

2. 钩针操作重整体

杨氏强调临床上治疗疾病应辨证施术，操作稳妥。钩针疗法以中医理论为指导，强调辨证施治，注重整体，根据疾病的虚实情况而采用不同的手法。钩针造型独特，针头部分有一定的弯曲，而且刃面在内曲面，避免了钩拉时损伤神经血管、肌纤维的可能，因此操作时患者不会感到痛苦。其次，钩针针尖较细，应纵行进入皮下，加之有操作的技巧，一般并不会感到疼痛。

薛立功 · 长圆针法经验

薛立功，1945 年出生。主任医师，曾任中国中医科学院针灸研究所经筋病研究室主任，伦敦应用技术研究院研究员。大学毕业后，从事 10 年骨外科、普外科中西医结合工作，开展常规和闭合性手术，推广中西医结合工作，广泛研究针灸疗法适应证，并指出现行医学观念的某些误区。在以后的研究生学习和工作中，对关节肌肉疾病作了进一步探讨和研究，最终从经筋理论角度，对疼痛机制与痛证论治提出新观念和新理论；发掘整理出"长圆针疗法"，对各种因关节顽痛如颈椎痛、腰椎间盘脱出、肩、肘、腕、指、膝、髋、踝、足跟等病痛有显著疗效；提出筋性内脏病要领和经筋辨证论治方法，为中医学经筋理论的研究和应用做出突出贡献。

1. 经筋概念

薛氏认为《灵枢》专立"经筋"篇，其与"经脉"篇相映对举，在书写风格、主病、治则诸方面均分别对应描述，充分体现了"经筋"与"经脉"的独立地位和各自的相应学术体系和应用范围。经筋理论将成为中医学辨证论治体系的一门新学科。经筋分布与十二经脉不同，特点概括有五：向心性、不入脏腑、结聚关节、中无孔、伏行经脉。

薛氏集多年临床之所得，提出了经筋病与经脉病的病位不同，故其治疗原则不同。经筋疾病治疗原则是"针至病所"，即用"解结"法直接松解结筋病灶点,以治疗骨骼深邪远痹,不同于传统针灸的"气至病所"。

2.长圆针疗法

长圆针疗法是从《黄帝内经》中挖掘整理出来的,在经筋理论指导下,运用长圆针以解结法辨证松解结筋病灶点,以治疗骨骼深邪远痹(关节顽痛)及筋性经络、内脏疾病的诊疗方法。

九针中第八针为长针,"长针者,锋利身薄,可以取远痹"(《灵枢·九针十二原》)。同时,在《灵枢·九针》中亦说明其应用范围、机制和形状,"八者风也,风者人之股肱八章也,八正之虚风,八风伤人,内舍于骨解腰脊章腠理之间,为深痹也。故为之治针,必长其身,锋其末,可以取深邪远痹"。薛氏据以上经文的描述,参考长针、员针和河北满城出土的金针,研制了兼有长针和员针特点的长圆针。

长针锋利身薄,针末有刃,可以进行锐性操作,可切割、横断"横络",适用于在粘连条索与瘢痕内的锐性分离术。员针之末,开如卵状,圆钝无刃,可行钝性操作,亦可沿分肉间隙挑拨,分离分肉间"横络",且不损伤分肉,适宜于粘连、瘢痕边缘与正常组织连接部位的钝性分离术。长圆针是将上述两者结合,使平刃状针末,一端保持锐锋状,一端保持圆钝状,将锐锋与钝锋有机结合成为一体,使长针之锋利结合员针的圆钝,制成针末锐而不利、圆而不钝的形状。这样既有利于治疗,又保证操作过程的安全性。

薛氏应用长圆针治疗经筋疾病针法有七,在此简介其三。

(1)关刺法:"直刺左右,尽筋上,以取筋痹"(《灵枢·官针》),即直刺腱末端结筋病灶点浅层,然后向左再向右刮剥数次,以松解结筋病灶点表层的粘连。

(2)恢刺法:"直刺傍之,举之前后,恢筋急,以治筋痹也"(《灵枢·官针》),指关刺法之后,再移向腱两侧,对腱周结筋病灶进行解结治疗,即深刺至结筋病灶点深面,然后沿肌腱向前和向后挑割,以松解腱周结筋病灶。

(3)短刺法:"致针骨所,以上下摩骨也"(《灵枢·官针》),对有骨膜下出血或渗出的患者,疼痛顽固不愈,可直刺结筋病灶深处,做摩骨样切割,使近骨"横络"松解减压,这就是短刺法或输刺法。

长圆针疗法是古代的闭合性手术方法之一,薛氏充分借鉴了现代医学的无菌操作方法及麻醉方法,使长圆针这一古老的针具在当代应用中既增加了操作的安全性,同时也减少了术中患者的痛苦。

朱汉章 · 小针刀经验

朱汉章(1949—2006),江苏沭阳人。教授,针刀创始人。历任中医研究院长城医院院长,中国中医研究院针刀培训学校校长,中国中医药学会针刀医学分会理事长,中国传统手法研究会副理事长等职。1988年其团队荣获尤里卡国际发明博览会金牌奖,个人同时荣膺"军官"勋章,是我国医学界的第一人。从1976—2006年,朱氏作为针刀创始人,用30年的执着赢得了针刀医学的辉煌:针刀系列手术器械获得国家发明专利;针刀疗法被界定为一个新的医学学科——针刀医学;针刀医学(针刀疗法)获教育部成果奖;出版《小针刀疗法》《针刀医学原理》《针刀医学解剖讲义》《针刀医学手法讲义》等一系列医学专著,其中《针刀医学》《针刀医学系列》列入高等中医药院校教材;针刀医学专业学会组织成立;"针刀松解疗法"被列为国家重点学科基础研究"973计划"项目,"针刀治疗骨性关节炎机理的临床实验"研究获得教育部提名国家科技进步二等奖。

1.发明小针刀,创立针刀医学

朱氏融合中医针灸与西医手术刀为一体,发明了小针刀,是以针的理念刺入人体,在人体发挥刀的治疗作用的医疗器械。用小针刀这种闭合手术方法代替西医的大松解术。对于一直严重困扰人类的颈肩腰腿痛和慢性软组织损伤性疼痛,不但可治,而且易治,甚至可以根治,针刀治疗实现了治疗技术的四大转归,即变繁治为简治,变不治为可治,变难治为易治,变创伤为无创伤。

针刀医学具有四大基本理论、六大组成部分和独具特色的器械——小针刀,且疗效显著,痛感小、安全、经济、省时。它一方面发挥中医经络针灸学说之特点,对疾病进行抽象思维推理概括,并发挥针刀

"针"的作用，刺激局部穴位，通过信息传输和反馈，实现对整体的宏观调节来治疗疾病；另一方面又发挥西医学的组织学、解剖学、生理学、病理学以及生物力学等直观的、形象的思维模式对疾病做出确切的诊断，并又发挥外科手术"刀"的作用，对局部粘连、瘢痕等具体病灶进行松解、剥离、切割，从而使其恢复正常代谢功能。其中"关于慢性软组织损伤的病因病理新理论"充分体现了中医理论的整体性和宏观认识性。针刀医学即是中医现代化的成功范例，又是加快中医现代化进程中的催化剂，体现了抽象思维和形象思维的共济，局部与整体、微观与宏观的统一，在矛盾斗争中求平衡求统一，体现了进化论、系统论的统一。以中医理论为最根本理论基础的原创性医学——针刀医学，它的理论体系的建立是中医理论步入了现代科学的大本营，并且愈来愈受世界同道的关注和认可。

2. 对经络实质的探讨

朱氏综合前人对经络实质的研究成果，再利用东方抽象思维认为，人体存在另一个很重要的生理系统，即电生理系统，其物质载体是多种微量金属元素链，以传递由脑传出的电能和信息，保证各器官组织正常有效的工作。并分别从进化论看电生理系统的起源和发展，从人体复杂的生理活动看电生理线路系统的存在和功能，从神经系统和电生理线路系统各自功能的优点看两系统共同存在、共同发展，人体场和波的产生来论述。

电生理线路从脑部分出后，其主干线的分布就是古典医籍提到的十八条经脉线，线路的主干线又分出各级支线就是经脉的各级分支（络脉、孙络、浮络、经别等），各线路间存在复杂而不紊乱的联系。而穴位是电线路的交叉点和控制器，对本经以及本经和其他经脉之间起着调控作用。

引起电生理紊乱的原因，大致分为导致功能性紊乱和导致器质性紊乱两种。如精神情志因素、微量元素摄入不足或不均、劳逸等原因，其所致的功能性紊乱可以通过食疗、服用药物、针灸、气功、心理治疗等方法调整；而如外伤引起的局部粘连、瘢痕、挛缩、堵塞、软组织劳损以及长期姿势不当或猛然外力作用，所致脊柱变形及脊椎的错位引起与周围组织粘连或卡压，亦会牵拉周围组织而导致电生理线路的器质性紊乱。这些紊乱会引起相应脏腑功能低下或亢进，易受致病因素的影响而反复发病，要将这些慢性病彻底治愈，只有去除病因。朱氏从此观点出发运用针刀疗法在临床上治愈了内、外、妇、儿、皮肤及五官等学科的许多慢性顽固性疾病，充分证实了电生理线路系统理论的正确性、科学性和实用性。

李万瑶·蜂针疗法经验

李万瑶，1954 年出生，广东五华人。教授，博士研究生导师。曾任广州中医药大学针灸推拿学院副院长，中国针灸学会针灸临床专业委员会副主任委员，中国中医药学会针刀专业委员会常务理事，中国养蜂学会蜂疗专业委员会副主任委员，广东省养蜂学会蜂疗专业副秘书长、常务理事。1982 年毕业于江西中医学院中医学专业，1985 年毕业于南京中医学院针灸专业硕士研究生。20 世纪 80 年代末曾到日本旭川医科大学合作研究"针灸镇痛的作用" 1 年多，探讨针灸在麻醉领域的镇痛作用。

李氏长期致力于中医针灸学的教学、科研、医疗工作。主持了针刀临床应用及蜜蜂与人类健康的选修课程，擅长用针灸及蜂针治疗各种痛证、痿证及风湿病。总结了耳穴防治近视、针灸治疗闭经、针刺辅助麻醉的镇痛效量，蜂针治疗规律，蜂针治疗类风湿关节炎、强直性脊柱炎等。先后发表论文 30 余篇，有关蜂针的文章达 10 余篇。近年来出版专著有《现代穴位疗法大全》《针灸治疗老年病》《蜂毒疗法》《针灸推拿学》等。

擅长蜂针疗法

李氏在长期使用蜂针治疗中总结出了一些规律，她认为蜂针治疗应以辨证论治为主，根据疾病的虚实证候，酌情决定使用蜂量的多少及频度。蜂针的用量：在蜂针治疗的初期，无论虚实，蜂量不宜多，经过蜂针的反应期后，如属实证，则可用较大蜂量；属虚证者则用蜂量不应过大，且应配合蜂王浆等蜂产品内服，进行调理，待体质增强后，才能逐渐加大蜂量。使用蜂针的次数要因病、因人而异，病属轻浅者次数应少,隔日 1 次,甚至每周 1 次;病变初起病情较重者宜频,可每日 1 次;病变被控制后,巩固疗效时,可每周或每 2 周 1 次;用于预防病变复发时,可每月 1 次。标本同治:使用蜂针治疗的病证大多是虚实夹杂,所以应标本兼治,既要止痛消肿,又要补虚健脾益肾,使正盛邪祛。治标与治本可通过选穴、留针时间与治疗次数等方法来实现,如在治疗关节肿痛时,可在选用局部穴的基础上,加用背俞穴、足三里等穴治疗。

李氏潜心研究蜂针疗法 10 余年,认为蜂针初期的过敏反应虽然较多,但还是有规律可循。早期接受蜂针治疗者,一定要从小剂量开始,一般治疗前 20 日都只用 1~2 只蜜蜂,这样可以大大减少蜂针过敏及不良反应发生。当有过敏不良反应发生时,则应即时阻止蜂毒液继续注入及中和蜂毒;对于较重的过敏反应患者,首先必须停止蜂毒液的继续注入,迅速将蜂刺拔出,在拔蜂刺时,注意用细的镊子,从蜂刺近皮肤处拔针,要避免挤压蜂刺的毒囊,否则会使蜂毒液迅速全部输入机体;还要严格掌握蜂针治疗的适用证。李氏认为蜂针疗法的病种非常广泛,临床已探明蜂针疗法对于类风湿关节炎、风湿性关节炎、强直性脊柱炎、神经痛、退行性关节炎及腰椎间盘突出症等痹痛疾病,有止痛、消肿等作用,有一般药物无法比拟的疗效。现在也逐渐为医家所重视。

符仲华·浮针疗法经验

符仲华,南京军区总医院博士后,南京大学生理与疼痛医学博士,中华医药科学院、南京新中医学研究院浮针疗法研究所所长,中国浮针学术委员会主任委员,国际疼痛学会(IASP)会员,浮针疗法创始人,原第一军医大学中医系副教授、针灸教研室主任,加拿大 International Alternative, Medicine Research Institute 客座教授,美国 Complementary Therapies in Medicine 杂志审稿人。1996 年 9 月,在第一军医大学工作期间,符仲华发明了浮针疗法,为第一军医大学"九五"科技成果,获 2001 年度解放军医疗成果二等奖。2002 年,在中华医药科学院、南京新中医学研究院举办第一届浮针疗法学习班,随后又在广州、南京、北京、济南、合肥等城市举办了多届学习班,直接培养的浮针疗法国内外学员数千名。

1. 创立浮针疗法

符氏根据十二皮部是十二经脉功能活动反映于体表的部位,也是络脉之气散布之所在的皮部理论,以及每一腧穴都能治疗所在部位的局部和邻近部位的病症的近治原理,提出了浮针疗法。浮针疗法是一种新型的针刺治疗方法,其进针点选择在病痛部周围而不是病痛部,针体行进在皮下(皮下疏松结缔组织层),针尖直向病灶,针具选用浮针疗法器具的一种物理治疗方法。浮针疗法的发明,提高了局限性病痛的治疗效果,也促进了针刺研究的发展。浮针疗法既具有传统中医安全无副作用的优势,也具有现代医学的特点,疗效快捷,可重复性高,而且浮针疗法在诊断方面也有着独特的价值。

浮针的独特特性:浮针主要用于治疗局部痛症,对于远隔部位的疼痛或压痛疗效一般;针点选取密集,有固定的进针点,只要确定疼痛部位即可,范围小的取一个进针点,大的可以取若干个进针点;取效相对快捷,针进针完毕的即刻,取效与否及取效程度便已昭然;留针时间长,多在数小时,甚至数日;针具长短不一。另外,浮针针在皮下,不入肌层;针刺要直对病灶,否则不能取效;处方简单,只要根据病灶的大小决定进针的多少,可以选择一个方向,也可以在上下左右四个方向上根据部位的特点选数个方向进针;对于浮针来说,酸麻胀重等"得气"感是无效的标志,这些得气感说明进针深度出现了偏差,需要调针。

2. 守正融新走更远

符氏所创立的浮针针法一改常态,不同于通常的针刺刺激表皮、真皮、肌筋膜、肌肉乃至骨膜的垂直刺法,是一种改变为仅刺皮下结缔组织和浅筋膜的平行刺法,是一种将古代针灸和现代基础医学结合起来的针法。

浮针最常见的适应证是临床的疼痛性疾病,但浮针不止痛也不镇痛。如果分别用利多卡因和浮针处理网球肘,两者都能迅速把困扰人们的肱骨外上髁部位的疼痛去掉,但在处理后,马上用尖锐器物针刺局部,利多卡因处理后的患者感觉不到任何的疼痛,而浮针处理后的患者局部依旧可以感受到新刺激带来的刺痛。因此,浮针对疼痛的治疗不能称为止痛或镇痛。

符氏认为探讨浮针疗法的机制不能回避中医理论,但不能拘泥于中医理论。用皮部理论、近治原理、以痛为输、内经刺法,解释浮针针刺疗法的进针点、进针方向、针后无得气感觉等诸多临床现象的特点,较为笼统。浮针刺法不按照传统针刺的八纲辨证、经络辨证,也不使用单复式补泻等手法。两者相比,浮针操作更简单明了,疗效快捷,易于掌握。

经络是针灸作用机制的一种理论解释,一种具有临床指导价值的思维模式,一种很有想象力的创举,对针灸的教育传承起到了至关重要的作用。但经络不代表全部,针灸学的很多现象并不能用经络说得通,即使在《黄帝内经》中的很多刺法也不提经络。

第六章
特定部位针法名家经验

汤颂延·头针经验

汤颂延，一名汤鸿兴，1921年出生，上海人。1952年3月，卫生部为了加快中医药的学术研究步伐，举办"全国首届中医药专门研究人员班"，汤氏应试合格，1957年9月毕业，获北京医学院医疗系本科毕业证书，随即由卫生部统一分配到上海市第十一人民医院（即曙光医院前身）针灸科工作。1958年调至新成立的上海市针灸经络研究所工作。其创立的"汤氏头针法"独树一帜，成为我国头针六大体系之一。

1. 汤氏头针的发展

20世纪70年代初，焦顺发头针疗法（以下简称"焦氏头针"）在全国推广。汤氏大概于这时期（1973年左右）开始在临床上使用头针疗法。

1975年12月汤氏对自己的头针疗法实践进行了总结，集成《头针疗法》一书。沿用了一部分"焦氏头针"的刺激区，如运动区、感觉区、足运感区、血区（即血管舒缩区）、视区、平衡区、胃区、运用区、言语一区等，又结合自己的临床经验，确定了会阴点、脐点、剑突点、命门点、大椎点五个刺激点的定位和功效，更在此基础上确定了在头部正中线的两侧1.5寸之内的上焦区、中焦区、下焦区、腰荐区、背区、头项区的定位和功效。此时已有了"汤氏头针"的雏形，即躯干前半身的缩影倒悬仰卧于头皮的前半部，而躯干的后半身的缩影倒悬俯卧于头皮的后半部。同时汤氏又认为，"血区、运动一区二区、感觉一区二区这五条刺激区彼此之间的性能，初步认为有混合现象存在"，于是创造性地将感觉一区、运动一区、感觉二区、运动二区、血区合称为"运感区"，再将"运感区"的上1/3分为趾踝、膝、髋臀分区，中1/3为指腕、肘、肩分区，头面部刺激区位于运感区的下1/3。然而，汤氏虽然解决了四肢、头面的分区问题，但未脱离"焦氏头针"的窠臼，且躯干和头面、四肢之间是分离的。汤氏还记载了在枕项部的风区、静区的部位与功能。

1979年，汤氏再次对自己独特的头针疗法进行总结，著成《汤氏头针法》，此书未公开出版，仅存手抄本。书后注明时间为1979年8月23日，此为完成时间，距其辞世仅2年5个月。汤氏让其子女抄录保存，说明这应是最后定本。书中记载："假设把人体作冠状切面，分为前后两个半身，等比例缩小成与头皮前后半部大小相等的前后两半缩影。由于人体前为阳，后为阴，胸腹为阴，腰背为阳，头皮的顶耳线为分界，顶耳线之前属阳，顶耳线以后为阳，阳与阳配，阴与阳合。人体前半身的缩影属阴，倒悬仰卧于头皮的前半部；人体后半身的缩影属阳，倒悬俯卧于头皮的后半部。"头面、四肢和躯干的刺激区相连接在一起，终于形成独特的"汤氏头针疗法"。

从1975年12月的总结，到1979年8月的再次总结,3年多的时间,汤氏头针就彻底摆脱了"焦氏头针"影响,成为最具有特色的头针疗法之一。

2. 汤氏头针重整体

汤氏非常重视手法操作。汤氏发现,"焦氏头针"用长针针刺后,一针刺到底,难以分清具体是哪一个刺激点对某种症状发挥了效果,于是他逐步对"焦氏头针"操作进行了改革,形成了独特的汤氏操作手法。主要体现在针具和手法两个部分。针具采用 0.32 mm×15 mm 或 0.32 mm×25 mm 规格的毫针。针短便于留针,针体摇摆少,细针的刺激量相对较轻,一次可针数十根之多,仍无过量难受的感觉。临床上以多针轻刺为原则,可减少晕针,又有利于辨证施治,多针便于数病同治,主次兼顾。

汤氏将毫针刺法运用到头针疗法上,进针时以左手按平所选的映射区、点,右手拇、示、中三指执持针柄,对准进针点,顺次按 15°~30° 角刺入头皮,作小幅度提插、捻转,待指下有良好得气感时留针。针刺时,贵在柔和有劲,柔和是外形轻柔的意思,俗称"阴劲",把指力运用到针尖上去,使针体呈直线进退。强调针刺时必须"得气",认为效果的产生与得气之优劣成正比,与捻转的速度影响不显著。留针时间长达 30~40 min,甚至 1 h 或以上,以提高疗效。此亦与"焦氏头针"有明显不同。

"汤氏头针法"在应用时强调整体观念,注重辨证施治,尽量使主次兼顾,以提高临床疗效。汤氏强调"扶正培元",多数患者针治一个阶段后,常有增进食欲、睡眠转佳的效果。

秦亮甫 · 针法技术经验

秦亮甫,1924 年出生。主任医师,教授,上海市名中医。秦氏出生于中医世家,博览众书,对中医理论造诣很深,在长期的临证实践中积累了丰富的经验,形成了自己的学术体系,对中医内科、外科、针灸科、皮肤科多种疑难疾病有独特治疗手段。科研方面如针麻工作、中药高血压药枕、铁箍散膏获得国家级奖并通过市级鉴定。历任上海交通大学医学院附属仁济医院中医科主任、中医教研室主任,上海第二医科大学高级专业技术职务任职资格评审委员会委员兼中医学科组组长,上海市高等学校教师高级职务评审委员会中医学科组组长,中国针灸学会理事,上海针灸学会高级顾问,上海中医药大学专家委员会名誉委员等。享受国务院政府特殊津贴。曾 9 次出国访问,能用法语讲学中医针灸,被聘为法国路易斯·巴士德大学医学院客座教授,获得教育贡献卓著者的"依堡卡特"奖章。两次赴澳大利亚墨尔本讲学,被聘为澳大利亚中国医药针灸联合会高级顾问及墨尔本皇家理工大学中医系高级顾问。1989 年获国家卫生部科技进步奖一等奖。著有《杂病医案录》、法文版《中国医学食物应用》,参编《针刺麻醉》《新编中国针灸学》等。先后发表论文 100 余篇。

1. 自创无痛进针法

秦氏为了接近进针"完全无痛感",在前人进针法的基础之上加以改进,自创了无痛进针法。

手法 1:左手拇指在穴位部位轻轻按摩一下,然后用左手拇指指甲紧压穴位,右手持针,针尖对准穴位,紧靠穴位皮肤,当左手拇指指甲放开时,皮肤向上弹时,针尖便刺入皮内。用多种方法使患者"移神",并在手法上要求医者快速进针,以达到针无痛感。此法全身穴位均可采用。其优点是针刺入的穴位比较准确。

手法 2:左手拍击穴位局部部位,并令患者咳嗽一声,右手持针,针尖露出 1 cm,对准穴位快速进针。适用于躯干、四肢面积比较平坦部位的穴位。缺点是患者易惊吓,术前应作解释。

手法 3:秦氏用原子笔芯及塑料吸管进行改制成针刺套管。具体操作是以右手拇指和示指扶持套管,而该套管比毫针短 0.5 cm,按压在穴位上,同时左手捏起穴位周围皮肤,用右手示指叩击针柄,针尖穿过皮肤,可达无痛,然后抽出套管,将毫针继续进入所需的深度。该手法可适用于全身穴位。其优点是进针时无痛,可保持消毒的毫针不被刺手污染,深受国外医者的赞赏和患者的欢迎。注意:套管仅比针短 0.5 cm,如大于 1 cm 进针时仍有痛感。

手法 4:指舒张压手法。具体操作是用左手拇指、示指紧按穴位,用力向两侧分开,同时用右手无名指再向另一侧方向分开皮肤,将穴位皮肤形成"三角形势态"舒张,将皮肤绷紧,然后进针。适用于肌肉比较丰厚部位的穴位,尤其是腹部、背部等部位。其优点是进针时基本无痛。

以上各法，不论是通过叩击、重按还是套管等法，目的均为使患者"移神"，用其他刺激来分散或掩盖患者对针刺的疼痛感受，达到进针不痛，为患者所接受，有利于针灸临床施法。

2. "头八针"临床应用

秦氏在总结大量临床验案基础上，对头部诸要穴的组合反复筛选、验证，并参考了大脑皮层在头皮的投射区域，借鉴了现代医学脑电图测试的 10 极放置法的电极位置，提出了"头八针"（百会、印堂、风池、率谷、头临泣，后 3 穴均为双侧，共 8 个穴位，合称头八针）的理论，广泛应用于各种脑源性疾病及相关的神经系统疾患，屡获佳效。秦氏一向重视督脉的运用，早在 20 世纪 50 年代就提出了"主取督脉，以治四肢疾病"的观点，不同于传统的局部取穴的方法，并成为其治病的特色之一。针刺督脉，培补真阳，疏通经气，取督补肾，使上下贯通、阳气达通，而使四肢疾病可愈。后经临床探索总结，秦氏提出了"主取督脉，以治杂病"的理论，运用于外感、高血压、支气管哮喘、慢性泄泻、精神疾患及过敏性皮肤病等，拓宽了督脉临床应用的思路。"头八针"中百会、印堂两穴均在督脉。百会乃百脉之会，有"三阳五会"之称，位于人体最高点，为诸阳之会，百脉之宗，有清热开窍、健脑宁神、回阳升气、平肝息风的作用，穴性属阳，又阳中寓阴，故能通达阴阳脉络，连接周身经穴，调节机体阴阳平衡。印堂为经外奇穴，别名曲眉（《千金翼方》），位于督脉经沿线上，有镇静安神、醒脑明目、宣通鼻窍的作用。二穴合用，乃秦氏"病变在脑，首取督脉"的理论，贯通头部督脉，秉承其"贯通督脉，以治杂病"治疗原则。

头临泣为足太阳、少阳、阳维脉之会，具有祛风清热、聪耳明目、安神定志的功效。率谷别名耳尖，为足太阳、少阳之交会穴，有平肝息风、通经活络的作用。风池为足少阳胆经和阳维脉之会，有通经活络、调和气血、疏风清热、醒脑开窍、聪耳明目的作用。8 穴共用，较之于单一经穴或四神聪等运用，可更好地沟通头部各经脉气血流通，既可免于失之偏颇，又能在全面覆盖的基础上，提纲挈领，便于临床推广运用。

3. 针药结合善用督脉治杂病

秦氏对于各种疑难杂病，针药并施，内外结合，形成了独特的学术思想和治疗风格，认为针药结合，既可以针刺导其先，以汤药荡其后，又可用针刺来弥补药力之不及，还可根据脏腑经络先后致病的病理途径，制定切实可行的治疗方案。除此，还提倡饮食调养，既有汤、丸、药、酒等内服药剂，又有熏、洗、坐、敷等外治药剂。合理应用针刺手法和药物性味，可达到相辅相成、补泻逆从等综合治疗作用，从而提高对疑难杂症的治疗效果。对各种类型哮喘病，常取大椎、陶道、身柱三穴，共奏散寒通阳、清热解表、止咳平喘之功效，又以温通督脉，配以定喘化痰的中药制成中药外敷药膏，敷于督脉与膀胱经，以治疗哮喘痼疾。对高血压病，应用平肝潜阳、育阴潜阳加芳香馥郁的中草药，做成外用药包，嘱患者睡时枕于后脑颈项，目的是让药物作用于督脉的风府、大椎、脑户部位，使芳香性味透达百会，从而达到育阴潜阳的作用。在治疗慢性胃炎时，秦氏认为在针刺的同时，配合中药治疗效果更佳。正如孙思邈曰："若针而不灸，灸而不针，皆非良医也；针灸不药，药不针灸，尤非良医；知药知针，固是良医。"

张家维·针刺手法经验

张家维，1937 年出生。广东省名中医，博士研究生导师。1965 年毕业于广州中医药大学。曾任广州中医药大学第一附属医院针灸科主任，广州中医药大学针灸系主任、针灸研究所所长，全国高等中医药院校教材编审委员，国务院学位委员会学科评议组成员，广东省针灸学会副会长。著有《针灸基础学》《针灸临床精要》《岭南针灸经验集》，发表论文 40 余篇，参编全国针灸统编教材 2 部，参与编导《中国针灸学》系列录像教材 30 辑。临床上重视针灸补泻手法和飞针术（快速旋转进针法）。擅于使用齐刺法治疗肩周炎，使用飞针治疗小儿脑病、男性不育症等，均有较好疗效。

1. 首创八卦头针

八卦头针是刘氏根据《周易》九宫八卦学说，将头部腧穴与现代解剖学相结合，首创的一种头针疗法。具有以下特点：八卦头针可分小八卦、中八卦和大八卦,最经典的为百会大、中、小八卦;其定位以头部的某个脑穴或骨性标志为中心,然后从旁开适当距离的前、后、左、右、左上、左下、右上、右下呈八卦影响中心透刺,具有一针透二经,一针透二穴和覆盖面大的特点,同时具有局部围针的效果,故有利于激发,疏通经气,致使全身经络通畅,气血调和而使疾病自愈。主要运用于神经系统疾病如中风后遗症,效果显著。

2. "飞针"术运用

飞针,俗称"跑马针""点刺法"。此法源于《黄帝内经》五刺、九刺、十二刺中的半刺、浮刺、直针刺等,张氏在此基础上,根据小儿解剖、生理、病理特点以及临床实践,摸索出一套具有鲜明特色的飞针疗法。"飞针"的操作方法:持针手用拇、示、中指指腹握持针柄,押手将消毒穴位旁皮肤绷紧,并固定针刺部位,进针时刺手的拇指内收,示、中指同时相应外展,此时针体便迅速转动,当针处于快速旋转,并抵达穴位时,通过腕、指力将旋转的针弹入穴内。张氏是最早采用针刺方法治疗轻微脑功能障碍综合征(一般称为"儿童多动症")的针灸专家之一。

焦顺发 · 头针经验

焦顺发,1938年出生。曾任运城行署卫生局局长,运城地区人民医院院长,中国针灸学会常务理事,山西省针灸学会会长。1956年考入稷山县人民医院卫校医训班。1961年2月~1964年5月赴山西医学院学习,系统掌握了神经外科知识和临床应用。从1964年起从事神经外科工作,开展颅脑手术。20世纪70年代创立"头针"疗法,因"头针"对脑源性疾病,尤其是脑血管疾病引起的偏瘫等症疗效独特,易于掌握,迅速传遍国内外,并获1986年度全国中医药重大科技成果甲级奖。先后发表了百余篇论文,著有《头针》《中国针灸学求真》《中国针灸魂》《针灸原理与临床实践》《针刺治病》,建立了全国头针培训基地,吸引国内外40多个国家和地区的学员到基地学习。

1. 创立头针

焦氏在继承中国古代针刺治疗脑病独特理论及实践经验基础上,结合西医学大脑皮层功能定位等知识,通过反复研究及临床验证总结出"头针"疗法。头针是在头部特定的刺激区运用针刺治病的一种方法,创造性地在头部设定了16个刺激区,分别为运动区、感觉区、舞蹈震颤控制区、血管舒缩区、晕听区、言语二区、言语三区、运用区、足运感区、视区、平衡区、胃区、肝胆区、胸腔区、生殖区和肠区。针刺这些区域,对于脑源性疾病引起的症状和体征能收到明显效果。焦顺发还将头针成功地应用于外科手术麻醉,并系统总结出进针快、捻针快、起针快的"三快针刺术"。

快速进针,包括飞针刺入及快速推进两个步骤。飞针刺入:即用一手拇、示指末端捏紧针体距针尖2 cm的部位,根据针刺部位与头皮形成不同的角度,对准进针点(运动区各段的上点),沿刺激区方向,手腕背屈,使针尖距进针点5~10 cm,然后手腕突然弯曲,使针尖冲刺入头皮下或肌层均可。快速捻转——行针:此法要求快速捻转不提插。捻转时要求肩、肘、腕关节及拇指均固定不动,以达到固定针体的目的。留针:头针治疗脑梗死留针时间多为1小时,其间共行针3次。快速起针——持消毒干棉球对准针孔附近,另一手中指或环指沿着针柄快速下滑,以压住针柄周围的头发。然后拇、示指捏住针柄,将针快速拔出。起针后,针孔若有出血,立即用干棉球压迫止血。

2. 独辟经络研究新观点

焦氏对针灸原理进行了深入探索,由此引申对中医核心理论经络学说的研究。他认为,针刺治病起主要作用的是中枢和周围神经。穴位是针刺周围神经的最佳进针点;针刺穴位治疗全身多种疾病的经验,主要是在脊神经节段性支配的范围或邻近节段范围内选穴治疗。焦氏对针灸著作中记载的穴位主治功能进行验证分析后发现,在十二经的309个穴位中,对本经所属脏腑病有治疗作用的仅占31.71%,其余多数穴位则无治疗作用。位于上肢内侧三条经的穴位,对该经所属脏腑的病症100%有治疗作用。位于上肢外侧三条经的穴位,对该经所属各脏腑的病症,绝大多数(93.75%)无治疗作用。位于下肢各经的穴位,对该经所属脏腑的病症,有治疗作用的穴位共77个,仅占35.2%,这些穴位中有76个分布在腰、腹、骶及下肢,占98.58%。而下肢各经在头、面、颈、胸的穴位共70个,其中仅有一个胸部穴位对脾病症有治疗作用,占1.42%,其他69个穴位均不治疗该经所属脏腑的病症,而是治疗头、面、颈、胸的病症。

朱明清·头针经验

朱明清,1940年出生。1964年毕业于上海中医学院针灸系,1974年任贵阳中医学院附院针灸科副主任,1986年任浙江中医学院刺灸教研室主任。曾任浙江省针灸学会理事。

他创造了一套简易烧山火、透天凉、龙虎交战手法;独创了鼻穴注射麻醉。他对头皮针的穴位、刺法、临床应用有拓展,发表了10余篇论文,编写了《贵州省半农半医教材》《贵阳中医学院针灸学讲义》,著有《六二六医疗手册》《急症针灸治疗手册》《中医针灸临床实习手册》等。

1.针刺手法灵活多变

朱氏头穴基本针法是用指力快速破皮进针,当针尖进入帽状腱膜下层时,即将针体卧倒,呈15°～30°角,将针在该层刺进1寸左右即可。对于婴幼儿,则只需在治疗线上轻轻点刺一下,无须把毫针刺入皮下。

对于针尖方向,朱氏则根据阴阳学说为依据来划分。凡在正中督脉经上的治疗线和与之平行的其他矢状线,均以百会为界,前为阴后为阳;而在正中线两侧的斜线,则以该线为界,分前阴后阳。据此,凡病在阴者,则针尖向阴,病在阳者,针尖偏阳。一般先用30或32号1～1.5寸不锈钢毫针,针身在1.2寸左右,针体进入头皮1寸,留在体外2分,保证露出头皮外有足够安全的长度,不影响长时间留针。

在头穴刺法上,朱氏运用的古典刺法有巨刺、缪刺、傍针刺、齐刺、半刺、透穴法等。巨刺和缪刺均与《黄帝内经》刺法同,朱氏应用在头穴针刺上,如果治疗两穴终端相近,就用透穴刺法,如顶中线的百会穴透前顶穴;如果两条治疗线相近,就变通为透线刺法,如顶颞前斜线与顶颞后斜线只距1寸。朱氏认为两线透刺,可以达到一针多效的目的。同时为了加强针感,提高针效,根据临证经验的积累,逐渐形成了一些独特的头皮针刺法。如对刺法,又分前后对刺、上下对刺,前后对刺一般应用于既有脏腑疾病,又有放射牵引痛者,如胃脘部牵引至背部,一针刺额顶线中1/3节段,另一针对刺在顶枕线的中1/3节段,标本兼治;

上下对刺应用于病情急、症状明显、局部病症较重的穴线,如胆绞痛患者针刺额旁2线(左)时,可一针针尖朝上,一针针尖朝下对刺,两针同时运针,取效佳而捷。又如交叉刺,又分二针交叉刺、三针交叉针。二针交叉刺一般应用于顶颞前、后斜线的头穴上,当运动与感觉障碍同时存在的情况下,两线交叉针刺;三针交叉刺一般应用在督脉经上的头穴,当双侧肢体的感觉、运动障碍同时存在的情况下采用,除中间一针顶中线外,向两侧顶颞前、后斜线分别交叉刺一针。再如接力刺,一般应用在发病部位较多,又在同一治疗线的头穴上,如中风病,一侧上、下肢及面部都发生瘫痪时,则须在顶颞前斜线上接力透刺数针才能显效。

2.手法操作多有创新

经过逐步改善,创立了"抽气法"和"进气法",前者为泻,后者为补。

■ 抽气法:手持毫针,与头皮呈15°,运用指力使针尖快速透入皮肤,针进腱膜下层后,将针体平卧,缓插1寸左右,然后用爆发力向外速提,但速提时针体最好不动,至多提出1分许,如此反复运针多次,直至得气获效。

■ 进气法:手持毫针,与头皮呈15°,运用指力使针尖快速透入皮肤,针进腱膜下层后,将针体平卧,插入1寸左右,然后用爆发力向里速插,同样针体最好不动,至多插入1分许。如此反复运针多次,直至得气获效。

抽气法和进气法是一种复式提插补泻手法。主要有两个影响因素,一是术者的力度,二是术者的速度。力度要求术者用手指的爆发力提插,其具体操作是借鉴"透天凉"的紧提慢按和"烧山火"的紧按慢提手法;要求术者用手指快速提插,其针体出入的长度,每次不得超过1分。朱氏这种手法操作,很难看出针体有任何出入。

由于抽气法和进气法是力度和速度的结合,因此该种头穴针刺手法刺激量甚大,获得效果也好而快。

同时对于术者而言，又较为省时省力，易于掌握，利于推广应用。

3. 注重留针运动

朱氏认为头穴针刺留针，是加强针刺持续作用的一种方法，因此留针时间宜长不宜短。长者可达48～72h，短者至少2h，具体可视病情而定。如一些慢性、顽固性、疼痛性、痉挛性的病证，留针时间就宜长些；反之，则可短些。同时，在留针期间，朱氏主张间歇行针。每次行针，都可保留原来已至病所的经气，使已取得的针刺疗效得到巩固和提高。

朱氏头穴长留针并不是单纯的，而是和运动紧密结合的。朱氏认为，留针期间配合运动，可使患者的注意力集中在"动"的患部，有利于激发经气，并较快地导引"气至病所"外，抵御病邪，还可以疏通经脉，运行气血，提高疗效，减少后遗症。

至于运动的方法，则分自动和被动两种。自动运动即患者自己所作的患部运动，如意识运动、导引、吐纳等；被动运动即指须由术者或患者健侧协患侧运动的方法，如帮助患者伸屈肢体、按摩、推拿等。

运动时，朱氏主张：第一点是要因人而异。一般要求强度应由轻到重，次数由少到多，频率由慢到快，幅度由小到大，要以患者能忍受为度，不要造成患者不必要的痛苦。第二点是要因病而异。如患部肌肉紧张、血脉不和、气机不畅，运动要以放松肌肉、调和气机、通经活络为目的；若是气血亏损、肢体瘫痪，功能衰退者，运动应以运行气血、振奋阳气、活跃患部肌肉为目的，绝不能一概而论。总之，在行针和留针时配合运动来导引经气，是朱氏在头穴针刺手法中的又一特色，对于即时疗效和远期疗效，有不可低估的作用。

4. 重视得气取效

朱氏认为，虽然有的患者也会产生与体针相同的针感，但并不一定每个患者都有，而且也并非是得气的主要标志。得气的主要标志有两个方面：一是行针者的指下要有一种既不过于紧涩，又不过于松弛的吸针感；二是要注重是否已经取效。若已经取效，说明邪气已经得到疏泄，正气已经得以恢复，达到了通过头穴针刺调气的目的。朱氏认为针刺得气的决定因素有三：一是取线正确，二是行针得法，三是配合运动。取线正确包括组方要符合病证，针尖方向和部位都要得当；行针得法，要求遵循"盛则泻之，虚则补之"和"凡刺之理，补泻无过其度"的原则，进行辨证行针和掌握正确的刺激量；配合运动则要注意动作的正确性和时间的长短、运动量的大小等。若行针不能得气，除了患者本身正气虚衰、体质羸弱外，也不外乎以上的因素。

彭静山·眼针经验

彭静山（1909—2003），辽宁开原人。历任中国医科大学、辽宁中医学院针灸教研室主任，辽宁中医学院附属医院针灸科主任、副院长。15岁学医，受教于一代名医马二琴先生，22岁时开业行医，临证近70年，精通内、外、妇、儿、针灸，提倡针药并用，临床经验丰富。擅于运用针灸治疗脑血栓等症，疗效显著。1970年首创眼针疗法，治疗中风等病疗效明显。著有《简易针灸疗法》《针灸秘验》等。

1. 眼针疗法

眼针疗法的理论根据是经络学说。十二经脉有表里关系，因此十二经脉直接、间接都与眼有密切关系。《黄帝内经》提到经络与眼的关系，如"五脏六腑三百六十五络皆上通于目"；《灵枢·邪气脏腑病形》"十二经脉，三百六十五络，其血气皆上于面而走空窍，其精阳气上走于目而为睛"；《素问·五脏生成论》"诸脉者皆属于目"等。通过看眼察病而诊断病情是东汉名医华佗首先提出来的，谓之"观眼识病"。

彭氏用八卦为代号把眼白睛（球结膜）划分为八个区，分别代表脏腑和上、中、下三焦，并发现了八区络脉的不同形状和颜色各有七种，据此可以察知疾病起自何经、传入何经、病程长短、病势轻重、寒热虚实、预后转归。

"观眼识病"和舌诊、脉诊一样，是中医诊察疾病的一种方法。其机制为机体各脏腑器官发生病变时，影响了经络气血的运行而反映在白睛上，体现了中医学整体观念的指导思想，为后来"眼针疗法"的产生提供了可靠的依据。

2.擅用各种针刺法

（1）缪刺法：分局部缪刺、左右缪刺、平行缪刺、前后缪刺、上下缪刺。主要适用于痛证。针法：首先寻找痛点，确定痛点后画上记号，在痛处同侧或另一侧对应处刺之，据虚实行补泻手法，留针5 min，起针后检查痛点，一般起针即效。如痛在内关可取同侧外关，或另一侧内关，胸痛刺背，背痛刺胸，腰痛刺腹，腹痛刺腰。

（2）甩针挂钩疗法：适用于治疗面瘫、口角歪斜、流涎、面肌麻木、面肌痉挛。针法：用5寸毫针从患侧颊车穴进针，沿面颊透刺，针尖直对地仓穴，以一手按压皮肤，另一手捏住针柄向同一方向捻转，并用力向外甩，使面颊皮肤堆累皱缩，向外扯甩数次，让患者自己手捏针柄，将针向耳部拉紧10 min，起针时将针向反方向捻转，轻提针即可拔出。病情严重者，可向外扯甩数次后猛将针掣出，使针尖上缠有肌肉纤维则效果更好。

（3）截根疗法：适用于痤疮、瘰疬、发际疮、乳腺增生等症。定穴：以乳头为标志，用卷尺头端放在患者左乳头，横拉至右乳头，松开左乳头卷尺头端，使其垂于右乳头下方，将右乳头后部卷尺向右肩上拉伸，绕过颈部从左肩向前胸下垂至左乳头下方，与右乳头下方的卷尺头端比齐后将卷尺由颈前向后背下垂，卷尺尽头是穴，约相当于肝俞穴。医者左手拇、示指捏起穴位皮肤，右手持四根针与皮肤成15°角快速刺入，沿脊柱方向透刺，留针20 min，每3日1次，4次为1个疗程。

管遵信 · 耳针疗法经验

管遵信，1938年出生，山东高密人。主任医师，教授。1963年毕业于昆明农林学院，1983年毕业于卫生部全国针灸研究班。历任云南省中医中药研究所耳针研究室主任，云南省耳针研究所所长，加拿大中医药针灸学院副院长、终身客座教授，中华耳针函授部部长，中华耳针学友会会长，中国针灸学会耳穴诊治委员会副主任委员、实验研究组组长，加拿大安大略省专业医师公会荣誉顾问，美国-中国头皮针国际研究总会顾问，新加坡新华中医药协会针灸学术顾问，云南省针灸学会副会长，中国特种针法研究会副会长。1975年创办《玉溪医药资料》杂志，1985年发明的"耳穴染色进行疾病诊断"获卫生部医药卫生科技成果乙级奖及香港国际中医学院一等奖。1992年"耳穴诊治疾病的原理研究"获云南省科技进步三等奖及加拿大中医药针灸学院一等奖。主编《中国耳针学》（上海科学技术出版社，1995年）、《常见病耳针疗法》（金盾出版社，1994年）、《实用医学科研方法学》（上海中医学院出版社，1990年）等专著10部。发表论文120余篇，译文3篇，在报纸上发表科普文章27篇。主持并起草了世界卫生组织西太区和中国针灸学会委托的《耳穴国际标准化方案（草案）》。1988年创办"中华耳针函授部"，为国内外培养针灸人才3 000余人。1988年获"云南省有突出贡献的优秀专业技术人才"光荣称号，1991年获国务院政府特殊津

贴，1996年被评为"云南省名中医"，1997年被遴选为"全国老中医药专家学术经验继承工作"指导老师。

1.重视耳郭诊断，提高诊治水平

通过分析耳穴产生的反应，来推断病变的脏腑经脉及疾病属性，谓之耳郭诊断。管氏在临床中"师古而不泥古"大大丰富了耳诊断的内容。

■ 耳郭视诊：是通过肉眼或放大镜观察耳郭和耳穴的变化，根据耳郭和耳穴的变色、变形、丘疹、血管充盈、脱屑等阳性反应来诊断疾病的方法。耳穴阳性反应的位置多出现在患病脏腑的相应耳穴区，如腰痛患者，耳穴腰骶椎常有阳性反应。管氏常根据经络学说和藏象理论来分析阳性反应。

■ 耳穴电探测：是用耳穴探测仪在耳郭上寻找低电阻点（敏感点），将耳穴低电阻点归纳分析为诊断疾病的方法。一种疾病可能有几个敏感点，一个敏感点可能为某一种疾病所特有，有时一个敏感点又可能为许多疾病所共有，故应将敏感点综合分析。如胃溃疡患者，耳穴有胃敏感点；又因脾胃互为表里脏腑，故脾之对应耳穴也有敏感点；溃疡病患者由于迷走神经亢进促使胃酸分泌过多，故耳穴交感也常有敏感点；再据"溃疡病是皮层下中枢功能发生紊乱而起"这种学说，故耳穴神门、皮质下电会出现敏感点。

■ 耳穴染色法：可将患病脏腑的相应耳穴染成紫色，而周围皮肤和无关耳穴则不着色，从而使患病脏

腑的相应耳穴直观可见,通过对着色耳穴的分析,推断其病变的脏腑及肢体,从而诊断疾病。

■ 耳穴压痛法:耳穴压痛法是用一定的工具(如探棒、弹簧压力棒、毫针柄)等在耳郭上寻找压痛点,根据压痛点进行疾病诊断的一种耳穴诊断法。人体患病时,其相应的耳穴常有压痛反应,如胆囊炎、胆石症患者,多在胰胆穴出现压痛敏感点,痔疮患者常在肛门穴及直肠穴出现压痛敏感点。管氏认为压痛敏感点的形成和消失,与疾病的发生、发展、转归有一定关系。

2. 重视针感和补泻的临床应用

临床中针刺不得气的原因很多,管氏认为影响得气的原因主要与医患两方面的因素有关,缘于患者的因素是与患者体质、疾病状况有关。管氏认为针刺手法熟练很关键,强调取穴刺穴准确,补泻手法适宜,否则中"气穴"、得"谷气"不达目的。如针刺的深度不够、方向偏斜等均应重新调整,以促使得气。此外,管氏还用以下方法促使得气:① 行针催气:反复行使针刺补法,以激发经气,促使气至。② 留针候气:将针安静地留置在穴位内,等候得气,如静候 3~5 min 不得气,再行针催气,如此留针、行针反复操作,直至得气。③ 探穴寻气:使针在穴位内从各个不同方向轻微地提插探刺以寻气,提插幅度在 0.5 cm 内,针尖在穴位内偏斜的范围是直径为 0.3 cm 的圆周内,有如乌龟探穴四方钻剔一般,主要是探索针感,促使得气。④ 飞法促气:针刺入穴位深部,用拇、示两指持住针柄,向逆时针方向捻转 360°,一捻一放,五指展开,如凤凰展翅状,此法可促使得气。⑤ 以气助气:在未得气穴位附近的本经其他已经得气的穴位上,一手行使均匀的提插、捻转,且针尖要向尚未得气的穴位稍倾斜,促使针感向未得气的穴位传导。同时在未得气的穴位上用另一只手再度行针,以接应传导而来之气,

他穴之气助我穴之气,激发我穴的经气感应而促使得气。如针阳陵泉穴不得气,可借助已得气的环跳之针感而促使阳陵泉穴得气。这些促使气至的方法是管氏在明代陈会《神应经》所言的催气法及历代医家所言的"龙、虎、龟、凤"等法的基础上简化而来,避免了操作的烦琐,在临床有较高的适用价值。

■ 补法要点:捻转进针入皮下,依次接穴位的天(上)、人(中)、地(下)三部行针下降。首先在天部施行捻转法,行针时使针向左方捻转,每次 180°~360°,术者针刺的右手拇指向前进、示指向后退捻动针柄,使指力向下,在此部捻转 3 次。再将针插入人部和地部,在两部均分别重复在天部的操作,三部行针完成,为行针 1 度。之后将针提至天部,再重复操作,一般行针 3 度,将针留于地部在天、人、地三部提插针时行紧按慢提法,即重插轻提,下插时用力重,上提时用力轻,着力在插,留针 15~20 min,出针时按揉针孔。该法有补虚作用,适用于虚证。

■ 泻法要点:捻转进针入皮下,将针直刺入地部,按穴位的地、人、天三部行针。首先在地部施行捻转和提插法,行针时使针向右方捻转,每次 90°~180°,术者针刺的右手拇指向后用力大、示指向前用力轻地捻动针柄,在捻转的同时合用提插,上提时用力重,下插时用力轻,使指力向上,着力在针体,在此部捻转 2 次。再将针提至人部和天部。在这两部分别重复地部的操作,两部行针完成为行针 1 度,之后将针插至地部,再重复操作。一般行针 3 度,将针留于人部,在天、人、地三部提插针时行紧提慢按法,即重提轻插,着力在提。该法有泻实作用适用于实证。

管氏在临床中灵活掌握补泻的量,根据患者体质、正邪盛衰等具体情况,灵活增减行九阳数、六阴数以及"度"数的量,强调实效,不拘于古数,以达到补虚泻实为目的。

武连仲 · 舌针及针刺手法经验

武连仲,1941 年出生。天津中医药大学第一附属医院针灸科主任医师,教授,硕士研究生导师,天津市著名脑病专家。擅长运用中药、针灸治疗各种脑病、中风、偏瘫、面瘫、痛症、神经痛、神经衰弱、抽动、震颤等疑难杂症,临床疗效显著。致力于中医针灸事

业 40 余年,博采众长,学识渊博,师古而不泥古,对经络、腧穴等针灸基本理论颇多独特的见解,善于创新,提出了"三廉泉"并运用于临床治疗,屡见效验。科研成果丰硕,曾获得国家级一等奖。发表在国家一级刊物的论文有多篇,并主编《中英双解针灸大辞典》及

《神针妙论》等专著。

1. 舌针治病独具特色

舌与经络脏腑的关系,舌通过经络系统与五脏六腑有着直接或间接的生理联系,舌也必然是内脏病理的反映部位;而通过对舌的辨证施术,即可达到调治全身脏腑气血的作用。舌与神明的关系:舌属心,心主神而与脑密切相关,故刺舌可调心调神进而可调整脑功能。舌的生理特性:舌位于阴阳之交,上抵督阳,下抵阴任,交通阴阳,故治舌即可调整阴阳平衡。武氏利用舌的器官特性及与五脏六腑的经络联系,依据中医理论在舌的界定部位辨证针刺,达到调理脏腑经络气血,进而治疗疾病的一种针刺治疗方法。具有操作简便、疗效快捷、补泻明确、易于量化、痛苦小等优点。

提出"三廉泉"并应用于临床治疗。前廉泉,位于前正中线上,在下颌部,正当颏后 1 寸凹陷中;穴性偏泻,功在活络利舌,通关利窍。正廉泉,位于前正中线上,喉结上方,当舌骨体上缘中点处;穴性偏补,功在滋补肝肾,补益精髓。上廉泉,位于前正中线上,正当前廉泉与正廉泉连线中点处;穴性偏泻,功在通利咽喉,通关利窍。合用具有很强的通关利窍,活络利舌作用,兼具补肾益髓之效,主要适用于脑血管病以及其他原因引起的吞咽障碍、语言障碍等。

2. 善用毛刺法

毛刺法是一种独特的皮部刺法,性质偏补,属《灵枢·官针》"十二刺法"之一,具有疏表散邪、调和营卫、化瘀宣痹作用,针刺特点是多针浅刺。《素问·皮部论》"是故百病之始生也,必先于皮毛",故感冒初起,营卫不和,取肺经、膀胱经皮部毛刺,调和营卫,化瘀宣痹。《灵枢·禁服》"审查卫气,为百病母",说明皮毛、卫气治疗疾病的重要作用。武氏应用该法治疗顽固性面神经麻痹等疾病取得满意疗效。十二皮部与气血营卫关系密切,用毛刺法意在浅刺治里,养血和营;治疗各经轻证,取类比象地用于病情轻浅的病理阶段;是五行"输"的具体使用部位,凡经气的表浅阶段(而不只是井穴)均可用毛刺。"春刺井"应理解为天人相应,依季节选表浅腧穴多针浅刺。针刺时整体调理选远端皮部,局部症状选局部皮部。毛刺有位无穴,直接刺在皮部上,由面代点,多针浅刺。按密度分为稀疏针法(上下左右间隙各一寸)和密集针法(上下左右间隙各 5 分)。

3. 腧穴四刺法

武氏临床经验丰富,善于创新,有其独特风格,强调取穴施术的准确性,认为同一穴位采用不同的针刺方向、针刺角度、针刺深度及针刺方法,都可能对该穴的主治范围造成重要影响。如风池四刺、斜刺法,是临床最常用的刺法,是指针刺时针尖朝向内上方,向对侧眼球中心方向针刺 13～25 mm,一般用捻转提插或提插泻法。平刺法又称通经法,是指针体呈水平方向,针尖对着相应椎体同侧前缘针刺,深度 25～40 mm,得气后行提插或捻转提插泻法,要求有窜、动、抽之针感。深刺法又称通关法,是指针尖向前下方,对着喉结同侧缘方向深刺寸许,针感可到达会厌部,得气后行捻转泻法。横刺法又称透刺法,即风池互透,是指针尖对着对侧风池穴方向针刺。根据患者体态,可刺入 50～75 mm 或更深。可刺单侧,亦可刺双侧。刺单侧时针尖可从对侧皮肤透出,亦可不透出,但一定要保证深度,以达一针两穴之目的。太阳四刺,有直刺法,又称深刺法,用长 40 mm 的毫针直接刺入穴位,进针约 1.5～2 寸,施提插或捻转泻法,患者局部有酸胀感;斜刺法,患者坐位,针尖斜向内侧刺入 1.5～2 寸,施捻转提插或提插泻法;透刺法又称太阳三透,即本穴有三种针刺方向,分别透向地仓、颊车、颧髎;沿皮刺法,太阳穴进针,针尖向耳尖方向沿皮刺入 1.5～2 寸,要求进针有一定深度,针感放射至颞部。

4. 针刺止痛十二法

武氏根据中西医理论以其独到的思维,在临床实践中探索出一整套针灸治痛的治疗法则,包括调神治痛法、通经止痛法、巨刺止痛法、刺络止痛法、郄穴止痛法、温经止痛法、阻力针止痛法、宿针止痛法、围刺止痛法、鼎刺止痛法、透刺止痛法以及龙虎交战止痛法。疼痛是临床上的常见症状,其病理变化基础是气血运行障碍,不通是导致疼痛的最终原因。疼痛是一种感觉功能,按照中医理论,感觉属神的活动,神由心所主,《素问·至真要大论》云:"诸痛疮疡,皆属于心。"武氏基此理论在止痛过程中,强调调神宁心,志转神移。《素问·至真要大论》云:"心燥则痛甚,心寂则痛微。"针刺通过"以移其神"使"神归其室",从而达到止痛目的。因此,在治病时要注意重用调神通窍的经穴。

下篇

针法临床应用

第七章
内科疾病

感冒

感冒是感受风邪,邪犯卫表而导致的外感疾病。临床表现以鼻塞、流涕、喷嚏、咳嗽、头痛、恶寒、发热、全身不适、脉浮为特征。北宋的《仁斋直指方》曰:"感冒风邪,发热头痛,咳嗽声重。"病情轻者多为感受当令之气,称为伤风、冒风、冒寒;病情重者多为感受非时之邪,称为重伤风。感冒病因感冒多以六淫、时行病毒侵袭人体而致病。以风邪为主因,因风为六淫之首,流动于四时之中,故外感为病,常以风为先导。卫表不和与肺失宣肃是感冒的基本病机。辨证主要分风寒束表证、风热犯表证、暑湿伤表证、体虚感冒证四种证型。

(一) 毫针疗法

治则:风寒证,祛风散寒、宣肺解表;风热证,疏散风热、清利肺气;暑湿证,清暑化湿、疏表和里。

■ 主穴:风池、大椎、列缺、外关、合谷。

■ 配穴:风寒束表证加风门、肺俞;风热犯表证加曲池、尺泽;暑湿伤表证加中脘、足三里;体虚感冒证加肺俞、足三里;流涕加迎香;头痛加印堂、太阳;咽喉肿痛加少商。

■ 操作:风寒者大椎、风门、肺俞、足三里针灸并用;风热者大椎、少商用三棱针点刺出血;其他腧穴常规针刺。伤风轻症,每日治疗 1 次;重伤风和时行感冒,每日治疗 1~2 次。

■ 方义:风邪与寒、热、暑湿之邪夹杂伤表,故取风池、大椎、外关疏风祛邪解表;合谷祛风清暑、解表清热,列缺宣肺止咳,二穴相配乃原络配穴之法,加强宣肺解表作用。风寒证加风门、肺俞祛风散寒;风热证加曲池、尺泽疏散风热;暑湿证加中脘、足三里和中化湿;体虚加肺俞、足三里扶正祛邪;鼻塞流涕加迎香宣肺通窍;头痛加印堂、太阳祛风止痛;咽喉肿痛加少商清热利咽。

(二) 特种针具疗法

1. 三棱针

■ 取穴:耳尖、委中、尺泽、太阳、少商。每次选取 1~2 穴。风寒感冒加大椎、风门,风热感冒加大椎。耳尖取穴时折耳向前,于耳郭上端取穴;或将耳轮向耳屏对折时,取耳郭最上面的顶点处。

■ 操作:局部常规消毒,点刺前,可在被刺部位或其周围用推、揉、挤、捋等方法,使局部充血。点刺时,用一手固定被刺部位,另一手持针,露出针尖 3~5 mm,对准所刺部位快速刺入并迅速出针,进出针时针体应保持在同一轴线上。点刺后可放出适量血液或黏液,也可辅以推挤方法增加出血量或出液量后,用消毒棉球擦拭血液。尺泽穴在刺血时取其周围静脉或络脉进行刺血,不易出血者可加拔罐。太阳穴刺血时需避开颞浅动脉。

2. 皮肤针

■ 取穴：膀胱经、督脉。

■ 操作：局部常规消毒后，用右手握住针柄，以拇指、中指挟持针柄，示指置于针柄中段上面，环指和小指将针柄固定在小鱼际处，从大椎穴沿着督脉经用皮肤针叩打。再分别从两侧的大杼穴到肺俞穴沿足太阳膀胱经自上而下叩打，均先轻后重，以微出血为宜。可配合火罐治疗，叩打完毕后以大椎穴为中心拔一火罐。此法为泻法，可治风寒、风热感冒。

3. 芒针

■ 取穴：大椎、大杼。

■ 操作：局部常规消毒后，用 4 寸或 6 寸芒针，以右手拇、示、中三指扶持针体的近下端，使针尖抵触穴位，右手轻捻动针柄；同时左手的拇、示二指稍加用力，压捻结合，迅速刺透，沿皮下依次向下透刺，即从大椎依次透陶道、身柱、神道、灵台 4 穴，从大杼依次透风门、肺俞、厥阴俞、心俞、督俞 5 穴。

(三) 特定部位疗法

1. 耳针

■ 取穴：肺、内鼻、气管、咽喉、额、肾上腺。

■ 操作：每次选 2～3 穴。局部常规消毒后，进针时，用左手拇、示指固定耳郭，中指托着针刺部耳背，这样既可掌握针刺深度，又可减轻针刺疼痛。然后用右手拇、示、中三指持针，在上述穴位进针。针刺深度视耳郭不同部位的厚薄而定，针刺深度宜 0.1～0.3 cm，以刺入软骨但不可穿透对侧皮肤，留针 30 min。亦可用王不留行籽进行贴压，嘱患者每日自行按压 3～5 次，每次每穴按压 30～60 s，刺激强度依患者情况而定。每日 1 次，双耳交替，7 日为 1 个疗程。

2. 手针

■ 取穴：第 2 掌骨头、项、心、肺对应区域。

■ 操作：局部常规消毒，针与皮肤表面呈 15°～30°角，针尖向掌侧面，从伸指肌腱和掌骨之间刺入，深 0.5～0.8 寸。毫针浅刺至得气，留针 20～30 min。该疗法强调左病右取的选配穴原则，即左侧有病，取右侧穴位；右侧有病，取侧穴位；两侧有病或内脏病可取两侧穴位。

3. 头针

■ 取穴：双侧胸腔区，感觉区下 2/5。

■ 操作：局部常规消毒后，用 1.5 寸毫针沿头皮快速进针，迅速进针至帽状腱膜下层，快速捻转，频率 150～200 次/分，每次捻转时间持续 1～2 min，直至针感明显，留针 30 min，其间每隔 10 min 行针 1 次。每日 1～2 次，一般治疗 1～3 日。

4. 腹针

■ 取穴：中脘、下脘下、风湿点、气海、关元。

■ 操作：取 1.5 寸毫针，按照腹针的比例寸法和水平线法进行取穴。常规皮肤消毒后，针刺顺序和刺法如下：中脘(浅刺)→下脘下(浅刺)→右侧风湿点(中刺)→左侧风湿点(中刺)→气海(深刺)→关元(深刺)。得气后留针 30 min，每日针 1 次，3 次为 1 个疗程。

(四) 按语

(1) 需与流脑、乙脑、流行性腮腺炎等传染病的前驱症状作鉴别诊断。

(2) 针灸治疗本病疗效明显，但若出现高热持续不退、咳嗽加剧、呕吐血痰等症时，宜尽快采取综合治疗措施。

(3) 感冒流行期间应保持居室内空气流通，少去公共场合。并可灸大椎、足三里等穴进行预防。

咳嗽

咳嗽，是指肺气上逆引起的一种症状，以咳嗽、咳痰为主要临床表现。其中，有声无痰为咳，有痰无声为嗽。《金匮要略》又称"咳逆"。可见汉代之前咳、咳嗽、咳逆同义，并且咳嗽与上气(喘)、痰饮两者关系尤为密切，故咳与嗽往往连称。如《素问·五脏生成》称"咳嗽上气"，《金匮要略》将"咳嗽上气"连称，"痰饮咳嗽"连称。本病的病因有外感、内伤两大类，外感咳嗽为六淫外邪侵袭肺系，内伤咳嗽为脏腑功能失调。基本病机为肺气不清，失于宣降。辨证主要分风寒束肺证、风热袭肺证、燥邪伤肺证、痰湿蕴肺证、肝火犯肺证、肺阴亏耗证六种证型。

(一) 毫针疗法

■ 治则：外感咳嗽多是新病，属邪实，以治宣肺散邪为主。内伤咳嗽多宿病，常反复发作多属邪实正虚,治当祛邪扶正,标本兼治。

■主穴:肺俞、列缺、太渊。

■配穴:风寒束肺证加合谷;风热袭肺证加尺泽、曲池;燥邪伤肺证加太溪、照海;痰湿蕴肺证加脾俞、丰隆;肝火犯肺证加太冲;肺阴亏耗证加太溪。

■操作:肺俞穴向脊柱方向斜刺0.3～0.5寸,不宜刺入过深,忌大幅度提插捻转;列缺穴向上斜刺0.3～0.5寸;太渊穴直刺0.3～0.5寸,均采用平补平泻针法。其他配穴均采用虚补实泻的方法针刺,留针30 min。

■方义:肺俞可宣肺理气止咳;列缺为手太阴肺经之络穴,宣通肺经经气以止咳;太渊为肺经原穴,补肺气,止咳嗽,三穴合用,宣通肺气而止咳。风寒束表加合谷祛风散寒;风热袭肺加尺泽、曲池疏散热邪,清热化痰止咳;燥邪伤肺加太溪、照海滋阴润燥止咳;痰湿蕴肺加脾俞、丰隆运化水湿而祛痰;肝火犯肺加太冲疏肝理气止咳;肺阴亏耗加太溪滋补肾阴以降虚火。

(二) 特种针具疗法

1. 三棱针

■取穴:取大椎、尺泽、丰隆三穴,用于实证咳嗽。

■操作:穴位点刺常规操作。尺泽、丰隆穴分别选穴位附近静脉显露处进针,出血后即用闪火法在刺血位上拔罐,令各穴出血3～5 ml,再用无菌棉球擦干血迹,碘伏消毒。

2. 皮肤针

■取穴:肺俞、膈俞、心俞、大椎、定喘。

■操作:每次取2～4穴。以中等力度进行叩刺,以皮肤见出血点为度,再用火罐吸拔施术部位,留罐10～15 min,起罐后用无菌棉球擦干血迹,嘱患者2日内施术部位勿沾水。间隔5～7日治疗1次,3次为1个疗程。

3. 砭针

■取穴:头面部取角孙、风池;背部取肺俞、脾俞;胸部取膻中、中府、神封;上肢部取天府、侠白、尺泽、太渊。

■操作:准备好治疗时所需要的砭具,用75%医用乙醇擦拭消毒,大块砭针可用温水擦洗清洁。指导受术者采取合适的体位,使用砭石对相应穴位行推法、刮法、擦法和点揉法等手法。每日治疗20～30 min,10次为1个疗程。

(三) 特定部位疗法

1. 耳针

■取穴:主穴取肺、胸、肾上腺、内分泌等,配穴取皮质下。

■操作:毫针常规操作,行强刺激,留针15～30 min,捻转3次以增强刺激,用泻法。每次取一侧耳,双耳交替使用。主穴必取,配穴酌定。

2. 头针

■取穴:额旁1线。痰多者加额旁2线(右),咳嗽牵引胸胁痛者加额旁2线(左),咳嗽而气短者加额旁3线、顶中线,发热者加额中线。

■操作:常规消毒后,额区各线均从上向下透刺1寸,急性发作时在额旁1线用对刺法,顶中线由后向前透刺。进针至帽状腱膜下层后,行抽气法,每次持续1～3 min,留针20～30 min,其间间隔行针2～3次。急性咳嗽每日治疗1次,3～5次为1个疗程;慢性咳嗽隔日治疗1次,5～7次为1个疗程,疗程间隔3日。

3. 鼻针

■取穴:肺、胸、咽喉点。

■操作:患者鼻部皮肤常规消毒后,毫针刺法进针,用轻缓的手法徐徐刺入一定的深度。刺胸点时,由眉棱骨下方向乳点方向进行针刺。鼻部穴位敏感性较强,针刺后可产生酸、麻、胀等针感。一般酸麻感越强,疗效越好。得气即可,不要用过重的强刺激。针刺得气后留针20 min,每日或隔日针刺1次,10次为1个疗程。

4. 手针

■取穴:咽喉点、鱼际、肺点。

■操作:咽喉点直刺2分,鱼际穴直刺4分,肺点直刺2分,用平补平泻法,或用三棱针点刺出血。儿童或体弱畏针者不必留针,嘱患者用王不留行籽贴压穴位,每2 h按压1次,以微疼为限,每日1次。

(四) 按语

(1) 针灸对本病的发作期及发病初期疗效满意,久病患者也可配合其他疗法进行治疗。

(2) 本病的发病多与季节变化、饮食失宜、情志不遂等有关,故宜注意保暖,忌食辛辣厚味,保持心情舒畅,避免忧思恼怒。

(3) 积极锻炼身体,增强机体抗病能力,注意气候变化,预防感冒,以减少本病的发生。

哮喘

哮喘，是指发作时喉中哮鸣有声，呼吸急促困难为特征的一个临床常见症状，甚者张口抬肩，鼻翼煽动，不能平卧。《金匮要略》云"喉中水鸡声"；《诸病源候论》名为"呷嗽"；直至朱丹溪才明确称之为"哮"，以后则有哮喘、哮吼、吼喘等病名。本病的发生为宿痰内伏于肺，复因风寒、风热、饮食、情志、劳倦等因素诱发，以致痰阻气道，肺气上逆。中医学的痰分为有形之痰和无形之痰两类，有形之痰，通常为呼吸道所分泌的痰液；无形之痰，是指痰饮停留于脏腑经络等组织之中。辨证主要分风寒外袭证、痰热阻肺证、肺气不足证、肺虚及肾证四种证型。

（一）毫针疗法

▣ 治则：分哮病和喘病论治。哮病发作时治标，平时治本。发作时痰阻气道为主，故治以祛邪治标，豁痰利气，但应分清痰之寒热，寒痰则温化宣肺，热痰则清化肃肺，表证明显者兼以解表。喘病分虚实论治，实喘治肺，治以祛邪利气，应区别寒、热、痰、气的不同，分别采用温宣、清肃、祛痰、降气等法；虚喘治在肺肾，以肾为主，治以培补摄纳，针对脏腑病机，采用补肺、纳肾、温阳、益气、养阴、固脱等法；虚实夹杂，下虚上实者，当分清主次，权衡标本，适当处理。

▣ 主穴：天突、肺俞、定喘、膻中、丰隆。

▣ 配穴：风寒外袭证加列缺；痰热阻肺证加曲池、丰隆；肺气不足证加肺俞、中府；肺虚及肾证加肾俞。

▣ 操作：天突穴快速进针后，沿胸骨体后缘方向刺入，不留针，得气为度；肺俞穴向脊柱方向斜刺0.3～0.5寸，不宜刺入过深，忌大幅度提插捻转；定喘向下平刺0.5寸，施平补平泻法，不留针；膻中向下平刺0.5寸，采用泻法；丰隆直刺0.8～1寸，采用泻法；其他配穴均采用虚补实泻的方法针刺，背部腧穴可加灸，留针30 min。

▣ 方义：天突调理肺系，化痰利咽；肺俞宣肺通气；定喘理气宣肺，止咳平喘；膻中为气会，补膻中可理气平喘；丰隆为"祛痰要穴"，祛痰降气止哮。诸穴合用，宣肺化痰，止哮定喘。风寒加列缺温肺散寒，化痰止哮；痰热加曲池、丰隆清热化痰；肺气不足加肺俞、中府益气补肺；肺虚及肾加肺俞、肾俞补肺益肾。

（二）特种针具疗法

1. 皮肤针

▣ 取穴：脊柱两侧、前肋间区、胸骨柄区、上腹部、腕骨后区，重点刺激第4～7颈椎至第1～5胸椎及其两侧。

▣ 操作：常规操作，采用轻刺法、正刺法、重刺法。先用轻刺法叩刺脊柱两侧1～2遍，再用重刺法刺激第4颈椎至第5胸椎及其两侧4～5遍，然后再用正刺法对前肋间区、胸骨柄区、上腹部、腕骨后区做局部刺激。

2. 三棱针

▣ 取穴：百会、大椎、风门、肺俞。

▣ 操作：穴位点刺常规操作，点刺后可放出适量血液或黏液，也可辅以推挤方法增加出血量或出液量，用消毒棉球擦拭血液。隔日1次。

3. 皮内针

▣ 取穴：交感、神门、枕、平喘、肺、大肠、气管、支气管、内鼻、咳喘、肺、肾等。

▣ 操作：每次选用2～3穴，或先用探穴器探测压痛点。先将针具浸泡于75%乙醇中，穴位消毒后，临用时用消毒镊子夹住针柄，沿皮下将针刺入真皮内，针身可沿皮下平行埋入0.5～1.0 cm。然后用一长条胶布，顺针身的进入的方向粘贴固定在皮内，不致因运动的影响而使针具移动或丢失。2～3日换1次，一般3次为1个疗程。

（三）特定部位疗法

1. 耳针

▣ 取穴：常用于发作期。主穴取肺、肾、肾上腺、交感、定喘，或取交感、神门、枕、平喘、肺、大肠、气管、支气管、内鼻、咳喘、肺、肾；配穴取三焦、肾上腺、咽喉、口等。

▣ 操作：每次选用2～3穴，或先用探穴器探测压痛点。毫针常规操作，针刺留针30～60 min。

2. 头针

▣ 取穴：胸腔线。

▣ 操作：局部常规消毒后，用1.5寸毫针沿皮肤快速进针，至帽状腱膜下层后，行快速捻转手法，捻转频率为 150～200 次/分,每次捻转持续约 1～2 min,留针 30 min,其间间隔行针 2～3 次。哮喘持续发作时每日治疗 2 次,一般情况下每日 1 次,7 次为 1 个疗程,疗程间隔 3～5 日。本法适用于哮喘发作期,如未发作,仅有胸闷、气短等症状,可在双侧胸腔区埋针,2～3 小时换 1 次,一般 3 次为 1 个疗程。

3. 手针

■ 取穴:主穴取内关(左手)、息喘、咽喉点,或取息喘、肺穴;配穴取合谷、咽喉点、胸点等。

■ 操作:每次取 1～2 穴。刺入 0.2～0.3 寸,留针 10 min,在留针期间反复行针,待症状减轻后出针。发作期每日治疗 2 次,缓解期每日 1 次,7 次为 1 个疗程。

4. 腹针

■ 取穴:气海。

■ 操作:局部常规消毒后,用直径 0.3 mm 芒针刺入。行小幅度捻转,中等刺激,得气后气息渐平,留针 30 min,其间运针 1 次以巩固疗效。起针后艾灸 15 min。隔日治疗 1 次,12 次为 1 个疗程。

(四) 按语

(1)针灸对于本病的治疗,在稳定病情、减少复发方面有较好效果。

(2)应注意饮食起居等方面的调理,从而减少发作次数。哮鸣患者,要注意保暖,防止感冒,忌食易引起哮鸣发作的食物,避免接触诱发因素。戒烟以减少疾病发作和防止病情加重。

心悸

心悸包括惊悸、怔忡,是指因气血阴阳亏虚、痰饮瘀血阻滞导致心失所养、心脉不畅,引起患者发作时自觉心中急剧跳动、惊慌不安,不能自主为主要表现的一种临床常见病证。常伴有气短、胸闷,甚则眩晕、喘促,脉象或迟或数,或节律不齐。《素问·本病论》曰:"热生于内,气痹于外,足胫酸疼,反生心悸。"本病多由体质虚弱、精神因素、病邪入侵三种因素所致。病位在心,与胆、脾、肾关系密切。病机是气血亏虚、心失濡养,或邪扰心神,心神不宁。辨证主要分心虚胆怯证、心血不足证、阴虚火旺证、心阳不振证、水饮凌心证、瘀阻心脉证、痰火扰心证七种证型。

(一) 毫针疗法

■ 治则:心悸虚证由脏腑气血阴阳亏虚、心神失养所致者,治当补益气血,调理阴阳,以求气血调畅,阴平阳秘。心悸实证常因于痰饮、瘀血等所致,治当化痰、涤饮、活血化瘀。临床上心悸表现为虚实夹杂时,当根据虚实之多少,攻补兼施,或以攻邪为主,或以扶正为主。

■ 主穴:心俞、内关、神门。

■ 配穴:心虚胆怯证加心俞、胆俞;心血不足证加脾俞、足三里;阴虚火旺证加肾俞、太溪;心阳不振证加关元;水饮凌心证加肾俞、关元、阴陵泉;瘀阻心脉证加血海、膈俞;痰火扰心证加丰隆、巨阙;多汗加膏肓;烦热加劳宫;耳鸣加中渚、太溪;浮肿加水分、阴陵泉。

■ 操作:心俞向脊柱方向斜刺 0.3～0.5 寸;内关直刺 0.5～0.8 寸;神门直刺 0.3～0.5 寸,均采用平补平泻法;关元及背俞穴可针上加灸;其他配穴均采用虚补实泻的方法针刺,留针 30 min。

■ 方义:心俞补心益气,定悸安神;内关为心包经络穴,神门为心经之原穴,两穴相配共奏安神定志之功;心虚胆怯加心俞、胆俞宁心壮胆;心血不足加脾俞、足三里补血宁心,安神定悸;阴虚火旺加肾俞、太溪滋阴降火;心阳不振加关元振奋阳气;水气凌心加关元、阴陵泉壮阳利水,健脾利湿;心血瘀阻加血海、膈俞活血化瘀;痰火扰心加丰隆、巨阙化痰宁心;多汗加膏肓止汗;烦热加劳宫清热除烦;耳鸣加中渚、太溪通利耳窍;浮肿加水分、阴陵泉利水消肿。

(二) 特种针具疗法

1. 三棱针

■ 取穴:心俞、神门,配足三里、三阴交。

■ 操作:常规消毒,选中穴位后,快速点刺 1～3 下,出血为度。隔日 1 次,5 次为 1 个疗程。

2. 皮内针

■ 取穴:心、交感、神门、皮质下、小肠、脑点、屏间(内分泌)等穴。

■ 操作:每次选 4～5 穴。常规操作,沿皮下将针刺入真皮层,用胶布固定。每日 1 次,每次留针 10 h,10 次为 1 个疗程。

3. 皮肤针

■ 取穴：心俞、内关、膻中。

■ 操作：常规操作，用中等力度叩刺，以局部皮肤潮红为度。每2日治疗1次，5次为1个疗程。

（三）特定部位疗法

1. 耳针

■ 取穴：心、交感、神门、皮质下、小肠、脑点、屏间（内分泌）等穴。

■ 操作：每次选4～5穴。毫针常规操作，留针1 h。心房颤动以心穴为主，留针30 min，留针期间行针2～3次。每日治疗1次，重者每日2次，10次为1个疗程。

2. 足针

■ 取穴：前隐珠、后隐珠。

■ 操作：先令患者取仰卧位，两足平伸，尽量放松肌肉。充分消毒后，左手扶住患足，右手持针，取1寸毫针迅速刺入直刺0.5～0.8寸，进针时注意要快、准。然后缓慢送针至适当的深度，捻转至得气后留针15 min，每隔5 min行针1次，行中等刺激，用泻法或先补后泻法。每日治疗1次，10次为1个疗程。

3. 眼针

■ 取穴：双侧心区、双侧上焦区、双侧小肠区、双侧脾区。

■ 操作：一手持针，另一手按住眼睑，把眼睑紧压在手指下面，右手拇、示二指持针迅速准确刺入。按取穴的顺序沿皮横刺进针，不施手法，留针30 min后，将针慢慢提出，迅速用干棉球压迫针孔片刻，防止出血。每日治疗1次，每周日休息，连续治疗8周。

（四）按语

（1）针灸对功能性心悸疗效明显，不仅能抑制心悸的症状，而且能有效地治疗本症。

（2）但如器质性心脏病出现心衰时，应针对病情采取综合治疗措施。

（3）本病患者应戒烟、酒。

（4）治疗期间应尽量避免精神上的刺激，保持心情舒畅，给予安静环境，充分休息，加强生活护理。少食辛辣食物，对本病恢复也有辅助作用。

胸痹

胸痹是以膻中或左胸部发作性憋闷、疼痛为主要临床表现的一种病证。轻者偶发短暂轻微的胸部沉闷或隐痛；重者疼痛剧烈，或呈压榨样绞痛。《灵枢·五邪》篇指出，"邪在心，则病心痛"，《素问·缪刺论》又有"卒心痛""厥心痛"之称。本病病位在心，与肝、肾、脾、胃关系密切。胸痹心痛的基本病机当为气阴两虚，痰瘀阻络，而寒邪内侵，饮食不当，情志不调当属于诱发因素。辨证主要分心血瘀阻证、气滞心胸证、痰浊闭阻证、寒凝心脉证、气阴两虚证、心肾阴虚证、心肾阳虚证七种证型。

（一）毫针疗法

■ 治则：针对本病本虚标实，虚实夹杂，发作期以标实为主，缓解期以本虚为主的病机特点，其治疗应补其不足，泻其有余。本虚宜补，权衡心之气血阴阳之不足，有无兼见肝、脾、肾脏之亏虚，调阴阳补气血，调整脏腑之偏衰，尤应重视补心气、温心阳；标实当泻，针对气滞、血瘀、寒凝、痰浊而理气、活血、温通、化痰，尤重活血通络、理气化痰。补虚与祛邪的目的都在于使心脉气血流通，通则不痛，故活血通络法在不同的证型中可视病情，随证配合。

■ 主穴：心俞、内关、神门。

■ 配穴：心血瘀阻证加血海、膈俞；气滞心胸证加膻中、太冲；痰浊闭阻证加丰隆、阴陵泉；寒凝心脉证加内关、心俞；气阴两虚证加气海、后溪；心肾阴虚证加心俞、太溪；心肾阳虚证加心俞、关元。

■ 操作：心俞向脊柱方向斜刺0.3～0.5寸；内关直刺0.5～0.8寸；神门直刺0.3～0.5寸，均采用平补平泻针法；关元及背俞穴可针上加灸；其他配穴均采用虚补实泻的方法针刺，留针30 min。

■ 方义：心俞补心益气，定悸安神；内关为心包经络穴，神门为心经之原穴，两穴相配共奏安神定志之功；心血瘀阻加血海、膈俞活血化瘀；气滞心胸加膻中、太冲理气通络；痰浊闭阻加丰隆、阴陵泉祛痰化浊；寒凝心脉加内关、心俞宁心通痹；气阴两虚加气海、后溪补气养阴；心肾阴虚加心俞、太溪滋阴滋阴清火，养心和络；心肾阳虚加心俞、关元温补阳气。

（二）特种针具疗法

1.皮肤针

■ 取穴：第1～12胸椎两侧，重点在肝俞和膈俞处。

■ 操作：常规操作，按疼痛部位及其上下沿肋骨走行叩刺，沿正中线从上向下叩刺，肋骨由内向外叩刺，中等强度刺激，每日1次。

2.三棱针

■ 取穴：心俞、膻中、肺俞、陷谷、期门，或取耳穴轮3、轮4。

■ 操作：穴位点刺常规操作。隔2日治疗1次，10日为1个疗程。

3.蜡针

■ 取穴：中脘、天枢、气海、关元、足三里、内关、神门。

■ 操作：针刺得气后，将加热的石蜡倒入青霉素小瓶内，置10 min左右，小瓶壁出现毛玻璃状时（此时瓶中央之蜡仍为液体状态），把石蜡倒套在针柄及部分针体上，瓶口距皮肤1 cm，固定或捻转蜡瓶操作均可。患者很快有持续性酸、麻、胀、重、热及传导感觉，固定20 min左右。每日治疗1次，10次为1个疗程。

（三）特定部位疗法

1.耳针

■ 取穴：心、皮质下、神门穴。

■ 操作：毫针常规操作，行强刺激后留针15～20 min。

2.腹针

■ 取穴：主穴取中脘、天枢、气海、关元，配穴取足三里、内关、神门、太渊。兼瘀血者加三阴交；兼痰阻者加丰隆；兼气滞者加太冲。

■ 操作：用毫针刺法，局部常规消毒，腹部穴位根据患者胖瘦情况选用1.5～2寸毫针刺入，余穴常规深度刺入。腹部穴和内关、足三里、神门行捻转补法1 min，三阴交、天枢、太渊行平补平泻1 min，太冲行捻转泻法1 min。留针1 h，每隔15 min重复补泻手法1次。每日针1次，15次为1个疗程，疗程间休息3日。

3.手针

■ 取穴：心点。

■ 操作：常规操作，缓慢进针，深0.5～0.8寸，无须捻转，留针15 min。每日治疗1次，病情严重者每日2次，10次1个疗程，疗程间休息3～5日。

4.头针

■ 取穴：额中带、额旁1带、顶中带。

■ 操作：局部常规消毒后，行针时嘱患者用手按心前区做胸式呼吸运动。皆用泻法。额中带主治神志病、急性病，针刺时从后向前斜刺一针。额旁1带左右各一，主治心、肺等上焦疾病，针刺时从后向前分别斜刺一针。顶中带主治急性病、痛证，针刺时从前向后斜刺一针。额中带与顶中带两针配合使用，也能调节整体阴阳平衡。

（四）按语

（1）针灸对功能性胸痹疗效明显，不仅能抑制心悸的症状，而且能有效地治疗本病。

（2）如器质性心脏病出现心衰时，应针对病情采取综合治疗措施。应戒烟、酒。

（3）治疗期间应尽量避免精神上的刺激，保持心情舒畅，给予安静环境，充分休息，加强生活护理，少食辛辣食物。

癫

癫是神志异常的一种表现，其病始发表现为沉默静呆，表情淡漠，语无伦次。《寿世保元》曰："癫者，喜笑不常，癫倒错乱之谓也。"癫，俗称"文痴"。多由痰气郁结，心脾两虚等所致。癫者由积忧、积郁，并多在心、脾、包络，三阴蔽而不宣，情志之所感，意志不畅，多以虚为本，以痰为标。心虚胆怯则多疑，肾虚失志则自愧，脾虚失意而不乐，肺虚多忧而悲哭，肝虚抑郁而愤怒，五脏神志先虚，神明自病，故以虚为本，痰迷心窍为标。本病病机是气郁痰结。辨证主要分肝郁气滞证、痰气郁结证、心脾两虚证三种证型。

（一）毫针疗法

■ 治则：本病以理气解郁、畅达神机为治疗原则。此外，移情易性不单是防病治病的需要，也是防止反复与发生意外不可忽视的措施。

■ 主穴：肝俞、脾俞、水沟。

■ 配穴：肝郁气滞证加太冲、行间；痰气郁结证加太冲、丰隆；心脾两虚证加三阴交、足三里。

■ 操作：需要注意的是，肝俞、脾俞不宜深刺，以免伤及体内重要脏器；水沟用1寸毫针，针尖向上斜刺0.5～0.8寸，行捻转泻法，以患者能忍受疼痛为度；太冲、丰隆针用泻法；三阴交、足三里针用补法，可以加用灸法。

■ 方义：本病多因肝气郁滞，脾气不升，气滞痰结，神明逆乱，故取肝俞以疏肝解郁，配脾俞以益气健脾去痰；脑为元神之府，督脉入脑，取督脉之水沟穴，可醒脑开窍。配穴太冲可疏肝行气，丰隆以化痰浊；癫证日久可出现心脾亏损，取三阴交、足三里以补益心脾。

（二）特种针具疗法

1. 三棱针

■ 取穴：孙真人十三鬼穴。

■ 操作：每次取3～5个穴位。穴位点刺常规操作。隔日治疗1次。

2. 皮内针

■ 取穴：神门、心、皮质下、肝，或取神门、皮质下、枕、额、脑点、心、肾。

■ 操作：每次选3～4穴。常规操作，沿皮下将针刺入真皮层，用胶布固定。2～3日一换，10次为1个疗程。

3. 砭针

■ 取穴：大椎、灵台、身柱、神道、心俞、脾俞、肝俞、关元、下脘、鸠尾、巨阙。

■ 操作：常规操作，使用砭石对相应穴位行推法、刮法、擦法和点揉法等手法。每日治疗20～30 min，10次为1个疗程。

（三）特定部位疗法

1. 耳针

■ 取穴：神门、心、皮质下、肝等穴，或取神门、皮质下、枕、额、脑点、心、肾。

■ 操作：每次选3～4穴。毫针常规操作。轻刺激，用补法，留针30 min，10次为1个疗程。

2. 平衡针

■ 取穴：癫裂（位于委中穴与足跟连线的中点，腓肠肌腹下正中之凹陷的顶端），交替或同时取穴。

■ 操作：局部常规消毒后，用毫针速进针后，上下提插，可采用滞针法，以放射性针感出现向踝关节传导。不留针，缓慢出针至皮下，然后迅速拔出，拔针后必须用干棉球按压针孔，以防出血。每日治疗1次，10次为1个疗程。

3. 腹针

■ 取穴：主穴取关元、下脘、鸠尾、巨阙，配穴取百会、大椎、筋缩、腰奇、合谷、间使、丰隆、太冲。发作时加水沟；风痰闭阻型加风池、丰隆；痰火内盛型加行间、丰隆；心肾亏虚型加心俞、肾俞。

■ 操作：患者取仰卧位，皮肤常规消毒后，用毫针刺法。依据针刺处方按照由上至下的顺序进针，进针时手法要快，不可进针缓慢令患者感受到破皮的痛感。得气后，虚则补之，实则泻之。每日治疗1次，留针30 min，10日为1个疗程，连续治疗3个疗程。

（四）按语

（1）针灸治疗癫证具有较好疗效，针灸具有调理气血、理气解郁、化痰开窍、醒神止痉之作用。

（2）注意加强日常饮食营养及情绪调理，减少癫证的诱发因素，并适当选择方药、药膳调理，疗效更佳。

狂

狂是精神失常的一种病证，临床以精神亢奋，狂躁不安，骂人毁物，动而多怒，甚至持刀杀人为特征的一种常见多发的精神病。俗称"武痴""发疯"。《素问·至真要大论》说"诸躁狂越，皆属于火"，《素问·脉要精微论》又说"衣被不敛，言语善恶，不避亲疏者，此神明之乱也"。病位在脑，涉及心、肝、胃、胆。狂病的病因病机是以阴阳失调、痰气上扰、气血凝滞、火热相煽为主要因素，以青壮年罹患者为多。辨证主要分痰火扰

神证、痰热瘀结证、火盛伤阴证、气血瘀滞证四种证型。

（一）毫针疗法

■ 治则：降（泻）火、豁痰、活血、开窍以治标，调整阴阳，恢复神机以治本。同时，加强护理，防止意外也是不可忽视的原则。

■ 主穴：水沟、百会、大陵。

■ 配穴：痰火扰神证加神门、中脘；痰热瘀结证加中脘、膈俞；火盛伤阴证加神门、三阴交；气血瘀滞证

加合谷、太冲、血海、膈俞。

■ 操作：诸穴均按常规消毒后，水沟用1寸毫针，针尖向上斜刺0.5～0.8寸，行捻转泻法，以患者能忍受疼痛为度；百会针向脑后方向，沿皮平刺0.3～0.5寸；神门、中脘、三阴交针用泻法；补血海、膈俞；泻合谷、太冲；背部不宜深刺，以免伤及体内重要脏器。

■ 方义：脑为元神之府，督脉还为阳脉之海，督脉入脑，取督脉之水沟与百会，水沟醒神开窍，百会升提人体阳气，二穴合用可醒脑开窍，安神定志。大陵为心包经原穴，可加强醒神开窍的作用。配穴神门、中脘清心豁痰；神门、三阴交相配以滋阴降火、安神定志；合谷、太冲合为四关穴，行气化瘀，醒脑开窍；血海、膈俞活血化瘀，四穴相配共奏活血化瘀、醒脑开窍之功。

（二）特种针具疗法

1. 磁针

■ 取穴：主穴取风池（单侧）、太阳（单侧）。配穴：昼发针神道，夜发针鸠尾，无发病规律针内关（单侧）。

■ 操作：每次针3穴。局部常规消毒后，毫针刺法刺入，以平补平泻，深度以得气为度，针后充磁。磁场强度：头部穴位50～500 GS，躯干（含内关）200～1 000 GS。极相：头部两穴分别为N与S极，配穴为N极。留针20～30 min（小儿酌减），每日治疗1次，10次为1个疗程。

2. 三棱针

■ 取穴：孙真人十三鬼穴，每次取3～5个穴位。

■ 操作：穴位点刺常规操作，隔日治疗1次。

3. 小宽针

■ 取穴：心俞、肝俞、合谷、内关、神门、人中，或取水沟、百会、大陵、神门、三阴交。

■ 操作：局部常规消毒后，在选取的穴位上，用腕力按预先定好的尺度直接垂直刺入，不捻转，不留针，猛刺速拔。一般进针深度为3～5 cm。或持针垂直点刺穴位，不留针，轻点后迅速出针。一般进针0.5 cm左右。每7日治疗1次，5次为1个疗程。

（三）特定部位疗法

1. 耳针

■ 取穴：神门、心、皮质下、肝等穴。

■ 操作：毫针常规操作，留针30 min，10次为1个疗程。

2. 头针

■ 取穴：语智区、下三角区、心区、肝胆区。

■ 操作：局部常规消毒后，取1寸毫针，沿头皮刺入0.2～0.3寸，针刺方向从头顶中央向四周垂直而入，提插得气后留针1～2 h，间隔行针2～3次。每日或隔日治疗1次，7～10次为1个疗程，疗程间隔3～5日。

3. 足针

■ 取穴：女膝、足通谷、安眠、冲阳、肾穴、8号穴。

■ 操作：局部常规消毒后，取1寸毫针直刺，行捻转手法得气后留针30 min，每隔5～10 min行针1次。发作期间行强刺激，用泻法；间歇期行中等强度刺激，用平补平泻法。每日或隔日治疗1次，10次为1个疗程。

（四）按语

（1）针灸治疗本病具有较好效果，针灸可以化痰开窍醒神、镇惊安神。

（2）在治疗本病时，一定要强调辨证施治，根据不同的证型采用不同的针灸处方。

（3）在治疗过程中，要对患者进行严密监护，防止伤人毁物。本病易复发，应在病症缓解后连续治疗，以巩固疗效。

痫

痫，俗称"羊痫风"。大发作时的特征为猝然昏倒，不省人事，手足搐搦，口吐涎沫，两目上视，喉中发出如猪、羊等叫声，醒后疲乏无力、饮食起居一如常人，时发时止，发无定时。小发作则表现为瞬间的神志模糊，可出现目睛直视，一时性失神，或口角牵动，吮嘴等动作。痫，首先见于《素问·大奇论》和《灵枢·经脉》篇。痫病与五脏均有关联，但主要责之于心。基本病机为脏腑失调，痰浊阻滞，气机逆乱，风痰内动，蒙蔽清窍。痫病病理因素以痰为主。辨证主要分痰热扰神证、风痰闭阻证、心脾两虚证、肝肾阴虚证、瘀阻脑络证五种证型。

（一）毫针疗法

■ 治则：病发即急，以开窍醒神豁痰治其标；平时病缓则去邪补虚以治其本。

■ 主穴：身柱、鸠尾、阳陵泉、本神、水沟、十宣。

■ 配穴：痰热扰神证加丰隆、行间；风痰闭窍证加丰隆、风池；心脾两虚证加心俞、脾俞、郄门、三阴交；肝肾阴虚证加肝俞、肾俞、太溪、照海；瘀血阻络证加百会、膈俞。

■ 操作：心俞、肝俞、膈俞、脾俞穴宜斜刺，风池、鸠尾穴注意针刺方向和深度，百会、本神穴宜平刺，其余穴位常规操作。每日或隔日治疗 1 次。

■ 方义：鸠尾为治疗痫证的特效穴。水沟、十宣可以开窍醒神。

(二) 特种针具疗法

1. 皮内针

■ 取穴：癫痫点、脑干、皮质下、脑、神门、枕、肝、肾，根据辨证分型取枕小神经点、耳颞神经点等配穴。

■ 操作：常规操作，贴敷后进行轻缓地按压，按压至穴位微痛，每次按压的时间为 3～5 min。

2. 三棱针

选穴：主穴取足三里、膈俞，配穴取十宣、水沟。

■ 操作：穴位点刺常规操作，隔日治疗 1 次。

3. 小宽针

■ 取穴：身柱、鸠尾、阳陵泉、本神、水沟、十宣、心俞、脾俞。

■ 操作：用腕力按预先定好的尺度直接垂直刺入，不捻转，不留针，猛刺速拔。一般进针深度为 3～5 cm。或持针垂直点刺穴位，轻点后迅速出针。一般进针 0.5 cm 左右。每 7 日治疗 1 次，3 次为 1 个疗程。

(三) 特定部位疗法

1. 耳针

■ 取穴：皮质下（色素沉着处）、神门、心、肝、颈等穴，或取癫痫点、脑干、皮质下、脑、神门、枕、肝、肾，根据辨证分型取枕小神经点、耳颞神经点等配穴。每次选 3～5 穴。

■ 操作：毫针常规操作，浅刺，轻刺，留针 30 min。

2. 头针

■ 取穴：伏象、伏脏、倒象、倒脏头部为主，配以伏象仿针体"内关""脊中"及思维信号。

■ 操作：局部常规消毒后，快速进针将针体迅速进至帽状腱膜下层后，行快速捻转手法，捻转频率为 200 次/分，每次捻转持续 1～3 min，留针 2～4 h，其间间隔行针 2～3 次。每日或隔日治疗 1 次，15 次为 1 个疗程，疗程间隔 3～5 日。

3. 平衡针

■ 取穴：癫痫（位于胫骨与腓骨之间，即髌骨下缘至踝关节连线的中点），交替取穴。

■ 操作：局部常规消毒后，采用毫针刺法，以针感或放射性针感为宜。快进快出，3 s 之内完成针刺过程，一般不留针，以刺激相关神经束为主。缓慢出针至皮下，然后迅速拔出，拔针后必须用干棉球按压针孔，以防出血。每日或隔日治疗 1 次，15 次为 1 个疗程。

(四) 按语

(1) 重视审因施治，可以起到提高疗效的作用。在治疗上务必注意祛痰化饮，痰涎是诱发痫证发作的一个很重要的因素。

(2) 患者发作时应注意保持其呼吸道通畅，有抽搐时切勿强力压制肢体。

(3) 患者保持乐观的情绪，注意饮食，劳逸适度。

郁病

郁病是由于情志不舒、气机郁滞所致，以心情抑郁、情绪不宁、胸部满闷、胁肋胀痛，或易怒易哭，或咽中如有异物梗塞等症为主要临床表现的一类病证。《素问·六元正纪大论》说："郁之甚者，治之奈何"，"木郁发之，土郁夺之，金郁泄之，水郁折之"。郁病由精神因素所引起，以气机郁滞为基本病变，是内科病证中最为常见的一种。辨证主要分肝气郁结证、气郁化火证、痰气郁结证、心神失养证、心脾两虚证、心肾阴虚证六种证型。

(一) 毫针疗法

■ 治则：调神理气，疏肝解郁。以督脉及手足厥阴、手少阴经穴为主。

■ 主穴：神门、大陵、内关。

■ 配穴：肝气郁结者加膻中、期门；气郁化火者加行间、侠溪；痰气郁结者加丰隆、廉泉；心神失养者加内关、神门；心脾两虚者加心俞、脾俞；心肾阴虚者加心俞、太溪。

■ 操作：诸穴均按常规操作。神门、大陵、内关均针用补法；补脾俞、三阴交、中脘，泻足三里；补太渊、肺俞。背部穴位不宜针深刺，以免伤及内脏。

■ 方义：神门为心经原穴，大陵为心包经原穴，两穴相配可宁心安神，再取心包经之络穴内关，增强宁心安神之效。肝气郁结者加膻中、期门疏肝理气；气郁化火者加行间、侠溪疏肝泻火；痰气郁结者加丰隆、廉泉理气化痰；心神失养者加内关、神门宁心安神；心脾两虚者加心俞、脾俞健脾宁心；心肾阴虚者加心俞、太溪滋阴清热，宁心安神。

（二）特种针具疗法

1. 皮内针

■ 取穴：神门、心、交感、肝、脾等穴，或取心、肝、脾、神门、皮质下、三焦、神经衰弱点、枕等穴。

■ 操作：每次选 3～5 穴。常规操作，每次留针 2～5 日，取针后休息 1 日。

2. 砭针

■ 取穴：脾俞、三阴交、足三里、中脘、神门、内关、膻中。

■ 操作：常规操作，使用砭石对相应穴位行推法、刮法、擦法和点揉法等手法。每日治疗 20～30 min，10 次为 1 个疗程。

3. 蜡针

■ 取穴：神门、内关、脾俞、三阴交、足三里、中脘、膻中，酌情配伍太渊、肺俞。

■ 操作：针刺得气后，将加热的石蜡倒入青霉素小瓶内，置 10 min 左右，小瓶壁出现毛玻璃状时，把小瓶倒套在针具上，瓶口距皮肤 1 cm，固定或捻转蜡瓶均可。患者很快有持续性的酸、麻、胀、重、热及传导感觉，固定 20 min 左右。治疗时以皮肤出现红晕为度。每日治疗 1 次，10 次为 1 个疗程。

（三）特定部位疗法

1. 耳针

■ 取穴：神门、心、交感、肝、脾等穴。

■ 操作：毫针常规操作，留针 30 min。

2. 舌针

■ 取穴：脑枢（位于舌蒂之上端）、脑中（位于舌蒂中间凹陷处）、脑源（位于脑中穴中间旁开，舌蒂边缘处）、襞中（位于舌下襞之中点）。

■ 操作：针刺前，一般可给予患者 3% 过氧化氢或 1/5 000 高锰酸钾液漱口，以清洁口腔。患者将舌卷起，舌尖抵住上门齿，将舌固定或将舌尖向上反卷，用上下门齿夹住舌，使舌固定；亦可由医者用左手垫纱布敷料，将舌体固定于口外进行针刺。针刺可采用快速点刺进针，进针 1 分左右。每日或隔日治疗 1 次。

3. 头针

■ 取穴：以额中线、顶中线为主，根据病情配以额旁 1 线、额旁 2 线、额旁 3 线、颞后线及顶颞前、后斜线下 2/5。

■ 操作：局部常规消毒后，额区各线及顶中线均从前向后透刺，颞后线自率谷穴向曲鬓穴透刺，顶颞前、后斜线从上往下透刺，刺入帽状腱膜下层后，行抽气法。虚者可采用进气法，每针持续行针 1～3 min，留针 1～2 h，其间间隔行针 3～5 次。每日治疗 1 次，10 次为 1 个疗程，疗程间隔 3～5 日。

（四）按语

（1）本病属情感障碍疾患，故还需通过精神情志的疏导来帮助治疗，还可运用音乐、体育、催眠、暗示等疗法达到自我松弛、心情舒畅、气机调达的境界，加强针灸作用，使患者更早地恢复健康。

（2）在治疗本病时，一定要强调辨证施治，根据不同的证型采用不同的针灸处方。

（3）患者还应培养积极的生活态度，患者家属当帮助患者调整心态，对生活中的各种活动抱有热情。情况较严重的可配合药物治疗。

痴呆

痴呆，是以呆傻愚笨为主要临床表现的一种神志疾病。痴呆一证，古人有"文痴""武痴"之分。痴呆伴有精神抑郁，表情淡漠，坐如木偶，沉默寡言，善悲欲哭者，称为"文痴"；痴呆伴有狂乱无知，骂詈呼叫，不避亲疏，弃衣裸体，逾垣上屋者，称为"武痴"，属于狂证，不属本篇讨论范围。本节所讨论的内容以成年人痴呆为主，小儿先天性痴呆不在讨论之列。本病的形成以内因为主，多由于年迈体虚、七情内伤、久病耗损等原因导致气血不足，肾精亏耗，脑髓失养，或气滞、痰阻、血瘀于脑而成。辨证主要分髓海不足证、脾肾两虚证、痰浊蒙窍证、瘀血内阻证四种证型。

（一）毫针疗法

■ 治则：虚者补之，实者泻之，因而补虚益损，解郁散结是其治疗大法。此外，移情易性，智力和功能训练有助于康复与延缓病情。对脾肾不足，髓海空虚之证，宜培补先天、后天，使脑髓得充，化源得滋。凡痰浊、瘀血阻滞者，当化痰活血，配以开窍通络，使气血流通，窍开神醒。

■ 主穴：四神聪、风池、三阴交、内关、悬钟。

■ 配穴：髓海不足者加太溪、肾俞；脾肾两虚者加脾俞、肾俞；痰浊蒙窍者加丰隆、脾俞；瘀血内阻者加内关、膈俞。

■ 操作：腧穴常规消毒，四神聪向后平刺 0.6～0.8 寸，行提插捻转平补平泻法；风池向鼻尖方向刺 0.5～0.8 寸，行提插捻转泻法；三阴交直刺 0.5～1 寸，行提插捻转补法；内关直刺 0.5～1 寸，行提插捻转平补平泻法；悬钟直刺 0.5～0.8 寸，行提插捻转补法。配穴根据虚补实泻的原则，采用提插捻转补泻的方法。针刺得气后，留针 30 min。

■ 方义：三阴交为肝、脾、肾三经交会穴，能通调肝、脾、肾三脏，养血活血，醒神开窍；风池醒脑开窍；四神聪为经外奇穴，化瘀通络，开窍醒神；内关属心包络穴，又为八脉交会穴之一，通于阴维，维络诸阴，具有宁心安神之效；悬钟为八会穴之髓会，可滋阴通脉，益髓壮骨。配丰隆、脾俞健脾利湿，开窍化痰；太溪、肾俞填精益髓；脾俞、肾俞健脾益肾；内关、膈俞活血化瘀。

（二）特种针具疗法

1. 浮针

■ 取穴：三阴交、内关、悬钟、丰隆、脾俞、血海。脾肾两虚者加肾俞、脾俞；髓海不足者加太溪、肾俞。

■ 操作：局部常规消毒后，以拇指、示指、中指三指挟持针柄，状如斜持毛笔，用左手拇指、示指挟持辅助针身，类似毫针刺法中的挟持进针法。选取适当浮针后呈 15°～35°角刺入，速度要快，随后做扫散动作，留针时胶布贴敷。留针 24 h，隔日治疗 1 次。

2. 皮内针

■ 取穴：皮质下、颞、额、心、肝、肾、枕、脑点、神门。

■ 操作：每次取 3～5 穴。常规操作，沿皮下将针刺入真皮层，用胶布固定。每隔 4～5 h 按压针身 2 min。每次留针 2～5 日。

3. 砭针

■ 取穴：四神聪、风池、三阴交、内关、悬钟。湿痰阻窍者加丰隆、脾俞；脾肾两虚加脾俞、肾俞；瘀血内阻者加内关、膈俞；髓海不足者加太溪、肾俞。

■ 操作：常规操作，使用砭石对相应穴位行推法、刮法、擦法和点揉法等手法。每日治疗 20～30 min，10 次为 1 个疗程。

（三）特定部位疗

1. 头针

■ 取穴：顶中线、额中线、颞前线、颞后线。

■ 操作：每次选 2～3 穴。局部常规消毒后，毫针强刺激，还可以配合电针，疏密波中强度刺激。或取顶区（百会至前顶及其向左右各 1～2 寸的平行线）、项前区（前顶至囟会及其向左右各 1～2 寸的平行线）及额区（神庭透囟会与其平行的曲差和本神向上透刺），采取长留针间断行针法，200 次/分左右，每根针捻转 2 min，留针 6 h，留针期间捻转 2 次至出针。每日治疗 1 次。

2. 耳针

■ 取穴：心、肝、肾、枕、脑点、神门、肾上腺，或取皮质下、颞、额。

■ 操作：每次选 3～5 穴。毫针常规操作，浅刺、轻刺，留针 30 min。也可以用王不留行籽贴压。

3. 足针

■ 取穴：足三里、三阴交。

■ 操作：局部常规消毒后，取 1.5 寸长的毫针，针尖向下缓慢刺入，深度 1.3 寸，行先捻转后提插手法，使患者局部产生酸麻胀痛感，并向足跟放射后，留针 30 min。同时点燃艾条，将燃着的一端与穴位皮肤保持 1 寸左右的距离，使患者局部有温热感而无灼痛感为宜，并将热力通过针体传入穴位，此为温针灸。每日治疗 1 次，20 日为 1 个疗程。

（四）按语

（1）针灸治疗可以起到填精益髓、开窍醒神的作用。

（2）本病多见于大病、久病或神志病后期，症情顽固，恢复困难，故治疗时只有在辨证的基础上采取综合治疗措施（针灸配合方药、导引等），方会收到一定疗效。

（3）对于气郁而致者，尤须注意精神治疗，避免精神刺激。

头痛

头痛是指由于外感与内伤,致使脉络绌急或失养,清窍不利所引起的以患者自觉头部疼痛为特征的一种常见病证。《素问·风论》曰:"首风之状,头面多汗,恶风,当先风一日则病甚,头痛不可以出内。"头痛分为外感头痛和内伤头痛。外感头痛多因起居不慎,或露卧当风而感受风邪,"伤于风者,上先受之""高巅之上,唯风可到"。内伤头痛多为久痛,不兼表证,其病程较长,痛势较缓而时作时止。病机为气血失和,经络不通或脑络失养。辨证主要分风寒头痛证、风热头痛证、风湿头痛证、肝阳头痛证、血虚头痛证、痰浊头痛证、肾虚头痛证、瘀血头痛证八种证型。

(一) 毫针疗法

■ 治则:外感所致属实,治疗当以祛邪活络为主,视其邪气性质之不同,分别采用祛风、散寒、化湿、清热等法。内伤所致多虚,治疗以补虚为要,视其所虚,分别采用益气升清、滋阴养血、益肾填精;若因风阳上亢则治以息风潜阳;因痰瘀阻络又当化痰活血为法。虚实夹杂,扶正祛邪并举。

■ 主穴:神庭、太阳、印堂、头维。

■ 配穴:风寒头痛者加风池、风府;风热头痛者加曲池、大椎;风湿头痛者加风池、列缺;肝阳头痛者加太冲、太溪;血虚头痛者加膈俞、三阴交;痰浊头痛者加丰隆、脾俞;肾虚头痛者加太溪、肾俞;瘀血头痛者加血海、内关。

■ 操作:穴位常规消毒,神庭平刺 0.5～0.8 寸,行提插捻转平补平泻法;印堂提捏局部皮肤,平刺 0.3～0.5 寸,行提插捻转泻法;太阳直刺 0.3～0.5 寸,行提插捻转平补平泻法;头维平刺 0.5～1 寸,行提插捻转平补平泻法。配穴根据虚补实泻的原则,采用提插捻转补泻的方法。针刺得气后,留针 30 min。

■ 方义:神庭为督脉、足太阳、足阳明之会,刺之可镇静安神、清头散风;印堂、太阳为局部取穴,具有疏通经络,活血止痛的作用;刺头维可祛风明目、清头泻火。配风池、风府疏风散寒,通络止痛;曲池、大椎疏散风热,通络止痛;风池、列缺祛风化湿,通络止痛;太冲、太溪滋阴潜阳,平肝止痛;膈俞、三阴交滋阴养血,活血通络;血海、内关活血化瘀,通络散结;丰隆、

脾俞健脾化痰,开窍止痛;肾俞、太溪滋阴补肾。

(二) 特种针具疗法

1. 三棱针

■ 取穴:双侧耳尖、太阳、头维、大椎。

■ 操作:局部常规消毒后,用三棱针点刺耳尖穴,挤压出血,直至血液挤尽。轻轻拍打太阳穴和头维穴,使附近的血管显露后,用三棱针沿血管走行方向刺破血管,使血色由暗红变鲜红色或颜色变浅直至血液流出自凝。大椎穴用三棱针点刺后加拔火罐。

2. 皮肤针

■ 取穴:太阳、印堂、风池、天柱、攒竹、上星。

■ 操作:急性头痛,每日叩刺 1～3 次;慢性头痛或体质较弱的患者,隔 1～2 日叩刺 1 次。一般 8～12 次为 1 个疗程,停 5～7 日,如未愈再进行下一个疗程。

3. 蜡针

■ 取穴:气海、肝俞、脾俞、肾俞、合谷、足三里。

■ 操作:常规操作,针刺得气后,将加热的石蜡倒入青霉素小瓶内,置 10 min 左右,小瓶壁出现毛玻璃状时,把小瓶倒套在针具上,瓶口距皮肤 1 cm,固定或捻转蜡瓶均可。患者很快有持续性的酸、麻、胀、重、热及传导感觉,固定 20 min 左右。治疗时以皮肤出现红晕为度。每日治疗 1 次,10 次为 1 个疗程。

(三) 特定部位疗法

1. 耳针

■ 取穴:取内分泌、神门、额颞顶区、肝、皮质下、交感 6 处耳穴区。

■ 操作:常规消毒后,王不留行籽贴压。嘱患者每日自行按压 3～4 次,每隔 1～3 日治疗 1 次。实证予强刺激,或埋针 1～2 h;虚证压丸治疗。

2. 足针

■ 取穴:太冲、涌泉、复溜、中封、风池。

■ 操作:每次取 1 穴。先令患者取仰卧位,两足平伸,尽量放松肌肉。充分消毒后,左手扶住患足,右手持针迅速刺入,进针时注意要快、准。然后缓慢送针至适当的深度,取太冲穴进针 1 寸,行快速提插泻法,透入涌泉穴,行快速插慢提补法,反复行针,留针

1 h。待头痛缓解后以涌泉为主,适当配合太冲、复溜、中封、风池穴,每次取 1 穴。反复调治,隔日 1 次。

3. 头针

■ 取穴:前头痛额中线,偏头痛取颞前线及颞后线,头顶痛取顶中线,后头痛取枕下旁线。

■ 操作:额中线及顶中线由前向后透刺,颞前线自悬厘穴向额厌穴透刺,颞后线由率谷穴向曲鬓穴透刺,枕下旁线从天柱穴向玉枕穴透刺。刺入帽状腱膜下层后,行抽气手法,每针持续行针 1～3 min,待患者头痛缓解后,留针 30～60 min,间隔行针 2～3 次,每日治疗 1 次,10 次为 1 个疗程,疗程间隔 3～5 日。

4. 腹针

■ 取穴:天地针,由中脘、关元组成。配穴:肝阳上亢型加滑肉门、外陵;肾虚型加气海;痰湿留滞型加大横;瘀血内停型加上、下风湿点;头顶痛以中脘为主;前额痛加脘下;后项正中痛加脘上;左侧头痛加阴都(左);右侧头痛加阴都(右)。

■ 操作:根据病程长短、患者胖瘦决定针刺深浅。病程短,患者瘦者,刺之宜浅;病程长,患者胖者,刺之宜深。采用只捻转不提插或轻捻转慢提插的手法。进针后,停 3～5 min 再捻转使局部产生针感,再隔5 min 行针 1 次,以加强针感,使之向四周或远端扩散。留针 30 min 起针。每日治疗 1 次,10 日为 1 个疗程。

(四) 按语

(1) 针刺治疗头痛有较好效果,但因头痛原因复杂,针刺多次无效或头痛继续加重者,应考虑某些颅脑病变,查明原因,及时采取综合治疗措施。

(2) 出现两侧瞳孔大小不等,颈强,神志不清,应高度警惕脑瘤及蛛网膜下腔出血等重症。

(3) 对高血压头痛,应慎用强刺激,使用电针也应注意。

(4) 推拿疗法,对慢性头痛亦有一定效果,可配合应用。患者平时应注意劳逸结合,调畅情志。

失眠

失眠属临床常见病症之一,主要表现为入睡困难,多梦易醒,醒后再难入睡,甚则彻夜难眠,并因而使人身心疲惫,烦乱不宁。本病《黄帝内经》称"目不瞑""不得眠""不得卧",《难经》始称"不寐",《中藏经》称"无眠",《外台秘要》称"不眠",《圣济总录》称"少睡",《太平惠民和剂局方》称"少寐"。阳盛阴衰,阴阳失交是失眠的总病机。不寐病位在心,与肝、肾联系紧密。其病因多与情志因素有关,亦有因心肾不交、心虚胆怯,胃气不和而致病者。辨证主要分肝火扰心证、痰热扰心证、心脾两虚证、心肾不交证、心胆气虚证五种证型。

(一) 毫针疗法

■ 治则:在补虚泻实,调整脏腑气血阴阳的基础上辅以安神定志是本病的基本治疗方法。实证宜泻其有余,如疏肝解郁,降火涤痰,消导和中。虚证宜补其不足,如益气养血,健脾,补肝益肾。实证日久,气血耗伤,亦可转为虚证,虚实夹杂者,治宜攻补兼施。

■ 主穴:四神聪、神门、三阴交。

■ 配穴:肝火扰心者加行间;痰热扰心者加丰隆、劳宫;心脾两虚者加脾俞、心俞;心肾不交者加太溪、肾俞、心俞;心胆气虚者加胆俞、足临泣。

■ 操作:穴位常规消毒。四神聪向后平刺 0.6～0.8 寸,提插捻转平补平泻法;神门向上斜刺 0.5 寸,透阴郄,采用提插捻转泻法;三阴交直刺 1 寸,采用提插捻转补法。配穴根据虚补实泻的原则,采用提插捻转补泻的方法。针刺得气后,留针 30 min。

■ 方义:四神聪为经外奇穴,具有镇静安神的作用;神门为心经原穴,具有泻心火,宁心安神的作用;三阴交为足三阴经之交会穴,具有滋阴养血安神的作用。诸穴合用,又以天、人、地三才取穴法,降心火,益肾阴,引火归元。肝火扰心加行间清肝泻火;痰热扰心则可取丰隆、劳宫清热化痰,养心安神;心脾两虚者加脾俞、心俞健脾养心;心肾不交取太溪、肾俞、心俞补肾水,降心火;心胆气虚型加胆俞、足临泣益气利胆安神。

(二) 特种针具疗法

1. 皮肤针

■ 取穴:颈椎 1～7 两侧、胸椎 5～12 两侧。

■ 操作:先从颈椎开始,自上而下叩刺两遍。然后在胸椎5～12作横行刺,每横行部位叩刺3针。

2. 皮内针

■ 取穴:神门、心点、脾点、皮质下点、内分泌点、肝、胃、胆、肾的位置,或皮质下、神门、心、交感、肝、枕、耳窝上、三焦。

■ 操作:常规操作,贴敷后进行轻缓地按压,按压至穴位微痛,每次按压的时间为3～5 min。

3. 蜡针

■ 取穴:神门、内关、三阴交、太冲。

■ 操作:针刺得气后,将加热的石蜡倒入青霉素小瓶内,置10 min左右,小瓶壁出现毛玻璃状时,把小瓶倒套在针具上,瓶口距皮肤1 cm,固定或捻转蜡瓶均可。患者很快有持续性的酸、麻、胀、重、热及传导感觉,固定20 min左右。治疗时以皮肤出现红晕为度。每日治疗1次,10次为1个疗程。

4. 砭针

■ 取穴:头颈部取百会、四神聪、印堂、神庭、攒竹、太阳、角孙、风池、鱼腰;背部取神道、心俞;上肢部取神门;下肢部取三阴交。

■ 操作:常规操作,使用砭石对相应穴位行推法、刮法、擦法和点揉法等手法。每日治疗20～30 min,10次为1个疗程。

(三) 特定部位疗法

1. 耳针

■ 取穴:神门、皮质下、枕、胃、脾。气虚者加肺、心;阳虚者加心、肾;阴虚者加肾、肺;血瘀者加心、三焦;痰湿者加肾上腺、肺;湿热者加肺、三焦;气郁者加肝、肾。

■ 操作:毫针常规操作,留针时间为15 min,10次为1个疗程。

2. 头针

■ 取穴:以额中线、颞后线为主。心脾两虚者加顶中线;胃腑不和者加额旁2线;阴虚火旺者加枕上旁线;肝火上扰者加额旁3线。

■ 操作:局部常规消毒后,额中线及顶中线由后向前进针,行进气手法,用力较轻;余刺激线从前向后进针,行抽气法,用力较重。每针持续1～3 min,留针30 min,其间间歇行针2～3次。每日治疗1次,6次为1个疗程,疗程间隔3～5日。

3. 腹针

■ 取穴:主穴引气归元(中脘、下脘、气海、关元)。配穴:心脾亏损型配商曲(左)、气穴(左)、上风湿点(左)、下风湿点(左)、大横;心胆气虚型配商曲(左)、气穴(左)、上风湿点;心肾不交型配商曲(左)、上风湿点(左)、下风湿点(左)、气穴;肝阳上扰型配商曲(左)、气穴(左)、上风湿点。

■ 操作:主穴必取,其余穴位随症加减配穴,用毫针刺入后,不求得气,行针时轻刺激,留针30 min左右。起针时用右手两指捏住针柄活动数次,缓缓拔出,迅速用干棉球压迫针孔片刻,或交给患者自己按压,以防出血。每日治疗1次,10次为1个疗程,疗程间休息1～2日。

(四) 按语

(1) 针灸对于治疗失眠有显著的疗效,可明显改善患者失眠症状,提高睡眠质量。

(2) 本病若治疗及时,大多预后良好,如失治误治,可转化为心悸虚劳、癫狂诸证。凡因天时寒热不均,被褥冷暖太过,睡前饮浓茶、咖啡等兴奋性饮料,或偶因精神刺激、思虑太过而致偶然不能入睡者,不属病态。

(3) 若因疼痛、喘咳、瘙痒等而致不能入睡的,不属本病讨论范围。此外,心理因素对不寐病有着重要的影响,医生当给患者以心理支持,鼓励患者正确对待各种生活事件所带来的问题,建立信心,消除紧张情绪,保持精神愉悦,积极参加体育运动,调整生活习惯。

眩晕

眩晕是指视物昏花旋转,如坐舟车之状,严重者张目即觉天旋地转,不能站立甚或仆倒。《素问》曰:"诸风掉眩,皆属于肝","风火皆属阳,多为兼化,阳主乎动,两动相搏,则为之旋转"。《丹溪心法·头眩》曰:"无痰则不作眩。"本病又称"头眩""掉眩""徇蒙招尤""眩冒""目眩"等;清代以后,多称"眩晕"或"头晕"。眩晕的病因主要涉及情志、饮食、体虚年高、跌仆外伤等方面。病机为气机郁滞、脏腑阴阳气血失调。辨证主要分肝阳上亢证、气血亏虚证、肾精不足证、痰湿中阻证、瘀血阻窍证五种证型。

（一）毫针疗法

■ 治则：补虚泻实，调整阴阳。虚证以肾精亏虚、气血衰少居多，精虚者填精生髓，滋补肝肾，气血虚者宜益气养血、调补脾肾。实证则以潜阳、泻火、化痰、逐瘀为主要治法。

■ 主穴：百会、通天、风池、印堂。

■ 配穴：肝阳上亢头晕者加太冲、行间；气血亏虚头晕者加脾俞、心俞；肾精不足头晕者加太溪、复溜；痰湿中阻头晕者加丰隆、太白；瘀血阻窍头晕者加膈俞、阿是穴。

■ 操作：百会向后平刺 0.6～0.8 寸，行提插捻转平补平泻法；通天平刺 0.3～0.5 寸，行提插捻转平补平泻法；风池向鼻尖方向刺 0.5～0.8 寸，行提插捻转泻法；印堂提捏局部皮肤，平刺 0.3～0.5 寸，行提插捻转泻法。配穴根据虚补实泻的原则，采用提插捻转补泻的方法。针刺得气后，留针 30 min。

■ 方义：百会为督脉穴位，疏通经络，开窍醒神；通天能潜阳通窍；风池醒脑开窍，疏通经络；印堂为局部取穴，具有疏通气血，活络止晕的作用。配太冲、行间疏肝泻火；心俞、脾俞健脾益气，养血宁心；太溪、复溜填精益髓；丰隆、太白健脾利湿，化痰降浊；膈俞、阿是穴活血化瘀。

（二）特种针具疗法

1. 皮肤针

■ 取穴：重点取肾俞、肝俞和头部穴位；配太阳、上印堂（印堂上 1 寸）、胆经在侧头部的循行部位。

■ 操作：常规叩刺操作。每日治疗 1 次，10 次为 1 个疗程。

2. 小宽针

■ 取穴：主穴取颈灵，配穴取大杼、天宗、臑上。

■ 操作：用腕力按预先定好的尺度直接垂直刺入，不捻转，不留针，猛刺速拔。一般进针深度为 3～5 cm。或持针垂直点刺穴位，轻点后迅速出针。一般进针 0.5 cm 左右。10 日治疗 1 次，5 次为 1 个疗程。

3. 蜡针

■ 取穴：气海、中脘、关元、足三里、丰隆、食仓。

■ 操作：针刺得气后，将加热的石蜡倒入青霉素小瓶内，置 10 min 左右，小瓶壁出现毛玻璃状时，把小瓶倒套在针具上，瓶口距皮肤 1 cm，固定或捻转蜡瓶均可。患者很快有持续性的酸、麻、胀、重、热及传导感觉，固定 20 min 左右。治疗时以皮肤出现红晕为度。

（三）特定部位疗法

1. 耳针

■ 取穴：肾上腺、皮下质、枕、脑、神门、额、内耳，或取肝、肾、颞、三焦、颈、后三角区。

■ 操作：每次选 2～3 穴。毫针常规操作，中等刺激，留针 20～30 min；或用王不留行籽贴压。

2. 腹针

取穴：关元、商曲、气穴。心脾两虚加中脘、下脘、气海、食仓、梁门；肝肾阴虚加气海、中脘、阴都；风阳上扰加中脘、下脘、大横；痰浊上蒙加中脘、下脘、梁门、滑肉门。

■ 操作：根据患者胖瘦情况选取 30～32 号毫针，直刺，快进针，只捻转不提插。视病程长短、身体强弱，在天、地、人三部（表浅、中度、深度）配以三角针、皮肤针法。虚证，刺激略弱，辅以艾灸神阙，补其虚。实证刺激略强，以泻其实，隔 5 min 行针 1 次，施术后留针 30 min。每日治疗 1 次，10 次为 1 个疗程。

3. 足针

■ 取穴：足中平、太冲、肝阳、申脉透照海、太溪、中焦。

■ 操作：毫针刺法常规操作，得气后留针 15～30 min。行轻、中度刺激，用补法。每日治疗 1 次，5 次为 1 个疗程。针 3 次后，加刺冲阳穴。

4. 头针

■ 取穴：额中线、额旁 1 线、顶中线、顶颞后斜线下 2/5、颞后线。

■ 操作：局部常规消毒后，额中线、额旁 1 线及顶中线从前往后透刺，顶颞后斜线从曲鬓穴沿刺激线向上方透刺，颞后线从率谷穴向曲鬓穴透刺。刺入帽状腱膜下层后，行抽气手法，每针持续行针 1～3 min。10 次为 1 个疗程，疗程间隔 3～5 日。

（四）按语

（1）针灸治疗本病疗效较好，且长期作用明显。

（2）本病若及时治疗多能取得良好的疗效，病情严重者当结合其他疗法综合治疗。

（3）眩晕在治疗期间，应保持心情舒畅，调节饮食、睡眠。治疗期间注意休息，经常到室外呼吸新鲜空气，注意调节情志，保持心情愉悦。

中风

中风是以猝然昏仆，不省人事，半身不遂，口眼歪斜，语言不利为主症的一种病证。病轻者可无昏仆，仅见半身不遂及口眼歪斜等症状。根据脑髓神机受损程度的不同，有中经络、中脏腑之分，有相应的临床表现。《黄帝内经》虽没明确提出中风病名，但所记述的"大厥""薄厥""仆击""偏枯"等病证，与中风病在卒中昏迷期和后遗症期的一些临床表现相似。本病由于正气亏虚，饮食、情志、劳倦内伤等引起气血逆乱，产生风、火、痰、瘀，导致脑脉痹阻或血溢脑脉之外为基本病机。辨证主要分风痰阻络证、风阳上扰证、阴虚风动证、痰热腑实证、闭证、脱证七种证型。

（一）毫针疗法

■ 治则：中经络以平肝息风，化痰祛瘀通络为主。中脏腑闭证，治当息风清火，豁痰开窍，通腑泻热；脱证，急宜救阴回阳固脱；内闭外脱之证，则须醒神开窍与扶正固脱兼用。恢复期及后遗症期，多为虚实兼夹，当扶正祛邪，标本兼顾，平肝息风、化痰祛瘀与滋养肝肾、益气养血并用。

■ 主穴：内关、水沟、三阴交、极泉、尺泽、委中。

■ 配穴：风痰阻络加丰隆、合谷；风阳上扰加太冲、太溪；阴虚风动加太溪、风池；痰热腑实加曲池、内庭、丰隆；闭证加十二井穴、太冲、合谷；脱证加关元、气海、神阙；口角歪斜加颊车、地仓；上肢不遂加肩髃、手三里、合谷；下肢不遂加环跳、阴陵泉、悬钟、太冲。

■ 操作：内关用泻法；水沟用雀啄法，以眼球湿润为佳；三阴交用补法；刺极泉时，避开动脉，直刺进针，用提插法，以患者上肢有麻胀感和抽动感为度；尺泽、委中直刺，用提插法使肢体有抽动感。余穴按虚补实泻法操作。

■ 方义：心主血脉藏神，内关为心包经络穴，可调理心神，疏通气血；脑为元神之府，督脉入络脑，水沟为督脉穴，可醒脑调神导气；三阴交为足三阴经交会穴，可滋补肝肾；极泉、尺泽、委中，疏通肢体经络。

（二）特种针具疗法

1. 小宽针

■ 取穴：主穴取太阳、百会、颈灵、大杼。配穴：上肢取天宗、臑上，下肢选环跳、委中。

■ 操作：猛刺速拔，不捻转，不留针。或持针点刺，轻点后迅速出针。每 7 日治疗 1 次，3 次为 1 个疗程。

2. 三棱针

■ 取穴：曲泽、十宣、委中，或上肢取曲泽、尺泽、曲池、外关，下肢取委中、阴陵泉、委阳。

■ 操作：穴位点刺常规操作。隔 4 日治疗 1 次，5 次为 1 个疗程。

3. 皮内针

■ 取穴：脑点、皮质下、肾、心、肾上腺、肝、神门、内分泌、交感。

■ 操作：常规操作，沿皮下将针刺入真皮层，用胶布固定。每次取 3～4 穴，4～5 h 按压 1 次。

（三）特定部位疗法

1. 头针

■ 取穴：顶颞前斜线、顶旁一线、顶旁二线。

■ 操作：局部常规消毒后，毫针平刺入头皮下，在针体进入帽状腱膜下层后，术者肩、肘、腕关节和拇指固定不动，以保持针刺不能上下移动。示指第 1、第 2 节呈半屈曲状，用示指第 1 节的桡侧面与拇指第 1 节的掌侧面持住针柄，然后示指掌指关节作伸屈运动，使针体快速旋转，要求捻转频率在 200 次/分以上，持续 2～3 min。其特点是速度快，频率高，易激发针感，能在较短时间内达到有效刺激量。每次留针 30 min，留针期间反复捻转 2～3 次。行针后鼓励患者活动肢体。

2. 足针

■ 取穴：丘墟、申脉、百会、曲池、通里。

■ 操作：毫针刺法常规操作。其中丘墟透申脉，用先补后泻手法。待症状改善后，加配足三里用补法。每日治疗 1 次，每次 20 min，10 次为 1 个疗程。

3. 腹针

■ 取穴：中脘、下脘、气海、关元、气穴、商曲、滑肉门。肾气虚加气旁；脾虚加大横；肝风内动加右侧上风湿点;痰瘀型加水道、大巨。

■ 操作:局部常规消毒后,选用专用薄氏腹针,快速刺入上述穴位,留针 30 min。每日治疗 1 次,10 次为 1 个疗程,休息3～5 日后再行下一个疗程。

4.耳针

■ 取穴:脑点、皮质下、肾、心、肾上腺、肝、神门、内分泌、交感,或取神门、胃透膈、肝为主穴,针一侧耳穴,双耳交替。

■ 操作:毫针常规操作。每日治疗 1 次,留针 1 h,5 次为 1 个疗程。

(四)按语

(1)针灸治疗中风疗效较好,尤其对神经功能的康复如肢体运动、语言、吞咽功能等有促进作用,治疗期间配合功能锻炼。

(2)中风急性期以及出现高热、神昏、颅内高压,应采取综合治疗措施。

(3)长期卧床的患者注意防止褥疮,保持呼吸道通畅。

(4)本病注重预防,如年逾四十,经常出现头晕、肢体麻木,多为中风先兆,应加强防治。

面瘫

面瘫又称口眼㖞斜、歪嘴风、口僻,是指口眼向一侧㖞斜的一种症状。《医学纲目》曰:"风(凡)半身不遂者,必口眼㖞斜;亦有无半身不遂而㖞斜者。"《证治要诀》曰:"中风之证,卒然晕倒不知人,或痰涎壅盛,咽喉作响,或口眼㖞斜,手足瘫痪,或半身不遂,或舌强不语。"后世医家多称为"口眼㖞斜"。本病多因劳作过度,机体正气不足,脉络空虚,卫外不固,风寒或风热乘虚入面部经络,致气血痹阻,经筋功能失调,筋肉失于约束,出现㖞僻。辨证主要分风寒外袭证、风热侵袭证、气血不足证三种证型。

(一)毫针疗法

■ 治则:风寒证祛风散寒,宣肺解表,针灸并用,泻法;风热证,疏散风热,清利肺气;气血不足证,健脾益肾,补益气血。

■ 主穴:地仓、颊车、合谷。

■ 配穴:风寒外袭证加风池、风府;风热侵袭加外关、关冲;气血不足证足三里、脾俞、胃俞。局部取穴还可以加阳白、太阳、翳风。

■ 操作:地仓向颊车方向透刺 0.8～1.2 寸,合谷针刺对侧穴位。面部腧穴均行平补平泻法。急性期,面部穴位手法不宜过重,肢体远端的腧穴行泻法且手法宜重;恢复期,合谷行平补平泻法,足三里施行补法;恢复期可加灸法。

■ 方义:本病为风中面部经络,气血阻滞,面部筋脉失养,纵缓不收所致。取阳白、太阳、地仓、颊车疏通局部经气,温经散寒,濡润筋肉;翳风疏散风寒之邪;"面口合谷收",取合谷为远部取穴之一。风寒

加风门、风池以疏散风邪;风热加外关、关冲疏风清热;气血双亏加足三里、脾俞、胃俞调理脾胃,补益气血。

(二)特种针具疗法

1.三棱针

■ 取穴:阳白、颧髎、地仓、颊车。

■ 操作:局部常规消毒后,用三棱针点刺后加拔罐。每周 2 次,适用于恢复期。或再用三棱针在颊部距口角约 3 cm 处进行点刺,放出少量瘀血,用无菌干棉球清洁后嘱患者闭口,禁食 1～2 h,保持口腔内卫生,防止感染。5 日点刺 1 次,术后嘱患者用手掌在两侧面颊适当按摩并热敷。

2.皮肤针

■ 取穴:攒竹、瞳子髎、地仓、颊车,并配合手阳明大肠经的合谷穴或敏感点。

■ 操作:重点叩刺颜面部,中强度刺激,每日 1 次。

3.小宽针

■ 取穴:主穴取太阳、下关、颊车;配穴取迎香、地仓。

■ 操作:猛刺速拔,不捻转,不留针。或持针点刺,轻点后迅速出针。每 7 日治疗 1 次,3 次为 1 个疗程。

(三)特定部位疗法

1.足针

■ 取穴:行间、陷谷、冲谷、内庭,或取太冲、冲阳、太溪、内庭。

■ 操作：毫针刺法常规操作。急性期用泻法，恢复期用平补平泻法。得气后，留针 15 min。每日或隔日治疗 1 次，10 次为 1 个疗程。

2. 头针

■ 取穴：额顶带前 1/4、顶颞带下 1/3。

■ 操作：局部常规消毒后，额顶带前 1/4 先从正中由前向后针刺 1 针，再在其左右旁开 1 cm 处各针刺 1 针，顶颞带下 1/3 及颞后带从前往后透刺。刺入帽状腱膜下层后，行抽气手法，每针持续 1 min，留针 30～60 min。每日治疗 1 次，10 次为 1 个疗程，疗程间隔 3～5 日。

3. 耳针

■ 取穴：面颊区、肝、眼、口、皮质下。

■ 操作：毫针常规操作，选取 1 寸毫针浅刺，强刺激后出针。急性期每日治疗 2 次，10 次为 1 个疗程。

（四）按语

（1）临床上根据起病急骤，或有面部受凉、风吹病史，部分患者起病后有耳后疼痛，颜面部不舒及口眼㖞斜等特征性表现，诊断多不困难，但应注意与中风病面瘫的鉴别。

（2）就预后状态而言，面瘫虽发病急，但若及时治疗，大多于 1～2 个月可以恢复正常，中风病的面瘫，有的患者可以恢复正常，然确有不少患者尽管经过系统的中、西医治疗，仍然遗留有不同程度的后遗症，此与单纯的面瘫有明显的区别。

胃痛

胃痛是指上腹部胃脘近心窝处疼痛为主的病症，又称胃脘痛。本病在《素问》中称"胃脘当心而痛"；《景岳全书》中称"心腹痛"；《寿世保元》中称"心胃痛"；《灵枢·胀论》曰"六腑胀，胃胀者，腹满，胃脘痛，鼻闻焦臭，妨于食，大便难"。按其病因，可分为虚痛、气痛、热痛、寒痛、瘀痛、食痛、虫痛等。其病机主要为外感邪气，内伤饮食，情志不畅，脏腑功能失调等导致胃脘气机郁滞，胃失于温煦及濡养而发为疼痛。辨证主要分寒邪客胃证、饮食伤胃证、肝气犯胃证、瘀血停胃证、胃阴亏耗证、脾胃虚寒证六种证型。

（一）毫针疗法

■ 治则：理气和胃止痛为基本原则。旨在疏通气机，恢复胃腑和顺通降之性，通则不痛，从而达到止痛的目的。胃痛属实者，治以祛邪为主，根据寒凝、食停、气滞、郁热、血瘀、湿热之不同，分别用温胃散寒、消食导滞、疏肝理气、泄热和胃、活血化瘀、清热化湿诸法；属虚者，治以扶正为主，根据虚寒、阴虚之异，分别用温中益气、养阴益胃之法；虚实并见者，则扶正祛邪之法兼而用之。

■ 主穴：内关、中脘、足三里。

■ 配穴：寒邪客胃证加神阙；饮食伤胃证加天枢、内庭；肝气犯胃证加期门、太冲；瘀血停胃证加膈俞、三阴交；脾胃虚寒证加公孙、脾俞；胃阴亏耗证加胃俞、三阴交。

■ 操作：内关直刺 0.3～0.5 寸；中脘直刺 1～1.5 寸；足三里直刺 1～1.5 寸，均采用平补平泻的方法。神阙采用隔盐灸，灸至腹部温热为度。其他配穴均采用虚补实泻的方法。

■ 方义：内关为八脉交会穴之一，善治胃腑疾患；中脘为胃之募穴，足三里为胃之合穴，两穴相配为合募配穴法，疏调胃气而止痛；寒邪犯胃加神阙散寒止痛；饮食积滞加天枢、内庭可健脾消谷，推陈导滞；肝郁气滞加期门、太冲疏肝理气，降逆平冲；瘀血内停加膈俞、三阴交活血化瘀；脾胃虚寒加公孙、脾俞健脾和胃，温中散寒；胃阴不足加胃俞、三阴交养阴和胃。

（二）特种针具疗法

1. 皮肤针

■ 取穴：① 背部第 2～12 胸椎旁开 1.5 寸足太阳膀胱经、上腹部任脉。② 背部第 4～12 胸椎旁开 1.5 寸，足太阳膀胱经、上腹部足阳明胃经。以上两组腧穴交替使用。

■ 操作：常规操作，中等强度刺激，由上向下循序叩打 3～4 次，以皮肤潮红为度。每日或隔日治疗 1 次，10 次为 1 个疗程。

2. 三棱针

■ 取穴：主穴取足三里、内关；配穴取太冲、中脘。

■ 操作：穴位点刺常规操作，隔日治疗 1 次。

3. 蜡针

■ 取穴：脾俞、胃俞、中脘、章门、内关、足三里。

■ 操作：针刺得气后，将加热的石蜡倒入青霉素小瓶内，置 10 min 左右，小瓶壁出现毛玻璃状时，把小瓶倒套在针具上，瓶口距皮肤 1 cm，固定或捻转蜡瓶均可。患者很快有持续性的酸、麻、胀、重、热及传导感觉，固定 20 min 左右。治疗时以皮肤出现红晕为度。每日 1 次，10 次为 1 个疗程。

（三）特定部位疗法

1. 耳针

■ 取穴：① 胃神经症：神门、下脚端（交感）、脑（皮质下）、胃、脾、肝。② 肠神经症：神门、下脚端、脑、大肠、小肠、脾、肝。

■ 操作：发作时宜用毫针强刺激，或用电针，留针 3 min，隔日 1 次，10 次为 1 个疗程。缓解期可用皮内针，或用王不留行籽压丸，保留 2～3 日，10 次为 1 个疗程。

2. 鼻针

■ 取穴：胃、肝、脾点。

■ 操作：刺胃点，待得气后可向脾点透刺；刺肝点，可向胆点透刺。针刺得气后留针 20 min，每日或隔日针刺 1 次，10 次为 1 个疗程。

3. 足针

■ 取穴：公孙、陷谷、内庭、大都、照海。

■ 操作：毫针常规操作，行针至得气后留针 15～30 min，每 5 min 行针 1 次。用中等强度刺激，泻法。每日治疗 1 次，5 次为 1 个疗程。

4. 眼针

■ 取穴：双侧胃区、双侧中焦区、双侧大肠区、双侧脾区、双侧肝区。

■ 操作：局部常规消毒后，按取穴顺序沿皮横刺进针，眼针进针要稳、准、快。一手持针，另一手按住眼睑，把眼睑紧压在手指下面，右手拇、示二指持针迅速准确刺入。不施以手法，留针 30 min 后起针。起针时，将针慢慢提出，迅速用干棉球压迫针孔片刻，防止出血。每日治疗 1 次，每周日休息，连续治疗 5 周。

（四）按语

（1）针灸对胃脘痛有较好的止痛作用，坚持治疗可取得较好的远期疗效。

（2）本病患者应注意饮食调养，饮食定时定量，忌暴饮暴食，冷暖适宜，少量多餐，忌食醇酒辛辣，肥甘厚味之品，以免生热化燥损伤脾胃。

（3）保持精神乐观，忌忧思恼怒，戒烟酒。

胃下垂

胃下垂多是由胃壁张力低下和附着胃周围韧带及腹肌松弛无力，腹壁弹性减弱，腹压减低所致。临床上患者多表现为身体消瘦，轻者可无明显症状，重者可有上腹坠胀、疼痛不适，多在食后、久立及劳累后加重，平卧后症状减轻或消失。常伴有胃脘饱胀、厌食、恶心、嗳气、腹泻或便秘等症状，甚可伴肝、肾、结肠等脏器下垂。胃下垂属中医学"胃痛""胃缓""痞满"等范畴。胃下垂多由体质素虚，或其他慢性疾病引起脾胃功能减退，致中气下陷，无力托举胃体而成。

（一）毫针疗法

■ 治则：升阳举陷。

■ 主穴：中脘、关元、足三里、三阴交。

■ 配穴：痞满、恶心配公孙、内关；嗳气、喜叹息配太冲、期门。

■ 操作：中脘直刺 1～1.5 寸，关元直刺 1～1.5 寸，足三里直刺 1～1.5 寸，三阴交直刺 1～1.5 寸，用补法，并可加灸。背俞穴注意针刺深度。

■ 方义：中脘乃胃募、腑会穴，足三里是胃之合穴、下合穴，两穴相配共奏健运脾胃、益气养血、通调腑气。关元补肾气，三阴交调补肝、脾、肾三经气血，以治其本。

（二）特种针具疗法

1. 浮针

■ 取穴：中脘、气海、关元、足三里、三阴交。脾气虚弱加脾俞、天枢；气血两虚加气海、膈俞；精血亏虚加肾俞、肝俞、血海。

■ 操作：局部常规消毒后，以拇指、示指、中指三指挟持针柄，状如斜持毛笔，用左手拇指、示指挟持辅助针身，选取适当浮针后呈 15～35°角刺入，速度要快，随后做扫散动作，留针时胶布贴敷。留针 24 h，隔日治疗 1 次。

2. 皮内针

■ 取穴：脾、胃、内分泌、皮质下、贲门。

■ 操作：常规消毒后，将揿针埋于穴位上。嘱患者留针期间，每 4～5 h 按压针身 2 min。每次留针 2～5 日，出针后，休息 1 日。

3. 蜡针

■ 取穴：主穴取中脘、天枢、关元、胃俞、肾俞，配穴取内关、足三里、三阴交。

■ 操作：针刺得气后，将加热的石蜡倒入青霉素小瓶内，置 10 min 左右，小瓶壁出现毛玻璃状时，把小瓶倒套在针具上，瓶口距皮肤 1 cm，固定或捻转蜡瓶均可。患者很快有持续性的酸、麻、胀、重、热及传导感觉，固定 20 min。治疗时以皮肤出现红晕为度。每日 1 次，10 次为 1 个疗程。

（三）特定部位疗法

1. 头针

■ 取穴：额旁 2 线。

■ 操作：治疗时患者平卧，局部常规消毒后，在针体进入帽状腱膜下层后，行补法。术者肩、肘、腕关节和拇指固定不动，以保持针刺不能上下移动。示指第 1、第 2 节呈半屈曲状，用示指第 1 节的桡侧面与拇指

第 1 节的掌侧面持住针柄，然后示指掌指关节作伸屈运动，使针体快速旋转，要求捻转频率在 200 次/分以上，持续 2～3 min，至胃脘部有上升感则停止捻针。

2. 足针

■ 取穴：太溪、足三里、三阴交。

■ 操作：毫针常规操作，以补法针刺太溪穴 0.5 寸，以平补平泻法针刺足三里穴 1.5 寸左右，三阴交刺入 1 寸左右，间隔 5 min 行针 1 次，留针 25 min。每日治疗 1 次，10 次为 1 个疗程。

3. 腹针

■ 取穴：巨阙、肓俞（左）。

■ 操作：局部常规消毒后，针尖快速刺入巨阙穴皮下，针体沿皮下缓缓向左侧肓俞穴横刺，待针尖刺至左侧肓俞穴下方时，医者手持针柄与皮肤呈 30°慢慢上提，以医者手下有重力感、患者脐周与下腹部有上提感为好。提针 20 min 后，卧床休息 10 min。提针过程中，医者若感到重力感消失或有脱落感时，须将针退出大半，然后再重复进针，皮下刺至肓俞穴后稍捻转再慢慢提针。隔日针刺 1 次，10 次为 1 个疗程。

（四）按语

针灸治疗胃下垂有效，可以增强体质，补益气血，改善人体免疫功能和消化功能，增进食欲。

呕吐

呕吐，是指胃中食物或痰涎从胃中上涌，自口而出的症状。有声无物为呕，有物无声为吐，有物有声为呕吐。呕吐与干呕一样，均为胃气上逆所出现的症状。《素问·举痛论》说："寒气克于肠胃，厥逆上出，故痛而呕也。"《素问·六元正纪大论》曰："火郁发之，民病呕逆。"《素问·至真要大论》曰："诸呕吐酸，暴注下迫，皆属于热。"呕吐的病因是多方面的，外感六淫、内伤饮食、情志不调、禀赋不足均可影响于胃，使胃失和降，胃气上逆，发生呕吐。辨证主要分外邪犯胃证、食滞内停证、痰饮内阻证、肝气犯胃证、脾胃虚弱证五种证型。

（一）毫针疗法

■ 治则：和胃降逆止呕。分虚实辨证论治。实者重在祛邪，分别施以解表、消食、化痰、理气之法，辅以和胃降逆之品以求邪去胃安呕止之效；虚者重在扶正，分别施以益气、温阳、养阴之法，辅以降逆止呕之药，以

复胃和呕、止吐之功；虚实并见者，则予攻补兼施。

■ 主穴：内关、中脘、足三里。

■ 配穴：外邪犯胃配外关、合谷；食滞内停配下脘、梁门；肝气犯胃配太冲、期门；痰饮内阻配丰隆、公孙；脾胃虚弱配脾俞、胃俞。

■ 操作：内关直刺 0.3～0.5 寸；中脘直刺 1～1.5 寸；足三里直刺 1～1.5 寸，均采用平补平泻法。关元宜灸，其他配穴均采用虚补实泻的方法针刺，针刺得气后，留针 30 min。

■ 方义：内关为手厥阴经之络穴，手厥阴经与三焦相表里，故内关穴可宣通三焦之气机，和胃降逆；中脘为胃之募穴，可通降胃气；足三里为胃之合穴，与中脘相配为合募配穴法，主治胃腑一切疾患，调理脾胃，和胃降逆；外邪犯胃配外关、合谷疏散外邪；食滞内停配下脘、梁门消食化滞；肝气犯胃配太冲、期门疏肝理

气;痰饮内阻配丰隆、公孙祛痰化饮;脾胃虚弱配脾俞、胃俞健脾益胃。

（二）特种针具疗法

1.皮肤针

■取穴:肝俞、脾俞、中脘。

■操作:常规叩刺。呕吐加内关重刺,若伴有胃脘痛加刺公孙、足三里或其附近敏感点,中等强度刺激,以皮肤微红为度。每日治疗1～2次,7次为1个疗程。

2.磁针

■取穴:内关、中脘、足三里、丰隆、行间、合谷、三阴交。

■操作:局部常规消毒后,予平补平泻,以得气为度,针后充磁,针尖处磁强1 000～2 000 GS。电流强度由小逐渐增大,引起轻度刺痛感以患者可耐受为度。波形可用连续波或疏密波。留针20～30 min(小儿酌减)。每日治疗1次,10次为1个疗程。

3.皮内针

■取穴:神门、胃、交感、皮质下、耳中、脾。

■操作:每次取3～4穴。常规操作,沿皮下将针刺入真皮层,用胶布固定。4～5 h按压针身一次。2～3日后更换1次。

（三）特定部位疗法

1.腹针

■取穴:巨阙透下脘、不容透太乙。

■操作:局部常规消毒后,用5～6寸长毫针,与皮肤呈25°角将针迅速刺入巨阙皮下,然后卧针徐徐透至下脘穴。不容透太乙针法与巨阙透下脘相同。

接通电针仪,负极接巨阙,正极接不容穴,巨阙透下脘每日皆针,不容透太乙左右交替施针,通电20～30 min,频率14～26次/分,疏密波,选用16挡,强度以患者能耐受为度。10～15次为1个疗程。

2.平衡针

■取穴:升提(头顶两耳尖连线中点前2寸处)。

■操作:局部常规消毒后,使用毫针沿皮下骨膜外向前平刺2寸,一只手向前进针,另一手摸针尖,使不外露,待达到一定深度时,采用滞针手法,即针柄顺时针捻转7～10次使局部产生酸紧沉痛感,再按逆时针捻转7～10次后即可出针。10次为1个疗程。

3.眼针

■取穴:双侧胃区、双侧脾区、双侧大肠区、双侧中焦区。

■操作:局部常规消毒后,按取穴顺序沿皮横刺进针,眼针进针要稳、准、快。一手持针,另一手按住眼睑,把眼睑紧压在手指下面,右手拇、示二指持针迅速准确刺入。不施以手法,留针30 min后起针。起针时用右手两指捏住针柄活动数次,缓缓拔出1/2,稍停几秒钟再慢慢提出,迅速用干棉球压迫针孔片刻,或交给患者自己按压,以防出血。每日治疗1次,每周日休息,连续治疗4周。

（四）按语

（1）本病患者应避免风寒暑湿之邪或秽浊之气的侵袭,避免精神刺激,避免进食腥秽之物,不可暴饮暴食,忌食生冷、辛辣、香燥之品。

（2）呕吐剧烈者应卧床休息。呕吐严重不能进食或出现脱水症状者,应及时输液,防治酸中毒。

呃逆

呃逆,是指胃气上逆,喉间呃呃频频作响之症。呃逆在《黄帝内经》《伤寒论》《金匮要略》《诸病源候论》《千金翼方》等书中均称为"哕"。至金元时期,《兰室秘藏》将"呕、吐、哕"混称。《丹溪心法》"凡有声有物,谓之呕吐;有声无物,谓之哕",指出哕即干呕,乃呕吐之类。故在金元之前的医籍中,呃逆与哕同义,金元之后哕即干呕,"古之所谓哕者,则呃逆无疑"（《类经》）。呃逆的病因多由饮食不当、情志不遂和正气亏虚等所致。胃失和降、气逆动膈是呃逆的主要病

机。辨证主要分胃寒积滞证、胃火上逆证、气机郁滞证、脾胃虚弱证、胃阴不足证五种证型。

（一）毫针疗法

■治则:理气和胃,降逆止呃。并在分清寒热虚实的基础上,分别施以祛寒、清热、补虚、泻实之法。对于重危病证中出现的呃逆,急当救护胃气。

■主穴:中脘、内关、足三里。

■配穴:胃寒积滞加胃俞、建里;胃火上逆加合谷、内庭;气机郁滞加期门、太冲;脾胃虚弱或胃阴不

足加脾俞、胃俞。

■ 操作：中脘直刺 1～1.5 寸，内关直刺 0.3～0.5 寸；足三里直刺 1～1.5 寸，均采用泻法，强刺激。背俞穴宜灸，其他配穴均采用虚补实泻的方法针刺，留针 30 min。

■ 方义：中脘为胃之募穴，可疏通胃之气机；内关宽胸利膈；足三里为胃之下合穴，能和胃降逆。胃中寒冷加胃俞、建里和胃散寒；胃火上逆加合谷、内庭可清泻阳明胃火，气机郁滞加期门、太冲疏肝行气；脾胃虚弱或胃阴不足加脾俞、胃俞健脾益胃。

（二）特种针具疗法

1. 皮内针

■ 取穴：耳中、胃、神门、贲门。

■ 操作：每次取 3～4 穴。常规消毒后，将无菌掀针埋于穴位上，以胶布固定，并加适当揉压。嘱患者 4～5 h 按压针身 1 次。2～3 日换 1 次，一般 3 次为 1 个疗程。

2. 皮肤针

■ 取穴：胸椎 5～12 两侧、颌下部、胸锁乳突肌、上腹部、剑突下、中脘、内关、足三里、阳性物区。

■ 操作：常规操作，采用中等强度或重度刺激法，沿肋弓缘叩刺 2～3 行，每日或隔日 1 次，7 次为 1 个疗程，以后隔日 1 次，15 次为 1 个疗程，间隔半月左右再继续治疗。如急性发作，可日治 2～3 次，不计疗程，至病情好转后再按上述疗程治疗。

3. 小宽针

■ 取穴：中脘、关元、内关、足三里、脾俞、肾俞、合谷、内庭。

■ 操作：猛刺速拔，不捻转，不留针。或持针点刺，轻点后迅速出针。每 7 日治疗 1 次，3 次为 1 个疗程。

（三）特定部位疗法

1. 耳针

■ 取穴：主穴取耳中、胃、神门，配穴取交感、皮质

下等相应穴位。

■ 操作：每次选取 3～5 穴。局部常规消毒后，进针时，用左手拇、示指固定耳郭，中指托着针刺部耳背，然后用右手拇、示、中三指持针，在上述穴位进针。针刺深度视耳郭不同部位的厚薄而定，针刺深度宜 0.1～0.3 cm，以刺入软骨但不可穿透对侧皮肤为度。速刺法，垂直刺入皮下 2～3 分，使局部产生胀痛感，耳郭逐渐发热。留针 20～30 min，每隔 10 min 采取捻转法行针 1 次，持续刺激 20～30 s。每日或隔日治疗 1 次。

2. 腹针

■ 取穴：鸠尾配天突。

■ 操作：局部常规消毒后，用毫针刺法。用 5～6 寸毫针将针迅速横刺入鸠尾穴皮下组织，然后卧针快速刺至建里或下脘穴，呃逆即止，留针 30 min。如针鸠尾穴无效，可用 2 寸毫针直刺天突穴 0.2～0.3 寸深。然后将针转向下方，沿胸后壁刺 1～1.5 寸深。忌针尖偏向左右以防气胸，不捻转提插。输出导线分别夹天突、鸠尾穴的针柄上，用连续波，频率 3 000～5 000 次/分，留针 30 min。每日治疗 1 次，3～5 次为 1 个疗程。

3. 眼针

■ 取穴：双侧胃区、双侧中焦区、双侧大肠区、双侧脾区。

■ 操作：常规操作可参考"胃痛"篇，此后不再赘述。起针时用右手两指捏住针柄活动数次，缓缓拔出 1/2，稍停几秒钟再慢慢提出，迅速用干棉球压迫针孔片刻，或交给患者自己按压，以防出血。每日治疗 1 次，每周日休息，连续治疗 5 周。

（四）按语

（1）针灸对病程短的实证呃逆患者疗效较好，对于病程较长的虚证疗效较慢，治疗时间宜长。

（2）本病患者应保持心情舒畅，尽量避免焦躁烦恼，以防呃逆发作。少食生冷以及煎炸难消化的食物，保持大便通畅。

腹痛

腹痛是指以腹部胃脘以下，脐的两旁及耻骨以上部位发生疼痛为主的症状。按部位可分脐腹痛、小腹痛、少腹痛等。脐腹痛，是指当中腹部、脐部周围疼痛

的病症。《素问·气交变大论》说："岁土太过，雨湿流行，肾水受邪，民病腹痛。"其病因病机多为因外邪入侵，饮食所伤，情志失调，跌仆损伤，以及气血不足，阳

气虚弱等原因,引起腹部脏腑气机不利,经脉气血阻滞,脏腑经络失养而致本病。辨证主要分寒邪内阻证、饮食积滞证、肝郁气滞证、中虚脏寒证、瘀血内停证五种证型。

(一) 毫针疗法

■ 治则:以"通"为大法,进行辨证论治。实则泻之,虚则补之,热者寒之,寒者热之,滞者通之,瘀者散之。腹痛以"通"为治疗大法,系据"痛则不通,通则不痛"的病理生理而制定的。肠腑以通为顺,以降为和,肠腑病变而用通利,因势利导,使邪有出路,腑气得通,腹痛自止。

■ 主穴:天枢、中脘、内关、足三里。

■ 配穴:寒邪内阻配神阙;饮食积滞配下脘、梁门;肝郁气滞配太冲、期门;中虚脏寒配脾俞、神阙;瘀血内停配阿是穴、膈俞;脐周痛配上巨虚;脐下痛配下巨虚;少腹痛配曲泉;蛔虫内扰加百虫窝。

■ 操作:中脘直刺1～1.5寸;天枢直刺1～1.5寸;内关直刺0.3～0.5寸,均采用补法,足三里直刺1～1.5寸,采用平补平泻法。其他配穴均采用虚补实泻的方法,针刺得气后,留针30 min。

■ 方义:天枢位于脐旁,为大肠募穴;中脘位于脐上,为胃之募穴,又为腑会;内关为八脉交会穴之一,善治胃腑疾患;足三里为胃之下合穴,"合治内腑"。诸穴合用相得益彰,通腑止痛。寒邪内阻配神阙温中散寒;饮食积滞配下脘、梁门消积导滞;肝郁气滞配太冲、期门疏肝理气;蛔虫内扰加百虫窝,百虫窝为驱虫要穴;中虚脏寒配脾俞、神阙健里散寒;瘀血内停配阿是穴、膈俞活血化瘀;脐周痛配上巨虚,脐下痛配下巨虚,少腹痛配曲泉,疏通经络。

(二) 特种针具疗法

1. 皮肤针

■ 取穴:第9～12胸椎两侧及第1～5腰椎两侧和腹部。上腹部痛加刺上脘、中脘、幽门;下腹部痛加刺关元、气海穴。

■ 操作:常规消毒后,右手拇、示、中指持针,运用腕力叩打穴区,以局部皮肤微红为度。每日治疗1次,10次为1个疗程。

2. 皮内针

■ 取穴:大肠、小肠、脾、胃、肝、肾、脑、内分泌。

■ 操作:每次选用3～5穴。常规消毒后,将无菌掀针埋于穴位上,以胶布固定,并适当加压,4～5 h按压针身一次。2～3日换1次,一般5次为1个疗程。

3. 蜡针

■ 取穴:天枢、水分、足三里。

■ 操作:针刺得气后,将加热的石蜡倒入青霉素小瓶内,置10 min左右,小瓶壁出现毛玻璃状时,把小瓶倒套在针具上,瓶口距皮肤1 cm,固定或捻转蜡瓶均可。患者很快有持续性的酸、麻、胀、重、热及传导感觉,固定20 min。治疗时以皮肤出现红晕为度。

(三) 特定部位疗法

1. 耳针

■ 取穴:大肠、小肠、脾、胃、肝、肾、脑、内分泌。

■ 操作:每次选3～5穴。常规消毒后,王不留行籽贴压。嘱患者每日自行按3～4次。10日为1个疗程。

2. 足针

■ 取穴:胃肠点、大肠、脾。

■ 操作:毫针常规操作,捻转得气后留针10～20 min,其间间隔行针以加强刺激。行中等强度刺激,用泻法或平补平泻法。每日或隔日治疗1次,7次为1个疗程。

3. 头针

■ 取穴:胃区、足运感区、生殖区,均为双侧。

■ 操作:局部常规消毒后,用1.5寸毫针沿皮快速进针,将针体迅速推进至帽状腱膜下层后,行快速捻转手法,捻转频率为150～200次/分,每次捻转持续30～60 s,留针30 min,其间行针2～3次。每日治疗1次,10次为1个疗程,疗程间隔3～5日。

4. 鼻针

■ 取穴:小肠、大肠点。

■ 操作:刺小肠点,待得气后针尖向大肠点透刺,针刺得气后留针20 min。每日或隔日针刺1次,10次为1个疗程。

(四) 按语

(1) 本病的预防与调摄主要是节饮食,适寒温,调情志。

(2) 寒痛者要注意保温,虚痛者宜进食易消化食物,热痛者忌食肥甘厚味和醇酒辛辣,食积者注意节制饮食,气滞者要保持心情舒畅。

便秘

便秘又称大便秘结、大便不通、大便难,指粪便在肠道内滞留过久,干燥坚硬,或有便意却艰涩难解,排出困难,或无力排出,或排便次数少,排便间隔超过2日或2日以上,左下腹常有胀满或胀痛。长期便秘者称为习惯性便秘。《素问·金匮真言论》曰:"北方色黑,入通于肾,开窍于二阴。"本病病位在肠,但与脾、胃、肺、肝、肾等功能失调均有关联。外感寒热之邪、内伤饮食情志、阴阳气血不足等均可使肠腑窒塞或肠失温润,大肠传导不利而产生便秘。辨证主要分热秘证、气秘证、冷秘证、虚秘证四种证型。

(一)毫针疗法

■ 治则:实证为邪滞大肠,腑气闭塞不通;虚证为肠失温润,推动无力,导致大肠传导功能失常的基本病机。其治疗当分虚实而治,实证以祛邪为主,据热、冷、气秘之不同,分别施以泻热、温散、理气之法,辅以导滞之品,标本兼治,邪去便通;虚证以养正为先,依阴阳气血亏虚的不同,采用滋阴养血、益气温阳之法,酌用甘温润肠之药,标本兼治,正盛便通。

■ 主穴:大肠俞、天枢、支沟。

■ 配穴:热秘加合谷、腹结;气秘加中脘、太冲;冷秘加关元、神阙;虚秘加关元、脾俞。

■ 操作:常规针刺,根据虚补、实泻原则操作。大肠俞直刺0.5~1.2寸,提插捻转平补平泻法;天枢直刺1~1.5寸,提插捻转泻法;支沟直刺0.5~1.0寸,提插捻转泻法。配穴根据虚补实泻的原则,采用提插捻转补泻的方法。针刺得气后,留针30 min。

■ 方义:便秘病位在肠,大肠俞为大肠经背俞穴,天枢为大肠经募穴,二穴合用为俞募配穴法,疏通肠腑气机;支沟为三焦经经穴,为治疗便秘经验穴。诸穴合用,可通调腑气,则便秘自除。热秘加合谷、腹结泻热通腑;加中脘、太冲理气通滞;加关元、神阙温阳散寒;加关元、脾俞补脾益气。

(二)特种针具疗法

1.皮内针

■ 取穴:大肠、直肠下段、便秘点、皮质下、交感、脾、胃。

■ 操作:每次取3~4穴。常规消毒后,将无菌掀针埋于穴位上,以胶布固定,并适当揉压,4~5 h按压针身一次。2~3日换1次,一般3次为1个疗程。

2.砭针

■ 取穴:脾俞、三阴交、足三里、中脘、大肠俞、天枢、膻中。

■ 操作:常规操作,使用砭石对相应穴位行推法、刮法、擦法和点揉法等手法。每日治疗20~30 min,10次为1个疗程。

3.小宽针

■ 取穴:大肠俞、曲池、合谷、丰隆、天枢、支沟、太冲、内关、三阴交。

■ 操作:常规消毒后,采用小宽针速刺法,不捻转,不留针。每7日治疗1次,5次为1个疗程。

(三)特定部位疗法

1.耳针

■ 取穴:主穴取大肠、直肠,配穴取脾、胃。或取大肠、直肠下段、便秘点、皮质下、交感。

■ 操作:常规消毒后,王不留行籽贴压。嘱患者每日自行按3~4次,每隔1~3日治疗1次。实证予强刺激,或埋针1~2 h;虚证压丸治疗。

2.头针

■ 取穴:额顶带后1/2、额旁1带、额旁2带。

■ 操作:局部常规消毒后,额顶带后1/2先从正中由前向后针刺1针,再在其左右旁开1 cm处各针刺1针,额旁1带及额旁2带由上向下用2根针平行刺入。刺入帽状腱膜下层后,行提插手法,每针持续1 min,留针30~60 min,行针2~3次。每日治疗1次,7次为1个疗程,疗程间隔3~5日。

3.腹针

■ 取穴:天枢透大横,配上巨虚。

■ 操作:局部常规消毒后,用埋线法。选用2号羊肠线严格无菌操作,用5 ml注射器抽取2%利多卡因注射液做穴位皮下封闭。以持针器夹住带羊肠线的大号三角缝合针,从天枢刺入,穿过穴位下方皮下组织,从大横穿出,紧贴皮肤剪断两端线头,然后以消毒纱布块敷盖,轻揉两穴位中点,使肠线埋入皮下组织,胶布固定。上巨虚穴用12号穿刺针,从前端放入

2号羊肠线1.5 cm,从尾端插入针芯,刺入穴位,得气后,边推针芯边退针管,将羊肠线注入穴位皮下,加压包扎。每2个月治疗1次。

4. 眼针

■ 取穴：双侧小肠区、双侧下焦区、双侧大肠区。

■ 操作：局部常规消毒后,按取穴顺序沿皮横刺进针,眼针进针要稳、准、快。每日治疗1次,每周日休息,连续治疗4周。

（四）按语

（1）针灸对本病有较好的疗效,治疗时关键在于针刺手法,针感要强,如果不出现较强酸、麻、重、胀、热感,则效果不佳。

（2）注意饮食和养成良好生活习惯,适当进行体育活动,养成按时排便的习惯。

泄泻

泄泻又称腹泻,系因感受外邪,或饮食内伤,致脾失健运、传导失司,以大便次数超过原有的习惯频率,粪质稀薄,完谷不化,或如水样,容量或重量增多为主要表现。《素问·气交变大论》中有"鹜溏""飧泄""注下"等病名。《素问·举痛论》曰："寒气客于小肠,小肠不得聚,故后泄腹痛矣。"腹泻的病位在肠,但关键病变脏腑在脾胃,此外尚与肝、肾有密切关系。病机主要在于脾胃的功能障碍,脾虚湿盛是关键,常因外邪、饮食、情志等因素诱发。辨证主要分寒湿内盛证、肠腑湿热证、食滞肠胃证、肝气乘脾证、脾胃虚弱证、肾阳虚衰证六种证型。

（一）毫针疗法

■ 治则：治疗应以运脾祛湿为原则。急性泄泻以湿盛为主,重用祛湿,辅以健脾,再依寒湿、湿热的不同,分别采用温化寒湿与清化湿热之法。兼夹表邪、暑邪、食滞者,又应分别佐以疏表、清暑、消导。慢性泄泻以脾虚为主,当予运脾补虚,辅以祛湿,并根据不同证候,分别施以益气健脾升提、温肾健脾、抑肝扶脾之法,久泻不止者,尚宜固涩。

■ 主穴：中脘、天枢、足三里、上巨虚。

■ 配穴：寒湿内盛加阴陵泉、脾俞;肠腑湿热加曲池、下巨虚;食滞肠胃加下脘、梁门;肝气乘脾加期门、太冲;脾胃虚弱加脾俞、足三里;肾阳虚衰加肾俞、命门;伴呕吐者加内关、公孙。

■ 操作：常规针刺,根据虚补实泻原则操作。中脘直刺1～1.5寸,提插捻转平补平泻法;天枢直刺1～1.5寸,提插捻转平补平泻法;足三里向腹部斜刺1～2寸,提插捻转平补平泻法;上巨虚向腹部斜刺1～1.5寸,提插捻转平补平泻法。虚证者亦可采用灸法治疗。配穴根据虚补实泻的原则,采用提插捻转补

泻的方法。针刺得气后,留针30 min。

■ 方义：本病病位在肠,天枢为大肠募,中脘为胃募、腑会,足三里为胃经下合穴,上巨虚为大肠下合穴,四穴相合为合募配穴法,上下相因,调和胃肠气机,升清降浊,调理肠腑而止泻,标本兼治。寒湿内盛加阴陵泉、脾俞散寒祛湿;肠腹湿热加曲池、下巨虚清热祛湿;食滞肠胃加下脘、梁门消食导滞;肝气乘脾加期门、太冲疏肝健脾;脾胃虚弱加脾俞、足三里健脾益胃;肾阳虚衰加肾俞、命门温补肾阳;配内关、公孙和胃止呕。

（二）特种针具疗法

1. 蜡针

■ 取穴：脾俞、中脘、章门、天枢、足三里、命门、关元。

■ 操作：针刺得气后,将加热的石蜡倒入青霉素小瓶内,置10 min左右,小瓶壁出现毛玻璃状时,把小瓶倒套在针具上,瓶口距皮肤1 cm,固定或捻转蜡瓶均可。患者很快有持续性的酸、麻、胀、重、热及传导感觉,固定20 min。治疗时以皮肤出现红晕为度。每日1次,10次为1个疗程。

2. 芒针

■ 取穴：巨阙。

■ 操作：嘱患者平卧,局部常规消毒后,用芒针长7寸28～30号毫针,以右手拇、示、中三指平均扶持针体的近下端,使针尖抵触穴位,右手捻动针柄,同时左手的拇、示二指稍加用力,压捻结合,迅速刺透,从巨阙穴进针,沿皮下刺至脐或结节处,如无结节,可针至肓俞穴处,待得气后继续进针约1 cm,留针40 min后出针。每2日治疗1次,6次为1个疗程。

3. 磁针

■ 取穴：中脘、天枢、足三里、上巨虚。湿热下注

配合谷、内庭、阴陵泉;寒湿困脾配合谷、上巨虚;饮食积滞配脾俞、胃俞、章门、下脘、璇玑、内庭;肝气犯脾配肝俞、期门、太冲、阳陵泉。

■操作:局部常规消毒,先将普通毫针刺入穴位,得气后,套上电磁热针仪之磁头,用胶布予以固定。使用 DC2-电磁针灸仪,针刺得气后进行充磁。磁场强度:头部穴位 50～500 GS,躯干四肢穴 200～1 000 GS。留针 20～30 min(小儿酌减)。每日治疗 1次,10 次为 1 个疗程。

(三) 特定部位疗法

1. 耳针

■取穴:大肠、胃、脾、肝、肾、交感,或取胃、脾、大肠、小肠、胰、胆、交感、神门。

■操作:每次选 3～4 穴。常规消毒后,王不留行籽贴压。嘱患者每日自行按 3～4 次,每 1～3 日治疗 1 次。

2. 头针

■取穴:额旁 2 线。

■操作:局部常规消毒后,从上向下透刺 1 寸,刺入帽状腱膜下层后行抽气手法,每针持续 1～3 min,留针 30～60 min,行针 2～3 次。每日治疗 1 次,10 次为 1 个疗程,疗程间隔 3～5 日。

3. 腹针

■取穴:腹泻(神阙下 0.5 寸)、四边(脐旁上、下、左、右各 1 寸处)。

■操作:局部常规消毒后,用毫针刺法。急性腹泻用中等强度刺激泻法或透天凉法,进针快,针刺较正常稍深;慢性腹泻用补法或烧山火法。腹泻穴针3～8 分深,不留针,进针方向均稍斜向脐中,针感向四周放散。用 26 号针,四边穴以上、下、左、右为序,进针 3～5 分深,不留针。虚寒型取缓刺法 30 s,湿热型急刺捻转 10 s。每日治疗 1 次,重者可每日针2 次。

4. 眼针

■取穴:双侧大肠区、双侧下焦区、双侧小肠区。

■操作:毫针常规操作。每日治疗 1 次,每周日休息,连续治疗 5 周。

(四) 按语

(1) 针灸对泄泻的治疗,一般来说急性易治,慢性难治,但都具有较好疗效。

(2) 若泄泻频繁出现全身严重症状,如高热、脱水、酸碱平衡失调时,尚需配合西医支持疗法如输液、纠正酸碱平衡等综合疗法。对溃疡性结肠炎活动期、肠结核、肠道肿瘤等,尚需配合西医治疗,以提高临床疗效。

(3) 此外要排除肠道肿瘤,以免延误病情。发病期间应注意饮食,忌生冷油腻之品,平时应注意饮食卫生。

痢疾

痢疾是因外感时行疫毒,内伤饮食而致邪蕴肠腑,气血壅滞,传导失司,以腹痛腹泻,里急后重,排赤白脓血便为主要临床表现的具有传染性的外感疾病。痢疾,古代亦称“肠澼”“滞下”等,含有肠腑“闭滞不利”的意思。《素问·至真要大论》说:“少阴之胜……呕逆躁烦,腹满痛溏泄,传为赤沃。”《难经》称之为“大瘕泄”,指出,“大瘕泄者,里急后重,数至圊而不能便”。痢疾的病因有外感时邪疫毒和饮食不节两个方面,病机主要为邪蕴肠腑,气血壅滞,传导失司,脂络受伤而成痢。辨证主要分寒湿痢、湿热痢、疫毒痢、噤口痢、休息痢五种证型。

(一) 毫针疗法

■治则:清除肠中之湿热、疫毒、冷积、饮食等滞邪颇为重要。常用祛湿、清热、温中、解毒、消食、导滞、通下等法,以达祛邪导滞之目的。

■主穴:天枢、关元、上巨虚、合谷。

■配穴:湿热痢加曲池、阴陵泉;寒湿痢加中脘、阴陵泉;疫毒痢加大椎、中冲、十宣;噤口痢加内关、中脘;休息痢加脾俞、肾俞;久痢脱肛加百会、长强。

■操作:天枢直刺 1～1.5 寸,用泻法;关元直刺1～2 寸,用平补平泻法;上巨虚直刺 1～1.5 寸,用泻法;合谷直刺 0.5～1 寸,用泻法。急性痢疾者,每日治疗 2 次,每次留针 30 min。配穴按虚补实泻法操作。寒湿痢、休息痢及久痢脱肛者,可配合艾灸;大椎、十宣点刺出血。

■ 方义：天枢为大肠募穴，关元为小肠募穴，合谷为大肠原穴，三穴可通调肠腑的气血，理气化滞，有"行血则脓血自愈，调气则后重自除"之功。上巨虚为大肠下合穴，"合治内腑"，可清化肠道湿热。湿热痢加曲池、阴陵泉祛湿清热；寒湿痢加中脘、阴陵泉散寒祛湿；疫毒痢加大椎、中冲、十宣以清热解毒；噤口痢加内关、中脘降逆止呕；休息痢加脾俞、肾俞温中清肠；久痢脱肛加百会、长强益气固脱。

（二）特种针具疗法

1. 蜡针

■ 取穴：天枢、足三里、上巨虚、合谷、肾俞、脾俞、关元。

■ 操作：针刺得气后，将加热的石蜡倒入青霉素小瓶内，置 10 min 左右，小瓶壁出现毛玻璃状时，把小瓶倒套在针具上，瓶口距皮肤 1 cm，固定或捻转蜡瓶均可。患者很快有持续性的酸、麻、胀、重、热及传导感觉，固定 20 min。治疗时以皮肤出现红晕为度。每日 1 次，10 次为 1 个疗程。

2. 皮内针

■ 取穴：天枢、上脘、中脘。体弱慢性消化不良者配足三里、脾俞透胃俞；后重、脓血黏液便者配大肠俞；疼痛者配内关、三阴交。

■ 操作：常规消毒后，将无菌消毒掀针埋于穴位上，以胶布固定，并适当揉压。每日 1 次，每次留针 10 h，10 次为 1 个疗程。留针期间若有疼痛或瘙痒应立即取出掀针。取针时用镊子夹住胶布向外拉出。

3. 浮针

■ 取穴：天枢、关元、上巨虚、合谷。湿热痢加曲池、阴陵泉；寒湿痢加中脘、阴陵泉；疫毒痢加大椎、中冲、十宣；噤口痢加内关、中脘；休息痢加脾俞、肾俞；久痢脱肛加百会、长强。

■ 操作：局部常规消毒后，以拇指、示指、中指三指挟持针柄，状如斜持毛笔，用左手拇指、示指挟持辅助针身，选取适当浮针后呈 15°～35°角刺入，速度要快，随后做扫散动作，留针时胶布贴敷。留针 24 h，隔日 1 次。

（三）特定部位疗法

1. 耳针

■ 取穴：大肠、直肠下段、胃、脾、肾、腹，或大肠、小肠、交感。配穴取脾、胃、膈、腹。

■ 操作：每次 3～4 穴。常规消毒后，王不留行籽贴压。嘱患者每日自行按压 3～4 次，每 1～3 日治疗 1 次。急性痢疾予强刺激，慢性痢疾予轻刺激。

2. 腹针

■ 取穴：天枢、上巨虚，或中脘、足三里。

操作：用穿刺针埋线法。局部常规消毒，镊取一段 1～2 cm 长已消毒的 0 号羊肠线，放置在 9 号腰椎穿刺针针管的前端，接好针芯，左手拇、示指绷紧或提起进针部位皮肤，右手持针，刺入所需深度。当出现针感后，边推针芯，边退针管，将羊肠线埋填在穴位的皮肤下组织或肌层内，针孔处敷盖消毒纱布。上述两组穴位交替使用，每周治疗 1 次，5 次为 1 个疗程，疗程间隔 7 日。

3. 眼针

■ 取穴：双侧大肠区、双侧下焦区、双侧小肠区。

■ 操作：毫针常规操作，每日治疗 1 次，每周日休息，连续治疗 5 周。

（四）按语

（1）针灸治疗对急性菌痢有显著效果，病情严重者须采取抢救措施。

（2）患者进行隔离，注意饮食。

（3）须明确腹泻原因，特别是长期腹泻更要提高警惕，排除肠道肿瘤。

胁痛

胁痛，是指一侧或两侧胁肋部疼痛为主要表现的病证。两胁为足厥阴、足少阳经循行所过，故胁肋疼痛多与肝胆疾患有关。《灵枢·五邪》篇曰："邪在肝则两胁中痛。"《素问·缪刺论》曰："邪客于足少阳之络，令人胁痛不得息。"胁痛的病因主要有情志不遂、饮食不节、跌仆损伤、久病体虚等多种因素。这些因素导致肝气郁结，肝失条达；瘀血停着，痹阻胁络；湿热蕴结，肝失疏泄；肝阴不足，络脉失养等诸多病理变化，最终导致胁痛发生。辨证主要分肝郁气滞证、肝胆湿热证、瘀血阻络证、肝阴不足证四种证型。

（一）毫针疗法

■ 治则：实证宜理气、活血通络、清热祛湿；虚证宜滋阴、养血、柔肝。临床上还应据"痛则不通,通则不痛"的理论,兼顾疏肝理气,利胆通络。

■ 主穴:期门、肝俞、支沟。

■ 配穴:肝郁气滞加太冲;瘀血阻络加血海、膈俞;肝胆湿热加阴陵泉;肝阴不足加肾俞、蠡沟。

■ 操作:期门向下斜刺0.5~0.8寸;肝俞向脊柱方向斜刺0.3~0.5寸;支沟直刺0.5~0.8寸,均采用泻法。其他配穴均采用虚补实泻的方法针刺,针刺得气后,留针30 min。

■ 方义:期门为肝之募穴,近取以理肝气;肝俞为肝之俞穴以益肝气;支沟为手少阳经穴,与期门、肝俞相配和解少阳,疏利肝胆。肝郁气滞加太冲疏肝理气;瘀血阻络加血海、膈俞活血化瘀,通络止痛;肝胆湿热加阴陵泉清利湿热;肝阴不足加肾俞、蠡沟补益肝肾,养阴柔肝。

(二)特种针具疗法

1. 皮内针

■ 取穴:肝、胆、十二指肠、神门、交感,或取神门、肝、胆、胸。每次取2~3穴。

■ 操作:常规操作,沿皮下将针刺入真皮内,用胶布固定。2~3日更换1次,连续治疗4周。

2. 磁针

■ 取穴:期门、肝俞、支沟、阳陵泉、丰隆、太冲、血海、膈俞、阴陵泉。

■ 操作:局部常规消毒后,先将普通毫针刺入穴位,得气后套上电磁热针仪的磁头,用胶布固定。使用DC2-电磁针灸仪,针刺得气后进行充磁。磁场强度200~1 000 GS。留针20~30 min(小儿酌减)。每日治疗1次,15次为1个疗程。

3. 砭针

■ 取穴:期门、肝俞、支沟、丰隆、太冲、血海、膈俞。

■ 操作:常规操作,使用砭石对相应穴位行推法、刮法、擦法和点揉法等手法。每日治疗20~30 min,

10次为1个疗程。

(三)特定部位疗法

1. 耳针

■ 取穴:肝、胆、十二指肠、神门、交感。

■ 操作:毫针常规操作,实证予强刺激,虚证予轻刺激,留针30 min;或王不留行籽贴压。

2. 脐针

■ 取穴:脐针穴。根据临床分型采用针刺部位。肝胆火盛型针震、巽、离、乾位;肝郁气滞型针震、巽、离、坎位;脾阳虚衰型针巽、坤、艮、兑位。

■ 操作:用脐针法。行针顺序:一看二摸三揉四扎。治疗顺序:先取症状,次取系统,再取疾病。手法原则:进针必有方向,下针须含补泻。患者取仰卧位,用1寸毫针,常规消毒后,以脐为中心,向相应的脐壁横刺,进针深度0.1~0.5寸,留针10~20 min。每日治疗1次,7日为1个疗程。

3. 足针

■ 取穴:阳陵泉、太冲。

■ 操作:常规操作,取双侧上穴用毫针直刺,捻转得气后轻插重提3~5次,捻转数次后留针20 min,行针2次。刺激强弱以患者的体质强弱而定。每日治疗1次,10日为1个疗程。

4. 眼针

■ 取穴:双侧胆区、双侧中焦区、双侧肝区。

■ 操作:毫针常规操作,每日治疗1次,每周日休息,连续治疗5周。

(四)按语

(1)本病的发生与情志所伤,饮食不节相关。因此,平素保持情绪稳定,心情舒畅,避免过怒、过悲、过劳及过度紧张。

(2)宜清淡饮食。切忌过度饮酒或嗜食辛辣肥甘,以防湿热内生。

黄疸

黄疸以目黄、尿黄、面黄、身黄为其主要症状,尤以目睛黄染为重要特征,一般先从目黄开始,继则遍及全身。《黄帝内经》称"黄疸",又有"黄瘅""谷瘅""酒瘅""女劳瘅""黑瘅""阳黄""阴黄""急黄""瘟黄"等名称。本节讨论以身目黄染为主要表现的病证。黄

疸常与胁痛、癥积、臌胀等病证并见,应与之互参。黄疸的病因有外感和内伤两个方面,外感多属湿热疫毒所致,内伤常与饮食、劳倦、病后有关。黄疸的病机关键是湿,由于湿邪困遏脾胃,壅塞肝胆,疏泄失常,胆汁泛溢而发生黄疸。辨证主要分阳黄和阴黄两种证型。

（一）毫针疗法

■ 治则：祛湿利小便，健脾疏肝利胆。根据湿从热化、寒化的不同，分别施以清热利湿和温中化湿之法；急黄则在清热利湿基础上，合用解毒凉血、开窍之法；黄疸久病应注意扶助正气，如滋补脾肾、健脾益气等。

■ 主穴：胆俞、阳陵泉、阴陵泉、至阳。

■ 配穴：阳黄加内庭、太冲；阴黄加脾俞、中脘、足三里；热甚者加大椎；恶心呕吐者加内关；便秘或泄泻者加天枢；黄疸甚者加腕骨；血瘀者加膈俞。

■ 操作：阳黄清热利湿，以针刺为主，泻法；阴黄温中化湿，针灸并用，泻法或平补平泻，或用温针灸。诸穴均常规针刺。胆俞不宜直刺、深刺，以免伤及内脏。留针 30 min，每日或隔日治疗 1 次。

■ 方义：黄疸成于肝胆，因于脾胃，总由湿邪熏蒸、胆汁外溢，故取胆之背俞穴及其下合穴阳陵泉以疏调胆腑，胆腑功能正常则胆汁自循常道；阴陵泉健脾利湿，令湿邪从小便而出；至阳为治疗黄疸的经验用穴，可宣通阳气以化湿退黄。阳黄加内庭、太冲以疏利肝胆、清热利湿；阴黄加脾俞、中脘、足三里以健脾化湿；热甚者加大椎清热；恶心呕吐者加内关止呕；便秘或泄泻者加天枢调理肠腑；黄疸甚者加腕骨退黄；血瘀者加膈俞活血化瘀。治疗阴黄时，可针灸并用，或用温针灸。每次施灸 30 min，每日或隔日 1 次。

（二）特种针具疗法

1. 皮内针

■ 取穴：肝、脾、交感、内分泌、胰、胆、胃。湿盛加三焦；腹痛甚者加神门、皮质下。

■ 操作：每次取 3～4 穴。常规操作，将无菌掀针埋于穴位上，用胶布固定。嘱患者每 4～5 小时按压针身 1 次。2～3 日换 1 次，3 次为 1 个疗程。

2. 小宽针

■ 取穴：胆俞、阳陵泉、至阳、足三里、天枢。或取胆俞、阳陵泉、阴陵泉、至阳、脾俞、中脘。

■ 操作：采用小宽针速刺法，不捻转，不留针。每5 日治疗 1 次，7 次为 1 个疗程。

3. 三棱针

■ 取穴：胆俞、阳陵泉、阴陵泉、至阳。阳黄加内庭、太冲；阴黄加脾俞、中脘、足三里；热甚者加大椎；恶心呕吐者加内关；便秘或泄泻者加天枢；黄疸甚者加腕骨；血瘀者加膈俞。

■ 操作：常规操作，大椎、膈俞点刺出血后加用拔罐，其余穴位予毫针常规刺法。

（三）特定部位疗法

1. 耳针

■ 取穴：肝、胆、脾、胃。

■ 操作：每次取 2～3 穴。毫针常规操作，浅刺，留针 20～30 min；也可以用王不留行籽贴压。

2. 腹针

■ 取穴：胃穴（剑突下 3 寸左右旁开 5 分）透下垂穴（脐下 2 寸左旁开 5 分）。气滞型加足三里、内关、内庭；脾胃虚寒加足三里、内庭。

■ 操作：用毫针刺法。局部常规消毒后，用 7.5 寸毫针施术，进针后右手持针向上提，左手按压小腹部以增加腹压，增强胃肠蠕动，调整胃的位置。气滞型用泻法，脾胃虚寒用补法，内庭用泻法，温灸中脘。每日治疗 1 次。

3. 平衡针

■ 取穴：腹痛（位于腓骨小头前下方凹陷中），采取双侧取穴。

■ 操作：局部常规消毒，进针后捻转滞针。即针柄顺时针捻转 7～10 次使局部产生酸紧沉痛感，再按逆时针捻转 7～10 次后即可出针。缓慢出针至皮下，然后迅速拔出，拔针后必须用干棉球按压针孔，以防出血。10 次为 1 个疗程。

（四）按语

（1）针灸治疗急性黄疸性肝炎有显著疗效。若为重型或有其他并发症者，还当采取其他措施综合治疗。

（2）对于其他原因引起的黄疸，针灸治疗的同时还应配合中西医综合治疗措施。

腰痛

腰痛，是指腰部一侧或双侧疼痛而言。腰为肾之府，所以腰痛与肾关系密切。《素问·脉要精微论》云"腰者肾之府，摇转不能，肾将惫矣"，首先提出了肾与腰部疾病的密切关系。《素问·刺腰痛论》根据经络循行,阐述了足三阴、足三阳以及奇经八脉为病所出现的腰痛病证,并介绍了相应的针灸治疗。腰痛有内因和外因之分,外因多由于风寒湿邪以及外伤致病,属实;内因多为年老、久病、损耗肾气所致,属虚。实证日久,必损及肾而成虚证,故腰痛以虚者为多。辨证主要分寒湿腰痛证、瘀血腰痛证、肾虚腰痛证三种证型。

（一）毫针疗法

■ 治则:虚者以补肾壮腰为主,兼调养气血;实者祛邪活络为要,针对病因,施之以活血化瘀,散寒除湿,清泻湿热等法;虚实兼夹者,分清主次,标本兼顾治疗。

■ 主穴:肾俞、腰阳关、阿是穴、委中。

■ 配穴:寒湿腰痛证加灸大椎;肾虚腰痛证加灸命门;瘀血腰痛证加膈俞。

■ 操作:肾俞直刺0.5~1寸,腰阳关直刺0.5~1寸,委中直刺1~1.5寸,均采用泻法。风寒或寒湿腰痛可采用温针灸。若瘀血阻滞腰痛,委中穴可点刺出血。

■ 方义:腰为肾之府,针肾俞可壮腰益肾;腰阳关、阿是穴可疏通局部经脉、络脉,有通经止痛的作用;委中为腰背足太阳经两分支在腘窝的汇合点,可疏调腰背部经脉之气血。外感寒湿者加灸大椎以温阳散寒;肾虚加灸命门益肾壮腰;瘀血阻滞加膈俞以活血化瘀。

（二）特种针具疗法

1. 皮肤针

■ 取穴:寒湿腰痛:选取腰、骶部、髂嵴部区域及脾俞、肾俞、八髎穴、委中。瘀血腰痛:选取腰、骶部、侧腰部、压痛点、阳性反应点区域及水沟、委中、殷门。

■ 操作:常规操作,叩刺出血,加拔火罐。10次为1个疗程。

2. 三棱针

■ 取穴:主要取压痛点。

■ 操作:找出病变部位及膀胱、胆经经脉循行路线压痛点,常规消毒后,用三棱针点刺出血或皮肤针叩刺出血后,将火罐拔于点刺的部位,使之出血,一般每次选取2~3个痛点刺血拔罐,留罐10~15 min。剧痛者每日刺血拔罐1次,每次更换拔罐部位,疼痛缓解后可隔日1次。10次为1个疗程,每疗程间隔7日,一般治疗2~3个疗程。

3. 小宽针

■ 取穴:主穴取腰部阳性反应点、环跳;配穴取委中、承山。

■ 操作:常规操作,采用小宽针速刺法,不捻转,不留针。每7日治疗1次,3次为1个疗程。

（三）特定部位疗法

1. 耳针

■ 取穴:腰骶椎、神门、肾上腺。

■ 操作:毫针常规操作,轻刺激,留针30 min,每日1次。或者以王不留行籽穴位按压,使耳穴局部有酸痛感为度,每日按压数次。

2. 平衡针

■ 取穴:腰痛穴(前额中央点,即将前额划一个"十"字,"十"字中间即为此穴),采用交叉取穴原则。

■ 操作:局部常规消毒后,针尖向下平刺30 mm,采用提插法,快速针刺,达到要求针感时,即可出针。缓慢出针至皮下,然后迅速拔出,拔针后必须用干棉球按压针孔,以防出血。单侧腰痛为平刺手法,不提插。对重症腰痛患者疼痛未完全控制时,在不发生晕针的情况下,可以留针。

3. 腹针

■ 取穴:腹部对应点。

■ 操作:局部常规消毒后,用毫针刺法。患者取俯卧位,术者在其腰部指压探查,找到反应点后令患者仰卧,在腹部选择与反应点前后相对的点(以命门和脐为参照,以皮尺测量),直刺40 mm,提插4~5次退针至皮下,分别向该点的左右斜刺(合谷刺),再直刺40 mm,提插4~5次出针。每日1次,治疗3次后评价疗效(背痛可参照本法治疗,但应注意针刺的方向及深度,以免伤及重要脏器)。

4. 鼻针

■ 取穴:腰脊、肾、膀胱点。

■ 操作:常规操作,待得气后针尖右向肝点透刺,留针20 min。每日或隔日针刺1次,10次为1个疗程。

5. 眼针

■ 取穴:双侧下焦区、双侧中焦区、患侧胆区、患侧肝区。

■ 操作:毫针常规操作,每日治疗1次,每周日休息,连续治疗5周。

（四）按语

（1）针灸治疗腰痛具有较好的疗效，但由于病因不同，疗效也有差异，临床治疗时应注意辨证施治。

（2）风湿性腰痛以及腰肌劳损所致的腰痛疗效较好；腰椎病变和椎间盘突出引起的腰痛，针灸可明显缓解症状；由于脊柱结核、肿瘤等引起的腰痛，则不属于针灸治疗范围。

癃闭

癃闭指小便排出困难，严重者尿液点滴难出。常由排尿困难发展而来，具有发病迅速、病势较急、膀胱区有锐利的疼痛和高度尿意但不能排尿等特点。本病与小便不利和小便疼痛应注意区别。小便不利为尿量少而不畅；小便疼痛指小便时感到尿道、膀胱和会阴部疼痛。《素问·五常政大论》说："其病癃闭，邪伤肾也。"病位在膀胱，膀胱气化不利是导致本病的直接原因。而膀胱的气化又与三焦密切相关，其中尤以下焦最为重要。基本病理机制为膀胱气化功能失调。辨证主要分膀胱湿热证、肝郁气滞证、浊瘀阻塞证、肺热壅盛证、肾气亏虚证五种证型。

（一）毫针疗法

▪ 治则：清热利湿，行气活血。以足太阳、足太阴经穴及相应俞募穴为主。

▪ 主穴：关元、三阴交、阴陵泉、膀胱俞。

▪ 配穴：膀胱湿热加委中、行间；肝郁气滞加蠡沟、太冲；浊瘀阻塞加膈俞、血海；肺热壅盛加肺俞、尺泽；肾气亏虚加肾俞、大钟。

▪ 操作：常规针刺，根据虚补实泻原则操作。关元直刺1～2寸，须在排尿后进行针刺，提插捻转平补平泻法，孕妇慎用；三阴交直刺1～1.5寸，提插捻转平补平泻法；阴陵泉直刺1～2.0寸，提插捻转平补平泻法；膀胱俞直刺0.5～1.2寸，提插捻转平补平泻法。配穴根据虚补实泻的原则，采用提插捻转补泻的方法。针刺得气后，留针30 min。

▪ 方义：关元是足三阴经与任脉的交会穴，三阴交为足三阴经交会穴，均可调理肝、脾、肾，助膀胱气化；阴陵泉健脾渗湿，通利小便；膀胱经背俞穴膀胱俞，疏调膀胱，助水液气化。膀胱湿热加委中、行间清热利湿；肝郁气滞加蠡沟、太冲疏肝解郁；浊瘀阻塞加膈俞、血海祛瘀化浊；肺热壅盛加肺俞、尺泽清泻肺热；肾气亏虚加肾俞、大钟补肾益气。

（二）特种针具疗法

1. 磁针

▪ 取穴：膀胱俞、中极、三阴交等。如果尿潴留是由脊髓病变引起的，可选用相应部位的夹脊穴。

▪ 操作：局部常规消毒后，先将普通毫针刺入穴位，得气后，套上电磁热针仪之磁头，用胶布予以固定。使用DC2-电磁针灸仪，针刺得气后进行充磁。磁场强度150 GS。留针20～30 min（小儿酌减）。每日治疗1次，15次为1个疗程。

2. 皮内针

▪ 取穴：肾、膀胱、肺、肝、脾、三焦、交感、神门、皮质下。或取膀胱、输尿管、肾、颈椎、胸椎、腰骶椎。

▪ 操作：每次取3～4穴。常规操作，将无菌掀针埋于穴位上。嘱患者每4～5 h按压针身1次。2～3日换1次，3次为1个疗程。

3. 浮针

▪ 取穴：关元、三阴交、阴陵泉。肺气壅滞加太渊；中气不足加气海；肾阳不足加肾俞、命门；肝气郁结加太冲、内关；溺道瘀阻加膈俞、血海。

▪ 操作：局部常规消毒后，以拇指、示指、中指三指挟持针柄，状如斜持毛笔，用左手拇指、示指挟持辅助针身，选取适当浮针后呈15°～35°角刺入，速度要快，随后做扫散动作，留针时胶布贴敷。留针24 h，隔日1次。

（三）特定部位疗法

1. 耳针

▪ 取穴：肾、膀胱、肺、肝、脾、三焦、交感、神门、皮质下。

▪ 操作：每次选3～5穴。毫针常规操作，予中等强度刺激。

2. 鼻针

▪ 取穴：肾、肺、外生殖器、膀胱、胯股点。

▪ 操作：常规操作，肾、外生殖器点横刺，其余点斜刺。得气后可留针 10～30 min,每隔 5～10 min 用轻、慢手法捻针 1 次。10 次为 1 个疗程,每日或隔日针刺 1 次,两疗程间可休息 7 日左右。

3. 腹针

■ 取穴:主穴取关元、中极、曲骨。配穴取三阴交。

■ 操作:用毫针刺法。患者针前排空小便,仰卧位,局部常规消毒后,用 4 寸毫针从关元透中极、曲骨穴,用强刺激的泻法,针感达到尿道为止,配合三阴交穴直刺 1.5 寸,均得气后留针 10 min。5～7 次为 1 个疗程。

(四)按语

(1)针灸治疗癃闭有一定的效果,可以避免导尿的痛苦和泌尿道感染,尤其对于功能性尿潴留,疗效更好。

(2)膀胱过度充盈时,下腹部穴位应斜刺或平刺。

(3)如属机械性梗阻或神经损伤引起者,须明确发病原因,采取相应措施。

水肿

水肿是由多种原因导致体内水液潴留,泛溢肌肤,表现以头面、眼睑、四肢、腹、背甚至全身浮肿为主要临床特征的一类病证。《黄帝内经》中又称之为"水""水肿",并分为"风水""石水""涌水"等证候。水肿病的基本病机为肺、脾、肾三脏功能失调。常见证型可分为阳水证、阴水证。阳水证见起病较急,初起面目微肿,继则遍及全身,肿势以腰部以上为主,皮肤光泽,按之凹陷易复,胸中烦闷,甚则呼吸急促,小便短少而黄,苔白滑或腻,脉浮滑或滑数。阴水证见起病较缓,初起足跗微肿,继则腹、背、面部等逐渐浮肿,肿势时起时消,按之凹陷难复,气色晦暗,小便清利或短涩,舌淡,苔白,脉沉细或迟。辨证分为阴水和阳水。

(一)毫针疗法

■ 治则:《素问·汤液醪醴论》提出"去菀陈莝""开鬼门""洁净府"三条基本原则。张仲景宗《黄帝内经》之意,在《金匮要略·水气病脉证并治》中提出:"诸有水者,腰以下肿,当利小便;腰以上肿,当发汗乃愈。"辨证地运用了发汗、利小便的两大治法,对后世产生了深远的影响,一直沿用至今。根据上述所论,水肿的治疗原则应分阴阳而治,阳水主要治以发汗、利小便、宣肺健脾,水势壅盛则可酌情暂行攻逐,总以祛邪为主;阴水则主要治以温阳益气、健脾、益肾、补心,兼利小便,酌情化瘀,总以扶正助气化为治;虚实并见者,则攻补兼施。

■ 主穴:阴陵泉、三焦俞、水分、足三里。

■ 配穴:阳水加肺俞、列缺;阴水加三阴交、关元。

■ 操作:阴陵泉直刺 1～2 寸,三焦俞直刺 0.5～1寸,水分直刺 0.5～1 寸,足三里直刺 1～2 寸,均常规刺法。表证明显者用泻法;脾虚湿困针刺用补法或平补平泻法,加灸;阳虚水泛针刺用补法,外加灸。

■ 方义:阴陵泉健脾利水,使水湿下输膀胱,三焦俞通调水道,水分为分利水道、利尿行水的特效穴,足三里健脾以助运化水湿。诸穴相配,水道可通,肿胀可除。肺俞配列缺宣肺,发汗疏风,使在表的风水得从汗解;关元、三阴交调整气化功能,以健脾祛湿利水,助阳化气。

(二)特种针具疗法

1. 皮肤针

■ 取穴:背部膀胱经第 1 侧线和第 2 侧线。

■ 操作:穴位处常规消毒后,用皮肤针反复叩刺,予中等强度刺激,可根据病情需要调整治疗方案和针刺的深度、角度,以皮肤稍有红晕为度,隔日 1次。或选取患者患侧上肢肿胀区域皮下结节处,用皮肤针在结节处叩刺,然后在叩刺处拔罐 10 min,起罐后艾灸刺血拔罐处 30 min。每 7 日治疗 1 次,6 次为 1 个疗程。

施术时注意观察患者的精神状态,以免发生针刺异常情况。

2. 蜡针

■ 取穴:水分、气海、三焦俞、足三里、三阴交、脾俞、肾俞。

■ 操作:针刺得气后,将加热的石蜡倒入青霉素小瓶内,置 10 min 左右,小瓶壁出现毛玻璃状时,把小瓶倒套在针具上,瓶口距皮肤 1 cm,固定或捻转蜡瓶均可。患者很快有持续性的酸、麻、胀、重、热及传导感觉,固定 20 min。治疗时以皮肤出现红晕为度。每日 1 次,10 次为 1 个疗程。

3. 火针

■ 取穴:中极、关元、足三里。

■ 操作:用火针法。局部常规消毒后,在酒精灯上将细火针烧至通红发白,迅速点刺穴位,疾进疾出。出针后用干棉球按压针孔。体虚者浅刺 0.5 寸左右,体壮者可深达 1～1.5 寸。每 2 日针刺 1 次,14 日为 1 个疗程。

(三) 特定部位疗法

1. 耳针

■ 取穴:肺、脾、肾、膀胱。

■ 操作:每次选 2～3 个穴。局部常规消毒后,用王不留行籽贴压,在三餐前按压埋豆处 3 min。每 3 日更换 1 次,并转为对侧耳穴。

2. 腹针

■ 取穴:关元、气海、中脘、中极。配穴取百会、足三里、三阴交、肾俞、内关、复溜、照海、阳陵泉、列缺。

■ 操作:局部常规消毒后,用毫针快速刺入穴位,待得针感,采用相应的补泻手法后,留针 30 min,冬天可适当延长时间,每日 1 次。

3. 足针

■ 取穴:脾、肺、肾、心、大肠、膀胱点。

■ 操作:局部常规消毒后,以 1 寸毫针指切进针法,依次刺入上述穴位 0.3～0.5 寸,得气后留针 10～15 min。每日治疗 2 次,5 次为 1 个疗程。

(四) 按语

(1) 针灸治疗水肿有一定疗效。但当出现胸满腹大、喘咳、心慌、神昏等水毒凌心犯肺症状时,应采取综合治疗措施。

(2) 水肿初期应无盐饮食,肿势渐退后(约 3 个月)可少盐饮食,待病情好转后逐渐增加食盐量。

(3) 注意摄生,慎防感冒,避免劳倦,节制房事。

阳痿

阳痿是指男性(除未发育成熟或已到性欲衰退期)性交时阴茎不能勃起,或勃起不坚,或坚而不久,以致不能完成性交全过程的一种病症。本病的发生多因房事不节,手淫过度;或过于劳累、疲惫;异常兴奋、激动;高度紧张,惊恐伤肾;命门火衰,宗筋不振;或嗜食肥甘,湿热下注,宗筋弛缓而致。临床上虚证多见。常见的证型有命门火衰证、心脾亏虚证、惊恐伤肾证、湿热下注证、肝郁气滞证。

(一) 毫针疗法

■ 治则:虚者宜补,属实者宜泻,有火者宜清,无火者宜温。命门火衰者,真阳既虚,真阴多损,应温肾壮阳,滋肾填精,忌纯用刚热燥涩之剂,宜选用血肉有情温润之品;心脾受损者,补益心脾;恐惧伤肾者,益肾宁神;肝郁不舒者,疏肝解郁;湿热下注者,苦寒坚阴,清热利湿。

■ 主穴:关元、肾俞、命门、三阴交。

■ 配穴:命门火衰加命门;心脾两虚加心俞、脾俞、足三里;惊恐伤肾加志室、神门;湿热下注加阴陵泉、阳陵泉;肝郁气滞加太冲、蠡沟。

■ 操作:根据虚补实泻原则操作。关元穴针尖向下斜刺 1～1.5 寸,力求针感向前阴传导,提插捻转平补平泻法;命门、肾俞采用隔附子饼灸法;三阴交直刺 1～1.5 寸,提插捻转平补平泻法。配穴根据虚补实泻的原则,采用提插捻转补泻的方法。针刺得气后,留针 30 min。

■ 方义:关元为任脉与足三阴经的交会穴,能调补肝、脾、肾,温下元之气,兴奋宗筋;肾俞、命门可补益元气,培肾固本;三阴交是肝、脾、肾三经的交会穴,可健脾益气,补益肝肾,兼清热利湿、起痿。诸穴合用,筋强肾固,阳痿自除。配命门填补元阳;心俞、脾俞、足三里补益心脾;志室、神门交通心肾,安神定志;阴陵泉、阳陵泉清利湿热;太冲、蠡沟疏肝解郁。

(二) 特种针具疗法

1. 皮肤针

■ 取穴:关元、三阴交、腰部、骶部、耻骨联合上缘、带脉区。

■ 操作:穴位处常规消毒后,用皮肤针反复叩刺,一般采用轻度或中度刺激,每日或隔日 1 次。叩击以上穴位,能起到调节脏腑虚实,调和气血,平衡阴阳,宁心安神的作用。可根据病情需要调整治疗方案和针刺的深度、角度。施术时注意观察患者的精神状态，以免发生针刺异常情况。

2. 砭针

■ 取穴：关元、肾俞、命门、三阴交、气海、神阙，或取关元、肾俞、命门、三阴交、心俞、脾俞、足三里、志室、神门。

■ 操作：常规操作，使用砭石对相应穴位行推法、刮法、擦法和点揉法等手法。每日治疗 20～30 min，10 次为 1 个疗程。

3. 蜡针

■ 取穴：肾俞、命门、三阴交、关元。

■ 操作：针刺得气后，将加热的石蜡倒入青霉素小瓶内，置 10 min 左右，小瓶壁出现毛玻璃状时，把小瓶倒套在针具上，瓶口距皮肤 1 cm，固定或捻转蜡瓶均可。患者很快有持续性的酸、麻、胀、重、热及传导感觉，固定 20 min。治疗时以皮肤出现红晕为度。每日 1 次，10 次为 1 个疗程。

（三）特定部位疗法

1. 耳针

■ 取穴：外生殖器、睾丸、脑、神门，或选肾、肝、心、脾、外生殖器、神门、内分泌、皮质下。

■ 操作：每次选 2～3 个穴位。毫针常规操作，浅刺，留针 30 min。

2. 平衡针

■ 取穴：肾病（位于外踝高点之上 8 cm，腓骨内侧前缘，即腓骨小头至外踝连线的下 1/3 处）。

■ 操作：毫针常规刺，以放射性针感出现在足背部为度，一只手向前进针，另一手摸针尖，不使外露，待达到一定深度时，采用滞针手法，即针柄顺时针转 7～10 次使局部产生酸紧沉痛感，再按逆时针捻转 7～10 次后即可出针。7 次为 1 个疗程。

3. 鼻针

■ 取穴：前阴、睾丸、心、肾点。

■ 操作：穴位处常规消毒，待得气后，针尖可向下沿肝、脾、肾点透刺，刺后 3～5 min，多数患者的小腹、腹部及四肢关节处可能微热感或轻松感。针刺得气后留针 20 min。每日或隔日针刺 1 次，10 次为 1 个疗程。

4. 头针

■ 取穴：双侧足运感区及生殖区。

■ 操作：用 1.5 寸毫针沿皮快速进针，将针体迅速推进至帽状腱膜下层后，施以快速捻转手法，捻转频率为 200 次/分，每次捻转持续 1～3 min，留针 30 min，行针 2～3 次。每日治疗 1 次，7 次为 1 个疗程，疗程间隔 3～5 日。

（四）按语

（1）增强营养，劳逸结合。医者应与患者多进行交流，弄清其发病原因，耐心进行心理疏导，消除患者顾虑，克服悲观情绪，树立信心，从而改善性功能。

（2）针灸治疗精神因素造成的勃起功能障碍有较好的疗效，针灸的同时配合心理疗法则疗效更佳。

（3）针前要求患者排空小便。治疗过程中禁止房事，取效后仍要注意节制房事。

遗精

遗精有生理性遗精和病理性遗精之分，病理性遗精是指单身男性频繁出现遗精，每周发生数次，甚至一日数次，或婚后有规律的性生活仍出现遗精，或仅在性欲意念出现时即发生遗精，并伴有神疲乏力、头晕耳鸣、失眠健忘、腰膝酸软等症状。本病记载首见于《黄帝内经》，称遗精病为"精自下"，对发病原因、兼见证候，均有阐述。遗精病因病机主要有肾虚不固，封藏失职，劳伤心脾，气不摄精，君相火动，心肾不交，湿热下注，热扰精室等，但其根本病理变化总属肾失封藏，精关不固。常见证型有肾气不固证、心脾两虚

证、阴虚火旺证、湿热下注证四种证型。

（一）毫针疗法

■ 治则：实证以清泄为主，心病者兼用安神。虚证以补涩为主，属肾虚不固者，补肾固精；劳伤心脾者，益气摄精；肾阳虚者，温补肾阳；肾阴虚者，滋养肾阴，重症患者，宜酌配血肉有情之品以补肾填精；阴虚火旺者，治以滋阴降火。

■ 主穴：会阴、肾俞、次髎、三阴交。

■ 配穴：肾气不固加复溜、气海；心脾两虚加心俞、脾俞；阴虚火旺加神门、然谷；湿热下注加中极、阴

陵泉。

■ 操作：根据虚补实泻原则操作。会阴穴深刺1～1.5寸，提插捻转平补平泻法；次髎穴刺入骶骨后孔中为佳，提插捻转平补平泻法；肾俞直刺0.5～1寸，提插捻转平补平泻法；三阴交直刺1～1.5寸，提插捻转平补平泻法。配穴根据虚补实泻的原则，采用提插捻转补泻的方法。针刺得气后，留针30 min。

■ 方义：会阴为任、督二脉交会穴，可交通阴阳；肾俞补肾固精；次髎调肾固精；三阴交为足三阴经交会穴，调脾、肝、肾之气而精关得固。诸穴合用，可涩精止遗，调肾养心。肾气不固加复溜、气海固摄精关；心脾两虚加心俞、脾俞养心健脾；湿热下注加中极、阴陵泉清利湿热；阴虚火旺加神门、然谷滋阴降火。

（二）特种针具疗法

1. 皮肤针

■ 取穴：腰椎、骶椎两侧及腹正中线。

■ 操作：常规操作，予中等强度刺激。每日1次，10日为1个疗程。可根据病情需要调整治疗方案和针刺的深度、角度。施术时注意观察患者的精神状态，以免发生针刺异常情况。

2. 皮内针

■ 取穴：肾、睾丸、内分泌、皮质下、神门，或取肾、心、皮质下、肝、神门、枕、耳尖、神经衰弱区、垂前。

■ 操作：每次取3～4穴。常规操作，将无菌掀针埋于穴位上。嘱患者每4～5 h按压针身1次。2～3日换1次，3次为1个疗程。

3. 蜡针

■ 取穴：关元、大赫、志室。

■ 操作：常规操作，留针20 min左右。

（三）特定部位疗法

1. 耳针

■ 取穴：肾、睾丸、内分泌、皮质下、神门，或取肾、心、皮质下、肝、神门、枕、耳尖、神经衰弱区、垂前。

■ 操作：常规消毒，王不留行籽贴压。嘱患者每日自行按压3～4次，每1～3日治疗1次。

2. 头针

■ 取穴：梦遗取顶中线、额中线、额旁1线（右）、额旁2线（左）；滑精取额旁3线、顶中线、枕上正中线、枕上旁线。

■ 操作：梦遗用抽气手法，用力较大，各线按常规进针，额区线由上而下，顶中线由前向后，每个刺激区行针时间为1～2 min。滑精用进气手法，用力较小，枕区刺激区自上而下，额旁3线自上而下，顶中线自后向前，每刺激区行针时间为30～60 s，留针30 min，间隔行针2～3次。每日或隔日1次，7～10次为1个疗程，疗程间隔5～7日。

3. 腹针

■ 取穴：关元、大赫、三阴交。

■ 操作：常规消毒后先取关元，毫针刺入，经捻转得气后，施以烧山火法，使患者感到针下有温热感，同时针感向阴部放射。反复操作3次，每次间隔5 min。再针刺大赫、三阴交，施以捻转补法。每日1次，7次为1个疗程。

（四）按语

（1）针灸治疗本病可获得满意疗效。对于器质性疾病引起者应同时治疗原发病。遗精多属功能性，在治疗的同时应消除患者的思想顾虑。

（2）建立良好的生活习惯，以利于提高临床疗效。节制性欲，杜绝手淫，禁看淫秽书刊和黄色录像。睡眠养成侧卧习惯，被褥不宜过厚，衬裤不宜过紧。

高血压

高血压病既往归属于中医学"眩晕""头痛"等范畴，有现代学者提出既往命名已不足以阐明高血压病的中医认识，提出以"脉胀"作为高血压病的中医病名。《素问·至真要大论》曰："诸风掉眩，皆属于肝。"高血压病因七情郁结，致使肝胆内生郁热；或因饮食肥甘致使脾土壅滞，脾土久壅，肝木亦郁，郁久亦生内热，肝热进一步克伐脾土，运化无力。久而"膏浊"蕴结中焦，腹压增大，增大体循环外周阻力进而导致血压升高。主证常见头痛、头晕、头胀、眼花、耳鸣、心悸、失眠、健忘等，重则出现脑、心、肾、眼底等器质性损害和功能障碍。辨证分为肝火亢盛证、痰湿壅盛证、气虚血瘀证、阴虚阳亢证、阴阳两虚证五种证型。

（一）毫针疗法

■ 治则：平肝潜阳，调和气血。

■ 主穴：风池、人迎、曲池、合谷、三阴交、太冲。

■ 配穴：肝火亢盛加行间、侠溪；痰湿壅盛加中脘、丰隆；气虚血瘀加气海、膈俞；阴虚阳亢加太溪、行间；阴阳两虚加关元、命门；眩晕头痛加太阳、印堂；心悸失眠加神门、内关。

■ 操作：风池针尖向鼻尖斜刺 0.5～1 寸，人迎避开颈总动脉，直刺 0.3～0.8 寸，曲池直刺 0.8～1 寸，合谷直刺 0.5～1 寸，三阴交直刺 1～1.5 寸，太冲直刺 0.5～0.8 寸，中等强度刺激。痰湿壅盛、气虚血瘀、阴阳两虚，可加用灸法。曲池、行间、侠溪、膈俞可点刺出血。

■ 方义：风池为胆经穴，位于头部，与肝经太冲配合，以泻亢阳之气，平降肝阳，清利头目；人迎为足阳明经穴，为降压的经验穴；曲池、合谷清泻阳明，调和气血；三阴交为足三阴交会穴，调和肝脾肾，以治其本。肝火亢盛加行间、侠溪清肝降火；痰湿壅盛加中脘、丰隆化痰祛湿；气虚血瘀加气海、膈俞补气活血；阴虚阳亢加太溪、行间滋阴平肝潜阳；阴阳两虚加关元、命门滋阴助阳。眩晕头痛加太阳、印堂清利头目；心悸失眠加神门、内关宁心安神。

(二) 特种针具疗法

1. 三棱针

■ 取穴：耳尖。

■ 操作：点刺前，可在被刺部位或其周围用推、揉、挤、捋等方法，使局部充血。点刺时，用一手固定被刺部位，另一手持针，露出针尖 3～5 mm，对准所刺部位快速刺入并迅速出针，进出针时针体应保持在同一轴线上。点刺后可放出适量血液或黏液，也可辅以推挤方法增加出血量或出液量。出针后，按压针孔。

2. 皮内针

■ 取穴：降压沟、角窝上、肾、神门、皮质下、肝，或耳背沟、耳尖、皮质下、交感、神门、肝、肾。每次取 3～4 穴。

操作：常规操作，用胶布固定皮内针。嘱患者每 4～5 h 按压 1 次。2～3 日换 1 次，3 次为 1 个疗程。

3. 皮肤针

■ 取穴：后脑、项后、督脉、膀胱经第 1 侧线，或取颈后两侧、气管两侧、胸锁乳突肌、腰骶部、小腿内侧各部位及风池、内关、足三里、三阴交等穴周围。或根据辨证取四肢部的腧穴。

■ 操作：常规操作，刺激量依病情虚实和体质强弱而定。每日治疗 1 次。

(三) 特定部位疗法

1. 耳针

■ 取穴：耳背沟、耳尖、皮质下、交感、神门、肝、肾等，或取降压沟、角窝上、肾、神门、皮质下、肝。

■ 操作：每次选 3～4 个穴。毫针刺或王不留行籽压丸。血压过高者可在耳背沟和耳尖点刺出血，可根据病情需要调整治疗方案。施术时注意观察患者的精神状态，以免发生针刺异常情况。

2. 眼针

■ 取穴：双侧肝区穴、心区穴、肾区穴，或以双侧脾区、胃区为主穴。肝火亢盛加肝区；阴虚阳亢、阴阳两虚加肝区、肾区。

■ 操作：施术部位常规消毒后，按取穴顺序沿皮横刺进针，不施以手法，留针 30 min 后起针。每日治疗 1 次，每周日休息，连续治疗 8 周。可根据病情需要调整治疗方案和针刺的深度、角度。施术时注意观察患者的精神状态，以免发生针刺异常情况。

3. 鼻针

■ 取穴：高血压上点（在两眉间，即印堂穴）和高血压下点（在鼻尖的稍下方）。

■ 操作：施术部位常规消毒后，以轻缓的手法捻转进针。鼻针一般要求以 15°～20° 角向下斜刺，唯高血压上、下点向上斜刺。针刺深度 1～2 分，以不刺到软骨为度。

4. 平衡针法

■ 取穴：醒脑、涌泉、水沟、太冲、曲池。

■ 操作：醒脑穴针刺深 0.5 寸，进针应向头上方偏斜。水沟穴向鼻中隔方向斜刺 0.5 寸。涌泉穴直刺 0.5～1 寸，强刺激手法，致双目盈泪或眼球湿润为度。太冲、曲池用泻法，运针时频率要快，指下针感要强。留针 30 min，每 15 min 行针 1 次。

(四) 按语

(1) 针灸对 1、2 期高血压病有较好的效果，对 3 期高血压可改善症状，但应配合降压药物治疗。

(2) 高血压危象时慎用针灸。长期服用降压药物者，针灸治疗时不要突然停药。治疗一段时间后，待血压降至正常或接近正常，自觉症状明显好转或基本消失后，再逐渐减少药量。

（3）高血压也可作为某些疾病的一种症状，如心脑血管疾病、内分泌疾病、泌尿系统疾病等发生的高血压，称为"症状性高血压"，或"继发性高血压"，须与高血压病相区别。

消渴

本病与西医学的糖尿病基本一致。糖尿病易引发糖尿病肾脏疾病，其临床症状包括蛋白尿、渐进性肾功能损害、水肿、高血压等，待糖尿病肾病发展至晚期，可出现重度肾衰竭。以多饮、多食、多尿、消瘦、尿糖及血糖增高为特征，可分为原发性和继发性两大类。消渴之名，首见于《素问·奇病论》，本病以阴虚为本，燥热为标。燥热在肺，肺燥津伤，则口渴多饮；热郁于胃，消灼胃液，则消谷善饥；虚火在肾，肾虚精亏，封藏失职，则尿多稠浑。辨证分为上消证、中消证、下消证三种证型。

（一）毫针疗法

■ 治则：清热润燥，养阴生津。

■ 主穴：胰俞、肺俞、脾俞、肾俞、三阴交、太溪。

■ 配穴：上消加太渊、少府；中消加内庭、地机；下消加复溜、太冲。烦渴、口干舌燥加廉泉、承浆或金津、玉液；多食善饥加合谷、上巨虚、丰隆、中脘；便秘加天枢、腹结、足三里；多尿、盗汗加复溜、关元；阴阳两虚加关元、命门；合并视物模糊加头维、光明；头晕加百会、上星；上肢疼痛或麻木加肩髃、曲池、合谷；下肢疼痛或麻木加风市、阳陵泉、解溪；皮肤瘙痒加风池、曲池、血海。

■ 操作：主穴用毫针补法或平补平泻法，配穴按虚补实泻法操作。注意严格消毒，防止感染。

■ 方义：胰俞为奇穴，位于第8胸椎棘突旁开1.5寸，是治疗本病的经验穴。肺俞培补肺阴，肾俞、太溪滋补肾阴，三阴交滋补肝肾，脾俞健脾而促进津液的化生。

（二）特种针具疗法

1. 皮内针

■ 取穴：胰胆、内分泌或压痛点为主穴。阴虚热盛者配肺、胃；气阴两虚者配肺、肾；阴阳两虚者配脾、肾；血瘀气滞者配肝、肾。或取胰、内分泌、肺、胃、肾、膀胱、三焦、渴点、饥点。

■ 操作：每次选3～4穴。常规操作，置皮内针后用胶布固定。嘱患者每4～5 h按压针身1次。2～3日换1次。

2. 磁针

■ 取穴：胰俞、肺俞、脾俞、肾俞、三阴交。上消加心俞、太渊、少府；中消加胃俞、阴陵泉、内庭；下消加肝俞、太溪、太冲。口渴加廉泉；善饥加中脘；口舌生疮加通里、合谷、照海；视力模糊加养老、光明。每次取4～7穴。

■ 操作：毫针针刺，得气后用电磁针灸仪充磁，磁场强度150 GS，留针20～30 min。每日治疗1次，15次为1个疗程。

3. 蜡针

■ 取穴：肺俞、胰俞、脾俞、肾俞，或取足三里、三阴交、昆仑、阳陵泉、丰隆、悬钟。

■ 操作：针刺得气后，将加热的石蜡倒入青霉素小瓶内，置10 min左右，小瓶壁出现毛玻璃状时，把小瓶倒套在针具上，瓶口距皮肤1 cm，固定或捻转蜡瓶均可。患者很快有持续性的酸、麻、胀、重、热及传导感觉，固定20 min。治疗时以皮肤出现红晕为度。每日1次，10次为1个疗程。

（三）特定部位疗法

1. 耳针

■ 取穴：胰胆、内分泌或压痛点为主穴。阴虚热盛者配肺、胃；气阴两虚者配肺、肾；阴阳两虚者配脾、肾；血瘀气滞者配肝、肾。或取胰、内分泌、肺、胃、肾、膀胱、三焦、渴点、饥点。

■ 操作：每次选3～4穴。毫针常规操作，予轻度或中等强度刺激，留针15～30 min，隔日1次。亦可用压籽法、压磁法。

2. 腹针

■ 取穴：气海、关元、中脘、天枢，配穴取曲池、太冲、足三里、肝俞、肾俞、脾俞。口干口渴多饮者配肺俞、太渊；多食易饥者配内庭、梁丘；夜尿多配太溪、命门；末梢神经病变取五腧穴；高血压配膈俞、内关、百会；冠心病配内关、心俞、厥阴俞。

■ 操作：常规消毒，患者取仰卧位，根据患者胖瘦及腹壁脂肪分别选用 40～60 mm 长毫针，用毫针快速进针，待得气后，穴位直刺，采用只捻转不提插或轻提插的方法分三步进行：① 候气，进针后停留 3～5 min。② 行气，候气后再捻转提插，使局部产生针感。③ 催气，每隔 5 min 行针 1 次，加强针感，使之向四周扩散。针刺期间嘱患者活动颈项及上肢，然后在神阙穴上施灸，加强针感，每 10 min 行针 1 次，留针 30 min，10 日为 1 个疗程。

3. 平衡针

■ 取穴：降糖（位于前臂掌侧，腕关节至肘关节的下 1/3），左右交替取穴。

■ 操作：常规消毒，用 3 寸毫针，使针尖向上成 45°角斜刺 2 寸左右，做上下提插。对于久病体虚重症病可采滞针法，留针 20～30 min。治疗 7 次为 1 个疗程。

（四）按语

（1）针灸对糖尿病有一定的疗效，对其并发症亦有很好的效果。因糖尿病患者的皮肤容易化脓感染，用穴要少而精，并注意严格消毒。

（2）患者应控制饮食，多食粗粮和蔬菜，节制肥甘厚味和面食，严禁烟酒，保持精神的调畅，避免过度劳累，节制性欲，注意保暖，适当运动。

（3）近年来糖尿病患者的临床表现常为肥胖，而三多症状不明显，因此应注意诊断鉴别。

第八章
外科疾病

流行性腮腺炎

流行性腮腺炎是由腮腺炎病毒感染所致的以腮腺肿痛为主要特征的、急性的、全身感染性疾病,是儿童期和青少年期常见的呼吸道传染病之一,以春冬季节多发。《疡科心得集·辨发颐豌豆疮论》说:"发颐,乃伤寒汗下不彻,余热之毒未除,邪结在腮颌之上,两耳前后硬肿疼痛。"由外感风寒、风温之邪,或热病后遗毒于内,或情志郁结、饮食不节,郁热内生,致使火热不能外达而结聚于少阳、阳明之络,气血凝滞而成本病。常见热毒蕴结证、毒盛酿脓证、热毒内陷证、余毒未清证四种证型。

(一) 毫针疗法

▧ 治则:泻火解毒,消肿止痛。

▧ 主穴:角孙、风池、翳风、颊车、合谷。

▧ 配穴:热毒蕴结者加外关、曲池、侠溪;毒盛酿脓者加大椎、曲池、商阳;热毒内陷者加水沟、太冲、十二井穴;余毒未清者加脾俞、曲池;睾丸肿痛者加太冲、三阴交、曲泉。

▧ 操作:角孙穴采用灯心草灸法,其余穴位均用毫针泻法。每日针刺 1 次,每次留针 30 min,10 次为1 个疗程。

▧ 方义:取翳风、角孙为手少阳之穴,均属局部邻近取穴,以宣散患部气血的郁结,颊车能疏通阳明经气血以疏散邪热,远取手少阳络穴外关及手阳明经原穴合谷,以清泄少阳阳明两经之郁热温毒,且外关通

阳维脉,"阳维治病苦寒热",与擅长治疗头面疾病的合谷穴同用,更有疏风解表、清热消肿之功。

(二) 特种针具疗法

1. 磁针

▧ 取穴:曲池、合谷。

▧ 操作:采用电磁针,得气后用电磁针灸仪充磁,电流强度由小逐渐增大,引起轻度刺痛感以患者可耐受为度。波形可用连续波或疏密波,留针 20 ～30 min。每日治疗 1 次,15 次为 1 个疗程。

2. 三棱针

▧ 取穴:合谷、少商、耳垂下 3 或 5 分处,配足三里、颊车、商阳。或取患侧少商、关冲。

▧ 操作:点刺前,可在被刺部位或其周围用推、揉、挤、捋等方法,使局部充血。点刺时,用一手固定被刺部位,另一手持针,露出针尖 3～5 mm,对准所刺部位快速刺入并迅速出针,进出针时针体应保持在同一轴线上。轻者放至少量滴血,重者放至滴血。若一次未愈,可隔日再刺血一次,直至痊愈。操作完成后,用干棉球擦拭针孔部,防止感染。每日 1 次,每次20～30 min,10 次为 1 个疗程。

3. 皮肤针

▧ 取穴:合谷、耳穴、颊车、翳风、外关、胸 1～4夹脊。

■ 操作：穴位处常规消毒后，用皮肤针反复叩刺，予中等强度刺激，使皮肤潮红或微微出血。叩击以上穴位，能起到调节脏腑虚实，调和气血，平衡阴阳，达到宁心安神的作用。可根据病情需要调整治疗方案和针刺的深度、角度。施术时注意观察患者的精神状态，以免发生针刺异常情况。

4. 火针

■ 取穴：患侧腮腺局部。

■ 操作：将毫火针在酒精灯外焰上烧红，蘸上硫黄粉，重新在酒精灯上点燃，快速刺入患部皮肤1～5 mm，疾进疾出。针刺时以肿胀最高点为中心、半径为1.5 cm进行围刺，外周围刺5～6针，中心部位2～3针。隔日治疗1次。

(三) 特定部位疗法

1. 耳针

■ 取穴：腮腺、皮质下；或取耳尖、对屏尖、面颊、肾上腺。

■ 操作：腮腺、皮质下用毫针强刺激，一般针患侧，如两侧均患则针两侧。或耳尖用三棱针点刺放血，余穴用毫针强刺激。每次留针20～30 min，每日1次。

2. 面针

■ 取穴：首面（在额正中部，当眉心至前发际正中连线的上、中三分之一交界处）、咽喉（当眉心至前发际正中线的中、下三分之一交界处，即首面与肺点连线的中点）。

■ 操作：选用28号1寸长的毫针，消毒待用。针前可选好的针刺部位用针柄端探测敏感点，按毫针进针法刺入皮肤，采用沿皮平刺法，进针后施用一定的手法，一般多有酸、胀、麻、痛等针刺感应，亦有通电感向远处放散者。一般留针30 min左右，顽固性、慢性疾病可留针到1 h，每隔5～10 min行针1次，治疗10次为1个疗程。亦可进行埋针，以加强刺激，提高疗效。

3. 平衡针

■ 取穴：面瘫（位于肩部锁骨外1/3处，向内斜上2寸），采用同侧取穴。

■ 操作：毫针平刺，进针1.5～2寸，或者使针尖向颈部方向斜刺0.5～1寸，尽量采取小幅度提插，也可采用滞针法，不留针。治疗10次为1个疗程。

(四) 按语

(1) 针灸对本病有较好的疗效。

(2) 本病属急性呼吸道传染病，故在治疗期间应注意隔离，居室应空气流通，冬季可定时开窗通风，同时要注意保暖，应卧床休息。

血栓闭塞性脉管炎

血栓闭塞性脉管炎是一种以中小动静脉节段性、非化脓性炎症和动脉腔内血栓形成为特征的慢性闭塞性疾病。属中医"脱疽"病范畴。《素问·痹论》指出痹"在于脉则血凝而不流"。病因病机属于阳虚血瘀，阳气内虚，寒邪外袭，筋脉收引，气血瘀滞，不通则痛，而发此病。常见症状可分为三期：一期（局部缺血期）症见患肢末端发凉、怕冷、麻木、酸痛，间歇性跛行。二期症见患肢发凉、怕冷、麻木、坠胀疼痛，间歇性跛行加重，并出现静息痛，夜间痛甚，难以入寐。三期症见二期表现进一步加重，患足疼痛剧烈，逐渐向上发展可呈湿性坏疽。辨证主要分血瘀证、寒湿下注证、湿毒下注证、肝肾阴虚证四种证型。

(一) 毫针疗法

■ 治则：温经散寒，活血化瘀。

■ 主穴：八风、足三里、三阴交、公孙。

■ 配穴：血瘀者加膈俞、血海；寒湿下注者加三焦俞、阴陵泉；湿毒下注者加曲池、大椎；肝肾阴虚者加复溜、肝俞、肾俞。

■ 操作：诸穴皆可根据虚补实泻原则进行操作。寒证者可采用灸法治疗，虚证者可酌情久留针。

■ 方义：八风为局部取穴，以疏通经络，调和气血，祛瘀止痛；足三里、三阴交、公孙以补为通，有养血行血之效。膈俞、血海功擅活血化瘀；三焦俞、阴陵泉健脾利湿，化气行水；曲池、大椎清泻血中热毒；复溜、肝俞、肾俞滋补肝肾，滋阴潜阳。

(二) 特种针具疗法

1. 三棱针

■ 取穴：八风穴。

■ 操作：穴位点刺常规操作，隔2日治疗1次，10日为1个疗程。

2. 蜂针

■ 取穴：根据病变部位循经取穴。

■ 操作：治疗前做蜂毒过敏试验，在患者前臂下端内侧皮肤处做常规消毒，用游丝镊从活蜂尾部将针拔出，刺入皮肤 1.5 mm，随机拔出，20 min 后局部出现红肿、疼痛反应，不扩散，无全身反应者多属非特异性反应。在开始治疗的第 1 周每日用蜂针循经散刺，以后根据患者反应情况可用蜂针行经穴直刺法及活蜂经穴螫刺法。每日或隔日 1 次，10 次为 1 个疗程，疗程间期休息 4～10 日。

3. 蜡针

■ 取穴：足三里、上巨虚、条口、飞扬、解溪、昆仑。

■ 操作：针刺得气后，将加热的石蜡倒入青霉素小瓶内，置 10 min 左右，把石蜡倒套在针柄及部分针体上，瓶口距皮肤 1 cm，固定 20 min。5 次为 1 个疗程。

（三）特定部位疗法

1. 耳针

■ 取穴：交感、内分泌、踝、膝、肘、腕、趾。

■ 操作：毫针常规刺法，每次选 2～3 个穴，弱刺激，留针 20 min，隔日 1 次，共做 5 次。

2. 腹针

■ 取穴：中脘（深刺）、气海（深刺）、关元（深刺）。

配穴选水分（深刺）、气穴（中刺）、患侧外陵（中刺）、患侧下风湿点（浅刺）。

■ 操作：将毫针快速进针到预设深度，针刺用补法。得气后，留针 30 min。每日 1 次，10 次为 1 个疗程，疗程间隔为 7 日。

3. 平衡针

■ 取穴：肾病穴（位于外踝高点之上 8 cm，腓骨内侧前缘，即腓骨小头至外踝连线的下 1/3 处），配伍八风、足三里、三阴交、公孙，采用交替取穴。

■ 操作：左右交替取穴，以放射性针感出现在足背部为度。一只手向前进针，另一手摸针尖，不使外露，待达到一定深度时，采用滞针手法，即针柄顺时针转 7～10 次使局部产生酸紧沉痛感，再按逆时针捻转 7～10 次后即可出针。治疗 7 次为 1 个疗程。

（四）按语

（1）针灸治疗血栓闭塞性脉管炎足趾发黑具有较好疗效，主要用于患肢未溃时，对晚期溃烂者需采用综合疗法进行治疗。

（2）注意肢体防寒，尤其在寒冷季节，要防止冻伤，避免长时间在室外停留，鞋袜要保暖舒适，松紧适度。还要注意保护肢体，防止外伤，定期清洁皮肤。

瘰疬

瘰疬俗称"老鼠疮"，是一种生于颈项及耳前、耳后的单侧或双侧的一种化脓性外科疾病，有的甚至缠绕颈项，可延至锁骨上窝、胸部和腋下等。最早见于《灵枢·寒热》："寒热瘰疬在于颈腋者。"急性期多由外感风热、内蕴痰毒而发，慢性期多因肺、肾、肝、脾功能失调所致。瘰疬的发生发展可分为初期、中期和后期。初期症见颈部结核如豆，孤立或成串状，皮色不变，按之坚实，推之活动。中期症见颈部结核渐大，渐感疼痛，扪之微热，按之有应指感，为脓已成。后期症见自行溃破后脓液稀薄，夹有败絮样物质，疮口久不收敛，形成窦道。辨证主要分气滞痰凝证、阴虚火旺证、气血两虚证三种证型。

（一）毫针疗法

■ 治则：疏肝养血，理气化痰。

■ 主穴：瘰疬局部、瘰疬、瘰疬灸、天井。

■ 配穴：痰凝气滞者加丰隆、太冲；阴虚火旺者加三阴交、太溪；气血两虚者加脾俞、血海；结核发于颈项两侧及腋下者，加翳风、足临泣；发于颌下及项前者加臂臑、大迎；胸胁胀痛者加章门、阳陵泉；潮热盗汗者加少海、百劳；咳嗽者加肺俞、列缺。

■ 操作：局部用围刺法，瘰疬（经外奇穴，位于背部正中线，第 6 胸椎棘突左右旁开 5 分处，共计 2 穴）。

■ 方义：局部围刺可调和气血，化痰散结；瘰疬与瘰疬灸均为经外奇穴，均可治疗急性或慢性已溃或未溃瘰疬；天井为手少阳经合穴，擅长疏通三焦经气，开郁散结，为治疗瘰疬的经验穴；翳风、足临泣以及臂臑、大迎，均为结核好发部位附近之常用穴，与瘰疬局部共奏疏通经络，调和局部气血之功；丰隆、太冲可疏肝理气，化痰散结；章门、阳陵泉疏泄肝胆之经气，通络止痛；三阴交、太溪滋阴降火；脾俞、血海益气养血；

少海、百劳二穴相配能补虚降火除烦,止盗汗而化痰浊;肺俞、列缺可宣通肺气,止咳祛痰。

(二) 特种针具疗法

1. 皮肤针

■ 取穴:第5~10胸椎两侧。

■ 操作:常规消毒后用皮肤针叩刺出血后,将火罐拔于点刺的部位,使之出血,刺血后拔罐,留罐10~15 min。剧痛者每日刺血拔罐1次,每次更换拔罐部位,疼痛缓解后可隔日1次。10次为1个疗程,一般治疗2~3个疗程。

2. 火针

■ 取穴:病变局部。

■ 操作:右手持火针对准核体中央呈直角迅速刺入,深度为核体高度2/3,迅速退针,核体可刺入2针,术后针孔部位敷以无菌纱布胶布固定,休息5日后按前法再进行第2次治疗,再休息5日后按前法再进行第3次治疗。在核体根部迅速横刺1次,经过3~5次治疗后,一般核体逐渐消失。

3. 皮内针

■ 取穴:在足跟昆仑穴外侧寻找压痛点。

■ 操作:常规操作,将无菌掀针埋于穴位上,用胶布固定。每日1次,连续治疗3次为1个疗程。

(三) 特定部位疗法

1. 手针

■ 取穴:颈项点(位于第2、第3指掌关节间,近第2指掌关节处)。

■ 操作:常规消毒后,手指呈自然屈曲状取穴,使针尖垂直与掌面进针0.2~0.5寸,以不进入骨膜为准,使针尖与皮肤表面呈15°~30°角,沿伸指肌腱与掌骨之间向掌面侧刺入0.5~0.8寸,均进行提插与捻转等强刺激手法。每日1次,每次5 min。

2. 眼针

■ 取穴:肺区、肝区、上焦区、中焦区。

■ 操作:毫针常规操作,留针5~10 min。

3. 鼻针

■ 取穴:项背、肺、咽喉穴,其中肺、咽喉用毫针平刺,项背穴用毫针斜刺。

■ 操作:从肾点进针,先沿中线,与鼻小柱下缘呈60°角刺达骨面,然后回针到肾点皮下,再向一侧鼻翼中部下缘刺去,又回针至肾点皮下,更向鼻小柱下缘平行刺达骨面,留针同前。刺后3~5 min,多数患者的小腹、腹部及四肢关节处可能有微热感或轻松感。

(四) 按语

(1) 针灸治疗瘰疬具有较好疗效,但应注意的是火针刺激强度大,故不宜针刺过深。

(2) 对已化脓者,局部不宜直接针刺;对已破溃者,应配合外敷药物;久不收口者,应局部配合温和灸。

(3) 治疗期间注意休息,加强营养,少吃辛辣食物及鱼腥发物。

疝气

疝气泛指睾丸、阴囊、小腹肿大疼痛,是临床常见病、多发病。《灵枢·五色》谓:"男子色在于面王,为小腹痛,下为卵痛,其圆直为茎痛,高为本,下为首,狐疝溃阴之属也。"本病的发生与肝、脾、肾三脏有关。因脾、肾为制水之脏,而其功能须赖肝之疏泄。常见证型有寒疝、湿热疝、狐疝三种证型。

(一) 毫针疗法

■ 治则:散结消肿,升陷固摄。

■ 主穴:三角灸、关元、三阴交、大敦。

■ 配穴:寒疝加气海、足三里;湿热疝加中极、阴陵泉;狐疝加气冲、太冲。

■ 操作:主穴用隔姜灸或艾条灸,除三角灸外,也可予毫针刺,用泻法。配穴用泻法。

■ 方义:任脉为病,内结七疝,足三阴经交于任脉,肝经过阴器、少腹,故无论何种疝气,均可取关元、大敦、三阴交以疏通患部经脉,理气活血散结。三角灸为治疗疝气的经验穴,与大敦同灸有良好效果。

(二) 特种针具疗法

1. 皮内针

■ 取穴:外生殖器、肝、肾、小肠、交感、神门,或外生殖器、神门、交感、小肠、肾、肝等穴。

■ 操作:先将针具浸泡于75%乙醇中,穴位消毒后,临用时用消毒镊子夹住针柄,沿皮下将针刺入真皮内,针身可沿皮下平行埋入0.5~1.0 cm,然后用一长条胶布,顺针身进入的方向粘贴固定在皮内,不致因运动的影响而使针具移动或丢失;或穴位消毒后左手舒张皮肤,右手用镊子夹持揿针针柄或揿针的中心拐角处,对准穴位直压进入,使揿圈平附于皮肤上,然后用方块形小胶布粘贴固定。

2. 蜂针

■ 取穴:阴陵泉、关元、气门(奇穴)、三阴交等穴。

■ 操作:采用活蜂直刺法与点刺法相结合,直刺法在局部皮肤消毒后,用镊子夹着活蜂腰段,对准穴位或痛点,蜜蜂则自然将尾针刺入,蜂毒通过螯针注入人体,留针 10～20 min 后将蜂针拔出。每日治疗 1 次,7 日为 1 个疗程。

3. 蜡针

■ 取穴:上大敦(具体定位在脚大踇趾上,以患者的大踇趾甲根部为边长在大踇趾背部做正方形,正方形对边连线中点处即是本穴)。

■ 操作:进针时第 1 踇趾关节要稍屈曲,毫针向远心端斜刺 0.3～0.5 寸。针刺时嘱患者吸气,留针时施以拇指向后示指向前的用力快速捻转手法,出针时嘱患者呼气,使针感向大腿方向放射。得气后将加热的石蜡倒入青霉素小瓶内,置 10 min 左右,把石蜡倒套在针柄及部分针体上,瓶口距皮肤 1 cm,固定 20 min 左右。治疗 5 次为 1 个疗程。

(三) 特定部位疗法

1. 耳针

■ 取穴:外生殖器、肝、肾、小肠、交感、神门。或取外生殖器、神门、交感、小肠、肾、肝。

■ 操作:常规消毒后,予王不留行籽贴压。嘱患者每日自行按压 3～4 次,隔 1～3 日治疗 1 次。或毫针针刺,每次选 2～3 个穴,弱刺激,留针 15～20 min。

2. 平衡针

■ 取穴:升提(位于头顶正中,双耳尖连线中点前 1 寸,前发际直上约 1 拳)。

■ 操作:采用一次性 30 号 3 寸长的无菌毫针,平衡穴局部常规消毒,快速针刺,不强调针刺手法,也不强调补泻,只要求通过提插或滞针手法获得针感即可。隔日 1 次,1 周为 1 个疗程,治疗 3 个疗程。

(四) 按语

(1) 针灸治疗本病有一定疗效。但狐疝如小肠坠入阴囊发生嵌顿以及睾丸积水而久不能回纳的病例,应采用手术治疗。

(2) 治疗期间应避免劳累,调摄营养。

乳痈

乳痈是以乳房红肿疼痛、乳汁排出不畅、结脓成痈为主要症状的急性化脓性疾病,是临床常见的哺乳期乳腺疾病,多见于初产妇。乳痈之名首见于晋代皇甫谧的《针灸甲乙经·卷十二·妇人杂病》:"乳痈有热,三里主之。"中医学认为,本病与足阳明胃经和足厥阴肝经关系密切,凡忧思恼怒、肝郁化火、恣食辛辣厚味、湿热蕴结于胃络,乳房不洁、火热邪毒内侵,均可导致乳络闭阻,郁而化热,积脓成痈。辨证主要分气滞热壅证、火毒炽盛证、毒盛肉腐证三种证型。

(一) 毫针疗法

■ 治则:清热散结,通乳消肿。

■ 主穴:肩井、膻中、乳根、期门、内关、少泽、内庭。

■ 配穴:气滞热壅者加太冲;火毒炽盛者加内庭;毒盛肉腐者加厉兑、大敦。

■ 操作:诸穴均针用泻法,少泽、厉兑、大敦点刺出血。

■ 方义:乳痈为病,多为胃热、肝郁,故取胃之荥穴内庭以清泻阳明胃热,取肝之募穴期门以疏肝郁。膻中、内关可宽胸理气。肩井为治疗乳痈的经验穴,系手足少阳、足阳明、阳维脉交会穴,所交会之经脉均行胸、乳,故用之可通调诸经之气,使少阳通则郁火散,阳明清则肿痛消,从而收"乳痈刺肩井而极效"之功。乳根为局部选穴,与少泽配合,可疏通乳络而泻热。

(二) 特种针具疗法

1. 三棱针法

■ 取穴:背部肩胛区寻找阳性反应点(反应点为大如小米粒的红色斑点,指压不褪色,稀疏散在,数量数个或十几个不等)。

■ 操作:先在腧穴部位上下推按,使血聚集穴部,常规消毒皮肤、针尖后,右手持针快速点刺阳性反应点出血,针刺入皮下 3～5 分,出针后即加罐 10 min。

每周 2 次，重症者 3 次。

2. 小宽针

■ 取穴：大椎、身柱、心俞、肝俞、膈俞、膻中、中脘、内关，或取背部肩胛区阳性反应点、局部阿是穴。

■ 操作：取穴时左手拇指要平压压紧，不能将穴位局部的皮肤拉向一侧，或压而不紧而引起疼痛。在选取的穴位上，用腕力将小宽针预先定好的尺度直接垂直刺入，不捻转，不留针，猛刺速拔，一般进针深度为 3～5 cm。

3. 蜡针

■ 取穴：主穴为局部阿是穴、天池、膺窗、膻中、中脘、内关、丰隆穴、三阴交、背部六穴（天宗、膈俞、肩井）。发热加大椎；肝郁加太冲；胃热加内庭；硬结加阳陵泉；乳多加光明、足临泣。

■ 操作：针刺得气后，将加热的石蜡倒入青霉素小瓶内，置 10 min 左右，把石蜡倒套在针柄及部分针体上，瓶口距皮肤 1 cm，固定 20 min 左右。每日 1 次，10 次为 1 个疗程。

（三）特定部位疗法

1. 耳针

■ 取穴：胸、肝、神门、心、交感、肾上腺、内分泌、耳尖。

■ 操作：每次选取 2～3 穴。毫针刺法常规操作，或用压丸法。两耳交替操作。

2. 足针

■ 取穴：足三里、梁丘、太冲。

■ 操作：常规操作，行中等强度刺激，平补平泻法。每日 1 次，10 次为 1 个疗程。

3. 面针

■ 取穴：面部膺乳区，加肩井、膻中、乳根、期门、内关、少泽。

■ 操作：选用 28 号 1 寸长的毫针，消毒待用。针前可用针柄端探测敏感点，按毫针进针法刺入皮肤，采用沿皮平刺法，进针后施用一定的手法，一般多有酸、胀、麻、痛等针刺感应，亦有通电感向远处放散者。一般留针 30 min 左右，顽固性、慢性疾病可留针 1 h，每隔 5～10 min 行针 1 次。

（四）按语

（1）针灸对乳腺炎早期出现肿块而未化脓者有一定效果，初起可热敷配合治疗，若已化脓须转外科治疗。哺乳前后保持乳头清洁。

（2）针刺时若配合局部热敷或推拿效果更好。

乳癖

乳癖是中年妇女常见的非炎性、非肿瘤的良性增生性疾病，单双侧均可发病，以乳房疼痛伴乳房肿块为其临床特点，其临床症状的出现与加重多和月经周期、情志变化相关。明代龚居中在《外科活人定本》中指出："乳癖，此症生于正乳之上，乃厥阴、阳明经之所属也……何谓之癖，若硬而不痛，如顽核之类。"冲任失调是产生乳癖的主要原因，由于情志不遂，久郁伤肝，或受到精神刺激，急躁易怒，导致肝气郁结，气机阻滞于乳房，经脉阻塞不通，不通则痛，引起乳房疼痛，肝气郁久化热，热灼津液为痰，气滞、痰凝、血瘀，即可形成乳房肿块。辨证主要分气滞痰凝证、冲任失调证两种证型。

（一）毫针疗法

■ 治则：化瘀散结，调理冲任。

■ 主穴：膻中、乳根、屋翳、人迎、期门、足三里。

■ 配穴：气滞痰凝加内关、太冲；冲任失调加血海、三阴交。

■ 操作：诸穴均针用泻法，乳根、屋翳、膻中均可向乳房肿块方向斜刺或平刺，针人迎时应避开颈动脉，不宜针刺过深。乳根、屋翳可接电针仪，加强疏通乳络作用。

■ 方义：乳房主要由肝胃两经所司，乳根、屋翳、人迎、足三里可疏通胃经气机，为经脉所过，主治所及。此外，胃经标在人迎，且人迎穴近乳房，故人迎穴对本病尤为有效。膻中为气之会穴，且肝经络于膻中，期门为肝之募穴，两穴均位近乳房，故用之既可疏肝理气，与乳根同用，又可直接通乳络消痰块。诸穴同用，使气调则津行，津行则痰化，痰化则块消。

（二）特种针具疗法

1. 皮内针

■ 取穴：屋翳穴。

■ 操作：常规操作，将无菌掀针埋于穴位上，用胶布固定。每日 1 次，连续治疗 3 次为 1 个疗程。

2. 磁针

■ 取穴：膻中、章门、期门、肝俞、膈俞、曲池及患侧乳房。

■ 操作：施术部位常规消毒后，各刺入 0.3 寸左右，将表面磁场为 1 500 GS 的磁片贴于穴位上，再将治疗机和导线远端的金属环放于磁片上，用胶布固定，通电 30～60 min，频率为 50～200 Hz/h。每日更换其频率，电流强度以个人耐受量为准。

3. 砭针

■ 取穴：膻中、乳根、屋翳、血海、三阴交、内关、太冲；或取膻中、乳根、屋翳、人迎、期门、足三里。

■ 操作：常规操作，使用砭石对相应穴位行推法、刮法、擦法和点揉法等手法。每日治疗 20～30 min，10 次为 1 个疗程。

（三）特定部位疗法

1. 耳针

■ 取穴：内分泌、胸、乳腺、肝、胃，或取乳腺、神门、内分泌。

■ 操作：用王不留行籽、磁珠等物，附在耳穴部位，以小方块胶布固定。或用毫针刺法，每日 1 次，两耳交替

进行，10 次为 1 个疗程。

2. 眼针

■ 取穴：心区、肝区、胃区、下焦区。

■ 操作：毫针常规操作，留针 5～10 min。

3. 腹针

■ 取穴：中脘、下脘、气海、关元、滑肉门、天枢。单侧胀痛、疼痛、结节患者加患侧上风湿点和下风湿点；双侧胀痛、疼痛、结节患者加双侧上风湿点和下风湿点。

■ 操作：根据腹壁脂肪及体形的胖瘦，分别选用薄氏腹针专用针具 A 型针（22 mm），对准穴位直刺。不捻针或施以轻慢提插的手法，分三部进行：一是进针后留停候针，气候 3～5 min。二是行气，候针后再轻慢提插使局部产生针感。最后催气，隔 5 min 行针一次加强针感使之向四周或远处扩散。留针 30 min，每日 1 次。

（四）按语

（1）针灸对本病有较好疗效，但本病为慢性病，需坚持治疗方能获愈。

（2）保持心情舒畅，忌忧思恼怒。

（3）本病应注意与乳腺癌鉴别。

胆石症

胆石症一般是由胆汁成分异常、胆道运动功能失调共同作用所致，是一种常见病。《灵枢·经脉》中记载："胆足少阳之脉……是动则病口苦，善太息，心胁痛，不能转侧。"中医学认为情志失调、饮食不节、蛔虫上扰等都可导致胆石症的发生。常见证型有肝郁气滞证、肝胆湿热证、肝胆脓毒证、肝阴不足证四种证型。

（一）毫针疗法

■ 治则：行气止痛，利尿排石。

■ 主穴：日月（右）、期门（右）、胆俞、阳陵泉。

■ 配穴：肝郁气滞加内关透支沟；肝胆湿热加行间、侠溪；肝胆脓毒加胆囊、大敦；肝阴不足加太溪、三阴交；口苦、纳差、呕恶者加中脘、内关、足三里；目黄、身黄、尿黄加至阳、三阴交、阴陵泉。

■ 操作：日月、期门沿肋间隙由内向外斜刺，不可直刺、深刺，以免伤及内脏；胆俞也不宜深刺、直刺；其余腧穴常规针刺。胆石症发作期每日治疗 2 次，每次动留针 30～60 min；间歇期每周治疗 2～3 次。

■ 方义：肝胆相表里，厥阴、少阳之脉同布于胁肋，日月为胆之募穴，胆俞为其背俞穴，二穴相配为俞募配穴法，能疏理肝胆气机以助排石；期门乃肝之募穴，位于肋下，可疏肝利胆；阳陵泉为筋之会穴，胆之下合穴，"合治内腑"，针之可缓解痉挛、通络止痛。肝郁气滞加内关透支沟理气止痛；肝胆湿热加行间、侠溪清热化湿；肝胆脓毒加胆囊、大敦解毒排脓；肝阴不足加太溪、三阴交益阴通络；口苦、纳差、呕恶者加中脘、内关、足三里和胃降逆；目黄、身黄、尿黄加至阳、三阴交、阴陵泉除湿利黄。

（二）特种针具疗法

1. 指针

■ 取穴：右侧背部足太阳膀胱经的肝俞、胆俞附近取压痛点。

■ 操作：用拇指重力按压，每次 5～10 min。或针刺，留针 20～30 min。根据治疗需要，亦可适当延长留针时间。留针期间应酌情行针 1～2 次，一经行针奏效后，即可起针。必要时，还可采用皮内、皮下埋针

刺激的方法。

2. 皮内针

■ 取穴：胆俞、阳陵泉。

■ 操作：常规操作，每日1次，每次留针10 h，10次为1个疗程。留针期间若有疼痛或瘙痒即取出皮内针，注意取针时用镊子夹住胶布向外拉出。

3. 浮针

■ 取穴：胆囊、日月。

■ 操作：一般选取3~4个进针点，采用0.6 mm×32 mm的浮针。碘伏消毒后进针，快速透皮，略达肌层。运针、扫散，扫散结束后抽出针芯，固定软套管，留管时间为5~8 h，其间针刺局部保持干洁，防止感染。每日治疗1次，1周治疗6次。

4. 蜡针

■ 取穴：胆俞、阳陵泉、三阴交、足三里，酌情配伍行间、侠溪。

■ 操作：针刺得气后，将加热的石蜡倒入青霉素小瓶内，置10 min左右，把石蜡倒套在针柄及部分针体上，瓶口距皮肤1 cm，固定20 min左右。每日1次，10次为1个疗程。

(三) 特定部位疗法

1. 耳针

■ 取穴：辨证取穴、耳郭阳性反应点和对症选穴三者结合选取耳穴。以肝、胰胆、胃、交感等穴为主，再对症加减。如腹胀、纳呆加大肠、小肠、三焦、脾；便秘加直肠、肛门；嗳气加耳中、皮质下；恶心呕吐加食道、枕。

■ 操作：常规消毒后，将王不留行籽用0.5~2 cm大小的医用胶布粘在相应穴位上，以单手拇指揉压

2 min左右，手法由轻到重，有酸、胀、灼热感，以患者能忍受为度。嘱患者每日按6~7次，隔日在对侧耳郭进行相同操作，8次为1个疗程。

2. 足针

■ 取穴：至阳、三阴交、阴陵泉。

■ 操作：局部常规消毒后，取1寸长的毫针直刺，捻转得气后留针30 min，每隔10 min行针1次，行中等强度刺激，用平补平泻法。或在留针期间，施以温针灸或艾条熏烤，也可在针后加温和灸。每日1次，10次为1个疗程。

3. 脐针

■ 取穴：神阙穴上下区域。

■ 操作：患者一般采取仰卧位，腹部需要暴露一定的范围，一般暴露区域为肋缘至髂前上棘之间。针刺部位常规消毒后，进行单针刺法，以脐蕊为中心，作放射性向外斜横刺，一般深度。在一般治疗中不主张强刺激，因为脐部特别敏感，只要进针了就可以起到作用。但对于急性疼痛性疾病，可采用间断性的强刺激。进针后一般留针10~20 min。急性病留针时间短，慢性病留针时间长，疼痛性疾病一般痛止即拔，不作留针。

4. 眼针

■ 取穴：中焦区、肝区、胆区。

■ 操作：毫针常规操作，留针5~10 min。

(四) 按语

(1) 针刺治疗胆石症疗效满意，一般以直径在1 cm以内的肝胆管结石疗效较好。如果结石直径超过2~3 cm，则应采取手术治疗。

(2) 饮食应清淡，少进油腻食物。

肠痈(阑尾炎)

急性阑尾炎属于外科急腹症范畴，在其发病过程当中，神经反射、管腔梗阻和细菌感染等因素起主要作用。中医则称之为"肠痈"，最早见于《素问·厥论》，曰："少阳厥逆……发肠痈不可治，惊者死。"本病多因饮食失节，饱食后剧烈运动，寒温失调，导致肠腑传导功能失常所致。辨证主要分肠腑气结证、热盛肉腐证两种证型。

(一) 毫针疗法

■ 治则：清热导滞，通腑止痛。

■ 主穴：天枢、阿是穴、阑尾、上巨虚。

■ 配穴：肠腑气结者加大肠俞、中脘；热盛肉腐加内庭、二间；发热加曲池；呕吐加内关；便秘加腹结。

■ 操作：诸穴均用毫针刺法。留针30~60 min，每日针2次。

■ 方义：本病在大肠，故取大肠募穴天枢、下合穴上巨虚以通调肠腑，清泻肠腑积热。阑尾穴是治疗肠痈的经验穴。针刺阿是穴可直达病所，畅通患部气血，消痈止痛。

（二）特种针具疗法

1. 浮针

■ 取穴：主穴为阿是穴，同时配以阑尾穴、足三里。

■ 操作：针尖对准疼痛点方向沿皮下进针，此时进针处患者无痛感，如有痛感需重新进针，待针全部刺入后，将针尖呈扇形摆动 5～7 次，再按压阿是穴，反应不痛，即可取出针芯，用胶布固定，24 h 后取出。

2. 三棱针

■ 取穴：脐周。

■ 操作：在肚脐上、下、左、右各刺一针，挤压出血 2～3 滴，2～3 日点刺 1 次。

3. 锟针

■ 取穴：天枢、阑尾、大横穴。

■ 操作：每次取 2～3 个穴位。腧穴常规消毒后，以拇、示、中三指持钢笔式姿势紧握，然后在一定的部位（穴位、刺激点）按压片刻，以形成明显凹坑，有针感为准。每次治疗 15～20 min，每日 1 次，12 次为 1 个疗程。

（三）特定部位疗法

1. 耳针

■ 取穴：阑尾、交感、神门、大肠等穴。

■ 操作：选上述反应明显的穴位 2～3 个，毫针常规刺法，进行强刺激，留针 30 min，每日 2 次。或分别于左右耳交替使用耳压丸，每隔 1 日交换 1 次。

2. 头针

■ 取穴：顶中线、额旁 3 线。

■ 操作：局部常规消毒后，用 28 号 1.5 寸长的毫针沿皮快速进针，针尖与皮肤呈 30°角，将针体迅速推进至帽状腱膜下层，行小幅度快速捻转手法，捻转频率为 200 次/分，每次捻转持续 1～3 min，留针 1 h，让患者自行活动，再点按阿是穴直到疼痛症状消失。

3. 足针

■ 取穴：足部全息理论的阑尾穴。

■ 操作：选用 28 号 1 寸长的毫针，在押手的配合下，用快速进针法将针刺入皮下。根据针刺部位的不同和临床要求的不同，以捻转手法为主，用中等强度刺激。根据病情需要亦可留针 20～30 min，每隔 4～10 min 捻针 1 次，亦可加用电针。每日针刺 1 次或隔日 1 次，10 次为 1 个疗程。

4. 鼻针

■ 取穴：阑尾、膀胱、胯股点。

■ 操作：患者鼻部皮肤常规消毒后，按毫针刺法进针，依穴位所在部位肌肤的厚薄，分别采用斜刺或横刺，用轻缓的手法徐徐刺入一定的深度。得气后可留针 20 min，每 5～10 min 用轻、慢手法捻针 1 次。10 次为 1 个疗程，每日或隔日针刺 1 次，两疗程间可休息 7 日左右。

（四）按语

（1）针灸对急性阑尾炎未化脓者疗效较好。如已化脓、穿孔，须转外科手术治疗。

（2）慢性阑尾炎局部可配合艾条温和灸或隔姜灸。治疗期间应以清淡流质饮食为主。

胆道蛔虫症

胆道蛔虫症是肠道蛔虫病中最严重的一种并发症。《素问·咳论》说："胃咳之状，咳而呕，呕甚则长虫出。"病因是由于饮食不洁，误食虫卵，恣食生冷，湿郁化热，以致脾胃不和，升降失常，蛔虫上窜胆络，使肝胆气机阻滞而成。轻者可无症状，或偶有脐周腹痛。重者腹痛绕脐，时作时止；胃中嘈杂，或不思食，或恶心呕吐，或吐蛔虫，或嗜异食；大便不调，或泄泻，或便秘，或便下蛔虫；面色多萎黄，皮肤瘙痒、风团。甚者形体消瘦，肚腹胀大，青筋显露，腹部可扪及条索状物，时聚时散。舌苔多见花剥或腻，舌尖红赤，脉弦滑。

（一）毫针疗法

■ 治则：安蛔驱蛔，健运脾胃。

■ 主穴：肝俞、胆俞、阳陵泉、上脘、中脘、足三里、大椎、身柱。

■ 配穴：发热加曲池；呕吐加内关；便秘加支沟。

■ 操作：大椎、身柱、肝俞、胆俞，每次取 2～3 穴，用三棱针点刺出血后拔罐 15 min，每日 1 次。足三里、阳陵泉、上脘、中脘针刺留针 30 min。

■ 方义：取肝俞、胆俞、阳陵泉为清利肝胆之湿热，使肝胆气机舒畅而驱虫；上脘、中脘、足三里理中焦气机，和胃降逆，驱蛔止痛；大椎、身柱为通调阳经之气机,诸穴配伍得当,不仅能缓解疼痛,而且可以驱蛔。

(二)特种针具疗法

1. 芒针

■ 取穴:天枢为主穴,亦可上下左右交贯。如中脘、阴都、梁门,可以一针横收;上脘、中脘、建里,亦可一针纵贯。

■ 操作:嘱患者平卧,用28～30号长7寸的毫针,自气海穴进针,以右手拇、示、中三指平均扶持针体的近下端,使针尖抵触穴位,右手捻动针柄,同时左手的拇、示二指稍加用力,压捻结合,迅速刺透表皮。沿皮下刺至脐下或结节处,如无结节,可针至中极穴处,待得气后继续进针1 cm左右。留针40 min后出针。2日1次,6次为1个疗程。

2. 三棱针

■ 取穴:迎香。

■ 操作:常规消毒后,右手持针对准穴位迅速用三棱针点刺患侧的迎香穴,以疏通局部血液循环,中等强度刺激。每日1次,7日为1个疗程,治疗时注意严格无菌操作。

3. 蜂针

■ 取穴:阳陵泉、上脘、中脘、足三里、大椎、身柱或者痛点。

■ 操作:常规消毒后,每次选取每组穴位中1～2个穴位,交替使用。蜂针后如未将蜂刺拔出,或尾针有残留,属于异物刺激,则痒的程度更甚,故蜂针治疗后应取出蜂刺。

4. 锟针

■ 取穴:阳陵泉、足三里。

操作方法:采用电锟针,在阳陵泉、足三里涂生理盐水,以利导电。做好上述准备后,打开治疗仪的开关,应用电锟针治疗炎症性疾病和疼痛性疾病,当激发感传气至病所后,可留针30～60 min,每日1次,

10次为1个疗程。

(三)特定部位疗法

1. 耳针

■ 取穴:肝(针尖向胰胆)、胆(针尖向肝)、十二指肠、大肠、交感、神门、皮质下、耳迷根。或取交感、神门、肝、胆、胰。

■ 操作:常规消毒后,每次选取2～3穴。施以中强刺激,间歇捻针。本法有缓急止痛的作用,刺激上述耳穴,可使胆囊收缩,胆汁分泌增加,利于驱蛔。

2. 手针

■ 取穴:手掌侧穴位取胃肠点(位于劳宫穴与大陵穴连线中点处)。

■ 操作:常规进针法。令患者手部自然弯曲位,术者手持毫针,针尖紧靠骨膜外面而垂直于掌面,直刺入穴位,以不刺入骨膜为准,深度0.2～0.5寸。采用较大幅度捻转结合提插的强刺激手法,持续运针2～3 min。并嘱患者尽量活动病痛处或做局部按摩,痛止后,尚须继续行针1～3 min。

3. 脊针

■ 取穴:胸椎穴区10～12穴。

■ 操作:患者俯卧,然后常规消毒,取1～1.5寸毫针向脊柱方向呈75°角刺入椎体下方,根据患者胖瘦,进针约1寸,行捻转手法使针感沿肋间或脊椎传导。若无感传,可调整针刺角度,再行手法,留针30 min后起针,可以驱蛔虫,止痛。

(四)按语

(1)针刺治疗胆道蛔虫症的疗效与刺激量成正比,持续而强烈的刺激能较迅速地缓解胆道痉挛,促进胆汁排泄通畅。

(2)在针刺过程中,患者会出现肠鸣、排气的现象,随即疼痛逐渐消失。有的人也会出现疼痛加剧,是因为蛔虫退出胆道的过程会加剧疼痛。

(3)坚持针灸治疗,可促使蛔虫迅速退出胆道。

痔疮

痔疮为直肠末尾部位黏膜或肛管皮肤下的静脉丛发生扩张现象的疾病,是肛肠科极为常见的外科疾病。《外台秘要》归纳为外痔、内痔两种。主要是由于先天性静脉壁薄弱,兼因饮食不节、过食辛辣醇酒厚味,燥热内生,下迫大肠,以及久坐久蹲、负重远行、便秘努责、妇女生育过多、腹腔癥瘕,致血行不畅,血液瘀积,热与血相搏,气血纵横,筋脉交错,结滞不散而成。辨证主要分湿热下注和脾虚下陷两种证型。

（一）毫针疗法

- 治则：清热利湿，化瘀止血。
- 主穴：二白、承山、长强、会阳、百会。
- 配穴：湿热下注者加大肠俞、阴陵泉；脾虚下陷者加脾俞、百会；便秘者加支沟、天枢、上巨虚；气虚下陷、肛门坠胀者加气海、白环俞、足三里。
- 操作：诸穴针刺按虚补实泻原则进行。气虚下陷、肛门坠胀者气海、足三里可采用灸法治疗。
- 方义：二白为治疗痔疮的经验穴，擅治痔漏下血；承山穴为治疗肛门疾患的要穴，可清肛部之瘀滞热毒，行气止痛，近取长强、会阳调和气血、化瘀导滞；百会能益气升阳，提肛举陷；大肠俞、阴陵泉清热利湿；脾俞、百会补气升陷；支沟、天枢、上巨虚可调节大肠之传导，通腑通便；气海、白环俞、足三里补血益气，升提举陷。

（二）特种针具疗法

1. 火针

- 取穴：局部病变部位。
- 操作：常规消毒后，插入肛门镜，找准施术部位，将火针烧红快速刺入施术的部位。一般先在痔核上方（结石位）3点、7点、11点三个母痔上方的直肠上动脉区各刺1针，意在阻断痔内血的来路，然后根据痔核大小，在周围及痔核上刺数针，深度为有抵抗感为宜，即黏膜基底层为止。一般每周1次，火针针眼1周后愈合，愈合前一直起作用，2次为1个疗程。

2. 三棱针

- 取穴：龈交穴。
- 操作：三棱针挑刺龈交穴治疗内痔出血，患者仰卧，垫高颈部，暴露龈交穴，右手持消毒三棱针，针体与患者上唇呈平行水平方向，用针尖前1/2的一侧平面部轻轻按压穴位，然后用横刺法迅速刺入穴位，针尖向外挑刺，用消毒棉球压迫止血。

3. 芒针

- 取穴：秩边。
- 操作：常规消毒后，芒针与矢状面和横断面均呈15°～20°角，斜向肛门方向进针，施芒针手法，令针

感直达肛门，点刺10下后出针。

（三）特定部位疗法

1. 耳针

- 取穴：肾区、膀胱、尿道、神门、三焦、交感。
- 操作：毫针常规操作，留针20 min。或用王不留行籽、磁珠等物附在耳穴部位，以小方块胶布固定。

2. 腹针

- 取穴：主穴取中脘（浅刺）、气海（深刺）、关元（深刺）；辅穴取水分（浅刺）；佐穴取气海下风湿点（浅刺）；使穴取天枢（浅刺）。
- 操作：针刺前应充分暴露治疗部位，针刺前，应将腹部正中剑突往下至耻骨联合上缘、两侧腹部充分露出。针刺部位常规消毒后，用毫针刺法，以中极穴为中点，向左右两侧各找一点。进针后，手法宜轻、宜缓，只捻转，根据处方要求调整针刺的深度，行针手法宜不提插或者轻捻转、慢提插，得气后留针20～30 min，每5 min行1次针。留针过程中尽量避免改变姿势、体位，以防肌纤维缠绕针身造成滞针。

3. 鼻针

- 取穴：第2条穴线，起于与肝穴相平处，紧靠鼻梁骨两侧，止于鼻翼下端尽处。再加上子包穴，其位于鼻中隔稍下，水沟穴上方。
- 操作：患者鼻部皮肤常规消毒后，按毫针刺法进针，依穴位所在部位肌肤的厚薄，分别采用斜刺或横刺，用轻缓的手法徐徐刺入一定的深度。每5～10 min用轻、慢手法捻针1次。一般10次为1个疗程，每日或隔日针刺1次，两疗间可休息7日左右。

（四）按语

（1）针灸治疗肛门生痔具有较好疗效，可明显改善症状，是保守疗法中行而有效的治疗手段。

（2）患者平时要养成良好的生活习惯，注意饮食清淡，少食辛辣刺激食物，经常清洗肛门，保持大便通畅，积极防治便秘。

（3）坚持做提肛锻炼，有助于减轻症状，避免愈后复发。

脱肛

脱肛主要指直肠黏膜或直肠全层脱垂，少数可发生部分乙状结肠脱垂。本病文献记载首见于《诸病源候论》。脱肛的发生与久泻久痢、举重、便急、房劳等因素有关。本病总因脾虚气陷所致，素有气血

亏虚者亦可为实邪所侵而发病,故临证亦可出现虚实兼夹之象。常见证型有脾虚气陷证、湿热下注证两种证型。

(一) 毫针疗法

- 治则:健脾益气,升提固涩。
- 主穴:百会、长强、承山。
- 配穴:脾虚气陷者加气海、脾俞;湿热下注者加阴陵泉。
- 操作:主、配穴均可根据虚补实泻的原则进行操作,百会、肾俞、关元、气海、神阙等穴还可用灸法,借助其温热效应效果更为明显。
- 方义:百会属督脉,位于巅顶,长于升阳举陷,长强为督脉之络穴,位置在肛门附近,可直接作用于直肠和肛门,调和局部气血,两者上下配穴,提肛固脱;承山穴为治疗肛门疾患的要穴;气海、脾俞补中益气,气充则统摄有力;阴陵泉清热利湿,通利小便,使湿热之邪由小便而解。

(二) 特种针具疗法

1. 长针
- 取穴:提肛、振阳穴为主穴,配穴选用命门、次髎、大肠俞、承山、足三里。
- 操作:常规消毒后,右手捻动针柄,同时左手的拇、示二指稍加用力,压捻结合,迅速刺透表皮局部皮肤消毒后,以右手拇、示、中三指扶持针体的近下端,使针尖抵触。予强刺激捻转,使肛门有收缩上提感或麻胀感,以能耐受为度。

2. 皮内针
- 取穴:局部压痛点。
- 操作:常规操作,将无菌掀针埋于穴位上,用胶布固定。4~5 h 按压 1 次,2~3 日换 1 次。

3. 蜂针
- 取穴:次髎、长强、大肠俞、三阴交等穴。
- 操作:常规操作,在开始治疗的第 1 周每日用蜂针循经散刺,以后根据患者反应情况可用蜂针予经穴直刺法及活蜂经穴螫刺法。每日或隔日 1 次,10 次为 1 个疗程,疗程间休息 4~10 日。

4. 火针
- 取穴:病变局部。
- 操作:补中益气汤加上局部的燔针焠刺,"用针当顶刺四五分",操作时左手先将所要针刺部位的皮肤捏起,右手持针快速刺入,出针时用消毒干棉球按压针孔片刻。周围刺 4 针,隔 2 日治疗 1 次,一般 6 次而愈。

(三) 特定部位疗法

1. 耳针
- 取穴:直肠下端、神门、皮质下。
- 操作:毫针常规操作,进针后捻转 1~3 s,留针 30~60 min。

2. 面针
- 取穴:心区,位于两目之间;脾区,位于鼻尖;肝区,位于心区脾区之间;大肠区,位于外眦在颧骨下缘两颊的中央部分;痔点,位于水沟下 1/2 处。
- 操作:选用 28 号 1 寸长的毫针,消毒待用。针前可用针柄端探测敏感点,按毫针进针法刺入皮肤,采用沿皮平刺法,进针后施用一定的手法,一般多有酸、胀、麻、痛等针刺感应,亦有通电感向远处放散者。一般留针 30 min 左右,顽固性、慢性疾病可留针到 1 h,每隔 5~10 min 次,亦可进行埋针,以加强刺激,提高疗效。

3. 脐针
- 取穴:神阙穴上下区域。
- 操作:用针灸毫针以脐蕊为中心,向外呈放射状刺入压痛点,进针深度为 0.5~1 寸,留针数分钟。但对于急性疼痛性疾病,可采用间断性的强刺激。

4. 平衡针
- 取穴:升提穴(位于头顶正中,双耳尖连线中点前 1 寸,前发际直上约 1 拳)。
- 操作:采用一次性 30 号 3 寸长的无菌毫针,升提穴局部常规消毒,快速针刺,不强调针刺手法,也不强调补泻,只要求通过提插或滞针手法获得针感即可。隔日 1 次,1 周为 1 个疗程。

(四) 按语

(1) 针灸治疗脱肛具有较好疗效,尤其对小儿脱肛疗效更为明显。本病患者平素要注意生活起居,不坐凉地、湿地,不食辛辣刺激食物,保持大便通畅,注意肛门卫生。

(2) 孕妇在分娩之后要适时适当地做收腹提肛运动,促进产后恢复。

第九章
妇科疾病

◦ 月经不调 ◦

月经不调是妇科常见病，系指月经周期、经期和经量发生异常以及出现明显不适症状的疾病。《圣济总录·杂病门》称为"经水不定"，《万氏妇人科》称为"经行或前或后"，《景岳全书》称为"经乱"，《医宗金鉴·妇科心法要诀》称为"愆期"。月经周期紊乱是本病的基本特征。本病的病因病机主要是冲任失调。临床上分经早、经迟、经乱。经早辨证分实热证、虚热证、气虚证；经迟分血寒证、血虚证、肾虚证、气滞证；经迟分肝郁证、肾虚证。

(一) 毫针疗法

■ 治则：调理冲任，益肾调经。

■ 主穴：关元、血海、三阴交。

■ 配穴：实热加曲池；虚热加太溪；气虚加脾俞、足三里；血寒加关元、命门；血虚加足三里、血海；肾虚（经迟肾虚同）加肾俞、太溪；气滞加太冲；肝郁加肝俞、太冲。

■ 操作：诸穴采用常规操作为主，关元在操作时连续捻转，使小腹产生热感；血海针刺时实证用泻法、虚证用补法；三阴交在针刺时用 1.5 寸毫针，紧贴胫骨后缘进针，有酸胀感为度。在月经来潮前 1 周开始治疗，月经来潮时停止，下一个月经前 1 周再开始治疗，3～4 个疗程。

■ 方义：方中关元为任脉经穴，冲任二脉同起胞中，关元为调理冲任之要穴；血海、三阴交均为足太阴经穴，三阴交又是足三阴经交会穴，两穴有调理冲任、血海之功，补之可健脾固摄，泻之可清血热、调经脉。

(二) 特种针具疗法

1. 三棱针

■ 取穴：三阴交、血海、足三里。

■ 操作：每次选用 1～2 穴，常规消毒后，每穴取血 2～3 滴。隔日 1 次，7 次为 1 个疗程。以后隔日 1 次，15 次为 1 个疗程，间隔半个月左右再继续治疗。如情况严重，可每日治 2～3 次，不计疗程，至病情好转后再按上述疗程治疗。

2. 鍉针

■ 取穴：三阴交、归来、关元。

■ 操作：右手（亦可左手）拇指、中指及环指挟持针柄，示指抵针尾或采用执笔式持针，将针尖按压在经络穴位表面，对穴位产生刺激，为了加强刺激，可在推压时用示指指甲上下刮动针柄，或持鍉针之手略施以微弱震颤动作，以增强穴位处的感应（得气）。

3. 芒针

■ 取穴：次髎、秩边。

■ 操作：常规消毒后，选取 5 寸芒针，在腰骶部透刺次髎、秩边，体质虚弱者慎用。留针 40 min 后出针。2 日治疗 1 次,6 次为 1 个疗程。

(三) 特定部位疗法

1. 耳针

■ 取穴:肝郁型取肝、三焦、内分泌、肾、脾;肾虚型取肾上腺、前列腺、甲状腺、肾、脾。

■ 操作:常规消毒,予毫针刺法,每次选 2~3 个穴,留针 15~20 min;亦可用压籽法、压磁法。

2. 头针

■ 取穴:生殖区。

■ 操作:局部常规消毒后,采用常规毫针,生殖区直刺 1 寸,刺入帽状腱膜下层,行抽气手法,每针持续 1~3 min,留针 30~60 min,行针 2~3 次。每日 1 次,10 次为 1 个疗程,疗程间隔 3~5 日。

3. 腹针

■ 取穴:中脘、下脘、关元、气海、中极、气穴、四满。热象明显者,加中渚;脾虚者加天枢;气滞者加带脉。

■ 操作:常规消毒后,用毫针刺入腹部穴 1 寸深左右,针下有沉紧感和针感传导为得气,留针 20 min,间隔 5 min 行针 1 次。10 次为 1 个疗程,疗程间隔 3~5 日。

(四) 按语

(1) 针刺治疗后需要注意保暖,针刺后若出现瘀青,可用热敷。饮食上忌食生冷,寒凉的食物,以免寒凝经脉,经血不畅。

(2) 临证时须仔细了解月经情况,对育龄期妇女,若来诊时月经延后未至,应首先排除早孕。

痛经

凡在经期或经行前后出现周期性小腹疼痛,或痛引腰骶,甚至剧痛晕厥者,称为痛经。明代张介宾《景岳全书·妇人规》曰:"经行腹痛,证有虚实。实者或因寒滞,或因血滞,或因气滞,或因热滞;虚者有因血虚,有因气虚。然实痛者多痛于未行之前,经通而痛自减;虚痛者多痛于既行之后,血去而痛未止,或血去而痛益甚。大都可按可揉者为虚,拒按拒揉者为实。"痛经的主要原因为体虚、寒、气郁、血结等因素。痛经发生,须分虚实两端。辨证主要分寒凝血瘀证、气滞血瘀证、湿热蕴结证、气血虚弱证、肝肾亏损证五种证型。

(一) 毫法治疗

■ 治则:调理冲任,温经止痛。

■ 主穴:关元、三阴交、地机、次髎。

■ 配穴:气血瘀滞加合谷、太冲;寒凝血瘀加归来;湿热蕴结加中极、行间;气血亏虚加足三里、血海、脾俞、气海;肝肾亏损加肾俞、肝俞、足三里。

■ 操作:关元直刺 0.8~1.2 寸,提插补法;三阴交、地机常规刺法;次髎直刺 0.5~0.8 寸,使针感向小腹传导。

■ 方义:关元属任脉经穴,为任脉与足三阴经交会穴,可温经散寒、行气活血、补益肝肾、调补冲任;三阴交为肝、脾、肾三经交会之处,可调理全身气血;地机是足太阴脾经郄穴,为血中之气穴,可调血通经止痛;次髎可调气活血,为治疗痛经的经验穴。配合谷、太冲以调气活血,通经止痛;归来可达散寒温经止痛之效;中极、行间以疏肝郁,清湿热;足三里、血海、脾俞、气海以补气血,益冲任;肾俞、肝俞、足三里以补肝肾,益精血,精血充沛,胞脉得濡而痛经可除。

(二) 特种针具疗法

1. 浮针

■ 取穴:关元、气海。

■ 操作:进针时,针体与皮肤呈 15°~35° 角刺入,用力要适中,透皮速度要快,不可刺入太深,一般为 5 mm,略达肌层即可。进针后,松开左手,右手改变挟持毛笔样的姿势,用拇指、示指、中指三指拿捏针座,仔细地轻轻提拉,使针身离开肌层,退于皮下。留针 24 h,隔日 1 次。

2. 芒针

■ 取穴:中极、子宫、次髎、地机。

■ 操作:常规消毒后,均垂直进针,刺入 3~4 寸,针感向下腹部及会阴部放射,留针 20 min,间隔 5 min 行针 1 次。10 次为 1 个疗程,疗程间隔 3~5 日。

3. 火针

■ 取穴:关元、次髎、十七椎为主穴,同时辨证配穴。

■ 操作:穴位常规消毒后,在酒精灯上将细火针烧至通红发白,迅速点刺穴位,疾进疾出。出针后用干棉球按压针孔。体虚者浅刺 0.5 寸左右,体壮者可深达 1～1.5 寸。每 2 日针刺 1 次,14 日为 1 个疗程。

4. 镍针

■ 取穴:中极、地机、次髎、命门、关元、肾俞穴。

■ 操作:常规消毒后,右手(亦可左手)拇指、中指及环指挟持针柄,示指抵针尾或采用执笔式持针,将针尖按压在经络穴位表面,对穴位产生刺激,为了加强刺激,可在推压时用示指指甲上下刮动针柄,或持镍针之手略施以微弱震颤动作,以增强穴位处的感应(得气)。治疗时每次取 2～3 个穴位,交替使用。

(三) 特定部位疗法

1. 耳针

■ 取穴:内生殖器、交感、内分泌、神门为主穴,随证配穴:寒湿凝滞者配艇中(灸)、脾(灸);气滞血瘀者配肝、耳中;肝肾不足者配肝、肾;气血虚弱者配脾、胃。

■ 操作:毫针常规刺法,宜留针 15～30 min,行针 1～2 次。出针时一手固定耳郭,另一手将针拔出,应用无菌干棉球或棉签按压针孔,以防出血。每次一侧或双侧针刺,每日或隔日 1 次。

2. 腹针

■ 取穴:关元,可根据辨证酌情加减穴位。

■ 操作:常规消毒后,用毫针针刺所选定的穴位,行平补平泻,用毫针刺入腹部穴 1 寸深左右,针下有

沉紧感和针感传导为得气,留针 15～30 min,间隔 5 min 行针 1 次。每日 1 次,直至经净。

3. 头针

■ 取穴:顶中线、额旁 3 线。

■ 操作:局部常规消毒后,用 28 号 1.5 寸长的毫针沿皮快速进针,针尖与皮肤呈 30°角,将针体迅速推进至帽状腱膜下层,行小幅度快速捻转手法,捻转频率为 200 次/分,每次捻转持续 1～3 min,留针 1 h。让患者自行活动,再点按阿是穴直到疼痛症状消失。

4. 平衡针

■ 取穴:痛经(在胸骨柄正中线 1/2 处,相当于四肋间隙)。在胸骨体中段,布有胸廓内动静脉的前穿支及第 4 肋间神经前皮内侧支。

■ 操作:常规消毒后,采用一步到位针刺法,用 3 寸毫针向下平刺 2 寸,不提插、捻转,不留针。以局部酸麻胀为主,并向腹部和下腹部放射。留针 30 min,10 次为 1 个疗程。

(四) 按语

(1) 经间期应根据患者的体质进行调理。对继发性痛经,应及时确诊原发病变,针对原发病变,施以相应治疗。

(2) 平时患者应注意经期卫生,经期避免精神刺激和过度劳累,防止受凉,过食生冷等。

经前期紧张综合征

经前期紧张综合征是指妇女在月经前期出现生理、精神及行为方面改变的一种疾病。病情轻重有别,轻者可以忍受,重者影响工作和生活。中医学古代文献中没有"经前期紧张综合征"的病名,但其临床症状隶属于中医学的"经行头痛""经行眩晕""经行乳房胀痛""经行泄泻"等疾病范畴。本病的形成与经血注入冲任血海,全身阴血相对不足,阴阳失调,脏腑功能紊乱有关。常见证型有肝气郁结证、肝肾亏虚证、气血不足证、痰浊上扰证四种证型。

(一) 毫针疗法

■ 治则:疏肝安神,调理气血。

■ 主穴:三阴交、太冲、神门、百会、太溪。

■ 配穴:肝气郁结配膻中、血海;肝肾阴虚配肝俞、肾俞;气血不足配足三里、气海;痰浊上扰配丰隆、

中脘。

■ 操作:毫针常规刺法。

■ 方义:三阴交为脾、肝、肾三经交会穴,可健脾调血,补肝益肾,是治疗妇科疾病的要穴;太冲有疏肝解郁、清肝养血的作用;神门为心之原穴,可养心安神;百会位于巅顶,有镇静安神之功;太溪为肾之原穴,可补肾气、调冲任。

(二) 特种针具疗法

1. 皮肤针

■ 取穴:下腹部任脉、脾经、肝经和腹股沟以及下肢足三阴经循行线上。

■ 操作:常规消毒后,在下腹部任脉、脾经、肝经和腹股沟以及下肢足三阴经循行线上轻轻叩刺,以局部皮肤潮红为度。每次取 2～4 穴,中等力度,皮肤见

出血点为度,后用火罐吸拔施术部位,留罐 10～15 min,起罐后用无菌棉球擦干血迹,嘱患者 2 日内施术部位勿沾水。间隔 5～7 日治疗 1 次,3 次为 1 个疗程。

2. 火针

■ 取穴:时点 1 穴取肾俞、命门、腰阳关;时点 2 穴取肾俞、次髎。

■ 操作:局部常规消毒后,取 2 寸针灸针,用酒精灯将针尖至针身 1～2 cm 烧红发亮后,快速刺入穴位,疾入疾出,每个点每次刺 2～3 针,不留针。针刺深度 1～1.5 寸,出针后用无菌干棉球按压,使气孔闭合。嘱患者当天不要洗澡,每 2 日治疗 1 次,10 次为 1 个疗程。

3. 三棱针

■ 取穴:太阳、足三里、三阴交、太冲穴。

■ 操作:常规消毒后,每穴用三棱针点刺 3～5 下,选择适当大小的火罐,立即拔于所点刺的穴位,然后令患者仰卧位,用同样的方法将太阳、足三里、三阴交、太冲穴进行刺血拔罐。

(三) 特定部位疗法

1. 头针

■ 取穴:主穴取足运感区、生殖区。根据证型不同,配以承光、通天等穴。

■ 操作:常规消毒后,针尖向前或后,向上或下进针,透刺 1 寸,刺入帽状腱膜下层后,行抽气手法,虚者可采用进气法,每针持续行针 1～3 min,留针 1～2 h。每日 1 次,10 次为 1 个疗程,疗程间隔 3～5 日。

2. 耳针

■ 取穴:内生殖器、皮质下、内分泌,配穴为肝、肾。

■ 操作:常规消毒,予毫针刺法,每次选 2～3 个穴,留针 15～20 min;亦可用压籽法、压磁法。

3. 腹针

■ 取穴:中脘、下脘、气海、关元、滑肉门、天枢。

■ 操作:患者取仰卧位,皮肤常规消毒后,用毫针刺法。依据针刺处方按照由上至下的顺序进针,进针时手法要快。得气后,虚则补之,实则泻之。每日 1 次,留针 30 min。10 日为 1 个疗程,治疗 3 个疗程。

4. 眼针

■ 取穴:双侧心区、双侧下焦区。

■ 操作:先将穴区皮肤按上法严格消毒,按顺序沿皮横刺进针,不施手法,留针 30 min 后起针,起针时用右手两指捏住针柄活动数次,缓缓拔出 1/2,稍停几秒钟再慢慢提出,迅速用干棉球压迫针孔片刻,或交给患者自己按压,以防出血。每日治疗 1 次,每周日休息,连续治疗 5 周。

(四) 按语

(1) 针灸治疗本病有较好的疗效,可以从整体上调节神经内分泌的平衡。一般于经前 5～7 日症状尚未发时开始治疗,可获得更好的防治效果。

(2) 本病受心理因素影响较大,必须对患者做好解释工作,消除紧张情绪。

(3) 注意生活起居的调适,保持心情舒畅。

绝经前后诸症

绝经前后诸症是衰老性疾病之一,现代医学称为围绝经期综合征,将围绝经期分成过渡绝经期、绝经期和绝经后期。《金匮要略·妇人杂病脉证并治》指出:"妇人脏躁,喜悲伤欲哭,象如神灵所作,数欠伸。"绝经前后诸症,是由于肾气衰退、阴阳失调所致。常见证型有肾阴虚证、肾阳虚证、肾阴阳俱虚证。

(一) 毫针疗法

■ 治则:滋肾固本,调理冲任。

■ 主穴:肾俞、太溪、三阴交、关元、百会。

■ 配穴:肾阴虚者加照海、阴谷;肾阳虚者加命门、腰阳关;肾阴阳俱虚者加照海、命门。

■ 操作:关元、三阴交常规操作;太溪直刺 0.3～0.5 寸,补法;肾俞向脊柱方向斜刺 0.5～0.8 寸。其余穴位实证用泻法,阴虚用补法,肾阳虚用灸法。

■ 方义:方中肾俞和肾经之原穴太溪,针刺用补法,阳虚者加灸,可收滋肾阴或温肾阳之效;三阴交为足三阴经的交会穴能健脾补肾调肝以理冲任;关元为任脉经穴,是任脉与足三阴经的交会穴,可益元气,调理冲任,为强壮补虚、治疗生殖系病之要穴;百会可升清降浊,清利头目,诸穴用补法。配照海、阴谷加强补肾阴之功;命门、腰阳关加强温肾阳之效;照海、命门滋阴温阳。

（二）特种针具疗法

1. 三棱针

■ 取穴：三阴交。

■ 操作：双侧三阴交点刺，一般以右手持针，用拇、示两指捏住针柄中段，中指指腹紧靠针身的侧面，露出针尖 3~5 mm，取血 2~3 滴，治疗绝经前后诸症，可以改善血管舒缩方面的症状。出血后即用闪火法在刺血位上拔罐，令各穴出血 3~5 ml，起罐后，施术部位用碘伏消毒。

2. 皮内针

■ 取穴：耳穴子宫、交感。

■ 操作：取皮内针沿皮下向前刺入皮内，每次选 3~4 穴，用胶布固定皮内针，4~5 h 按压 1 次，2~3 日换 1 次。可根据病情需要调整治疗方案和针刺的深度、角度。施术时注意观察患者的精神状态，以免发生针刺异常情况。

3. 皮肤针

■ 取穴：夹脊穴胸 12~骶 5，气海至中极穴。

■ 操作：用皮肤针予中等强刺激叩打，每日或隔日 1 次，10 次为 1 个疗程。或每次取 2~4 穴，中等力度，以皮肤见出血点为度，再用火罐吸拔施术部位，留罐 10~15 min。起罐后用无菌棉球擦干血迹，嘱患者 2 日内施术部位勿沾水。间隔 5~7 日治疗 1 次，3 次为 1 个疗程。

（三）特定部位疗法

1. 头针

■ 取穴：额中线、顶中线、双侧额旁 1 线、额旁 2 线及额旁 3 线。

■ 操作：左手拇指指甲掐切头穴，右手持针，针尖紧靠指甲边缘，迅速刺入皮下。顶中线从百会向前透刺 1.5 寸，额旁 3 线从上而下透刺 1 寸。每刺激区行针时间为 30~60 s，留针 30 min，行针 2~3 次。针体进入帽状腱膜下层后，医生可通过各种手法操作，激发患者针感，达到有效刺激量。每日或隔日 1 次，7~10 次为 1 个疗程，疗程间隔 5~7 日。

2. 耳针

■ 取穴：内生殖器、内分泌、交感、神门。配穴取心、脾、肺、肾。

■ 操作：耳郭常规消毒后，用毫针依次针刺上述穴位，用强刺激，留针 15~30 min，捻转 3 次以增强刺激，用泻法。每次取一侧耳，双耳交替应用。主穴必取，配穴酌定。

3. 腕踝针

■ 取穴：下 1（约在内踝高点上 3 寸，小腿内侧靠近跟腱缘，相当于足少阴肾经上穴位）、上 1（腕横纹上 2 寸，小指侧的尺骨缘与尺侧腕屈肌腱之间，相当于手少阴心经上穴位）。

■ 操作：常规消毒后，将针尖朝上与皮肤呈 15°角刺进皮下，然后沿皮下脂肪层刺入 1.5 寸，要求无酸、麻、胀、重等感，用胶布将针柄固定，留针 2~6 h。每日 1 次，连续治疗不超过 3 次。

（四）按语

（1）在治疗期间患者应维持适度的性生活，保持心情舒畅，防止心理早衰。

（2）饮食应当限制高脂、高糖的摄入，注意补充新鲜水果及钙钾等矿物质。

（3）对于 40 岁前的妇女出现月经后期量少甚或闭经者，要警惕卵巢早衰，及早治疗。

经闭

经闭是指女子年龄超过 16 周岁尚未初潮，或既往曾有月经来潮，后因某种病理学原因而经停 6 个月以上者，称为"经闭"。前者为原发性经闭，后者为继发性经闭。有关闭经的论述最早见于《黄帝内经》，称其为"女子不月""月事不来"等。闭经之病因分有寒、热、虚、实四大类。常见证型有气血虚弱证、肾气亏虚证、气滞血瘀证、痰湿阻滞证四种证型。

（一）毫针疗法

■ 治则：调理冲任，活血通经。

■ 主穴：关元、肾俞、三阴交、合谷、归来。

■ 配穴：气血虚弱加脾俞、足三里、膈俞；肾气亏损加太溪、气海、肾俞；气滞血瘀加中极、太冲、血海、地机；痰湿阻滞加脾俞、阴陵泉、丰隆。

■ 操作：关元用毫针补法，可用灸；肾俞用 1.5 寸毫针向脊柱方向斜刺行捻转补法；三阴交用毫针补法,合谷用毫针泻法,归来用 1.5 寸毫针直刺或斜刺向子宫方向,用补法。气血虚弱和肾气亏损诸穴用补法;气滞血瘀诸穴针用泻法;痰湿阻滞诸穴均用补法或平补平泻,可加灸。

■ **方义**:方中关元属任脉,通于胞宫,与足三阴经交会,可调补冲任、行气活血;三阴交为足三阴经的交会穴,能调理肝、脾、肾三脏;肾为先天之本、元气之根,取肾俞,可补肾气、益精血而调经;归来位于下腹部,可活血通经,使月水归来;合谷配三阴交能通经活血,促使经血来潮。配脾俞、足三里、膈俞以健脾养胃、化生气血;太溪、气海、肾俞以补肾气,调冲任;中极、太冲、血海、地机以疏肝理气、行气活血;脾俞、阴陵泉、丰隆以祛湿化痰、活血通经。

(二) 特种针具疗法

1. 皮肤针

■ **取穴**:腰骶部相应背俞穴和夹脊穴。

■ **操作**:叩刺腰骶部相应背俞穴和夹脊穴,下腹部相关经穴。气海至中极穴,用皮肤针予中强刺激叩打,将针柄末端固定在掌心,拇指在上,示指在下,其余手指呈握拳状握住针柄。每日或隔日 1 次,10 次为 1 个疗程。

2. 浮针

■ **取穴**:关元、肾俞、三阴交、合谷、归来。气血虚弱加脾俞、足三里、膈俞。

■ **操作**:选取适当浮针后呈 15°～35°角刺入,速度要快,随后做扫散动作,留针时胶布贴敷。留针 24 h,隔日 1 次。

3. 皮内针

■ **取穴**:关元、归来、肾俞、三阴交。气滞血瘀加中极、太冲、血海、地机;疼痛者配内关、三阴交。

■ **操作**:嘱患者仰卧,每次选取 2～3 个穴位进行皮内针针刺,常规消毒,针刺后用胶布固定,连续治疗

3 次为 1 个疗程。每日 1 次,治疗过程中应注意无菌操作。

(三) 特定部位疗法

1. 耳针

■ **取穴**:子宫、内分泌、卵巢、皮质下、神门、交感、肝、脾、肾、脑。

■ **操作**:每次取 2～3 穴针刺。耳郭常规消毒后,用毫针针刺,留针 15～30 min,捻转 3 次以增强刺激,用泻法。每次取一侧耳,双耳交替应用。主穴必取,配穴酌定。

2. 腹针

■ **取穴**:主穴为引气归元(中脘、下脘、气海、关元);商曲、气穴、滑肉门、外陵、上风湿点伴烦躁易怒加右下风湿点(下风湿点位于外陵下 0.5 寸),不孕症加石关,肥胖症加天枢、大横,腰膝酸软加关元。

■ **操作**:常规消毒后,用毫针刺入腹部穴 1 寸深左右,针下有沉紧感和针感传导为得气,留针 20 min,间隔 5 min 行针 1 次。10 次为 1 个疗程,疗程间隔 3～5 日。

3. 足针

■ **取穴**:足底的子宫、肝、脾、肾等穴位。

■ **操作**:局部常规消毒后,以 1 寸毫针,采取指切进针法,依次刺入上述穴位各 0.3～0.5 寸,得气后,令施术部位产生针感,留针 10～15 min。1 日 2 次,5 次为 1 个疗程。

(四) 按语

(1) 治疗闭经不可见经行即停止治疗,而应至恢复或建立规律性月经周期,或正常连续自主有排卵月经为止。一般应以 3 个正常月经周期为准,以针灸配合药物疗法效果更佳。

(2) 患者应积极参加各项体育锻炼,增强体质,调节阴阳气血,注意劳逸结合,生活规律,睡眠充足。

崩漏

崩漏是指女性发生不规则阴道流血,通常情况下,当女性处于非经期时其阴道发生大量出血则称为崩,而阴道出现持续少量出血则称为漏,将两者共同称为崩漏。《济生方》云:"崩漏之疾,本乎一症,轻者谓之漏下,甚者谓之崩中。"崩漏的发生主要为瘀血所

致,而崩漏发生的病机为冲任不固,血失统摄。常见证型有脾虚证、肾虚证、血热证、血瘀证四种证型。

(一) 毫针疗法

■ **治则**:调理冲任,固崩止漏。

■ **主穴**:关元、三阴交、血海、膈俞、隐白。

■ 配穴:脾虚者加脾俞、足三里;肾虚者加肾俞、太溪;血热、血瘀者加血海、地机。

■ 操作:关元用毫针补法;三阴交、血海用 1.5 寸毫针平补平泻;膈俞用 1.5 寸毫针斜刺向脊柱方向,平补平泻;隐白用艾灸皮肤微红为度。血热内扰针用泻法;气不摄血和肾阳不足、肾阴亏虚针刺用补法,加灸法;瘀滞胞宫,针刺用泻法。

■ 方义:方中关元为任脉经穴,又是足三阴经之会,可调冲任、理经血;三阴交为足三阴经交会穴,可调补三阴而益气固冲;膈俞为八会穴中的血会,血海为治血之要穴,共奏调经养血止血之功;艾灸隐白可止血治崩,为治疗崩漏的特效穴。配脾俞、足三里健脾调经;肾俞、太溪固肾调经;血海、地机理血调经。

(二)特种针具疗法

1. 皮肤针

■ 取穴:腰骶部督脉、足太阳经,下腹部任脉、足少阴经、足阳明经、足太阴经,下肢部足三阴经。

■ 操作:常规消毒后用皮肤针叩刺出血后,将火罐拔于点刺的部位,使之出血,刺血后拔罐,留罐 10～15 min。剧痛者每日刺血拔罐 1 次,每次更换拔罐部位,疼痛缓解后可隔日 1 次。10 次为 1 个疗程,一般治疗 2～3 个疗程。

2. 三棱针

■ 取穴:腰骶部督脉或足太阳经上反应点。

■ 操作:每次选用 2～4 个点,用一手固定被刺部位,另一手持针以 15°～30°角刺入一定深度后,上挑针尖,挑破皮肤,并挑断皮下白色纤维数根,然后出针,覆盖敷料。每月 1 次,连续挑刺 3 次,5 次为 1 个疗程。

3. 浮针

■ 取穴:左腹直肌。

■ 操作:进针时,针体与皮肤呈 15°～35°角刺入,用力要适中,透皮速度要快,不要刺入太深,略达肌层即可。然后松开左手,右手改变挟持毛笔样的姿势,用拇指、示指、中指三指拿捏针座,轻轻提拉,使针身离开肌层,退于皮下。通过放松紧张的肌肉、患肌,重新调整平滑肌的张力,起到了机械性的止血效果。每日治疗 20～30 min,7 次为 1 个疗程。

(三)特定部位疗法

1. 耳针

■ 取穴:内生殖器、皮质下、内分泌、肾、肝、脾、神门。

■ 操作:毫针刺法,每次选 2～3 个穴,予常规操作;亦可用压籽法、压磁法。

2. 腹针

■ 取穴:肾俞、关元、气海、百会、命门等穴。

■ 操作:穴区常规消毒,进针后停针 3～5 min 候气,3～5 min 后再捻转使局部产生针感,再隔 10 min 后行针 1 次,加强针感,使之向四周和远处扩散,留针 30 min 后取针。再配合灸法,三阴交、隐白、大敦各灸数十壮,百会灸 5 壮,关元、中极各灸 30～50 壮。

3. 足针

■ 取穴:脾、肾、子宫。

■ 操作:局部常规消毒后,取 1～1.5 寸毫针直刺,用提插捻转手法,得气后留针 30 min,行中等强度刺激,用泻法。每日或隔日 1 次,10 次为 1 个疗程。

(四)按语

(1)针灸对于崩漏有一定的治疗作用,但对出血量多、病势较急者,应采取综合疗法,并做妇科检查明确诊断。

(2)注意身体保健,增加营养。在生活上劳逸结合,不参加重体力劳动和剧烈运动,保持充足睡眠。

带下病

带下一词,有广义和狭义之分。广义带下是泛指女性经、带、胎、产杂诸病而言。狭义带下是专指女性阴道中的分泌物而言。狭义带下又有生理性带下和病理性带下之分。《素问·骨空论》:"任脉为病……女子带下瘕聚。"带下病是湿邪为患,肝脾肾功能失常是发病的内在条件,基本病机是湿邪伤及任、带二脉,任脉不固,带脉失约。常见证型分湿热下注证、脾虚湿盛证、肾虚不固证三种证型。

(一)毫针疗法

■ 治则:利湿化浊,固摄任带。

■ 主穴:中极、三阴交、带脉、白环俞。

■ 配穴:湿热下注配阴陵泉、行间;脾虚湿盛配脾俞、足三里;肾虚不固配肾俞、关元。

■ 操作:带脉向前斜刺,不宜深刺;白环俞直刺,使骶部酸胀为佳;中极针尖向下斜刺,使针感传至耻骨联合下为佳;三阴交常规刺。带脉、三阴交可加电针。

■ 方义:中极为任脉与足三阴经的交会穴,有故任化湿、健脾益肾之效;带脉穴属足少阳经,为足少阳、带脉二经交会穴,是带脉经气所过之处,可协调冲任,止带下,调经血,理下焦;三阴交调理脾、肝、肾,以治其本;白环俞属足太阳经,可调膀胱气化,利湿止带。

(二) 特种针具疗法

1. 三棱针

■ 取穴:湿热瘀滞型取足三里、三阴交、膈俞。

■ 操作:穴位点刺常规操作,可根据病情需要调整治疗方案和针刺的深度、角度。施术时注意观察患者的精神状态,以免发生针刺异常情况。每日1次,10次为1个疗程。

2. 浮针

■ 取穴:在小腹周围皮下浅筋膜。

■ 操作:在进针操作时,一般应双手协同,紧密配合。临床上一般用右手持针操作,主要是以拇指、示指、中指三指挟持针柄,状如斜持毛笔,用左手拇指、示指挟持辅助针身,类似毫针刺法中的挟持进针法。进针时,针体与皮肤呈15°~35°角刺入,用力要适中,透皮速度要快,不可刺入太深,一般5 mm,略达肌层即可。然后松开左手,右手改变挟持毛笔样的姿势,用拇指、示指、中指三指拿捏针座,轻轻提拉,使针身离开肌层,退于皮下。留针24 h,隔日治疗1次。

3. 陶针

■ 取穴:次髎。

■ 操作:一般选用中等锋芒针具,常规操作,隔5日1次,10日为1个疗程。

(三) 特定部位疗法

1. 耳针

■ 取穴:内生殖器、内分泌、膀胱、三焦。

■ 操作:毫针刺法,每次选2~3穴,中等刺激强度;或埋针法、压籽法。

2. 背针

■ 取穴:脾俞、肝俞、肾俞、腰1~腰4。

■ 操作:背部的腧穴宜选短而细的针,一般为30或32号1寸长的毫针;腰骶部的腧穴宜选用针身稍长、稍粗的针,多为28号或29号1.5~2寸长的毫针。行平补平泻法。

3. 腹针

■ 取穴:关元、肾俞、三阴交、十七椎下为主。

■ 操作:嘱患者仰卧位,常规消毒,选用32号或34号细针,根据体形胖瘦选择针具长短,进针时应避开血管,施术要轻、缓,一般采用只捻转不提插和轻捻转慢提插的手法。进针后停针3~5 min以候气,再捻转使局部产生针感,再隔10 min后行针1次,加强针感,使之向四周和远处扩散,留针30 min。10次为1个疗程。

(四) 按语

(1) 针灸治疗带下病有较好的效果,同时要明确病因,滴虫性及真菌性阴道炎引起者,宜结合外用药,以增强疗效。

(2) 养成良好的卫生习惯,经常保持会阴部清洁干燥卫生。

不孕症

女性不孕症是指婚后有正常规律的性生活,未采取避孕措施而两年未妊娠者,依据其是否有妊娠史可分为原发性和继发性不孕,原发性不孕,古称"全不产";继发性不孕,古称"断绪"。《千金要方》称为"全不产",《脉经》称为"无子"。本病主要病机为肾气不足,冲任气血失调。常见证型分肾虚胞寒证、肝气郁结证、痰湿阻滞证、瘀阻胞宫证四种证型。

(一) 毫针疗法

■ 治则:补益肝肾,调理冲任。

■ 主穴:关元、肾俞、阴交、命门。

■ 配穴:肾虚胞寒加复溜、命门;肝气郁结加太冲、期门;痰湿阻滞加中脘、丰隆;瘀阻胞宫加子宫、归来。

■ 操作:阳陵泉用泻法,余穴用补法。关元、阴交可加温灸。

■ 方义：关元为任脉穴，位居小腹，为元气之根，配命门、肾俞，温补元阳，以暖胞宫。阴交为任脉和冲脉的交会穴，灸之温养冲任，以暖宫散寒。复溜、命门温肾散寒；太冲、期门疏肝理气；中脘、丰隆祛湿化痰；子宫、归来散瘀通滞。

(二) 特种针具疗法

1. 皮内针

■ 取穴：气海、关元、子宫、次髎、三阴交。

■ 操作：掀针埋穴常规操作，每次取 3～4 穴，用胶布固定皮内针，4～5 h 按压 1 次。3～5 日可取下，5 次为 1 个疗程。

2. 火针

■ 取穴：在患者腰椎椎旁及下肢找到压痛最明显部位。

■ 操作：穴位常规消毒后，在酒精灯上将细火针烧至通红发白，迅速点刺穴位，疾进疾出。出针后用干棉球按压针孔。体虚者浅刺 0.5 寸左右，体壮者可深达 1～1.5 寸。每 2 日针刺 1 次，14 日为 1 个疗程。

3. 磁针

■ 取穴：关元、肾俞、阴交、命门。肾虚夜尿多者加三阴交；腰膝酸软者加肾俞；腹胀者加天枢，中等强度刺激。

■ 操作：常规操作，诸穴平补平泻法，留针 10～20 min。每日 1 次，10 次 1 个疗程。

(三) 特定部位疗法

1. 耳针

■ 取穴：内分泌、肾、内生殖器、皮质下。

■ 操作：毫针常规操作，中等强度刺激，每次 2～3 穴，每日 1 次。亦可用压丸法，嘱患者在三餐前按压埋豆处 3 min，每 3 日换药 1 次，并转为对侧耳穴。

2. 腹针

■ 取穴：主穴取中极、子宫、关元、气海。配穴取百会、足三里、三阴交、肾俞、内关、复溜、照海、阳陵泉、列缺。需疏肝理气燥湿加三阴交和太冲。

■ 操作：穴位局部常规消毒，用毫针快速刺入穴位皮肤，探得针感后，采用相应的补泻手法，留针 30 min。冬天可适当延长，每日 1 次。

3. 头针

■ 取穴：鬼封、鬼宫、鬼窟、鬼路、鬼垒、鬼市、鬼堂、鬼枕、鬼心、鬼腿、鬼营、鬼信、鬼藏、鬼臣。

■ 操作：毫针常规操作，避开感染、瘢痕处进针，留针 30 min，每日 1 次。

(四) 按语

(1) 针灸治疗不孕症效果较好，但治疗前必须先明确诊断，以排除男方及生理因素造成的不孕。

(2) 必要时做有关辅助检查，以便针对原因选择不同治疗方法。

(3) 对不孕症患者应重点了解月经、分娩、流产、性生活史，是否避孕，是否长期哺乳，有无过度肥胖及第二性征发育情况等，以及有无其他疾病（如结核病）。

子宫内膜异位症

子宫内膜异位症，简称内异症，是一种激素依赖性的妇科常见病，以具有生长功能的子宫内膜异位生长于子宫腔以外的其他部位为特征。中医文献中没有本病的名称，但据其临床表现可归属中医的"痛经""癥瘕""月经不调"或"不孕"等。各种原因导致瘀血阻滞胞宫、冲任失调是其基本病机。常见证型有气滞血瘀证、寒凝血瘀证、湿热瘀阻证、气虚血瘀证、肾虚血瘀证。

(一) 毫针疗法

■ 治则：活血化瘀，调理气血。

■ 主穴：关元、阿是穴、子宫、三阴交、合谷、断红。

■ 配穴：气血瘀滞加合谷、太冲；寒凝血瘀证加水道；湿热瘀阻加中极、行间；气虚血瘀加足三里、血海、脾俞、气海；肾虚血瘀加肾俞、肝俞、足三里。

■ 操作：毫针常规刺。阿是穴在盆腔腹部选可触及触痛性结节或包块，行提插泻法。

■ 方义：关元、阿是穴及子宫疏通腹部及局部气血，活血化瘀；三阴交、合谷调理气血，调经止痛；断红为治疗月经过多的经验穴。

(二) 特种针具疗法

1. 皮内针

■ 取穴：耳部穴位子宫、皮质下或神门。每次选用2～3穴,或先用探穴器探测压痛点。

■操作:掀针埋穴常规操作,每次留针3～5日,7日为1个疗程。

2. 皮肤针

■取穴:足三里、血海或三阴交两组穴位。

■操作:每次取2～4穴,中等力度,皮肤见出血点为度,再用火罐吸拔施术部位,留罐10～15 min。起罐后用无菌棉球擦干血迹,嘱患者2日内施术部位勿沾水。隔日交替针刺,间隔5～7日治疗1次,3次为1个疗程。

(三) 特定部位疗法

1. 耳针

■取穴:子宫、皮质下或神门、内分泌(均为双侧)中2穴作为主穴,随证可配肝、肾、交感穴中1～2穴。

■操作:毫针常规操作,中等强度刺激,每次2～3穴,每日1次。亦可用压丸法,嘱患者在三餐前按压埋豆处3 min,每3日换药1次,并转为对侧耳穴。

2. 腹针

■取穴:关元、气海、三阴交、血海、子宫。

■操作:采用平补平泻法,针尖抵达预计的深度时,采用只捻转不提插或轻捻转慢提插的手法,使腹腔内的大网膜有足够的时间游离,避开针体,以避免刺伤内脏。施术时一般采用候气、行气、催气三步法

常规操作。针刺时间多在月经结束后3～5天,每日1次,5次为1个疗程。

3. 足针

■取穴:足底部穴位子宫。

■操作:局部常规消毒后,选用28号长0.5寸的毫针,在押手的配合下,快速进针至皮下。根据针刺部位的不同和临床要求的不同,以捻转手法为主,行轻度或中等强度刺激,用补法或平补平泻法。每日1次,10次为1个疗程。

4. 平衡针

■取穴:子宫穴(位于外踝高点之上8 cm,腓骨内侧前缘,即腓骨小头至外踝连线的下1/3处。)

■操作:左右交替取穴,以放射性针感出现在足背部为度。一只手向前进针,另一手摸针尖,不使外露,待达到一定深度时,采用滞针手法,即针柄顺时针转7～10次使局部产生酸紧沉痛感,再按逆时针捻转7～10次后即可出针。7次为1个疗程。

(四) 按语

(1) 子宫内膜异位症临床上常出现强烈的痛经,这种痛经属于继发性痛经范畴,针灸可缓解症状,但应以原发病治疗为主,针药结合可获得更好疗效。

(2) 患者饮食上忌食寒凉及酸涩收敛之品,因辛辣刺激过甚,可加重疼痛,亦不可过食。

胎位不正

胎位不正,是指妊娠后期(30周后)胎儿在子宫内的位置不正常而言(不居枕前位),亦称胎位异常。常见的有臀位、横位和后位,古称"倒产""横产""偏产"。多见于腹壁松弛的孕妇或经产妇。主要病机是冲任不畅,少腹血瘀。少腹宿有瘀滞,冲任不畅,运送孕卵受阻,不能到达子宫体腔;或先天肾气不足,后天脾气虚弱,运送孕卵无力,不能按时到达子宫体腔,在输卵管内着床生长而致本病发生。现在临床中一般将胎位不正分为气机郁滞、脾虚湿盛、气血虚弱三种证型。

(一) 毫针疗法

■治则:调和气血,纠正胎位。

■主穴:至阴、太溪、三阴交。

■配穴:气机郁滞者加太冲、期门;脾虚湿盛者加

脾俞、丰隆;气血虚弱者加足三里、肾俞。

■操作:至阴用艾条灸。三阴交直刺1寸,捻转平补平泻法。嘱孕妇排空小便,解松裤带,坐在靠背椅上或仰卧在床上,双侧至阴以艾条温和灸或雀啄灸,致皮肤潮红耐受为度。每次灸15～20 min,每日1～2次,7日为1个疗程。然后做妇科复查,无效者再行下一个疗程,至胎位转正为止。也可用艾炷灸,用黄豆大艾炷放置于双侧至阴穴,燃至局部有灼热感,即除去艾灰,每次灸7～9壮,每日1次,7日为1个疗程。然后做妇科复查,无效者再行下一个疗程,至胎位转正为止。

■方义:方中至阴为足太阳膀胱经的井穴,是膀胱经与肾经脉气交接的重要部位,具有疏通经络、调整阴阳的功能,灸之可调冲任,是纠正胎位异常的经

验穴;三阴交为脾、肝、肾三经交会穴,可健脾、疏肝、益肾、化瘀滞、理胞宫,为女科要穴,有辅助转胎之效。太冲、期门开郁行滞,畅行血脉以转胎;脾俞用补法,丰隆用泻法,以健脾利湿,养血转胎;足三里、肾俞,用灸法,以小艾炷灸或艾条灸,益气养血,调理胎位。

(二) 特种针具疗法

1. 三棱针

■ 取穴:至阴。配穴为隐白、三阴交。

■ 操作:局部皮肤用 0.5% 碘伏棉球常规消毒,用三棱针快速点刺穴位深 2～3 mm 后,用手轻轻挤压使其流出 5～10 滴血,治疗过程中应注意无菌操作。

2. 磁极针

■ 取穴:至阴、太溪。

■ 操作:平补平泻法,针刺深度以得气为度。常规操作,波形可用连续波或疏密波。针后充磁,针尖处磁强 50～500 GS。极相:头部两穴分别为 N 与 S 极,配穴为 N 极。留针 20～30 min。

3. 芒针

■ 取穴:次髎、气海俞。

■ 操作:在针刺施术完毕后,应把针退出皮肤表面或者左手拇指把消毒棉球紧压于透穴上,其余四指疏开,扪于"透穴"与"达穴"之间的皮肤上,并将"透穴"的皮肤加以固定,右手持针柄轻轻将针退出。注意不要碰到脊神经。每日 1 次,10 次为 1 个疗程。

(三) 特定部位疗法

1. 耳针

■ 取穴:内生殖器、交感、皮质下、肾、腹等穴。

■ 操作:用探棒或耳穴探测仪仔细寻找穴区中的敏感点,以王不留行籽或磁珠贴压,并嘱孕妇每日自行按压数次。按压时须配合姿势:如为横位,可取坐位;如为臀位,则去臀高头低卧位,下肢屈曲,臀部抬高 20～30 cm,或平卧。

2. 背针

■ 取穴:以足太阳膀胱经穴为主,以至阴穴为主穴。气虚者加足三里、肾俞、太溪以健脾益气、补肾理胞;气滞者加太冲、期门、肝俞以疏肝解郁、理气行滞。

■ 操作:背部的腧穴宜选短而细的针,一般为 30 号或 32 号长 1 寸的毫针,腰骶部的腧穴宜选用针身稍长、稍粗的针,多为 28 号或 29 号长 1.5～2 寸的毫针,同时配合八珍汤治疗胎位不正。每日 1 次,10 次为 1 个疗程。

3. 腹针

■ 取穴:气海、关元。

■ 操作:常规消毒,根据患者胖瘦及腹壁脂肪情况选用 40～60 mm 长的毫针,穴位直刺,采用只捻转不提插或轻提插的方法。施术时按照候气、行气、催气三步法操作,针刺期间嘱患者活动颈项及上肢。然后在气海、关元穴上施灸,加强针感,留针 30 min。每日 1 次,5 次为 1 个疗程,疗程间休息 2 日,共治 4 个疗程。

(四) 按语

(1) 胎位不正的原因很多,须详细检查。如因骨盆狭窄、子宫畸形等引起,应做其他处理。

(2) 患者不可久坐或久卧,要适度增加散步、揉腹、转腰等轻柔的活动。

(3) 患者应保持情绪稳定,保证睡眠质量。

妊娠恶阻

妊娠早期(6 周左右),反复出现严重的恶心呕吐,头晕厌食,甚则食入即吐,或吐不能食,影响孕妇健康者,称为妊娠呕吐,又称"恶阻""子病""病儿""阻病"等。妊娠早期仅见轻微恶心,择食嗜酸,头晕倦怠,或晨起偶有呕吐痰涎者,为早孕反应,不属病态,无须治疗,3 个月后自行缓解。本病最早见于《金匮要略·妇人妊娠病脉证并治》:"妇人得平脉,阴脉小弱,其人渴,不能食,无寒热,名妊娠,桂枝汤主之。"本病的主要发病机制是冲气上逆,胃失和降。临床常见脾胃虚弱证、脾虚痰盛证、肝胃不和证、气阴两虚证四种证型。

(一) 毫针疗法

■ 治则:和胃平冲,降逆止呕。

■ 主穴:内关、公孙、中脘、足三里。

■ 配穴:脾胃虚弱者加脾俞、胃俞;脾虚痰盛者加丰隆;肝胃不和者加太冲、期门、阳陵泉;气阴两虚者加太溪;大便秘结者加天枢、大肠俞;口干口渴者加金津、玉液。

■ 操作：取 1.5 寸毫针，内关直刺 1 寸，公孙直刺 0.8 寸，中脘沿任脉方向平刺 0.8 寸，足三里直刺 1.2 寸。补虚泻实，或先泻其实以止呕，再补其正，虚者可加艾灸。每日 1 次，每次留针 30 min，10 次为 1 个疗程。

■ 方义：内关既为手厥阴经之络，又为阴维交会穴，可调和内外，公孙为足太阴脾经之络穴，又为冲脉交会穴，二者相配可健脾化湿，平冲降逆；中脘为足阳明胃经之募穴，有降逆和胃之功；足三里为足阳明胃经之下合穴，既可健脾养胃又可平肝降逆。诸穴相合有疏肝健脾，降逆止呕之效。配脾俞、胃俞健脾养胃、和中止呕；丰隆健脾化痰；太冲、期门、阳陵泉平肝降逆；太溪滋阴补气；天枢、大肠俞下气通腑；金津、玉液生津止呕。

（二）特种针具疗法

1. 皮内针

■ 取穴：内关。

■ 操作：按揉以后待局部有酸胀感后，刺对侧内关穴。掀针埋穴常规操作，每次留针 10 h，每日 1 次，10 次为 1 个疗程。

2. 浮针

■ 取穴：关元、三阴交、内关、公孙、中脘、足三里。肾阳不足加肾俞、命门；肝气郁结加太冲。

■ 操作：皮肤消毒后，手持浮针呈 15°～35°角刺入，速度要快，随后做扫散动作，留针时胶布贴敷。留针 24 h，隔日 1 次。

3. 皮肤针

■ 取穴：督脉 24 穴。

■ 操作：用右手握住针柄，以拇指、中指挟持针柄，示指置于针柄中段上面，环指和小指将针柄固定在小鱼际处，使用手腕力度进行叩击，以皮肤潮红、皮下有少量出血点且患者能耐受为宜。每次 1 日，每次 15～30 min，7～10 日为 1 个疗程。

（三）特定部位疗法

1. 耳针

■ 取穴：内生殖器、皮质下、内分泌、交感、神门。

■ 操作：常规消毒后，用王不留行籽贴压。嘱患者每日自行按压 3～4 次，每 1～3 日治疗 1 次。或毫针刺法，每次选 2～3 个穴，弱刺激，留针 15～20 min。

2. 腹针

■ 取穴：气海、关元、中脘、大横、子宫。

■ 操作：快速进针，针刺较正常稍深，用 26 号针，进针 3～5 分深，轻提插不留针。进针方向均稍斜向脐中，针感向四周放散。每日治疗 1 次，重者可每日针 2 次。

3. 头针

■ 取穴：额中线、顶中线、额旁 2 线。

■ 操作：局部常规消毒后，用 28 号 1.5 寸长的毫针沿皮快速进针，针尖与皮肤呈 30°角，将针体迅速推进至帽状腱膜下层，各针沿皮进入帽状腱膜下层后，额中线、顶中线、额旁 2 线，皆用泻法。行小幅度快速捻转手法，捻转频率为 200 次/分，每次捻转持续 1～3 min，每次留针 2～4 h，7～10 次为 1 个疗程。

（四）按语

（1）妊娠呕吐是妊娠早期常见病，与早孕反应只有症状轻重程度的不同。如反复呕吐不止，必然影响孕妇的健康和胎儿的发育，如果针灸治疗效果显著，且无副作用，对于孕妇来说是最佳的治疗方法。

（2）孕妇饮食宜清淡，注意保持大便通畅。

滞产

滞产指妊娠足月，临产时分娩困难。临床表现为子宫收缩虽协调但无力，宫缩持续时间短，间歇时间长，产妇神倦乏力，并见气血虚弱的征象。《神农本草经》有"子难"的记载，《诸病源候论·产难候》中就有产难者，或先因漏胎，去血脏躁，或子脏宿夹癥病，或触禁忌的记载。本病的病机为气血失调，可分为虚、实两个方面，虚者是无力运胎而难产，常由气血虚弱而致；实者为气滞血瘀碍胎外出而难产。病因有产力不足、产道狭窄、胎儿状态及产妇精神心理紧张等。辨证主要分气血虚弱证、气滞血瘀证两种证型。

（一）毫针疗法

■ 治则：调理气血，行滞下胎。

■ 主穴：足三里、三阴交、合谷。

■ 配穴：气血虚弱加血海；气滞血瘀加太冲。

■操作：太冲用泻法,其余穴位用补法。

■方义：足三里强壮脾胃,以化生气血;三阴交调理三阴;合谷为催产效穴;内关强心定悸;太冲通络止痛;太冲疏肝解郁,行气活血;血海养血益气。

（二）特种针具疗法

1. 三棱针

■取穴：至阴。

■操作：常规操作,穴位点刺后可放出适量血液或黏液,也可辅以推挤方法增加出血量或出液量。

2. 火针

■取穴：至阴。

■操作：穴位处常规消毒后,火针针尖部位蘸取一定量的燃用油,可使针尖燃烧均匀。操作时左手先将所要针刺部位的皮肤捏起,右手持针快速刺入。出针时用消毒干棉球按压针孔片刻。针孔处理：用火针浅刺时不用特殊处理,深刺时表面需用无菌纱布敷贴,用胶布固定1～2日。

3. 杵针

■取穴：颈背部的风府八阵、大椎八阵和身柱八阵。

■操作：从督脉入手调整全身阳气,再配合全身辨证施术,加强整体调节作用。使用全金刚杵取至阴穴治疗滞产,行杵时,针尖向施术部位反复点叩或叩击,如雀啄食,针具不刺入皮肤肌肉。

（三）特定部位疗法

1. 耳针

■取穴：子宫、内分泌、卵巢、脑点。

■操作：毫针常规刺法,选用2～3穴,用中等强度刺激,每隔3～5 min捻转行针1次,直到胎儿娩出为止。

2. 足针

■取穴：至阴。

■操作：先令患者取仰卧位,两足平伸,尽量放松肌肉。充分消毒后,左手扶住患足,右手持针迅速刺入,进针时注意要快、准。然后缓慢送针至适当的深度。在肌肉较浅薄的部位,一般不用手法行针,可只作轻度捻转。在肌肉较丰厚处,可行提插捻转之法。如为泻法,将针刺入0.5～0.8寸,施以较大幅度的捻转结合小幅度提插法;如为补法,轻度捻转数次即可。一般留针15～20 min,留针期间每隔5～10 min行针1次。

3. 头针

■取穴：顶中线、额中线、额旁1线（右）、额旁2线（左）。

■操作：穴位处常规消毒,用毫针在各线按常规进针,用抽气手法,针刺方向额区线由上而下,顶中线由前向后。手持毫针沿皮刺入帽状腱膜下层,将针向内推进1寸左右处,保持针体平卧,用拇、示指紧捏针柄,以爆发力向外迅速抽提针体3次,每次至多提出1分许,再缓慢将针向内插至1寸处。如此反复操作,持续1 min左右。

4. 鼻针

■取穴：下焦针。

■操作：穴位处常规消毒,从肾点进针,先沿中线,与鼻小柱下缘呈60°角刺达骨面,然后回针到肾点皮下,再向一侧鼻翼中部下缘刺去,又回针至肾点皮下,更向鼻小柱下缘平行刺达骨面,留针同前。刺后3～5 min,多数患者的小腹、腹部及四肢关节处可能微热感或轻松感。

（四）按语

(1) 针灸对产力异常的滞产有效。妊娠期尤其是妊娠后期,应注意饮食、劳逸、情志的调适。针刺催产,对母体与胎儿均无不良影响,适应范围广泛,它可代替药物的催产,免除了用药物催产可能引起的副作用。

(2) 针刺催产对初产妇和产妇均有满意的效果,特别是对经产妇针刺催产的效果更佳。按期做产前检查,排除器质性原因。

恶露不绝

恶露不断是指恶露持续10日以上,仍淋漓不尽者。临床主要以产后阴道流血不止为主要症状。本病又名恶露不止、恶露不尽。晋代《脉经·平妊娠胎动血分水分吐下腹痛证》中有记载。《诸病源候论·产后崩中恶露不尽候》明确了本病的病因病机为"风冷搏于血""虚损""内有瘀血"所致,对瘀血治疗提出

"不可断之，断之终不断"的观点。本病的病机是冲任气血失调，胎元不固。辨证主要分气虚证、血热证、血瘀证。

（一）毫针疗法

■ 治则：调和气血，固摄冲任。

■ 主穴：关元、三阴交、血海、气海、足三里。

■ 配穴：气虚者加脾俞；血热者加中极、行间；血瘀者加膈俞、地机。

■ 操作：针用补法。

■ 方义：关元、气海属任脉，穴居脐下丹田部位，临近胞宫，通于足三阴经，能补益元气，固摄冲任，调理胞宫，令血归经；血海、三阴交同属足太阴脾经，为理血调经之要穴，既可补血生血，又可活瘀通络，且能清热凉血；足三里为胃经穴可调和气血。配脾俞可健脾益气；中极、行间可清热凉血；膈俞、地机可活血化瘀。

（二）特种针具疗法

1. 磁针

■ 取穴：关元、三阴交、血海、气海、足三里。湿热下注配合谷、内庭、阴陵泉；肝气郁滞配肝俞、期门、太冲、阳陵泉。

■ 操作：常规操作，波形可用连续波或疏密波。留针 20～30 min。每日 1 次，10 次为 1 个疗程。

2. 皮内针

■ 取穴：三阴交、血海、气海。

■ 操作：常规消毒后，将无菌消毒掀针埋于穴位上，以胶布固定，并适当揉压。每日 1 次，每次留针 10 h，10 次为 1 个疗程。留针期间若有疼痛或瘙痒立即取出掀针。取针时用镊子夹住胶布向外拉出。

3. 芒针

■ 取穴：气海。

■ 操作：嘱患者平卧，用长 7 寸 28～30 号的毫针，自气海穴进针，以右手拇、示、中三指平均扶持针体的近下端，使针尖抵触穴位，右手捻动针柄，同时左手的拇、示二指稍加用力，压捻结合，迅速刺透表皮。沿皮下刺至脐下或结节处，如无结节，可针至中极穴处，待得气后继续进针约 1 cm，留针 40 min。2 日治疗 1 次，6 次为 1 个疗程。

（三）特定部位疗法

1. 耳针

■ 取穴：内生殖器、皮质下、交感、内分泌。

■ 操作：毫针常规刺法，每次选 2～3 个穴，弱刺激，留针 15～20 min；亦可用压籽法、压磁法。

2. 脐针

■ 取穴：神阙。

■ 操作：患者仰卧位，腹部需要暴露一定的范围，一般暴露区域为肋缘至髂前上棘之间。针刺部位常规消毒后，进行单针刺法，以脐蕊为中心，作放射性向外斜横刺，一般深度为刺激强度。在一般治疗中不主张强刺激，因为脐部特别敏感，只要进针了就可以起到作用。但对于急性疼痛性疾病，可采用间断性的强刺激。进针后一般留针 10～20 min。急性病留针时间短，慢性病留针时间长，疼痛性疾病一般痛止即拔，不作留针。

3. 腹针

■ 取穴：腹丛刺。配穴取足三里、三阴交。

■ 操作：针刺前应充分暴露治疗部位，针刺前，应将腹部正中剑突往下至耻骨联合上缘、两侧腹部充分露出。针刺部位常规消毒后，用毫针刺法，以中极穴为中点，向左右两侧各找一点。进针后，手法宜轻、宜缓，不提插或者轻捻转、慢提插，根据处方要求调整针刺的深度。得气后留针 20～30 min，每 5 min 行针 1 次，留针过程中尽量避免改变姿势、体位，以防肌纤维缠绕针身造成滞针。

4. 眼针

■ 取穴：双侧下焦区。

■ 操作：选长 0.5 寸 30～34 号的不锈钢针具为宜。刺入后，不用提插、捻转等任何手法，患者感觉酸、麻、胀、重或温热、清凉等感觉直达病所，是为得气现象。如未得气，可以将针提出 1/3 改换一个方向再刺入。每日治疗 1 次，每周日休息，连续治疗 3 周。起针时用右手两指捏住针柄活动数次，缓缓拔出 1/2，稍停几秒钟再慢慢提出，迅速用干棉球压迫针孔片刻，或患者自行按压，以防出血。

（四）按语

（1）产后应卧床静息，情绪稳定。

（2）饮食清淡而富有营养，忌食生冷，并避风寒，适寒温，避免过劳及房事等，以使恶露及时尽除，正气日渐康复。

缺乳

缺乳是指妇人产后哺乳期内乳汁甚少，或无乳可下，不能满足婴儿需要。本病多发生在产后两三日至半个月内，也可发生在整个哺乳期。早在隋代《诸病源候论》即列有"产后乳无汁候"，认为其病因系"既产则血水俱下，津液暴竭，经血不足"使然。本病多由于素体脾胃虚弱，或孕期、产后调摄失宜，或思虑过度伤脾，气血生化不足；孕妇年岁已高，气血渐衰，或产后失血过多，操劳过度，致气血不足；产后情志抑郁，气机不畅，乳络不通，乳汁运行受阻所致。辨证主要分气血不足证、肝气郁结证、痰浊阻滞证三种证型。

（一）毫针疗法

■ 治则：行气活血，通络下乳。

■ 主穴：乳根、膻中、少泽。

■ 配穴：气血不足者加足三里、脾俞、胃俞；肝气郁结者加太冲；痰浊阻滞者加中脘、丰隆；胸胁胀满者加期门。

■ 操作：少泽穴宜点刺出血，乳根穴自下向上斜刺 0.5～0.8 寸，膻中穴平刺 0.3～0.5 寸，分别向两乳方向进针，用平补平泻法。

■ 方义：乳根可调理阳明气血，疏通乳络。膻中为气会穴，可调气通络；少泽为通乳的经验穴；足三里、脾俞、胃俞调理脾胃补益气血；太冲为肝经原穴，疏肝解郁；中脘、丰隆祛痰化浊；期门疏泻肝经经气通络止痛。

（二）特种针具疗法

1. 三棱针

■ 取穴：乳头上下左右各旁开 2.5 寸处。

■ 操作：常规操作，点刺后放出适量血液或黏液。每日 1 次，10 次为 1 个疗程。

2. 芒针

■ 取穴：双乳根透刺乳旁。

■ 操作：以右手拇、示、中三指平均扶持针体的近下端，使针尖抵触穴位，右手捻动针柄，同时左手的拇食二指稍加用力，压捻结合，迅速刺透表皮。不行补泻手法，使患者稍有针感即可，在针刺施术完毕后，应把针退出皮肤表面或者左手拇指把消毒棉球紧压于透穴上，其余四指疏开，扪于"透穴"与"达穴"之间的皮肤上，并将"透穴"的皮肤加以固定，右手持针柄轻轻将针退出。注意不要碰到脊神经。每日 1 次，每次 20～30 min，10 次为 1 个疗程。

3. 火针

■ 取穴：足三里、三阴交。

■ 操作：施术部位常规消毒后，穴位处快速点刺，最后以拇指、示指、中指于乳根穴行震颤法 3 min，用补法，快节奏。火针针尖部位蘸取一定量的燃用油，可使针尖燃烧均匀。操作时左手先将所要针刺部位的皮肤捏起，右手持针快速刺入。出针时用消毒干棉球按压针孔片刻。针孔处理：用火针浅刺时不用特殊处理，深刺时表面需用无菌纱布敷贴，用胶布固定 1～2 日。

（三）特定部位疗法

1. 耳针

■ 取穴：肝、脾、肾、内分泌、皮质下。

■ 操作：常规消毒后，用王不留行籽贴压。嘱患者自行按 3～4 次，每 1～3 日治疗 1 次。或毫针刺法，每次选 2～3 个穴，弱刺激，留针 15～20 min。

2. 头针

■ 取穴：额旁 2 线带、顶枕带上 1/3。

■ 操作：临床一般选用 30 号或 32 号不锈钢毫针，常规操作，在针体进入帽状腱膜下层后，行补法。术者肩、肘、腕关节和拇指固定不动，以保持针刺不能上下移动。示指第 1、第 2 节呈半屈曲状，用示指第 1 节的桡侧面与拇指第 1 节的掌侧面捏住针柄，然后示指掌指关节作伸屈运动，使针体快速旋转捻针频率 220 次/分。留针 30 min，每日 1 次。

3. 鼻针

■ 取穴：乳穴、肝穴、卵巢穴、胃穴。

■ 操作：刺肝穴，待得气后，针尖可向脾穴、肾穴透刺。患者鼻部皮肤常规消毒后，按毫针刺法进针，依穴位所在部位肌肤的厚薄，分别采用斜刺或横刺，用轻缓的手法徐徐刺入一定的深度。每 5～10 min 用轻、慢手法捻针 1 次。每日或隔日针刺 1 次，10 次为 1 个疗程，两疗程间可休息 7 日左右。

4. 面针

■ 取穴：膺乳点（心点与内眼角中心）。

■ 操作：选用 28 号 1 寸长的毫针。常规操作，一般留针 30 min 左右，顽固性、慢性疾病可留针 1 h，每隔 5～10 min 行针 1 次。亦可进行埋针，以加强刺激，提高疗效。

（四）按语

（1）针灸治疗乳少具有较好疗效，具有调理气血，疏通乳络的作用。

（2）注意加强产后饮食营养及情绪调理，并适当选择局部按揉或加上方药、药膳调理，疗效更佳。

胞衣不下

胞衣亦名胎衣，即胎盘与胎膜的总称。胎儿娩出后半小时以上，胎盘仍不能自动娩出的产科病称为胞衣不下，亦称胎衣不下、儿衣不下、息胞。《圣济总录·产难门》云："子死腹中，危于胞之未下。"本病多由产妇气虚，胞宫活动减弱，或血瘀、寒凝，气血运行不畅；分娩后元气大虚而无力排出胞衣，或产时感受外寒而气血凝滞所致，大多伴有出血症状。若胞衣不能剥离，或剥离不全，或虽剥离仍滞留嵌顿影响子宫收缩，导致产时或产后出血甚至晕厥休克，必须及时处理。辨证主要分气血虚弱证、瘀血阻滞证两种证型。

（一）毫针疗法

■ 治则：益气活血，温经散寒。

■ 主穴：关元、三阴交、独阴。

■ 配穴：气血虚弱者加脾俞、足三里；瘀血阻滞者加中极。

■ 操作：中极用泻法，其余穴用补法，可加灸。每日针刺 1 次，每次留针 30 min，10 次为 1 个疗程。

■ 方义：关元补益元气；三阴交健脾益气而补下焦气血；独阴乃治疗胞衣不下的经验穴。配脾俞、足三里益气养血；中极属任脉位近胞宫泻之可活血化瘀。

（二）特种针具疗法

1. 磁针

■ 取穴：至阴、独阴。

■ 操作：施术部位常规消毒后，各刺入 0.3 寸左右，将表面磁场为 1 500 GS 的磁片贴于穴位上，再将治疗机和导线远端的金属环放于磁片上，用胶布固定，通电 30～60 min，频率为 50～200 Hz。每日更换其频率，电流强度以个人耐受量为准，至产妇宫缩规律有力为止。

2. 砭针

■ 取穴：关元、三阴交、独阴、血海。

■ 操作：使用砭石对相应穴位采用推法、刮法、擦法和点揉法等相应操作。每日治疗 20～30 min，10 次为 1 个疗程。

（三）特定部位疗法

1. 足针

■ 取穴：至阴、独阴。

■ 操作：常规消毒后，毫针浅刺 0.1 寸，行提插捻转强刺激。选用 28 号 1 寸长的毫针，在押手的配合下，用快速进针法将针刺入皮下。根据针刺部位的不同和临床要求的不同，以捻转手法为主，用中等强度刺激。根据病情需要亦可留针 20～30 min，每隔 4～10 min 捻针 1 次。

2. 腹针

■ 取穴：子宫、中极、中脘、气海、关元。

■ 操作：常规操作，进针后，手法宜轻、宜缓，不提插或者轻捻转、慢提插。根据处方要求调整针刺的深度，得气后留针 20～30 min，每 5 min 行针 1 次，留针过程中尽量避免改变姿势、体位，以防肌纤维缠绕针身造成滞针。

3. 手针

■ 取穴：合谷。

■ 操作：常规消毒后，术者手持毫针，针尖紧靠骨膜外面而垂直于掌面，直刺入穴位，以不刺入骨膜为准，深度 0.2～0.5 寸。采用较大幅度捻转结合提插的强刺激手法，持续运针 2～3 min。并嘱患者尽量活动病痛处或做局部按摩，尚须继续行针 1～3 min。

4. 眼针

■ 取穴：下焦区。

■ 操作：常规消毒后，按顺序沿皮横刺进针，刺入后，不用提插、捻转等任何手法，患者感觉有酸、麻、胀、重或温热、清凉等感觉直达病所，是为得气现象。如未得气,可以将针提出 1/3 改换一个方向再刺入,每日治疗 1 次,每周日休息,连续治疗 3 周。

(四) 按语

(1) 目前治疗此病一般采用注射宫缩剂或手术剥离胎盘法。但在无上述条件下,对短时间内出血不多者,针灸是可以考虑使用的一种安全而有效的方法。

(2) 若大量出血而出现虚脱晕厥者,应中西医结合及时处理。本病有时也可表现为阴道出血甚少或无,此乃宫腔内积血之故,应予以警惕。

产后血晕

产后忽然头晕目眩,目旋眼花,不能起坐,或心中满闷,恶心呕吐,甚则口噤神昏,不省人事或痰涌气急,甚则神志昏迷,称为"产后眩晕"。临床表现为产妇新产之后数小时内,突然头晕目眩,不能起坐,神昏口噤,或晕厥,甚则昏迷不省人事。《诸病源候论·产后血运闷候》书中指出:"运闷之状,心烦气欲绝是也。亦有去血过多,亦有下血极少,皆令运。"《金匮要略》称为"郁冒"。本病主要病机不外虚、实两端,虚者多为阴血暴亡,心神失守;实者多因瘀血上攻,扰乱心神。辨证主要分血虚气脱证、瘀阻气闭证、气血瘀滞证三种证型。

(一) 毫针疗法

■ 治则:补益气血,回阳固脱。

■ 主穴:水沟、足三里、三阴交。

■ 配穴:血虚气脱加脾俞;瘀阻气闭加膈俞;气血瘀滞者加中极;胸闷欲吐者加内关;心悸者加神门。

■ 操作:根据虚补、实泻原则操作。虚证者亦可采用灸法治疗。

■ 方义:督脉主阳,针刺水沟以回阳救逆;足三里、三阴交补益脾胃,令气血生化有源。配脾俞益气补血;膈俞祛瘀起闭;中极理气活血;内关降逆止呕;神门安神定悸;中极起于胞中,调理冲任,活血化瘀。

(二) 特种针具疗法

1. 小宽针

■ 取穴:主穴取颈灵。配穴取大杼、天宗、臑上。

■ 操作:施术部位常规消毒后,采用小宽针速刺法,取穴时左手拇指要平压压紧,不能将穴位局部的皮肤拉向一侧,或压而不紧而引起疼痛。在选取的穴位上,用腕力将小宽针预先定好的尺度直接垂直刺入,不捻转,不留针,猛刺速拔,一般进针深度 3～5 cm。

2. 三棱针

■ 取穴:水沟、涌泉、十宣穴、眉心。

■ 操作:穴位点刺常规操作,隔 2 日治疗 1 次,10 日为 1 个疗程。针刺时,注意观察患者的精神状态,以免发生异常情况。可根据病情选择合适的治疗方案。

3. 蜡针

■ 取穴:气海、足三里、三阴交。

■ 操作:针刺得气后,将加热的石蜡倒入青霉素小瓶内,置 10 min 左右,小瓶壁出现毛玻璃状时把石蜡倒套在针柄及部分针体上,瓶口距皮肤 1 cm。患者很快有持续性的酸、麻、胀、重、热及传导感觉,明显加强 10 min 后即可去掉石蜡瓶。此瓶加热后可反复使用,治疗时以皮肤出现红晕为度。

(三) 特定部位疗法

1. 耳针

■ 取穴:肾上腺、皮质下、枕、脑、神门、额、内耳。

■ 操作:常规消毒后,用王不留行籽贴压。嘱患者每日自行按 3～4 次,每 1～3 日治疗 1 次。或毫针刺法,每次选 2～3 个穴,弱刺激,留针 15～20 min。

2. 头针

■ 取穴:顶中线、枕下旁线。

■ 操作:左手拇指指甲掐切头穴,右手持针,针尖紧靠指甲边缘,迅速刺入皮下。刺入帽状腱膜下层后,行平补平泻。留针 30 min,每日 1 次。

3. 手针

■ 取穴:十宣、合谷。

■ 操作:施术部位常规消毒后,术者手持毫针,针尖紧靠骨膜外面而垂直于掌面,直刺入穴位,以不刺入骨膜为准,深度 0.2～0.5 寸。采用较大幅度捻转结合提插的强刺激手法,持续运针 2～3 min。并嘱患者尽量活动病痛处或做局部按摩,尚须继续行针 1～3 min。必要时可延长留针时间,或采用皮下埋针法;对于需要持续刺激的病例,可以使用电针法。

(四) 按语

(1) 针灸治疗产后眩晕有一定疗效。对于危重之候,应采用综合疗法积极抢救。

(2) 为杜绝本病的发生或复发,平素应根据患者体质虚实进行积极的防治。

阴痒(盆腔炎)

阴痒是指外阴或阴道瘙痒的症状,亦称"阴门瘙痒"。《肘后备急方·治卒阴肿痛颓卵方第四十二》首载了治疗"阴痒汁出""阴痒生疮"的方药。临床可表现为出现下腹疼痛,发热,寒战,头痛,食欲不振,下腹部有肌紧张、压痛及反跳痛,下腹部坠胀、疼痛及腰骶部酸痛。本病主要发病机制有虚、实两个方面。因肝肾阴虚、精血亏损、外阴失养而致阴痒者,属虚证;因肝经湿热下注,带下浸渍阴部,或湿热生虫,虫蚀阴中以致阴痒者,为实证。辨证主要分肝肾阴虚证、湿热下注证两种证型。

(一) 毫针疗法

■ 治则:清热燥湿止痒。

■ 主穴:中极、曲泉、行间、少府、阴陵泉。

■ 配穴:湿热下注者加次髎;肝肾阴虚加肝俞、肾俞。胸闷纳呆者,加脾俞、足三里;尿急、尿痛者,加三阴交。

■ 操作:毫针常规刺,用泻法。

■ 方义:任脉出于会阴,取中极清利下焦湿热;足厥阴肝经绕阴器,取肝经曲泉、行间以清肝热,祛湿邪;取心经少府清心火;阴陵泉健脾除湿。配穴脾俞、足三里调理脾胃之气;三阴交补三阴,次髎通胞宫调气血益胞脉;肝俞、肾俞用补法可滋肝肾之阴。

(二) 特种针具疗法

1. 芒针

■ 取穴:秩边、肾俞、大肠俞、归来、八髎、气海、石门、关元、鸠尾。

■ 操作:穴位处常规消毒后,用毫针次刺入穴位,芒针的进针要异常轻巧,利用钢丝弹性,缓缓按压,以达到进针时最大限度减轻疼痛。临床施术时,进针时先取好穴位,局部皮肤消毒后,以右手拇、示、中三指平均扶持针体的近下端,使针尖抵触穴位,右手捻动针柄,同时左手的拇、示二指稍加用力,压捻结合,迅速刺透表皮。

2. 火针

■ 取穴:脾俞、膈俞。

■ 操作:针刺前先用碘酒消毒,再用乙醇棉球脱碘。后进行烧针,烧针是使用火针的关键步骤,对准穴位进针时左手先将所要针刺部位的皮肤捏起,右手持针快速刺入,快速出针。出针时用消毒干棉球按压针孔片刻。用火针浅刺时不用特殊处理,深刺时表面需用无菌纱布敷贴,用胶布固定1~2日。一般间隔3~6日治疗1次。

3. 三棱针

■ 取穴:曲泉、行间、少府、阴陵泉。

■ 操作:穴位点刺,常规操作,得气后留针30 min。每日1次,10次为1个疗程。再取血海、膈俞,用三棱针点刺后,拔罐使出血,留罐10 min,每次2穴,交替使用,隔日1次。

(三) 特定部位疗法

1. 耳针

■ 取穴:湿热下注者,取耳穴神门、三焦、肝,配体针太冲;虫菌感染者,取耳穴神门、脾、膀胱,配体针百虫窝;阴虚血燥者,取耳穴肾、卵巢、内分泌,配体针血海。

■ 操作:常规消毒后,用王不留行籽贴压。嘱患者每日自行按压3~4次,每1~3日治疗1次。或用毫针刺法,留针15~20 min。

2. 手针

■ 取穴:中极、子宫、归来、三阴交、筑宾、气海、第2掌骨全息下腹穴等。

■ 操作:28号1寸长的不锈钢毫针。一般进针时令患者手部自然弯曲位,术者手持毫针,针尖紧靠骨膜外面而垂直于掌面,直刺入穴位,以不刺入骨膜为准,深度0.2~0.5寸。采用小幅度捻转法,持续运针2~3 min。留针时间为5 min。

3. 头针

■ 取穴:顶颞后斜线、颞后线。

■ 操作:常规消毒后,左手拇指指甲掐切头穴,右手持针,针尖紧靠指甲边缘,迅速刺入皮下。用1寸毫针沿皮刺入3分左右,针尖方向从头顶中央向四周垂直而下,行小幅度提插手法,每针持续行针3 min,留针1～2 h,行针2～3次。每日1次,5～7次为1个疗程,疗程间隔3～5日。

(四) 按语

(1) 用针灸治疗本病时,尚应兼用外洗药或局部涂药,必要时配偶亦应同时治疗。

(2) 若系邪毒病虫为患,治疗期间应禁止房事,经期及孕妇禁止坐盆及阴道用药,并预防感染。

多囊卵巢综合征

多囊卵巢综合征是一种复杂的内分泌病,以持续性无排卵、雄激素过多和胰岛素抵抗为主要特征。临床表现可出现月经异常,月经稀少、闭经,少数可表现为功能性子宫出血。多发生在青春期,为初潮后不规则月经的继续,有时伴痛经。《素问·阴阳别论》曰:"二阳之病发心脾,有不得隐曲,女子不月。"中医学认为,多囊卵巢综合征的发生多与禀赋不足、饮食不节、七情内伤等因素有关,基本病机以肾虚、冲任失调为本,痰湿、血瘀、湿热阻滞为标。辨证主要分肾气亏虚证、肝经湿热证、气滞血瘀证、痰湿内蕴证四种证型。

(一) 毫针疗法

■ 治则:调理冲任,益肾疏肝。

■ 主穴:肾俞、关元、归来、三阴交、丰隆。

■ 配穴:肾气亏虚加气海、太溪;痰湿内蕴加脾俞、阴陵泉;气滞血瘀加太冲、血海;肝经湿热加中极、行间;胸胁胀痛加内关、膻中。

■ 操作:肾气亏虚者,肾俞、关元可用艾灸,或隔附子饼灸。余穴毫针常规操作。

■ 方义:本病基本病机为肾虚和痰瘀,故取肾俞,补益肾之精气以治其本;关元属于任脉与足三阴经的交会穴,益肾元,调冲任;三阴交为足三阴经的交会穴,可疏肝健脾,理气化瘀;丰隆可化痰除湿;归来调理经血。

(二) 特种针具疗法

1. 三棱针

■ 取穴:三阴交、血海、足三里。

■ 操作:穴位点刺常规操作,点刺后可放出适量血液或黏液,也可辅以推挤方法增加出血量或出液量。点刺后加拔罐,留罐10 min,每次1～2穴,交替使用,隔日1次。

2. 浮针

■ 取穴:归来、关元,虚寒加命门、神阙;血热加地机、行间;气郁加期门、太冲;肾虚加太溪、肾俞;血虚加脾俞、血海;气虚加脾俞、足三里。

■ 操作:进针时,针体与皮肤呈15～35°角刺入,用力要适中,透皮速度要快,不要刺入太深,一般5 mm,略达肌层即可。如后松开左手,右手改变挟持毛笔样的姿势,用拇指、示指、中指三指拿捏针座,轻轻提拉,使针身离开肌层,退于皮下。留针24 h,隔日1次。

3. 磁针

■ 取穴:三阴交、内关、中脘、足三里、丰隆、行间、合谷、三阴交。

■ 操作:常规操作,针刺用平补平泻法,得气为度,针后充磁,针尖处磁强200～1 000 GS。留针20～30 min。每日1次,10次为1个疗程。

(三) 特定部位疗法

1. 耳针

■ 取穴:神门、卵巢、脾、三焦、内分泌、下丘脑。

■ 操作:王不留行籽贴压,嘱患者每日自行按压3次,留3～5日,两耳交替。

2. 腹针

■ 取穴:子宫、气海、关元、大横、带脉。

■ 操作:局部消毒,针刺得气后,采取平补平泻手法,寻找反应点,并对其进行相应的轻微刺激。可根据病情需要调整治疗方案和针刺的深度和角度。施术时注意观察患者的精神状态,以免发生针刺异常情况。留针30 min,每日1次。

3. 头针

■ 取穴:生殖区。

■ 操作:在针刺前,暴露头皮,分开局部头发十分重要。一则便于正确取穴,二则可防止针尖刺入发囊引起疼痛。同时,对局部有感染、瘢痕者,应避开该处进针。留针30 min,每日1次。可根据病情需要调整治疗方案和针刺的深度和角度。施术时注意观察患者的精神状态，以免发生针刺异常情况。

（四）按语

（1）针灸对本病引起的月经失调、闭经、不孕、肥胖等临床症状有一定疗效。

（2）在治疗期间患者需适当运动控制体重，增强体质，调整情绪，不可过于紧张或者过于激动。

（3）注意调整饮食，多囊卵巢综合征患者不可食用含激素的食物，不然会导致雄性激素水平增加。

阴挺

阴挺，即子宫脱垂，指子宫从正常位置沿阴道下降，宫颈外口达坐骨棘水平以下，甚至子宫全部脱出于阴道口以外的症状。患者自述有球形物自阴道内脱出，于行走、体力劳动时更加明显，卧床休息后自行还纳，或可出现腰骶部酸痛，尤以骶部为甚，劳动后更加明显，卧床休息后可缓解。本病在《诸病源候论》中称"阴挺出下脱"，《备急千金要方》称"阴脱""阴菌""阴痔"，《三因极一病证方论》称"阴下脱"。本病主要病机为气虚下陷与肾虚不固致胞络受损，带脉提摄无力，而子宫脱出。辨证主要分中气不足证和肾虚失固证两种证型。

（一）毫针疗法

■ 治则：益气升提，补肾固胞。

■ 主穴：百会、气海、关元、子宫。

■ 配穴：中气不足加足三里、脾俞；肾虚失固加肾俞、太溪。

■ 操作：针用补法，并施灸法。

■ 方义：百会升阳益气，治中气下陷；气海、关元益下焦之气，以固摄胞宫，子宫穴为治疗阴挺的经验穴。配穴足三里、脾俞益气举陷；肾俞、太溪益肾固脱。

（二）特种针具疗法

1. 磁针

■ 取穴：维胞、子宫、提托、中极。

■ 操作：每次选3穴，针刺用平补平泻，针后用电磁针灸仪充磁。留针20～30 min。可外加针刺配气海、关元、太冲、横骨。

2. 芒针

■ 取穴：膀胱膨出者，可用芒针透刺关元、曲骨；直肠膨出者，针刺肛提肌穴。

■ 操作：一般采用仰卧位，臀部稍垫高，双腿屈曲，子宫脱出阴道口外者，须先行还纳再针刺。

在针刺施术完毕后，应把针退出皮肤表面或者左手拇指把消毒棉球紧压于透穴上，其余四指疏开，扣于"透穴"与"达穴"之间的皮肤上，并将"透穴"的皮肤加以固定，右手持针柄轻轻将针退出。隔日1次，7～10次为1个疗程，疗程间隔5～7日。

3. 皮内针

■ 取穴：足部子宫、卵巢、盆腔。阴阳两虚者配脾、肾；血瘀气滞者配肝、肾。

■ 操作：每次选3～4穴，用胶布固定皮内针，4～5 h按压1次。2～3日换1次。可根据病情需要调整治疗方案和针刺的深度和角度。施术时注意观察患者的精神状态，以免发生针刺异常情况。

（三）特定部位疗法

1. 耳针

■ 取穴：子宫、盆腔、外生殖器、卵巢、脾、肾、神门。

■ 操作：每次只取一侧耳穴，两侧耳穴交替使用。可根据病情需要调整治疗方案和针刺的深度和角度。施术时注意观察患者的精神状态，以免发生针刺异常情况。

2. 头针

■ 取穴：顶中线、额旁3线。

■ 操作：左手拇指指甲掐切头穴，右手持针，针尖紧靠指甲边缘，迅速刺入皮下。顶中线从百会向前透刺1.5寸，额旁3线从上而下透刺1寸。每刺激区行针时间为30～60 s，留针30 min，行针2～3次。针体进入帽状腱膜下层后，医生可通过各种手法操作，激发患者针感，达到有效刺激量。每日或隔日1次，7～10次为1个疗程，疗程间隔5～7日。

3. 腹针

■ 取穴：关元、子宫、气穴。肝肾阴虚加气海、中脘、阴都。

■ 操作：根据患者胖瘦情况选取 30 号或 32 号毫针，直刺，快进针，只捻转不提插。虚证刺激略弱，辅以艾灸神阙，补其虚；实证刺激略强，以泻其实。隔 5 min 行针 1 次，施术留针 30 min，每日 1 次，10 次为 1 个疗程。

（四）按语

（1）针灸对本病有较好疗效，但感染重者，应针药并用。

（2）治疗期间，患者除应避免负重外，尚可配合肛提肌锻炼，每日 1 次，每次 10～15 min，以利于本病尽早恢复。

第十章
儿科疾病

新生儿黄疸

新生儿黄疸是指小儿出生以后2～5日皮肤、黏膜以及巩膜黄染，其中以目睛黄染为主要表现。生理性黄疸轻者呈浅黄色局限于面颈部，或波及躯干，巩膜亦可黄染，2～3日后消退，至第5～6日皮色恢复正常。如《诸病源候论》称"胎疸"；《婴童百问》称"胎黄"。黄疸主要分为病理性黄疸和生理性黄疸，本病多因湿热、寒湿所致。本病因肝脏体系不完善、肠道正常菌群没有建立完全，当胆红素浓度超过正常水平，就会出现病理性黄疸。病机关键为胎禀湿蕴。辨证主要分湿热蕴结证、寒湿阻滞证、气滞血瘀证三种证型。

（一）毫针疗法

■ 治则：疏肝理气，利湿退黄。

■ 主穴：至阳、阳陵泉、胆俞。

■ 配穴：湿热蕴结者加曲池、阴陵泉、大椎；寒湿阻滞者加中脘、足三里、三阴交；气滞血瘀者加膈俞、血海。

■ 操作：至阳，针刺用泻法；阳陵泉，顺着胆经循行的方向斜刺，使针感沿小腿腓侧向下传导；胆俞，向脊柱方向斜刺。湿热者选加之配穴针用泻法，寒湿者选加之配穴，针用补法。

■ 方义：至阳为治疗黄疸之要穴，可治湿热，调气机，对于湿热内蕴、肝胆疏泄失司所致之黄疸有较好

疗效；阳陵泉为胆经合穴；胆俞为胆经之背俞穴，肝胆相表里，三穴相配，疏肝理气、祛湿退黄，可用于各类黄疸。配穴曲池、阴陵泉、大椎泻热理气，利湿退黄；中脘、足三里、三阴交健脾温里，祛湿退黄；膈俞、血海活血化瘀。

（二）特种针具疗法

1．三棱针

■ 取穴：中脘、下脘、脐周上下左右0.5寸、脾俞、胆俞、肝俞。

■ 操作：用三棱针每穴点刺3～4针，挤压出血3～4滴，每日2～4滴，并嘱适当口服鱼肝油。可根据病情需要调整治疗方案和针刺的深度和角度。施术时注意观察患者的精神状态，以免发生针刺异常情况。

2．浮针

■ 取穴：腹直肌。

■ 操作：进针时，针体与皮肤呈15°～35°角刺入，用力要适中，透皮速度要快，不要刺入太深，一般5 mm，略达肌层即可。然后松开左手，右手改变挟持毛笔样的姿势，用拇指、示指、中指三指拿捏针座，轻轻提拉，使针身离开肌层，退于皮下。留针24 h，隔日1次。

3．小宽针

■ 取穴：胆俞、阳陵泉、至阳、足三里、天枢。或取

胆俞、阳陵泉、阴陵泉、至阳、脾俞、中脘。

■操作：采用小宽针两步进针法，第一步是采用速刺法迅速将针刺入预定穴位 3 cm 左右。第二步是右手速刺进针至 3 cm 左右时，进针暂停，不要晃动，按压穴位的左手拇指抬起，变为左手拇指和示指捏住穴位两侧的皮肤，做一捏一松、一收一放的动作使局部组织充分舒张。在左手做收、放、捏、拿动作的同时，右手持针稳准缓慢垂直进针，直到预定深度后，迅速出针。5 日 1 次，7 次为 1 个疗程。

(三) 特定部位疗法

1. 耳针

■取穴：肝、脾、三焦、胆、肝炎点。

■操作：常规消毒后，用王不留行籽贴压。嘱患者每日自行按压 3～4 次，两耳交替进行，隔日 1 次。

2. 头针

■取穴：额旁 1 线。

■操作：用一手拇指、示指尖捏住针体下端，距针尖约 2 cm 处，将针尖对准进针点，手指尖距头皮 5～10 cm，手腕背屈后，然后手腕突然向腹侧屈曲，使针尖冲进头皮下或肌层。针尖向前或后，向上或下进针，透刺 1 寸，刺入帽状腱膜下层后，行抽气手法，虚者可采用进气法，每针持续行针 1～3 min，留针 1～2 h。每日 1 次，10 次为 1 个疗程，疗程间隔 3～5 日。

3. 足针

■取穴：足底部肝、脾、三焦、胆等穴位。

■操作：选用 28 号 0.5 寸长的毫针，在押手的配合下，快速进针至皮下。根据针刺部位的不同和临床要求的不同，以捻转手法为主，用中等强度刺激。每隔 5 min 捻针 1 次，每日 1 次，7 次为 1 个疗程。

(四) 按语

(1) 新生儿黄疸多有不同，应在婴儿出生后密切观察其皮肤黄疸的变化。对于肤黄过早出现或逾期不退者和黄疸逐渐加重者，或黄疸退后复出者，应特别注意并及时就诊。

(2) 当婴儿出现黄染时，还要注意观察小儿精神、呼吸、进食、大便颜色等情况，以便及早发现病理性黄疸，及早治疗。

小儿夜啼

入夜啼哭不安，或每夜定时啼哭，甚则通宵达旦，但白天如常者，称夜啼。如因饥饿、口渴、衣着过冷或过热、尿布潮湿、臀部腋下皮肤糜烂、湿疹作痒，或虫咬等原因属正常现象。《诸病源候论》称为"躽啼"，《小儿药证直诀》称为"胃啼"。本病病因有先天因素和后天因素两个方面。先天因素责之于孕母素体虚寒或孕母性情急躁，遗患于胎儿；后天因素包括腹部受寒，体内积热，暴受惊恐。寒、热、惊为本病之主要病因病机，脾寒，寒则痛而啼；心热，热则烦而啼；惊恐，惊则神不安而啼。辨证主要分脾寒气滞证、心经积热证、心虚胆怯证、脾胃积滞证四种证型。

(一) 毫针疗法

■治则：镇静安神。

■主穴：百会、印堂、神门、足三里。

■配穴：脾寒气滞者加关元、脾俞；心经积热者加少府、通里；心虚胆怯者加内关、阳陵泉；脾胃积滞者加中脘、天枢。

■操作：各穴根据虚补泻实原则操作。虚证者可采用灸法治疗，可对神门、印堂、足三里等穴位进行温和灸，以穴位皮肤有温热感而无灼痛为度，一般每处灸 10～15 min，至皮肤出现红晕为度。

■方义：百会、印堂镇静安神、醒神益智；神门为心之原穴，足三里为胃经之合穴，两穴相配宁心安神、补脾益胃，脾胃和则卧之安，共奏养心和胃，镇惊宁神止啼之功。配穴关元、脾俞健脾益气，温里散寒；少府、通里清心除烦，泻热镇静；内关、阳陵泉疏肝理气、镇静安神；中脘、天枢健脾导滞，清热除烦。

(二) 特种针具疗法

1. 三棱针

■取穴：中脘、下脘、脐周上下左右 0.5 寸、足三里、四缝、关冲、少冲、少泽。

■操作：穴位点刺常规操作，挤压出血 3～4 滴，每日 2～4 滴，并嘱适当口服鱼肝油。可根据病情需要调整治疗方案和针刺的深度和角度。施术时注意观察患者的精神状态，以免发生针刺异常情况。每日

1 次,10 次为 1 个疗程。

2.皮肤针

■取穴:华佗夹脊穴、神门、三阴交。

■操作:穴位处常规消毒后,用皮肤针反复叩刺,予中强度刺激。叩击以上穴位,能起到调节脏腑虚实,调和气血,平衡阴阳的作用,达到宁心安神的目的。可根据病情需要调整治疗方案和针刺的深度和角度。施术时注意观察患者的精神状态,以免发生针刺异常情况。

3.磁针

■取穴:头维穴。

■操作:将表面磁场为 1 500 GS 的磁片贴于穴位上,常规操作,通电 30～60 min,每日更换其频率,电流强度以个人耐受量为准,每日治疗 1 次。

(三) 特定部位疗法

1.耳针

■取穴:神门、交感、胃、三焦、脾。

■操作:常规消毒后,用王不留行籽贴压。嘱患者每日自行按压 3～4 次,隔日 1 次,两耳交替进行。或毫针刺法,每次选 2～3 个穴。

2.手针

■取穴:前头点、头顶点、偏头点。

■操作:取 1～2 穴,选用 28 号 1 寸长的不锈钢毫针,进针时令患者手部自然弯曲位,术者手持毫针,针尖紧靠骨膜外面而垂直于掌面,直刺入穴位,以不刺入骨膜为准,深度 0.2～0.3 寸。采用小幅度捻转之法,持续运针 2～3 min。留针时间为 20 min。

3.足针

■取穴:足底部神门、胆、交感、胃、三焦等穴位。

■操作:选用 28 号 0.5 寸长的毫针,在押手的配合下,快速进针至皮下。根据针刺部位的不同和临床要求的不同,以捻转手法为主,用中等强度刺激。根据病情需要亦可留针 20～30 min,每隔 4～10 min 捻针 1 次。

(四) 按语

(1) 生理性夜啼常不表示机体有异常的改变,无须进行治疗。

(2) 病理性夜啼则需细察病因,排除各种皮肤病、疝气、蛲虫病、消化不良、感染性疾病等疾患,以免贻误治疗。

婴儿腹泻

本病是指小儿大便次数增多,便质稀薄甚至如水样,或完谷不化的症状。腹泻时大便次数增多,量增加,性质改变,大便 3 次/日以上,甚至 10～20 日,可呈稀便、糊状便、水样便,或是黏液脓血便。《黄帝内经》称"濡泄""飧泄""洞泄"。小儿泄泻的病因,以感受外邪、伤于饮食、脾胃虚弱多见,病位主要在脾胃。病机关键为脾困湿盛,升降失司,水反为湿,谷反为滞,清浊合而下降,形成泄泻。中暑或者是饮食不当等,都会导致小儿出现腹泻。辨证主要分暑热泻、伤食泻、风寒泻(寒湿泻)、脾肾阳虚泻、脾虚泻五种证型。

(一) 毫针疗法

■治则:补脾益胃,涩肠止泻。

■主穴:中脘、足三里、上巨虚、天枢。

■配穴:风寒腹泻者加灸神阙、中极;暑热泻加丰隆、曲池;伤食泻加脾俞、梁门;脾肾阳虚泻加脾俞、肾俞;脾虚泻加章门、百会。

■操作:根据补虚泻实的原则进行操作,风寒者神阙、中极用灸法。

■方义:中脘、足三里补脾益胃,补中益气;上巨虚、天枢涩肠止泻,健脾升阳,以上均为"合募配穴法"治疗胃肠腑病。灸神阙、中极温中散寒;配丰隆、曲池清热祛湿;脾俞、梁门健脾消食;脾俞、肾俞健脾温肾;章门、百会健脾升阳。

(二) 特种针具疗法

1.磁针

■取穴:足三里、丰隆、天枢。

■操作:1 500 GS 以上的磁片 2 片固定于穴位上,为电极片。再将电针仪的输出导线与磁片相连,磁片间保持一定距离,通以脉冲电流。

2.蜡针

■取穴:脾俞、中脘、章门、天枢、足三里、命门、关元。

■操作:针刺得气后,将加热的石蜡倒入青霉素小瓶内,置 10 min 左右。小瓶壁出现毛玻璃状时,将小瓶倒套在针柄及部分针体上,瓶口距皮肤 1 cm,固定或捻转小瓶均可。待患者胀、重、热感明显加强 10 min 后即可去掉石蜡瓶。此瓶加热后可反复使用,治疗时以皮肤出现红晕为度。

3. 浮针

■ 取穴:脐旁上、下、左、右 4～5 cm 处。

■ 操作:在进针操作时,一般应双手协同,紧密配合。临床上一般用右手持针操作,主要是以拇指、示指、中指三指挟持针柄,状如斜持毛笔,用左手拇指、示指挟持辅助针身,类似毫针刺法中的挟持进针法。进针时,针体与皮肤呈 15°～35°刺入,用力要适中,透皮速度要快,不可刺入太深,一般 5 mm,略达肌层即可。然后松开左手,右手改变挟持毛笔样的姿势,用拇指、示指、中指三指拿捏针座,轻轻提拉,使针身离开肌层,退于皮下。留针 24 h,隔日 1 次。

(三) 特定部位疗法

1. 耳针

■ 取穴:大肠、小肠、胃、脾、交感、皮质下。湿泄加三焦、耳背脾;食泄加胰胆;寒泄加温针灸;热泄加耳尖放血;暑泄加心、结节放血;虚泄加耳背脾、耳背肾;大便中带脓血加肾上腺、肺、内分泌;胃肠蠕动加速性腹泻加神门、交感;过敏性腹泻加风溪、内分泌。

■ 操作:毫针常规操作,每次选 2～3 个穴。

2. 足针

■ 取穴:三阴交、气海。呕吐加足三里、三阴交;腹胀重时加天枢;腹痛(泻时啼哭)加刺阳陵泉。

■ 操作:选用 28 号 0.5 寸长的毫针,在押手的配合下,快速进针至皮下。根据针刺部位的不同和临床要求的不同,以捻转手法为主,用中等强度刺激。每隔 5 min 捻针 1 次,每日 1 次,7 次为 1 个疗程。

(四) 按语

(1) 针灸治疗对本病有较好疗效,且方法简便,值得推广应用。

(2) 本病最易耗气伤液,重者可出现亡阴亡阳之危证,治不及时,可导致小儿营养不良,影响生长发育。因此一旦发现脱水、酸中毒及电解质紊乱时,应及时采取措施,防止病情恶化。

小儿惊风

小儿惊风,又称为"抽风",是以抽搐、意识障碍为主症的危重疾病。临床表现为突然发病,出现高热、神昏、惊厥、喉间痰鸣、两眼上翻、凝视或斜视,可持续几秒至数分钟,严重者可反复发作甚至呈持续状态而危及生命。"惊风"始见于隋代巢元方《诸病源候论》。《小儿药证直诀》分急惊风、慢惊风,急惊风的主要病机是热、痰、惊、风的相互影响,互为因果。惊风病因主要包括外感风热、感受疫毒及暴受惊恐;病位主要在心肝;病机关键为邪陷厥阴,蒙蔽心窍,引动肝风。辨证主要分外感惊风证、痰热惊风证、惊恐惊风证、肝肾阴虚证四种证型。

(一) 毫针疗法

1. 急惊风

■ 治则:清热息风豁痰,开窍镇静宁神。

■ 主穴:太冲、合谷、劳宫、十宣。

■ 配穴:外感惊风加大椎、十二井;惊恐惊风加神门、内关;痰热惊风加中脘、丰隆;脾肝肾阴虚证加肝俞、太溪、三阴交。

■ 操作:急惊风以泻热为主,诸穴均采用毫针刺法。合谷、太冲、劳宫,采用针刺泻法,留针 30 min,十宣用 1 寸毫针浅刺,不留针。每日针 1 次,10 次为 1 个疗程。

■ 方义:太冲抑木息风,配合谷为四关穴,开四关可以疏通气血;劳宫清泻心包之火;十宣点刺出血,能通泄诸经邪热,诸穴配合,以达清热、泻火、息风之目的。大椎、十二井清热息风;神门、内关镇静安神、祛风止痉;中脘、丰隆清热化痰。

2. 慢惊风

■ 治则:培补元气,息风止痛。

■ 主穴:气海、中脘、足三里、太冲。

■ 配穴:肝肾阴虚加肝俞、肾俞、太溪;脾肾阳虚加命门、关元。

■ 操作:以上诸穴均用毫针刺法,针用补法,每日 1 次,每次留针 30 min,气海、肾俞采用温针灸,灸 20 min。

■ 方义:灸气海补元气,取胃募中脘,下合穴足三里以补脾胃益气,培补后天之本,太冲能平肝息风。诸穴合用有温补脾肾,平肝息风之作用。肝俞、肾俞、太溪相配滋阴柔肝,益肾补虚;脾俞、胃俞、命门健脾强胃,助阳祛风;命门、关元相配先天与后天同补,健脾补肾,助阳止痉。

(二) 特种针具疗法

1. 三棱针

■ 取穴:刺血疗法第一复合经穴,少商、大椎。第二复合经穴,曲池、中冲、百会。

■ 操作:穴位点刺常规操作,点刺后可放出适量血液或黏液,也可辅以推挤方法增加出血量或出液量。出针后,按压针孔。

2. 小宽针

■ 取穴:心俞、肝俞、合谷、内关、神门、水沟。或水沟、百会、大陵、神门、三阴交。

■ 操作:常规消毒后,采用小宽针速刺法或点刺法,在选取的穴位上,用腕力将小宽针预先定好的尺度直接垂直刺入,不捻转,不留针,猛刺速拔,一般进针深度3~5 cm。7日1次,5次为1个疗程。

(三) 特定部位疗法

1. 耳针

■ 取穴:耳尖。

■ 操作:放血疗法,挤出血2~3滴。病程重者加捏屏尖和脑干穴区。每次针刺一只耳(重症双耳),每日1~2次。或速刺法,垂直刺入皮下2~3分,使局部产生胀痛感,耳郭逐渐发热。每日或隔日1次。

2. 足针

■ 取穴:涌泉、太冲、足窍阴。

■ 操作:选用28号0.5寸长的毫针,针刺部位常规消毒后,在押手的配合下,快速进针至皮下。根据针刺部位的不同和临床要求的不同,以捻转手法为主,用中等强度刺激,每隔5 min捻针1次。每日1次,7次为1个疗程。

3. 人中针法

■ 取穴:水沟。

■ 操作:除中风用穴较多外,一般病症只取一穴,必要时可配合体针。久病邪深,留针时间宜长,反之宜短,或不留针。人中沟位于危险三角附近,手法要轻、快,防止过强刺激。

(四) 按语

(1) 针灸治疗本病疗效确切。但必须查明病因,采取相应的治疗和预防措施。

(2) 惊风伴痰涎过多者,应注意保持呼吸道通畅。保持室内安静,避免惊扰患儿。

(3) 惊风是儿科常见的危重病证,临床上应对与惊风相似的某些证候加以鉴别。

脑瘫

小儿脑瘫,是指妊娠期、围产期或新生儿期患儿大脑皮质、基底节、小脑或其下位受损的非进行性脑损伤,临床以中枢性运动障碍与姿势异常为主症,常伴有智力低下、听觉与视觉障碍、惊厥、行为异常等。脑瘫的临床表现各异,病情轻重不一,严重者出生后数日出现症状,表现为吸吮困难、肌肉强硬,大多数病例出生数月后家人试图扶起时才发现。多由先天不足、肝肾亏虚或后天失养、气血虚弱或围产期和出生前因各种原因引起颅内缺氧出血等导致,如母体孕期感染、胎儿窘迫、新生儿窒息、早产脑血管疾病或全身出血性疾病。辨证主要分肝肾不足证、脾胃虚弱证两种证型。

(一) 毫针疗法

■ 治则:补益肝肾,益气养血,疏通经络,强筋壮骨。

■ 主穴:大椎、身柱、风府、四神聪、悬钟、阳陵泉。

■ 配穴:肝肾不足加肝俞、肾俞、太溪、三阴交;脾胃虚弱加中脘、脾俞、足三里;上、下肢瘫痪分别加曲池、手三里、合谷、外关,伏兔、环跳、风市、委中、承山、丰隆。

■ 操作:风府朝鼻尖以下方向针刺1寸左右,切勿向上深刺,以免误入枕骨大孔;四神聪分别从4个不同方位针向百会穴;背俞穴宜斜刺、浅刺;其余穴位常规针刺。

■ 方义:大椎、身柱疏通督脉经气;风府、四神聪健脑益智;悬钟为髓会,可养髓健脑充骨;筋会阳陵泉,可舒筋通络、强筋壮骨。

(二) 特种针具疗法

1. 磁针

■ 取穴:上肢取肩髃、曲池、外关或内关、八邪为主,下肢取巨髎、秩边、伏兔、足三里为主,颈软不竖取天柱、大椎,腰软不挺取腰阳关、大肠俞、膀胱俞,并随证加减。

■操作:施术部位常规消毒后,毫针常规刺,针后用电磁针灸仪充磁,头部穴位50～500 GS,躯干四肢穴200～1 000 GS,将两块磁片并列在一起贴敷,磁片间保持一定距离。留针15 min。每日1次,10次1个疗程。

2.三棱针

■取穴:大椎、少商、身柱。

■操作:穴位点刺常规操作,点刺后可放出适量血液或黏液,也可辅以推挤方法增加出血量或出液量。隔4日1次,5次为1个疗程。

3.皮肤针

■取穴:颈4～颈7、胸5～胸8夹脊穴。

操作方法:施术部位常规消毒后,使用皮肤针叩刺,中等强度刺激,以皮肤微红或微微出血为度,针尖起落要呈垂直方向,即将针垂直地向下刺,垂直地提起,防止针尖斜着刺入和向后拖拉着起针,以免增加患者的疼痛。每日1次,10次为1个疗程。

(三)特定部位疗法

1.头针

■取穴:四神聪、颞三针、水沟、内关、三阴交、丰隆。

■操作:颞三针为颞部耳尖直入发际2寸处为第1针,以此为中点,同一水平向前、后各1寸处,分别为第2针、第3针;针尖向下沿皮慢慢捻入,深1寸。四

神聪平刺1寸。以上均行快速捻转,频率200次/分左右,连续2 min。每10 min行针1次,重复3次后出针。内关穴直刺0.5～1寸,行泻法1 min。水沟穴向鼻中隔方向斜刺0.3～0.5寸,雀啄术至眼球湿润或流泪为度。三阴交,至胫骨内缘向上斜刺进针1.5寸,提插补法。丰隆穴,直刺1寸,平补平泻。以上4穴留针30 min,其间行针1～2次。

2.舌针

■取穴:脑神、脑明、脑灵、脑源、脑中、脑枢及舌下皱襞。

■操作:用一次性压舌板,伸入舌下将舌体上抬,并固定舌位,点刺以上舌针穴位,施少量捻转手法,同时配合正规康复训练。可根据病情需要调整治疗方案和针刺的深度和角度。施术时注意观察患者的精神状态,以免发生针刺异常情况。

3.耳针

■取穴:神门、心、交感、肝、脾等穴。或取心、肝、脾、神门、皮质下、三焦、枕等位。

■操作:常规消毒后,用王不留行籽贴压。嘱患者每日自行按压3～4次,隔日1次,两耳交替进行。或毫针刺法,每次选2～3个穴。

(四)按语

(1)针灸治疗本病有一定的疗效,年龄小、病程短者效果较好。

(2)治疗期间嘱家长配合患儿进行肢体功能锻炼、语言和智力训练。婴幼儿脑组织可塑性大、代偿能力强,若康复治疗措施恰当,可获良效。

百日咳

百日咳,为一种阵发性、痉挛性的咳嗽,咳后有鸡鸣样回声,反复发作,缠绵难愈。潜伏期3～21日,平均7～10日。起病时有咳嗽、打喷嚏、流涕、流泪,有低热或中度发热,类似感冒症状。3～4日后症状消失,热退,但咳嗽逐渐加重,尤以夜间为重。《本草纲目拾遗》描述本病"哮从少腹下逆上而咳,连咳数十声,少住又作,甚或嗽发必呕,牵掣两胁,涕泪皆出,连月不愈"。百日咳由时邪郁于肺经,化火生痰,交结气道,导致肺失清肃。肺气上逆为本病的主要病因病机。辨证主要分风寒痰阻证、痰热阻肺证、肺脾两虚

证三种证型。

(一)毫针疗法

■治则:初咳期宣肺解表、镇咳化痰;痉咳期清热化痰、宣肺镇咳;恢复期健脾益肺、生化气血。

■主穴:太渊、合谷、肺俞、丰隆、列缺。

■配穴:风寒痰阻者加外关、曲池;痰热阻肺者加大椎、尺泽;肺脾两虚者加尺泽、足三里。

■操作:以上各穴均采用毫针刺法,太渊穴要避开桡动脉进行针刺。合谷、肺俞、列缺平补平泻,丰隆用泻法。每日针刺1次,每次留针30 min,10次为1

个疗程。

■ 方义：太渊能疏调肺气以止咳，特别是肺经虚弱，又感风寒者，止咳效果尤佳；合谷能疏风解表，疏散表邪；肺俞能降气，配丰隆止咳化痰；列缺是肺经络穴，疏风散寒、宣表，诸穴合用，共奏疏风止咳、祛痰降气之功。配外关、曲池，疏风散寒，降气止咳；大椎、尺泽能肃肺气，止咳血，尺泽、足三里补脾益肺，益气止咳。

（二）特种针具疗法

1. 三棱针

■ 取穴：肺俞、身柱。

■ 操作：用三棱针挑刺穴位局部，使之出血，用小火罐拔吸 3～5 min，隔日 1 次。

2. 皮内针

■ 取穴：肺俞穴，或取耳穴皮质下、肺、内分泌、交感。

■ 操作：常规操作，每次取 3～4 穴，沿皮下将针刺入真皮内，用胶布固定，4～5 h 按压 1 次。留针 2～3 日。

3. 皮肤针

■ 取穴：胸椎两侧、肺俞、膻中。哮喘加天突、天枢；咳嗽加尺泽；有痰加刺丰隆或其附近敏感点。

■ 操作：用右手握住针柄，以拇指、中指挟持针柄，示指置于针柄中段上面，无名指和小指将针柄固定在小鱼际处；针尖起落要呈垂直方向，即将针垂直

地向下刺，垂直地提起，防止针尖斜着刺入和向后拖拉着起针，以免增加患者的疼痛。隔日 1 次。

（三）特定部位疗法

1. 耳针

■ 取穴：神门、咽喉、肺、肝、脾、三焦。

■ 操作：针后痉咳立即停止，其后连续 3 周巩固治疗，前 2 周每日 1 次，第 3 周隔日 1 次，每次 30 min，留针 3～5 日。可根据病情需要调整治疗方案和针刺的深度和角度。施术时注意观察患者的精神状态，以免发生针刺异常情况。

2. 足针

■ 取穴：足三里、阳陵泉、丰隆、三阴交、复溜、太冲、太溪、照海、厉兑、内庭。

■ 操作：行强刺激，用泻法。上述穴位，也可分 2 次交替使用。根据针刺部位的不同和临床要求的不同，以捻转手法为主，用中等强度刺激，每隔 4 min 捻针 1 次。每日 1 次，7 次为 1 个疗程。

（四）按语

（1）针灸治疗本病有一定的镇咳效果，但重症或伴发肺炎者应用中西药物综合施治。

（2）痉咳期应注意防止黏痰难以咳出而造成呼吸困难。

（3）本病具有较强的传染性，治疗期间应隔离患儿。注意室内通风，保持空气清新。

厌食

小儿厌食是指小儿较长时间见食不亲，食欲不振，甚则拒食不进的一种常见病证。又有"恶食""不嗜食"等称谓。临床表现多为腹胀、呕吐、便秘、胃肠不适、便血等。本病多由饮食不节、喂养不当，久病多病、损伤脾胃，先天不足、后天失调，情绪变化、思虑伤脾而引起。厌食病因有先天因素及后天因素，病变脏腑主要在脾胃，病机关键为脾胃失健，纳化失和。辨证主要分脾运失健证、脾胃气虚证、胃阴亏虚证三种证型。

（一）毫针疗法

■ 治则：和胃健脾，益气养阴。

■ 主穴：中脘、足三里。

■ 配穴：脾运失健者加丰隆、阴陵泉；脾胃气虚者加气海、关元；胃阴亏虚者加胃俞、三阴交。

■ 操作：中脘、足三里平补平泻。配穴丰隆、阴陵泉直刺，针用泻法；气海、关元针用补法，或用灸法；胃俞、三阴交针用补法。

■ 方义：中脘为胃经之募穴、足三里为胃经之下合穴，两穴相配属于"合募配穴法"治疗腑病，可以消积、化滞、和胃，直达病所，为治疗小儿厌食之主穴。配穴丰隆、阴陵泉可以健脾和胃，祛痰化浊，使脾运健行，食欲得复；气海、关元大补元气，建中和胃；胃俞、三阴交健脾胃，补中气，补益胃阴，三阴交可补益肝、脾、肾三经之阴，两穴相配可达到滋阴降火的目的。

（二）特种针具疗法

1. 皮肤针

选穴：脾俞、胃俞、足三里、中脘。

■ 操作：用皮肤针叩打上述穴位，轻刺激，以局部皮肤红晕为度，隔日1次。也可根据临床需要，可按一定路线成行叩击，或在一定范围内环形叩击，或在一个点上进行重点叩击。

2. 皮内针

■ 取穴：脾胃不和取神阙、中脘；脾胃气虚取神阙、中脘、脾俞；脾胃阴虚取神阙、中脘、足三里。

■ 操作：常规操作，每次留针3～5日，7日为1个疗程。

3. 磁针

■ 取穴：膈俞、中脘、足三里、三阴交、太溪、气海。

■ 操作：针刺用平补平泻法。针刺后用电磁针灸仪充磁，磁场强度200～1 000 GS，将两块磁片并列在一起贴敷，磁片间保持一定距离。每日1次，10次1个疗程。

（三）特定部位疗法

1. 耳针

■ 取穴：脾、胃、胰、胆、交感、神门。

■ 操作：常规消毒，王不留行籽贴压。嘱患者自行每日按压3～4次。隔日治疗1次，两耳交替进行。或毫针刺法，每次选2～3个穴，弱刺激，留针15～20 min。

2. 足针

■ 取穴：足三里、三阴交、上巨虚、下巨虚、阴陵泉、太冲、内庭。

■ 操作：行轻刺激，用补法或平补平泻。选用28号0.5寸长的毫针，在押手的配合下，快速进针至皮下。根据针刺部位的不同和临床要求的不同，以捻转手法为主，用中等强度刺激。每日1次，10次为1个疗程。

3. 头针

■ 取穴：额旁1线（额中线外侧直对眼内角，发际上下各0.5寸）。

■ 操作：针尖向前或后，向上或下进针，透刺1寸，刺入帽状腱膜下层后，行抽气手法，虚者可采用进气法，每针持续行针1～3 min，留针1～2 h。每日1次，10次为1个疗程，疗程间隔3～5日。

4. 眼针

■ 取穴：胃区、上焦区、中焦区。

■ 操作：按取穴顺序沿皮横刺进针。刺入后，不用提插、捻转等任何手法。如未得气，可以将针提出1/3改换一个方向再刺入，留针30 min后起针。每日治疗1次，连续治疗4周。

（四）按语

（1）针灸治疗小儿厌食效果满意。但应当积极寻找引起厌食的病因，采取相应措施。

（2）纠正不良的饮食习惯，保持良好的生活规律，有助于纠正厌食。

（3）本病及时治疗多能取得良好的疗效。

疳证

疳证是由于喂养不当，致使脾胃受损，影响小儿生长发育的慢性疾病。患儿常表现为形体消瘦，体重不增，腹部胀满，纳食不香，精神不振，夜眠不安，大便不调，常有恶臭。《小儿药证直诀·诸疳》说："疳皆脾胃病，亡津液之所作也。"引起疳证的病因较多，临床以饮食不节，喂养不当，营养失调，疾病影响以及先天禀赋不足为常见。其病变部位主要在脾胃，可涉及五脏。病机关键为脾胃亏损，津液耗伤。本病的发病原因多因小儿喂养不当，乳食无度或断乳过早挑食、偏食、过食肥甘之品而损伤脾胃。辨证主要分疳气、疳积、干疳三种证型。

（一）毫针疗法

■ 治则：健运脾胃，补益气血，消积导滞。

■ 主穴：四缝、中脘、足三里、脾俞。

■ 配穴：疳气加章门、胃俞；疳积加建里、天枢、三阴交；干疳加肝俞、膈俞；虫积加百虫窝。

■ 操作：四缝穴应在严格消毒后用三棱针点刺，挤出少量黄水或乳白色黏液；背俞穴和章门不可直刺、深刺，以防伤及内脏；其他腧穴常规针刺。不留或短时间留针。

■ 方义：四缝是治疗疳积经验穴。中脘乃胃募、腑会穴，足三里是胃的下合穴，合背俞穴脾俞共奏健运脾胃、补益气血、通调腑气、理气消疳之功，以助小儿发育。

（二）特种针具疗法

1. 三棱针

■ 取穴：四缝穴。

■ 操作：穴位点刺常规操作，点刺后可放出适量血液或黏液，也可辅以推挤方法增加出血量或出液量。每日1次，10次为1个疗程。

2. 皮内针

■ 取穴：足三里、天枢、中脘、关元。伴有吐乳加内关；发热加大椎；久泻不愈加脾俞、大肠俞、肾俞。

■ 操作：穴位消毒后，用消毒后的镊子夹住针柄，沿皮下将针刺入真皮内，针身可沿皮下平行埋入0.5～1 cm。然后用一长条胶布，顺针身进入的方向粘贴固定在皮内，不致因运动的影响而使针具移动或丢失。隔日1次。

3. 磁针

■ 取穴：中脘、足三里、脾俞。

■ 操作：每次选2穴，取单侧。针刺用平补平泻法。针刺后用电磁针灸仪充磁，磁场强度200～1 000 GS，将两块磁片并列在一起贴敷，磁片间保持一定距离。留针20 min。每日1次，10次为1个疗程。

4. 蜡针

■ 取穴：脾俞、胃俞、中脘、章门、内关、足三里，或选足三里、内关、太冲、中脘。

■ 操作：针刺得气后，将加热的石蜡倒入青霉素小瓶内，置10 min左右，小瓶壁出现毛玻璃状时，把小瓶倒套在针柄及部分针体上，瓶口距皮肤1 cm，固定或捻转蜡瓶均可。患者很快有持续性的酸、麻、胀、重、热及传导感觉，固定10 min。治疗时以皮肤出现红晕为度。

（三）特定部位疗法

1. 耳针

■ 取穴：脾、胃、肝、大肠、神门、内分泌。

■ 操作：常规消毒后，用王不留行籽贴压。嘱患者自行每日按压3～4次，隔日1次，两耳交替进行治疗。或毫针刺法，每次选2～3个穴，弱刺激。

2. 眼针

■ 取穴：胃区、中焦区、大肠区、脾区、肝区。

■ 操作：按取穴顺序沿皮横刺进针，刺入后不用提插、捻转等任何手法。如未得气，可以将针提出1/3改换一个方向再刺入，留针30 min后起针。每日治疗1次，每周日休息，连续治疗5周。

3. 鼻针

■ 取穴：胃、肝、脾点。

■ 操作：刺胃点待得气后可向脾点透刺，肝点向胆点透刺。针刺得气后留针20 min，每日或隔日针刺1次，10次为1个疗程。根据病情需要调整治疗方案和针刺的深度和角度。施术时注意观察患者的精神状态，以免发生针刺异常情况。

（四）按语

（1）针灸对疳积疗效较好。如感染虫疾还应配合药物治疗。

（2）婴儿应尽可能以母乳喂养，不要过早断奶，逐渐添加辅食，给予易消化而富有营养的食物。养成良好的饮食习惯。

（3）常带小儿进行户外活动，呼吸新鲜空气，多晒太阳，增强体质。

注意力缺陷多动症

注意力缺陷多动症又名小儿多动，是指小儿活动过多，躁动不安的一种症状。幼儿期可出现吃奶不会吸吮，或在吃奶的过程中哭闹，需要以少量多餐的方式喂奶。睡眠时间非常短，或即使入睡亦常醒来。本病多责于心、肝、脾、肾四脏功能失调，以肝肾阴虚、心脾两虚之虚证为主，也有痰火扰心、心火偏旺的实证，或虚实互兼者。本病病因主要为先天禀赋不足，后天失于护养、教育不当、环境影响等。病机关键为脏腑阴阳失调，阴失内守，阳躁于外。辨证主要分痰火内扰证、肾虚肝旺证、心脾两

虚证三种证型。

（一）毫针疗法

■ 治则：调养肝肾，补益心脾，安神定志。

■ 主穴：内关、太冲、大椎、三阴交。

■ 配穴：肾虚肝旺者加太溪、行间；痰火内扰者加丰隆、太冲；心脾两虚者加气海、章门。

■ 操作：内关用1寸毫针直刺，平补平泻法，太冲用1寸毫针直刺，捻转泻法，大椎点刺放血，三阴交用1.5寸毫针直刺，补法。可对内关、大椎、三阴交等穴位进行温和灸，以穴位皮肤有温热感而无灼痛为度，

一般每处灸 10～15 min,至皮肤出现红晕为度。

■ 方义:内关属心包经络穴,又为八脉交会穴之一,通于阴维,维络诸阴,心包络为心之臣使之官,代心受其损,心主血脉,又主神志,故内关具有宁心安神之效;太冲为足厥阴肝经之原穴,针用泻法,可平肝理气、镇惊安神;大椎为阳经之交会穴,点刺放血,清热通阳,统摄全身阳气;三阴交为足三阴经之交会穴,调理脾胃、补益肝肾,调整阴经之经气。内关、太冲相配调心志,疏肝气,大椎、三阴交调和阴阳,安神宁神,四穴共奏养心安神、镇静宁志之功效。配穴太溪、行间滋阴补肾,疏肝理气;丰隆、太冲理气化痰,降火除烦;气海、章门补气养血,补脾养心。

(二) 特种针具疗法

1.皮肤针

■ 取穴:沿背部的膀胱经、督脉,重点可取大椎、心俞、肝俞、脾俞、肾俞、命门。

■ 操作:穴区常规消毒后,以轻刺激或中等强度刺激每次叩刺 5～15 min,每日 1 次。根据病情需要调整治疗方案和针刺的深度、角度。施术时注意观察患者的精神状态,以免发生针刺异常情况。

2.跑马针

■ 取穴:百会、四神聪。

■ 操作:运用双手飞针手法,即双手同时进针,一次下针可针二穴,相对来说,患儿配合度较高。根据病情需要调整治疗方案和针刺的深度和角度。施术时注意观察患者的精神状态,以免发生针刺异常情况。

3.砭针

■ 取穴:大椎、灵台、身柱、神道、心俞、脾俞、肝俞、关元、下脘、鸠尾、巨阙。

■ 操作:做好施术前准备后,使用砭石对相应穴位采用推法、刮法、擦法和点揉法等手法。每日治疗 20～30 min,10 次 1 个疗程。

(三) 特定部位疗法

1.耳针

■ 取穴:耳穴肝、神门、脑干、随证加减。

■ 操作:选用 28～32 号 0.5 寸长的不锈钢针,每次选 2～3 个穴,弱刺激,两耳交替进行治疗。

2.头针

■ 取穴:舞蹈震颤控制区、心、神门、交感、脑点。

■ 操作:用一手拇指,示指尖捏住针体下端,距针尖约 2 cm 处,将针尖对准进针点,手指尖距头皮5～10 cm,手腕背屈后,然后手腕突然向腹侧屈曲,使针尖冲进头皮下或肌层。针尖向前或后、向上或下进针,透刺 1 寸,刺入帽状腱膜下层后,行抽气手法,虚者可采用进气法。每针持续行针 1～3 min,留针 1～2 h。每日 1 次,10 次为 1 个疗程,疗程间隔3～5 日。

(四) 按语

(1) 本病针灸治疗效果较好。

(2) 在治疗期间应帮助患儿树立信心,加强自制能力,发挥主观能动性。家长要给患儿一个宽松的生活、学习环境,尽量避免忧愁、惊恐,不责骂、体罚,培养良好的生活习惯,耐心训练,稍有进步即应鼓励。

小儿肺炎

小儿肺炎是以气喘咳嗽咳痰痰鸣发热为主症的肺系疾病。临床表现为起病急骤或迟缓。骤发的有发热、呕吐、烦躁及喘憋等症状。发病前可先有轻度的上呼吸道感染数日。早期体温多在 38～39℃,亦可高达 40℃左右,大多为弛张型或不规则发热。肺炎喘嗽的病因包括外因和内因两个方面。外因责之于感受风邪,或由其他疾病传变而来;内因责之于小儿形气未充,肺脏娇嫩,卫外不固。病位在肺,常累及脾,重者可内窜心肝。病机关键为肺气郁闭。辨证主要分风寒闭肺证、风热闭肺证、毒热闭肺证、肺阴亏虚证四种证型。

(一) 毫针疗法

■ 治则:开肺化痰,止咳平喘。

■ 主穴:尺泽、孔最、列缺、合谷、肺俞、足三里。

■ 配穴:风寒闭肺加风门、肺俞;风热闭肺加尺泽、曲池;毒热闭肺加鱼际、少商;肺阴亏虚加中府、膏肓。

■ 操作:诸穴均常规针刺。少商点刺出血。

■ 方义:尺泽为肺经经穴,孔最为肺经郄穴,列缺为肺经络穴治疗本经病,合谷为大肠经原穴,与肺经相表里,足三里健脾和胃,增强免疫力。

(二)特种针具疗法

1.皮内针

■ 取穴:肺病(位于前臂掌侧,腕关节至肘关节上1/3处,掌长肌腱与桡侧腕屈肌腱之间)。

■ 操作:男左女右或双侧同时取穴。沿皮下将针刺入真皮内,用胶布固定。3～5日后更换1次。

2.皮肤针

■ 取穴:印堂、肺俞。

■ 操作:常规操作,用皮肤针轻刺印堂、肺俞,每次5～10 min,以局部皮肤潮红为度,每日1次。

3.磁针

■ 取穴:风池、太阳、肺俞。

■ 操作:针刺用平补平泻法,每次选2穴,取单侧。针后用电磁针灸仪充磁,磁场强度200～1 000 GS,将两块磁片并列在一起贴敷,磁片间保持一定距离。留针20～30 min。每日1次,10次为1个疗程。

4.杵针

■ 取穴:颈背部的风府八阵、大椎八阵和身柱八阵。

■ 操作:从督脉入手调整全身阳气,再配合全身辨证取穴施术,加强整体调节作用。杵针疗法操作时间一般较长,对一些缠绵难愈的顽症,长期应用疗效尤佳。根据病情需要调整治疗方案和针刺的深度和角度。施术时注意观察患者的精神状态,以免发生针刺异常情况。

(三)特定部位疗法

1.耳针

■ 取穴:肺、肾上腺、皮质下、支气管、交感、平喘、内分泌、胸。

■ 操作:毫针刺法,每次选2～3个穴,每4 h针1次,以后视病情酌减,留针1 h。

2.足针

■ 取穴:足三里、申脉、公孙、八风。

■ 操作:八风点刺出血少许,行中等强度刺激,用泻法,且手法宜轻。其他穴位,根据针刺部位的不同和临床要求的不同,以捻转手法为主,用中等强度刺激。每隔5 min捻针1次,每日1次,5次为1个疗程。

(四)按语

(1)保持病室空气新鲜、安静。

(2)呼吸急促时,应保持气道通畅,随时吸痰。

(3)对于重症肺炎患儿要加强巡视,密切观察病情变化,即时发现变证。

遗尿

遗尿指3岁以上的小儿无神经系统或泌尿生殖系统器质性疾病,夜间睡眠无意识地排尿。婴儿不能控制排尿应视为正常现象。遗尿可分为夜间遗尿及白天遗尿,以夜间遗尿为多。《诸病源候论》说:"遗尿者,此由膀胱虚寒,不能约水故也。"遗尿的病因责之先天禀赋不足,后天久病失调;病机多为下元虚寒、肺脾气虚、脾肾两虚以及心肾不交,致使上不制下,膀胱失约,因而遗尿。病机关键是肺、脾、肾功能不足。辨证主要分肝经湿热证、肾气不固证、肺脾气虚证三种证型。

(一)毫针疗法

■ 治则:调理膀胱,温肾健脾。

■ 主穴:关元、中极、三阴交、神阙。

■ 配穴:肾气不固者加命门、肾俞、膀胱俞;肺脾气虚者加脾俞、列缺、肺俞;肝经湿热者加太冲、合谷、肝俞。还可根据需要选择八髎穴。

■ 操作:关元、气海、命门直刺0.5～1寸,三阴交直刺0.5～0.8寸,神阙穴宜隔盐灸,肾俞、脾俞向脊柱方向斜刺0.3～0.5寸,太冲、合谷直刺0.3～0.5寸,列缺斜刺0.3～0.5寸。在患儿接受的情况下给予常规的补泻手法。留针10～15 min,7次为1个疗程,疗程间休息1日。也可用动留针方法,刺入即出,进针1～2次。

■ 方义:关元为培补先天元气的要穴,中极为治疗小儿遗尿症的要穴,两者相配应用可以温补下元、固摄水液,有防止尿液自遗之功。三阴交固摄肾气,使肾和膀胱的功能正常。因小儿遗尿多由虚而致,故温灸神阙穴可直接补虚固摄,是治疗小儿遗尿的要穴。四者配伍治疗可起到培肾固本、固涩小便的功效。另外,肾气不固者加配命门、肾俞可温补肾阳、固涩小便;肺脾气虚者加脾俞、列缺可益气健脾;肝经郁热者加太冲、合谷,可清热疏肝。

（二）特种针具疗法

1. 磁针

■ 取穴：天枢。

■ 操作：使用动磁法，以磁锟针的尖部垂直按压在双侧天枢穴位上，同时给一定压力，每个穴位按压3～5 min。或针刺后用电磁针灸仪充磁，磁场强度200～1 000 GS。留针20 min，每日1次，10次为1个疗程。

2. 皮内针

■ 取穴：重点针刺腰椎、骶椎两侧及下腹部，加三阴交、气海。

■ 操作：每次取3～4穴，沿皮下将针刺入真皮内，用胶布固定，4～5 h按压1次。留针3～5日。

（三）特定部位疗法

1. 耳针

■ 取穴：肾、膀胱、皮质下、枕、脑点、外生殖器、耳尖、兴奋点、遗尿点。

■ 操作：耳尖、兴奋点、遗尿点均为临床经验穴。穴区常规消毒后，采取耳穴压丸法，1周2次，左右交替。按压刺激，每日不少于3次，每次按压3～6 min。

2. 头针

■ 取穴：顶中线、额旁3线。

■ 操作：用一手拇指、示指尖捏住针体下端，距针尖约2 cm处，将针尖对准进针点，手指尖距头皮5～10 cm，手腕背屈后，然后手腕突然向腹侧屈曲，使针尖冲进头皮下或肌层。针与头皮呈30°角，行抽气手法，虚者可采用进气法。每针持续行针1～3 min，留针1～2 h。每日1次，10次为1个疗程，疗程间隔3～5日。

3. 眼针

■ 取穴：下焦区、肝区、肾区。

■ 操作：按取穴顺序沿皮横刺进针，刺入后，不用提插、捻转等任何手法。如未得气，可以将针提出1/3改换一个方向再刺入，留针30 min。每日治疗1次，每周日休息，连续治疗5周。

4. 平衡针

■ 取穴：肾病（穴位位于外踝高点之上8 cm，腓骨内侧前缘，即腓骨小头至外踝连线的下1/3处）。

■ 操作：左右交替取穴，以放射性针感出现在足背部为度。一只手向前进针，另一手摸针尖，不使外露，待达到一定深度时，采用滞针手法，即针柄顺时针转7～10次使局部产生酸紧沉痛感，再按逆时针捻转7～10次后即可出针。7次为1个疗程。

（四）按语

（1）针灸治疗小儿遗尿有较好的效果。

（2）治疗期间应逐步养成自行排尿习惯。根据既往尿床时间用闹钟定时唤醒患儿或由家长叫醒患儿，使患儿能及时觉醒排尿并逐渐养成每晚能自行排尿的好习惯。

（3）家长要鼓励患儿克服遗尿习惯，以及紧张、害羞等不良精神因素。

（4）本病病程较长，鼓励患儿坚持治疗，坚定治愈的信心。

水痘

水痘，是由水痘带状疱疹病毒引起的原发性感染，是以全身出疱疹为特征的急性传染性皮肤病，多见于儿童，具有高度的传染性，易造成小区域的流行，愈后可获终身免疫。又称"水花""水疮"。水痘皮疹数量较多，数百至数千个不等。一般首先出现于头、面和躯干，其分布呈向心性，以发际、胸背较多，四肢、面部较少，手掌、足底偶见。本病为感受水痘时邪，主要病机为时邪蕴郁肺脾，湿热蕴蒸，透于肌表。病位在肺脾。水痘时邪经口鼻入侵，致肺气失宣，故病初有发热、流涕、咳嗽等肺卫表证。辨证主要分外感风热证、毒热炽盛证两种证型。

（一）毫针疗法

■ 治则：理气活血，清热解毒。

■ 主穴：曲池、血海、阴陵泉。

■ 配穴：外感风热者加大椎、少商；毒热炽盛者加大椎、委中。

■ 操作：曲池用泻法，进针后用捻转泻法，使针感沿手臂向手部传导，血海进针1寸，阴陵泉直刺1.5寸左右，针刺后使针感沿大腿内侧向上传导。大椎、少商、委中均可点刺放血。

■ 方义：曲池为清热解毒之要穴，针用泻法，可清里热，解疫毒。血海清热行血，取"治风先治血，血行风自灭"之义,阴陵泉清利湿热,健脾理气,三穴合用,理气活血,清里热,而解疫毒。大椎、少商可点刺放血,清肺热,解表邪;大椎、委中可清泻热毒,解毒除烦。

(二) 特种针具疗法

1. 磁针

■ 取穴:曲池、血海、足三里。

■ 操作:均双侧,每日 1 次,依次选取。18 个月以上,未接受接种,也没有出过水痘的儿童,可在 13 岁以前的任何时间配合注射一次水痘疫苗。

2. 三棱针

■ 取穴:蛇眼穴。

■ 操作:穴位点刺常规操作,点刺后可放出适量血液或黏液,也可辅以推挤方法增加出血量或出液量。隔 4 日 1 次,5 次为 1 个疗程。配合针刺大椎、曲池、合谷,均用毫针直刺,用提插捻转补泻法。

3. 火针

■ 取穴:蛇眼穴。

■ 操作:常规操作,进针时左手先将所要针刺部位的皮肤捏起,右手持针快速刺入。用火针浅刺时不用特殊处理,深刺时表面需用无菌纱布敷贴,用胶布固定 1~2 日。一般间隔 3~6 日治疗 1 次。

4. 锋钩针

■ 取穴:局部取穴,配合身柱、腰俞。

■ 操作:施术部位常规消毒后,用左手拇、示指绷紧所刺部位的皮肤,右手迅速将针头垂直刺入皮肤;在针头刺入皮肤后,将针体扭正与皮肤垂直,将皮下白色纤维挑起;然后,上下提动针柄,进行勾割,可听到割断纤维的吱吱声,一般勾割 3~4 下;勾割完毕,恢复到进针的角度,将针尖顺针孔而出;出针后,立即用板球按压针孔。

(三) 特定部位疗法

1. 耳针

■ 取穴:肝、肺、神门、内分泌、皮损所在区的耳郭对应区;或取肺、脾、下屏尖、下脚端、神门、脑。

■ 操作:毫针刺法,每次选 2~3 穴。也可贴王不留行籽,每日揉按 3 次,每次 3 min。

2. 脐针

■ 取穴:震位、兑位、坤位。脐针以神阙穴为中心,按顺时针方向,震位在时钟 9:00 方向,兑位在 3:00 方向,坤位在 1:30 方向。

■ 操作:行脐针常规刺法。

3. 董氏奇穴

■ 取穴:驷马穴(三穴)。驷马一穴在风市穴前 3.5 寸,驷马二穴在驷马一穴上 2 寸,驷马三穴在驷马二穴上 2 寸。

■ 操作:穴位常规消毒后进针,留针 40 min。

(四) 按语

(1) 患儿宜单独隔离,居室要通风、光线充足,发热时应卧床休息。

(2) 饮食宜给予易消化、富含维生素的流质或半流质。

(3) 保持衣服、被褥清洁,以免继发感染。剪短患儿指甲,保持双手清洁,以减少抓破水痘,引起感染的可能。

(4) 幼婴儿双手可用纱布包裹或戴手套防止其抓破水痘。已被抓破的水痘,可涂以 1‰龙胆紫药水。

(5) 注意病情变化,如出现出疹后持续高热不退,伴有呕吐、惊厥时,应立即就医。

弱视

弱视,指眼部无器质性病变,以功能性因素为主所引起的远视力低于 0.9 且不能矫正者。儿童弱视是眼科临床中常见的眼病,其发病率约为 2.8%。中医古籍中无弱视的病名,根据其外无翳障,仅视物模糊的症状将其归属于中医学"视瞻昏渺"范畴,甚者则为"小儿青盲症"。中医将其病因病机归属于虚证,以肝肾亏虚为主,脾虚气弱为辅,还可有肾气虚、肾阳虚或心阳虚。与先天不足,后天失养或患病导致脏腑功能异常有关。眼部无明显器质性病变,单眼或双眼视力不达正常眼水平。辨证主要分气血亏虚证、肝肾亏虚证两种证型。

(一) 毫针疗法

■ 治则:补益肝肾,健脾强心,养血明目。

■ 主穴:攒竹、睛明、四白、风池、太阳、光明、百会、外关。

■ 配穴:气血亏虚加足三里、关元、合谷;肝肾亏虚加三阴交、太溪、肝俞、肾俞。

操作：睛明位于目眦内,针刺应注意角度和深度,固定眼球,不提插捻转,不留针,其余诸穴均常规针刺。

方义：攒竹、睛明、四白、风池、太阳、百会皆为局部选穴。光明为胆经络穴,外关为三焦经络穴相配可疏调眼部经络、养肝明目。

（二）特种针具疗法

1. 皮内针

取穴：眼、目1、目2、肝、肾、心、脾、胃为主穴;局部取穴睛明、承泣、瞳子髎、四白。

操作：常规操作,沿皮下将针刺入真皮内,用胶布固定,每4~5 h按压1次,留针3~5日。

2. 皮肤针

取穴：百会、风池、合谷、外关、翳明、视区(头皮针)。

操作：局部消毒后进行皮肤针叩刺,每个穴位叩刺200~300下,以局部潮红为度,叩刺的速度和力度要求均匀,防止快慢不一、用力不匀地乱刺。根据临床需要,可按一定路线成行叩击,或在一定范围内环形叩击,或在一个点上进行重点叩击。每日1次,10次为1个疗程。

3. 磁针

取穴：太阳、四白。

操作：选用静磁法,将磁片或磁珠直贴敷于双侧太阳穴和四白穴以胶布固定。贴敷较大型号的磁片时,为了避免压伤或擦破表皮,可在磁片与皮肤间夹一层纱布或薄纸。

（三）特定部位疗法

1. 耳针

取穴：神门、肝、心、肾、眼、枕、目1、目2、屏间前、屏间后。

操作：可针刺或耳穴贴压王不留行籽,1周1

次。每次选3~4个穴,交替使用。每日每穴至少按压4次,每次20下左右。

2. 足针

取穴：足三里、三阴交、太溪、太冲、丰隆。

操作：选用28号0.2寸长的毫针,在押手的配合下,快速进针至皮下,得气后,行中等强度刺激,用泻法,且手法宜轻。留针30 min。留针期间也可配合悬起灸。每日1次,10次为1个疗程。

3. 手针

取穴：手针Ⅰ、Ⅱ、Ⅲ穴。

操作：穴位分别在左右手掌背部有比较固定的进针点,对儿童视力干预预防,采用"Ⅱ"穴位,运针时间不超30 s,运针速度40~80次/分。对视力在0.1以下患者,运针先慢后快,每针2 min,以100~150次/分递增。留针20 min,反复操作2次。对视力在0.8以上患者,每针运针时间不宜超过1 min,运针速度以80~100次/分递增,不留针。

4. 眼针

取穴：内睛明。

操作：眶内、眶外各刺一针,刺入后,不用提插、捻转等任何手法。眼针留针时间不宜过久,约5 min。眼睑上静脉青色明显者,不宜实施眼针。如未得气,可以将针提出1/3改换一个方向再刺入,留针30 min。每日治疗1次,每周日休息,连续治疗5周。

（四）按语

（1）当弱视患者的两眼视力相差较大时,视觉训练时必须遮盖视力较好的眼睛。

（2）弱视治愈后,需要1~2年的随访期。随访期内,患者要定期到医院复查。

（3）一旦发现视力减退,可使用原先的训练方式训练1周,视力即可恢复。若未恢复,及时寻找有关专家进行进一步诊断和治疗。

第十一章
骨伤科疾病

面肌痉挛

面肌痉挛,是指眼睑、口角、面颊肌肉痉挛而发生跳动。临床首发症状常从下睑眼轮匝肌的轻微颤搐开始,逐渐向上扩展至全部眼轮匝肌,进而向下半部面肌扩展,尤以口角抽搐较多。此病以中老年为多,轻者仅有眼睑或口角痉挛,发作次数不多;病重者,一侧面部频繁发生痉挛。常由肝气郁结、风寒侵袭、肝风内动、气虚挟痰所致。属于中医学"面风""筋惕肉眩"等范畴。诱发本病的因素有膝状神经节受到病理性刺激、精神紧张、疲劳、用眼过度等。辨证主要分风寒外袭证、风热侵袭证、阴虚风动证、气血不足证四种证型。

(一) 毫针疗法

■ 治则:舒筋通络,息风止搐。

■ 主穴:攒竹、颧髎、合谷。

■ 配穴:风寒外袭加外关;风热侵袭加曲池;阴虚风动加太溪、三阴交;气血不足加足三里、血海;局部配穴还可以取翳风、太阳。

■ 操作:面部穴操作手法不宜重,只针不灸,泻法或平补平泻。诸穴均按常规操作即可,风寒侵袭可加用灸法以祛风寒,足三里可温针灸。

■ 方义:攒竹、太阳、颧髎均位于面部,疏调面部经筋、脉络之气;合谷为手阳明经原穴,从手走头面,"面口合谷收",与诸穴相配可息风止搐。外关可祛风散寒;曲池可疏风泻热;太溪为肾经输穴,配三阴交共奏滋养肾阴、育阴潜阳之功;足三里、血海以益气养血。

(二) 特种针具疗法

1. 火针

■ 取穴:阿是穴、阳白、四白、地仓、颊车、下关、太冲。

■ 操作:穴位常规消毒,用小号贺氏火针在酒精灯上烧红、烧透,烧至针尖发白,速刺上述腧穴。首选痉挛跳动之始发局部,次选面部腧穴,然后迅速拔出,并用消毒的干棉球按压针孔片刻。每隔2~3日治疗1次,10次为1个疗程。

2. 皮内针

■ 取穴:阿是穴、颧髎、下关。

■ 操作:沿皮下将针刺入真皮内,用胶布固定。3~5日后更换1次。

3. 皮肤针

■ 取穴:取眼针区域太阳穴区为第1组;以颧面肌痉挛为主,取胃经循行区域颧区为第2组;以口轮匝肌痉挛为主,取唇周区域地仓穴区为第3组;全面肌痉挛则在3组穴位区域中酌情选用。

■ 操作:持皮肤针按上述穴区进行叩刺,以局部潮红为度。隔日1次。

4. 吊针

■ 取穴:阳白、攒竹、鱼腰、太阳、丝竹空、四白;以颜面肌痉挛为主者,穴位取下关、四白、颧髎、牵正、迎香、巨髎;以口轮匝肌痉挛为主者,穴位取颊车、地仓、大迎、水沟、承浆。

■ 操作:全面肌痉挛者在 3 组穴位中酌情选用相应穴位,每次 4~8 个。患者取仰卧位,在施术部位常规消毒,选取 0.35 mm×25 mm 毫针,在面部阳明皮部、太阳皮部区域排列进针,快速透皮,行捻转泻法,以针身轻轻吊在皮肤与皮肤呈 0°夹角,不落下又不立起为度。每日治疗 1 次,10 次为 1 个疗程。

(三) 特定部位疗法

1. 耳针

■ 取穴:目、口、面颊、脑、心、肝、肾。根据患者痉挛部位加穴。

■ 操作:毫针浅刺常规操作,每日针 1 耳,每日 1 次,6 次为 1 个疗程。

2. 头针

■ 取穴:对侧舞蹈震颤控制区,即头部顶颞前线前 0.5 寸,与之平行的斜线。

■ 操作:30 号 1.5 寸长的毫针 3 支,局部常规消毒后,采用提捏进针法,从舞蹈震颤控制区上端开始,

首尾相接沿皮向目外眦方向平刺至发际,行快速捻转手法 1 min,间隔 15 min 行针 1 次,留针 40 min 后起针。每日针刺 1 次,12 次为 1 个疗程。

3. 足针

■ 取穴:足三里、阳陵泉、太冲。配穴取太阳、四白、地仓、颊车。

■ 操作:局部常规消毒后,取 1~1.5 寸长的毫针直刺,行提插捻转手法,强刺激,用泻法。得气后留针 30 min,每隔 5~10 min 行针 1 次。同时用隔姜灸配穴,各连灸 4~6 壮,使温热透入皮肤,局部皮肤潮红为宜。每日 1 次,10 次为 1 个疗程。

(四) 按语

(1) 针灸治疗可缓解面肌痉挛症状,减少发作次数和程度。但对于病程较长而症状较重者疗效差,可作为辅助治疗。

(2) 患者应保持心情舒畅,防止出现急躁、精神紧张等情绪。

(3) 癫痫小发作也可以引起局限性面肌痉挛,多见于口角部位,常伴有口眼转动,有时可累及肢体抽搐,脑电图有异常放电现象,可做鉴别。

颞颌关节功能紊乱综合征

颞颌关节功能紊乱综合征又称"颞颌关节功能障碍综合征",是指颞颌关节区疼痛、运动时弹响、肌肉酸痛、乏力、张口受限、颞颌关节功能障碍等一系列症状的综合征。关节疼痛在开、闭口及咀嚼时加重,部分患者下颌运动停止时也出现关节疼痛。但有许多患者无关节及咀嚼肌疼痛,仅有关节的杂音。本病的发生常与情绪、外伤、劳损、寒冷刺激等有关,情绪激动精神紧张以及愤怒时的咬牙切齿等均可使颞颌关节周围肌群痉挛而致颞颌关节功能紊乱,也有因先天发育不良、外伤或经常反复过度张口,引起劳损而造成双侧颞颌关节不平衡所致。辨证主要分寒湿痹阻证和瘀血阻滞证两种证型。

(一) 毫针疗法

■ 治则:祛风散寒,舒筋活络。

■ 主穴:下关、颊车、听宫、合谷。

■ 配穴:寒湿痹阻者加风池、外关;瘀血阻滞者加

足三里、膈俞;头晕加风池、太阳;耳鸣加耳门、翳风。

■ 操作:诸穴均常规针刺。得气后行泻法,使针感向面颊及颞颌关节部放射;寒湿痹阻者可加灸。

■ 方义:下关、颊车是足阳明胃经穴,听宫是手太阳小肠经穴,与手少阳经交会,三穴均为局部近取,可疏通面部经气,是治疗颞颌关节病变的主穴;合谷是手阳明大肠经原穴,善治头面之疾。诸穴远近相配,共奏通经活络、驱散寒邪、开噤止痛之效。

(二) 特种针具疗法

1. 针刀

■ 取穴:在耳前方的颞颌关节处,扪清髁状突的前后缘和关节面的最高点,以及周围的压痛点、硬结、条索。

■ 操作:将针刀在选好的点上垂直皮肤进针,针刀治疗术毕,对患者面颊、下颌部轻揉按摩几分钟后,戴无菌手套,一手中、示指伸入口腔内向下扣住下颌骨,另一手拇指压在患侧髁突部,其余四指扶住下颌。

令助手固定头部，伸入口腔内向下扣住下颌骨的一只手带动下颌骨作水平摆动手法，另一手拇指在髁突尖顶部作揉捻动作。再嘱患者尽量张大口，医者趁势下压几次下颌骨即可。1周治疗1次。

2.浮针

■取穴：寻找压痛点。

■操作：患者侧卧位，在下颌角处进行常规皮肤消毒，取一次性浮针（6号，0.6 mm×32 mm），在进针点针体与皮肤呈15°角，快速刺入，沿皮下疏松结缔组织向前推进，针体完全进入皮下后，以进针点为支点，手握针座左右摇摆，使针体做扇面平扫，以患者局部压痛点疼痛明显减轻或不疼痛为止。抽出针芯，将软套管的针座用创可贴固定于皮肤表面，留置6 h后拔出。10次为1个疗程。

（三）特定部位疗法

1.耳针

■取穴：耳穴颌、面颊、肾上腺为主；耳鸣加内耳、颞；头面疼痛加颞、额。

■操作：常规消毒后，毫针浅刺，快速捻转，动留针20 min；或用王不留行籽贴压。每日针1耳，两耳交替，10次为1个疗程。施术手法力度适中，不可过轻或过重。

2.足针

■取穴：主穴取行间、太冲、面穴。配穴取太阳、地仓。

■操作：常规操作，在肌肉较浅薄的部位，一般不用手法行针，可只作轻度捻转。在肌肉较丰厚处，可行提插捻转之法。如为泻法，将针刺入0.5～0.8寸，施以较大幅度的捻转结合小幅度提插法；如为补法，轻度捻转数次即可。一般留针15～20 min，留针期间每隔5～10 min行针1次。每日或隔日1次，10次为1个疗程。

（四）按语

（1）针灸治疗颞颌关节功能紊乱疗效较好，若韧带松弛而发生关节半脱位，应适当限制下颌骨的过度运动。全脱位者应先复位，再施针灸。

（2）先天性颞颌关节发育不良者，应避免下颌关节的过度运动。

（3）注意饮食，禁食干硬食物，避免下颌关节的进一步损伤。

（4）避免风寒侵袭，平时可自我按摩，增强颞颌关节抵御外邪的能力。

颈椎病

颈椎病又称颈椎综合征，是增生性颈椎炎、颈神经根综合征、颈椎间盘脱出症的总称，是一种以退行性病理改变，刺激或压迫相应的神经根、脊髓、椎动脉及颈部交感神经等组织，并引起各种各样症状和体征的综合症候群。主要表现为颈肩痛、头晕头痛、上肢麻木、肌肉萎缩，严重者双下肢痉挛、行走困难，甚至四肢麻痹，大小便障碍，出现瘫痪。其部分症状可见于中医学的"项强""颈肩痛""颈筋急""头痛""眩晕"等证候中，好发于40～60岁中老年人。辨证主要分风寒痹阻证、劳伤血瘀证、肝肾亏虚证三种证型。

（一）毫针疗法

■治则：祛风散寒，舒筋活络。

■主穴：大椎、天柱、后溪、颈项夹脊。

■配穴：风寒痹阻者加风门、大椎；劳伤血瘀者加膈俞、合谷；肝肾亏虚者加肝俞、肾俞。

■操作：大椎直刺1～1.5寸，使针感传向肩部。

后溪可向合谷方向透刺，颈夹脊穴斜向颈椎斜刺，平补平泻。其余腧穴均按常规操作。风池针刺时，针尖微向下，向鼻尖斜刺0.8～1.2寸，或平刺透风府，必须严格掌握进针角度及深度，以免伤及延髓（所选肩颈部诸穴亦可使用灸法，每次30 min左右，灸至局部皮肤发红即可）。

■方义：大椎为督脉腧穴，为诸阳之会，针灸此穴能激发诸阳经经气，疏通阳经经络；后溪为八脉交会穴之一，通于督脉，天柱为局部取穴，两者相配可疏通太阳、督脉经气，通经止痛；颈夹脊穴具有疏通局部气血而止痛的作用，诸穴共奏祛风散寒、疏经活络、理气止痛之功。配穴风门、大椎祛风散寒通痹；膈俞、合谷活血化瘀通络；肝俞、肾俞养肝益肾舒筋。

（二）特种针具疗法

1.皮肤针

■取穴：大椎。

■ 操作：常规消毒后，在大椎穴处用七星针叩刺 5 min，以局部皮肤潮红、微微出血为度，待出血后施以火罐，留罐 10～15 min 后起罐。隔日治疗 1 次，10 次为 1 个疗程。

2. 针刀

■ 取穴：阿是穴。

■ 操作：选择相应位置的压痛点或阳性结节处，用龙胆紫标记，术区常规消毒、铺巾；刀口线与脊柱纵轴平行进刀，至骨面后，纵向剥离三刀，横向铲切三刀，出刀后无菌纱布压迫止血。治疗部位要求 2 日不能沾水，5 日治疗 1 次。针刺治疗方案：选用 0.35 mm × 40 mm 毫针，施以风池、天柱、后溪等穴位，根据患者不同的症状配合曲池、合谷、天宗等穴位，要求快速进针，留针 30 min。实施针刀术后休息 3 日，再行针刺 2 日，如此循环，15 日为 1 个疗程。

3. 浮针

■ 取穴：肌筋膜触发点，距触发点 5～10 cm 处确定进针点。

■ 操作：一般选取 3～4 个进针点，采用 0.6 mm× 32 mm 的浮针。碘伏消毒后进针，快速透皮，略达肌层。运针、扫散结束后抽出针芯，固定软套管，留管时间为 5～8 h。每日治疗 1 次，1 周治疗 6 次。

（三）特定部位疗法

1. 耳针

■ 取穴：耳穴颈椎、神门、枕、肾。

■ 操作：常规消毒后，将王不留行籽用 0.5～2 cm 大小的医用胶布粘在相应穴位上，以单手拇指揉压 2 min 左右，手法由轻到重，有酸、胀、灼热感，以患者能忍受为度。嘱患者每日按 6～7 次，隔日在对侧耳郭进行相同操作，8 次为 1 个疗程。

2. 腹针

■ 取穴：天地针（中脘、关元）、商曲。

■ 操作：常规消毒，根据患者胖瘦及腹壁脂肪情况选用 40～60 mm 长毫针，穴位直刺，采用只捻转不提插或轻提插的方法，分候气、行气、催气法三步进行。针刺期间嘱患者活动颈项及上肢。然后在神阙穴上施灸。每日 1 次，5 次为 1 个疗程，疗程间休息 2 日，共治 4 个疗程。

3. 项针

■ 取穴：供血（风池穴下 1.5 寸）、风池。配穴取百会、内关、颈夹脊。

■ 操作：取 30 号 1.5 寸长的毫针，局部皮肤消毒后进针。针供血，针尖向对侧口角刺 0.5～0.8 寸，得气并使针感向头顶颞部传递；针风池，针尖微向咽喉方向斜刺 0.8～1 寸，捻转得气，有放射感为度；针百会，快速进针，针体与皮肤约呈 30°角进针，达帽状腱膜下，针刺深度 30～35 mm，针刺后做快速捻针 1 min，留针 3～4 h；内关进针 0.5～0.8 寸，有酸、胀、麻感；颈夹脊进针 0.8～1 寸，捻转提插得气后有酸胀感，治疗 30 min。每日 1 次，10 次为 1 个疗程。

（四）按语

（1）针刺具有疏通经脉、活络止痛等作用，对本病疗效确切。

（2）在治疗的同时，嘱患者注意颈部保暖，避风寒。

（3）长期伏案工作者应适时休息，学习颈椎操等运动康复方法。

落枕

落枕，指以颈部突然发生疼痛、活动受限为主要症状，或称"失枕""失颈"。大多表现为单侧，男性略多于女性。主要症状为颈部疼痛及活动受限，轻者为针刺痛，重者如刀割样或撕裂样疼痛。疼痛主要在颈部，也可以模糊地放射至头、背和上肢。任何活动均可加重疼痛，以致转头时两肩亦随之转动。主要是颈部肌肉感受寒邪或长时间过分牵拉而发生痉挛所致，如睡眠时姿势不良，头颈过度偏转，或睡眠时枕头过高、过低或过硬，使局部肌肉处于长时间紧张状态，持续牵拉而发生静力性损伤。辨证主要分督脉证、太阳经证、少阳经证。

（一）毫针疗法

■ 治则：舒筋活络，行气止痛。

■ 主穴：大椎、阿是穴、后溪、悬钟、落枕。

■ 配穴：病及太阳经和督脉可加天柱、肩外俞、申脉；病及少阳经可加风池、肩井；向肩胛区放射痛加天宗、秉风等。

■操作：诸穴均常规针刺，同时嘱患者在局部穴位取针后，远端穴位行针时向前、后、左、右活动颈项部；由风寒所致者局部加灸。

■方义：大椎为督脉腧穴，为诸阳之会，阿是穴为局部取穴，两者相配可疏通局部经气，通则不痛；后溪为八脉交会穴之一，通于督脉，针之可疏通太阳、督脉经气，通经止痛；悬钟为足少阳经穴，能疏通经络、宣通气血；落枕穴是治疗落枕的经验穴，有疏通经气、解痉止痛作用。

（二）特种针具疗法

1. 浮针

■取穴：病灶压痛点。

■操作：常规消毒，循经络走向在肩关节上距离痛点 6～10 cm 处进针，针尖直指痛点，快速透皮，针体与皮肤呈 15°～30°角，达皮下疏松结缔组织后缓慢平行运针，进针后疼痛可即时缓解；以进针点为支点，手握针座做左右摇摆动作，患者前后左右级慢活动颈部，时间约 5 min 后取出钢针芯，软套管留于皮下，贴上输液贴，留置时间 2 h。针刺后患者转动颈部（低头、抬头、转头），逐渐活动颈部，即感轻松，疼痛消失。

2. 皮肤针

■取穴：患处压痛点。

■操作：常规消毒后，用皮肤针刺络放血并拔火罐，停留 15～20 min，至出血自行停止，拔下火罐，消毒干棉球将血拭净，嘱患者刺络部位 24 h 勿沾水。一般治疗 1 次，严重者可 2～3 次。根据病情需要调整治疗方案和针刺的深度和角度。施术时注意观察患者的精神状态，以免发生针刺异常情况。

3. 针刀

■取穴：胸锁乳突肌的起止点和压痛点。

■操作：用小针刀在双侧或单侧胸突及枕骨上项线下缘，胸骨体和锁骨胸骨端进行治疗。针刀刀口线方向和胸锁乳突肌走行方向平衡。针体和施术处骨面约成 90°角，刺入达骨面。纵行剥离 2～3 次，再横剥 3 次出针。

（三）特定部位疗法

1. 头针

■取穴：顶枕带（百会至脑户的连接左右各旁开 0.5 寸的治疗带）、顶后斜带（络却至百会的条带，取病灶对侧）、额中带（神庭起向下 1 寸的条带）、顶中带（前顶至百会的条带）。头晕重加颞后带（率谷至角孙的条带），痰湿盛加额顶带（神庭至前顶的条带中 1/3）。

■操作：常规消毒后，持 1.5 寸毫针，用一手拇指，示指尖捏住针体下端，距针尖约 2 cm 处，将针尖对准进针点，手指尖距头皮 5～10 cm，手腕背屈后，然后手腕突然向腹侧屈曲，使针尖冲进头皮下或行捻转手法，留针 30 min。每日 1 次。

2. 耳针

■取穴：患侧颈颈椎、肾、肝、神门。

■操作：常规操作，用王不留行籽贴压，嘱患者每日按压 3～5 次，每次按压 2～3 min，以耳穴发热或出现热痛胀感为宜，两耳交替进行，隔日 1 次。

3. 腹针

■取穴：中脘、商曲（患侧）、滑肉门（患侧）。长期伏案工作者，且反复发生单侧或双侧颈项部疼痛和活动功能障碍者，除用主穴外，另加关元（深）。

■操作：常规皮肤消毒，根据患者胖瘦及腹壁脂肪情况选用 40～60 mm 长毫针，对准穴位直刺，中脘深刺，商曲中刺，滑肉门浅刺。只捻转不提插或轻提插，分候气、行气、催气三步进行。行针 1 次，加强针感，使之向四周或远处扩散，针刺期间嘱患者活动颈项及上肢。然后在神阙穴上施灸。

4. 第 2 掌骨侧针法

■取穴：压痛点。

■操作：嘱患者手握空拳，在其第 2 掌骨桡侧掌心横纹尽端，与第 2 掌骨侧相交点，此即头颈穴。还可采用按压法，医者与患者对坐或对立，患者手如握鸡卵状，肌肉放松，虎口朝上，示指尖与拇指尖相距 3 cm，医者用左手托住患者的手，右手在其第 2 掌骨桡侧的掌骨头附近来回按压，一般可发现有较明显的压痛点。当找准头颈穴或压痛点后，常规消毒，然后用 30 号 1 寸长的毫针，在穴位或压痛点上沿着第 2 掌骨桡侧边缘刺入，深约 2 cm，做均匀持续的小幅度提插捻转，待产生较强的酸麻重胀感后留针 30 min，其间前 5 min 持续行针，以后每隔 5～10 min 行针 1 次，使整个针刺过程保持较强的针感。留针期间嘱患者不断活动头颈。出针后须按压针孔。每日针刺 1 次。

（四）按语

（1）针灸治疗落枕疗效快而显著，治疗的关键在于局部取穴,强调"以痛为输"。

(2)远端穴位要用强刺激,并令患者配合颈项部运动。

(3)注意保持枕头高低适中及正确、舒服的睡眠姿势。

(4)避免风寒等外邪侵袭。

漏肩风

漏肩风,指以肩部疼痛,痛处固定及活动受限为主要症状的病症。《灵枢·经脉》中有"肩不举"的记载,《针灸甲乙经》称为"肩不举""手臂不可上头",《金匮要略》称为"但臂不遂",也称冻结肩、肩凝症、五十肩,多见于50岁患者,女性多于男性。临床表现为肩部广泛压痛、肩关节活动受限,长此以往可能会导致患者肩部肌肉萎缩或者粘连。本病由于慢性劳损,外伤筋骨,气血不足复感风寒湿邪所致。病机为外感寒邪,阻塞气血;或因劳累过度,筋损脉伤,以致局部气滞血瘀,不通则痛。辨证主要分风寒侵袭证、寒湿凝滞证、瘀血阻络证和气血亏虚证四种证型。

(一)毫针疗法

▪ **治则**:舒筋活络,行气活血。

▪ **主穴**:肩髃、肩前、肩贞、中平穴(足三里下1寸)曲池、臂臑、阿是穴、阳溪、肩井。

▪ **配穴**:风寒侵袭证加外关、风池;寒湿凝滞证加阴陵泉、大椎;瘀血阻络证加膈俞、血海;气血亏虚加气海、三阴交。

▪ **操作**:均用泻法,损伤若兼有瘀血者可点刺出血;局部畏寒怕冷者可加灸,远端穴位行针时,可令患者活动肩部。

▪ **方义**:局部近取肩髃、肩前、肩贞,是谓"肩三针"。阳溪为手太阳小肠经之经穴,小肠经绕肩而行,位于肩上的穴位最多,可疏通肩胛部经气,气行则血行,使气血畅通。曲池为手阳明大肠经之合穴,阳明经为多气多血之经,故刺此穴能通经活络,气血畅行,通则不痛,不痛则肩可举。臂臑为手阳明大肠经穴,刺之可调肩臂部经气,行气以驱邪,疏通肩部经络,活血化瘀。肩井为胆经腧穴,又是手、足少阳、足阳明、阳维之交会穴,可疏通局部气血,散寒祛湿;又通三焦、胃、阳维诸阳经,能振奋胸阳,活血化瘀。阿是穴以疏通局部经络,中平穴是治疗肩周炎的经验穴。

(二)特种针具疗法

1.皮肤针

▪ **取穴**:阿是穴。

▪ **操作**:常规消毒后用皮肤针叩刺出血,将火罐拔于点刺的部位,留罐10~15 min。剧痛者每日刺血拔罐1次,每次更换拔罐部位,疼痛缓解后可隔日1次。10次为1个疗程,一般治疗2~3个疗程。

2.针刀

▪ **取穴**:上举、外展、后伸等动作确定致痛点与敏感点。

▪ **操作**:嘱患者侧卧位,充分暴露患肩,通过上举、外展、后伸等动作确定致痛点与敏感点,将这些点用龙胆紫标记,再用碘伏消毒;选择点进针(针具为0.35 mm×75 mm的小针刀),切口线与该附着点肌腱平行,持针刀于患处垂直刺入,先纵向切开3~4刀,再横向剥离2~3刀,术后用创可贴贴于针刀处即可每周1次。

(三)特定部位疗法

1.足针

▪ **取穴**:阴陵泉、悬钟、申脉、昆仑。

▪ **操作**:取患侧穴位或双侧同取,局部常规消毒后,取1~1.5寸毫针直刺,用大幅度捻转,得气后留针30 min,每隔10 min行针1次。或针后加艾条温和灸,各穴5 min。每日1次,10次为1个疗程。

2.腕踝针

▪ **取穴**:上1、上2、上3、上4、上5、上6。

▪ **操作**:按分区查明病症所属区,以"上对上,下对下,左对左,右对右,不易定位的选1区,2或3区选2和3区,5或6区选5和6区"的原则,在腕部选取相应的进针点。皮肤常规消毒,取1.5寸毫针,针与皮肤呈30°角,快速刺入皮下,然后将针体贴近皮肤表面,沿皮下浅表层刺入约1.3寸,以针下有松软感为宜(即针下无阻力),不做提插捻转,若患者有酸、麻、胀、重等感觉,需调针至皮下浅表层。针柄以胶布固定,嘱患者做自主运动,留针1 h左右。每日治疗1次。

3. 平衡针

■ 取穴:肩痛穴为主穴,条口透承山穴为配穴。

■ 操作:指导患者选择仰卧位,选择主穴时进行交叉取穴,即右肩取左穴,左肩取右穴,双肩取双穴原则。皮肤常规消毒,取25号3寸的无菌毫针进行直刺,迅速进针并进行2.5寸的提插直刺,选择上下提插针刺法,确定有针感出现后出针即可,针刺时间≤3 s。对于病程长、病情重的患者,可通过延长留针时间的方式增强刺激,留针过程中进行肩部运动。选择配穴时同样按照交叉取穴的基本原则。对侧条口穴透刺向承山穴的方向,深度达1.5~2.0寸,以大幅度提插捻转法为主,以促使强烈针感出现,指导患者朝着不同方向对患肩进行抬举活动,并对肩背部进行拍打,行针时间为3~5 min,每日1次,2次为1个疗程,各疗程间隔时间为2~3日。

(四)按语

(1)针灸治疗漏肩风有较好的疗效,但必须排除肩关节结核、肿瘤、骨折、脱臼等其他疾病。

(2)患者肢体功能活动的恢复需要患者作适当的自主功能活动锻炼,或配合按摩等治疗,使挛缩僵硬的肩部筋肉恢复正常,随着肩关节功能活动的恢复,肩痛症状也随之减轻。

(3)若儿童肱骨上端发生无移位骨折,引起上肢不能抬举,切不可用按摩等方法进行治疗。须加强患肢的保护,如用绷带将患肢悬吊于胸前。

腰椎间盘突出症

腰椎间盘突出症是由于腰椎间盘退变后凸起或破裂,刺激或压迫脊神经、马尾神经表现的一种综合征,尤其是腰4~5和腰5骶1纤维环破裂和髓核组织突出压迫或(和)刺激相应水平的脊神经根,引起腰腿痛症状和体征的一种疾病。本病主要因劳损日久,素体亏虚,加上感受风、寒、湿外邪,或跌扑扭伤等,导致腰部经络受损,气血运行不畅,致"不通则痛"。病机为肾气损伤,肾阳失于对腰部经脉的温煦,寒主收引,产生疼痛;且与肾气不足,腰膝不利有关。辨证分风邪外袭证、寒湿痹阻证、气滞血瘀证、肾气虚证、肾阴虚证、肾阳虚证六种证型。

(一)毫针疗法

■ 治则:温经活血,舒筋活络。

■ 主穴:环跳、风门、阳陵泉、华佗夹脊穴。

■ 配穴:风邪外袭证加风池;寒湿痹阻证加腰阳关、命门、阴陵泉;气滞血瘀证加太冲、膈俞;肾气虚证加肾俞、志室;肾阴虚证加太溪、三阴交;肾阳虚证加灸命门。

■ 操作:诸穴均常规操作背部腧穴注意不可深刺,以免损伤内部脏器。

■ 方义:环跳属于足少阳胆经,位于身体侧面,与风门配伍有健脾益气、祛风化湿、强健腰膝、益气壮阳之功。华佗夹脊穴及膀胱经穴疏调腰部局部经络气血。阳陵泉为骨会,有强筋壮骨之效。

(二)特种针具疗法

1. 针刀

■ 取穴:病区痛点。

■ 操作:嘱患者俯卧位,对病区痛点进行详细标记。皮肤常规消毒,重点对患椎间隙与两侧的横突位置的阳性反应点进行消毒处理,小针刀的规格为(0.35~0.4) mm×(40~60) mm。操作时让刀口线和脊柱纵横相平行,保证针刀到突出位置,包括关节囊、脊柱神经根、黄韧带等多处,再行疏通、剥离操作,一旦脊神经的根触受到刺激,可立即松解脊柱神经后支,并用消毒棉球进行压迫处理,贴上输液贴,将刀口覆盖。以上治疗,每周1次,病情严重者可每周2~3次,持续小针刀治疗4周。

2. 皮肤针

■ 取穴:压痛点。

■ 操作:取压痛点。常规消毒后,用皮肤针叩刺出血,将火罐拔于点刺的部位,一般每次选取2~3个痛点刺血拔罐,留罐10~15 min。剧痛者每日刺血拔罐1次,每次更换拔罐部位,疼痛缓解后隔日1次。10次为1个疗程,每疗程间隔7日,一般治疗2~3个疗程。

3. 火针

■ 取穴:腰椎间盘两侧及其上、下夹脊穴。

■ 操作:常规消毒后,取火针(规格:0.40 mm×35 mm),将火针针尖及针身前部在酒精灯烧红至白亮后,迅速垂直刺入所选穴位并迅速出针,手法宜轻且快。出针后用消毒干棉球重压针眼片刻。每周治疗 3 次,2 周为 1 个疗程。

(三) 特定部位疗法

1. 耳针

■ 取穴:患侧腰骶椎、肾、神门。

■ 操作:毫针刺法常规操作,每日 1 次,两耳交替进行,10 次为 1 个疗程。或用王不留行籽、磁珠等物,附在耳穴部位,以小方块胶布固定。嘱患者用手定时按压,进行压迫刺激,以加强疗效。

2. 足针

■ 取穴:太冲、腰腿点、公孙、京骨。

■ 操作:取患侧穴位或双侧同取,局部常规消毒后,取 1 寸长的毫针直刺,捻转得气后留针 30 min,每隔 5～10 min 行针 1 次。行强刺激,用泻法。出针后用无菌干棉球按压穴孔,防止出血。每日 1 次,10 次为 1 个疗程。

3. 手针

■ 取穴:脊柱点(定位在小指掌关节尺侧赤白肉际处)、坐骨点(定位于第 4、第 5 掌指关节之间)、腰腿点(定位于腕背横纹上 1.5 寸,第 2 伸指肌腱桡侧和第 4 伸指肌腱尺侧各 1 穴)为主穴。夹脊穴、环跳、肾俞、阳陵泉、委中、承山、昆仑、阿是穴为配穴。

■ 操作:常规消毒后,手指呈自然屈曲状取穴。脊柱点、坐骨点,紧靠骨膜外,使针尖垂直与掌面进针 0.2～0.5 寸,以不进入骨膜为准,腰腿点进针时,使针尖与皮肤表面呈 15°～30°角,沿伸指肌腱与掌骨之间向掌面侧刺入 0.5～0.8 寸,均进行提插与捻转等强刺激手法,每日 1 次,每次 5 min。夹脊穴、环跳、肾俞、阳陵泉、委中、承山、昆仑、阿是穴,每日 1 次,每次 25 min。10 次为 1 个疗程。

(四) 按语

(1) 治疗期间应卧硬板床休息,后期坚持腰背肌锻炼。

(2) 针灸治疗本病疗效明显,可配合推拿牵引等疗法,注意腰部保暖。

(3) 本病及时治疗多能取得良好的疗效,病情严重者当结合其他疗法综合治疗。

急性腰扭伤

急性腰扭伤指因劳动或运动时,腰部肌肉、筋膜、韧带等软组织因承受超负荷活动突然受到过度牵拉而引起的急性撕裂伤。临床表现为伤后立即出现腰部疼痛,呈持续性剧痛,腰部活动受限,不能挺直,俯、仰、扭转感困难,咳嗽、喷嚏、大小便时可使疼痛加剧。男性多见,重者因腰背疼痛而不能活动。若处理不当或治疗不及时可使病程延长,从而转变为慢性腰痛。

(一) 毫针疗法

■ 治则:止痛舒筋,活络活血。

■ 主穴:后溪、阿是穴。

■ 配穴:水沟、肾俞、大肠俞、委中。

■ 操作:先刺水沟,向上斜刺 6～9 mm,施行捻转泻法;刺后溪,针尖朝合谷穴方向直刺 25～30 mm,施行捻转泻法 1 min,站立活动腰部,做前俯后仰、左右侧弯及旋转等动作,幅度由小及大,循序渐进。留针 20 min,每 7 min 行针 1 次。出针后再取俯卧位,取阿是穴、肾俞、大肠俞、委中均进针 25～30 mm,施行捻转泻法,产生局部酸胀感即可。

■ 方义:后溪属手太阳小肠经,八脉交会穴之一,通督脉。急性腰扭伤局部气滞血瘀,故选阿是穴。

(二) 特种针具疗法

1. 三棱针

■ 取穴:委中(患侧)。

■ 操作:先在腧穴部位上下推按,使血聚集穴部,常规消毒皮肤、针尖后,右手持针对准穴位迅速刺入,立即出针,将火罐吸附在该穴上,留罐 10～15 min。一般 1 次即可取得疗效。

2. 针刀

■ 取穴:腰骶部敏感压痛点、肾俞、大肠俞、阿是穴、委中。

■ 操作:嘱患者俯卧,腹下垫一个垫枕,在其腰骶部查找敏感压痛点,并在棘间、棘旁进行定点,根据患者疼痛的范围、大小选择进针点,通常在 4～8 点。皮肤常规消毒,采用中性水笔进行定位,取一次性 3～4 号小针刀进针,取肾俞、大肠俞、阿是穴和委中等穴位进行针刺,患者出现酸胀感觉后,留针 5 min。治疗后嘱患者注意休息。

(三) 特定部位疗法

1. 眼针

■ 取穴:眼双肾区、下焦区穴。

■ 操作:选择患者舒适,医者便于操作的体位。常规消毒后,使眼眶皮肤绷紧,右手持针在眼眶缘周穴区沿皮刺,不施手法,若进针后针感不明显,可施以刮柄法或将针体提出 1/3,稍改变方向后再行刺入。留针 5～10 min。出针时,刺手的拇、示二指捏持针柄,轻轻转动后缓慢出针 1/2,然后慢慢拔出,拔针后即刻用干棉球按压针孔,宜按压 1～3 min。

2. 头针

■ 取穴:枕上正中线、枕上旁线。

■ 操作:正中腰痛者取枕上正中线,单侧腰痛者取患侧枕上旁线,双侧腰痛者取双侧枕上旁线。常规

消毒后,医者以 1.5 寸毫针自强间穴针尖向脑户穴方向快速进针,刺入约 1.2 寸,留针 30 min。

3. 腕踝针

■ 取穴:下 5、下 6。

■ 操作:根据腕踝针区域划分腰部扭伤部位,进针点选下 5、下 6。常规消毒后,用直径 0.35～0.40 mm 毫针,进针 1～1.5 寸,并嘱患者作腰部回旋动作,留针 20～40 min。

(四) 按语

(1) 治疗期间注意腰部的保护,卧硬板床休息,避免劳累。

(2) 掌握正确的劳动姿势,如扛、抬重物时应使用护腰带,要尽量让胸、腰部挺直,髋膝部屈曲,起身应以下肢用力为主,站稳后再迈步,搬、提重物时应取半蹲位,使物体尽量贴近身体。尽量避免弯腰性强迫姿势工作时间过长。

第三腰椎横突综合征

第三腰椎横突综合征是指以第三腰椎横突部位明显疼痛和压痛为特点的慢性腰痛疾患。因附着于第三腰椎横突上的韧带肌肉筋膜等受到外力损伤或长期不良姿势所致的慢性劳损,多见于青壮年。临床主要表现为单侧或双侧腰痛,疼痛常放射到臀部及大腿外侧至膝关节平面,晨起或弯腰疼痛加重,检查时在骶棘肌外缘第三腰椎横突尖端处有局限性压痛,并可触及增粗的条索状硬块。本病属中医学“腰痛”范畴,多由于局部劳损,气虚血瘀,或感受风寒湿邪。病机为筋脉受损,气血瘀滞,肌筋粘连挛缩,不通则痛。辨证可分为寒湿腰痛证、瘀血腰痛证、肾虚腰痛证。

(一) 毫针疗法

■ 治则:疏筋通络,活血止痛。

■ 主穴:阿是穴、肾俞、大肠俞、委中、脊中。

■ 配穴:寒湿腰痛证加命门、腰阳关、阴陵泉;瘀血腰痛证加血海、膈俞;肾虚腰痛证加太溪、悬钟、命门。

■ 操作:诸穴均常规操作;寒湿腰痛和瘀血腰痛可于局部拔罐或刺络拔罐;肾虚腰痛者,命门穴以隔附子灸为佳。

■ 方义:委中为腰背足太阳经两分支在腘窝的汇合点,“腰背委中求”,可疏调背部经脉之气血;腰为肾

之府,肾俞可壮腰益肾;大肠俞、脊中、腰阳关、阿是穴可疏通局部经脉、络脉及经筋之气血,通经止痛。

(二) 特种针具疗法

1. 三棱针

■ 取穴:压痛点。

■ 操作:嘱患者俯卧位,找出病变部位及膀胱、胆经经脉循行路线压痛点,常规消毒,三棱针点刺出血后,将火罐拔于点刺的部位,一般每次选取 2～3 个痛点刺血拔罐,留罐 10～15 min。剧痛者每日刺血拔罐 1 次,每次更换拔罐部位,疼痛缓解后可隔日 1 次。10 次为 1 个疗程,每疗程间隔 7 日,一般治疗 2～3 个疗程。

2. 针刀

■ 取穴:第三腰椎横突尖端压痛点。

■ 操作:嘱患者俯卧位,体表定位第三腰椎横突尖端压痛点。常规消毒,铺无菌洞巾,每个治疗点予局部麻醉。刀具选用Ⅰ型 4 号针刀,严格按照四步进针法要求操作。定位于第三腰椎棘突上缘旁开 3 cm,针刀刀口线与脊柱纵轴平行,针刀体与骨面垂直,针刀经过皮肤、皮下组织等,直达横突骨面,此时将刀体向外侧移动,觉有落空感时,即到达第三腰椎横突尖

端,用提插法切开该处粘连、瘢痕 3～4 次,深度约 0.5 cm,以松解腰肋韧带在横突尖部的附着点,然后调转刀口线 90°,沿第三腰椎横突边缘切割 3～4 刀,深度约 0.5 cm,以松解横突间韧带粘连。术毕,取出针刀,压迫止血后,创可贴覆盖。每周治疗 1 次,10 次为 1 个疗程。

(三) 特定部位疗法

1. 足针

■ 取穴:太溪、太钟、水泉。

■ 操作:局部常规消毒后,取 1 寸长的毫针直刺,捻转得气后留针 30 min,每隔 10 min 行针 1 次,行中等强度刺激,用平补平泻法。或在留针期间,施以温针灸或艾条熏烤,也可在针后加灸。每日 1 次,10 次为 1 个疗程。

2. 腕踝针

■ 取穴:患侧的下 5、下 6。

■ 操作:常规消毒后,选用 0.25 mm×40 mm 一次性无菌针灸针,用右手拇、示、中三指持针柄,左手拇指轻压患侧外踝上 3 寸的针刺点附近皮肤,使皮肤略绷紧,针体与皮肤呈 30°角向近心端快速刺入皮下,然后将针放平,并沿皮下缓慢推入,直至针体没入皮下,要求患者无得气感,留针约 30 min。每日治疗 1 次,10 次为 1 个疗程。

(四) 按语

(1) 针灸治疗本病疗效快而显著,治疗的关键在于局部取穴,强调"以痛为输"。

(2) 治疗期间应卧硬板床,可尝试侧卧屈膝睡眠。

(3) 适当休息,避免劳累,慎防风寒侵袭。

腰背筋膜炎

腰背筋膜炎,又称腰背及纤维组织炎,是指因寒冷、潮湿、慢性劳损而使腰背肌筋膜及肌组织发生水肿、渗出及纤维变,出现腰背痛的一种疾病。本病疼痛部位一般比较广泛、喜温热,属中医学"筋伤"范畴。本病是一种好发于中老年的临床常见病、多发病、慢性疾病,且缠绵难愈。病机是外伤后治疗不当或外感风寒湿邪,引起气血壅滞,经脉受阻,不通则痛。

(一) 毫针疗法

■ 治则:疏筋活血,温经通络。

■ 主穴:阿是穴。

■ 配穴:气海俞、三焦俞、命门、腰阳关。

■ 操作:诸穴均常规操作。因寒湿或瘀血可于局部拔罐或刺络拔罐。

■ 方义:气海俞,善治元气之为病,是元气转输于后背的部位,和三焦俞合用行气活血,腰阳关除湿降浊,和命门合用共同温煦和推动脏腑的生理活动。《类经附翼》曰:"命门之火,谓之元气;命门之水,谓之元精。"

(二) 特种针具疗法

1. 火针

■ 取穴:阿是穴。

■ 操作:嘱患者取俯卧位,将皮肤暴露,常规消毒,随后使用止血钳夹持乙醇棉球点燃后用外焰将火针烧红(或直接使用酒精灯),于患者疼痛部位快速刺入腧穴,留针 30 min,每周 3 次。

2. 针刀

■ 取穴:阿是穴。

■ 操作:嘱患者仰卧位,对疼痛部位进行消毒,并用无菌洞巾置于疼痛部位,实施麻醉,采取定向、定点、加压、分离、刺入等顺序进针。针刀进入病灶处后用纵向切割或横向切割方式,剥离粘连的结节硬块,同时给予铲拨处理。

3. 芒针

■ 取穴:第 1 腰椎棘突下及左右旁开 1.5 寸和 2 寸处(即督脉和膀胱经第 1、第 2 侧线)。

■ 操作:嘱患者取俯卧位,操作部位常规消毒后,用 28 号 6 寸芒针,针尖朝垂直于臀沟水平线方向与皮肤呈 30°角快速进入皮下后,将针放平,贴近皮肤表面,沿皮下进针 5 寸,针体留于皮下组织浅层,稍加捻转,患者有酸、麻、胀痛感即可。每次治疗 20 min,隔日 1 次,7 次为 1 个疗程。

(三) 特定部位疗法

1. 耳针

■ 取穴:腰骶椎、神门、肾上腺。

■ 操作:耳针轻刺激,留针 30 min,每日 1 次。或用王不留行籽、磁珠等物,附在耳穴部位,以小方块胶布固定,使耳穴局部有酸痛感为度,每日按压数次,两耳交替进行。每日1次,10次为1个疗程。

2.足针

■取穴:涌泉、腰腿点、太溪、固精、足中平。

■操作:局部常规消毒后,取1寸长的毫针直刺,捻转得气后留针30 min,每隔5～10 min行针1次。实证行强刺激,用泻法;虚证行中等强度刺激,用平补平泻法。同时涌泉穴针后隔附子片灸5壮,每壮如枣核大。每日1次,10次为1个疗程。

3.平衡针

■取穴:腰痛穴(前额中央点,即将前额划一个

"十"字,取"十"字中间点)。

■操作:嘱患者采用坐位或者卧位。采用长75 mm无菌毫针,常规穴位皮肤消毒后,针尖向下平刺30 mm,快进快出,采用上下提插法,3 s之内完成针刺过程,达到要求针感时,即可出针。

(四)按语

(1)日常生活及劳动中应尽量多变换姿势,纠正不良姿势。

(2)注意腰背功能锻炼,注意保暖,局部热敷,防止受凉。

(3)急性期注意休息。

肋软骨炎

肋软骨炎又称为肋软骨疼痛性非化脓性肿胀或胸软骨痛,是临床常见病。临床表现为局部隆起肿胀,局部压痛或触痛,无化脓性炎症改变,病变累及肋软骨,以2、3肋常见,伴有憋气、咳嗽、上肢活动受限等。属于中医胸肋骨痹、瘀血、胁痛、筋结、痰核流注的范畴。本病的外因为风寒湿热等外邪,内因主要有七情内伤、饮食劳伤等,不内外因主要为外伤跌扑。病机为风寒湿热等外邪侵袭,人体正虚,邪气乘虚而入,邪壅肝胆经脉,阻滞气机,气血凝滞不通则痛;七情、劳伤最易伤阴耗血,肝藏血,肝主疏泄畅情志,肝血亏虚,肝脉不荣则痛。

(一)毫针疗法

■治则:消肿止痛。

■主穴:阿是穴。

■配穴:内关、膻中、大椎。

■操作:斜刺或横刺,针尖对痛点,轻度刺激,用泻法。

■方义:膻中为气会之处,有调气降逆、宽胸利膈之功;大椎乃手足三阳及督脉之交会穴,又是全身强壮穴之一,动物研究表明,针刺大椎穴可增强网状内皮系统功能,增强免疫功能,三穴相配,达到"脉道以通,血气乃行"之目的。内关系厥阴心经之络穴,别走手少阳,又系八脉交会穴之一,通于阴维,一穴而通三经。络脉不通当有筋骨皮肉之病,而筋骨皮肉之病当取络穴而治,肋骨疼痛非在内腑,所以在络脉选取循行于心包之络内关穴。

(二)特种针具疗法

1.皮肤针

■取穴:阿是穴、膻中、内关。

■操作:常规操作,每分钟叩刺100次左右。用皮肤针叩刺出血后,将火罐拔于点刺的部位,一般每次选取2～3个痛点刺血拔罐,留罐10～15 min。10次为1个疗程。

2.三棱针

■取穴:阿是穴。

■操作:局部消毒,患者取俯卧位,用三棱针点刺出血或皮肤针叩刺出血后,将火罐拔于点刺的部位。一般每次选取2～3个痛点刺血拔罐,留罐10～15 min。剧痛者每日刺血拔罐1次,每次更换拔罐部位,疼痛缓解后可隔日1次。10次为1个疗程,每疗程间隔7日,一般治疗2～3个疗程。

(三)特定部位疗法

1.耳针

■取穴:压痛点、神门、肾上腺。

■操作:毫针刺法常规操作,轻刺激,留针30 min,每日1次。或用王不留行籽、磁珠等物,附在耳穴部位,以小方块胶布固定,使耳穴局部有酸痛感为度,每日按压数次,两耳交替进行。每日1次,10次为1个疗程。

2.足针

■取穴:①腰腿点、冲谷、中昆仑。②阴脉、阳跷、泉生足。

■操作：上列两组穴位,任选一组。局部常规消毒后,取1寸长的毫针直刺,捻转得气后留针20 min,每隔5 min行针1次,行强刺激,用泻法。体弱者改用中等强度刺激,用平补平泻法,针后加温灸,各穴灸5～10 min。每日1次,10次为1个疗程。

(四) 按语

(1) 治疗期间应注意休息,不宜过度劳累。

(2) 保持心情舒畅,劳逸结合,进行适当的体育锻炼。

(3) 饮食宜清淡,忌食肥甘辛辣之品,戒烟酒。

腕管综合征

腕管综合征是指因腕管内组织增生或移位,腕管狭窄,压力增高,使正中神经在腕管内受压所引发的桡侧3～4个手指麻木、疼痛等症状,又称"正中神经挤压征"。一般以腕部劳损引起腕管狭窄,压迫正中神经而引起手指麻木为主症。中医学认为,本病系因局部劳作过度,积劳伤筋,或受寒凉,致使气血凝滞,不能濡养经筋而发。病机为正气不足,风邪袭肌,寒湿淫筋,或跌挫损伤,血瘀经络,气血运行受阻。

(一) 毫针疗法

■治则：舒筋活络,活血化瘀。

■主穴：大陵、阳池、阳谷、经渠、外关透内关。

■配穴：手指发麻加曲池、合谷;手背红肿加中渚、液门;夜寐不安加神门、三阴交;大鱼际萎缩加鱼际。

■操作：针刺部位常规消毒,快速进针,提插捻转至有酸麻胀感。

■方义：大陵、阳池、阳谷、经渠、外关透内关均在腕管周围,局部取穴,能疏通部经脉,主治腕痛;曲池、合谷有疏散风寒、通经活络之功效;中渚、液门有消肿定痛、活血通络之功效;神门、三阴交宁心安神;鱼际通经行气、活血生肌。诸穴合用,共奏通经活络、行气消肿、疏风散寒之功效。

(二) 特种针具疗法

1. 针刀

■取穴：阿是穴(反应点定位：以掌长肌腱和桡侧腕屈肌腱为标志,于掌长肌腱桡侧和桡侧腕屈肌腱尺侧压痛点处定2～4点)。

■操作：患者卧于治疗台上,掌心向上。施术局部无菌消毒后,予0.5%利多卡因局部麻醉后,针刀刀口线与肢体纵轴方向平行进针,垂直刺入皮肤,分别向腕侧和肩侧切开腕横韧带3～4刀后出针。术后予以局部压迫止血。

2. 针刀结合皮内针

■取穴：大陵、内关为主穴;间使、外关、阳溪、阳池、阳谷、列缺、鱼际、内劳宫、合谷,每次取3～4穴为配穴。

■操作：嘱患者坐位,局部无菌操作后,用镊子夹持针柄,对准穴位,垂直刺入,使环状针柄平整地留在皮肤上,用胶布固定。埋针2日后取出,1周后同法再次行针1次,2日后取出。

(三) 特定部位疗法

1. 手针

■取穴：阿是穴、阳谷、经渠、外关透内关。

■操作：手取自然弯曲位,常规消毒后,用28～30号1～1.5寸长的毫针,取穴后,紧靠骨膜外面垂直于掌面直刺,以不刺入骨膜为准。刺入穴位行捻转手法,得气后,留针20～30 min。每日或隔日1次,10次为1个疗程。

2. 足针

■取穴：足三里、阳陵泉、三阴交、飞扬、悬钟。

■操作：一般取患侧穴位,重者取双侧穴。局部常规消毒后,取1～1.5寸长的毫针予常规刺,捻转得气后留针20 min,每隔5 min行针1次。行强刺激,用泻法。并配合按摩患部10～15 min。每日1次,7次为1个疗程。

(四) 按语

(1) 因外伤引起导致骨折脱位而引起本病者,应在骨折愈合及关节复位后,再考虑针灸治疗。

(2) 本病及时治疗多能取得良好的疗效,病情严重者当结合其他疗法综合治疗。

(3) 术后可用活血化瘀、舒筋活络类中药熏洗腕部。

腱鞘炎

腱鞘炎是以手腕部（或足背部）的腱鞘受到外伤、劳损而逐渐肿胀、疼痛为主的常见疾病。属于中医学"筋痹"或"筋凝症"的范畴。常以受损关节不利局部肿痛并向患侧肢体放射为主要症状。起病初期在手指屈伸时产生弹响、疼痛，关节活动不灵活，肿胀；严重时关节绞锁在屈曲或伸直位，关节不能伸直或屈曲。本病因局部劳作过度，积劳伤筋，或受寒凉，气血凝滞，气血不能濡养经筋而发病。病机为营卫先虚，腠理不密，兼劳伤损及经筋，寒邪所凑，正气为邪所阻而不能畅行，气血凝滞，不通则痛。

（一）毫针疗法

- 治则：舒筋活络，消肿止痛。
- 主穴：列缺、合谷、阳溪、阿是穴。
- 配穴：足背部加太冲、解溪、足临泣。
- 操作：阿是穴因其所在部位肌肉薄厚不同而应灵活掌握针刺深浅；其他穴位按常规针刺，同时配合施灸。
- 方义：腱鞘炎好发于桡骨茎突周围，累及手太阴、手阳明经脉，列缺在桡骨茎突之上，合谷、阳溪二穴也在周围，外加阿是穴均属局部或邻近取穴，有通经活络、舒筋止痛的作用。

（二）特种针具疗法

1.火针

- 取穴：阿是穴、列缺、合谷、阳溪、太渊、经渠。
- 操作：根据针刺的深度确定针体烧红的长度，针红时迅速将针准确地刺入穴位，不留针，操作过程要快、准，注意防止烧伤，避开血管。

2.针刀

- 取穴：桡骨茎突条索状隆起部位压痛点。
- 操作：嘱患者仰卧位，按压桡骨茎突条索状隆起部位寻找压痛点，并在压痛点下近拇指端用龙胆紫定位，局部皮肤常规消毒，局麻下自定位处进行针刀治疗。刀口线与腱鞘纵轴平行，针体垂直于皮肤刺入腔鞘，纵行切割腱鞘上纤维管，出针后改用圆头钳治疗，顺原针孔钳头向上与皮肤成斜角刺入狭窄的腱鞘内，当钳头推过压痛点后，停止进钳。扩张开钳头的

同时缓慢回拉钳身，在回钳的过程中使张开的钳头将狭窄的腱鞘扩开，出钳。最后改用圆头针顺原针孔进行纵行疏通剥离，消除其粘连，出针。

3.浮针

- 取穴：局部取穴[反应点定位：患肌及肌筋膜触发点（MTrP），主要患肌为拇短伸肌、拇长展肌、肱桡肌等，通常可在患肢前臂掌面肱骨外上髁下方3～4 cm处（约手三里穴）触及紧硬条索或痛性结节]。
- 操作：采用中号一次性浮针，借助浮针进针器入皮。根据病情、MTrP、局部皮肤情况等选择进针点，如在前臂掌面桡侧中央，朝 MTrP 点进针。患者取坐位，患侧上肢置于软枕上，虎口朝上。进针点常规消毒后，针尖与皮肤呈 15°～25°刺入皮肤，调整针体使沿皮下向前推行，针尖指向 MTrP，待软套管没入皮下后，将针尖退回软管内并锁定。手持针座，针尖上翘，做扇形的扫散运动。待疼痛缓解或触发点硬结松软后，抽出针芯，将软套管留置皮下，5～8 h后出针。每周治疗 3 次，6 次为 1 个疗程。

4.锋钩针

- 取穴：局部取穴。
- 操作：在肿物近侧 1 cm 处用甲紫药液作好标记，局部无菌消毒后铺好洞巾，予局部浸润麻醉，医者左手握住患指，右手持锋钩针于局部针眼处使镰状刀尖部垂直刺入皮肤。然后右手向前下方用力于刀尖部，使刀尖部向前达于肿物下方，向下达于骨面，锋钩针与皮肤成30°角，左手用力使患者被动屈曲，右手用力固定锋钩针，左手再用力使患指被动伸直。其间右手可感到刀刃在腱鞘中划过时的"咔咔"声，重复上述动作 1 次，出针。局部创可贴包扎，患处忌水洗 2 日，术后第 2 日开始进行患指屈伸练习，第 3 日取下创可贴即可。

（三）特定部位疗法

1.手针

- 取穴：手部阿是穴。
- 操作：手取自然弯曲位，常规消毒后，用28～30号 1～1.5 寸长的毫针，取穴后，紧靠骨膜外面垂直于掌面直刺，以不刺入骨膜为准，行平补平泻法，留针

20～30 min。每日 1 次,10 次为 1 个疗程。

2. 腹针

■ 取穴:中脘、商曲(健侧)、滑肉门(患侧)。

■ 操作:局部常规消毒,取 0.25 mm×40 mm 毫针,根据痛点位置选取滑肉门三角针刺,刺入 1 寸左右,留针 30 min,间隔 5 min 捻转 1 次。每日治疗 1 次,10 次为 1 个疗程。

(四) 按语

(1) 针灸治疗本病疗效较好;日常生活中要注意手指、手腕的正确姿势,不要过度弯曲或后伸;提拿物品不要过重;手指、手腕用力不要过大。

(2) 治疗期间患病部位应注意保暖,避免寒湿。

腱鞘囊肿

腱鞘囊肿是筋膜部位发生的囊肿物,以腕关节多见,也可发生在手掌关节和足趾关节的背面腘窝处。属于中医"筋瘤""筋结"等范畴。多见于青壮年女性。因腱鞘关节引起局部炎性肿胀,腱鞘和关节囊积液变薄、扩张而逐渐形成囊肿。病因与外伤、劳损有关。病机为筋膜受到外力损伤后,受到邪气侵袭,邪气郁积于内部,导致运化受阻,产生不畅,骨节经络积聚水液后,形成囊肿;或过度活动腕关节,手提重物,造成经筋劳伤,阻碍气津运行,于筋脉处凝集后,形成囊肿,属于有形实邪。

(一) 毫针疗法

■ 治则:行气活血,化瘀活血。

■ 主穴:囊肿局部(阿是穴)

■ 配穴:上、下肢酸痛无力者可循经选穴,以活血化瘀、舒筋止痛。

■ 操作:用毫针在囊肿周围呈 45°角分别向囊底刺入,穿透囊壁,留针 10 min;或用三棱针在囊肿高点处进针,直刺穿透囊壁,出针时摇大针孔,用手指由轻到重挤压囊肿片刻,将囊液挤出,最后用消毒纱布加压固定。

■ 方义:阿是穴疏通局部经络之气,具有舒筋活络、通络散结的作用。

(二) 特种针具疗法

1. 火针

■ 取穴:囊肿局部。

■ 操作:在囊肿上选 2～3 个点做标记。根据针刺的深度确定针体烧红的长度,针红时迅速将针迅速点刺,不留针。出针后,用手指由轻到重挤出囊液,挤出囊液后,用消毒纱布加压固定。操作过程要快、准,注意防止烧伤,避开血管。

2. 皮肤针

■ 取穴:囊肿局部。

■ 操作:取囊肿部位四周,一般选 5～10 个点。将囊肿周围皮肤常规消毒,选 0.5 寸针沿囊肿斜刺,将囊肿控制在针刺之下,再用皮肤针敲打刺激囊肿 30 min,敲刺力量由弱变强,频率由慢变快,直至囊肿部位慢慢渗出米黄色颗粒状液体。

3. 针刀

■ 取穴:囊肿局部。

■ 操作:患者取适当体位,充分暴露囊肿部位,进行常规皮肤消毒,铺无菌洞巾,术者戴无菌手套,以 1%利多卡因注射液进行局部浸润麻醉。左手固定囊肿,避开周围重要血管、神经。右手持针刀,刀口线与囊肿部位肌腱走行方向一致,针体垂直于皮肤,于囊肿最高点刺入囊内,勿刺破囊下壁,略上提针刀,令针体倾斜,运用纵行切割法,分别将上、下、左、右四个方向的囊壁切开。出针后,用双手的示指及拇指向囊肿中心进行挤压,排出果冻样胶状黏液,边挤边擦去黏液,至囊肿平复为止。创可贴贴敷创口,创口 3 日勿沾水,保持清洁干燥防止感染。

(三) 特定部位疗法

1. 足部反射区按摩

■ 取穴:肺、肾、心、肝、脾、肾上腺、输尿管、膀胱、淋巴腺等。

■ 操作:足部常规消毒后,在全足按摩的基础上,用一只手握住脚部,另一只手的拇指按压,对重点反射区反复推拿,对心、肺反射区要认真操作,并寻找敏感点,以痛减为度。每日 1 次。

2. 腹针合挑治法

■ 取穴:中脘、滑肉门(患侧)、商曲(健侧)、上风湿点。

■ 操作:① 腹针法。嘱患者仰卧位,常规消毒,选用 32～34 号细针,根据体形胖瘦情况选择针具长短,进针时应避开血管,施术要轻、缓,一般采用只捻转不提插和轻捻转慢提插的手法。进针后停针 3～5 min 候气,3～5 min 后再捻转使局部产生针感,再隔 10 min 后行针 1 遍,加强针感,使之向四周和远处扩散,留针 30 min 后取针,10 次为 1 个疗程。② 挑治法。取阿是穴。患者屈肘,穴位常规消毒,医者用消毒之大号缝衣针,右手持针,缓慢进针,当针尖穿过皮肤后把针尖翘高一点,提高针体做左右摇摆的动作,把挑起的表皮拉断,再挑出一些稍具黏性的皮内纤维,挑毕,创口涂上碘伏,外贴无菌小纱垫。每次挑 1点,隔 2～3 日挑 1 次。

（四）按语

(1) 针灸治疗本病有良效,可作为首选之法。

(2) 操作时要注意局部严密消毒,防止感染。如囊肿复发,再予针灸,依然有效。

(3) 治疗期间和治愈之后 1 个月内应注意局部保暖,避免局部劳累。

肘劳

肘劳,相当于西医学的肱骨外上髁炎,是以肘部疼痛关节活动障碍为主症的疾病,俗称"网球肘",属于中医学"伤筋""痹证"的范畴。中年人发病率较高,男女之比为 3:1,右侧多于左侧。临床一般在肱骨外上髁处有局限性压痛点,有时压痛可向下放散,前臂旋转和伸肘时活动受限为主症。本病多因前臂旋转、肘关节屈伸等用力不当,或者寒湿之邪侵袭肘部经络,导致肘部外侧疼痛,握物无力。中医学认为本病系劳累汗出,营卫不固,寒湿侵袭肘部经络,使气血阻滞不畅,或长期从事旋前伸腕等剧烈活动,使筋脉损伤、瘀血内停等所致,不通则痛。

（一）毫针疗法

■ 治则:舒筋活血,通络止痛。

■ 主穴:曲池、肘髎、手三里、手五里、阿是穴。

■ 配穴:下臂前旋受限者加下廉;下臂后旋受限者加尺泽;肘内侧疼痛加少海;肘尖疼痛加天井。

■ 操作:手阳明经穴按常规针刺,阿是穴可作多向透刺或多针齐刺,留针 20～30 min;并可同时施灸,也可在痛点拔气罐或小火罐。

■ 方义:肘劳好发于肘外侧,此乃手阳明经脉所过之处,阳明为多气多血之经,又"主润宗筋",对劳损引起的肘关节疼痛,取阳明经曲池、肘髎、手三里、手五里旨在疏通筋络气血;配用阿是穴以祛邪活络、舒筋止痛。

（二）特种针具疗法

1. 火针

■ 取穴:阿是穴、手三里、手五里、曲池。

■ 操作:根据针刺的深度确定针体烧红的长度,针红时迅速将针准确地刺入穴位,不留针,迅速刺入局部穴位,每 3 日火针点刺 1 次,3 次为 1 个疗程。操作过程要快、准,注意防止烧伤,避开血管。

2. 针刀

■ 取穴:肱骨外上髁痛点。

■ 操作:嘱患者俯卧,局部做好标记。位置确定之后进行局部皮肤常规消毒以及覆盖无菌巾。操作者佩戴好口罩、帽子以及无菌手套,用利手拇、示指持 3 号针刀,非利手拿消毒纱布夹住刀体,于标记处沿下肢纵轴下刀,针体与皮肤垂直,迅速刺入患者皮下组织层部位。然后再逐渐深入,以小针刀插入筋膜层,在痛点外 0.5 cm 开始彻底松解。当刀下出现松动感的时候即可缓慢拔出针刀。针刀拔出后立即重力按压刀口 3 min,以预防发生出血,并可在治疗点贴上创可贴。1 周治疗 1 次,3 次为 1 个疗程。

（三）特定部位疗法

1. 耳针

■ 取穴:神门、皮质下、颈、肩、臂、肘。

■ 操作:常规消毒后,在阳性反应点针刺或将带有王不留行籽贴压并按揉片刻,以局部有发热感为度,每日按揉 2～3 次,每次 3～5 min,3 日更换 1 次,两耳同时施治,10 次为 1 个疗程。

2. 腹针

■ 取穴:中脘、商曲、下脘。

■ 操作:患者取平卧位,暴露腹部,常规消毒后,严格按照腹针要求取穴及进针。据患者的胖瘦情况定针具之长短,病程长短定针刺之深浅。常留针 30 min,5 min 捻转 1 次。每日治疗 1 次,10 次为 1 个疗程。

（四）按语

（1）针灸治疗本病疗效确切，2～3次即可见效。

（2）针灸治疗期间应避免肘部用力过度，急性发作者应绝对避免肘关节运动。病程较长局部肌腱或组织发生粘连者可配合推拿，并作适当活动，有利于康复。

（3）应注意局部保暖，避免寒湿的入侵。

臂丛神经痛

由发出臂丛神经的神经根以及神经丛、神经干原发或继发病变所产生的疼痛，称为臂丛神经痛。属中医学痹证、肩臂痛范畴，《灵枢·经脉》篇指出手三阳及手三阴经脉均分布于肩、臂之内外侧，故凡各经脉病变时，均可出现本经循行部位的疼痛，其经筋为病，也可随其分布于颈、项、肩、臂等处而发生疼痛。主要表现为颈根部、肩部、上肢和手的疼痛，其常见的原因有炎症、感染、压迫（肿瘤或结核等）、损伤（颈椎损伤、脱位和骨折等）及其后遗症等。病因病理为风寒湿气客于外分肉之间，迫切而为沫，沫得寒则聚，聚则排分肉而分裂也，分裂则痛。

（一）毫针疗法

▪ 治则：舒筋活络，止痛。

▪ 主穴：臂臑、曲池、内关、合谷。

▪ 配穴：大椎、肩贞、极泉。

▪ 操作：极泉，直刺或斜刺0.3～0.5寸，在腋窝顶点，腋动脉搏动处，需避开腋动脉。其余穴位皆常规针刺。

▪ 方义：臂臑、曲池、内关、合谷、肩贞、极泉皆为上臂局部取穴，以舒筋活血、活络止痛，而大椎为手足三阳经的阳气及督脉的阳气汇合而成，疏通三阳经脉。

（二）特种针具疗法

1. 针刀

▪ 取穴：手三里。

▪ 操作：选用无菌的扁圆刀水针刀，取3～5段安痛宁药磁线装入无菌磁线水针刀备用。选取微创三针点，常规消毒后，在患者双侧手三里穴注入安痛宁四联针，水针刀纵行分离3～6刀，刀下有松动感后，留植药磁线。

2. 芒针

▪ 取穴：颈臂（胸锁乳突肌后缘下1/3处，约锁骨上2寸）。

▪ 操作：常规消毒后，从颈臂以15°角快速斜刺进针，然后缓缓捻送针体，按顺时针方向单向捻转滞针，充分得气。每隔10 min行针1次，使针感向腹部扩散，留针30～60 min。

（三）特定部位疗法

1. 耳针

▪ 取穴：神门、皮质下、颈、肩、臂、肘、指。

▪ 操作：常规消毒后，在阳性反应点处针刺或以王不留行籽贴压并按揉片刻，以局部有发热感为度，每日按揉2～3次，每次3～5 min。隔日更换1次，两耳交替施治5次为1个疗程。

2. 腹针

▪ 取穴：中脘、关元、商曲、滑肉门。

▪ 操作：患者取平卧位，暴露腹部，常规消毒后，严格按照腹针要求取穴及进针。据患者的胖瘦情况定针具之长短，病程长短定针刺之深浅。留针30 min，每日1次，连续治疗3日，以后每5日治疗1次。

（四）按语

（1）针灸治疗本病疗效良好，一般2～3个疗程可有改善。

（2）对臂丛神经痛的患者肢体应适当休息。

（3）根据病情需要可以配合推拿。

梨状肌综合征

梨状肌综合征是因梨状肌损伤、结构变异等原因引起梨状肌水肿、肥厚、变性及挛缩，导致坐骨神经及血管受压所出现的一系列症状。临床上以臀部疼痛为主，向下肢放射，严重时臀部呈现"刀割样"或"灼烧样"疼痛，双腿屈曲困难,夜间睡眠困难。本病多见于中老年人,属于中医学的"筋痹""痹证"等范畴。多由间接暴力所致,如闪、扭、跨越、反复下蹲等动作及慢性劳损,感受风寒侵袭等引起。病机为正气不足,卫外不固,腠理疏松,适逢风、寒、湿等外邪乘虚侵入人体,留滞于筋骨、肌肉,使气血痹阻不通,"不通则痛,不荣则痛"。

(一) 毫针疗法

■ 治则:舒筋活血,通络止痛。

■ 主穴:秩边、环跳。

■ 配穴:承扶、委中、阳陵泉、悬钟。

■ 操作:常规消毒,秩边、环跳均直刺2.5寸,使针感向下肢传导;承扶、阳陵泉直刺1.5寸;委中、悬钟均刺0.5寸。

■ 方义:"经络所过,主治所及",环跳穴和秩边穴搭配,是治疗坐骨神经痛的绝佳穴位。

(二) 特种针具疗法

1. 圆利针

■ 取穴:梨状肌三穴、委中、阳陵泉。

■ 操作:各穴位常规消毒后,先用0.6 mm×125 mm规格的新九针圆利针直刺患侧梨状肌三穴60~80 mm,使针感向膝部、小腿外侧或足底放射,再用0.32 mm×40 mm毫针依次刺患侧委中、阳陵泉,以得气为度。每10 min行针1次,留针20 min出针。

2. 针刀

■ 取穴:髂后上棘和尾骨尖部位的连线中点与股骨大转子连线的中部、内侧1/3处(即坐骨神经于梨状肌下孔出口的部位)。

■ 操作:嘱患者俯卧于治疗床上,局部做好标记。位置确定之后进行局部皮肤常规消毒以及覆盖无菌巾。操作者佩戴好口罩、帽子以及无菌手套,用利手拇、示指持3号针刀,非利手拿消毒纱布夹住刀体,于标记处沿下肢纵轴下刀,针体与皮肤垂直,迅速刺入患者皮下组织层部位,然后再逐渐深入。当患者出现麻木感或下肢出现过电样的感觉时,说明针尖已经刺到梨状肌下孔坐骨神经出口的位置,将针刀沿进刀方

向回退2 cm,再将针刀体倾斜10°~20°角向内侧或外侧刺入。当刀下出现坚韧感时,说明针尖已经到达坐骨神经在梨状肌下孔的卡压点位置,再使用提插针刀的方法向下进针,进针范围在0.5 cm以内。当刀下出现松动感的时候即可缓慢拔出针刀。针刀拔出后立即重力按压刀口3 min,以预防发生出血,并可在治疗点贴上创可贴。1周治疗1次,3次为1个疗程。

(三) 特定部位疗法

1. 耳针

■ 取穴:坐骨神经、臀、髋、耳神门。

■ 操作:常规消毒后,用毫针柄在准备选用的穴区内寻找反应点,如反应点探查不到,则按耳穴定位的穴点治疗。用王不留行籽贴压或埋线,隔日1次,嘱患者每日按压2~3次。双侧耳穴交替使用,10次为1个疗程。

2. 腹针

■ 取穴:水分、气海、关元。急性腰椎间盘突出者加水沟、印堂;陈旧性腰椎间盘突出者加气穴(双);以腰痛为主者加外陵(双)、气穴(双)、四满(双)或金河(在气海穴旁开5分;取双侧);合并下肢痛及麻木者加气旁(在气海穴旁开5分;取对侧)、外陵(患侧)、下风湿点(患侧)、下风湿下点(患侧)、委中。

■ 操作:患者取平卧位,暴露腹部,常规消毒后,严格按照腹针要求取穴及进针。据患者的胖瘦情况定针具之长短,病程长短定针刺之深浅,采用只捻转不提插手法,每隔10 min行针1次,并嘱患者活动患部。据情况调整针的深浅,以见效即止,并通过灸神阙以壮元阳、温经络。每日1次,留针30 min后起针,6次为1个疗程,疗程间休息3日。刺络者取患侧委中或肝胆区之明显瘀络处,每周2~3次。

(四) 按语

(1) 急性损伤期,应卧床休息1~2周,以利于损伤组织的修复。

(2) 注意保暖,避免寒邪刺激。

(3) 避免重体力劳动,避免弯腰、搬重物等动作。

坐骨神经痛

坐骨神经痛指沿坐骨神经通路以放射性疼痛为主要特点的综合征。古称"坐臀风""腿股风""腰腿

痛"等。典型的坐骨神经痛表现为患者在活动中,如弯腰、举重等动作过程中,突然出现腰部不能动弹,一

侧臀部及大腿后侧剧痛，小腿后外侧及足跟出现放射痛，休息不能减轻。腰部闪挫、劳损、外伤等可损伤筋脉，导致气血瘀滞，不通则痛；久居湿地，或涉水、冒雨、衣着单薄、汗出当风，风寒湿邪入侵，痹阻腰腿部；湿热邪气侵淫，湿浊郁久化热，机体内蕴湿热，流注足太阳、少阳经脉均可导致腰腿痛。本病主要属足太阳、足少阳及经筋病症。

（一）毫针疗法

■ 治则：通经活络，舒筋止痛。

■ 主穴：足太阳型取环跳、阳陵泉、秩边、承扶、殷门、委中、承山、昆仑。足少阳型取环跳、阳陵泉、风市、膝阳关、阳辅、悬钟、足临泣。

■ 配穴：寒邪侵袭者，加灸大椎、阿是穴；气滞血瘀者，加膈俞、合谷、太冲；有腰骶部位疼痛者，加肾俞、大肠俞、腰阳关、腰夹脊、阿是穴。

■ 操作：诸穴均常规针刺，用提插捻转泻法，以出现沿腰腿部足太阳、经足少阳经向放下射感为佳。

■ 方义：由于坐骨神经痛有沿足少阳经、足太阳经放射疼痛两种情况，故取足少阳经、足太阳经以疏导两经闭阻不通之气血，达到"痛则不通"的治疗目的。环跳为两经交会穴，一穴通两经；阳陵泉乃筋之会穴，可舒筋活络止痛，故可通用。

（二）特种针具疗法

1. 火针

■ 取穴：阿是穴。

■ 操作：常规消毒后，选 3～6 个痛点，采用 6.66 cm 钨钢火针，倾斜 45°在火焰上灼烧到针身烧红，刺入所选穴位，只点刺不留针，速刺疾出，每个穴位针刺一次，进针深度 1.67～3.33 cm。每日 1 次，7 次为 1 个疗程。

2. 蜂针

■ 取穴：腰阳关、秩边、环跳、委中和坐骨神经循行路线附近的穴位。

■ 操作：采用活蜂直刺法与点刺法相结合。在局部皮肤消毒后，用镊子夹着活蜂腰段，对准穴位或痛点，蜜蜂则自然将尾针刺入，蜂毒通过螫针注入人体，留针 10～20 min 后将蜂针拔出。每日治疗 1 次，7 日为 1 个疗程。

（三）特定部位疗法

1. 耳针

■ 取穴：坐骨神经、腰椎、神门。

■ 操作：常规消毒后，在阳性反应点针刺或以王不留行籽贴压并按揉片刻，以局部有发热感为度，每日按揉 2～3 次，每次 3～5 min。3 日更换 1 次，两耳同时施治，10 次为 1 个疗程。

2. 腹针

■ 取穴：痛点腹部对应处。

■ 操作：首先在背腰部找准痛点（压痛点），常规消毒后，于腹部相对处进行针刺。如痛点在督脉线上，则于腹部任脉与痛点相对处针刺。痛点在脊柱偏外，于腹部任脉偏外对准痛点针刺。虚证用热补法，实证用凉泻法，不虚不实用平补平泻法。每日治疗 1 次，10 次为 1 个疗程。

（四）按语

（1）针灸治疗坐骨神经痛效果显著。如因肿瘤结核等引起者，应治疗其原发病；腰椎间盘突出引起的可配合牵引或推拿治疗。

（2）急性期应卧床休息，腰椎间盘突出者必须卧硬板床。

（3）劳动时必须采取正确姿势。平时注意防寒保暖。

膝骨性关节炎

膝骨关节炎是一种慢性关节疾病，以关节软骨退行性变和关节周围继发性骨质增生为特征，是中老年人群的高发疾病。临床表现为关节疼痛、压痛、弹响、关节积液、活动受限、关节畸形以及可有不同程度的局部炎症。本病由于风、寒、湿、热等外邪侵袭人体，闭塞经络汽血运行不畅导致。好发于中老年等肝肾亏虚之人，以肝肾亏虚为本，因复感风、寒、湿之外邪侵犯机体，正气亏虚不足以御邪或祛邪外出，风寒湿邪深入，痹阻关节筋脉，气血不通，气滞血瘀，关节不得气血之润养，不通、不荣则痛，从而发病，属本虚标实之证。辨证可分为风寒侵袭证、寒湿阻络证、肝肾亏虚证三个证型。

（一）毫针疗法

■ 治则：舒筋活络，通利关节。

■ 主穴：阳陵泉、绝骨、足三里、鹤顶、膝眼。

■ 配穴：风寒侵袭证加风府、风市；寒湿阻络证加阴陵泉、足三里；肝肾亏虚证加太溪、太冲等。

■ 操作：常规消毒，针刺得气后留针 10 min。

■ 方义：阳陵泉穴属筋会，为筋气汇聚之处，具有舒筋、壮筋、活络之效；绝骨穴为八会穴之髓会，有通经络壮骨补髓之效；足三里穴属足阳明经合穴四总穴之一，具有调理脾胃、扶正培元、通经活络之效；膝眼首见于《千金方》，能通利关节；鹤顶出自《本草纲目》，能通利关节、活络止痛。

（二）特种针具疗法

1. 三棱针

■ 取穴：委中。

■ 操作：在腧穴部位上下推按，使血聚集穴部。右手持针快速点刺委中穴出血，出针后即加罐 10 min。每周 2 次，重症者 3 次。

2. 芒针

■ 取穴：血海透梁丘，内膝眼透外膝眼，阳陵泉透阴陵泉。

■ 操作：患者取仰卧位，患膝下垫软枕，保持患膝屈曲 30° 左右，以舒适自然为度。穴位常规消毒后取 28 号 7 寸长的芒针，针尖从血海穴垂直向下刺入 3～4 分时针尖转向与大腿纵轴垂直透向梁丘；另取 28 号 5 寸长的芒针从内膝眼垂直向下刺入 3～4 分再转向对侧，针身穿过髌腱下方透向外膝眼；再取 28 号 7 寸长的芒针从阳陵泉斜刺朝内后方进针，针身穿过胫、腓骨之间，透向阴陵泉；以上刺灸手法很容易得气，如未得气可缓慢捻转即可得气。得气后留针 30 min，每日治疗 1 次，7 次为 1 个疗程。

（三）特定部位疗法

1. 耳针

■ 取穴：两侧耳尖穴、肾穴、热穴、患侧膝穴。

■ 操作：常规消毒后，取阳性反应点，王不留行籽贴压肾穴、热穴、膝穴。每日按揉 2～3 次，每次 3～5 min，3 日更换 1 次，两耳同时施治，3 次为 1 个疗程。

2. 腹针

■ 取穴：中脘、下脘、气海、关元、大横（双侧）、滑肉门（患侧）、外陵（患侧）、气旁（患侧）。膝关节内侧疼痛加下风湿内点，病久加气穴（双侧），关节肿胀加水分。

操作方法：患者取仰卧位，首先依据腹针定位方法，测量出穴位位置，并标示。然后用 75% 乙醇消毒穴区，用 0.20 mm×40 mm 规格的毫针直刺中脘穴、下脘穴、气海穴、关元穴，均深刺；滑肉门穴、外陵穴、气旁穴中刺，下风湿点浅刺，大横穴中刺。令患者活动患侧膝部，调整针刺深浅，以症状或疼痛减轻、消失为度。留针 30 min。

（四）按语

（1）减轻膝关节的负荷，如避免手提或背负重物、避免蹲、跪、踢动作等。

（2）嘱患者养成良好的生活习惯，增强体质，能减轻膝关节的负重，有助于患肢的康复。

急性踝关节扭伤

急性踝关节扭伤是临床常见的损伤之一，多由于行走不慎，足部受力不均，而致踝关节突然内翻或外翻而造成踝关节软组织损伤。中医称为"踝缝上筋"。临床表现包括伤后迅即出现扭伤部位的疼痛和肿胀，随后出现皮肤瘀斑；严重者患足因为疼痛肿胀而不能活动。发生最多的是内翻性损伤，尤以青壮年更多见。多因踝关节突然受到过度的内翻或外翻暴力引起，如行走或跑步时踏在不平的地面上，上下楼梯、走坡路时不慎失足踩空，或骑车、踢球等运动中不慎跌倒等。病机为跌扑闪挫，伤及气血，离经之血溢于脉外，骤然滞于局部，瘀滞不通而致肿痛俱现。

（一）毫针疗法

■ 治则：活血化瘀，消肿止痛。

■ 主穴：昆仑、太溪、绝骨、解溪。

■ 配穴：腰痛点、太冲、阿是穴。

■ 操作：诸穴均常规针刺，活动功能明显受限者，针刺腰痛点后嘱患者踝关节作后伸、前屈、左右旋转等活动。

方义：针刺解溪等穴位，以通其经络之路，而去其邪，络气舒通，邪气得泄，病症自除。选用阿是穴是"以痛为输"的选穴针刺方法。配以太冲是根据《指要赋》"且如行步难移，太冲最奇"的经旨。遵循"经脉所过、主治所及"的经旨，采用循经和局部选穴相结合，选用腰痛点治疗。

（二）特种针具疗法

1. 三棱针

■ 取穴：肿胀部位及足趾尖端或周围软组织压痛点。

■ 操作：定位后局部皮肤用 0.5％碘伏棉球常规消毒，用三棱针快速点刺穴位深 2～3 mm 后，用手轻轻挤压使其流出 5～10 滴血，待出血后可加拔火罐，使瘀血尽出。

2. 浮针

■ 取穴：患处局部。

■ 操作：常规消毒后，在距患肌 6～8 cm 处确定进针位置，进针后针尖朝向患肌，针体与皮肤呈 15°～20°刺入，深入皮下 5 mm 左右，略达肌层即可。运针深度一般到达患肌周边 1 cm 为止。其后进行扫散动作，右手拇指和中指捏住针座，示指和环指分居中指左右两侧，以拇指为支点，示指和环指一前一后作杠杆运动，扫散幅度约 40°角，频率约 100 次/分，每个进

针点扫散时间 2～3 min。

（三）特定部位疗法

1. 腕踝针

■ 取穴：外踝下区、下区、下区内踝下区。

■ 操作：皮肤常规消毒，取 1.5 寸毫针，针与皮肤呈 30°角，快速刺入皮下，然后将针体贴近皮肤表面，沿皮下浅表层刺入约 1.3 寸，以针下有松软感为宜（即针下无阻力），不做提插捻转。若患者有酸、麻、胀、重等感觉，需调针至皮下浅表层。针柄以胶布固定，针刺后患者运动时局部无感觉，留针期间让患者慢慢活动。

2. 头针

■ 取穴：对侧刺激区、顶颞前斜线。

■ 操作：局部常规消毒后，用 28 号 1.5 寸长的毫针沿皮快速进针，针尖与皮肤呈 30°角，将针体迅速推进至帽状腱膜下层，行小幅度快速捻转手法，捻转频率为 200 次/分，每次捻转持续约 1～3 min，留针 1 h。让患者自行活动，再点按阿是穴直到疼痛症状消失。

（四）按语

（1）急性踝关节扭伤多见于运动中踩踏不慎使足部过度内翻或外翻，发生踝部韧带扭伤，有时合并韧带撕裂、韧带断裂或撕脱性骨折。如果出现韧带撕裂、韧带断裂或撕脱性骨折时，针灸治疗可配合其他治疗手段。

（2）急性期应卧床休息。

足跟痛

足跟痛，是指一侧或者双侧足跟部发生疼痛而言。足跟痛有时与足痛或其他关节痛并见，还可见于现代医学中的痛风等疾病。肝肾精血亏虚是导致足跟痛的内因，受寒、劳损、扭伤等为诱发因素，痰瘀互结是导致足跟痛难愈的根源。足跟痛多因年老肝肾虚损，筋骨失养，复感风寒湿邪，或因损伤及筋骨，导致气血瘀滞，痰瘀内阻，久之内舍于肾，入侵于骨，导致足跟骨关节活动受损而成，即《灵枢》谓"邪在肾则病骨痛"。辨证可分为气血亏虚证、瘀血阻络证、肝肾不足证三种证型。

（一）毫针疗法

■ 治则：舒筋通络，化瘀止痛。

■ 主穴：太溪、照海、昆仑、绝骨、阿是穴。

■ 配穴：气血亏虚证加足三里、三阴交；瘀血阻络证加膈俞；肝肾不足证加太冲、阴谷。

■ 操作：昆仑与太溪相互透刺；若气血亏虚、肝肾亏虚者用补法；风寒湿阻、外伤所致者采用泻法。申脉、照海向患处针刺。

■ 方义：太溪、照海均为足少阴肾经的原穴，足少阴经的循行"别入跟中"，经脉所过主治所及，针刺此二穴可补肾健骨；昆仑为足太阳膀胱经腧穴，位于足跟部，可疏通足跟部经脉，使气血运行通畅，通则不痛；绝骨为八会穴之髓会，能益精髓，壮筋骨，配合局部阿是穴疏通局部经气，化瘀止痛。气血亏虚者加足三里、三阴交以补气活血，益气血生化之源；兼有血瘀者加膈俞以活血行血；

肝肾不足者加肝的原穴太冲、肾的合穴阴谷以补益肝肾。

（二）特种针具疗法

1. 针刀

■ 取穴：足底部位的痛点。

■ 操作：患者取俯卧位，跟骨部位朝上，双足贴在床边，对患者足底部位的痛点进行检查以及标记。为患者进行常规铺巾，治疗部位消毒，予局部麻醉，将小针刀垂直刺入患者足跟部位痛点中，小针刀到达患者痛点部位骨表面以后进行退针，约为0.5 cm，进行纵行切割数刀，横向剥离摆动患者的患足部位，并且以"十"字形状进行松解，直到针刀下出现松动感为止。将针刀拔除，为患者针刀治疗部位进行压迫止血，以创可贴实施覆盖，每周治疗1次。

2. 火针

■ 取穴：压痛最明显处。

■ 操作：根据病变部位大小，每个部位选3～4个穴位，局部常规消毒后，取2寸针灸针，用酒精灯将针尖至针身1～2 cm烧红发亮后，快速刺入穴位，疾入疾出，每个点每次刺2～3针，不留针。针刺深度约1～1.5寸，出针后用无菌干棉球按压，使气孔闭合。嘱患者当天不要洗澡，每2日治疗1次，10次为1个疗程。

（三）特定部位疗法

1. 手针

■ 取穴：足痛点（患者站立位，双手垂直为解剖位，在手掌的大陵穴与劳宫穴连线上，取凹陷处）。

■ 操作：常规消毒后，毫针直刺，先快速进针后，令患者同时抬足向下顿，令疼痛的足底着地（按这动作来往着地几次），同时配合行针，可上下提插，左右捻转。留针20 min，每隔半分钟运针1次。左足疼痛时，取右手的足痛穴；右足疼痛时取左手的足痛穴。

2. 足针

■ 取穴：太溪、昆仑、申脉、丘墟。

■ 操作：局部常规消毒后，取1寸长的毫针直刺，捻转得气后留针30 min，每隔10 min行针1次。行轻中度刺激，用补法或平补平泻法。或针后加温灸。每日1次，7次为1个疗程。

（四）按语

（1）足跟痛患者急性期应多注意休息，缓解后也应避免多行走。

（2）保持局部温度，避免感受寒凉。宜多穿舒适的平底鞋。

（3）患者在治疗期间，应注意急性期适当休息，抬高患肢。

（4）鞋袜应稍宽松，足跟部不能过度受压，防止末梢血液循环受阻。

骨质疏松

骨质疏松症是以骨量减少、骨的微观结构退化致使骨的脆性增加，易于骨折的一种全身性疾病。大抵属于古代文献中的"骨痿""骨枯"的范畴，本病多因脏器虚损，脾、肾二脏先后天不足所致。脏腑虚衰是骨痿的根本原因，但脾、肾、肝三脏尤著，骨痿病机以肝肾精髓亏损、脾肾阳气虚弱、气血亏虚为本，治疗时多从脾肾求虚损，从肝脾求气机调理，多用健脾益气、补肾填髓、疏肝理气之品。辨证主要分脾气虚衰证、肝肾阴虚证、肾阳虚衰证、寒湿痹阻证四种证型。

（一）毫针疗法

■ 治则：补肾壮骨，健脾和胃。

■ 主穴：肾俞、太溪、关元、神阙、大杼、绝骨、阳陵泉。

■ 配穴：脾气虚衰证加脾俞、足三里；肝肾阴虚证加肝俞、太冲；脾肾阳虚证加脾俞、太白、足三里；寒湿痹阻证加阴陵泉。

■ 操作：诸穴均常规针刺，可加灸，神阙只灸不针。

■ 方义：肾俞、太溪补肾，关元、神阙补养真元，大杼、绝骨、阳陵泉以壮骨填髓舒筋。

（二）特种针具疗法

1. 火针

■ 取穴：肾阴虚型取大椎、关元俞、肾俞、太溪、三阴交、太白；肾阳虚型取大椎、关元俞、命门、腰阳关、百会、足三里、脾俞。

■ 操作：局部常规消毒后，取2寸针灸针，用酒精灯将针尖至针身 1～2 cm 烧红发亮后，快速刺入穴位，疾入疾出，每个点每次刺 2～3 针，不留针。针刺深度 1～1.5 寸，出针后用无菌干棉球按压，使气孔闭合。嘱患者当天不要洗澡，每 2 日治疗 1 次，10 次为 1 个疗程。

2. 杵针

■ 取穴：至阳八阵及阿是穴。

■ 操作：选用五星三台杵或（和）七曜混元杵，局部常规消毒后，用针头行杵针点叩法（8～10 min），次予行杵针分理手法（5～10 min），再用针柄行杵针运转手法（8～10 min）。

（三）特定部位疗法

1. 耳针

■ 取穴：腰骶椎、神门、阿是穴。配穴取脾、肝、肾、肝炎点。

■ 操作：选择耳穴部位并探查耳穴，体位合理舒适，严格消毒，消毒范围视耳郭大小而定。押手固定耳郭，刺手进针，其深度以刺入软骨但不透过对侧皮肤为度。或用王不留行籽、磁珠等物，附在耳穴部位，以小方块胶布固定。每日 1 次，两耳交替进行，10 次为 1 个疗程。

2. 腹针

■ 取穴：中脘、下脘、气海、关元。配穴取滑肉门、外陵、气穴（双）。

■ 操作：取规格为 0.30 mm×40 mm 的毫针，常规消毒后，避开毛孔、血管进针，施术要轻、缓，中脘、下脘、气海、关元深刺，滑肉门、外陵、气穴中刺。留针 30 min，其间行针导气 1 次。隔日治疗 1 次。

（四）按语

（1）针刺疗法不仅可以改善骨质疏松骨痛症状，还可以在一定程度上提高骨密度。

（2）骨质疏松性骨折的治疗周期比较长。

（3）日常生活注意避免暴力受伤，剧烈运动导致骨折。

外伤性截瘫（脊髓损伤）

外伤性截瘫是指脊柱由于受外力而导致脊髓损伤部位以下的肢体发生瘫痪的病症。属于中医学"痿证"的范畴。临床多见于胸椎腰椎压缩性骨折、粉碎性骨折、合并脱位后脊髓受损。本病病机与气血失调，肢体静脉阻塞，气血无法正常滋养肢体继而导致运动及感觉障碍等有关，对其治疗主张辨证施治，在健骨补肾基础上，使气血通调，筋骨坚、经络通、气血旺，让肢体经脉得以滋养。中医学认为肾经贯脊属肾，督脉贯脊入络脑，二脉与脊髓和脑的关系极为密切。因此，脊髓受损则阻遏肾督二脉，气血运行不畅，筋骨失养，致肢体瘫痪失用。

（一）毫针疗法

■ 治则：疏通督脉，调和气血。

■ 主穴：损伤脊柱上下 1～2 个棘突的督脉穴及其夹脊穴、环跳、委中、阳陵泉、足三里、悬钟、三阴交。

■ 操作：常规针刺，可加灸。

■ 方义：外伤性截瘫多系督脉受损，督脉"并于脊里"，取损伤脊柱上、下 1～2 个棘突的督脉穴及其夹脊穴可激发受损部位的经气，调和气血，可促进神经功能恢复；环跳、委中、阳陵泉、足三里可调理经气，舒筋活络，对肢体运动功能的恢复有较好的作用；悬钟是髓会，是治疗下肢痿躄的常用穴；三阴交是足三阴经之交会穴，针之可补肝肾、养气血、通经脉、强筋骨。

（二）特种针具疗法

1. 芒针

■ 取穴：大椎。

■ 操作：常规消毒后，沿背正中线皮下向下透刺至受伤平面椎体；自受伤平面脊椎两侧的夹脊穴透刺至骶髂关节。如遇阻力不能一次达到要求部位时，可酌情分段透刺 2～3 针。每日 1 次。

2. 针刀

■ 取穴：颈椎在病变棘突上缘距正中线旁开 1.5 cm 定点，胸椎在病变棘突上缘距正中线旁开 2 cm 定点，腰椎在病变下位棘间隙测量患侧小关节间隙与正中线的水平距离 1.5～1.8 cm 定点。

■ 操作：患者取俯卧位。手术器械选用汉章 3 号或 4 号针刀，不可太锋利。腹下垫一薄枕，严格无菌操作。常规消毒后，颈椎用 4 号针刀在定点处垂直皮肤刺入，深达椎后小关节，沿椎关节外缘，刀刀与神经走行方向一致,在椎间孔外侧口固定针刀深度,纵向摆动针刀,出现酸、麻、胀感后提出,压迫针孔 2 min。胸椎用 3 号针刀在定点处垂直皮肤刺入,深达骨性标记(椎板外侧面),进针刀深度约 4 cm,稍提起针刀,针柄向头侧、外侧倾斜,达椎板外侧缘,再进针刀 0.5～1.0 cm 刺入。在椎间孔外侧椎旁间隙处固定针刀深度,纵向摆动针刀,至出现酸麻胀感后提出,压迫针刀孔。进针不超过 7 cm,阻力感消失后证明针刀突破黄韧带进入侧隐窝,微动针刀,触激神经根鞘膜患肢有突发触电样放射感后退出针刀,压迫针刀孔。

(三) 特定部位疗法

1. 头针

■ 取穴:顶颞前斜线、顶颞后斜线、顶旁 1 线。

■ 操作:局部常规消毒后,用 28 号 1.5 寸长的毫针沿皮快速进针,针尖与皮肤呈 30°角,将针体迅速推进至帽状腱膜下层,行小幅度快速捻转手法,捻转频率为 200 次/分,每次捻转持续 1～3 min,再通电以弱电流刺激 15～20 min。每日 1 次,10 次为 1 个疗程。

2. 腹针

■ 取穴:关元、中脘、下脘、气海、大横、天枢、关门、太乙。

■ 操作:取规格为 0.30 mm×40 mm 的毫针,常规消毒后,避开毛孔、血管进针,施术要轻、缓,引气归元。关元、中脘、下脘、气海深刺,其余穴位中等深度针刺。采用只捻转小提插或轻捻转、慢提插的手法。

(四) 按语

(1) 本病目前尚无满意的治疗方法,针灸对其中部分病例有一定疗效。其恢复的程度视伤的程度、年龄、体质、病程、治疗方法等多方面的因素而定。

(2) 自主锻炼和被动锻炼是配合针灸治疗早日康复不可缺少的环节。

(3) 本病病程较长,建议加强护理,经常更换体位,防止褥疮和肺炎等并发症,鼓励患者恢复信心。

强直性脊柱炎

强直性脊柱炎是一种慢性炎症性疾病,主要侵犯骶髂关节、脊柱骨突、脊柱旁软组织及外周关节,并伴发关节外表现,严重者发生脊柱畸形和强直。临床表现为腰背部疼痛,不因休息而减轻,脊柱僵硬,脊柱各方向活动均受限,直至强直,可出现驼背畸形。X 线片显示早期骶髂关节和小关节突间隙模糊,后期脊柱呈竹节状改变。属中医学"骨痹""肾痹"范畴。内因是先天不足、肾气亏虚,后天失养、房事不节、肾精耗损,以及惊恐伤肾等;外因为触冒风寒、露宿乘凉、淋雨远行,亦有湿热毒邪内侵,或有痰湿瘀浊留。病机为肾虚督脉空虚为本,感受外邪为标。

(一) 毫针疗法

■ 治则:舒筋活血,通利关节。

■ 主穴:华佗夹脊穴、肝俞、膈俞、肾俞、血海、足三里。

■ 配穴:合谷、委中、阿是穴、丰隆、阳陵泉、曲池、风池、三阴交、悬钟、环跳、太冲、承山。

■ 操作:根据病变脊柱选用相应夹脊穴向脊柱方向斜刺,其余穴位均常规针刺。

■ 方义:肝俞、肾俞补益肝肾;足三里、膈俞、血海调气血以助生化之源,取"血行风自灭"之意;夹脊穴能通督脉及三阳经之经气,振奋阳气以通局部及全身经筋、脉络之血;肝主血,肾主骨髓,故取筋会阳陵泉,髓会悬钟以强筋骨。以上诸穴相配可达补肝肾、强筋骨之功。

(二) 特种针具疗法

1. 火针

■ 取穴:督脉穴、足太阳膀胱经穴、华佗夹脊穴、四肢关节之筋骨附着点之阿是穴。

■ 操作:根据病变部位大小,每个部位选 3～4 个穴位,局部常规消毒后用中粗号火针在酒精灯上烧红至白亮,快速刺入穴位,疾入疾出,不留针。针刺深度 1～1.5 寸,出针后用无菌干棉球按压,使气孔闭合。嘱患者当天不要洗澡,每 2 日治疗 1 次,10 次为 1 个疗程。

2. 浮针

■ 取穴:阿是穴。

■ 操作:以压痛点为中心,5～6 cm 的半径的消毒范围,消毒后快速进针,使针体完全进入皮下并只停留在浅筋膜层,针尖朝向压痛点,做扇形的扫散运动。待患者疼痛明显减轻后停止扫散运动留置软套管 24 h。治疗隔日 1 次。

(三) 特定部位疗法

1. 耳针

■ 取穴:颈椎、胸椎、腰骶椎、肝、肾、脾、神门、交感、肾上腺。

■ 操作:毫针刺法常规操作,或用王不留行籽、磁珠等物,附在耳穴部位,以小方块胶布固定。每日 1 次,两耳交替进行,10 次为 1 个疗程。

2. 腹针

■ 取穴:水分、神阙、阴交、气海、石关、商曲、肓俞、中注、四满、关门、太乙、滑肉门、天枢、外陵、大巨。

■ 操作:嘱患者仰卧位,腹部放松,以患者的忍耐力,由轻至重慢慢按压,揉经穴和腹部肌肉,嘱患者深吸气后咳嗽,反复操作。隔日治疗 1 次,每次 15～20 min,疗程由病情酌定。病情轻者,2～5 次/疗程;中度者 8～10 次/疗程;重者 10～20 次/疗程。

(四) 按语

(1) 指导患者饮食富含蛋白质、维生素、钙、铁等食物,忌食辛辣、肥腻、烟酒等刺激性食物,饮食宜多样化,营养均衡。

(2) 进行功能锻炼,保持脊柱灵活性。

(3) 由于胸廓受累易发生肺部感染,应鼓励患者每日进行扩胸运动及深呼吸,对生活不能自理的患者给予翻身拍背、鼓励咳嗽,同时补充营养以增强抵抗力。

类风湿关节炎

类风湿关节炎是一种以关节滑膜炎症为特征,以对称性多关节炎为主要临床表现的慢性自身免疫功能障碍性疾病,属"痹证"范畴,常伴有关节肿胀、痛苦感,导致软骨损坏以及关节变形、狭窄,终致关节彻底僵硬、变形,活动受限,有致残可能。本病外因为风、寒、湿、热等外邪侵入,内因为正气亏虚。病位在筋骨,病机是肝肾亏虚,风湿瘀阻。

(一) 毫针疗法

■ 治则:补肾益气,活血通络。

■ 主穴:华佗夹脊穴、脾俞、肾俞。

■ 配穴:肩关节痛取肩髃、肩髎;肘关节痛取尺泽、曲池、少海;腕关节痛取阳溪、阳谷、阳池、大陵;掌指关节痛取八邪、四缝穴;髋关节痛取环跳、秩边;膝关节痛取膝眼、委中、阳陵泉透阴陵泉;踝关节痛取解溪、昆仑;跖趾关节痛取八风穴。

■ 操作:每次取主穴 4～6 穴。诸穴均常规针刺。

■ 方义:脾俞、肾俞以补肾扶本;取华佗夹脊以调理筋骨。

(二) 特种针具疗法

1. 火针

■ 取穴:阿是穴(反应点定位:肢关节受累者,选用阿是穴及师氏颈夹脊,其中肩关节疼痛配肩髎、肩髃、臂臑,肘关节疼痛配肘髎、曲池、手三里,腕关节疼

痛配阳池、阳溪、阳谷。下肢关节受累者选用阿是穴及腰夹脊,膝关节疼痛配膝眼、梁丘、足三里、阳陵泉,踝关节疼痛配解溪、太溪、丘墟)。

■ 操作:根据病变部位大小,每个部位选 3～4 个穴位,局部常规消毒后,取 2 寸针灸针,用酒精灯将针尖至针身 1～2 cm 烧红发亮后,快速刺入穴位,疾入疾出,每个点每次刺 2～3 针,不留针。针刺深度 1～1.5 寸,出针后用无菌干棉球按压,使气孔闭合。手足关节阿是穴用浅而点刺法,其余大关节周围穴用深而速刺法。嘱患者当天不要洗澡,每 2 日治疗 1 次,10 次为 1 个疗程。

2. 蜂针

■ 取穴:肾俞、志室、外关、足三里、膝眼、血海等,或前臂手外侧皮肤,或痛点,每次 1～2 个穴。掌指部:八邪、大骨空、小骨空、中魁等。腕部:外关、阳池、阳溪、阳谷、腕骨等。踝部:解溪、申脉、照海、昆仑、丘墟等。膝部:膝眼、足三里、血海、梁丘、阳陵泉等。股部:伏兔、殷门、承扶、风市等。髋部:环跳、居髎、秩边等。脊部:大椎、身柱、命门等督脉穴,大柱、肺俞、肾俞等膀胱经穴,夹脊穴等。

■ 操作:局部常规消毒后,用镊子夹着活蜂腰段,对准穴位或痛点,蜜蜂则自然将尾针刺入,蜂毒通过螫针注入人体,留针 10～20 min 后将蜂针拔出,每次

选取每组穴位中1~2个穴位,交替使用。

(三) 特定部位疗法

1. 耳针

■ 取穴:指、腕、肘、肩、肩关节、趾、踝、膝、颈、骶腰椎、胸椎、颈椎、上耳背、中耳背、下耳背。

■ 操作:毫针刺法常规操作,或用王不留行籽、磁珠等物,附在耳穴部位,以小方块胶布固定。每日1次,两耳交替进行,10次为1个疗程。

2. 腹针

■ 取穴:天枢(双)、阴交、水分。

■ 操作:常规消毒后,毫针刺法。毫针平补平泻法提插捻转,天枢穴针感放散到腹股沟;阴交穴针感放散到阴器,水分穴针感放散到胃脘和脐下,留针15 min。每日或隔日1次,6次为1个疗程。

(四) 按语

(1) 针灸治疗此病颇具疗效,尤以缓解疼痛、胀感为主。

(2) 要注意保暖,寒冷可以使关节僵硬、活动不灵活,提高人体对疼痛的敏感性,从而影响正常的生活和心情,也容易诱发类风湿关节炎的发生。

(3) 适当增加体育锻炼,运动锻炼可以保持关节的灵活性,强筋壮骨,增强抗病的能力。

第十二章
五官科疾病

○ 目赤肿痛 ○

目赤肿痛，是指一眼（或双眼）白睛红赤，俗称"火眼""红眼"。本病始见于《黄帝内经》，称为"目赤"，《伤寒论》沿袭此称。其后历代医家针对目赤的病名分别有"暴风客热""天行赤眼""赤丝虬脉""赤痛如邪""大小眦红""白睛黄赤"等称。本病多因外感风热之邪或猝感时邪疫毒，以致经脉闭塞，血壅气滞交攻于目；或因肝胆火盛，火郁不宣，循经上扰，气血壅滞于目，使目睛肿痛。本病以目赤而痛、羞明多泪为主症，辨证主要分风热证、风寒证、暑湿证三种证型。

（一）毫针疗法

▪ 治则：风寒证，祛风散寒、宣肺解表；风热证，疏散风热、清利肺气；暑湿证，清暑化湿、疏表和里。

▪ 主穴：合谷、太阳、睛明、风池、少商、丰隆。

▪ 配穴：风寒证加大椎、风门、肺俞；风热证加大椎、少商；暑湿证加委中、阴陵泉。

▪ 操作：风寒者大椎、风门、肺俞针灸并用；风热者大椎、少商用三棱针点刺出血；暑湿者加委中点刺出血、阴陵泉用泻法；其他腧穴常规针刺。重伤风和时行感冒每日1～2次。

▪ 方义：睛明属局部取穴，以疏通局部气血，驱散风热；合谷为手阳明经原穴，配足阳明经络穴丰隆可清肠胃积热；风池疏风清热、明目；太阳有疏通局部气

血、清热泄火作用；少商属太阴肺经井穴，可疏散肺经风热；合谷有镇痛清热作用。

（二）特种针具疗法

1. 三棱针

▪ 取穴：耳尖。

▪ 操作：定位后局部皮肤用0.5%碘伏棉球常规消毒，用三棱针快速点刺穴位深2～3 mm后，用手轻轻挤压使其流出5～10滴血，边放血边用无菌药棉将其擦拭干净。每日1次，治疗过程中应注意无菌操作。

2. 皮肤针

▪ 取穴：患侧攒竹、眉冲、阳白、头临泣等穴。

▪ 操作：常规操作，每分钟叩刺100次左右。扣刺上眼睑局部（眉棱骨一线及周围太阳穴、阳白穴等），用腕力由轻到重叩刺，以皮肤潮红、不出血为度。每2日1次。

（三）特定部位疗法

1. 耳针

▪ 取穴：耳尖、眼穴、肝穴、肺穴，诸穴均取双侧。

▪ 操作：选择耳穴部位并探查耳穴，体位合理舒适，严格消毒，消毒范围视耳郭大小而定。押手固定耳郭，刺手进针，其深度以刺入软骨，但不透过对侧皮肤为度。每穴捏挤出血3～5滴（耳尖的出血量可较多），刺血后以消毒棉球按压针孔片刻以防出血。涂

以碘伏或乙醇消毒,预防感染。每日治疗1次,连续治疗3次。

2.足针

■取穴:内庭、足临泣、五会、侠溪、申脉、京骨、照海。

■操作:每次取上述穴位2～3个。局部常规消毒后,取1寸毫针直刺,捻转得气后留针20 min,每隔5 min行针1次。行中等刺激,用泻法。每日1次,中病即止,10次为1个疗程。

(四) 按语

(1) 本病为眼科常见的急性传染病,应注意眼部的卫生。

(2) 临床上针刺治疗疗效显著,可快速缓解病情,明显缩短病程。

(3) 患病期间应注意休息,睡眠要充足,尽量减少视力活动,清淡饮食,忌发怒。

麦粒肿

麦粒肿是指在眼睑边缘生小疖,即眼生偷针,又称"眼疮"。有"土疖""土疡"之称。首见于《黄帝内经》,称之为"目眦疡",隋代巢元方《诸病源候论》称之为"针眼",且尚有"偷针""土疖""偷针窝""包珍珠""挑针"等俗名。病因多为脾胃不和,加之六淫侵袭,故邪客于胞睑;或见于嗜食肥腻以致助阳生火,引起燔灼脉络,故发为针眼;也可见于素体羸弱、易感风邪,加之余邪未尽,故易反复发作。病机关键为积热与外风相搏,气血瘀阻,火热结聚,以致眼睑红肿,甚至腐熟化为脓液。辨证分外感风热证、脾胃湿热证、气虚热盛证及阴虚热盛证。

(一) 毫针疗法

■治则:祛风清热,解毒散结。

■主穴:睛明、太阳、攒竹、鱼腰、行间。

■配穴:外感风热证加风池、外关;脾胃湿热证加合谷、内庭;气虚热盛证加大椎、气海、足三里、脾俞;阴虚热盛证加合谷、曲池、三阴交。

■操作:睛明紧靠眶缘直刺0.5～1寸,不捻转,不提插;太阳点刺放血,行间直刺0.5～0.8寸,可灸。

■方义:睛明、攒竹、鱼腰为眼周穴位,疏调眼部气血;太阳点刺出血,可清热解毒,活血散结;行间为肝经荥穴,可泻肝经之火。

(二) 特种针具疗法

1.三棱针

■取穴:耳尖或耳背后静脉。

■操作:选2～3个部位,以静脉暴露明显者为佳,局部常规消毒后,用三棱针点刺出血,每个部位放出1～2滴血液;或者在两肩胛间,第1～7胸椎两侧,探寻淡红色疹点,三棱针点刺,挤出少量血液,可反复挤3～5次。

2.皮内针

■取穴:肝、脾、眼、目1、目2。

■操作:上述穴位处常规消毒后,嘱患者仰卧,闭目。每次选取2～3个穴位进行皮内针针刺,常规消毒,针刺后用胶布固定。每日1次,治疗过程中应注意无菌操作,连续治疗3次为1个疗程。

3.火针

■取穴:患处局部。

■操作:局部常规消毒后,将烧红的火针对准麦粒肿的脓点正中或麦粒肿的粒状体微隆起正中直刺2～3 mm,速进疾出,针后脓血即出,轻轻挤压麦粒肿,擦去脓血,外敷金霉素眼膏或红霉素眼膏1日即可。

(三) 特定部位疗法

1.耳针

■取穴:眼、肝、胆、脾、胃。

■操作:毫针刺法常规操作。或用王不留行籽、磁珠等物,附在耳穴部位,以小方块胶布固定,留埋期间,嘱患者用手定时按压,进行压迫刺激,以加强疗效。每日1次,两耳交替进行,10次为1个疗程。

2.腕踝针

■取穴:在目内眦者,腕上1区(相当于灵道穴上0.5寸);在目外眦者,腕上2区(相当于内关穴);在两者之间,偏外侧则于2区旁加1针。

■操作:常规消毒后,将针尖朝上与皮肤呈15°角刺进皮下,然后沿皮下脂肪层刺入1.5寸,要求无酸、麻、胀、重等感,用胶布将针柄固定,留针2～6 h。每日1次,连续治疗不超过3次。

(四) 按语

(1) 针灸治疗本病初期疗效肯定,但成脓之后宜转眼科切开排脓。

(2) 原则上对成未脓者,应退赤消肿,促其消散;已成脓者,当促其溃脓或切开排脓,使其早愈。

(3) 本病酿脓之后,切忌用手挤压患处,以免脓毒扩散,变生他症。平时应注意眼部卫生,患病期间饮食宜清淡。

眼睑下垂

眼睑下垂,又名"上胞下垂",指上眼皮下垂,难以抬举,影响视物,轻者半掩瞳仁,严重者黑睛全遮,垂闭难张。本病始见于《诸病源候论》,称之为"睢目""侵风"。中医学认为眼睑下垂属于上胞下垂、目睑垂缓、睑废等范畴。此外,上睑下垂还可由脑内或眼窝肿瘤而引起,须由专科治疗,不属本文讨论范围。本病多因先天不足,肾阳衰弱,或脾胃虚弱,中气不足,脉络失和,肌腠开疏,邪气客于胞睑所致。辨证分先天不足证、脾虚气虚证及风邪袭络证。

(一) 毫针疗法

■ 治则:先天不足、脾虚气虚者,补肾健脾、益气养血;风邪袭络者,疏风通络、调和气血。

■ 主穴:阳白、鱼腰、攒竹、瞳子髎、丝竹空(均取患侧)、上星、百会。

■ 配穴:先天不足证加命门、肾俞、三阴交、关元、气海、太溪;脾气虚弱证加气海、足三里、脾俞、胃俞、太白;风邪袭络证,加风池、合谷、膈俞。

■ 操作:眼周局部诸穴阳白、鱼腰、攒竹、瞳子髎、丝竹空均斜刺或平刺 0.5 寸,施捻转补法。上星、百会斜刺 0.5 寸,施捻转补法。

■ 方义:阳白、鱼腰、攒竹、瞳子髎、丝竹空均为局部经穴,行气活血,通络,振奋胞睑。上星、百会为升提阳气要穴,引一身百脉之气上行头目,以助胞睑上举。

(二) 特种针具疗法

1. 皮肤针

■ 取穴:患侧攒竹、眉冲、阳白、头临泣、目窗、目内眦—上眼睑—瞳子髎连线。

■ 操作:皮肤针常规消毒后,用皮肤针叩刺上眼睑局部(眉棱骨一线及周围太阳穴、阳白穴等),依次叩刺头及背部督脉、膀胱经,按经络走循方向,先头后背,由上而下,用腕力由轻到重叩刺,以皮肤潮红、不出血为度。每 2 日治疗 1 次。

2. 皮内针

■ 取穴:患者鱼腰、阳白、丝竹空、瞳子髎。

■ 操作:上述穴位处常规消毒后,嘱患者仰卧,闭目。每次选取 2~3 个穴位进行皮内针针刺,常规消毒,针刺后用胶布固定,每日 1 次,治疗过程中应注意无菌操作,连续治疗 3 次为 1 个疗程。

(三) 特定部位疗法

1. 耳针

■ 取穴:肝、脾、眼、目1、目2、肾。

■ 操作:选择耳穴部位并探查耳穴,体位合理舒适,严格消毒,消毒范围视耳郭大小而定。用王不留行籽、磁珠等物,附在耳穴部位,以小方块胶布固定,嘱患者用手定时按压,进行压迫刺激,以加强疗效。每日 1 次,两耳交替进行,10 次为 1 个疗程。

2. 头针

■ 取穴:顶颞前斜线下 2/5。

■ 操作:局部常规消毒后,用 28 号 1.5 寸长的毫针沿皮快速进针,针尖与皮肤呈 30°角,将针体迅速推进至帽状腱膜下层,行小幅度快速捻转手法,捻转频率为 200 次/分,行针 2~3 min,留针 30 min。每日 1 次,10 次为 1 个疗程。

(四) 按语

(1) 针灸对本病有一定疗效,但临证应首先分清病属先天还是后天,属先天性而药物效果不佳者,宜手术矫治。

(2) 推拿疗法,对恢复肌肉力量有显著疗效,可配合应用。患者平时应注意劳逸结合,调畅情志。

眼肌麻痹

眼肌麻痹,中医称为睑废,是眼科常见病,临床表现为斜视、复视、代偿性头位、头痛及头晕等症状。西医学眼肌型重症肌无力可参考本证治疗。本病多因先天发育不全引起,或后天脾虚气弱,脉络失和,风邪客睑而成。此外,外伤、肿瘤等亦可引起。病机为外伤致使气血阻滞,经筋失养,肌肉纵缓不收;风痰阻络,筋脉弛缓所致。根据眼肌麻痹部位可分为内直肌麻痹、外直肌麻痹、上直肌麻痹、下直肌麻痹、上斜肌麻痹、下斜肌麻痹。

(一)毫针疗法

- 治则:平肝息风,活血通络。
- 主穴:攒竹、鱼腰、丝竹空。
- 配穴:内直肌麻痹取四白、安眠、合谷;外直肌麻痹取瞳子髎、太阳、安眠、合谷;上直肌麻痹取阳白、安眠、合谷;下直肌麻痹取四白、太阳、安眠、合谷;上斜肌麻痹取安眠、合谷;下斜肌麻痹取四白、瞳子髎、安眠、合谷。
- 操作:眼周血管丰富,针刺时不得大幅度提插捻转,所有穴位均用平补平泻手法。
- 方义:"经络所过,主治所及",以局部取穴为主。

(二)特种针具疗法

1. 火针

- 取穴:睛明(患侧)、头维(患侧)、瞳子髎(患侧)、攒竹(患侧)、四白(患侧)、光明(患侧)、至阴(双侧)、厉兑(双侧)。
- 操作:嘱患者仰卧,采用毫火针(规格为直径 0.40 mm,长 35 mm)。先点刺至阴、厉兑,穴位周围皮肤常规消毒后,在穴位上涂跌打万花油,取毫火针置于酒精灯外焰上烧至白亮,在至阴、厉兑穴上快针点刺 3～5 次,快进快出,进针深度为 2～3 mm。再点刺睛明、头维。睛明穴严格遵循无菌操作,常规消毒后涂跌打万花油,用手指向外推开并固定眼球,沿近鼻侧行毫火针快针点刺 3～5 次,快进快出,进针深度为 2～3 mm。头维穴点刺方法同至阴。点刺完毕后

干棉球稍按压针孔,再涂万花油保护针孔,并嘱患者 24 h 内针孔周围皮肤禁水。隔日治疗 1 次,7 次为 1 个疗程。

2. 三棱针

- 取穴:鱼腰、攒竹、丝竹空、瞳子髎、太阳穴等。
- 操作:常规消毒后,嘱患者闭目,仰卧位。用三棱针,点刺患侧眼部肌肉麻痹处的上述穴位,以疏通局部血液循环,帮助眼肌功能的恢复。中等强度刺激,点刺时让患者练习眼部分肌肉的运动。每日 1 次,7 日为 1 个疗程,治疗时注意严格无菌操作。

(三)特定部位疗法

1. 眶内针刺

- 取穴:睛明、承泣、球后、上球后、上明、健明、健明1、健明2、健明3。
- 操作:患者仰卧位,施针者在患眼侧,嘱患者放松,将眼球轻轻推向反方向,右手持型号为 0.20 mm ×25 mm 的不锈钢毫针,沿眼球和眼眶之间缓慢刺入 20～25 mm。每日 1 次,出针后用无菌干棉球按压片刻,防止出血。

2. 足针

- 取穴:陷谷透涌泉(双)。
- 操作:局部常规消毒后,取消毒过的 26 号 2 寸长的毫针 2 根,分别刺入双足陷谷,透涌泉穴(勿穿透涌泉穴皮肤,以在涌泉穴皮肤处可触到搏动的针尖为宜),用透天凉手法反复运针。留针 30 min,每隔 10 min 行透天凉手法运针 1 次,摇大针孔出针。每日 1 次,中病即止。

(四)按语

(1)患者需注意眼部卫生,防止感染。成人眼肌麻痹病因复杂,注意鉴别。

(2)本病忌食肥甘厚腻,以免滋湿生痰加重病情。慎起居,避风寒,以避免或减少本病的发生,或减轻症状。

(3)内则清心寡欲,外则惜视缄光,即是良方。静养日久,血充精足,配合药物治疗才有效。

结膜炎

结膜炎,是指一眼(或双眼)白睛红赤,俗称"火眼""红眼"。本病始见于《黄帝内经》称之为"目赤",《伤寒论》沿袭此称。历代有"暴风客热""天行赤眼""赤丝虬脉""赤痛如邪""大小眦红""白睛黄赤"等称。临床以眼结膜急性充血、分泌物增多为主症,兼有畏光流泪、痛痒交作、灼热羞明、眵泪黏结等。本病多由风热时邪,上犯肺经,或脾肺蕴积湿热,复受风邪,风湿相搏;或经久冒涉风沙以及长期近火熏烟,或长期从事精微细致工作,目力过劳,或肝胆火盛,火热上冲,双目受累,发为目赤。病机为邪热伏络,眼病失于调治。

(一)毫针疗法

■ 治则:疏风散热,消肿止痛。以近部取穴及手阳明、足厥阴经穴为主。

■ 主穴:合谷、太阳、睛明、风池、少商。

■ 配穴:丰隆。

■ 操作:睛明紧靠眶缘直刺 0.5~1 寸,不捻转,不提插;太阳点刺放血,其他穴位强刺激,不留针,以泻法为主。

■ 方义:睛明属局部取穴,以疏通局部气血,驱散风热;合谷为手阳明经原穴,配足阳明经络穴丰隆可清肠胃积热;风池散风清热明目;太阳有疏通局部气血,清热泻火作用;少商属于太阴肺经井穴,可疏散肺经风热;合谷有镇痛清热作用。

(二)特种针具疗法

1. 皮肤针

■ 取穴:大椎穴、太阳、攒竹、肾上腺等穴。

■ 操作:常规消毒后,用皮肤针叩刺大椎穴出血后,将火罐拔于点刺的部位,使之出血,留罐 5 min 左右,出血约 3~20 ml。太阳、攒竹、肾上腺等穴出血少许。10 次为 1 个疗程,每疗程间隔 7 日,一般治疗 2~3 个疗程。

2. 三棱针

■ 取穴:少商、太阳、攒竹、大椎、风池、曲池、合谷。

■ 操作:先在腧穴部位上下推按,使血聚集穴部,常规消毒皮肤、针尖后,右手持针对准穴位迅速用三棱针点刺少商,出血少许,后针刺太阳、攒竹、大椎、风池、曲池、合谷,施泻法,每日 1 次,不留针,5 次为 1 个疗程。

(三)特定部位疗法

1. 耳针

■ 取穴:眼、肝、脾。配穴取目 1、耳尖。

■ 操作:选择耳穴部位并探查耳穴,体位合理舒适,严格消毒,消毒范围视耳郭大小而定。用王不留行籽、磁珠等物,附在耳穴部位,以小方块胶布固定,嘱患者用手定时按压,进行压迫刺激,以加强疗效。点刺耳尖,起针后用无菌干棉球按压针孔片刻,以防出血。涂以碘伏或乙醇消毒,预防感染。每日 1 次,两耳交替进行,10 次为 1 个疗程。

2. 足针

■ 取穴:侠溪、陷谷、足临泣、太冲。

■ 操作:局部常规消毒后,取 1 寸毫针直刺,捻转得气后留针 30 min,每隔 1 min 行针 1 次。行重刺激,用泻法。每日 1 次,中病即止。出针用无菌干棉球按压穴孔,防止出血。每日 1 次,10 次为 1 个疗程。

(四)按语

(1)本病为眼科常见的急性传染病,常可引起流行,应注意眼部的卫生。

(2)患者在患病期间应注意休息,睡眠要充足,尽量减少视力活动;清淡饮食,忌发怒。

泪溢症

泪溢症是指泪液没有节制,自行溢出眼外而言。临床表现为自觉无时流泪,寒冷或遇风时流泪加重。本病记述始见于《素问·解精微论》"风见则泣下"。《神农本草经》称之为"泪出""泣下"。王肯堂在《证治准绳·七窍门》中将本病归纳为四类即为"迎风冷泪""迎风热泪""无时冷泪"和"无时热泪"。因情志变化而引起的泣涕并下,属生理变化的流泪。本病因先天性、外伤性及炎症后泪点、小泪管、泪囊及鼻泪管的狭窄及阻塞均可产生泪溢。病机多为气血不足,泪窍不密,遇风则邪引泪出,或肝肾两虚,不能约束其液,而致泪常流。

(一)毫针疗法

■ 治则:调补肝肾,通经止溢。以足太阳经、足少阳经穴为主。

■ 主穴:睛明、风池、攒竹、肝俞、肾俞。

■ 配穴:目视不明配养老、承泣。

■ 操作:睛明,紧靠眶缘直刺0.5～1寸,不捻转,不提插。肝俞、肾俞以补法。余穴以平补平泻法。

■ 方义:睛明、攒竹疏调眼部气血;风池以通经明目;肝俞、肾俞用以补益肝肾;养老、承泣远近相配,加强明目功能。

(二)特种针具疗法

1.三棱针

■ 取穴:鱼腰、攒竹、丝竹空、瞳子髎、太阳穴,均取患侧。

■ 操作:在腧穴部位上下推按,使血聚集穴部,常规消毒后,嘱患者闭目,仰卧位。右手持针对准穴位迅速点刺上述穴位,以疏通局部血液循环,中等强度刺激。每日1次,7日为1个疗程,治疗时注意严格无菌操作。

2.皮内针

■ 取穴:攒竹、承泣、四白等,均取患侧。

■ 操作:上述穴位处常规消毒后,嘱患者仰卧,闭目。每次选取2～3个穴位进行皮内针针刺,常规消毒,针刺后用胶布固定。每日1次,治疗过程中应注意无菌操作,连续治疗4次为1个疗程。

(三)特定部位疗法

1.足针

■ 取穴:太冲、太溪、足临泣、侠溪、足三里、三阴交、涌泉、光明。

■ 操作:每次取3～5个穴位。局部常规消毒后,取1寸毫针,快速刺入皮下,用平补平泻手法,行针2 min,得气后留针30 min,每隔5 min行针1次,以加强针感。每日1次,10次为1个疗程。

2.头针

■ 取穴:视区(双侧)。

■ 操作:局部常规消毒后,用28号1.5寸长的毫针沿皮快速进针,将针体迅速推进至帽状腱膜下层,行小幅度快速捻转手法,捻转频率为200次/分,每次捻转持续1～3 min,留针30 min,行针2～3次。

(四)按语

(1)患者应避免过度揉擦眼睛,以免引起睫毛卷倒或眼睑皮肤湿烂。饮食清淡、心态平和。

(2)户外工作者,可戴防护眼镜,减少对眼部的刺激。

近视

近视,是指临床上眼睛本身无病,视近清楚,视远模糊者。《诸病源候论》有"目不能远视"的记载。临床表现为视力减退,远视力逐渐下降,视远物模糊不清,体虚气血虚弱兼见失眠健忘,腰酸,目干涩,神疲乏力,纳呆便溏,头晕心悸,面色不华或白,舌红或淡,脉细。《证治准绳·七窍门》称为"能近祛远证",《目经大成》始称"近视"。目能视,须脏腑气血充养,若阳气不足,神光不能远照;阴气相对偏盛,虚火上攻头面,邪害空窍,皆致近视。本病常与禀赋不足、劳心伤神和不良用眼习惯有关。病机关键是目络瘀阻,目失所养。

(一)毫针疗法

■ 治则:通络活血,养肝明目。以近部取穴为主,配合远部取穴。

■ 主穴:风池、攒竹、鱼腰、太阳、承泣、睛明。

■ 配穴:气血虚弱加肝俞、肾俞、光明。

■ 操作:睛明紧靠眶缘直刺0.5～1寸,不捻转,不提插;攒竹透鱼腰,肝俞、肾俞、光明用补法,其余均行泻法。

■ 方义:睛明、攒竹、承泣为治疗眼疾常用穴,有清肝明目作用;风池为手足少阳与阳维脉交会穴,有通经活络、养肝明目之功;肝俞、肾俞配光明可调补肝肾,益气明目;足三里、三阴交配合使用可益气养阴。

(二)特种针具疗法

1.皮肤针

■ 取穴:患侧眉心攒竹穴到眉尾丝竹空穴。

■操作：嘱患者坐位，常规消毒后，以右手拇指、中指、环指握住皮肤针针柄，示指伸直按住针柄中段，运用腕部的弹力，针头对准眼眉，叩刺 5 min，叩击时针尖与皮肤垂直，强度均匀，用力宜轻，以皮肤潮红不出血为度。

2. 皮内针

■取穴：攒竹、翳风、阳白、丝竹空、瞳子髎等。

■操作：每次选取 2~3 个穴位。嘱患者仰卧位，闭目。常规消毒后，医者用押手固定腧穴部位皮肤，刺手持镊子夹持针柄垂直刺入，针刺后用胶布固定。治疗过程中应注意无菌操作。每日 1 次，连续治疗 5 次为 1 个疗程。

（三）特定部位疗法

1. 耳针

■取穴：肝、脾、肾、眼、目 1、目 2、防近点、明目点。

■操作：常规消毒后，医者一手固定耳郭，另一手用王不留行籽或皮内针贴压耳穴，并适度按揉，每次取一侧耳，两耳交替进行，嘱患者每日按压穴位 2~3 次。10 次为 1 个疗程，共 2 个疗程。

2. 足针

■取穴：太冲、太溪、足临泣、侠溪、足三里、三阴交、涌泉、光明。

■操作：常规消毒后，每次取 3~5 穴，取 1 寸毫针，快速刺入皮下，用平补平泻手法，行针 2 min，得气后留针 30 min，每隔 5 min 行针 1 次，以加强针感。每日 1 次，10 次为 1 个疗程。

3. 腹针

■取穴：中脘、下脘、水分、气海、关元、商曲（双）、天枢、大横。

■操作：常规消毒后，选用 0.22 mm×13 mm 规格的不锈钢毫针，采用腧穴点刺，不留针。由中脘开始向下关元用轻手法点刺，每次点刺 5 min，以皮肤潮红不出血为度。同时嘱患者旋转眼球，体会眼前变化，并心中施以意念感觉眼睛明亮，达到医患互动。

（四）按语

（1）针灸疗法对治疗青少年近视眼有一定的效果，能达到预防近视的目的，对病程短、近视度数浅的青少年患者，效果甚佳。

（2）医治后天形成的近视，应注意消除造成近视的因素，纠正不良的用眼习惯。近视眼的治疗，主要借助验光配镜以矫正视力。若有全身兼症者，要做好对青少年防止近视的宣传和教育工作，如阅读写字姿势端正，切忌走路、卧床看书。

（3）保证充足光线，加强身体锻炼，坚持做眼保健操。定期对青少年进行视力检查等，对预防近视大有裨益。

斜视

斜视，又称目偏视，指当双眼平视前方，一眼或双眼偏斜于一侧，严重的黑睛为该侧眼眶半掩或全掩，外观只显白睛。临床表现为眼目偏视，向内或向外，多发于单眼，患眼眼睑下垂，眼球运动受限，或视一为二。本病始见于《诸病源候论·卷二十八》，后世医书尚有"神珠将反""瞳神反背""双目通睛""坠睛""天旋""目仰视"等名称。目偏视可引起复视。本病多因风邪外袭或肝风内动，病机是外邪侵袭眼目，经筋偏缓或风阳内动，上扰眼目，经筋偏缓发为目视偏斜。辨证主要分风热上攻证、肝风内证动、痰湿阻络证、禀赋不足证四种证型。

（一）毫针疗法

■治则：祛风平肝，化瘀通络。以局部取穴为主。

■主穴：鱼腰、攒竹、行间、瞳子髎。

■配穴：风热上攻加风池、合谷；肝风内动加行间、太冲；痰湿阻络加丰隆；禀赋不足加足三里、胃俞。

■操作：攒竹透鱼腰，足三里行灸法，胃俞行补法，其余穴均用毫针行泻法。

■方义：鱼腰、攒竹、瞳子髎为局部取穴，可疏通经络、行气活血；风池、合谷可疏散风热；行间、太冲可平肝息风；丰隆为豁痰要穴；足三里、胃俞可调理脾胃，补益气血。

（二）特种针具疗法

1. 皮肤针

■取穴：胸腰椎两侧 3 行（第 1 行距脊椎 1 cm，第 2 行距脊椎 2 cm，第 3 行距脊椎 3~4 cm）。

■操作：常规消毒后，由上至下用腕力弹刺皮肤针各叩打 3 行，力量以中等强度为宜，至局部出现明显潮红为度。停针半个月后，继续下一个疗程治疗。嘱患者在治疗期间坚持自我按摩两侧正光1和正光2（正光1穴位于眶上缘外3/4与内1/4交界处，正光2穴位于眶上缘外1/4与内3/4交界处）。

2. 皮内针

■ 取穴：攒竹、翳风、阳白、丝竹空、瞳子髎等。

■ 操作：每次选取2～3个穴位。嘱患者仰卧位，闭目。常规消毒后，医者用押手固定腧穴部位皮肤，刺手持镊子夹持针柄垂直刺入，针刺后用胶布固定。治疗过程中应注意无菌操作。每日1次，连续治疗5次为1个疗程。

（三）特定部位疗法

1. 耳针

■ 取穴：眼、皮质下、枕。配穴取肝、肾、脾、胃等（脾胃之气不足则配脾、胃；肝肾素亏则配肝、肾）。

■ 操作：常规消毒后，采用0.5寸毫针进行针刺，忌穿透穴位，留针30 min。隔日1次，15次为1个疗程。或用王不留行籽贴压耳穴，两耳交替进行，每日1次，10次为1个疗程。

2. 足针

■ 取穴：头穴、肝穴、肾穴。

■ 操作：常规消毒后，取1寸长的毫针，快速刺入皮下，直刺0.3～0.5寸深。捻转得气后留针30 min，每隔10 min行针1次。进行轻刺激，用补法。每日1次，10次为1个疗程。

（四）按语

（1）针刺能提高神经兴奋性，使肌肉收缩加强，促使肌肉功能恢复。针刺使经络通，气血和，则眼位自正。

（2）日常生活注意不可用眼过度，适度进行眼部康复训练。

白内障

白内障，是以睛珠混浊，视力缓降，渐至失明为主要症状的慢性常见眼病，多见于50岁以上的老年人。又称"圆翳内障"，《秘传眼科龙木论》《世医得效方》《审视瑶函》《证治准绳》《目经大成》等医书也多有论及。本病由于年老体衰，肝肾虚弱，精血不足，或脾虚失运，精气不能上荣于目所致，亦可见外伤性白内障等。病机是由肝风或肝脏积热所致，或因年老体衰，精气不充，或因劳心过多，阴血耗散，或先天禀赋不足，如肝血不足、肝阴亏损及肾精不足，晶珠失养而成内障。辨证主要分风热上攻证、肝风内动证、痰浊阻络证三种证型。

（一）毫针疗法

■ 治则：调补肝肾，祛翳明目。以足厥阴经穴为主。

■ 主穴：睛明、风池、足三里、三阴交。

■ 配穴：风热上攻加大椎、合谷；肝风内动加太冲、行间；痰浊阻络加丰隆；体虚者加肝俞、光明、肾俞。

■ 操作：睛明、风池、足三里、三阴交以捻转及提插补泻为主，结合弹、摇及开阖补泻。

■ 方义：睛明为局部取穴，可疏通经络、行气活血；风池可疏散风热；足三里、三阴交可调理脾胃，补益气血；肝俞、肾俞配光明可调补肝肾，益气明目；大椎、合谷可疏散风热；行间、太冲可平肝息风；丰隆为豁痰要穴。

（二）特种针具疗法

1. 皮肤针

■ 取穴：患侧头部足太阳经、足少阳经路线及眼部眼轮匝肌。

■ 操作：常规消毒后，自上而下，自内而外进行叩刺，中等强度刺激，叩刺时嘱患者向患侧运动眼球。每日1次，7日为1个疗程。

2. 皮内针

■ 取穴：攒竹、翳风、阳白、丝竹空、瞳子髎等，均取患侧。

■ 操作：每次选取2～3个穴位。嘱患者仰卧位，闭目。常规消毒后，医者用押手固定腧穴部位皮肤，刺手持镊子夹持针柄垂直刺入，针刺后用胶布固定。治疗过程中应注意无菌操作。每日1次，连续治疗5次为1个疗程。

（三）特定部位疗法

1. 耳针

■ 取穴：耳、眼、肝、肾、内分泌、交感、神门。

■ 操作：常规消毒后，医者左手固定耳郭，右手持自制三角形铝针刺入穴位 1 mm,胶布固定。每次取一侧耳,两耳交替进行,每 3~5 日换针,5 次为 1 个疗程。或用王不留行籽或皮内针贴压于耳穴,两耳交替进行,每日 1 次,10 次为 1 个疗程。

2. 眼针

▪ 取穴:眼针穴 1~8 区(将眼珠看成钟表,左目属阳,顺时针方向;右目属阴,逆时针方向;左右对称。1 区,肺、大肠;2 区,肾、膀胱;3 区,上焦;4 区,肝胆;5 区,中焦;6 区,心、小肠;7 区,脾、胃;8 区,下焦)。

▪ 操作:常规消毒,取 1 寸针针刺,右手持针,在离眼眶边缘 2 cm 处轻轻刺入。按经区沿皮横刺 0.2~0.4 寸,横刺时沿皮刺入皮内,由经区边缘进针,不可超越所刺的经区。一般在患侧针刺,亦可在健侧缪刺,为增加疗效,可同时针刺双侧。不提插,不捻转。留针 30 min,7 次为 1 个疗程。

(四)按语

(1)针灸治疗老年性白内障研究取得了较大的进展,展示了针灸治疗本病的良好前景。

(2)患者还要注意生活起居,调节情志,戒恼怒,不过劳。

青光眼

青光眼是以眼压增高、进行性损害神经纤维造成视野缺损为主的综合征,伴有典型的视神经凹陷、萎缩及视野缺损,房角开放,其眼压可能偏高。相当于中医学的五风内障(青风、绿风、黄风、乌风、黑风)。《医宗金鉴》中记载:"内障初患变五风,黄绿黑乌青圆冰,滑涩浮沉横散偃,黄心黑水枣花形,雷头惊振及瞳缺,雀目高风胎患名,二十四症为内障,须当一一辨分明。"本病多因悲郁暴怒等情志内伤所诱发,而劳倦,特别劳瞻竭视亦是重要原因之一,此外,尚与外感风寒之邪有关。辨证主要分肝阳暴亢证、痰火瘀滞证、肾阳不足证、肝肾亏虚证四种证型。

(一)毫针疗法

▪ 治则:肝阳暴亢、痰火瘀滞者,清热泻火、化瘀通络;肾阳不足、肝肾亏虚者,补益肝肾、明目止痛。以眼区局部取穴为主。

▪ 主穴:球后、太阳、风池、太冲。

▪ 配穴:肝阳暴亢证加行间、侠溪;痰火瘀滞证加丰隆、大都;肾阳不足证加命门、肾俞;肝肾阴虚证加太溪、肝俞、肾俞、三阴交;头目剧痛加内迎香点刺出血。

▪ 操作:睛明、球后按眼区腧穴操作规程细心针刺,谨防刺伤眼球和导致眼内出血;风池应注意掌握针刺的方向、角度和深度;太阳、太冲可点刺出血。

▪ 方义:睛明、球后、太阳均为眼区部位腧穴,既能疏通局部经气,又可清除眼部郁热;风池属足少阳胆经腧穴,与眼络相通,泻肝胆之火,清利头目;太冲乃肝经原穴,疏调眼部气机,降低眼压。

(二)特种针具疗法

1. 皮肤针

▪ 取穴:"颈后部膨隆"处(风池穴附近)。

▪ 操作:常规消毒后,以右手拇指、中指、环指握住皮肤针针柄,示指伸直按住针柄中段,运用腕部的弹力,针头对准颈后部膨隆处,叩刺 5 min。叩击时针尖与皮肤垂直,强度均匀,轻挤出少许黄水样体液,擦干,反复数次,至黄液不再渗出为止。

2. 三棱针

▪ 取穴:身柱、风门、肝俞、胆俞、心俞等。

▪ 操作:常规消毒后,用三棱针点刺至轻微出血,加火罐 15 min。或以毫针刺入,得气后留针 10~15 min,起针后,用闪火法拔罐 10~15 min。隔日治疗 1 次,10 次为 1 个疗程,见效即止。

(三)特定部位疗法

1. 耳针

▪ 取穴:肝、肾、神门、交感、皮质下、内分泌、卵巢(女性患者用)、目七穴。

▪ 操作:常规消毒后,采用 0.5 寸毫针进行针刺,忌穿透穴位,留针 30 min。隔日 1 次,15 次为 1 个疗程。或用王不留行籽贴压耳穴,两耳交替进行,每日 1 次,10 次为 1 个疗程。

2. 腹针

▪ 取穴:"引气归元"、商曲(双)、滑肉门(双)、大横(双)、水分、水道(双)。"引气归元"由中脘、下脘、气海、关元四穴组成。

■操作：常规消毒后，取 1 寸毫针，中脘针刺人部；下脘、气海、关元分别针刺地部；双商曲针刺天部；双滑肉门、双大横针刺人部；水分、水道针刺人部。留针 30 min，每日 1 次，10 次为 1 个疗程。

（四）按语

（1）针灸对本病有一定的疗效。原发性青光眼如能早期诊治，大多数是可以治愈的。

（2）患者应调节情志，忌怒戒躁，避免过劳，清淡饮食。

干眼症

目干涩，是指两眼易感疲劳，干燥少津，滞涩不爽。中医称为白涩症。临床表现为眼睛干涩，容易疲倦，眼痒，有异物感、灼热感，分泌物黏稠，怕风，畏光，对外界刺激很敏感。本病始见于《灵枢》，命之曰"夺精"，《诸病源候论》《证治准绳》《审视瑶函》对本病也有记载，此外尚有"目枯涩"等异名。目昏与目干涩虽然常常同时并见，但目昏是以两目昏暗不明，视物不清为主。目干涩病机为肝失调和，泪液分泌不足，则目珠失于濡润，日久致目珠干燥；肾气亏虚，肾精不足，日久目失津液濡润而目珠干燥。辨证主要分阴血亏虚证和燥热伤津证两种证型。

（一）毫针疗法

■治则：滋阴通络，清热生津。以局部取穴为主。

■主穴：印堂、太阳、睛明。

■配穴：阴血亏虚证加行间、足三里、三阴交；燥热伤津证加合谷。

■操作：睛明紧靠眶缘直刺 0.5～1 寸，不捻转，不提插；太阳点刺放血；印堂穴提捏皮肤，平刺 0.3～0.5 寸，余穴均用毫针行泻法。

■方义：印堂为经外奇穴，太阳、睛明均为局部取穴，可通经活络；行间为足厥阴肝经荥穴；足三里、三阴交可滋阴清热，补益气血。

（二）特种针具疗法

1. 鍉针疗法

■取穴：上、下泪点。

■操作：患者仰卧于治疗床，术者轻轻拨开患者眼睑，嘱患者勿眨眼，分别暴露上、下泪点并固定，然后用另一手拇指、示指、中指持针柄，使钝圆、光滑的针头软端垂直进入泪小点约 1 mm，然后沿着泪小管内壁向鼻侧轻缓推进（避免伤及泪道），进针 5～

15 mm，最远至针头触及泪囊鼻侧壁止，上下泪点分别进针，患者闭目留针 10 min。隔日 1 次，7 次为 1 个疗程。

2. 皮肤针

■取穴：攒竹、光明、风池、鱼腰、四白、太阳等。

■操作：常规消毒后，嘱患者取仰卧位闭目，用梅花针叩刺至皮肤发红，辅以简单的按摩手法。每日 1 次，1 次 20 min，10 次为 1 个疗程。治疗过程中应注意无菌操作。

（三）特定部位疗法

1. 足针

■取穴：内庭、独阴、阴跷。

■操作：常规消毒后，选用 1 寸毫针，在押手的配合下，用快速进针法将针刺入皮下，浅刺 0.1 寸。根据针刺部位的不同和临床要求的不同，以捻转手法为主，行中等刺激，用泻法，以加强针感。每日 1 次，中病即止。

2. 眼针

■取穴：双肝区、睛明穴。

■操作：一手持针，另一手按住眼睑，眼睑紧压在手指下面，右手拇、示二指持针迅速准确刺入，不行提插、捻转手法，刺入后患者自觉酸麻胀重之感。留针不宜过久，5～10 min 即可。每日 1 次，10 次为 1 个疗程。

（四）按语

（1）在平时要适当补充维生素 A 和维生素 C，多吃新鲜蔬菜和动物肝脏，日常可用菊花泡茶饮，用以滋阴生津，濡养双目。

（2）对于眼睑闭合不全所致的眼球干燥，可行眼睑手术。

视神经炎

视神经炎是指一眼或双眼视力骤然下降，以致视力丧失的内障症状。临床表现为视力骤丧，视神经乳头苍白，动脉显著变细，视网膜灰白混浊。中医眼科自古并无视神经炎这一专门病名，根据临床表现和病情转归、发展主要归属于"暴盲""视瞻昏渺""青盲"等范畴。"视瞻昏渺"最早见于《证治准绳·七窍门》。"青盲"常继发于其他内障眼病，以视力渐降为特征。本病多因暴怒惊恐，情志抑郁，嗜好烟酒，恣食肥甘导致。病机为气机逆乱，血随气逆，肝失调达，气滞血瘀，以致脉络阻塞，上扰清窍。辨证主要分气血瘀滞证、肝阳化风证、气血两虚证三种证型。

（一）毫针疗法

■ 治则：气滞血瘀者，行气活血、化瘀通络；肝阳化风者，平肝息风、清肝明目；气血两虚者，补益气血、养血明目。选穴以眼周局部和足少阳经腧穴为主。

■ 主穴：睛明、瞳子髎、风池、光明。

■ 配穴：气滞血瘀证加合谷、膈俞；肝阳化风证加行间、太溪；气血两虚证加三阴交、足三里。

■ 操作：睛明紧靠眶缘直刺0.5～1寸，不捻转，不提插；风池操作时应针尖向下，向鼻尖斜刺0.8～1.2寸，或平刺风府穴，务必注意掌握进针角度和深度，避免刺入枕骨大孔，伤及延髓。其余穴根据虚补、实泻原则操作。虚证者亦可采用灸法治疗。

■ 方义：睛明、瞳子髎活血通络，行气明目；风池平肝息风、清肝明目；太溪清肝活血明目；光明为治疗眼疾常用穴。

（二）特种针具疗法

1. 电锃针

■ 取穴：阿是穴。

■ 操作：常规消毒后，患者取侧卧位，充分暴露施术部位，将电锃针罐用抽气筒吸出罐内气体后吸附于相应腧穴，再用导线将电子针疗仪输出电极相连，采用100 Hz疏密波，以患者耐受为度。治疗20 min，每日1次，每周6次（操作时务必保证锃针针头接触皮肤，电针仪输出的导线终端分别插入真空罐口的导电橡胶圈及罐体表面的金属圈插口）。

2. 三棱针

■ 取穴：太阳、攒竹、鱼腰、丝竹空等。

■ 操作：常规消毒后，右手持三棱针快速点刺穴位深2～3 mm，用手轻轻挤压使其流出5～10滴血，边放血边用无菌药棉将其擦拭干净。每日1次，治疗过程中应注意无菌操作。

（三）特定部位疗法

1. 耳针

■ 取穴：耳穴肝、眼、肾上腺、脾、内分泌、新眼点。

■ 操作：常规消毒后，医者一手固定耳郭，另一手用王不留行籽贴压耳穴，并适度按揉，每次取一侧耳，两耳交替进行，嘱患者每日按压穴位2～3次。10次为1个疗程，共2个疗程。

2. 足针

■ 取穴：取患侧三阴交、独阴、阴跷。

■ 操作：常规消毒后，在押手的配合下，用1.5～2寸毫针快速垂直刺入，根据针刺部位的不同和临床要求的不同，以捻转手法为主，行强刺激，用泻法，不留针。每日1次，病愈即止。

（四）按语

（1）在治疗本病时，单纯的口服中药或西药，效果不甚明显，选用针刺治疗后效果显著。

（2）患病期间应注意避免情绪刺激，保持二便畅通。若因哺乳期发病，应立即断乳。产后发病，注意加强营养。

视神经萎缩

青盲，是指双眼（或单眼）外观正常，黑白分明，惟视物不见。临床表现为双眼先后或同时发病，视物昏朦，视盘色淡白或苍白或视盘生理凹陷扩大加深如杯状，血管向鼻侧移位，动静脉变细。《秘传眼科龙木论》首称"小儿青盲外障"。病因是肝肾阴亏、虚火上升、气滞血瘀等。病机是由脾肾阳虚,精微不化,目失温养,神光渐失;肝肾两亏或禀赋不足,精血虚少,不得荣目,致目窍萎闭,神光遂没;心荣亏虚,目窍失养,神光衰竭;情志抑郁,肝气不舒,玄府郁闭,致神光不得发越。此外,头眼部外伤,或肿瘤压迫,致脉道瘀阻、玄府闭塞亦可导致青盲。辨证分为肝经风热、肝郁血虚、脾气虚弱、肝肾不足四种证型。

(一) 毫针疗法

■ 治则:肝气郁结、气血瘀滞者,疏肝理气、活血化瘀;肝肾亏虚者,补益肝肾、养睛明目。

■ 主穴:睛明、光明、鱼腰、攒竹。

■ 配穴:肝经风热证加太冲、行间;肝郁血虚证加肝俞;脾气虚弱证加阴陵泉、三阴交;肝肾不足加肝俞、肾俞。

■ 操作:睛明紧靠眶缘直刺 0.5~1 寸,不捻转,不提插;攒竹透鱼腰;肝俞斜刺 0.5~0.8 寸;肾俞直刺 0.5~1 寸,虚证者亦可采用灸法治疗。

■ 方义:睛明、攒竹、鱼腰为局部取穴,有近治作用;光明为治疗眼疾常用穴;太冲、行间可疏风清热;肝郁者加肝俞,可解郁行气;阴陵泉、三阴交可健脾行气;肝俞、肾俞配合使用可滋补肝肾。

(二) 特种针具疗法

1. 火针

■ 取穴:眼周局部穴位。

■ 操作:用碘伏以穴位为中心,向外进行消毒,点燃酒精灯,左手持酒精灯,右手持细火针,在酒精灯的外焰加热针体,直至将针尖烧至红白后,迅速准确地点刺眼周局部相应穴位,针刺的深度为 0.3~0.5 寸,稍停,随即退出。每日 1 次,10 次为 1 个疗程。

2. 皮肤针

■ 取穴:眼周穴位如攒竹、丝竹空、鱼腰、阳白、光明。

■ 操作:常规消毒后,以右手拇指、中指、环指握住皮肤针针柄,示指伸直按住针柄中段,运用腕部的弹力,针头对准眼眉,叩刺 5 min,叩击时针尖与皮肤垂直,强度均匀,用力宜轻,至皮肤微微泛红为度。每日 1 次,10 次为 1 个疗程。治疗过程中应注意无菌操作。

(三) 特定部位疗法

1. 头针

■ 取穴:枕上正中线、枕上旁线。

■ 操作:常规消毒后,用 1.5 寸毫针平刺,针刺得气后,行捻转手法,然后接电脉冲正负极,通电频率为每分钟 240 Hz,输出量以患者能耐受为度,通电 20 min。每日 1 次,10 次为 1 个疗程。

2. 手针

■ 取穴:肘点、肩点、眼点、后溪。

■ 操作:常规消毒后,选用 1 寸毫针,在押手的配合下,用快速进针法将针刺入皮下,根据针刺部位的不同和临床要求的不同,以捻转手法为主,用中等强度刺激。根据病情需要亦可留针 20~30 min,每隔 4~10 min 捻针 1 次。每日 1~2 次,10 次为 1 个疗程。

3. 足针

■ 取穴:昆仑、申脉、太冲、太溪、照海、悬钟。

■ 操作:常规消毒后,选用 1 寸毫针,在押手的配合下,用快速进针法将针刺入皮下,浅刺 0.1 寸。根据针刺部位的不同和临床要求的不同,以捻转手法为主,用中等强度刺激。根据病情需要亦可留针 20~30 min,每隔 4~10 min 捻针 1 次。每日 1 次,10 次为 1 个疗程。

(四) 按语

(1) 针灸治疗本病具有一定疗效,促进康复,提高视力,延缓致盲。

(2) 患者还要注意生活起居,调节情志,戒恼怒,不过劳。

耳聋、耳鸣

耳鸣、耳聋都是听觉异常、听力下降的病症。耳鸣又称脑鸣,是患者自觉耳内鸣响,妨碍听觉的症状。耳聋则是听力不同程度的减退,甚至完全丧失,其轻者,听而不真,称为"重听";重者不闻外声,称为"全聋"。"耳鸣"始见于《黄帝内经》,还有耳中鸣、耳苦鸣、耳数鸣等多种提法。历代文献中又将耳聋称为暴聋、卒聋、风聋、火聋、厥聋、久聋、劳聋、虚聋、毒聋、阴聋、阳聋等。病因多由风邪外袭、肝胆火盛、痰火郁结、肾精亏损、脾胃虚弱所引起。病机为邪扰耳窍或耳窍失养。辨证主要分风邪外袭证、肝胆火盛证、痰火郁结证、肾气亏虚证、脾胃虚弱证五种证型。

(一) 毫针疗法

■ 治则：疏风泻火，通络开窍。以局部穴位及手足少阳经穴为主。

■ 主穴：耳门、听宫、听会、翳风。

■ 配穴：风邪外袭证加风池、合谷；肝胆火盛证加中渚、侠溪；痰火郁结证加丰隆、内庭；肾气亏虚证加肾俞、关元；脾胃虚弱证加足三里、脾俞。

■ 操作：风邪外袭、肝胆火盛、痰火郁结者疏风泻火、化痰开窍，只针不灸，泻法；脾胃虚弱、肾气亏虚者健脾益气、补肾填精，脾胃虚弱者针灸并用，补法；肾精亏损者以针刺为主，补法或平补平泻。刺耳门、听会时令患者张口，直刺 0.5～1 寸。刺听宫时，令患者张口，直刺 1～1.5 寸。留针时患者可闭口，但不要开口说话或做其他张闭口的动作，以免发生弯针、折针。本穴局部血管丰富，不宜用粗针强刺激。

■ 方义：耳为手、足少阳经所辖。耳门属手少阳经腧穴，位于耳前，通气机，开耳窍。听会属足少阳经腧穴，位于耳前，益聪利耳。听宫为手太阳经与手、足少阳经之交会穴，位居耳屏与下颌关节之间，手太阳经、手足少阳经均入耳中，刺本穴能开窍聪耳。翳风属手少阳三焦经，为手、足少阳经的交会穴，散风活络，聪耳启闭。诸穴合用通气活络，开窍聪耳。配风池、合谷，疏风通络，解表；中渚、侠溪，清泻肝胆之火，宣通耳窍；丰隆、内庭清泻痰火；肾俞、关元，补肾固本；足三里、脾俞，健脾和胃。

(二) 特种针具疗法

1. 三棱针

■ 取穴：太阳、百会、完骨、听会。

■ 操作：常规消毒后，右手持三棱针快速点刺穴位深 2～3 mm 后，用手轻轻挤压使其流出 2～3 滴血，边放血边用无菌药棉将其擦拭干净。每日 1 次，中病即止。治疗过程中应注意无菌操作。

2. 皮肤针

■ 取穴：耳周区。

■ 操作：嘱患者坐位，常规消毒后，以右手拇指、中指、环指握住皮肤针针柄，示指伸直按住针柄中段，运用腕部的弹力，针头对准耳周作环绕叩刺，叩刺 5 min。叩击时针尖与皮肤垂直，强度均匀，用力宜

轻，以患侧至微出血为度。注意皮肤针垂直于皮肤，每日 1 次，中病即止。

(三) 特定部位疗法

1. 耳针

■ 取穴：患侧耳部的内耳、外耳、肝、神门、皮质下、肾等穴。

■ 操作：常规消毒后，医者一手固定耳郭，另一手用王不留行籽或皮内针贴压耳穴，并适度按揉，每次取一侧耳，两耳交替进行，嘱患者每日按压穴位 2～3 次。10 次为 1 个疗程，共 2 个疗程。

2. 鼻针

■ 取穴：肾点、脾点、肝点、心点（肾点位置为鼻正中线两侧、平鼻翼；肝点位置为鼻梁最高点下方、鼻正中线与两颧连线交叉点；心点位置为两目内眦连线中心点；脾点位置为鼻正中线、肝点下 0.5 寸）。

■ 操作：患者取卧位或坐位，常规消毒后，用 0.5 寸毫针斜刺或平刺，以轻缓手法捻转刺入穴位，待患者有酸、麻、胀、痛、流泪、打喷嚏等针感出现时，留针 10～20 min。每隔 10 min 用轻、慢手法捻转 1 次。如有需要，可用皮内针埋针数小时或 1～2 日，亦可用点刺或速刺法。每日或隔日 1 次，一般以 10 次为 1 个疗程，疗程间休息 7 日。

3. 腕踝针

■ 取穴：上 1 区、上 4 区、风池、率谷、听宫、听会（上 1 区：在小指侧的尺骨缘和尺侧腕屈肌腱之间，腕横纹上 2 横指。上 4 区：在拇指侧的桡骨缘上，腕横纹上 2 横指）。

■ 操作：常规消毒后，取 1.5 寸毫针，使针体与皮肤成 30°角，左手拇指向下拉紧皮肤，使针尖较易刺入。先针上 1 区，术者用拇指端摸到尺骨缘后，向掌心侧轻推，进针点的位置在骨缘和肌腱内侧缘之间的凹陷处。再针上 4 区，让患者的手掌面向内竖放，术者用两手示指夹桡骨的两侧，进针点的位置在两侧骨缘之间。此处若有较粗血管时，进针点位置要适当上移。针尖刺透皮肤后，将针循纵轴沿皮下尽可能缓慢推进，要求不出现酸、麻、胀、重的得气感，留针 30 min。每日 1 次，10 次为 1 个疗程。

(四) 按语

（1）针灸对后天引起的耳鸣、耳聋有一定疗效，但多数治疗疗程较长，进展缓慢，需坚持长期治疗。

（2）治疗时要把握时机，当出现耳鸣时，尽早治

疗。但对鼓膜损伤、内陷、增厚等，且听力完全丧失者疗效不佳。引起耳鸣、耳聋的原因十分复杂，在治疗中应明确诊断，配合原发病的治疗。

(3) 生活规律和精神调节对耳鸣、耳聋患者的康复具有重要意义。应避免劳倦，调适情绪，保持耳道清洁。

中耳炎

中耳炎，是指耳内流出脓性分泌物的症状和体征。又称"聤耳"，首见于《诸病源候论》。历代医家按脓的颜色不同而命名，如明代王肯堂《证治准绳》云："曰停耳亦曰耳湿，常出黄脓；有风耳毒，常出红脓；有缠耳，常出白脓；有耳疳，生疮臭秽；有震耳，耳内虚鸣，常出清脓。"《冯氏锦囊秘录》将清脓称为"囊耳"。《医宗金鉴》又将红脓称"风耳"。本病多因外感风邪，侵袭机体所致。病机是耳居清窍，邪毒留滞日久，则脏腑首当受损，功能失调，转为虚实错杂之证。辨证主要分风热上壅证、肝胆火盛证、痰瘀交阻证、脾虚湿滞证、肝肾阴虚证五种证型。

(一) 毫针疗法

■ 治则：风热上壅、肝胆火盛、痰瘀交阻者，清热泻火、化瘀通络；脾虚湿滞者，健脾利湿；肝肾阴虚者，养阴清热。选穴以耳区局部和手、足少阳经腧穴为主。

■ 主穴：头窍阴、翳风、听宫。

■ 配穴：风热上壅证加风池、大椎；肝胆火盛证加行间、侠溪；痰瘀交阻证加膈俞、丰隆；脾虚湿滞证加阴陵泉、足三里；肾阴亏虚证加太溪、肾俞。

■ 操作：刺头窍阴时，平刺0.5～0.8寸；刺听宫时，令患者张口，直刺1～1.5寸。肝胆火热证针用泻法；脾虚湿困证针用补法加灸；肾阴亏虚证针用补法，并灸。

■ 方义：头窍阴属足少阳经，为足少阳与足太阳交会穴，通关开窍、清头散风。翳风属手少阳经，为手、足少阳经的交会穴，散风活络，聪耳启闭。听宫属手太阳经，又为手、足少阳与手太阳经交会穴，开窍聪耳。诸穴合用，起通络开窍，调和耳部气血之效。配行间、侠溪，清泻肝胆，导热下行；阴陵泉、足三里，健脾利湿，托里排脓；太溪、肾俞，以滋阴补肾。

(二) 特种针具疗法

1. 火针

■ 取穴：阿是穴、耳门、听宫、听会、翳风。

■ 操作：用碘伏以穴位为中心，向外进行消毒，点燃酒精灯，左手持酒精灯，右手持细火针，在酒精灯的外焰加热针体，直至将针尖烧至红白后，迅速准确地点刺相应穴位，刺的深度为0.3～0.5寸，稍停，随即退出。每日1次。

2. 三棱针

■ 取穴：太阳穴（双）、尺泽（患侧）、听宫（患侧）、翳风（患侧）。

■ 操作：常规消毒后，右手持三棱针快速点刺穴位3～5下，用手轻轻挤压使其出血，出血量为10～50 ml，用无菌药棉将其擦拭干净。每日1次，中病即止。治疗过程中应注意无菌操作。

(三) 特定部位疗法

1. 耳针

■ 取穴：耳、神门、肾上腺、肺、肝、胆、肾等穴或耳郭上的压痛点。

■ 操作：常规消毒后，医者一手固定耳郭，另一手用王不留行籽贴压耳穴，并适度按揉。每次取一侧耳，两耳交替进行。嘱患者每日按压穴位2～3次。10次为1个疗程，共2个疗程。

2. 头针

■ 取穴：顶中线、颞后线、额旁3线。

■ 操作：常规消毒后，右手持毫针，针体与头皮成15°～30°夹角，迅速刺入帽状腱膜下层，再将针体沿帽状腱膜下层按穴线方向进针。行捻转泻法，留针30 min，行针2～3次。每日1次，10次为1个疗程。

(四) 按语

(1) 针刺治疗本病疗效确切。

(2) 针刺前应清除外耳道脓性分泌物，保持外耳道干燥、清洁。

(3) 部分患者的病情与饮食有关，忌鱼虾等腥物。

鼻渊

鼻渊,是以鼻流腥臭浊涕、如泉下渗、量多不止,临床上常伴有头痛、鼻塞、嗅觉减退等症状的一种病症,又称"脑漏""脑砂""脑崩""脑渊",重者又称"鼻漏"。其发生常与外邪侵袭、胆腑郁热、脾胃湿热等因素有关。本病病位在鼻,肺开窍于鼻,足阳明胃经起于鼻,"胆移热于脑,则辛频鼻渊"(《素问·气厥论》)。多因外感风热邪毒,或风寒侵袭,久而化热,邪热循经上蒸,犯及鼻窍;或胆经炎热,随经上犯,蒸灼鼻窍;或脾胃湿热,循胃经上扰等引起。基本病机是邪壅鼻窍。辨证主要分肺经风热证、胆腑郁热证、湿热阻窍证三种证型。

(一) 毫针疗法

■ 治则:清热宣肺,通利鼻窍。以局部穴及手太阴、手阳明经穴为主。

■ 主穴:印堂、迎香、合谷、列缺、通天。

■ 配穴:肺经风热证配尺泽、少商;胆腑郁热证配阳陵泉、侠溪;湿热阻窍证配曲池、阴陵泉。

■ 操作:常规针刺,少商点刺出血。

■ 方义:印堂位于鼻上,迎香夹于鼻旁,近取两穴,散鼻部之郁热而通利鼻窍;且迎香、合谷同属大肠经,两穴远近结合,以清泻大肠经热邪;合谷与列缺又为表里经配穴,可清泻肺热;通天善通鼻窍。

(二) 特种针具疗法

1. 火针

■ 取穴:上星、印堂、双侧迎香。

■ 操作:用碘伏以穴位为中心,向外进行消毒,点燃酒精灯,左手持酒精灯,右手持细火针,在酒精灯的外焰加热针体,直至将针尖烧至红白后,迅速准确地点刺相应穴位,一个穴位针刺 1 次。术闭按压约 1 min(达到止痛和预防出血目的),嘱患者 3 日内避免清洗,防止感染。

2. 针刀

■ 取穴:鱼际穴处。

■ 操作:选用Ⅰ型 2 号针刀,于拇指掌指关节横纹的桡侧缘定一点,刀口线与拇指长轴平行,垂直皮肤刺入,直达骨面,纵行切开硬结 2 刀,然后行纵行疏通、横行剥离。过伸拇指,弹响减轻或消失时出针。

(三) 特定部位疗法

1. 耳针

■ 取穴:双侧内鼻、外鼻、内分泌、肾上腺、肺穴及穴区剧痛点。咳嗽,加平喘;头痛,加神门。

■ 操作:常规消毒后,医者一手固定耳郭,另一手用王不留行籽贴压耳穴,并适度按揉。每次取一侧耳,两耳交替进行。嘱患者每日按压穴位 2～3 次。10 次为 1 个疗程,共 2 个疗程。

2. 头针

■ 取穴:头部口鼻咽区、胸腔区。

■ 操作:常规消毒后,右手持毫针,针体与头皮成 15°～30°夹角,迅速刺入帽状腱膜下层,再将针体沿帽状腱膜下层按穴线方向进针,在治疗区横刺 1.4 寸,留针 30 min,也可留针几小时(时间与病情成正比)。每日 1 次,10 次为 1 个疗程。

3. 鼻针

■ 取穴:两侧下鼻甲肿胀部位。

■ 操作:常规消毒后,押手用前鼻镜扩张鼻前庭,使下鼻甲充分暴露在视线内。下鼻甲充分暴露后,刺手用 1.5 寸毫针,用快速进针法将针刺入两侧下鼻甲肿胀部位,留针 30 min。每日 1 次。

(四) 按语

(1) 针刺对鼻窦炎的症状有一定疗效,尤其对改善鼻道的通气功能较为迅速,可作辅助治疗。

(2) 及时彻底治疗伤风鼻塞及邻近器官(如牙病)的疾病。

(3) 注意保持鼻腔通畅,以利鼻窦内分泌物排出。

(4) 禁食辛辣刺激食物,戒除烟酒;锻炼身体,增强体质,提高机体抵抗力。

咽喉肿痛

咽喉肿痛,是指咽部红肿疼痛、吞咽不适为特征的症状。历代医学文献有"喉痹""嗌肿""喉风""乳蛾""喉痛"等名称。《诸病源候论》曰:"喉痹者,喉里肿塞痹痛,水浆不得入也。"其病位在咽喉,涉及肺、胃、肝、肾等脏腑。本病常与外感风热、饮食不节和体虚劳累等因素有关,除此之外,不良的生活习惯也是重要的诱发因素之一。病机是火热或虚火上灼咽喉。辨证主要分风热壅肺证、胃火炽盛证、阴虚火旺证三种证型。

(一) 毫针疗法

■ 治则:疏风解表,清热利咽,消肿止痛。以局部穴、手太阴、手阳明、足少阴经穴为主。

■ 主穴:天容、列缺、照海、合谷。

■ 配穴:风热壅肺证加尺泽、外关、少商;胃火炽盛证加内庭、曲池;阴虚火旺证加太溪、涌泉、三阴交;咽痛甚加天突、喉结旁阿是穴消肿止痛;声音嘶哑加复溜、扶突润喉开音;大便秘结加曲池、支沟清热通便。

■ 操作:风热壅肺、胃火炽盛者,清热泻火、消肿止痛,只针不灸,用泻法;阴虚火旺者,育阴潜阳、降火止痛,只针不灸,平补平泻。少商点刺出血,余穴均常规针刺。列缺、照海行针时可配合做吞咽动作,刺列缺时,向上斜刺 0.3～0.5 寸。

■ 方义:天容属手太阳小肠经,位于咽喉附近,疏风清热,利咽消肿。照海属足少阴经,为八脉交会穴之一,通于阴跷脉,滋阴补肾。列缺属手太阴经,为手太阴肺经络穴,又为八脉交会穴之一,通于任脉,宣肺理气,疏风解表,通经活络,利咽快膈。照海、列缺为八脉交会穴相配为用,善治喉咙肺系疾患。合谷为手阳明大肠经原穴,清泄阳明,宣肺利窍,清热解毒。诸穴合用,共收清热泻火、消肿止痛之效。

(二) 特种针具疗法

1. 面针

■ 取穴:咽喉区,当眉心至前发际正中线的中、下三分之一交界处,即首面与肺点连线的中点。

■ 操作:常规消毒后,选用 1 寸毫针,在押手的配合下,用沿皮平刺法。根据针刺部位的不同和临床要求的不同,以捻转手法为主,用中等强度刺激。根据病情需要亦可留针 20～30 min,每隔 4～10 min 捻针 1 次。每日 1 次,10 次为 1 个疗程。

2. 三棱针

■ 取穴:大椎穴。

■ 操作:常规消毒后,右手持三棱针快速点刺大椎穴 3～5 次,轻轻挤压使其流出 8～10 滴血,边放血边用无菌药棉将其擦拭干净。每日 1 次,中病即止。治疗过程中应注意无菌操作。

(三) 特定部位疗法

1. 耳针

■ 取穴:咽喉、肺、胃、肾、胆、小肠、大肠、三焦。

■ 操作:常规消毒后,医者一手固定耳郭,另一手用王不留行籽贴压耳穴,并适度按揉。每次取一侧耳,两耳交替进行。嘱患者每日按压穴位 2～3 次。10 次为 1 个疗程,共 2 个疗程。

2. 腹针

■ 取穴:关元、足三里。

■ 操作:患者取仰卧位,常规消毒后,用埋线法将剪好的 2 cm 长 1 号羊肠线装入 12 号腰椎穿刺针内,迅速刺入穴位皮下,再将针缓慢刺入适当深度,得气后,边退针边推针芯,将肠线留于穴内即可。出针后用消毒棉球按压针孔片刻。10 日 1 次,3 次为 1 个疗程。

(四) 按语

(1) 针灸对咽喉肿痛有较好的疗效。对急性、早期者疗效更佳。

(2) 注意对原发病的配合治疗。避免有害气体的不良刺激,忌食辛辣刺激性食物,戒烟酒。

声带麻痹

声带麻痹指发音时或嘶或哑的症状。引起声音嘶哑的原因很多,主要分为外感和内伤两大类。本病在《黄帝内经》中有"喑""暴喑""无音"等名，《医学纲目》称为"喉喑"，后世又有称"音瘖""失音""声哑""喉中声嘶""暴哑"。本病多因风热外袭、肺胃实热、肺肾阴虚所引起。感受外邪所致者为实证，由内伤所致者为虚证。病位在咽喉，涉及肺、胃、肝、肾等脏腑。辨证主要分风热犯肺证、风寒犯肺证、肺肾阴虚证、血瘀痰聚证四种证型。

（一）毫针疗法

■ 治则：风热犯肺者，清热化痰、开窍利咽；风寒犯肺者，疏散风寒、开窍利咽；肺肾阴虚者，养阴清热、滋肾降火；血瘀痰聚者，活血化瘀、祛痰利咽。以任脉、手太阴、手阳明经穴为主。

■ 主穴：廉泉、天突、人迎。

■ 配穴：风热犯肺证加合谷、大椎；风寒犯肺证加列缺、合谷；肺肾阴虚证加列缺、照海；血瘀痰聚证加膈俞、太冲、丰隆。

■ 操作：风寒、风热及热邪犯肺者针用泻法，肺肾阴虚针用补法，血瘀痰聚针用平补平泻手法。刺天突时，先直刺0.2寸，然后针尖转向下方，紧靠胸骨后方刺入1～1.5寸。刺廉泉时针向舌根斜刺0.5～0.8寸。刺人迎时，避开颈总动脉，直刺0.3～0.8寸。

■ 方义：廉泉属任脉，为任脉与阴维脉交会穴，清热化痰，开窍利咽。天突属任脉，为任脉与阴维脉交会穴，宽胸理气，降气平喘，养阴清热，滋肾降火，化痰利咽。人迎属足阳明经，为足阳明、足少阳经交会穴，清肺利咽，涤痰开结，健脾化痰。廉泉、天突、人迎为局部取穴，以疏通气血，增音治哑。配曲池、合谷以祛风散寒；合谷、大椎以清热解表；曲池、尺泽以清肺泻热；列缺、照海以滋养肺肾；膈俞、太冲、丰隆以活血化瘀、祛痰利咽。

（二）特种针具疗法

1.皮内针

■ 取穴：肺、大肠、肾、膀胱、咽喉、心。

■ 操作：每次选单侧耳穴2～3个穴位。常规消毒后，医者用押手固定腧穴部位皮肤，刺手持镊子夹持针柄垂直刺入，针刺后用胶布固定。在留置期间，宜作间隙按揉刺激。每日1次，连续治疗5次为1个疗程。治疗过程中应注意无菌操作。

2.三棱针

■ 取穴：风府、哑门、廉泉、天突、扶突、风池，均取患侧。

■ 操作：常规消毒后，用三棱针点刺穴位，中等强度刺激，点刺时嘱患者练习发声。每日1次，7日为1个疗程。

（三）特定部位疗法

1.足针

■ 取穴：内庭、侠溪、气关、太溪、商丘。风热犯肺证加喉风、气门、气府、厉兑；肝气郁结证加清泉、肝乐、肝灵、足窍阴、下冲阳；肺肾阴虚证加太冲、照海、清金、清泉、宣白。

■ 操作：常规消毒后，用1寸毫针指切进针法快速进针，其中气关、商丘、气门、气府、肝乐、肝灵、下冲阳深度为0.8寸，其余各穴深度均为0.1寸，以局部出现酸、麻、胀、重感为佳。得气后留针30 min，留针期间每隔10 min行手法1次。

2.项针

■ 取穴：廉泉、治呛、患侧发音和吞咽1。上呼吸道感染、脑梗死者加风池、供血，颈椎病者加病变节段的3对夹脊穴，常用C2～4、C4～6或C5～7夹脊穴（治呛穴在舌骨与甲状软骨上切迹之间；发音穴在喉结下0.5寸，正中线旁开0.2寸，甲状软骨与环状软骨之间；吞咽1在舌骨与喉结之间，正中线旁开0.5寸凹陷中；供血在风池下1.5寸，平下口唇处）。

■ 操作：患者取端坐位，常规消毒后，针风池，针尖微向下，向喉结方向刺入2～3 cm；针供血，向对侧口唇处直刺2～3 cm；针夹脊穴，针尖方向稍向脊柱处，刺入2～3 cm；针廉泉，垂直刺入25 mm；针治呛，垂直刺入8 mm；针发音，垂直刺入5 mm；针吞咽1，垂直刺入5 mm，均捻转15 s后出针。每日1次，6次后休息1日，15次为1个疗程。

（四）按语

（1）针灸对本病有一定疗效，对急性者疗效尤为显著。

（2）戒烟戒酒，少吃辛辣等刺激性食物；不宜发声过度。

（3）如发生于小儿，要密切注意病情变化，必要时要配合急救。声音嘶哑久治不愈者应进一步检查，治疗原发病。

扁桃体炎

扁桃体炎,临床表现为咽痛加重、咽喉灼热、喉核略红肿。历代医学文献有"喉痹""嗌肿""喉风""乳蛾""喉痈"等名称。《诸病源候论》曰:"喉痹者,喉里肿塞痹痛,水浆不得入也。"病因是风热壅肺、胃火痰盛、脏腑虚损、阴虚火旺、虚火上炎客于咽喉,日久邪热壅阻咽喉脉络,可使气血结聚。其病位在咽喉,涉及肺、胃、肝、肾等脏腑。辨证主要分风热壅肺证、胃火炽盛证、阴虚火旺证三种证型。

(一) 毫针疗法

■ **治则**:清热疏风,利咽消肿。以局部穴、手太阴、手阳明、足少阴经穴为主。

■ **主穴**:天容、列缺、照海、合谷。

■ **配穴**:风热壅肺证加尺泽、外关、少商;胃火炽盛证加内庭、曲池;阴虚火旺证加太溪、涌泉、三阴交;咽痛甚加天突、喉结旁阿是穴消肿止痛;声音嘶哑加复溜、扶突润喉开音;大便秘结加曲池、支沟清热通便。

■ **操作**:风热壅肺、胃火痰盛者,清热泻火、消肿止痛,只针不灸,用泻法;阴虚火旺者,育阴潜阳,降火止痛,只针不灸,平补平泻。少商点刺出血,余穴均常规针刺。列缺、照海行针时可配合做吞咽动作,刺列缺时,向上斜刺0.3~0.5寸。

■ **方义**:天容属手太阳小肠经,位于咽喉附近,可疏风清热,利咽消肿。照海属足少阴经,为八脉交会穴之一,通于阴跷脉,可滋阴补肾。列缺属手太阴经,为手太阴肺经络穴,又为八脉交会穴之一,通于任脉,可宣肺理气,疏风解表,通经活络,利咽快膈。照海、列缺为八脉交会穴相配为用,善治喉咙肺系疾患。合谷为手阳明大肠经原穴,可清泄阳明,宣肺利窍,清热解毒。诸穴合用,共收清热泻火、消肿止痛之效。

(二) 特种针具疗法

1. 三棱针

■ **取穴**:下颌角前、耳后紫筋(下颌角前在下颌骨下内缘,下颌角前1寸处;耳后紫筋在耳尖下外8分处)。

■ **操作**:每次取2~3穴,常规消毒后,右手持三棱针快速点刺,深2~3 mm,轻轻挤压使其流出2~3滴血,边放血边用无菌药棉将其擦拭干净。每日1~2次,7日1个疗程。治疗过程中应注意无菌操作。

2. 针刀

■ **取穴**:阿是穴。

■ **操作**:患者取仰卧位,颈下垫枕,头后仰,尽量置于光线充足的地方,张口,用压舌板压住患者舌根,用碘伏消毒后行针刀治疗。以扁桃体肿大的程度为依据,一侧刺5点,先中间直刺,再上下左右向中心斜刺,"十"字切开,仔细观察扁桃体性征,对于内容物不能排泄,形成脓栓或囊肿者,针刀要刺入脓栓更深一层,用压舌板挤出脓液,以出现新鲜血液者为佳。1周1次,3次为1个疗程。

3. 圆利针

■ **取穴**:内扁桃体穴(软腭咽喉根部与扁桃体连接处)。

■ **操作**:患者坐位,张口,选用18号4寸圆利针,医者左手固定患者头部,右手拇、示、中三指捏住针柄迅速点刺上述部位,进针深度为1~2分,以少许出血为度。每日治疗1次。治疗过程中应注意无菌操作。

(三) 特定部位疗法

1. 手针

■ **取穴**:咽喉点、头痛点、退热点、少商(咽喉点位于手背,第3、第4掌指关节之间,靠近第三掌指关节处;头痛点位于手背,第3、第4掌骨间,掌指关节后0.5寸;退热点位于手背,中指桡侧指蹼处)。

■ **操作**:患者取仰卧位或坐位,常规消毒后,右手持1.5寸毫针,左手切在穴点处,直刺入皮肤,进行提插捻转,均用泻法,使患者有酸胀感,留针30 min。一般先针一侧手穴,隔日再换另一侧手穴,每日1次。

2. 耳针

■ **取穴**:耳尖、扁桃体、咽喉点、耳后小静脉。

■ **操作**:患者取端坐位,常规消毒后,将选用的耳穴先揉搓数次,使局部皮肤充血,左手捏起穴位皮肤,右手持三棱针,对准上述诸穴连续快速点刺1~2分,出血 3～5 滴。隔日 1 次。

（四）按语

（1）针灸对咽喉肿痛有较好的疗效，对急性、早期者疗效更佳。

（2）注意对原发病进行配合治疗，避免有害气体的不良刺激，忌食辛辣刺激性食物，力戒烟酒。

失语

失语症是脑损害导致的语言交流能力障碍，包括各种语言符号（口语、文字、手语）表达或理解能力受损或丧失。古代医籍中称为"喑痱""风懿""风喑""风癔"等。本病是由于痰浊、瘀血、肝风等病理因素蒙蔽脑窍，脏腑亏虚不能濡养脑脉，脑脉闭阻不通，口舌经筋失养所致。辨证主要分风痰火亢证、风火上扰证、痰热腑实证、风痰瘀阻证、气虚血瘀证五种证型。

（一）毫针疗法

▪ 治则：风痰火亢者，祛风化痰；风火上扰者，息风清热；痰热腑实者，通腑泻热化痰；风痰瘀阻者，疏风通络、化痰散瘀；气虚血瘀者，益气化瘀。以督脉经穴为主。

▪ 主穴：廉泉、通里、哑门、言语 3 区、言语 2 区、金津、玉液、言语 1 区、百会、三阴交、合谷、内关。

▪ 配穴：风痰火亢证加风池、丰隆；风火上扰证加太冲、肝俞；痰热腑实证加天枢、曲池；风痰瘀阻证加风门、膈俞；气虚血瘀证加足三里、血海。

▪ 操作：金津、玉液点刺出血；语言 3 区、语言 2 区、语言 1 区、百会，针体与头皮成 30°角斜刺；哑门穴，向下颌方向缓缓刺入 0.5～1 寸；廉泉穴，嘱患者抬头并向舌根方向斜刺 0.5～1 寸。

▪ 方义：遵循"经脉所过，主治所及"的用穴规律，按照局部及邻近选穴的原则，选取百会及语言 1 区、2 区、3 区，组成头针组。百会、哑门为督脉经穴，头为诸阳之会，诸经络皆与脑联系密切，而督脉行于腰背正中，上至头面，称为"阳脉之海"。选取金津、玉液、廉泉组成舌针组。金津、玉液属经外奇穴，针之可以通经活络、调畅气血，而舌底刺络放血具有醒脑开窍、疏通经络、泻热消肿等作用，使痰瘀得除，经络通畅，舌窍得开，故能言语；廉泉为任脉之穴，有舒筋活络利咽的作用，为主治语言不清、吞咽困难之要穴。在局部及邻近选穴的基础上，根据"经脉所通，主治所及"的治疗规律，可按照远端选穴的原则，选取肘膝关节以下的通里、合谷、悬钟等穴发挥远治作用。

（二）特种针具疗法

1．头皮针

▪ 取穴：头穴透刺区（百会穴至太阳穴连线）。

▪ 操作：常规消毒后，右手持毫针，针体与头皮成 15°～30°夹角，迅速刺入帽状腱膜下层，再将针体沿帽状腱膜下层按穴线方向进针。行捻转泻法，留针 30 min，行针 2～3 次。每日或隔日 1 次，10 次为 1 个疗程。

2．皮肤针

▪ 取穴：顶颞前斜线、顶颞后斜线、顶中线（顶颞前斜线自前顶穴起，止于悬厘穴；顶颞后斜线自百会穴起，止于曲鬓穴；顶中线自百会穴向前至前顶穴）。

▪ 操作：用皮肤针以敲击法，在顶颞前斜线、顶中线、顶颞后斜线、曲鬓穴和悬厘穴连线围定叩刺 2～3 遍（敲击法：拇指和示指捏住针柄的末端，上下颤动针头，利用针柄的弹性敲击皮肤）。

（三）特定部位疗法

1．耳针

▪ 取穴：心、肾、脑、皮质下（心穴位于耳甲腔中心凹陷处；肾穴位于对耳轮上、下脚分叉处直下方的耳甲艇外；脑穴位于对耳屏内侧面后上方；皮质下穴位于对耳屏内侧面前下方）。

▪ 操作：常规消毒后，医者一手固定耳郭，另一手用王不留行籽压耳穴，并适度按揉。每次取一侧耳，两耳交替进行。嘱患者每日按压穴位 2～3 次。10 次为 1 个疗程，共 2 个疗程。

2．眼针

▪ 取穴：脾区、肝区、心区、上焦区、下焦区（脾区在瞳孔下方偏内侧；肝区在瞳孔的外方偏上；心区在瞳孔下方偏内侧；上焦区位于瞳孔外上方；下焦区位于瞳孔内侧，在距眼眶内缘 2 mm 的眼眶上）。

▪ 操作：患者取仰卧位，嘱患者自然闭目，常规消毒后，采用眶外横刺法，选用 28～30 号长度为 15 mm

的不锈钢毫针,准确选好穴区,从穴区的一侧刺入,斜向另一侧,刺入 3~5 分。通过真皮到达皮下,保持针体在穴区内,使其不穿越穴区范围。留针 30 min,不行针,出针时要缓慢且须用干棉球按压 1 min 左右。

3. 舌针

■ 取穴:上廉泉、金津、玉液、聚泉、海泉穴。

■ 操作:患者取仰卧位,如患者不能自行将舌伸出,施术者可用手垫纱布拉出舌体。金津、玉液或者聚泉、海泉,每次取 1 组穴位,强刺激不留针。针刺上廉泉时,选用 3 寸毫针,以向舌根方向呈 45°~60°角,单手快速进针,斜刺 1~1.5 寸,针刺得气后行捻转泻法,针感以眼角微微湿润为度,然后将针退至浅层,留针 20 min。每周 5 次,10 次为 1 个疗程。

(四) 按语

(1) 针刺治疗失语有一定的疗效,尤其是对中风后失语,疗效显著。

(2) 在治疗的同时,患者还需配合语言功能锻炼,加强语言练习。

(3) 避免有害气体的不良刺激,忌食辛辣刺激性食物,力戒烟酒。

牙痛

牙痛是以牙齿疼痛为主要临床表现的常见口腔疾患。又称"牙宣""牙槽风"等,最早见于《医宗金鉴》。本病病位在齿,肾主骨,齿为骨之余,手、足阳明经分别入下齿、上齿,故本病与胃、肾关系密切。牙痛多由于风、火、虫所致。《素问·风论》:"风者,百病之长也。"风为百病之长,易夹邪致病。风邪火热入侵阳明经,循经达齿,阻滞经络,不通则痛。本病常与外感风火邪毒、过食膏粱厚味、体弱过劳等因素有关,除此之外,不良的生活习惯也是重要的诱发因素之一。病机是风火、胃火或虚火上炎。辨证主要分胃火牙痛、风火牙痛和肾虚牙痛三种证型。

(一) 毫针疗法

■ 治则:祛风泻火,通络止痛。以手足阳明经穴为主。

■ 主穴:颊车、下关、合谷。

■ 配穴:胃火牙痛配内庭、二间;风火牙痛配外关、风池;肾虚牙痛配太溪、行间。

■ 操作:主穴用泻法,合谷可左右交叉刺,持续行针 1~3 min。配穴太溪用补法,余穴均用泻法。痛甚时可延长留针时间至 1 h。

■ 方义:颊车、下关为近部取穴,可疏通经气而止痛;合谷为远部取穴,可疏通阳明经气,并兼有祛风作用,可通络止痛,为治疗牙痛之要穴。

(二) 特种针具疗法

1. 针刀

■ 取穴:C3、C7 棘突旁开 1 cm 左右压痛点。

■ 操作:患者取俯坐位,暴露颈项部皮肤,常规消毒后,取 1% 利多卡因注射液局部麻醉。针刀治疗取压痛点,松解颈椎关节突关节囊,进针时刀口线与脊柱平行,到达关节囊后,调转刀口线对关节囊进行"十"字切割松解;然后,略微上提针刀,刀口线与身体纵轴平行,对关节囊周围肌肉先纵行切割 2~3 刀,再横行剥离 2~3 刀,以降低关节囊周围肌肉的肌张力,减轻颈椎周围肌肉造成的机械性压迫。肩胛骨内上角点和冈上肌肌腹点,针刀操作时,应注意进针深度,紧贴骨面横行剥离 3~4 刀即可(肩胛骨内上角点在肩胛提肌止点处)。

2. 平衡针

■ 取穴:对侧牙痛穴(以门牙为界,分为左右两侧,在耳垂前正中面缝凹处取穴,交叉取穴,左取右,右取左)。

■ 操作:取 1 寸针灸针向内直刺 0.5 寸,上下提插 3 次,留针 5 min。再在同侧耳后进行放血,约 3 ml。

3. 细火针

■ 取穴:下关、颊车。

■ 操作:常规消毒后,点燃酒精灯,左手持酒精灯,右手持细火针,在酒精灯的外焰加热针体,直至将针尖烧至红白后,迅速准确地点刺相应穴位。只针患侧,一般深度为 0.8~1 寸,每穴 1~2 针即可。每日 1 次。

(三) 特定部位疗法

1. 耳针

■ 取穴:患侧上颌、下颌、牙痛 1、牙痛 2、神门、交感、内分泌、肾、大肠、胃、肝、胆、上屏尖、齿 1 穴、齿 2 穴及皮质下穴(上牙病取上颌,下牙病取下颌)。

■ 操作:每日取3～5穴,以王不留行籽贴压。嘱患者反复按压,刺激局部腧穴,每次1～2 min,按压2～3次以加强疗效,留置3日换另一侧贴压。

2.腕踝针

■ 取穴:牙齿分成前后左右4部分(左侧前牙痛时,在左前臂腕横纹上两横指处选穴,左侧后牙痛在左前臂内关穴处选穴,右侧选穴同相应左侧)。

■ 操作:常规消毒后,医者用押手固定腧穴部位

皮肤,刺手持镊子夹持针柄,用快速进针法将针垂直刺入皮下,针刺后用胶布固定,埋好的针须放置8～10 h,每晚1次。一般7次为1个疗程。

(四)按语

(1)针刺对一般牙痛效果良好,但对龋齿只能暂时止痛。

(2)临床应与三叉神经痛相鉴别。

(3)平时注意口腔卫生。治疗期间宜进食流质食物,避免下颌关节过多的活动,忌辛辣刺激性食物。

口疮

口舌生疮是指口腔前庭侧壁糜烂破溃的症状,以口腔黏膜反复溃疡、疼痛为主要临床表现。因"心开窍于舌"、"脾开窍于口"、脾之脉络"连舌本散舌下",故其发生与心、脾两脏相关最甚。本病在《黄帝内经》中称为"口糜""口疮"或"口疡"。后世根据其病机及临床表现的不同,又有"口疳""口舌生疮""口中疳疮""口破""口内糜腐""脾瘅""骨槽风""定马疳"等之称。本病多由外感六淫、七情内伤、饮食不节导致脏腑热盛,热乘心脾,上炎于口,故生口疮。辨证主要分心脾郁热证、阴虚火旺证、气阴两虚证三种证型。

(一)毫针疗法

■ 治则:清热泻火。取局部经穴,手、足阳明经穴为主。

■ 主穴:合谷、金津、玉液、承浆。

■ 配穴:心脾郁热证加少府、内庭;便秘者加天枢、支沟;阴虚火旺证加太溪、阴郄;心烦不寐者加神门、三阴交;气阴两虚证加足三里、三阴交。

■ 方义:合谷为治疗面口疾患的经验穴;金津、玉液为局部取穴,起清泻虚火郁热、消肿止痛的作用;承浆调和局部气血,通络止痛,以上诸穴相配共奏调和局部气血、缓解疼痛、促进疮面愈合之功效。配少府、内庭清郁热,泻心火;天枢、支沟促进大肠运化传导,调理脏腑功能;太溪、阴郄可滋阴降火;神门、三阴交可清心、安神、除烦;足三里、三阴交可补气养阴。

■ 操作:金津、玉液常规消毒后,用三棱针点刺出血,其余穴根据"虚则补之,实则泻之"的原则进行操作,或用平补平泻法。不适用灸法。

(二)特种针具疗法

1.火针

■ 取穴:阿是穴。

■ 操作:嘱患者尽量将口张大,充分暴露溃疡面,取粗毫针在酒精灯的外焰烧至通红,对准患位逐个进行快速点刺。溃疡面大者可选择中央2点或3点。1周后不愈者再治疗1次,以2次为限。

2.三棱针

■ 取穴:金津、玉液、四缝、劳宫。

■ 操作:刺金津、玉液时让患者伸出舌头,医者左手持纱布,固定舌体,选择较明显的静脉用三棱针点刺,使其出血8～10滴;点刺双侧四缝,放出血液或黄白色液体4～5滴;劳宫用毫针行捻转泻法,不留针。每日1次,3次为1个疗程,2个疗程后观察疗效。

(三)特定部位疗法

1.耳针

■ 取穴:心穴、口穴、舌穴、扁桃体、耳轮1、耳轮3、耳轮6穴。

■ 操作:常规操作,用三棱针点刺放血,每次放血1～2滴。边放血边用无菌药棉将其擦拭干净,治疗过程中应注意无菌操作。每次选单侧耳,每隔2日在对侧耳交替放血,每日1次,每5次为1个疗程。

2.舌针

■ 取穴:金津、玉液。

■ 操作:嘱患者将舌卷起,舌尖抵住上门齿,将舌固定或将舌尖向上反卷,用上下门齿夹住舌,使舌固定;亦可由医者用左手垫纱布敷料,将舌体固定于口

外,进行针刺,进针 1～2 分。

(四) 按语

(1) 口颊溃烂是临床常见病多发病,本病病程缠绵,病因至今未明,目前尚无理想治疗方法。

(2) 针灸治疗可减轻症状,缩短疗程,减少复发,具有一定远期疗效。

(3) 预防口颊溃烂要注意口腔卫生,避免进食刺激性食物,调整好睡眠及情志,保持大便通畅。本病常伴有神经系统及消化系统症状,要注意综合治疗。

第十三章
皮肤科疾病

疗疮

疗疮是外科常见的急性化脓性疾病,因其初起形小根深,坚硬如钉,故名疗疮。根据其发生的部位及形状的不同而有不同的名称,生于人中部为"人中疗",生于颏部为"承浆疗",生于迎香穴附近为"迎香疗",生于口唇部为"唇疗",生于指甲旁为"蛇眼疗",生于掌心为"托盘疗",生于足心为"涌泉疗",发于四肢呈红丝显露为"红丝疗"。本病常因为恣食膏粱厚味、醇酒辛辣,脏腑火毒积热结聚,或感受火热之邪,昆虫叮咬,抓破皮肤所致。病机为感染邪毒,蕴蒸肌肤,以致火热之毒结聚于肌肤,经络气血凝滞而成。辨证主要分火毒炽盛证、火毒入营证两种证型。

(一)毫针疗法

■ 治则:清热解毒,消肿止痛。以针刺为主,泻法,以督脉腧穴为主。

■ 主穴:身柱、灵台、合谷、委中。

■ 配穴:火毒炽盛证加曲池、大椎、曲泽;火毒入营证加病变所属经脉之郄穴刺络出血。另外,尚可根据患部所属的经脉配穴,如唇疗,加隐白、商阳、内庭;托盘疗,加内关、郄门、阴郄;手指蛇头疗,加二间等。或用经脉首尾配穴法,如发于示指商阳穴处,取对侧的迎香穴;红丝疗,应在红丝尽处依次点刺出血。疗疮走黄者,加刺水沟、十二井穴、百会、内关以醒神开窍、镇痉宁神。

■ 方义:身柱、灵台为督脉经穴,督脉统帅诸阳经,针之能清泻阳经郁热火邪,为治疗疗疮之经验穴;合谷为手阳明大肠经原穴,阳明经多气多血,又上达面部,可泻阳明火毒,对面部疗疮尤为适宜;委中为足太阳经之合穴,别名"血郄",刺络出血可清泻血中蕴热而消肿止痛,属"菀陈则除之"之意。

■ 操作:本病的治疗以点刺出血为主,各腧穴均可用三棱针点刺出血3~5滴;也可加拔火罐使出血量增多;还可在疖肿部位采用隔蒜灸法,每处疖肿灸3~5壮。

(二)特种针具疗法

1. 三棱针

■ 取穴:关元、合谷、足三里。

■ 操作:疗疮成熟化脓时,用5%聚维酮碘溶液消毒疗疮局部,予三棱针点刺,用消毒棉球轻轻挤压疮口周围,至无脓为止。最后用5%聚维酮碘溶液消毒疗疮局部,用无菌药棉将其擦拭干净。每日1次,中病即止。关元、足三里用补法,合谷及疗疮局部用泻法,予三棱针常规操作。

2. 皮肤针

■ 取穴:阿是穴。

■ 操作:常规操作,针头对准疗疮局部,叩刺5 min,叩击时针尖与皮肤垂直,强度均匀,用力宜轻,以皮肤潮红不出血为度。结束后注意消毒，以防感染。每2日1次，5次为1个疗程。

3. 锋钩针

■ 取穴：疔疮局部、身柱、腰俞穴。

■ 操作：用锋钩针把疔疮顶端波动感明显处钩开，暴露坏死组织使脓外流，然后连续重度拔罐，每次留罐10～20 min，至疮口周围组织呈现紫黑色，或毛囊深陷无脓血排除为度。隔日治疗1次，6次为1个疗程。

(三) 特定部位疗法

1. 耳针

取穴：神门、肾上腺、耳尖、耳背静脉、皮质下、疔疮相应部位。

■ 操作：毫针刺法常规操作，每次选2～3穴，留针30 min。隔日1次，15次为1个疗程。或压丸法，

中强度刺激。耳尖及耳背静脉点刺出血。

2. 背针

■ 取穴：肺俞、心俞、膈俞及相应部位夹脊穴。

■ 操作：常规消毒后，取1～1.5寸毫针向脊柱方向呈75°角刺入椎体下方，行捻转手法使针感沿肋间或脊椎传导。若无感传，可调整针刺角度，再行手法，留针30 min。每日1次，7次为1个疗程。

(四) 按语

(1) 疔疮初起红肿发硬时，切忌挤压（尤其是面部"危险三角区"），患部也不宜针刺，以免引起感染扩散。

(2) 疔疮走黄证候凶险，须及时救治。如疔疮已成脓，应转外科处理。

(3) 易患疔疮之人，平时应忌食辛辣、鱼腥发物，力戒烟酒。

发际疮

发际疮是发生于颈后发际及头部皮肤浅表的多发性的化脓性疖病，又称"千日疮"，它生于项后发际处，其形如黍豆，顶白肉赤，痛如锥刺，痒如火燎，溃破后流脓水。日久则每兼血瘀，或气血虚，或肾阴虚。临床表现为毛囊炎性小丘疹，周围有红晕，迅速变为脓疱，中心常有毛发贯穿，破后有少量脓性分泌物，自觉瘙痒及微痛，数日后结痂而愈，不留瘢痕。本病多因平素嗜食肥甘厚味，聚湿生痰，日久化热而致。病机是湿热内蕴，循经上袭，血气癖凝，毒瘀络脉壅于颈项，郁久毒热滞盛而成。

(一) 毫针疗法

■ 治则：疏通经脉，调和气血。

■ 主穴：膈俞、大椎、肩井、曲池、合谷、风池、天柱、完骨。

■ 配穴：委中。

■ 操作：局部常规消毒后，得气即泻，留针16 min。局部可加用艾条熏灸30 min。

■ 方义：颈后化脓性皮肤病是督脉、膀胱经、胆经所经过部位的疾患，取上述诸经的穴位，能疏通经脉，调和气血，起到消炎和抗炎的作用，以达治病的目的。委中穴点刺出血，能疏风散邪，解毒消肿止痛。

(二) 特种针具疗法

1. 三棱针

■ 取穴：阿是穴。

■ 操作：在溃烂化脓的疮口周围点刺，加拔火罐，留罐10 min，待罐无力时起罐。病情严重者，在大椎上用三棱针点刺3～4针放血，如出血少时可在针刺后用手指挤压出血。一般治疗1～4次。

2. 皮肤针

■ 取穴：病损局部。

■ 操作：常规操作，强度均匀，至患者自觉头颈部有热气外冲感即可。隔日治疗1次，5～7次1个疗程。

3. 火针

■ 取穴：病损局部。

■ 操作：常规操作，迅速准确地点刺，在其最大疖肿顶部快速点刺两下，以局部出现白色烧灼点为度。每日治疗1次，7次为1个疗程。

(三) 特定部位疗法

1. 截根疗法

■ 取穴：以乳头为标志，用卷尺头端放在患者左乳头，横拉至右乳头，松开左乳头卷尺头端，使其垂于右乳头下方，将右乳头后部卷足向右肩上伸，绕过颈

部从左肩向前胸下垂至左乳头下方,与右乳头下方的卷尺头端比齐后将卷尺由颈前向后背下垂,卷尺尽头是穴,约相当于肝俞穴。

■ 操作:常规消毒后,医者左手拇、示指捏起穴位皮肤,右手持 4 根 1 寸长的毫针与皮肤成 15°角快速刺入,沿脊柱方向透刺。根据针刺部位的不同和临床要求的不同,以捻转手法为主,用中等强度刺激。每 3 日 1 次,4 次为 1 个疗程。

2. 耳针

■ 取穴:风溪、耳背沟、面颊、肺、耳背肺、内分泌。

■ 操作:采用 0.5 寸毫针常规操作,忌穿透穴位,留针 30 min。隔日 1 次,15 次为 1 个疗程。或用王不留行籽贴压耳穴,两耳交替进行,每日 1 次,10 次为 1 个疗程。

(四) 按语

(1) 注意个人和环境卫生,保持皮肤清洁,加强身体锻炼,增强皮肤的抵抗力。

(2) 忌饮酒及食辛辣、刺激性食品。

(3) 保持皮肤功能的完整性。对于皮肤病,尤其是瘙痒性皮肤病,应及时进行合理治疗,防治皮肤损伤,避免搔抓及皮肤摩擦等刺激。

(4) 患者所用敷料及接触物要严格消毒或焚毁。在患病期间,除应用药液清洗皮损外,禁止用自来水洗涤患部,以防扩延。

丹毒

丹毒因其临床表现为皮肤或黏膜发红,色如涂丹而得名。多由皮肤黏膜破损,复感受火毒之邪,蕴阻肌肤,不得外泄,致局部鲜红灼热的急性感染性疾病。其特点是起病突然,迅速扩大,发无定处,一般好发于小腿和颜面部,多见于儿童和老年人。生于头面者称"抱头火丹",生于下肢者称"流火",新生儿多生于臀部称"赤游丹"。《素问·至真要大论》称为"丹熛",清代顾世澄著《疡医大全》始有流火之名。本病由于皮肤黏膜破伤,毒邪乘隙侵入而成。病机是血分有热,外受火毒,热毒蕴结,郁阻肌肤。辨证主要分湿热化火证、风热化火证、肝胆湿热证三种证型。

(一) 毫针疗法

■ 治则:湿热化火者,清热化湿;风热化火者,疏风清热;肝胆湿热者,疏泻郁热。以局部取穴及手阳明经、足阳明经、足太阳经穴为主。

■ 主穴:皮损局部、合谷、曲池、委中、血海。

■ 配穴:湿热化火证加内庭、阴陵泉;风热化火证加风门、大椎;肝胆湿热证加阳陵泉、太冲;心烦纳少者加内关、足三里;毒邪内陷入营,神昏谵语者加水沟、十宣。

■ 操作:湿热久恋形成皮肤坏死或象皮腿者,用皮肤针重叩患处,配合拔罐;合谷、曲池、血海,用泻法;委中,三棱针点刺出血,配合拔火罐;皮损局部可围刺或散刺出血,余穴可根据虚补实泻原则进行操作。

■ 方义:合谷为手阳明经原穴,擅治面部疾患,所谓"面口合谷收",配曲池穴能清阳明经之热毒,调和气血;委中、血海与皮损局部点刺出血,既能清热利湿,又能清血分之毒,使邪外泄。配内庭、阴陵泉可利湿、清热、泻火;风门、大椎擅疏风清热;阳陵泉、太冲清泻肝胆之火,疏泻郁热;内关、足三里清心除烦、健脾和胃;水沟、十宣擅开窍、泻热、醒神。

(二) 特种针具疗法

1. 三棱针

■ 取穴:病灶局部。

■ 操作:常规操作,右手持三棱针快速点刺丹毒病灶局部,视丹毒面积之大小,刺 3 点或 5 点,再根据皮损情况选用不同型号火罐拔罐,起到排毒作用。治疗过程中应注意无菌操作。

2. 火针

■ 取穴:阳性血络(于病灶部皮肤周围寻找阳性血络,即紫暗色充盈的小静脉)。

■ 操作:每次选取 2~3 处,常规操作,迅速、准确地点刺相应穴位。当刺中该瘀滞日久且充盈的静脉时,出血常呈抛物线形状向外喷射,至出血颜色变浅后血可自止。

3. 皮肤针

■ 取穴:阿是穴。

■操作：常规操作，用皮肤针适度叩刺，直至出血。再根据皮损情况选用不同型号火罐拔罐5～10 min，拔出少量组织液后，用乙醇棉球擦净瘀血，再用碘酊棉球将叩刺区涂擦1遍。每日叩刺1次。

（三）特定部位疗法

1. 足针

■取穴：双侧足运感觉区。配穴：根据丹毒发生的部位不同而选取不同节段，如下肢或躯干取感觉区的上1/5，上肢取中2/5，头面部取下2/5。

■操作：常规消毒后，用28号1.5寸长的毫针沿皮快速进针。将针体迅速推进至帽状腱膜下层，行小幅度快速捻转手法，捻转频率约为200次/分，每次捻转持续1～3 min，留针1～2 h，行针2～3次。每日1次，5～7次为1个疗程，疗程间隔3～5日。

2. 耳针

■取穴：肾上腺、神门、耳尖、皮损对应部位。

■操作：常规消毒后，用毫针依次针刺上述穴位，用强刺激。留针15～30 min，捻转3次，以增强刺激，用泻法。每次取一侧耳，双耳交替应用。隔日1次，15次为1个疗程。或用王不留行籽贴压耳穴，两耳交替进行，每日1次，10次为1个疗程。

（四）按语

（1）针灸治疗丹毒确有较好疗效，但多应用于下肢丹毒。头面部丹毒由于病情一般较重，容易引起变证（如败血症、脓毒血症等），故应采取中西医结合疗法，加以治疗。

（2）治疗过程中要注意对针具、火罐等进行消毒，以避免交叉感染。治疗期间病患要配合医生，不食刺激性食品，注意对皮损局部的保护。

神经性皮炎

神经性皮炎是一种皮肤神经功能障碍性疾病，以皮损呈苔藓样改变为典型特征，瘙痒阵发性发作，病程慢性易反复。属中医学"银屑病""牛皮癣""顽癣""干癣""刀癣""扭扣风"等范畴。根据皮损范围大小分为局限性神经性皮炎和播散性神经性皮炎两种。本病由于风热外袭，蕴阻肌肤，日久耗血伤阴，血虚化燥生风，肌肤失去濡养所致。辨证主要分血虚风燥证、阴虚血燥证、肝郁化火证、风热蕴阻证四种证型。

（一）毫针疗法

■治则：血虚风燥、阴虚血燥者，养血祛风、滋阴润燥，以针刺为主，平补平泻；肝郁化火、风热蕴阻者，祛风清热、凉血化瘀，只针不灸，泻法，可点刺出血。

■主穴：风池、大椎、曲池、委中、膈俞、皮损局部。

■配穴：血虚风燥证加脾俞、血海；阴虚血燥证加太溪、血海；肝郁化火证加行间、侠溪；风热蕴阻证加合谷、外关。

■操作：皮损局部取4～6个点围刺，针尖沿病灶基底部皮下向中心平刺，留针30 min。还可用多个艾炷直接灸。将艾绒捏成火柴头大小若干粒，先在皮损局部涂以大蒜汁，置艾炷于其上，每炷间距1.5 cm，点燃烧净后，除去艾灰，覆盖消毒敷料即可。

■方义：本病好发于项部，风池位于后项，可祛风解表，宣通局部气血；大椎为督脉与诸阳经之交会穴，能清泻热毒；曲池既可疏风清热，又能清血分之郁热；委中点刺出血可祛风清热，凉血解毒；膈俞为血会，可祛风清热，活血止痒；皮损局部围刺可疏通局部经气，祛风解毒化瘀。

（二）特种针具疗法

1. 皮肤针

■取穴：局部皮损处。配穴：依据辨证分型取穴，均取双侧。血虚风燥证取脾俞、血海；肝郁化火证取穴行间、侠溪；风湿蕴肤证取穴合谷、外关。

■操作：依据皮损程度，施以中、重度力度叩刺，叩刺出血后，擦干血迹，使用碘伏消毒，并嘱患者保持皮损部位干燥清洁，预防局部感染。各配穴均采用皮肤针以轻度叩刺，并以穴位局部皮肤发红为标准。治疗频率为1周2次，连续治疗4周为1个疗程。

2. 火针

■取穴：阿是穴。

■操作：患者取卧位，碘伏消毒足底前脚掌，施术者左手持酒精灯，右手持火针，将针体前段烧红后迅速刺入皮损部。皮损如粟粒大者，刺1针，如绿豆大者刺3～5针。术后嘱患者保持局部卫生及干燥。

3. 磁化针

■取穴：风池、曲池、内关、足三里、丰隆。

■操作：常规消毒后，行平补平泻手法，提插捻转至针下得气。曲池、内关、丰隆穴针柄上套磁化针器，用棉垫固定磁化针器，将磁片或磁珠直贴敷于腧穴，留针 30 min，每日 1 次。

（三）特定部位疗法

1. 头针

▣ 取穴：静线、风线、血线。配穴：根据病灶的不同选取不同的刺激区，如面部取面区，胸胁部取胸区，下肢可选下肢阴区及下肢阳区，上肢可配上肢阴区及上肢阳区等。

▣ 操作：常规消毒后，用 1 寸毫针沿皮刺入 3 分左右，针尖方向从头顶中央向四周垂直而下，行小幅度提插手法。每针持续行针 1～3 min，留针 1～2 h，行针 2～3 次。每日 1 次，5～7 次为 1 个疗程，疗程间隔 3～5 日。

2. 手象针

▣ 取穴：手伏象、桡倒象、尺倒象。

▣ 操作：患者取仰卧位或坐位，常规消毒后，右手持 1.5 寸毫针，左手切在穴点处，直刺入皮肤，行提插

捻转泻法，以酸胀为度，留针 30 min。一般先针一侧手穴，隔日换另一侧手穴。每日 1 次。

3. 背针

▣ 取穴：夹脊穴。

▣ 操作：患者取俯卧位，术者根据病情和体表标志选定穴位，常规消毒后，取 1～1.5 寸毫针向脊柱方向呈 75° 刺入椎体下方，进针约 1 寸，行捻转手法使针感沿肋间或脊椎传导。若无感传，可调整针刺角度，再行手法。留针 30 min。10 次为 1 个疗程，每日或隔日 1 次。

（四）按语

（1）针灸对本病有较好的近期疗效，能通过调整神经系统的兴奋、抑制功能，起到明显镇静、止痒的作用。

（2）患者应保持精神安定，皮损处避免搔抓，忌用热水洗烫和用刺激性药物外擦。

（3）多食新鲜蔬菜、水果，忌食辛辣、海腥刺激之品，力戒烟酒。

扁平疣

皮肤疣赘是指皮肤表面的小赘生物，可发于身体各部，小如黍米，大如黄豆，形如针头或花蕊，呈正常肤色或黄白色。古称"鼠乳""枯筋箭"，俗称"瘊子""扁瘊"。扁平疣皮损多发于面部、手背、手臂，表现为大小不等的扁平丘疹，轻度隆起，表面光滑，呈圆形、椭圆形或多角形，边界清楚。本病由于风邪客于皮肤，血气变化所生，亦可由肝血失养，筋气外发所致。病机是腠理不固，风热毒邪侵入，或肝气郁结，郁而化火，兼夹外感，则热郁肌肤，气血不和，伤阴耗血，终致肝虚血燥，筋脉失养，凝聚肌肤。辨证主要分血虚风燥证、风热邪毒证、气血凝聚证、风邪挟热证四种证型。

（一）毫针疗法

▣ 治则：肺胃蕴热者，疏风清热，泻肺胃之火，只针不灸，泻法；脾湿痰瘀者，祛湿化痰，行气活血，针灸并用，泻法。

▣ 主穴：阿是穴（患处，一般为母疣，即多发疣中最先发生或体积最大者）。

▣ 配穴：血虚风燥证加足三里、三阴交；风热邪毒

证加曲池；气血凝聚证加太冲、肝俞、外关；风邪挟热证加大椎、合谷。

▣ 操作：常规消毒，取 28 号 0.5～1 寸长的不锈钢毫针，在母疣顶面中点垂直进针。为了减轻针刺时疼痛，可先以左手捏紧疣之基底部，使之苍白后再刺入。针刺后应快速进针至疣底部，深度约 5 分，随即重力快速捻转 30 次，并行提插泻法，使患者有酸麻胀感。然后提针至疣与皮肤表面交界处，使针尖在疣内绕 1 周，摇大针孔，迅速出针，放血 1～2 滴，压迫止血即可。若属外形欠规则的疣，可沿其平面最长径，于疣体与皮肤交界处，加刺 1 针，穿透对侧。亦可留针 10 min，然后将针逆转 1 圈，至 15 min 时取针，针出少量血。如不出血，可用双拇指挤压疣之基底部使出血，外贴橡皮膏。先隔 4 日针刺 1 次，以后每隔 15 日针 1 次，4 次为 1 个疗程。大椎、曲池可点刺出血；太冲、肝俞可用灸法或温针灸；余穴根据虚补实泻的原则，采用提插捻转补泻的方法。针刺得气后，留针 30 min。

▣ 方义：本证刺法以刺疣体局部为主，用粗针针

刺出血再按压止血,意在破坏疣底部供应疣体的营养血管,使之出血、阻塞,断绝疣体的血液供应,从而使疣体枯萎脱落。配足三里、三阴交滋补肝肾,疏风润燥;曲池清热解毒;太冲、肝俞、外关疏散风寒,行气活血;大椎、合谷泻热解表。

(二)特种针具疗法

1. 火针

■ 取穴:疣体局部。

■ 操作:常规操作,快速准确点刺患者扁平疣疣体正中。每7日1次。

2. 三棱针

■ 取穴:耳尖。

■ 操作:常规消毒后,右手持三棱针快速点刺穴位,深2~3 mm,轻轻挤压使其流出2~3滴血,边放血边用无菌药棉将其擦拭干净。每日1次,中病即止。治疗过程中应注意无菌操作。

3. 皮肤针

■ 取穴:疣体局部。

■ 操作:常规操作,用均匀腕力叩刺母疣5~10次,使疣体明显充血,并渗出少量血液。

(三)特定部位疗法

1. 耳针

■ 取穴:肺、肾、皮质下、内分泌、面和额等。

■ 操作:常规消毒后,医者一手固定耳郭,另一手用王不留行籽贴压耳穴,并适度按揉。每次取一侧耳,两耳交替进行,嘱患者每日按压穴位2~3次。10次为1个疗程,共2个疗程。

2. 头针

■ 取穴:阿是穴。

■ 操作:常规消毒后,右手持毫针,针体与头皮呈15°~30°夹角,迅速刺入帽状腱膜下层,再将针体沿帽状腱膜下层按穴线方向进针。皮损位于头部,可选取头皮针与疣体呈15°~30°角为宜快速、密集地刺至真皮乳头层,以点状出血为度。

(四)按语

(1)针灸治疗本病有较好的疗效。治疗期间,忌食辛辣、海腥之品,禁抓破皮肤。

(2)针灸治疗后,有的患者可能会出现疣疹加重现象,色泽转红,瘙痒加剧,呈急性发作状态。这是一种正常现象,为气血旺盛流畅的表现,无须改变治法。

荨麻疹

皮肤风疹是一种常见的症状,常表现为高出于皮肤表面的斑丘疹,鲜红色或苍白色风团,伴有瘙痒和灼热感,其发生和消退都比较迅速。俗称"风疙瘩",《素问》称"瘾疹",《诸病源候论》称"白疹"与"赤疹",《千金要方》首次提出"风疹"一名,《三因极一病证方论》又将本病区分为"白者为婆膜,赤者为血风"。本病任何年龄均可出现,与男女性别无关,常因外感六淫,脏腑失调,营卫气血失调,正气内变,邪伏浮络所致。病机是卫外不固,外邪侵袭腠理。辨证主要分风热犯表证、风寒束表证、血虚风燥证、肠胃实热证四种证型。

(一)毫针疗法

■ 治则:风热犯表者,疏风清热,只针不灸,泻法;风寒束表者,散寒解表,针灸并用,泻法;血虚风燥者,养血润燥,祛风止痒,以针刺为主,平补平泻;肠胃实热者,清热泻火,通调腑气,只针不灸,泻法。

■ 主穴:合谷、曲池、膈俞、三阴交。

■ 配穴:风热犯表证加大椎、鱼际;风寒束表证加外关、风池;血虚风燥证加风池;肠胃实热证加内庭。

■ 操作:膈俞斜刺0.5寸左右,也可三棱针点刺放血后加拔罐,促进瘀血排出,其他穴位可根据补虚泻实原则进行操作。

■ 方义:合谷、曲池均有疏散外邪,祛风止痒,治疗风疹的作用,膈俞、三阴交联合应用可以行血和营,润燥疏风。四穴合用,内外兼治,消疹祛风。大椎、鱼际可疏风清热;外关、风池可疏风、解表、散寒;内庭可调理脾胃,清泻胃火。

(二)特种针具疗法

1. 三棱针

■ 取穴:肺俞、膈俞、大椎、风门。

■ 操作:常规消毒后,每次选取两穴,右手持三棱针快速点刺穴位,深2~3 mm,轻轻挤压使其流出2~3滴血,再拔火罐,留罐10 min,待罐无力时起罐。隔日1次,5次为1个疗程。治疗过程中应注意无菌操作。

2. 蜂针

■取穴：百虫窝、血海、三阴交。

■操作：常规消毒后，用游丝镊夹住活蜂腰下段，直接用活蜂在穴位上螫刺。螫针刺入后，能迅速向体内排出蜂毒，红肿痒痛一般反应较重，故应严格掌握蜂针剂量及适宜地选择穴位。一般治疗1日，即可好转。

3. 火针

■取穴：局部皮损及其周围。

■操作：选用三头火针常规操作，以握笔姿势持针，在针仍处于发红的状态下快速刺入患者丘疹皮损处。粟米样大小伴水疱的皮损，点刺水疱处；黄豆样大小水疱的皮损，围刺水疱处。

（三）特定部位疗法

1. 耳针

■取穴：肺、荨麻区、神门、内分泌、肾上腺以及相应的反应点。

■操作：常规消毒后，取患者一侧耳部以王不留行籽贴压，嘱患者反复按压刺激局部腧穴，每次1～2 min，每日取3～5穴按压2～3次以加强疗效，留置3日换另一侧贴压。

2. 腹针

■取穴：引气归元（中脘、下脘、气海、关元）。

■操作：常规消毒后，用薄氏腹针迅速刺入皮下，然后缓慢进针到地部，一般采用只捻转不提插的手法。施术分候气、行气、催气三步进行，留针30 min。留针期间在神阙加灸。每日1次，每周5次，4周为1个疗程。

（四）按语

（1）针灸治疗本症具有较好的疗效。过敏性体质的人应尽量避免接触易引起过敏的物品，减少过冷、过热及日晒的刺激。

（2）若发作时出现呼吸困难，即合并过敏性哮喘，应采取综合疗法，以免发生危险。

（3）患者要保持规律作息，精神愉快，便秘者要保持大便通畅。

带状疱疹

带状疱疹是以成簇水疱沿身体一侧呈带状分布排列，宛如蛇形且疼痛剧烈为特征的疾病。本病因其多缠腰而发，故又名"缠腰火丹""蛇串疮"等。隋代巢元方《诸病源候论·甑带疮候》说："甑带疮者缠腰生，状如甑带，因此为名。"明代《疡科准绳·缠腰火丹》称："火带疮，或问绕腰生疮，累累如珠，何如？曰是名火带疮，亦名缠腰火丹。"本病常与情志不畅、过食辛辣厚味、感受火热时毒等因素有关，皮疹出现前常有皮肤疼痛、麻木、瘙痒和感觉异常。病机是火毒湿热蕴蒸于肌肤、经络。辨证主要分肝经郁热证、脾经湿热证、瘀血阻络证三种证型。

（一）毫针疗法

■治则：清热利湿，泻火解毒，活血通络，化瘀止痛。针灸并用，泻法。

■主穴：病变局部、病变同侧夹脊穴。

■配穴：肝经郁热证加太冲、侠溪；脾经湿热证加脾俞、三阴交；瘀血阻络证加血海、三阴交；口苦咽干者加胆俞、廉泉；便干溲赤者加天枢、中极；心烦不寐者加神门、内关。

■操作：病变局部用毫针围刺，针尖指向疱疹所在处，病变同侧夹脊穴略向脊柱方向斜刺0.5～1.0寸。余穴常规操作，根据虚实进行补泻。

■方义：病变局部围刺可以引邪外泄，配合相应的夹脊穴可以调节气血，泻火解毒，祛瘀止痛。配太冲、侠溪清泻肝胆经郁热；胆俞、廉泉可疏肝利胆，清咽利喉；天枢、中极可调节脏腑功能，通腑泻热；脾俞、三阴交可健脾化湿；血海、三阴交可调和营血，活血化瘀；神门、内关可安神定惊，清心除烦。

（二）特种针具疗法

1. 三棱针

■取穴：阿是穴。

■操作：常规消毒后，右手持三棱针快速点刺穴位，深2～3 mm，轻轻挤压使其流出2～3滴血，边放血边用无菌药棉将其擦拭干净，然后用香油调三黄散涂局部。每日针治1次，有结痂现象，即停止针刺。治疗过程中应注意无菌操作。

2. 弧刃针

■取穴：阿是穴。

■ 操作：常规消毒后，针刺前将已消毒的羊肠线置入弧刃针体中，后接针芯，针刺方法与传统针刺相同。① 留针 15 min 时，缓慢推动针芯，将羊肠线埋入治疗点。② 选取 2～3 个治疗点，起针前，针尾部连接 5 ml 注射器，回抽无出血后注入含复方香丹注射液 1 ml、2%复方利多卡因注射液 0.5 ml、维生素 B₁ 注射液 0.5 ml 的混合注射液。1 周 2 次，7 日为 1 个疗程，连续治疗 2 个疗程。

3. 火针

■ 取穴：阿是穴。

■ 操作：将 0.8 mm 细的火针在酒精灯上烧至通红，使用 75%乙醇对患者的皮损处进行消毒，之后将火针快速垂直刺入患处 0.2 cm 深，等待 2 s 后拔出。注意：每次点刺间距约 0.5 cm，并由皮损边缘往中心点刺，如患者皮损有明显增厚处可进行较密集的点刺，点刺次数按照患者皮损大小而定，点刺过程中注意出血和渗出情况。

（三）特定部位疗法

1. 耳针

■ 取穴：神门、内分泌、皮质下、肝、胆、肺及相应病变部位所对应的耳穴。

■ 操作：用 5 mm×5 mm 大小胶布粘王不留行籽 1 粒，用 75%乙醇消毒耳部皮肤后，贴在所选的耳穴上。两耳交替贴穴，嘱患者每日按压 4～6 次，每次 1 min，使耳部有热、胀、痛感。手法不可过重，以防压破皮肤，每 4 日更换 1 次。

2. 头针

■ 取穴：选取病灶的对侧感觉区和运动区。

■ 操作：常规消毒皮肤，取 1～3 寸长的毫针，针尖与皮肤呈 30°左右夹角，迅速刺入头皮。当针尖抵达帽状腱膜下层时，指下感到阻力减小，然后使针与头皮平行刺入 0.5～1.5 寸，施以快速连续捻转，频率为 200 次/分左右，捻转 2～3 min，留针 1～2 h，留针期间每 5 min 捻转 1 次。每日 1 次，2 周为 1 个疗程。

3. 眼针

■ 取穴：双侧肝、胆区、双侧肺区、双侧脾、胃区、双侧三焦区（视病损所在，取相应的上焦、中焦和下焦区）。

■ 操作：常规消毒后，用左手按住眼睑与眼球轻轻隔离，以免针刺时刺中眼球，然后右手拇指和示指持针，在距眼眶内 2 mm 的眼眶上，从穴区的一侧刺入，斜向另一侧刺入真皮层，多对称施针。留针时间以 10 min 为宜，可随证加减，最长不超过 15 min，以免皮下出血。

（四）按语

（1）针灸治疗本病具有良好的疗效，具有调节气血、泻火解毒、祛瘀止痛的功效，可缩短病程，痊愈后多数没有后遗疼痛。

（2）本病患者在治疗期间要清淡饮食，少食油腻或辛辣、鱼腥等刺激食物。

（3）注意皮肤卫生，嘱患者健侧卧位，及时更换有渗出液污染的衣单，不可以抓挠疱疹部位。

皮肤瘙痒症

皮肤瘙痒症是指仅有皮肤瘙痒而无原发性损害，或伴继发性抓痕、结痂、色素沉着和苔藓样变等的病症。好发于老年人及青壮年，多见于秋冬干燥季节，少数亦有夏季发作。本病在《诸病源候论》中称为"风瘙痒""风痒"；《外科证治全书》中称为"痒风"；《幼科全书》中称为"身痒"。本病病机是风邪为患，攻窜肌肤，而致皮肤瘙痒难耐。辨证主要分风热郁表证、血虚风燥证、瘀血阻滞证、风湿外袭证、风寒袭表证、湿热下注证六种证型。

（一）毫针疗法

■ 治则：脾虚胃弱，肝肾亏损者，健脾化湿，滋养肝肾，养血润肤，针灸并用，补法；气血两燔者，清热凉血，疏风止痒，针刺为主，泻法。

■ 主穴：血海、曲池、合谷、足三里。

■ 配穴：风热郁表证加大椎、膈俞；血虚风燥证加三阴交、脾俞；瘀血阻滞证加委中、气海；风湿外袭证加外关、丰隆；风寒袭表证加外关、经渠；湿热下注证加丰隆、三阴交；风盛作痒者加外关、膈俞；心烦口渴者加内关、太溪；心悸失眠者加内关、神门；食欲不振者加胃俞、中脘。

■ 操作：诸穴常规消毒后，根据虚补实泻原则进行操作，大椎、膈俞、委中可用三棱针点刺出血，外加拔罐。

■ 方义：曲池、合谷同属阳明经，两穴走表、散风、清热；血海属太阴经，主血分病，调营血祛风邪；足三里为足阳明经穴，足阳明经为多气多血之经，具有祛邪扶正之功，四穴相配可以外驱风邪，内养营血，达到治疗本病的目的。配大椎、膈俞可清泻血中热毒；三阴交、脾俞善滋阴补血；委中、气海可补气行血；外关、膈俞功善疏风散邪，行血息风；外关、丰隆可疏风散邪，清利湿热；外关、经渠二穴擅疏散肺经风邪，解表散寒；丰隆、三阴交可清热利湿；内关、太溪可滋阴、清热、除烦；内关、神门可宁心安神，定惊止悸；胃俞、中脘可调理脾胃，助脾胃之运化。

（二）特种针具疗法

1. 三棱针

■ 取穴：百会、风池、曲池、合谷、血海、足三里、三阴交。

■ 操作：常规消毒后，选 1.5 寸长的毫针常规针刺行泻法，得气后留针 30 min。再取大椎、风门、肺俞、膈俞，用三棱针点刺后拔罐放血，留罐 10 min，每次 2 穴，交替使用。隔日 1 次，10 次为 1 个疗程。

2. 火针

■ 取穴：脾俞、膈俞、风市、筑宾。配穴：上肢重加曲池，下肢重加血海。

■ 操作：常规操作，迅速准确地点刺相应穴位。对准穴位疾刺 2～3 mm 深，快速出针。隔 3 日针 1 次，连针 3 次为 1 个疗程。

3. 皮肤针

■ 取穴：阿是穴（脊柱两侧触摸检查，如有条索状物或结节状物或有酸痛、麻木等感觉，则为阳性反应）。

■ 操作：常规操作，针头对准背部足太阳膀胱经背脑穴及阳性反应区，叩刺 5 min，叩击时针尖与皮肤垂直，强度均匀，轻刺激，以皮肤潮红不出血为度。一般可循穴位或局部叩刺 8～16 次，每日治疗 1 次。

（三）特定部位疗法

1. 耳针

■ 取穴：肺、交感、肾上腺、神门、枕、膈。

■ 操作：常规消毒后，采用 0.5 寸毫针进行针刺，忌穿透穴位，留针 30 min。隔日 1 次，15 次为 1 个疗程。或用王不留行籽贴压耳穴，两耳交替进行，每日 1 次，10 次为 1 个疗程。

2. 头针

■ 取穴：顶颞后斜线、颞后线。

■ 操作：常规消毒后，用 1 寸长的毫针沿皮刺入 3 分左右，针尖方向从头顶中央向四周垂直而下，行小幅度提插手法，每针持续行针 1～3 min，留针 1～2 h，其间间隔行针 2～3 次。每日 1 次，5～7 次为 1 个疗程，疗程间隔 3～5 日。

（四）按语

（1）针灸治疗本症具有较好的疗效。患者要去除诱因，避免不良刺激，忌食辛辣、鱼腥发物等刺激性食物。

（2）调节情志，保持心情舒畅，适当调节寒温。内衣要宽松，宜穿棉织品或丝织品，不宜穿毛织品和化纤织品衣物。瘙痒处避免搔抓、摩擦、热水烫洗，或用强碱肥皂洗涤。

斑秃

斑秃是一种非瘢痕性、炎症性脱发，常见头部出现边界清晰的圆形或椭圆形斑状脱发，也可发生于眉毛、胡须等处。初期时多为独立的、局限性脱发，直径 1～2 cm 或更大，边缘清晰。随着病情的进展，皮损可逐渐增大，数目也逐渐增多，相邻的皮损区可互相融合，形成大小、形状不一的斑片。俗称"鬼剃头"，《黄帝内经》称为"发堕"，《诸病源候论》根据临床表现分为须发秃落候和鬼舐头候，明清时期称片状脱发为"油风"。本病病因病机为先天禀赋不足，情志失调，五脏受累，气血亏虚等。辨证主要分血虚风盛证、阴血亏虚证、气血两虚证、瘀血阻滞证四种证型。

（一）毫针疗法

■ 治则：肝肾不足者，滋补肝肾，填精生发；气血两虚者，活血理气，针灸补法；肝郁血瘀者，疏肝解郁，活血化瘀；血热生风者，凉血息风，针灸泻法。

■ 主穴：生发穴、百会、四神聪。

■ 配穴：血虚风盛证加三阴交、大椎；阴血亏虚证加三阴交、足三里；气血两虚证加足三里、气海；瘀血阻滞证加血海、膈俞；心烦口渴者加内关、太溪；大便干燥者加天枢、支沟；小便黄赤者加中极、膀胱俞；耳鸣者加中渚;腰酸乏力者加肾俞、太溪;心悸怔忡者加内关、神门。

■操作:生发穴,位于风池与风府连线的中点,取1～1.5寸长的毫针直刺,平补平泻。百会、四神聪,斜刺或平刺0.6～0.8寸,平补平泻。斑秃者可选取脱发局部沿皮围刺。其他诸穴根据虚补实泻原则进行操作。

■方义:生发穴为临床经验穴,可促进头发生长;百会、四神聪均位于头部,可以使头部经络通畅、气血条达,恢复头发的生长功能;诸穴配伍共达疏通经络,调和气血,促进头发生长之目的。配三阴交、大椎可清热凉血;内关、太溪可滋阴、止渴、除烦;天枢、支沟促进大肠传导之功能,通腑泻热;中极、膀胱俞可清利小便;三阴交、足三里加强脾胃运化功能,促进阴血化生;中渚可清泻三焦之火,为治疗耳鸣之要穴;肾俞、太溪功擅补肾填精,壮骨强筋;足三里、气海促进气血生化,气血双补;内关、神门可镇静安神。

(二)特种针具疗法

1. 皮肤针

■取穴:阿是穴。

■操作:常规操作,针头对准穴区,叩刺5 min,叩击时针尖与皮肤垂直,强度均匀,用力宜轻,叩击直至出血,用乙醇棉球擦净瘀血,再用碘伏棉球将叩刺区涂擦1遍。每日1次。

2. 火针

■取穴:阿是穴。

■操作:常规消毒后,将0.8 mm细的火针在酒精灯上烧至通红,将火针快速垂直刺入患处0.2 cm深,等待2 s后拔出。注意:每次点刺间距约0.5 cm,并

由皮损边缘往中心点刺,如患者皮损有明显增厚处可进行较密集的点刺,点刺次数按照患者皮损大小而定,点刺过程中注意出血和渗液情况。

(三)特定部位疗法

1. 头针

■取穴:阿是穴(根据脱发的部位选取相近的穴位,如鬓角处脱发加头维,头顶脱发加百会、前顶及后顶,枕部脱发者加玉枕等。伴有瘙痒者可加风池、风府)。

■操作:用多根毫针从脱发边际向中心部位透刺,余穴位按针刺常规操作。得气后,行捻转手法,留针30 min,行针2次。每日或隔日1次,10次为1个疗程,疗程间隔3～5日。

2. 背针

■取穴:夹脊穴。

■操作:常规消毒后,取1～1.5寸长的毫针向脊柱方向呈75°角刺入椎体下方,根据患者胖瘦情况进针,行捻转手法使针感沿肋间或脊椎传导。若无感传,可调整针刺角度,再行手法,留针30 min后起针。背针治疗一般7次为1个疗程,每日或隔日1次。

(四)按语

(1)针灸治疗本病具有极好的疗效,临床应用较多。脱发患者平时要注意生活起居,少用碱性较大的肥皂、洗发液洗头,也不要清洗过频。

(2)少食用多糖、多油脂和辛辣刺激性食物;少饮用酒类、咖啡、可乐等饮料。保持良好的睡眠及愉悦的心情有助于症状的减轻及治疗。

湿疹

湿疹是以多形性皮疹,成片状或弥漫状,倾向于湿润部位,对称性分布,易于复发和慢性化,自觉剧烈瘙痒为主要临床特征。可分为急性湿疹、亚急性湿疹和慢性湿疹三类。中医学按发病部位及其特点而有不同名称:浸淫遍体,滋水极多者称"浸淫疮";以丘疹为主的称"血风疮";发于婴儿面部的称"奶癣";发于耳部称"旋耳疮";发于手部的称"瘸疮";发于阴囊部的称"肾囊风";发于下肢弯曲部的称"四弯风"。本病病因病机为湿热侵袭肌肤或血虚有热,生风化燥,肌肤失于濡养所致。辨证主要可分湿热浸淫证、脾虚

湿蕴证、血虚风燥证三种证型。

(一)毫针疗法

■治则:湿热证以清泻湿热为主,针用泻法;血虚证宜养血润燥,针用补法。

■主穴:曲池、足三里、三阴交、阴陵泉。

■配穴:湿热浸淫证加脾俞、水道、肺俞;脾虚湿蕴加太白、脾俞、胃俞;血虚风燥加膈俞、肝俞、血海;痒甚而失眠者加风池、安眠、百会、四神聪等。

■操作:经穴常规针刺,留针15 min;皮损局部用皮肤针重叩出血后,再拔火罐。急性期每日1次,慢

性期隔日 1 次。

■ **方义**：曲池为手阳明经的合穴，既能清肌肤湿气，又可化胃肠湿热；足三里既能健脾化湿，又能补益气血，标本兼顾；三阴交、阴陵泉可运脾化湿，除肌肤之湿热；皮损局部疏调局部经络之气，祛风止痒。

（二）特种针具疗法

1. 皮肤针疗法

■ **取穴**：皮损周围阿是穴。

■ **操作**：常规消毒后，采用重度刺激的手法叩打皮损处至出血，力度以患者耐受为宜，嘱患者 24 h 禁沾水。隔 2 日治疗 1 次，在不同部位叩刺。

2. 蜂针疗法

■ **取穴**：百虫窝、血海、三阴交。

■ **操作**：常规消毒后，用游丝镊夹住活蜂腰下段，直接用活蜂在穴位上螫刺。螫针刺入后，能迅速向体内排出蜂毒，红肿痒痛一般反应较重，故应严格掌握蜂针剂量及选穴。一般治疗 1 日，即可好转。

3. 平衡针疗法

■ **取穴**：痤疮穴、过敏穴。

■ **操作**：常规消毒后，医者用押手固定腧穴部位皮肤，刺手持 1 寸针灸针快速刺入皮下，向内直刺 0.5 寸，上下提插 3 次，留针 5 min。再在同侧耳后进行放血，约 3 ml，边放血边用无菌药棉将其擦拭干净。治疗过程中应注意无菌操作。

（三）特定部位疗法

1. 脐疗法

■ **取穴**：神阙。

■ **操作**：将药粉末填平患者脐窝，外用无菌敷料覆盖脐部，敷 6～8 h，然后用温水洗净脐部。每日 1 次，7 次为 1 个疗程。

药粉组成：生地黄 15 g，牡丹皮 15 g，牛蒡 20 g，白鲜皮 10 g，金银花 10 g，薄荷 10 g，白木通 10 g，黄连 30 g，甘草 30 g，荆芥 6 g，肉桂 6 g。将以上药碾成粉末，过 120 目筛。

2. 耳针

■ **取穴**：肺，配神门、内分泌。

■ **操作**：患者取坐位，将 8% 硫酸锌液浸湿的衬垫（稍拧不滴水为度），对折 4 折，贴于欲治疗的皮损上，将正极接电极板于衬垫上，铺上塑料布并用胶布或绷带固定。治疗仪的负极导线接毫针，毫针和耳郭常规消毒针刺上述穴位。每次必针刺主穴，配穴只交替针 1 穴。开机并逐渐增大输出电流，直至治疗的皮损处有麻胀感为止，再调脉冲次数为 40～70 次/分。治疗 15 min 后，交换极性（正极换耳针，负极换极板），再治疗 16 min 为 1 次。每日 1 次，6 次为 1 个疗程。

（四）按语

（1）针灸治疗湿疹效果明显，可以提高机体免疫反应的能力，是治疗本病的有效方法，但对于根治有相当难度。

（2）患处应避免搔抓，忌用热水烫洗或用肥皂等刺激物洗涤，忌用不适当的外用药。避免外界刺激，回避致敏因素。

（3）不穿尼龙、化纤内衣和袜子。忌食鱼虾、浓茶、咖啡、酒类等。

（4）畅达情志，避免精神紧张，防止过度劳累。

痤疮

痤疮又称"粉刺""青春痘"，是青春期男女常见的一种毛囊及皮脂腺的慢性炎症。好发于颜面、胸背，可形成黑头粉刺、丘疹、脓疱、结节、囊肿等损害，常伴有皮脂溢出。《医宗金鉴·外科心法要诀》对肺风粉刺记载为："此证由肺经血热而成。每发于面鼻，起碎疙瘩，形如黍屑，色赤肿痛，破出白粉汁。"中医学认为，人在青春期生机旺盛，肺经血热郁于肌肤，熏蒸面部而发为疮疹；或冲任不调，肌肤疏泄失畅而致；或恣食膏粱厚味、辛辣之品，使脾胃运化失常，湿热内生，蕴于肠胃，而上蒸头面、胸背而成。主要有肺经风热、胃肠湿热、脾虚痰湿、冲任不调四型。

（一）毫针疗法

■ **治则**：肺经风热、湿热蕴结、痰湿凝滞者，清热化湿，凉血解毒；冲任失调者，行气活血，调理冲任。均只针不灸，泻法。

■ **主穴**：阳白、颧髎、大椎、合谷、曲池、内庭。以局部和手阳明经腧穴为主。

■ **配穴**：肺经风热证加少商、尺泽、风门清泻肺热;胃肠湿热证加足三里、三阴交、阴陵泉清热化湿;脾虚痰湿证加脾俞、丰隆、三阴交利湿化痰;冲任不调证加血海、膈俞、三阴交调和冲任。

■ 方义:本病好发于颜面部,取阳白、颧髎疏通局部经气,使肌肤疏泄功能得以调畅;大椎清热泻火,凉血解毒;阳明经多气多血,其经脉上走于面,取合谷、曲池、内庭清泻阳明邪热。

(二) 特种针具疗法

1. 皮肤针

■ 取穴:疱疹局部。

■ 操作:常规消毒后,分暴露所取部位,常规消毒后,执梅花针运用腕部弹力,使针尖刺到皮肤后迅速弹起,进行有节奏感叩刺,由轻到重叩刺出血。脓疱处用棉签由周围向中心轻轻挤压其内容物,尽量挤出脓性物质,直至最后挤出1~2滴血。

2. 三棱针

■ 取穴:阿是穴。

■ 操作:在反应点处常规消毒,左手拇指固定此点,右手持三棱针,挑破表皮,挑断皮下部分纤维组织,挤出少量体液,然后用75%乙醇棉球覆盖伤口,用胶布固定,每次1~2个反应点。反应点定位:用手掌在患者第1至第12胸椎棘突连线两旁,各旁开0.5~3寸范围内摩擦数次,自上而下寻找反应点。此点类似丘疹,直径1~2 mm,微突起于皮肤,呈灰色或棕褐色或暗红色或浅红色,压之不褪色。

3. 平衡针疗法

■ 取穴:痤疮穴、过敏穴、耳后。

■ 操作:常规消毒后,押手切掐揉按痤疮穴、过敏穴后,刺手执1寸针灸针直刺0.5寸,提插3次,留针5 min;然后押手固定同侧耳郭,刺手执三棱针在耳后进行放血,约3 ml,治毕以无菌干棉球按压擦拭。

(三) 特定部位疗法

1. 腹针

■ 取穴:以中脘(腹针梅花刺)、下脘、关元、滑肉门(双)、外陵(双)、上风湿点(双)为主穴。肺经血热,

配左下风湿点、右下风湿点;脾胃湿热,配天枢(双);痰瘀互结,配天枢(双)、气海;肝郁化火,配右下风湿点、右大横。

■ 操作:常规消毒后以中脘对应口唇部为基础点,按照腹部全息理论,根据痤疮所生部位,分别向中脘周边上下左右各距3~5分处浅刺1针,以扩大面部所治范围。余穴采用中刺法。隔日1次,每次留针30 min,10次为1个疗程。

2. 鼻针

■ 取穴:头面、肺、脾、胃、肾、膀胱、卵巢、睾丸、项背、腰脊。

■ 操作:充分暴露施术部位,用0.5%碘伏棉球常规消毒后,以直径0.22~0.28 mm、长约25 mm的毫针,快速平刺或斜刺入鼻穴2~5 mm,留针30 min。隔日1次,6次为1个疗程。

3. 面针

■ 取穴:面部皮损局部、肺俞(双)、胃俞(双)、大肠俞(双)、脾俞(双)、膈俞(双)。

■ 操作:常规消毒后,用毫针在与脓疱、丘疹距离约0.5 cm处,与皮肤表面呈15°角进针,将皮损局部围刺,进针深度0.2~0.3寸,每个皮损区进3~7针,进针后不施行任何手法;余穴常规针刺,静留针30 min。每日1次,10次为1个疗程,疗程间休息1日,连续治疗2个疗程。

(四) 按语

(1) 针灸对本病有一定的疗效,部分患者可达到治愈目的。轻症注意保持面部清洁卫生即可,无须治疗。

(2) 本病以脂溢性为多,治疗期间禁用化妆品及外擦膏剂,宜用硫黄皂温水洗面,以减少油脂附着面部,堵塞毛孔。

(3) 严禁用手挤压丘疹,以免引起继发感染,遗留瘢痕。

(4) 忌食辛辣、油腻及糖类食品,多食新鲜蔬菜及水果,保持大便通畅。

银屑病

银屑病又称"牛皮癣",是一种临床常见的慢性、复发性、炎症性皮肤病,以浸润性红斑上覆以多层银白色糠秕状鳞屑,刮去鳞屑有薄膜现象和点状出血为临床特征。本病在《诸病源候论》中称为"干癣",《外

科证治全书》中称为"疕风",《医宗金鉴》中称为"白疕",并有"形如疹疥,色白而痒,搔起白皮"的论述。中医学认为,本病的外因以风邪为主,并与湿、热、燥、毒等相兼致病;内因方面则注重血分的变化,其中血热、血燥、血虚是常见的证候。本病主要有血虚、血瘀、血燥、血热、湿热蕴毒、冲任不调六种分型。

(一) 毫针疗法

■ 治则:清热凉血,息风润燥。

■ 主穴:皮损局部、血海、足三里。

■ 配穴:血虚证加脾俞、胃俞;血瘀证加膈俞、气海;血燥证加血海、三阴交;血热证加曲池、大椎;湿热蕴毒证加内庭、曲池、丰隆、阴陵泉。冲任不调者加三阴交、肾俞;皮肤瘙痒者加膈俞、外关;便结溺赤者加天枢、中极;心烦口渴者加内关、太溪;妇女带多色黄者加带脉、三阴交;头晕眼花者加太阳、风池、

■ 操作:皮损局部根据其范围大小进行操作,小者用围刺法,自外围向中心处刺,大者用皮肤针叩刺;膈俞可点刺放血;其他穴位根据虚实进行补泻。

■ 方义:皮损局部可疏通局部气血,濡养肌肤;血海可活血化瘀;足三里可以补益气血,扶正固本。以上各穴联合应用可以调和气血,荣养肌肤,以达到治疗疾病之目的。曲池、大椎可清热凉血;膈俞、外关可凉血、祛风、止痒;天枢、中极可清热泻火,调理脏腑功能;内关、太溪可滋阴、清热、除烦;丰隆、阴陵泉可清热利湿;带脉、三阴交可调经止带;脾俞、胃俞可健运脾胃,补益气血;太阳、风池可清利头目;膈俞、气海可益气、活血、化瘀;三阴交、肾俞可补脾益肾,调理冲任;内庭、曲池可清热、泻火、解毒。

(二) 特种针具疗法

1. 三棱针

■ 取穴:四缝穴。

■ 操作:将穴区用5%聚维酮碘溶液消毒,予三棱针点刺出血,出血10~20滴。若血流过少者可轻轻挤压静脉周围,以达到要求标准。最后用5%聚维酮碘溶液消毒穴位局部。

2. 火针

■ 取穴:膈俞、肝俞、肾俞及皮损处。

■ 操作:常规操作,迅速将火针刺入施术部位,垂直进针,迅速出针。四肢、腰腹可刺入6~8 mm,胸背部可刺入3~5 mm。

(三) 特定部位疗法

1. 耳针

■ 取穴:耳背静脉、上耳根、神门、对耳轮上脚、对耳轮下脚、肾上腺、内分泌、风溪、脑点、枕、肺、脾。

■ 操作:常规消毒后,用三棱针于静脉远端放血数滴,每次只刺1针。其余耳穴用毫针针刺,操作要轻、快、浅,切忌伤及软骨,再用新鲜大蒜渣涂于针刺处,敷20 min。每周治疗2次,20次为1个疗程,疗程间休息2周。

2. 脊针

■ 取穴:夹脊穴。

■ 操作:常规消毒后,取1~1.5寸毫针向脊柱方向呈75°角刺入椎体下方,进针约1寸,行捻转手法使针感沿肋间或脊椎传导。若无感传,可调整针刺角度,再行手法,留针30 min后起针。7次为1个疗程,每日或隔日1次。

(四) 按语

(1) 针灸治疗本病具有一定的疗效,但多采用综合疗法。

(2) 本病患者禁止滥用外用药物,不宜用热水烫洗,禁止饮酒,忌食虾蟹等腥发之物。

(3) 避免寒冷潮湿,消除慢性诱发性感染病灶,如咽炎、扁桃体炎等。由于病程较长,容易复发,应做好思想工作,让患者保持乐观向上的心态。

白癜风

白癜风,中医称为"白驳风",是一种后天性色素脱失引起的皮肤病,多见于青年人。其临床表现为皮肤突然出现白斑,且大小不等,形状各异,数目不定,边缘境界清楚,以面、颈、手背多见,往往呈对称性分布。由于缺乏色素的保护作用,皮损处暴晒后可引起疼痛、红斑及水疱。《诸病源候论·白癜候》中论述:"白癜者,面及颈项身体皮肤肉色变白,与肉色不同,亦不痒痛,谓之白癜。"中医学认为,本病总由脾胃虚弱、肝肾不足,以致气血两亏,日久则气滞血瘀,以及风邪客于腠理,搏于皮肤,皮肤失养所致。分为脾胃

虚弱、肝郁气滞、肝肾不足、气滞血瘀、风邪外袭等证型。

（一）毫针疗法

■ 治则：益气养血，荣润肌肤。

■ 主穴：血海、三阴交、合谷、足三里。

■ 配穴：脾胃虚弱证加脾俞；肝郁气滞证加内关、太冲；肝肾不足者加肾俞、肝俞；气滞血瘀加太冲、膈俞；风邪外袭证加外关、风池；腰酸乏力者加腰阳关、命门；耳聋耳鸣者加三焦俞、中渚；头晕目眩者加太阳、印堂；虫毒侵袭者加百虫窝、曲池；局部瘙痒者加曲池、风府；脐腹疼痛者加中脘、天枢。

■ 操作：血海、膈俞可用三棱针点刺放血；腰阳关、命门可采用灸法；其他穴位可根据虚补实泻原则进行操作。

■ 方义：血海、三阴交均为脾经腧穴，能益气养血，活血化瘀，擅治血分病证；合谷、足三里均属阳明经穴，用之以疏风清热，益气活血，诸穴合用可以起到益气养血，荣润肌肤的作用。肾俞、肝俞可滋水涵木，调理肝肾；太冲、膈俞可助气行血；腰阳关、命门可温肾助阳，强腰利肾；三焦俞、中渚可泻三焦之火，擅治耳聋耳鸣；太阳、印堂可清利头目，化湿降浊；百虫窝、曲池可清热凉血，杀虫解毒；曲池、风府功擅疏风、清热、止痒；中脘、天枢擅调理脾胃，通络止痛。

（二）特种针具疗法

1. 皮肤针

■ 取穴：局部阿是穴。

■ 操作：常规消毒后，快速雀啄样强叩刺患处，叩刺至局部皮肤渗血为止。治毕以消毒干棉球按压、擦拭渗血处，然后以乙醇棉球复擦1次，再用"丹参注射液"浸泡的棉球涂擦患处。每日1次，10次1个疗程。

2. 火针

■ 取穴：局部阿是穴、足三里。

■ 操作：常规操作，把针烧至发白后快速直刺皮损，然后迅速出针。阿是穴点刺深度不超过皮损基底部。根据病变范围不同，针间距为3～5 mm，均匀分布，由病变外缘环向中心点刺，所刺面积约占皮损面积80%，以局部皮肤潮红为度。7日治疗1次，4次为1个疗程，连续治疗3个疗程。

（三）特定部位疗法

1. 耳针

■ 取穴：肺上、肺下、肝、屏间、肾、内分泌、肾上腺。

■ 操作：常规消毒后，左手拇、示指固定耳郭，中指托着针刺部耳背，用右手拇、示、中三指持针，针刺深度宜0.1～0.3 cm，不可穿透对侧皮肤。隔日针刺治疗1次，每次一侧耳穴，留针30 min，双耳交替操作。

2. 背针

■ 取穴：背俞穴及夹脊穴。

■ 操作：常规消毒后，取1～1.5寸毫针向脊柱方向呈75°角进针，行捻转手法使针感沿肋间或脊椎传导。若无感传，可调整针刺角度，再行手法，留针30 min后起针。7次为1个疗程，每日1次。

（四）按语

（1）针灸治疗本病具有一定的疗效，具有益气养血、荣润肌肤的作用。配合其他疗法综合治疗，效果更为显著。

（2）本病患者要加强皮肤护理，避免出现皮肤损伤。禁止滥用药物，尤其颜面部更要慎重。

（3）避免服用或注射维生素C，适宜食用黑木耳、黑芝麻等食物，忌食辛辣、鱼虾等发物。适当接受日光浴，有助于皮肤的恢复，但不可以暴晒。

破伤风

破伤风是由破伤后感受风毒之邪，引起以全身和局部肌肉强直性和阵发性痉挛为特征的疾病。《灵枢·热病》说"热而痉者死……腰折、瘛疭、齿噤龂也"，均指角弓反张而言。隋代巢元方《诸病源候论》首先提出角弓反张一词，列"角弓反张候"，云："风邪伤人，令腰背反折，不能俯仰，似角弓者，由邪入诸阳经故也。"本病病因为皮肉破伤，又感受风毒之邪。风毒之邪乘皮肉破伤之处侵袭入内，风为阳邪，善行而数变，外风引动肝风内动，风毒入侵日久，化热化火，使脏腑失调，气血失和，阴损及阳，甚至阴阳离决而死亡。临床常分为寒湿阻络、热扰营血、虚风内动三种证型。

（一）毫针疗法

■ 治则：扶正祛邪。

■ 主穴：风池、合谷、太冲、水沟。

■ 配穴：寒湿阻络证加阴陵泉、三焦俞；热扰营血证加大敦、行间；虚风内动证加后溪、外关；高热者加太阳、十宣；金创风家加八邪、下关、阳陵泉、太冲。

■ 操作：令患者轻轻侧卧，以28号1.5寸长的毫针，选上述穴位刺入一定深度。施以泻法后，将体表外端之针体连同针柄弯成直角，使与脊背平面呈平行状态，覆以消毒纱布并用胶布固定。最后，轻轻将患者移成仰卧位。面部及四肢穴位，均可用同法。在留针期间，密切注意观察，防止抽搐时折针。对危重抽搐者，加取耳穴神门、交感2穴，留针24 h以上。治疗破伤风，取穴可适当多一些，主治全身和主治局部的腧穴宜配合应用。

■ 方义：风池为足少阳阳维之会，能清热息风而醒脑；合谷、太冲分别为手阳明大肠经和足厥阴肝经之原穴，合称四关，可平肝息风而镇惊；水沟，可通调阴阳之逆气而开窍，配太阳，以加强清热苏厥之功；加十宣以加强镇惊止搐之效。以上均为古人治破伤风之常用穴。后溪为手太阳之俞、督脉之会，为息风止痉之要穴；外关，手少阳之络，别走厥阴，又为八脉交会穴而通阳维，故可息肝风而清邪热；大敦、行间为肝经之井、荥穴，能加强清热息风止痉之功；八邪为经外奇穴，可缓解局部抽搐；下关，对牙关紧闭者有松利机关作用，此两穴属局部取穴；阳陵泉、太冲能够定惊止搐。

（二）特种针具疗法

1. 三棱针

■ 取穴：八鱼穴。

■ 操作：常规操作，左手固定施术部位，点刺出黑血，手臂返温为验，最后用5%聚维酮碘溶液消毒穴位局部。

2. 皮肤针

■ 取穴：以手太阴肺经、手厥阴心包经及手少阴心经为主，上肢内旋者加肩胛骨内侧缘。

■ 操作：常规操作，有节奏感地循经叩刺以上经络，重点叩刺五输穴、原穴、络穴、郄穴。每日选用2条经络，中等力度，至皮肤潮红为度。每日治疗1次，7日为1个疗程。

（三）特定部位疗法

1. 足针

■ 取穴：申脉，太溪，昆仑透大钟。

■ 操作：常规消毒后，押手固定施术部位，毫针刺入得气后，采取捻转补泻手法，平补平泻。留针20～30 min，其间行针1～2次。每日1次，10次为1个疗程。

2. 眼针

■ 取穴：肝区。

■ 操作：常规消毒后，用眶外横刺法，术者刺手持毫针，押手按住眼睑，把眼睑紧压在手指下面，刺手拇、示二指持针迅速准确地刺入，不行提插、捻转手法。

（四）按语

（1）患者静卧，避免强光和噪声刺激，须专人守护。

（2）给予高热量流质或半流质饮食。对抽搐频繁的患者，应防其咬伤舌头。

（3）伤口处理，在良好麻醉下扩创，扩创力求彻底。术后以3%双氧水或1/4 000高锰酸液每日清洗伤口2～3次。

（4）在条件许可的情况下，应先采用镇静剂和肌肉松弛剂，然后再施针灸疗法。如针灸效果不显，即使是轻型破伤风也应该立即配合或改用其他中西医疗法。

酒渣鼻

酒渣鼻是指鼻部皮肤发红，或其周围出现红色丘疹或脓疱，甚则鼻部肥大、顶端形成结节的皮肤病。临床表现为颜面部中央持续性红斑和毛细血管扩张，伴丘疹、脓疱、鼻赘。多发于中年人，男女均可发病。在《医宗金鉴》中称作"酒齄鼻"，在《疡医大全》中称作"赤鼻"。酒渣鼻的病因病机为热邪、风寒、毒、瘀熏蒸或瘀结于面，致脏腑功能失调。腠理疏松，风寒外袭，腠理闭塞，阳气闭郁于肌表，内迫血分，则血脉扩张，而致红鼻；或肺胃积热，热邪与气血相搏结，壅滞于鼻部而生。本病常分为血瘀热结、肺胃积热及湿热蕴结三种证型。

（一）毫针疗法

■ 治则：活血祛瘀，泻热驱邪。

■ 主穴：素髎、迎香、合谷、曲池。

■ 配穴：血瘀热结者加血海、三阴交；肺胃积热者可加内庭、鱼际；湿热蕴结者加丰隆、三阴交；便秘者加支沟、天枢；口臭者加内庭、胃俞。

■ 操作：素髎，常规消毒后，可以用三棱针点刺放血；迎香，平刺或斜刺 0.3～0.5 寸；余穴常规操作，用泻法。

■ 方义：素髎、迎香为局部取穴，有活血祛瘀，泻热驱邪的作用；肺开窍于鼻，肺经与大肠经为表里经，颜面又为阳明经循行所过，取合谷、曲池疏风清热，以除肌肤之郁热，以上各穴联合应用可以活血生新，清热散邪，达到治疗本病的目的。内庭、鱼际擅清泻肺胃之火毒；丰隆、三阴交功擅清热利湿；血海、三阴交可活血化瘀；支沟、天枢可调节大肠传导，通腑泻热；内庭、胃俞可泻胃火，则口臭自消。

（二）特种针具疗法

1. 三棱针

■ 取穴：少商、商阳、迎香。

■ 操作：常规操作，迅速点刺上述穴位使其出血 10～15 滴，最后用 5% 聚维酮碘溶液消毒穴位局部。

2. 皮肤针

■ 取穴：肺俞，血热型加心俞，血瘀型加膈俞、肝俞。

■ 操作：常规操作，以腕力有节奏和弹跳感地垂直于皮肤叩刺上述穴位。叩刺力度由轻到重逐渐加重，以患者耐受为度，叩至局部潮红出血数滴。治毕用无菌棉球按压擦拭。

（三）特定部位疗法

1. 耳针

■ 取穴：鼻、肺、毛细血管和肾上腺。

■ 操作：常规消毒后，以押手拇指、示指、中指固定耳郭，刺手用王不留行籽贴压所选耳穴上，嘱患者每日按压 3～5 次，每次每穴 30 s 以上，以酸胀痛为度。每周更换 1 次，每次一侧耳穴，双耳交替进行。

2. 鼻针

■ 取穴：鼻三针（印堂及双侧上迎香）。

■ 操作：碘伏常规消毒后，采用 0.30 mm × 40 mm 毫针进行针刺。针刺印堂时，应提捏进针，使针尖到达鼻根部，以患者感觉有放电感传至鼻尖为宜；针刺上迎香时，针尖应向鼻根，得气后行平补平泻法，以针感向鼻腔并伴有酸麻疼痛或触电感觉为佳。留针 20～30 min，其间每 10 min 捻转 1 次。

（四）按语

（1）针灸治疗本病具有较好的效果，除针灸单一治疗外，还可以选用外用药配合治疗。

（2）患者平时要经常用温水加肥皂或护肤香皂洗脸，保持面部清洁卫生。

（3）忌食辛辣、酒类等刺激性食品，注意补充维生素。

（4）患者要保持心情乐观，积极向上，树立战胜疾病的信心，并注意保持大便通畅。

第十四章
急症

晕厥

晕厥是以突然昏倒、不省人事、颜面苍白、汗出肢冷为主要特点的病症。一般病情轻者昏厥时间较短，苏醒后无后遗症；病情严重者，昏厥时间较长，甚至一厥不复而死亡。昏厥属于中医厥证范畴。厥证之名首见于《黄帝内经》，历代文献多有论述。如《素问·厥论》曰："厥或令人腹满，或令人暴不知人。"外感寒邪、暑热、疫病之邪、内伤情志、饮食、劳倦以及跌扑创伤是引起厥证的主要病因。阴阳失调、气机逆乱、气血运行悖逆为其主要病机。本病病位在脑，涉及五脏六腑，而与肝关系尤为密切。主要分为气厥实证、气厥虚证、血厥实证、血厥虚证、痰厥证、热厥证、寒厥证七种证型。

(一) 毫针疗法

▨ 治则：苏厥开窍。实证只针不灸，泻法；虚证针灸并用，重灸，补法。

▨ 主穴：以督脉腧穴为主。

▨ 配穴：气厥实证配太冲、行间；气厥虚证配足三里、气海；血厥实证配行间，或配涌泉；血厥虚证配关元、膈俞、足三里；痰厥证配中脘、丰隆；热厥证配大椎、中冲；寒厥证灸神阙、关元；牙关紧闭加颊车、下关、合谷。

▨ 操作：实证、热证诸穴强刺泻法，百会可点刺出血，再开"四关"（合谷向后溪透刺，太冲向涌泉透刺），

或同时针刺"五心穴"（即百会、双劳宫、双涌泉）；虚证、寒证针灸并用，重灸补法，神阙、关元可用隔盐灸，或重灸"五心穴"。

▨ 方义：本病病位在脑，督脉入络于脑，总督诸阳，水沟、百会为督脉经穴，是醒脑开窍之要穴，内关为心包经之络穴，可醒神宁心；三穴相配治疗昏厥，其苏厥开窍之功相得益彰。

(二) 特种针具疗法

1. 平衡针

▨ 取穴：平衡急救靶点、心病靶点。

▨ 操作：患者平卧在病床上，将其双腿抬高，解开衣领，将头转向一侧，保持呼吸道通畅，予平衡针干预疗法指压平衡急救靶点和心病靶点催醒。

2. 三棱针

▨ 取穴：劳宫、涌泉。

▨ 操作：穴位点刺常规操作，放血少许。

(三) 特定部位疗法

1. 耳针

▨ 取穴：肝、肾、心、神门、垂前。

▨ 操作：常规消毒后，以押手拇指、示指、中指固定耳郭，刺手用王不留行籽贴压所选耳穴上，嘱患者每日按压 3～5 次，每次每穴 30 s 以上，以酸胀痛为度。每周更换 1 次，每次一侧耳穴，双耳交替

进行。

2. 人中针

■ 取穴：沟2。

■ 操作：押手固定施术部位，刺手执 26 号 0.5～1 寸长的毫针，快速进针，先直刺而后依症斜向左右或上下，刺入 10～15 mm，宜强刺激，使患者泪下或双目湿润为佳，短时间留针或者不留针。

（四）按语

（1）昏厥是临床上常见的危重病症，应紧急救治。针灸治疗部分昏厥能收立竿见影之效。但要注意原发病的治疗，以免贻误病情。

（2）昏厥和虚脱可以相互转化，厥证多为脱证先兆，脱证为厥证的进一步发展，治疗时应防病情的突变。

中暑

中暑，古称"中热"，俗称"发痧"，是盛夏季节突发于高温环境中的一种急性外感热病，以高热、汗出、心慌、头晕、烦躁，甚则神昏、抽搐等为主症。如见头晕、头痛、懊侬、呕恶者称"伤暑"；猝然昏倒者称"暑厥"；抽搐者称"暑风""暑痫"等。本病的发生多因冒暑劳作、远行或高温作业；或年老体弱者居于通风不良之处；或因体弱劳倦，正气亏虚，复感暑热、暑湿秽浊之邪。轻者暑邪郁于肌表，阻遏气机，重者暑热炽盛，内陷心包，蒙闭清窍，或耗气伤津，导致气阴两虚甚则两脱之危候。主要分为阴证、阳证、重症证、阳脱证四种证型。

（一）毫针疗法

■ 治则：清泻暑热，解暑宁心。以针刺为主，泻法。

■ 主穴：百会、大椎、合谷、内关、曲泽。

■ 配穴：中暑阴证加足三里、关元、气海和中化湿；中暑阳证加内庭、陷谷清泻阳明；中暑重症加曲池、委中清泻营血暑热；头晕头痛加太阳、头维、印堂解热止痛；呕吐加中脘、公孙和胃止呕；神志昏迷加水沟、十宣清热开窍醒神；手足抽搐加阳陵泉、太冲息风止痉；汗出肢冷、脉微欲绝加关元、气海、太渊益气敛阴、回阳固脱。

■ 操作：百会、大椎、太阳、印堂、十宣、曲泽、委中可用三棱针刺络出血；其他腧穴常规针刺，泻法；中暑阴证在足三里、关元、气海、百会加用灸法或用温针灸。

■ 方义：百会、大椎属督脉经穴，督脉为诸阳之会，可通阳泻热；阳明主肌表，取阳明经原穴合谷疏泻阳明热邪，奏清热解暑、泻热止痉之功；内关为手厥阴经的络穴，又为八脉交会穴，通于阴维脉，功擅清心除烦、宽胸理气、和胃止呕；曲泽为手厥阴经合穴，长于清营血之热而解暑。

（二）特种针具疗法

1. 陶针

■ 取穴：足小趾甲根。

■ 操作：常规操作，押手固定施术部位，刺手使用重刺法点刺，片刻后即可恢复。

2. 水针

■ 取穴：曲池、太冲。

■ 操作：常规消毒后，注射器抽取地塞米松注射液 1 ml，分别刺入以上两穴，轻轻回抽，观察到针筒内无回血时，将注射液缓慢注射入穴内。左右交替，每日 1～2 次，3 日为 1 个疗程。

（三）特定部位疗法

1. 足针

■ 取穴：厉兑、足窍阴、八风、内庭、大都、足十趾尖。气阴两伤，取太溪、侠溪、照海、涌泉。

■ 操作：常规消毒后，用 28 号 1.5 寸长的毫针沿皮快速进针，将针体迅速推进至腱膜下层，行小幅度快速捻转手法，捻转频率约为 200 次/分，每次捻转持续 1～3 min，留针 1～2 h，其间间隔行针 2～3 次。每日 1 次，5～7 次为 1 个疗程，疗程间隔 3～5 日。

2. 耳针

■ 取穴：心、神门、肾上腺、枕、耳尖。

■ 操作：耳郭常规消毒后，用耳毫针对准所选穴位，先左后右，强刺激，用泻法。耳尖用三棱针点刺放血，挤出血液 15～20 滴。即时行之，中病即止。

（四）按语

（1）中暑发病急骤，变化快，须及时抢救。首先是离开高温环境，将患者移到阴凉通风处，再施以急救。

（2）针灸治疗中暑疗效肯定，方法简便，可作为急救的首要措施。危重病例应严格观察病情变化,采取综合措施治疗。

(3)夏季应做好防暑降温工作,备用清凉饮料,保持室内通风,注意劳逸结合。

高热

凡体温39℃以上即称为高热,是临床常见急症之一,古代文献中有"壮热""实热""灼热""身大热"等名称。《诸病源候论·伤寒挟实壮热候》曰:"伤寒,是寒气客于皮肤,搏于血气,腠理闭密,气不宣泄,蕴积生热,故头痛、体疼而壮热。"《素问·阴阳应象大论》曰:"阳胜则热。"外感六淫邪气及疫疠之气是引起高热的主要原因,其中以风寒、风热、温热之邪为主,亦有内伤发热者。阳盛则热,故高热总属阳热邪盛或阳气外布。基本病机是正邪相争或体内阳热之气绝对或相对过盛。临床常见风寒外袭证、热在肺卫证、气分热盛证、热入营血证四种类型。

(一)毫针疗法

■治则:清热泻火,热入营血者,清营凉血;疫毒熏蒸者,泻火解毒。只针不灸,泻法。

■主穴:大椎、曲池、合谷、外关。

■配穴:风寒外袭证加风池、风门;热在肺卫证加尺泽、鱼际、少商清热;气分热盛证加内庭、十二井、支沟;热入营血证加曲泽、委中、神门、中冲;神昏谵语加水沟、素髎、十宣;肌肤丹痧加血海、膈俞、委中。

■操作:各腧穴均常规针刺,泻法,留针0.5~1 h,间歇行针。大椎、尺泽、曲泽、十二井穴、委中、十宣点刺出血;风寒证可加灸风门、风池、大椎。每日治疗2~3次。

■方义:大椎属督脉,为诸阳之会,能宣散一身阳热之气;肺与大肠相表里,曲池为手阳明经合穴,配合谷宣肺解表,清泻阳明实热;外关为手少阳之络,通于阳维,宣达三焦气机,疏散风热。

(二)特种针具疗法

1.三棱针

■取穴:十宣、大椎。

■操作:常规操作,押手固定施术部位,刺手拇指、示指、中指执三棱针,露出针尖3~5 mm,迅速点刺出血。大椎穴点刺后拔罐,留罐10 min,每次2穴,隔日1次。

2.平衡针

■取穴:急救穴、感冒穴、降压穴。

■操作:常规消毒后,押手固定施术部位,刺手持针并刺入,行上下提插,待针体进入要求的深度(一般要求进针4 cm左右)后,将针体退到进针处,向左向右各提插一次,即可出针。

(三)特定部位疗法

1.耳针

■取穴:耳轮6穴。

■操作:常规消毒后,押手拇指、示指、中指固定耳郭,刺手使用耳针点刺出血,挤出血2~3滴。病程重者加捏屏尖和脑干穴区。每次针刺一侧(重症双耳),每日1~2次。

2.腹针

■取穴:中脘、下脘下、上风湿点(双侧)、气海、关元。

■操作:常规皮肤消毒,以0.22 mm×40 mm毫针,依刺针刺中脘(浅刺)、下脘下(浅刺)、右侧上风湿点(中刺)、左侧上风湿点(中刺)、气海(深刺)、关元(深刺)。每日针1次,得气后留针30 min。

(四)按语

(1)针灸退热有很好的效果,可以作为处理高热的措施之一。但应查明病因,明确诊断,针对病因进行治疗。效果不显著者,应结合其他方法综合治疗。

(2)高热汗多者应多饮糖盐水。饮食宜清淡,忌油腻、辛辣厚味、鱼虾。

抽搐

抽搐,又称"瘛疭",筋脉拘急挛缩者为瘛,筋脉弛

缓而伸者为疭。此外还有"搐搦""拘挛""刚痉""柔

痉""痉厥""惊厥"等名称。凡筋脉拘急致四肢不自主地抽动统称为"抽搐"。《素问·玉机真脏论》曰:"弗治,肾传之心,病筋脉相引而急,病名曰瘛……"中医学认为,本病的发生与心、肝、肾有关,尤其与肝的关系最为密切。肝主筋,凡热极生风、肝风内动或肝血不足、血虚生风,均可引起筋脉抽动。此外,风毒内袭、金刃所伤、虫兽咬伤等也是引起抽搐的重要原因。辨证分为热毒壅盛、气血虚弱、肝肾阴虚三种证型。

(一)毫针疗法

■ 治则:息风止痉。只针不灸,实证用泻法,虚证平补平泻。

■ 主穴:水沟、大椎、筋缩、合谷、太冲、阳陵泉。

■ 配穴:热毒壅盛证加劳宫、曲池、中冲;气血虚弱证加膈俞、足三里、气海;肝肾阴虚证加肾俞、肝俞、三阴交、太溪;神昏加百会、涌泉;风邪甚者加风府、风门。

■ 操作:热极生风者用强刺激,泻法,中冲可点刺出血;风府、风门不可深刺,以免刺伤脊髓和肺尖;虚风内动者予中等刺激,平补平泻。抽搐频繁者每日治疗2~3次。

■ 方义:督脉总督诸阳,督脉为病脊强反折,取水沟、大椎以息风、通络、止痉;合谷为手阳明经原穴,有祛风之功;肝主筋,太冲为肝经原穴,有平肝息风、止痉的作用,与合谷相配称为"四关",为镇痉宁神、平肝息风的重要组穴;阳陵泉为胆经合穴和筋会穴,镇肝息风、缓解痉挛。

(二)特种针具疗法

1. 皮肤针

■ 取穴:手太阴肺经、手厥阴心包经、手少阴心经。上肢内旋者加肩胛骨内侧缘。

■ 操作:常规消毒后,取消毒好的梅花针循经叩刺以上经络,重点叩刺五腧穴、原穴、络穴、郄穴,手法由轻到重,至出血为度。治毕以无菌干棉球按压擦拭施术部位,嘱患者保持施术部位的清洁,以防感染。每次选用2条经络,每日治疗1次,7日为1个疗程。

2. 三棱针

■ 取穴:肝俞(双)。

■ 操作:患者取俯卧式定位,常规消毒后,以0.2%盐酸利多卡因0.5 ml穴位局部麻醉,左手固定皮肤,右手持挑刺针挑破皮肤,用针尖在穴位下及四周钩起纤维组织,上下、左右、前后方向拉动,拉动幅度必须达到5 cm以上。双侧穴位各钩出、挑断10余束较粗的纤维组织后,用无菌手术剪刀剪掉纤维断头,挑刺完毕用碘酒消毒,创可贴交叉固定即可。

(三)特定部位疗法

1. 耳针

■ 取穴:肝、肾、脾、神门、皮质下、脑干,再根据抽动部位的不同取相应局部的穴位。

■ 操作:常规消毒后,押手固定耳郭,刺手用王不留行籽贴压所选耳穴上。嘱患者每日按压3~5次,每次每穴30 s以上,以局部酸痛为宜。每周更换1次,每次一侧耳穴,双耳交替进行。

2. 腕踝针

■ 取穴:右手腕1区,配该侧合谷穴。

■ 操作:常规皮肤消毒后,押手固定施术部位,刺手执0.22 mm×40 mm毫针,针刺上述穴位,留针30 min,行针2~3次,每次2~3 min。每日1~2次,3日为1个疗程。

(四)按语

(1)针灸针对抽搐的治疗具有较好的效果。但仍需查明病因,明确诊断。针对疾病的原因进行有针对性的治疗。

(2)高热汗多者应降温处理。感染性抽搐惊厥应配合抗生素。

心绞痛

心绞痛以胸骨后部或延及左侧胸部心前区突然发生的压榨性疼痛或不适为特征,并伴有心悸、胸闷、气短。属于中医学"胸痹""心痛""厥心痛""真心痛"等范畴。本病多发于40岁以上男性,常由劳累、饱食、寒冷、受惊、情绪激动等诱发。本病多由正气内虚,寒邪入侵,胸阳闭阻;或情志郁结,气滞血瘀;或饮食无度,痰浊内生,导致阴寒、气滞、血瘀、痰浊闭阻心络,不通则痛;或因劳逸失度,年迈肾虚,以致营血亏耗,心阳不振,心脉失养,发为心痛。以心脏气血失调、心脉痹阻不畅为基本病机。临床常分为气滞血瘀、寒邪凝滞、痰浊阻络、心肾阳虚、心脾两虚五种证型。

（一）毫针疗法

■ 治则：行气通阳，化瘀止痛。针灸并用，以泻法为主，体虚者用补法。

■ 主穴：内关、郄门、阴郄、巨阙、膻中。

■ 配穴：气滞血瘀证加太冲、膈俞行气化瘀；寒邪凝滞证加灸神阙、关元散寒止痛；痰浊阻络证加中脘、丰隆化痰除湿；心肾阳虚证加心俞、厥阴俞、肾俞温补心肾；心脾两虚证加心俞、脾俞、足三里补养心脾；呼吸急促者加天突、孔最理气止痛。

■ 操作：巨阙及背部腧穴注意针刺的方向、角度和深度。一般用泻法，体虚者用补法，可重用灸法以温通脉络。发作期每日治疗2次，间歇期可2日治疗1次。

■ 方义：内关属手厥阴心包经，与阴维脉相通，能宽胸理气、活血通络；郄门、阴郄分别是手厥阴心包经和手少阴心经的郄穴，功擅行气通络、化瘀止痛；巨阙、膻中分别为心与心包之募穴，可活血化瘀、镇静宁神，且气会膻中，取之可行气通阳、化瘀镇痛。

（二）特种针具疗法

1. 皮肤针

■ 取穴：督痛穴（督痛穴定位：嘱患者取坐位，挺胸吸气，屏住呼吸，医者迅速在督脉上第5胸椎棘突附近自上而下寻找并触及最痛点）。

■ 操作：常规消毒后，快速将撤针刺入穴位，并固定好胶带，留针24 h。嘱患者早、中、晚分3次按揉施术局部，每次5 min，力度适中。10日为1个疗程。

2. 平衡针

■ 取穴：胸痛穴。

■ 操作：嘱患者取平卧位，用75%乙醇棉球常规消毒穴位皮肤，使用0.30 mm×50 mm规格的毫针，用乙醇棉球固定针体下端，依据平衡针的针刺方法，向上斜刺进针40~50 mm，采用上下提插针刺手法，快速进针。以针刺前臂背侧皮神经或骨间背侧神经出现的酸、麻、胀等针感为主，获得针感后立即出针，针刺时间在3 s以内。

3. 针刀

■ 取穴：阿是穴（颈性心绞痛的颈椎病变多位于C5~6、C6~7棘突两侧横突周围）。

■ 操作：患者取俯卧位，在颈前垫软枕，颈椎前屈15°~20°，颈椎压痛点剥离，痉挛肌肉及肌腱松解。常规消毒、局部麻醉后，使刀口线与大血管、神经及肌肉纤维走向平行，加压分离，针刀柄加压使神经血管被分离在刀刃两侧刺入，将针体和进针部位骨平面呈垂直进针，使刀口线与颈椎棘旁顶线平行，行横向和纵向剥离。治疗1次后休息1周再进行下一次治疗，一般治疗1~3次。

（三）特定部位疗法

1. 腕踝针

■ 取穴：腕上1、上2。

■ 操作：常规消毒后用0.30 mm×40 mm规格的毫针，以左手拇指、示指绷紧施术部位皮肤，右手拇指在下，示、中指在上夹持针柄，与皮肤呈30°角快速进入皮下。然后轻捻针柄，使针体贴着皮肤浅层，用胶布固定3 h。患者可自行取针，两侧交替使用。

2. 背针

■ 取穴：夹脊穴。

■ 操作：患者俯卧，常规消毒后，取1~1.5寸长的毫针向脊柱方向呈75°刺入椎体下方，进针约1寸，行捻转手法使针感沿肋间或脊椎传导。若无感传，可调整针刺角度再行手法。留针30 min。每日或隔日1次，10次为1个疗程。

3. 头针

■ 取穴：额旁1线。

■ 操作：常规消毒后，用1寸长的毫针沿皮刺入3分左右，针尖方向从头顶中央向四周垂直而下，行小幅度提插手法，持续行针1~3 min。留针1~2 h，其间间隔行针2~3次。每日1次，5~7次为1个疗程，疗程间隔3~5日。

（四）按语

（1）心绞痛病情危急，必须及时救治，慎重处理。针灸对减轻和缓解心绞痛、心律不齐疗效确切，对心肌梗死也有一定疗效。

（2）间歇期坚持针灸治疗，对于减少心绞痛发作、减轻症状大有帮助。

（3）患者应注意饮食起居，饮食宜清淡，忌肥甘厚味，力戒烟酒。

（4）畅达情志，勿大喜、大悲、过于激动，保持平静、愉快的心境。

胆绞痛

胆绞痛是一种常见的急腹症，其典型表现为右上腹或中上腹持续性疼痛，阵发性加剧，疼痛可放射至右肩及背部，伴恶心、呕吐等消化道症状，严重者可以出现大汗淋漓、坐立不安、弯腰打滚。属于中医学"胁痛"的范畴。中医学对本病早有认识，《灵枢·经脉》中有"胆足少阳之脉……是动则病口苦，善太息，心胁痛，不能转侧"的记载。本病的发生多与情志不遂，肝胆气滞；或饮食不节，伤及脾胃，痰湿壅盛，化热或成石；或蛔虫妄动，误入胆道有关。其病位在肝、胆，涉及脾、胃和肠道。临床常分为肝胆气滞、肝胆湿热、蛔虫妄动三种证型。

（一）毫针疗法

■ 治则：疏肝利胆，行气止痛。以针刺为主，泻法。

■ 主穴：中脘、日月、胆俞、阳陵泉、胆囊穴。

■ 配穴：肝胆气滞证加太冲、侠溪以增疏肝利胆之力；肝胆湿热证加三阴交、阴陵泉清利湿热；蛔虫妄动证加百虫窝、迎香透四白以安蛔、驱蛔；发热寒战加曲池、支沟、外关和解少阳；恶心呕吐加内关、足三里和中止呕；湿热发黄加至阳、肝俞、阴陵泉清利湿热以退黄。

■ 操作：日月沿肋间隙由内向外斜刺；胆俞向下或朝脊柱方向斜刺，勿深刺，以免刺伤内脏；肝俞、胆俞可用大艾炷灸至皮肤灼热起疱；余穴常规针刺。宜强刺激，久留针（可根据病情留针 1～2 h），间歇行针以保持较强的针感。每日 2 次。

■ 方义：中脘为腑会，刺之有通调腑气的作用；日月为胆之募穴，胆俞为胆之背俞穴，俞募相配，可疏调肝胆气机，共奏疏肝利胆之功；阳陵泉为胆经下合穴，"合治内腑"，胆腑有疾，当为首选；胆囊穴为治疗胆系疾病的经验穴。

（二）特种针具疗法

1. 芒针

■ 取穴：肝俞、三焦俞。

■ 操作：常规消毒后，选取芒针 2 支，1 支从肝俞呈 15°角快速斜刺进针，然后缓缓捻送针体，待针尖抵三焦俞，按顺时针方向单向捻转滞针，充分得气。另 1 支以同法从阳纲透肓门。若腹痛气胀尤甚者，另取 3 寸针在三焦俞呈 75°角针尖向内侧斜刺 2～2.5 寸，得

气为度。行泻法，每隔 10 min 行针 1 次，使针感向腹部扩散，留针 30～60 min。

2. 蜂针

■ 取穴：胆囊、内关、迎香、四白和耳穴敏感点。

■ 操作：常规操作，一般治疗 1 日，即可好转。

（三）特定部位疗法

1. 眼针

■ 取穴：肝胆气滞证，选取双侧的中焦区、肝区、胆区；肝胆湿热证，取双侧的中焦区、心区和肝区。

■ 操作：针刺方法选择毫针，常规消毒后，中焦区用眶内直刺法，针尖从穴区的中心紧贴眼眶内缘垂直刺入，进针 10 mm 左右，不能再向内，以防刺伤眼球。肝区、胆区、心区用眶外横刺法，选好穴区，在距眼眶内缘 2 mm 的眼眶上，从穴区的一侧刺入，斜向另一侧，刺入真皮，到达皮下，保持针体在穴区内。

2. 耳针

■ 取穴：胆、胆道、肝、交感、神门、内分泌、肾上腺。

■ 操作：常规消毒后，选用 34 号皮内针，对准穴位，快速刺进皮肤，以耳郭发热发胀为度，用胶布固定，按揉穴位 10 min 左右。2～3 日更换一次，双耳交替进行。嘱托患者针刺部位避水，以防感染，若出现红肿疼痛应当及时取出并涂抹碘伏消毒液，以防止化脓性软骨膜炎。

3. 头针

■ 取穴：额旁 2 线（左）。

■ 操作：常规消毒后，押手固定施术部位皮肤，用两支 1 寸长的毫针沿皮刺入，一针针尖朝上，一针针尖朝下对刺。两针同时运针，行小幅度捻转手法，每针持续行针 1～3 min。留针 30 min，其间行针 2～3 次，每日 1 次。

（四）按语

（1）针灸对胆绞痛效果较好，对急性发作、病程短、无严重并发症者疗效更佳。但在治疗中应查明原因，结合病因治疗才能进一步提高疗效。

（2）患者应注意饮食清淡，少食肥甘厚味。注意保暖。

肾绞痛

肾绞痛以阵发性剧烈腰部或侧腹部绞痛并沿输尿管向下或向上放射,伴程度不同的尿痛、尿血为主要特征。男性的发病率高于女性。属于中医学"腰痛""石淋""砂淋""血淋"的范畴。《金匮要略》中对淋证的病因和症状的描述为,"热在下焦,则尿血,亦令淋秘不通",指出血尿和淋秘都是由于下焦积热而引起的。中医学认为,饮食不节、下焦湿热、肾阳不足而致结石内阻,气机不畅,水道不通是本病的基本病机;机体在排石的过程中结石刺激脏腑组织是发生绞痛的直接原因;而结石伤及血络则是出现尿血的主要因素。临床常见下焦湿热证与肾气不足证。

(一) 毫针疗法

■ 治则:下焦湿热者,清热利湿、通淋止痛,只针不灸,泻法;肾气不足者,补益肾阳、利尿排石,以针为主,酌情加灸,补法或平补平泻法。

■ 主穴:中极、京门、肾俞、膀胱俞、三阴交。

■ 配穴:下焦湿热证加曲骨、阴陵泉清利湿热;肾气不足加命门、气海、关元温补肾气;恶心呕吐加内关、足三里和中止呕;小便淋沥不畅加水分、水道、委阳、三焦俞利尿通淋;尿中砂石加委阳、次髎、然谷、秩边通淋排石止痛;尿血加膈俞、血海清热凉血。

■ 操作:中极、京门不可直刺、深刺,以防伤及内脏;余穴予常规针刺。强刺激,动留针30~60 min,使患者保持较强的针感。每日2次。

■ 方义:本病病位在肾与膀胱,中极、京门分别为膀胱与肾的募穴,肾俞、膀胱俞为二者背俞穴,俞募相配,可助膀胱气化,清下焦湿热,通调肾与膀胱气机,达调气止痛之目的;三阴交穴通脾、肝、肾,为鼓舞肾气、利尿通淋要穴,可增强中极清利下焦湿热的作用。

(二) 特种针具疗法

1. 三棱针

■ 取穴:委中。

■ 操作:常规消毒后,用三棱针从下稍向上点刺委中穴静脉怒张处(肥胖患者只能见到静脉隐隐而现),即刻出针。可见紫褐色血液流出,用消毒棉球轻轻按压静脉上端,以助瘀血排出。一般每次放血5~

10 ml。治疗结束,用消毒干棉球按压针孔止血,清理皮肤上血渍,并嘱托患者施术部位避水以防感染。

2. 浮针

■ 取穴:腰部压痛点。

■ 操作:常规消毒后,将浮针放入进针器,使浮针快速刺入皮下层,进针后持针沿皮下向前推进,深度以将软套管全部埋入皮下为度。退针芯,拇指尖固定在皮肤上,示指及环指作扇形扫散,扫散时间约为2 min,扫散过程中配合按压痛点。扫散完毕,抽出针芯,固定软套管。留管0.5 h,其间避免剧烈运动。拔管时用消毒干棉签按压针口,嘱托患者施术部位避水以防感染。

3. 平衡针

■ 取穴:腰痛(印堂穴上1.5寸)。

■ 操作:常规消毒后,押手按揉腰痛穴片刻,然后提捏施术部位,刺手持毫针刺入,平刺1寸左右。得气后,不行提插捻转,留针30 min。

(三) 特定部位疗法

1. 耳针

■ 取穴:患侧神门、肾、膀胱、神门、皮质下、输尿管、脑、尿道。

■ 操作:常规消毒后,押手拇指、示指、中指固定耳郭,刺手执1寸针灸针,斜刺0.1~0.2寸。注意针刺深度,勿伤及软骨,以防化脓性软骨膜炎。留针30 min,每日治疗1次。

2. 腕踝针

■ 取穴:下2、下5,必要时加下1、下6。

■ 操作:常规消毒后,用0.30 mm×40 mm规格的毫针,押手拇指、示指绷紧皮肤,刺手(右手)拇指在下,示、中指在上夹持针柄,与皮肤呈30°,快速进入皮下。然后轻捻针柄,使针体贴着皮肤浅层,用胶布固定3 h。患者可自行取针,两侧交替使用。

3. 脐针

■ 取穴:脐壁压痛点。

■ 操作:常规消毒后,用1寸长的毫针以脐蕊为中心呈放射性在脐壁上进针。选择脐壁上最敏感的压痛点进针,单一进针,进针深度约0.5寸,进皮后采用强刺激手法,快速捻转,每次约 30 s,2～3 次之后绞痛即可缓解。

(四) 按语

(1) 针刺(尤其是电针)对肾绞痛有肯定的疗效,通过镇痛和排石达到治疗目的。为增强治疗作用,治疗期间宜多饮水,多做跑跳运动。

(2) 对于绞痛持续发作不能缓解者应明确病因,采取综合治疗。需要手术治疗者应及早手术。

咯血

凡因气管、支气管、肺组织出血,经咳嗽而从口腔排出者,称为咯血。咯血轻者,仅见痰中带血;严重者血从口鼻涌出,可因血块阻塞气道而引起窒息,或因大量出血而休克。出血停止后,还可见持续性血痰。《针灸甲乙经·卷八》记载:"唾血,时寒时热,泻鱼际,补尺泽。"《备急千金要方·卷十二》曰:"唾血振寒咽干,太渊主之。"中医学认为咯血证有虚实之分:实证多由胃热肺燥,心肝火盛,迫血妄行,渗溢络外;虚证多因肺肾阴虚,虚火妄动,络伤血溢,或由脾胃气虚,气失统摄所致。临床常分为肺热炽盛证、肝火伤络证、阴虚火旺证、脾不统血证四种证型。

(一) 毫针疗法

■ 治则:滋阴降火,清热凉血。以手太阴肺经穴为主。

■ 主穴:列缺、尺泽、肺俞、鱼际、孔最。

■ 配穴:肺热炽盛证,加大椎、少商点刺出血;肝火伤络证,加行间、侠溪;阴虚火旺证,加膏肓、太溪、三阴交;脾不统血证,加脾俞、足三里、气海。

■ 操作:毫针常规刺法,气虚可加灸法。

■ 方义:列缺清泻手太阴、阳明之瘀血;尺泽配鱼际清泻肺经之热邪,凉血止血;肺俞清热降火;孔最为郄穴,是治疗咯血的经效穴。

(二) 特种针具疗法

1. 水针

■ 取穴:孔最。

■ 操作:常规消毒后,注射针快速垂直刺入穴位约 0.5 cm,然后再缓慢向深部刺入约 1 cm,回抽无血

后将药液徐徐注入。咯血期间,取双侧孔最穴同时注射,每日 2 次,每次每穴注入鱼腥草注射液 2 ml,3 日为 1 个疗程。

2. 梅花针

■ 取穴:颈动脉区。

■ 操作:常规消毒后,用梅花针沿颈动脉区有规律、有节奏、从上到下周而复始地叩击 10～20 min,对于急性咯血患者,有显著的止血效果。一般 5 min 内即见咯血停止或减轻,最长者不过 30 min。

(三) 特定部位疗法

1. 耳针

■ 取穴:气管、支气管、肺、神门、交感、支扩点、激素、三焦、咽喉。

■ 操作:常规消毒后,用王不留行籽贴压耳穴。嘱患者每日按压 3～5 次,每次每穴 30 s 左右,以局部酸痛为度。每周更换 1 次,夏天可适当缩短更换时间。每次取一侧耳穴,双耳交替进行。

2. 手针

■ 取穴:止血点(在手背腕横纹,环指中线处)。

■ 操作:选取 0.5～1 寸长的不锈钢毫针。常规穴位消毒后,令患者手部自然弯曲,术者手持毫针,针尖紧靠骨膜外面而垂直于掌面,垂直刺入穴位,以不刺入骨膜为准,深度 0.2～0.5 寸。

(四) 按语

(1) 咯血是临床许多疾病的一种临床症状,针灸治疗可作为其中的一种方法。

(2) 必须查明病因,明确诊断,以便采取相应措施。

便血

临床上凡血液从肛门排出体外,无论先便后血,先血后便,或便血杂下,或单纯便血,均称为便血。便

血一证,在历代医学文献中名称不同。《灵枢·百病始生》称为"后血",《素问·阴阳别论》称为"便血",

《伤寒论》称为"圊血",《金匮要略》称为"下血",《医学入门》又有"血箭"之称等。《寿世保元》将大便下血,血在便前,血下如溅,血色清鲜者,叫作"肠风";《医学入门》与《血证论》等将大便下血,浊而不清,色黯不鲜,肛门肿硬疼痛者,称为"脏毒"。本病多因肠道湿热,灼伤血络;或脾胃虚寒,失于统摄所致。临床常见气虚不摄证以及肠道湿热证。

(一) 毫针疗法

■ 治则:清热化湿,化瘀止血。以督脉、足太阳经穴为主。

■ 主穴:长强、承山、大肠俞、脾俞、次髎。

■ 配穴:气虚不摄证加百会、命门、关元;湿热下注证加太白、阴陵泉。

■ 操作:脾俞用平补平泻法,余穴用泻法。

■ 方义:长强为治疗脱肛和肠风下血之要穴。承山、大肠俞、次髎为足太阳经穴,膀胱经别入肛中,故可疏导肠道气机,同为治疗后阴病的主穴;脾俞健脾化湿。

(二) 特种针具疗法

1. 三棱针

■ 取穴:大肠俞。

■ 操作:坐位取大肠俞穴,局部常规消毒后,用三棱针挑破表皮,向内深刺,可挑出白色纤维样物。一次挑一侧穴位,3~5日后再挑另一侧穴位,一般挑2次即可。

2. 平衡针

■ 取穴:肺病。

■ 操作:常规消毒后,向上斜刺进针40~50 mm,采用上下提插针刺手法,快速进针。以针刺侧的前臂背侧皮神经或骨间背侧神经出现酸、麻、胀等针感为主,获得针感后立即出针。针刺时间在3 s以内,观察针刺1次后的即刻效应。

(三) 特定部位疗法

1. 耳针

■ 取穴:以耳部肛门穴为主穴,配以直肠、大肠、肺、脾、神门、皮质下。

■ 操作:常规消毒后,用王不留行籽贴压耳穴。嘱患者每日按压3~5次,每次每穴30 s,以局部酸胀痛为度。每周更换1次,夏天可适当缩短更换时间。每次取一侧耳穴,双耳交替进行。

2. 手针

■ 取穴:止血点(在手背腕横纹,环指中线处)。

■ 操作:选取0.5~1寸长的不锈钢毫针。常规穴位消毒,令患者手部自然弯曲,术者手持毫针,针尖紧靠骨膜外面而垂直于掌面,垂直刺入穴位,以不刺入骨膜为准,深度0.2~0.5寸。

(四) 按语

(1) 针灸治疗便血具有较好疗效,可起行气化瘀、活血止血的作用。

(2) 注意饮食清淡,少食辛辣刺激食物。患者平时要养成良好的生活习惯。经常清洗肛门,保持大便通畅,积极防治肛裂、痔疮、肛漏、肛痈等原发病。

尿血

尿血,指血从小便排出,尿色因之而淡红、鲜红、红赤,甚或夹杂血块。中医古籍早有相关记载,《明医指掌·溺血》曰:"尿血者,小便血也。盖心主血,通行经络,循环脏腑,若得寒则凝涩,得热则妄行,失其常道,则溢渗于脬,小便出血也。"本病病因病机为感受湿热外邪,或恣食膏粱厚味,滋生湿热,湿邪挟热蓄于膀胱,气化失司;或肝胆湿热内盛,下注膀胱;或脾不统血,肾失封藏;或阴虚相火妄动,灼伤脉络;或劳神太过,心火独亢,移热小肠,灼伤脉络等导致血随尿出。临床常见下焦湿热、心火亢盛、肾气不固、肾虚火旺、脾不统血五种证型。

(一) 毫针疗法

■ 治则:清热凉血。以背俞穴、足太阴经穴为主。

■ 主穴:肾俞、膀胱俞、血海、阴陵泉、三阴交。

■ 配穴:下焦湿热证加中极、行间;心火亢盛证加大陵、神门;肾气不固证加关元、足三里;肾虚火旺证加太溪、三阴交;脾不统血证加脾俞、足三里、气海。

■ 操作:肾俞、三阴交用平补平泻法;余穴用泻法。

■ 方义:肾俞、膀胱俞以疏利膀胱气机;血海、阴陵泉利水通淋理血;三阴交为足三阴经交会穴,调理足三阴经气机,对前阴疾患颇为有效。

(二) 特种针具疗法

1. 平衡针

■ 取穴:胸痛穴、肾病穴。

■ 操作：常规消毒后，押手揉按施术部位片刻后，固定施术部位，刺手以毫针针刺进针，行提插手法。对重患者可用滞针法，局部出现酸麻胀痛感后即出针，不留针。

2. 蜂针

■ 取穴：膀胱俞、肾俞、三焦俞等背俞穴。

■ 操作：常规操作，留针 10～20 min 后将蜂针拔出，一般每次治疗 12～20 只，治疗 1 次。

(三) 特定部位疗法

1. 耳针

■ 取穴：前列腺、三焦、膀胱、输尿管、肾、神门。热淋加肺穴，气淋加脾穴，膏淋加盆腔穴，劳淋加皮质下穴。

■ 操作：取直径 0.30 mm、长 10 mm 的耳针，予常规操作，将耳针依次刺入前列腺、三焦、膀胱、输尿管、肾、神门穴中，行快速高频捻转法，频率为每分钟 120

次左右，致耳郭发热时再刺下一穴。留针 30 min，每 5 min 捻转行针 1 次。每日 1 次，每周 5 次。

2. 手针

■ 取穴：止血点（在手背腕横纹，环指中线处）。

■ 操作：选取 0.5～1 寸长的不锈钢毫针。常规穴位消毒，令患者手部自然弯曲，术者手持毫针，针尖紧靠骨膜外面而垂直于掌面，垂直刺入穴位，以不刺入骨膜为准，深度 0.2～0.5 寸。

(四) 按语

(1) 针灸治疗对本病症状有缓解作用。须注意原发病的治疗。尿血患者，特别有肉眼尿血的患者，应该绝对卧床休息。

(2) 患者平时注意不要过度劳累，禁烟酒，慎房事。

(3) 尿血患者必须大量饮水，以增加尿量，防止形成血块，阻塞尿道。

第十五章
其他疾病

慢性疲劳综合征

慢性疲劳综合征是一种以长期疲劳为突出表现，同时伴有低热、头痛、肌肉关节疼痛、失眠和多种精神症状的一组症候群，体检和常规实验室检查一般无异常发现。本病属于中医学的"虚劳""五劳"等范畴。疲劳是人体气、血、精、神耗夺的具体表现，而气、血、精、神皆由五脏所化生，各种因素导致五脏气血阴阳失调是本病发病的总病机。外感病邪，多伤肺气；思虑过度，暗耗心血，损伤脾气；体力过劳或房劳过度则耗气伤精，损伤肝肾；情志不遂，肝气郁结。临床常兼见脾气不足、肝气郁结两种证型。

（一）毫针疗法

治法：补益气血，调理气机。

▪ 主穴：心俞、脾俞、肝俞、肾俞、肺俞、膻中、足三里、关元、中脘、百会。

▪ 配穴：脾气不足证加太白、三阴交；肝气郁结证加太冲、内关；失眠者，加神门、照海；健忘者，加印堂、水沟。

▪ 操作：主穴用补法。膻中、中脘、百会用平补平泻法。

▪ 方义：心俞、脾俞、肝俞、肾俞、肺俞为五脏背俞穴，用补法可调补五脏气血阴阳；膻中为气会，可调理气机；足三里、关元补益气血阴阳；中脘降浊而通腑；百会升清而宁神。

（二）特种针具疗法

1. 芒针

▪ 取穴：心俞、肝俞、肾俞。

▪ 操作：消毒局部皮肤，用押手提起皮肤，刺手用消毒棉球夹住针尖上 10 mm 处，与皮肤呈 15°角向肝俞穴方向迅速刺入心俞穴，押手夹持消毒棉球，刺手持针柄，缓慢捻转透刺，然后施以提插捻转，使之得气。刺肝俞穴，向肾俞穴方向进针直至针柄。1 周针 6 次，休息 1 日，1 周为 1 个疗程，共治疗 3 个疗程。

2. 三棱针

▪ 取穴：大椎、肩井（双）、天宗（双）、心俞（双）、肝俞（双）、脾俞（双）、肾俞（双）、足三里（双）、委中（双）、曲池（双）、合谷（双）、神门（双）等穴位以及脊柱处反应点（红色、暗红色、褐色斑点）。

▪ 操作：常规操作，用三棱针对准穴位后迅速刺进皮肤 0.1～0.2 cm 深，并挤出 1～2 滴血。如果是暗红色血可挤至见鲜红色血为止。然后用消毒棉签擦拭后按压针孔即可。每 3 日 1 次，10 次为 1 个疗程，连续治疗 2 个疗程。

（三）特定部位疗法

1. 腕踝针

▪ 取穴：① 记忆力或注意力下降，选取左上 1

区、上 2 区、右上 1 区、上 2 区。②颈部颈后或腋下淋巴结肿大、触痛，选取左上 1 区、上 5 区、右上 1 区、上 5 区。③全身肌肉疼痛、无力或不适感，选取左上 1 区、上 4 区、上 5 区、左下 1 区、下 4 区、下 5 区、右上 1 区、上 4 区、上 5 区、右下 1 区、下 4 区、下 5 区。④头痛症状，取左上 1 区、上 5 区、右上 1 区、上 5 区。⑤多发关节疼痛，取左上 1 区、上 5 区、上 6 区、左下 2 区、下 4 区、下 6 区、右上 1 区、上 5 区、上 6 区、右下 2 区、下 4 区、下 6 区。⑥睡眠紊乱，取左上 1 区、右上 1 区。

■ 操作：常规消毒后，用 0.30 mm×40 mm 长的毫针，左手拇、示指绷紧皮肤，右手拇指在下，示、中指在上夹持针柄，与皮肤呈 30°角，快速进入皮下。然后轻捻针柄，使针体贴着皮肤浅层，用胶布固定 3 h。患者可自行取针，两侧交替使用。

2. 腹针

■ 取穴：中脘、下脘、气海、足三里、关元、滑肉门、外陵、大横、巨阙、气穴。

■ 操作：嘱患者排空膀胱后，取平卧体位。常规消毒后，押手拇、示指紧绷皮肤，刺手持毫针垂直进针，进针深度为 0.5～1 寸，采用轻柔捻转行针法，留针 30 min（饱食者应注意中脘、下脘进针深度）。

3. 头针

■ 取穴：百会、前顶、神庭、本神（双侧）、额旁 1 线（双侧）、风池（双侧）、供血（双侧）。

■ 操作：穴位皮肤常规消毒，使用 0.30 mm×40.00 mm 一次性无菌针灸针，百会透前顶、神庭透前顶、额旁 1 线，与头皮呈 15°角快速进针至帽状腱膜下，透刺深度为 30±3 mm；本神穴，向上与头皮呈 15°角快速进针，透刺深度为 15±2 mm；风池穴，向鼻尖方向斜刺 15±2 mm。进针后行快速捻转手法，每分钟 180～200 次，10 s，留针 120 min，每 40 min 行快速捻转手法 1 次，每次 1 min。隔日治疗 1 次，共治疗 20 次。

（四）按语

（1）在治疗本病时，一定要强调辨证施治，根据不同的证型采用不同的针灸处方。

（2）针灸疗法能够一定程度改善人体体质，但还应配合饮食疗法，补充维生素和矿物质，或服用具有补益作用的中药等措施。

戒断综合征

戒断综合征是指长期吸烟、饮酒、使用镇静安眠药或吸毒之人，在成瘾、产生依赖后，突然中断而出现烦躁不安、呵欠连作、流泪流涎、全身疲乏、昏昏欲眠、感觉迟钝等一系列戒断现象。中医学无此病名，但在"咳嗽""郁证""多寐""痛证""虚损"等病症中有类似表现。最初表现为呵欠、流泪、流涕、出汗等类似感冒的卡他症状，随后各种戒断症状陆续出现，包括打喷嚏，寒战，起鸡皮疙瘩，厌食，恶心呕吐，腹绞痛，腹泻，全身骨骼和肌肉抽动，软弱无力，失眠或夜寐易醒，心率加快，血压升高，情绪恶劣易激惹，烦躁不安或精神抑郁，甚至出现攻击性行为。以上症状同时伴有强烈的心理渴求，大部分症状在 7～10 日内消失。辨证常分为肝风扰动证、脾肾两虚证、心肾不交证三种证型。

（一）毫针疗法

■ 治则：肝风扰动者，清肝泻火、息风除痰，只针不灸，泻法；脾肾两虚、心肾不交者，健脾补肾、交通心肾，针灸并用，补法或平补平泻。

■ 主穴：水沟、风池、内关、合谷、劳宫、丰隆。

■ 配穴：肝风扰动证加太冲、行间、侠溪泻肝胆之火、镇肝息风；脾肾两虚证加脾俞、肾俞、三阴交健脾益肾、调和气血；心肾不交证加心俞、肾俞、太溪交通心肾、调和阴阳；腹痛、腹泻加天枢、上巨虚调和胃肠气机；烦躁惊厥者加中冲、涌泉加强镇惊宁神之力；毒瘾发作初期还可用合谷配太冲通关达窍；加阳陵泉疏筋止搐。

■ 操作：水沟刺向鼻中隔，刺激强度要大；风池应注意针刺的方向、角度和深浅，以防刺伤延脑；其他穴位按常规操作。动留针 60 min，务求保持较强针感。每日 1～2 次。

■ 方义：水沟为督脉要穴，督脉内通于脑，风池位于枕后，内络于脑，两穴配合以醒脑开窍；内关乃心包之络穴，劳宫乃心包经之荥穴，合用可宁心安神、清心除烦；合谷通行气血、镇痛宁神；丰隆为化痰要穴，可健脾化痰、息风通络。

（二）特种针具疗法

1. 三棱针

■ 取穴：双侧内关、印堂、百会、神门。

■操作：常规操作，快速点刺，出血1～2滴，然后用无菌干棉球按压擦拭施术部位。左右交替进行，隔日1次。

2. 火针

■取穴：水沟、风池、内关、合谷、劳宫、丰隆。

■操作：常规消毒后，左手持点燃的酒精灯靠近施术部位，右手持0.50 mm×50 mm规格的钨锰合金火针，将针体烧至红亮，然后对准穴位，迅速刺入2～3 mm深，快速出针。隔3日针1次，连针3次为1个疗程。点刺法用0.30 mm×30 mm规格的毫针散刺2～6针，留针20 min。

（三）特定部位疗法

1. 耳针

■取穴：神门、交感、皮质下、内分泌。

■操作：先以75%乙醇拭净耳郭皮肤，用消毒干棉球擦净。用镊子将王不留行籽贴压在耳穴上。待各穴贴压完毕，即予按压揉捏，直至耳郭发热潮红。嘱患者每日按压3～5次。每周更换1次，夏天可适当所得更换时间。每次取一侧耳穴，双耳交替进行。

2. 腕踝针

■取穴：上1（在小指侧尺骨缘与尺侧腕屈肌腱之间）。

■操作：针具采用20号静脉留置针。进针部位采用安尔碘消毒，进针时针体与皮肤呈15°角快速刺入皮下，针体沿皮下推进，要求无酸麻胀痛的感觉，进针深度约25 mm。进针完毕后，拔出针芯，然后用纸胶带固定针座，留针24 h。双上1左右交替取穴，隔日1次，治疗1周。

（四）按语

（1）针灸戒烟、酒、毒等有较好的疗效。只要患者有决心戒断，一般均可获得成功。

（2）根据戒断后产生的各种不适症状，对症处理，以巩固戒烟酒的疗效。在进行戒毒治疗前要详细了解患者吸毒的原因和方式，有的放矢地进行宣传教育和心理疏导。对于因病（如肿瘤、呼吸系统、消化系统疾病及各类神经痛）而吸毒者，要给予相应的治疗，以免出现意外。

（3）家庭及社会的配合是巩固疗效、断绝复吸必不可少的因素，应高度重视。

（4）对出现惊厥、虚脱等病情较重者，应及时采取静脉输液、支持疗法等综合治疗措施。

肥胖症

肥胖症是指无明显内分泌代谢原因，且排除因水钠潴留或肌肉发达等蛋白质增多诸因素引起实际体重超过标准体重20%以上的一种疾病。临床上所称的肥胖症大多指单纯性肥胖。本病的发生与脾、胃、肾三脏功能失调有关，总体离不开湿浊。脾胃功能失常，肾元虚怠则引起气血偏盛偏衰，阴阳失调，导致肥胖。脾胃虚弱则水湿不化，酿生痰浊，痰浊内蕴则体重增加；胃肠腑热则食欲偏旺，水谷精微反被炼成浊脂；真元不足则气不行水，凝津成痰，遂致痰湿浊脂滞留肌肤而形成肥胖。临床常见胃肠积热、脾胃虚弱、肾阳亏虚三种证型。

（一）毫针疗法

■治则：胃肠腑热者，清胃泻火、通利肠腑，只针不灸，泻法；脾胃虚弱者，益气健脾、祛痰利湿；肾阳亏虚者，温肾壮阳、健脾利湿，均针灸并用，补法。

■主穴：中脘、天枢、大横、曲池、支沟、内庭、丰隆、上巨虚、阴陵泉。

■配穴：胃肠积热证加合谷清泻胃肠；脾胃虚弱证加脾俞、足三里健脾利湿；肾阳亏虚证加肾俞、关元益肾培元；少气懒言加太白、气海补中益气；心悸加神门、心俞宁心安神；胸闷加膻中、内关宽胸理气；嗜睡加照海、申脉调理阴阳。

■操作：心俞、脾俞、三焦俞、肾俞不可直刺、深刺，以免伤及内脏；脾胃虚弱、真元不足者可灸天枢、上巨虚、阴陵泉、三阴交、气海、关元、脾俞、足三里、肾俞等穴。

■方义：肥胖之症，多责之脾胃肠腑。中脘乃胃募、腑会，曲池为手阳明大肠经的合穴，天枢为大肠的募穴，上巨虚为大肠的下合穴，四穴合用可通利肠腑，降浊消脂；大横健脾助运；丰隆、阴陵泉分利水湿、蠲化痰浊；支沟疏调三焦；内庭清泻胃腑。诸穴共用可奏健脾胃、利肠腑、化痰浊、消浊脂之功。

（二）特种针具疗法

1. 芒针

■ 取穴：气海、关元、水道、中脘、天枢、大横、足三里。胃热炽盛型加曲池、内庭、支沟、上巨虚；脾虚湿困型加丰隆、中脘、阴陵泉；心脾两虚型加神门、内关；脾肾阳虚型加太溪或复溜、命门、三阴交。

■ 操作：押手拇指、示指撑开中脘皮肤，从中脘与皮肤呈 15°角快速斜刺进针，然后缓缓捻送针体，按顺时针方向单向捻转滞针，充分得气。行泻法，每隔 10 min 行针 1 次，使针感向腹部扩散，留针 30～60 min。

2. 针刀

■ 取穴：天枢、大横、下脘、带脉、气海、水分、阴交、三阴交、足三里或局部脂肪堆积较多处。轻度肥胖，配外陵、足三里、关元、丰隆；中度肥胖，配外关、大陵、大巨、上巨墟；重度肥胖，配梁门、中脘、太冲、三阴交。

■ 操作：术者佩戴一次性手套，并严格消毒施术部位，左手固定在穴位的周围，嘱患者不要活动，右手持小针刀，由痛点中心处，顺着肌纤维或肌腱走行方向快速进针刺入皮下。然后再以中等速度将针刀送入病灶所在深度，或进针到患者出现酸、胀、麻木感时，进行剥离动作 3～5 次后快速出针刀，同时快速以干棉球压迫止血。4 日治疗 1 次，6 次为 1 个疗程，疗程间隔 6～10 日，体重进入平台期时，休息 1 个月再进入下一个疗程。

3. 火针

■ 取穴：腰俞、腰阳关、命门、中枢、至阳、大椎及背俞穴。

■ 操作：常规消毒后，术者左手持点燃的酒精灯靠近施术部位，右手持 0.50 mm×50 mm 规格的钨锰合金火针，将针体烧至红亮。然后对准穴位，用点刺法进行治疗。对局部（腹、腰、臀、四肢）脂肪肥厚部位，进行强化治疗，具体方法为常规消毒后，选用 0.30 mm×30 mm 规格的毫针火针散刺 2～6 针，留针 20 min。每周 2 次，治疗 4 个月。

（三）特定部位疗法

1. 耳针

■ 取穴：神门、内分泌、饥点、口、食道、肺、胃、三焦、大肠，每次选用 3～5 个穴。

■ 操作：常规消毒耳郭后，在所选耳穴处压入王不留行籽，再用胶布固定。然后嘱患者每日按压所选耳穴 3～5 次，每次 3～5 min。隔日 1 次，双耳交替进行。

2. 腹针

■ 取穴：中脘、下脘、气海、关元和腹四关（双侧滑肉门、外陵）为主穴，选双侧天枢、大横及右侧梁门为辅穴，中脘上、左、右围半寸处为使穴，再配合足三里。

■ 操作：常规消毒后，押手拇指与示指将腹部穴位处皮肤撑开，刺手持 0.22 mm×15 cm 规格的毫针，避开毛孔和血管进针，注意针刺深度，以免伤及血管、内脏，平补平泻，进针 35～65 mm，留针 30 min。每周 2 次，4 周为 1 个疗程。

（四）按语

（1）针灸对单纯性肥胖症有较好疗效。在取得疗效后应巩固治疗 1～2 个疗程，以防体重回升。

（2）指导患者改变不良的饮食和生活习惯。饮食宜清淡，少食肥甘厚腻及煎炸之品；用餐须细嚼慢咽；限定食量，少吃零食；忌过度睡眠；坚持适度的体力劳动和体育运动。

白细胞减少症

白细胞减少症是指循环血液中的白细胞计数持续低于 4.0×10^9/L（儿童则参考不同年龄正常值的低限），可分为原发性和继发性两类。大多数患者起病较缓，可出现乏力、眩晕、心悸、失眠等症状，属于中医学"虚劳""虚损"的范畴，以气虚、阳虚为本。《黄帝内经》将本病病机概括为"精气夺则虚"。清代《不居集》中对历代医家有关虚劳的论述作出比较系统的整理，是研究虚劳的一部价值极高的参考书。本病多因脾胃气虚，气血生化无源，不能化血生精，益肾生髓，使精血不足，肌体失养所致；或肾阳不足，无力鼓动而出现活动低下。临床多见脾气虚弱、脾肾阳虚两种证型。

（一）毫针疗法

■ 治则：健脾益气，温肾固本。针灸并用，补法。

主穴：气海、大椎、脾俞、肾俞、膏肓、足三里。

■ 配穴：脾气虚弱证加中脘、胃俞补胃健脾；脾肾阳虚证加灸关元、命门温肾固本。

■ 操作：所有穴位均常规针刺；膏肓、大椎以灸治为主，每次重灸 30 min 以上；背部穴位应当注意针刺的角度、方向和深度。

■ 方义：本病以气虚、阳虚为本，故取气海、大椎补气通阳；取脾、肾之背俞穴健运脾土、温补肾阳；膏肓、足三里为益气补虚之常用主穴。数穴合用，相得益彰。

（二）特种针具疗法

1. 皮内针

■ 取穴：双侧阴郄、复溜、合谷、三阴交、足三里、肺俞。

■ 操作：常规消毒后，将无菌消毒揿针埋于穴位上，以胶布固定，并加适当揉压。每日 1 次，每次留针 10 h，10 次为 1 个疗程。留针期间若有疼痛或瘙痒应立即取出揿针，取针时用镊子夹住胶布向外拉出。

2. 蜂针

■ 取穴：第 1 日取双侧足三里，第 3 日取双侧三阴交，第 5 日取双侧的脾俞和肾俞。

■ 操作：患者坐位屈膝盖或卧位，常规消毒后，选用体型较小且经过中药解毒的野生中蜂，以左手拇、示指抓住蜜蜂双翅，再用其尾刺螫刺患者穴位，每次用蜂一只，不留针，立即用镊子将针拔出。拔出后在穴位周围散刺 2～3 次，即点即出，随刺随拔。

（三）特定部位疗法

1. 耳针

■ 取穴：心、肝、脾、肾、内分泌、肾上腺、皮质下。每次选用 3～5 个穴。

■ 操作：常规消毒耳郭后，在所选耳穴处压入王不留行籽，再用胶布固定。然后嘱患者每日按压所选耳穴 3～5 次，每次 3～5 min。隔日 1 次，双耳交替进行。

2. 腕踝针

■ 取穴：下 5、下 6。

■ 操作：用 0.2％安尔碘对进针点进行消毒后，押手对进针部位进行固定，刺手持针与皮肤呈 15°～30°角向近心端方向进针，再调整针体角度以 0°～15°角纵向刺入皮下组织，再调整针体角度以 0°角进针至露出针身 2～3 mm。待针下松软，患者无明显针感，用胶布进行固定，输液贴遮盖针眼，留针 30 min。

（四）按语

（1）针灸对本病的疗效较好，但应同时治疗原发病。

（2）注重预防，避免滥用药物，控制放、化疗剂量，尽量减少理化因素的刺激。

癌症

癌是指起源于上皮组织的恶性肿瘤，是恶性肿瘤中最常见的一类。临床多表现为体内产生肿块，高低不平，质地坚硬，或有疼痛，并常伴全身症状。《仁斋直指方论》中对癌病作出较为详细的论述："癌者上高下深，岩穴之状，颗颗累重，热毒深藏。"而内脏癌病的相关论述则散在于"积聚""脏毒""痃癖""噎膈"等之中。中医学认为，正气不足，复感外邪，以及饮食、情志所伤，导致气血津液运行不畅，产生气滞、血瘀、湿浊、痰凝、热毒等病理产物并结聚于体内，积而成块形成肿瘤。常见气滞血瘀、热毒炽盛、浊痰结聚三种证型。

（一）毫针疗法

治则：补益脾胃，扶助正气。气血瘀滞者，活血化瘀；热毒炽盛者，清热解毒；浊痰结聚者，理气化痰、软坚散结。

■ 主穴：气海、关元、命门、血海、脾俞、胃俞、肝俞、悬钟、足三里。

■ 配穴：气血瘀滞证加合谷、太冲；热毒炽盛证加商阳、大椎、委中、曲池；浊痰结聚证加丰隆、太渊、偏历、天鼎、气冲。

■ 操作：正气不足脾胃虚弱者用补法，针灸并用。气血瘀滞者、热毒炽盛者、浊痰结聚者各组均用泻法，每日 1 次，只针不灸。

■ 方义：补益脾胃是基础，扶助正气必须补益脾胃。因脾胃为后天之本，气血生化之源，与人体的正气强弱密切相关。脾胃功能强壮对人体健康十分重要，脾胃健运则气血充盈，正气旺盛则健康无病。脾胃虚弱必然会导致疾病的发生，影响疾病的进程，也影响治疗的实施，所以先当补益。在癌症治疗上首先要重视补益脾胃，这既是扶助正气的需要,也是为进一步的治疗打下坚实的基础。气海、关元、命门、血海、脾俞、胃俞、肝俞、悬钟、足三里等穴均能补益脾胃,扶助正气;合谷、太冲、能活血行气;商阳、大椎、委中、曲池能泻热解毒;丰隆、太渊、偏历、天鼎、气冲可行气散结。

(二) 特种针具疗法

1. 火针

■ **取穴**:胃俞、肝俞、膈俞以及病变实体局部。

■ **操作**:常规消毒后,术者左手持点燃的酒精灯靠近施术部位,右手持 0.50 mm×50 mm 规格的钨锰合金火针,将火针烧至红亮,然后对准穴位,直接刺入肿瘤的实体,将癌细胞灼烧死亡。通过腐熟,化为脓血,从针孔排出,结痂封口。

2. 蜂针

■ **取穴**:以阿是穴为主,多配以大椎、脾俞、关元、命门、太溪、足三里、肾俞、腰阳关、阳陵泉、悬钟、秩边、天枢。气虚甚者配气海、三阴交。

■ **操作**:在局部皮肤消毒后,用镊子夹着活蜂腰段,对准穴位或痛点,蜜蜂则自然将尾针刺入,蜂毒通过螫针注入人体,留针 10～20 min 后将蜂针拔出,再将该蜂针刺入第 2 点或第 3 点。

(三) 特定部位疗法

1. 腕踝针

■ **取穴**:背部疼痛者取上 5、6 和下 5、6;腹部疼痛者取上 1、2 和下 1、2 区;胁肋部疼痛者取上 3、4 和下 3、4。

■ **操作**:常规消毒后用 0.30 mm×40 mm 毫针,拇、示指绷紧皮肤,右手拇指在下,示、中指在上夹持针柄与皮肤呈 30°,快速进入皮下。然后轻捻针柄,使针体贴着皮肤浅层,用胶布固定 3 h。患者可自行取针,两侧交替使用。

2. 耳针

■ **取穴**:皮质下、心、耳尖、病变相应点。配穴取交感、肝、神门。

■ **操作**:常规消毒后,用押手拇、示指固定耳郭,中指托着针刺部耳背,然后用刺手拇、示、中三指持针,刺入穴位内,针刺深度宜 0.1～0.3 cm,不可穿透对侧皮肤。捻转 10 s,留针 30～60 min。每次选用主穴 3～4 穴,配穴 1～2 穴,双耳交替使用,每日 1～2 次。

(四) 按语

(1) 针灸疗法适用于肿瘤各期的治疗,其中尤以体针法效果为好。

(2) 针灸疗法对免疫力低下的肿瘤患者有较好的提升作用,部分患者几乎可达到正常水平,且免疫指标上升与临床症状的缓解具有一致性。

(3) 针灸能够解除放疗、化疗所致的骨髓抑制、免疫抑制,可使白细胞在短期内迅速回升,并能明显改善临床症状。

(4) 针灸疗法可缓解癌性疼痛,减轻放、化疗引起的神经、消化道反应,能够明显缓解恶心、呕吐、乏力、头晕、失眠等症状。

干燥综合征

干燥综合征是以皮肤干燥、粗糙,伴有鱼鳞状鳞屑为临床特征的一种皮肤疾病,并常伴有口眼干燥。本病为先天性疾患,出生时或出生后不久即可发病,随年龄增长而逐渐加重,至青春期最为明显,以后逐渐停止发展。本病在《金匮要略》中名为"肌肤甲错",《诸病源候论》称为"蛇身""蛇体""蛇皮"等,后代也有人称为"蟾皮症""蛤蟆皮"等。中医学认为脏腑气血阴津亏虚是本病基本病理基础,主要涉及肺、胃、肝、肾,其中以肾为主。主要病因病机为阴液亏虚,肌肤失养,或燥邪为患,耗伤阴液,导致皮肤甲错。临床常有瘀血阻滞、燥热阴亏、血虚风燥三种证型。

(一) 毫针疗法

■ **治则**:养血润燥,滋阴润肤。

■ **主穴**:皮损局部、血海、肺俞、足三里。

■ **配穴**:血虚风燥证加脾俞、三阴交;头晕目眩者加太阳、印堂;燥热阴亏证加曲池、委中;皮肤瘙痒者加曲池、膈俞;瘀血阻滞证加膈俞、气海。

■ **操作**:皮损局部根据其范围大小进行操作,小者用围刺法,自外围向中心处刺;大者用皮肤针叩刺;肺俞、太阳、委中、膈俞可点刺放血;其他穴位根据虚实进行补泻。

方义：皮损局部可疏通局部气血，滋阴润肤；血海、肺俞联合使用可以益气活血，疏散外风，宣通肺气；足三里可以补益气血，扶正固本。以上各穴联合应用可以补益气血，荣养肌肤，达到治疗疾病的目的。脾俞、三阴交可补血润燥；太阳、印堂可清利头目；曲池、委中可疏风润燥，清泻血中热毒；曲池、膈俞可清热、祛风、止痒；膈俞、气海可补气、活血、化瘀。

（二）特种针具疗法

1. 皮肤针

■ 取穴：膈俞、肾俞、血海、足三里、曲池。

■ 操作：常规操作，执梅花针进行有节奏感地叩刺，以皮肤微微出血为度。每周治疗2次，5次为1个疗程。

2. 火针

■ 取穴：华佗夹脊穴、委中、曲池。

■ 操作：常规操作，快速准确点刺患者扁平疣疣体正中，迅速出针。每7日治疗1次，每次针双侧穴位。

（三）特定部位疗法

1. 腹针

■ 取穴：巨阙、中脘、日月。

■ 操作：患者取仰卧位，用2 ml注射器接上皮试针头，抽灭菌注射用水1 ml。穴位常规消毒，嘱患者暂屏气，将针平刺至皮下，每穴内注射0.2 ml，使局部隆起一皮丘，拔出针头。

2. 耳针

■ 取穴：肺、风溪、神门、皮质下、肾上腺、大肠。

■ 操作：穴位常规消毒后，押手固定耳郭，刺手用0.5寸毫针，快速平刺入上述穴位，行捻转手法。得气后接上电针治疗仪，采用疏密波，刺激量以患者能耐受为度。治疗通电时间为15 min，其间每隔5 min暂时停电1 min。每次治疗取一侧耳穴，左右交替进行，每周治疗2次，5次为1个疗程。

（四）按语

（1）针灸治疗本病具有一定的疗效，具有补益气血、荣养肌肤的作用。

（2）本病患者要经常使用润肤霜等护理皮肤，防止肌肤干燥。

（3）避免寒冷刺激，冬季注意衣着保暖，防止暴露部位皮肤受冻。

（4）注意饮食的摄入，多食用高蛋白质、高维生素的食物，忌食辛辣刺激性食物，戒烟酒。

硬皮病

硬皮病是一种以皮肤炎性、变性、增厚和纤维化进而硬化和萎缩为特征的结缔组织病，以皮肤表面进行性的干燥、变厚、肿胀、硬化为主要临床表现。本病在古代医籍中有类似的记载，在《素问·阴阳别论》中的"索泽"、《诸病源候论》中的"胕胀"、《外科正宗》中的"皴痛"等都与本病相似。中医学认为本病的病因病机与气血失调有关，或卫表不固，外邪入侵于肌肤腠理之间，气血凝滞；或气血虚弱，不能营养肌肤；或脏腑功能失调，湿浊瘀血阻滞经络，而肌肤失养所致。临床常见风寒湿外袭、气虚血瘀、脾肾阳虚三种分型。

（一）毫针疗法

■ 治则：行气活血，养血润燥，濡养肌肤。

■ 主穴：皮损局部、血海、三阴交。

■ 配穴：风寒湿外袭证加曲池、外关；气虚血瘀证加膈俞、三阴交；脾肾阳虚证加脾俞、肾俞、命门、关元；关节疼痛者加局部阿是穴。

■ 操作：皮损局部根据其面积大小进行操作，小者用围刺法，自外围向中心处刺；大者用皮肤针叩刺；肾俞、命门可适当采用灸法；余穴根据虚补实泻原则进行补泻。

■ 方义：皮损局部可疏通局部气血，滋阴润燥；血海为足太阴脾经穴，有活血养血、濡养肌肤的功能；三阴交为足三阴经交会之穴，有健脾化湿、疏肝理气调血、滋补肾阴的作用。诸穴合用可行气活血，养血润燥，濡养肌肤。曲池、外关可疏风散邪，清热解表；局部阿是穴可活血化瘀，通络止痛；膈俞、三阴交可行气活血，通络散结；肾俞、命门可补肾助阳；脾俞、胃俞可健运脾胃。

（二）特种针具疗法

1. 蜂针

■ 取穴：病在背部，以督脉、背俞穴为主穴；病在胸腹,以任脉穴为主。并配合脏腑配穴及硬皮区。

■ 操作:常规消毒后,用游丝镊夹住活蜂腰下段,直接用活蜂在穴位上螫刺。隔日治疗1次,10次为1个疗程,疗程间休息1周,根据病情再行第2个疗程的治疗。治疗前务必先进行皮试,以0.1蜂单位直刺阳池或外关穴,观察20 min,红肿皮丘直径小于2 cm为阴性,才可采用蜂针进行治疗。

2. 皮肤针

■ 取穴:主穴取手三里、足三里、三阴交,配穴取合谷、内关、大椎、脾俞、肾俞、肝俞、太冲、四缝。

■ 操作:充分暴露所取部位或穴位,常规消毒后,执梅花针运用腕部弹力,使针尖刺到皮肤后迅速弹起,进行有节奏感地叩刺,以皮肤微微出血为度,治毕以无菌干棉球擦拭血渍。每周治疗2次,5次为1个疗程。

(三) 特定部位疗法

1. 耳针

■ 取穴:耳尖或耳郭。

■ 操作:常规消毒后,押手拇指、示指、中指固定耳郭,刺手执毫针对准所选穴位,先左后右,刺入施术部位,予强刺激,用泻法。耳尖用三棱针点刺放血,挤出血液15~20滴,治毕以无菌干棉球按压擦拭针孔。隔日1次。

2. 腕踝针

■ 取穴:上1。

■ 操作:局部常规消毒后,用2寸毫针,针尖向上,与皮肤呈15°刺入皮下。进针后将针放平,沿皮下刺1.5寸,要求针下无任何感觉,用医用胶布固定针灸针,留针1~3 h。每日1次,3次为1个疗程。

(四) 按语

(1) 针灸治疗本病具有一定的疗效,具有行气活血、养血润燥、濡养肌肤的作用,但多配合其他疗法进行综合治疗。

(2) 本病患者应早诊断、早治疗,树立信心,避免精神刺激和过度紧张。注意休息和保暖,避免潮湿,防止外伤。

(3) 加强体育及功能锻炼,适当休息,生活规律化。给予丰富的饮食营养,多食高蛋白质、高维生素的食物,禁止饮酒吸烟。

胰腺炎

胰腺炎是胰腺因胰蛋白酶的自身消化作用而引起胰腺的水肿、充血,或出血、坏死。临床表现为腹痛、腹胀、恶心、呕吐、发热等症状,可分为急性及慢性两种。中医根据本病疼痛表现,将其归为"脾心痛""胁痛""腹痛"等范畴。《灵枢·厥病》"腹胀胸满,心尤痛甚,胃心痛也……痛如以锥针刺其心,心痛甚者,脾心痛也",其记载的症状与胰腺炎的临床表现基本吻合。本病的发生多因外感寒邪,阻滞肝脉,或情志失调,肝郁气结,或湿热蕴结,或素体虚寒导致脉络瘀阻,经脉不通所致。临床常见寒凝肝脉、下焦虚寒、肝郁气滞、大肠湿热四种证型。

(一) 毫针疗法

■ 治则:寒滞肝脉、下焦虚寒者,温经散寒;肝气郁结者,宽胸散结;大肠湿热者,清利湿热。

■ 主穴:天枢、关元、气海、足三里。

■ 配穴:寒滞肝脉证加蠡沟;下焦虚寒证加关元俞;肝气郁结证加太冲;大肠湿热证加内庭。

■ 操作:天枢、关元、气海均直刺1~1.5寸,采用补法;关元俞,向脊柱方向斜刺0.3~0.5寸,采用补法;其他配穴均采用虚补实泻的方法针刺,针刺得气后,留针30 min。

■ 方义:天枢为大肠募穴,和中健脾,通腑止痛;关元为小肠募穴,培元固本,益气止痛;气海通腑理气止痛;足三里为胃之下合穴,"合治内腑"。诸穴相配伍应用,疏通经络,通痹止痛;寒滞肝脉加蠡沟温散肝经之寒;下焦虚寒加关元俞温下焦,散中寒;肝气郁结加太冲疏肝理气;大肠湿热加内庭泻阳明之湿热。

(二) 特种针具疗法

1. 皮内针

■ 取穴:足三里(双侧)、内关穴(双侧)。

■ 操作:常规消毒后,左手舒张皮肤,右手用镊子夹持一次性用揿针(直径0.2 mm、长1.2 mm)针柄或揿针的中心拐角处,对准穴位直压进入,使揿圈平附于皮肤上,然后用方块形小胶布粘贴固定。并嘱患者自行按压揿针处,每日4次以上,每次15 s以上,尤在夜晚疼痛加重时进行。

2.皮肤针

■取穴：天枢、关元、气海、足三里。

■操作：充分暴露所取部位或穴位，常规消毒后，执梅花针运用腕部弹力，使针尖刺到皮肤后迅速弹起，进行有节奏感地叩刺，以皮肤微微出血为度，治毕以无菌干棉球擦拭血渍。每日1次，10次为1个疗程。

（三）特定部位疗法

1.耳针

■取穴：胰腺、肝胆、神门、皮质下、交感。

■操作：用75％乙醇溶液清洁施术部位后，用王不留行籽贴压上述穴位。以拇指和示指按压耳穴，手法由轻到重，使之产生酸麻胀痛热的感觉，每穴按压1～2 min，每日2～3次。每次一侧耳穴，3～5日更换对侧耳郭。

2.人中针

■取穴：沟5。

■操作：常规消毒后，押手提捏人中沟，刺手执26号长0.5～1寸的毫针，快速进针，先直刺而后依症斜向左右或上下，刺入10～15 mm，针感以得气为度。短时间留针或者不留针，以防晕厥。

3.手象针

■取穴：手伏象、桡倒象、尺倒象。

■操作：患者取仰卧位或坐位，将选用的手穴局部常规消毒后，右手持毫针（选用30号1.5寸），左手切在穴点处，垂直刺入皮肤。进针后行提插捻转泻法，使患者有酸胀感，留针30 min。每日1次，一般先针一侧手穴，隔日换另一侧手穴。

（四）按语

（1）患者需卧床休息，并作严密观察。禁食至腹痛消失，严重者尚需胃肠减压。

（2）维持血容量及电解质平衡，纠正休克。

（3）针灸效果不佳或出现手术治疗指征时，应果断改用其他中西医方法或进行手术。

重症肌无力

重症肌无力是指四肢痿软无力，缓纵不收，甚或肌肉萎缩，出现功能障碍或功能丧失的症状。中医称之为痿证。痿证其名最早见于《黄帝内经》，《素问·痿论》对本病有详细论述，论述了皮、脉、筋、肉、骨五种痿证，并提出"治痿独取阳明"的治疗原则。后世在此基础上又发展出"泻南补北""治兼夹证""慎用风药"的治疗原则。本病与肝肾肺胃关系密切，有"肝肾肺胃四经之病"之说，其病机为脏腑内伤，气血精津液亏虚，经筋肌肉失于濡养，而致筋脉迟缓，痿废不用，甚至肌肉萎缩。临床多分为肺热津伤、湿热浸淫、脾胃虚弱、肝肾亏虚、瘀血阻滞五种证型。

（一）毫针疗法

■治则：肺热津伤、湿热浸淫者，滋阴清热；脾胃气虚者，补脾益气；肝肾亏虚者，滋补肝肾；瘀血阻滞者，活血祛瘀。

■主穴：肩髃、曲池、手三里、合谷、髀关、阳陵泉、足三里、三阴交。

■配穴：肺热津伤证加尺泽；湿热浸淫证加阴陵泉；脾胃虚弱证加脾俞、胃俞；肝肾亏虚证加肝俞、肾俞；瘀血阻滞证加委中。

■操作：肺热津伤、湿热浸淫者针用泻法；脾胃气虚者针用补法，可针上加灸，或施隔姜灸；肝肾亏虚者用补法；瘀血阻滞者可在委中处刺络出血。

■方义："治痿独取阳明"，故治疗四肢痿废以手足阳明经腧穴为主，调理阳明，疏通经络，行气活血；在配合筋会阳陵泉舒筋活络；肝脾肾三经交会穴三阴交以健脾、补肝、益肾；诸穴合用共奏强筋壮骨的作用。肺热加手太阴肺经之合穴以疏泻其热；湿热浸淫加足太阴脾经之阴陵泉以健脾利湿；脾胃气虚加脾俞、胃俞以健脾养胃；肝肾亏虚加背俞穴肝俞、肾俞以补益肝肾；瘀血阻滞加委中刺络出血以舒筋活络。

（二）特种针具疗法

1.皮肤针

■取穴：患侧头部足太阳、足少阳经线及眼轮匝肌。

■操作：充分暴露所取部位，常规消毒后，执梅花针运用腕部弹力，使针尖刺到皮肤后迅速弹起，进行有节奏感地叩刺，自上而下、自内向外轻刺，手法以补法为主。每日治疗1次，10次为1个疗程，疗程间隔3日。

2. 三棱针

■ 取穴：肩髃、曲池、足三里、阳陵泉、肾俞、环跳、承山。

■ 操作：常规消毒后，用押手固定被刺部位，刺手持针，露出针尖 3～5 mm，对准所刺部位快速刺入并迅速出针。进出针时针体应保持在同一轴线上，并放出少量血液。隔日 1 次，5 次为 1 个疗程。

（三）特定部位疗法

1. 耳针

■ 取穴：面颊区、眼、皮质下、神经点、脾、肝、肾。

■ 操作：用 75% 乙醇消毒耳部皮肤后，将王不留行籽贴压在所选的耳穴上。一次一侧耳穴，两耳交替贴穴。嘱患者每日按压 4～6 次，每次 1 min，使耳部有热、胀、痛感。手法不可过重，以防压破皮肤。每 4

日更换 1 次，夏天可适当缩短更换时间。

2. 腹针

■ 取穴：中脘、下脘、气海、关元、大横、气穴、气旁、中脘上、商曲、建里。

■ 操作：皮肤常规消毒，以 0.20 mm×40 mm 毫针按针灸处方顺序进针，进针时避开毛孔、血管。中脘、下脘、气海、关元刺地部；大横、气穴、气旁、商曲、建里刺人部；中脘上刺天部。无须得气，不提插、不捻转，留针 30 min 后起针。

（四）按语

（1）针灸治疗肢体瘫痪往往可获得较好的疗效，患者同时应注意进行四肢的功能康复锻炼，有助于及早康复。

（2）卧床患者还应注意护理，适当变换体位，避免发生褥疮。

竞技紧张综合征

竞技紧张综合征又称考试综合征、考场综合征，是指在竞技（考试、比赛）前或竞技中因精神过度紧张所出现的一系列症候群，如头晕、头痛、失眠、多梦、神疲乏力、注意力不集中、记忆力减退、健忘、纳呆、心悸、烦躁等，甚则大汗淋漓、呕吐、晕厥，女性伴有月经失调、痛经等。本病在中医学中无专门论述，但根据其临床表现多归属于中医学"头晕""不寐""健忘""晕厥""心悸"等范畴，多是由于心、脑等脏腑功能失调所致，治以调和气血、平衡阴阳、镇静安神为原则。临床常见证型有肝胆火旺、心脾两虚、心肾不交。

（一）毫针疗法

■ 治则：调和气血，平衡阴阳，镇静安神。

■ 主穴：百会、风池、三阴交、内关、神门。

■ 配穴：肝胆火旺证加太冲；心脾两虚证加足三里、脾俞、心俞；心肾不交证加太溪、劳宫。

■ 操作：毫针常规针刺。

■ 方义：太冲能泻肝经火热；足三里、脾俞能补益脾胃；心俞补益心气；太溪、劳宫能泻肾经火热。

（二）特种针具疗法

1. 皮肤针

■ 取穴：心俞、内关、膻中。

■ 操作：充分暴露所取部位，常规消毒后，执梅花针运用腕部弹力，使针尖刺到皮肤后迅速弹起，进行

有节奏地叩刺，中等力度，至皮肤潮红为度。每 2 日 1 次，5 次为 1 个疗程。

2. 皮内针

■ 取穴：神门、足三里、三阴交、心俞。

■ 操作：常规消毒后，左手舒张皮肤，右手用镊子夹持一次性用揿针（直径 0.2 mm，长 1.2 mm）针柄或揿针的中心拐角处，对准穴位直压进入，使揿圈平附于皮肤上，以患者活动不觉疼痛为宜。然后用方块形小胶布粘贴固定，并嘱患者自行按压揿针处。每日按压 2～3 次。留针 2～3 日。

（三）特定部位疗法

1. 耳针

■ 取穴：心、神门、皮质下、脾、枕等。嗜睡加肝；不寐易怒加肝、胆；食欲不振加胃、三焦。

■ 操作：常规消毒后，将王不留行籽用胶布贴压在穴区敏感点上，按压 1～3 min，以有胀痛感为宜。嘱患者每日自行按压 3～5 次，每次 3 min，平时看书时也可按压以加强疗效，睡前按压 1 次。每次取一侧耳穴，每隔 3 日换贴 1 次，双耳交替进行。

2. 腕踝针

■ 取穴：双上 1。

■ 操作：常规消毒后，用 0.30 mm×40 mm 规格的毫针，押手拇、示指绷紧皮肤，右手拇指在下，示、中

指在上夹持针柄，与皮肤呈 30°角，快速进入皮下。然后轻捻针柄，使针体贴着皮肤浅层，针下有松软感为宜。留针 30 min。

（四）按语

（1）饮食调节是重要的减压手段之一，避免饮用含咖啡因的饮料，清淡饮食。

（2）适度运动，运动能够增强血流量，有助于缓解考试紧张和压力。

（3）鼓励考生养成积极的心态，内心唤起一种由衷的积极情绪，从根本上消除负面情绪。

脑炎后遗症

脑炎后遗症指由于细菌或病毒入侵机体后影响大脑中枢神经功能而出现的神志及运动障碍的后遗症。临床反应为突然意识丧失，突然跌倒，四肢抽搐，口吐白沫或口中怪叫，醒后如常人，俗称"羊痫风"，分为大发作与小发作。痫，首先见于《素问·大奇论》和《灵枢·经脉》篇，但历代文献中有有称"癫"者，如《素问·奇病论》中的"癫疾"、唐代《千金方》中的"五癫"，皆指痫而言，明代《济生方》中又有"大人曰癫，小儿曰痫，其实一疾"。现代医学常将癫与痫并称，统称为癫痫。其病因为他病之后，脏腑失调，痰瘀阻滞，气机逆乱，肝风内动。临床分型有痰火扰神、风痰闭窍、瘀血阻络、心脾两虚、肝肾阴虚、血虚风动六种证型。

（一）毫针疗法

▪ 治则：开窍醒神，豁痰息风。

▪ 主穴：身柱、鸠尾、阳陵泉、本神、水沟、十宣。

▪ 配穴：痰火扰神证加丰隆、行间；风痰闭窍证加丰隆、风池；瘀血阻络证加百会、膈俞；心脾两虚证加心俞、脾俞、郄门、三阴交；肝肾阴虚证加肝俞、肾俞、太溪、照海；血虚风动证加脾俞、膈俞、足三里、血海。

▪ 操作：心俞、肝俞、膈俞、脾俞穴宜斜刺，风池、鸠尾穴注意针刺方向和深度，百会、本神穴宜平刺，其余穴位常规操作。每日或隔日治疗 1 次。

▪ 方义：鸠尾为治疗痫证的经验穴。水沟、十宣可以开窍醒神。

（二）特种针具疗法

1. 三棱针

▪ 取穴：孙真人十三鬼穴。

▪ 操作：每次用 3～5 个穴位，常规消毒后，用押手固定被刺部位，刺手持针，露出针尖 3～5 mm，对准所刺部位快速刺入并迅速出针。进出针时针体应保持在同一轴线上，并出血 1～3 滴。隔日 1 次。

2. 皮内针

▪ 取穴：神门、外关、鸠尾，百会、章门、本神、大陵。

▪ 操作：常规消毒后，左手固定皮肤，右手用镊子夹持一次性用揿针（直径 0.2 mm，长 1.2 mm）针柄或揿针的中心拐角处，对准穴位直压进入，使揿圈平附于皮肤上，以患者活动不觉疼痛为宜，然后用方块形小胶布粘贴固定。并嘱患者自行按压揿针处，每日按压 2～3 次。留针 2～3 日。

（三）特定部位疗法

1. 头皮针

▪ 取穴：语言障碍取颞前线及语言 2、3 区；情感异常取额中线。

▪ 操作：穴区常规消毒后，取对侧头皮治疗线，押手固定头皮，刺手执 1～1.5 寸毫针，沿皮下进针到帽状腱膜下（囟门未闭患儿不用头皮针）再按倒针身，边捻转边进针。每日治疗 1 次，10 次为 1 个疗程。

2. 耳针

▪ 取穴：四肢穴、声带穴、脾穴、肾上腺穴。

▪ 操作：常规消毒后，以王不留行籽贴压。嘱患者每日自行按压 3～5 次。每隔 3 日换贴 1 次，双耳交替进行。

（四）按语

（1）在治疗本病时，一定要强调辨证施治，根据不同的证型采用不同的针灸处方。同时还要重视审因施治，可以起到提高疗效的作用。

（2）在治疗上务必注意祛痰化饮，痰涎是诱发痫病的一个重要因素。

（3）患者发作时应注意保持其呼吸道通畅，有抽搐时切勿强力压制肢体。平时注意保持乐观的情绪，睡眠充足，不过度疲劳，不饮酒。

参考文献

［1］卞晴晴,李素云,马锦地,等.基于现代名老中医经验的感冒病因病机及证素规律研究[J].中国中医药现代远程教育,2018,16(09)：45-47.

［2］苏江皓.中医诊治心悸病证学术源流探讨[D].广州中医药大学,2012.

［3］高宪玺,冯伟.略论胸痹心痛的中医病机[J].河北中医,2008(08)：864-865.

［4］周树冬.金针梅花诗抄[M].安徽：安徽科学技术出版社,1982.

［5］孙思邈.备急千金要方校释[M].李景荣校释.北京：人民卫生出版社,2015：716.

［6］那尔布力·巴合提别克,张晓英,景福权,等.头针配合康复治疗小儿癫痫疗效观察[J].上海针灸杂志,2017,36(10)：1199-1202.

［7］孙介光,孙雪然.舌穴脑病治疗仪治疗自闭症42例[J].中国针灸,2014,34(01)：96-98.

［8］吕善广,裘波.腹针疗法治疗颈源性头痛疗效观察[J].上海针灸杂志,2017,36(08)：995-998.

［9］吴家民,李昕豪,吴锦镇,等.朱氏头针治疗偏头痛临床研究[J].针灸临床杂志,2018,34(08)：52-54.

［10］刘国荣,张聘年.头痛证治规律分析[J].临床合理用药杂志,2019,12(20)：101-102.

［11］陈月娥,刘继洪.耳穴疗法治疗体质偏颇失眠患者临床观察[J].辽宁中医杂志,2016,43(05)：1053-1055.

［12］程淑贤.砭石足部反射区按摩治疗中风后失眠的临床观察[J].光明中医,2013,28(01)：127-128.

［13］沈家兴.方氏头皮针结合体针治疗心肾不交型失眠的临床疗效观察[D].广州中医药大学,2016.

［14］任鑫睿,刘莎,王昕,等.杨志宏教授治疗失眠经验采撷[J].陕西中医,2020,41(05)：670-672.

［15］游立.头针对颈性眩晕患者症状与功能影响的临床观察[J].吉林中医药,2011,31(07)：665-666.

［16］陈伟.薄氏腹针治疗老年性眩晕的临床效果[J].中国医药导报,2017,14(31)：96-98.

［17］高波.头针疗法联合循经取穴治疗中风后痉挛性偏瘫的效果研究[J].中国实用医药,2018,13(31)：19-20.

［18］刘红燕.48例面瘫、面瘫后遗症的针灸治疗[J].世界最新医学信息文摘,2015,15(28)：160-161.

［19］朱光涛,张跃东,于绍宏,等.耳针治疗呃逆[J].大家健康(学术版),2014,8(22)：34.

［20］苏诚欢.腹针治疗习惯性便秘的临床观察[J].光明中医,2017,32(13)：1930-1932.

［21］姬素梅.鼻针治疗顽固性腰痛45例[J].河南中医,2004,24(05)：70-71.

［22］徐倩.方氏头针治疗急性腰扭伤疗效观察[J].实用中医药杂志,2012,28(12)：1040-1041.

［23］滕雨虹,齐欢,王淑杰.耳针肩穴改善肩周炎功能障碍的临床观察[J].黑龙江中医药,2012,41(01)：

34 - 35.

［24］吕文霞.耳针结合中药治疗急性结膜炎83例[J].四川中医,2008(06)：117.

［25］朵雄,巴晓霞.耳针沿皮透刺配合体针与单纯体针针刺对腰椎间盘突出症快速镇痛效应的比较研究[J].中国社区医师(医学专业),2010,12(34)：138.

［26］潘海燕,杨发均,洪刚,等.手针疗法联合中药熏蒸治疗腰椎间盘突出症(风寒夹湿证)的疗效观察[J].中国中医急症,2018,27(02)：323 - 326.

［27］汪刘根.手针结合中药痹痛洗剂治疗跟痛症80例[J].中医外治杂志,2009,18(1)：35.

［28］田韵.腕踝针治疗肩周炎50例临床观察[J].江苏中医药,2007,39(6)：47 - 48.

［29］刘娜,蔡承穆,丁艳亭,等.腹针对虚寒性膝骨性关节炎的疼痛及膝关节功能的临床疗效观察[J].世界中西医结合杂志,2018,13(10)：1410 - 1413.

［30］涂国卿,邹来勇,曹耀兴,等.热敏灸结合平衡针治疗肩周炎60例[J].中国中医药现代远程教育,2017,15(19)：119 - 121.

［31］李红霞,贾成文,李丹丹,等.头皮针治疗痉挛型小儿脑瘫临床观察[J].上海针灸杂志,2017,36(02)：130 - 133.

［32］吴勉华,王新月.中医内科学[M].北京：中国中医药出版社,2012.

［33］孟元,王悦芬,王雨,等.《中医内科学·水肿病篇》教学方案初探[J].中国医药导报,2017,14(16)：134 - 137.

［34］王琦,秦国政.王琦男科学[M].郑州：河南科学技术出版社,2007：265.

［35］徐福松.徐福松实用中医男科学[M].北京：中国中医药出版社,2009：317 - 320.

［36］周丽,徐加艳,王定国,等.基于数据挖掘《临证指南医案》遗精病用药规律探讨[J].中国性科学,2019,28(06)：121 - 127.

［37］唐爽,柳红芳,李修洋.夏枯草、黄芩、钩藤治疗肝热型高血压病经验——仝小林三味小方撷[J].吉林中医药,2020,40(04)：428 - 430,433.

［38］SCRAFINCCANU C, NCCULAESCU C, CIMPONERIUD, et al. Impact of gender and dialysis modality on early mortality risk in diabetic ESRD patients: data from a large single center cohort [J]. Int Urol Nephrol, 2014, 46(03)：607 - 614.

［39］张建国.海昆肾喜胶囊联合常规西医药物改善糖尿病肾病患者肾功能的分子机制研究[J].海南医学院学报,2017,23(06)：766 - 768.

［40］张偲,田芝奥.双黄连口服液辅助治疗流行性腮腺炎的临床观察[J].全科口腔医学电子杂志,2018,5(36)：137,142.

［41］杜元灏.现代针灸病谱[M].北京：人民卫生出版社,2009.

［42］苏润泽.门纯德教授治疗血栓闭塞性脉管炎学术经验[J].中国民间疗法,2010,18(06)：8 - 9.

［43］董利平,马丽.《外台秘要》中运用灸法治疗疝气的学术思想及临床应用[J].西部中医药,2013,26(01)：43 - 45.

［44］赵吉平.针灸学[M].北京：人民卫生出版社,2017：332.

［45］辛勤.中老年妇女乳腺病调查及防治[J].中国卫生标准管理,2014,5(12)：6 - 8.

［46］唐汉钧.乳腺增生病辨证论治述要[J].上海中医药杂志,2007,41(06)：49 - 51.

［47］吴欣.中医药治疗胆石症综述[J].辽宁中医药大学学报,2014,16(06)：244 - 247.

［48］刘学元.自拟泻下驱蛔汤配合针灸治疗胆道蛔虫症33例[J].中国社区医师(医学专业),2011,13(10)：229.

［49］罗喜赠.中药熏洗方联合通理汤治疗混合痔PPH术后并发症的效果观察[J].中外医学研究,2019,17

（03）：119－120.

［50］张涛,曹云,李凯凯.中药熏洗方联合通理汤治疗痔疮 PPH 术后并发症临床分析［J］.中医临床研究,2019,
11（35）：118－120.

［51］苏平.《医心方》肛肠病治法初探［J］.陕西中医,2007（05）：616－617.

［52］余日荣,杨伟.针灸治疗脱肛的临床研究进展［J］.大众科技,2018,20（11）：53－55.

［53］孙伟,冯晓军,冯雪花.中医药治疗女性月经不调的研究进展［J］.世界临床药物,2012,33（12）：722－725.

［54］唐勇,付红娟,陈致尧,等.原发性痛经近年中医治疗进展［J］.按摩与康复医学,2019,10（03）：65－67.

［55］曹跃龄,袁英,左瑞波.中西医结合治疗经前期紧张综合征［J］.云南中医学院报,2000（03）：54－55.

［56］俞瑾,叶雪清,杨丹,等.围绝经期综合征的治疗［J］.中国中西医结合杂志,2002,15（07）：486－489.

［57］杜新平,游俊.绝经前后诸症宜从脾胃论治［J］.江汉大学学报（自然科学版）,2010,38（01）：97－100.

［58］张艳玲,张晓玲.中医治疗闭经的临证经验［J］.当代临床医刊,2016,29（03）：2286,2281.

［59］姚欣,胡樱.围绝经期崩漏出血期的病因探究［J］.江西中医药大学学报,2017,29（05）：12－14.

［60］高海艳,王海军.从肝阳虚辨治崩漏理论探讨［J］.山东中医大学学报,2017,41（01）：32－33.

［61］郝伟欣.慢性阻塞性肺疾病［J］.实用心脑肺血管病杂志,2006,14（3）：172－174.

［62］康健,文富强.从医保数据分析中国慢性阻塞性肺疾病管理的不足［J］.中华结核和呼吸杂志,2017,40
（12）.

［63］肖达,张群.针灸治疗不孕症的研究进展［J］.上海针灸杂志,2015,34（01）：80－84.

［64］张春雁,张晓云,李连波,等.针药结合预防子宫内膜异位症手术后复发的临床疗效评价［J］.中国针灸,
2016,36（03）：237－242.

［65］匡海平.蓝光联合布拉氏酵母菌治疗新生儿黄疸效果及安全性分析［J］.医学理论与实践,2020,33（09）：
1488－1489.

［66］刘岩,崔霞.刺络放血法在儿科的应用［J］.中医学报,2020,35（03）：539－542.

［67］刘丽和,陈宝国.盱江医籍《万病回春》小儿惊风辨治规律探讨［J］.江西中医药,2020,51（02）：12－13.

［68］刘晓俊,张庆萍,袁爱红,等.杨骏教授针药结合治疗痉挛型小儿脑瘫经验介绍［J］.中国针灸,2020,40
（05）：533－535.

［69］杨春晖,彭嘉恒,黄伟棠,等.新生儿百日咳预防及控制［J］.中国感染控制杂志,2020,19（04）：370－374.

［70］李灵巧,包素珍.五脏辨证论治小儿疳积［J］.中医儿科杂志,2015,11（04）：8－10.

［71］韦荣忠.哌甲酯治疗儿童多动症的临床疗效研究［J］.中国实用医药,2020,15（13）：148－149.

［72］王冬梅.麻黄汤治疗小儿遗尿症的临床效果［J］.临床医学研究与实践,2020,5（13）：140－141.

［73］王艳青.学龄前儿童屈光不正性弱视矫正治疗的临床效果［J］.临床医学研究与实践,2020,5（11）：96－97.

［74］李聪.镇肝息风汤加减联合穴位注射治疗面肌痉挛的临床观察［J］.中国民间疗法,2020,28（09）：64－65.

［75］炜雄,梁智.压痛点密集型针刺治疗颞颌关节功能紊乱综合征临床观察［J］.深圳中西医结合杂志,2018,28
（07）：40－41.

［76］国华.针刺内迎香治疗落枕的临床观察［J］.中国民间疗法,2020,28（04）：26－27.

［77］唐卫华,袁建平,韩红梅,等.阿是穴动刺法治疗落枕的临床观察［J］.中国民间疗法,2020,28（03）：25－26.

［78］张浩,冯乐.针刺配合耳穴贴压治疗落枕［J］.中华针灸电子杂志,2019,8（04）：139－140.

［79］贺赟.针刺配合活动治疗"落枕"的一点体会［J］.中西医结合心血管病电子杂志,2019,7（26）：14.

［80］高瑜.针刺治疗落枕及护理观察分析［J］.世界最新医学信息文摘,2019,19（47）：274,276.

［81］赵丽妍.中医辨证论治对产后恶露不绝的临床疗效观察［J］.全科口腔医学电子杂志,2020,7（02）：
136,193.

［82］王伟伟,李晓培,张秀丽.温针灸结合生化汤加减治疗产后恶露不绝气虚血瘀证 78 例临床观察［J］.中国民

族民间医药,2019,28(19)：96－97,103.

[83] 张冬玲.中医药治疗孕产期疾病研究综述[J].内蒙古中医药,2020,39(03)：166－167.

[84] 陈霞,莫丽霞.温和灸联合穴位按摩对气血虚弱型缺乳产妇泌乳启动的影响[J].解放军护理杂志,2020,37(02)：40－43.

[85] 毛磊磊,金亚蓓.针灸推拿治疗产后缺乳的临床研究进展[J].中国乡村医药,2020,27(05)：80－81.

[86] 叶金国.针灸治疗产后疾病的历代文献研究[D].广州中医药大学,2013.

[87] 李立文.探讨针灸联合按摩在小儿脑瘫合并吞咽障碍患儿治疗中的应用[J].临床医药文献电子杂志,2020,7(19)：42－43.

[88] 张娴荣.探讨葛根止泻汤联合针灸治疗小儿腹泻的临床疗效[J].甘肃科技,2020,36(05)：146－147,126.

[89] 马融.中医儿科学[M].北京：中国中医药出版社,2016.

[90] 黄桂成,王拥军.中医骨伤科学[M].北京：中国中医药出版社,2016.

[91] 谈勇.中医妇科学[M].北京：中国中医药出版社,2016.

[92] 于小普,耿若君.耳尖和太阳穴放血治疗目赤肿痛临床疗效观察[J].中医临床研究,2015,7(07)：93－94.

[93] 刘娟君,贾洪亮.耳尖放血联合银翘散熏服治疗小儿风热外袭型麦粒肿的临床观察[J].现代诊断与治疗,2019,30(22)：3899－3901.

[94] 刘杰,王伟志.经筋排刺法治疗中风后动眼神经麻痹1例[J].光明中医,2015,30(07)：1515－1516.

[95] 彭良,李应昆.针药结合治疗睑废验案[J].中医药通报,2020,19(01)：65－66,12.

[96] 贾怀玉.头皮针治疗学[M].北京：人民卫生出版社,1994.

[97] 彭希,何常春.何常春教授应用电针配合定痛方治疗痹证临证经验[J].中国民族民间医药,2020,29(07)：83－85.

[98] 王传博,舒春.李艳传承国医大师李济仁论治骨痹之思路与方法[J].中医研究,2020,33(03)：38－40.

[99] 薛雷,张运来.针药联合对外伤性截瘫患者运动功能及神经肽的影响[J].四川中医,2017,35(09)：107－109.

[100] 赵军,谢静华,师建平.师建平教授抗"骨痿"学术思想概要[J].内蒙古中医药,2020,39(02)：138－139.

[101] 严少博.参苓白术散加减治疗足跟痛体会[J].中国民间疗法,2020,28(08)：100.

[102] 梁瑞歌,胡可慧,张逸,等.梅花针刺血拔罐治疗急性踝关节扭伤的临床观察[J].中国中医急症,2020,29(04)：695－697.

[103] 刘岩岩,高明利,于静,等.温针灸循经筋阿是穴联合独活寄生汤内服治疗膝骨关节炎患者的临床疗效观察[J/OL].辽宁中医药大学学报：1－8[2020－05－18].

[104] 钟建国,陈曦,李书娟,等.灵龟八法针刺治疗坐骨神经痛的即时镇痛效应观察[J].上海针灸杂志,2020,39(04)：477－480.

[105] 侯森荣,杨伟毅,林炯同,等.刘军治疗梨状肌综合征经验介绍[J].新中医,2020,52(02)：176－179.

[106] 赵英霖,黄琳.中西医结合治疗臂丛神经痛1例[J].风湿病与关节炎,2015,4(03)：28,31.

[107] 李善华.火针疗法配合缪刺法治疗肘劳28例[J].中医外治杂志,2014,23(03)：23.

[108] 李伟,徐立金,朱时飞,等.煨针联合清瘀散治疗腕背腱鞘囊肿[J].光明中医,2017,32(11)：1619－1621.

[109] 邱雅昌.董氏奇穴使用手册[M].北京：人民卫生出版社,2012.

[110] 王树伟,郭会卿.郭会卿教授运用失效逍遥散联合外治法治疗肋软骨炎临证经验[J].中国民族民间医药,2020,29(03)：74－76.

[111] 王圆圆,彭东丹,黎志坚,等.刺络放血后拔药罐治疗瘀血阻络型腰背肌筋膜炎临床观察[J].北京中医药,2020,39(01)：14－17.

[112] 黄石龙.拨针疗法配合火针治疗腰背肌筋膜炎28例临床观察[J].中国民族民间医药,2020,29(02)：

104-106.

[113] 陆伟豪,曹正霖,刘乐玲,等.耳穴贴压联合肌肉疼痛冲击波治疗腰3横突综合征的疗效观察[J].广州中医药大学学报,2020,37(02):269-274.

[114] 楚静静,张占军.弹拨昆仑穴治疗急性腰扭伤1例[J].中国民间疗法,2020,28(03):81.

[115] 方云鹏.手象针与足象针[M].西安:陕西人民卫生出版社,1986.

[116] 洪荣,马向明,任莉赟.温针灸治疗寒湿型腰椎间盘突出症的临床观察[J].中国中医药科技,2020,27(03):480-481.

[117] 刘二兰.肩三针温针灸结合自主功能锻炼治疗风寒湿痹型漏肩风的临床研究[J].系统医学,2019,4(15):156-158.

[118] 程海珍.头针治疗50例漏肩风病的临床观察[J].青海医药杂志,2019,49(06):48-49.

[119] 吕俊勇,马明祥.针灸配合运动疗法在肩周炎治疗中的疗效分析[J].世界最新医学信息文摘,2019,19(39):195,197.

[120] 张全明.微针疗法[M].北京:中国医药科技出版社,2012:46.

[121] 蔡倩云,蔡圣朝.黄芪桂枝五物汤加减结合针刺治疗漏肩风临床观察[J].中医药临床杂志,2019,31(05):968-970.

[122] 吕文霞.耳针结合中药治疗急性结膜炎83例[J].四川中医,2008(06):117.

[123] 程宝书.当代针灸名家临床经验集成[M].北京:军事医学科学出版社,2003:6-8.

[124] 李俊,葛书翰.深刺耳周穴配合头针治疗感音神经性耳鸣疗效观察[J].上海针灸杂志,2016,35(03):304-305.

[125] 陆寿康.针刺手法百家集成[M].北京:中国中医药出版社,1998:477.

[126] 郑秋枫.梅花针、耳针和中药辨证施治治疗带状疱疹的临床观察[J].中国医药指南,2018,16(13):226-227.

[127] 周春宇,尹金平.鼻针疗法结合龙胆泻肝丸治疗突发性耳聋临床观察[J].四川中医,2015,33(7):178-179.

[128] 陶波,韩淑萍.鼻针配合中药治疗肺经蕴热型慢性单纯性鼻炎30例[J].江西中医药,2018,49(02):52-54.

[129] 殷丽莉,唐艳,苏琳,等.武连仲教授舌针论治拾粹[J].上海针灸杂志,2013,32(1):5-6.

[130] 童晓南.颞三针、舌三针配合语言康复训练治疗脑卒中后失语症的临床研究[J].中国听力语言康复科学杂志,2017,15(2):107-110.

[131] 栾依含,高维滨.电项针治疗声带麻痹33例[J].中国针灸,2015,35(11):1124-1124.

[132] 蒋晓蕾,金志雄.头针增强中药治疗带状疱疹后遗神经痛疗效观察[J].湖北中医杂志,2013,35(05):58-59.

[133] 肖劲.足针疗法治疗声带麻痹40例[J].中国针灸,2004,24(3):160-160.

[134] 胡芳.腕踝针结合梅花针治疗股外侧皮神经炎42例[J].中国针灸,2007,27(03):164-164.

[135] 吕晖,周炜,曹丽娟.腹针为主治疗儿童近视有效性的随机对照研究[J].上海针灸杂志,2017,36(04):439-443.

[136] 张心曙.腕踝针[M].3版.北京:人民军医出版社,1997:11-21.

[137] 刘立功,顾杰.急病针灸典籍通览[M].上海:上海科学技术出版社,2000.

[138] 董勤.老年性白内障针灸治疗概况[J].中国针灸,1998(05):57-59.

[139] 冯惠群,海英.田维柱教授应用眼针治疗干眼症经验总结[J].光明中医,2013,28(03):465-466.

[140] 黄春元.眼针配合舌针治疗中风失语的疗效观察[J].中华中医药学刊,2013,31(09):2066-2068.

[141] 江钢辉,李湘力.靳氏舌三针治疗中风运动性失语症疗效观察[J].上海针灸杂志,2008(07)：5 - 6.

[142] 潘洪飞,任大鹏.平衡针配合刺络放血治疗牙痛实证 60 例[J].河北中医,2011,33(11)：1689 - 1690.

[143] 王明华.三棱针刺络放血治疗口疮[J].中国针灸,2009,29(10)：820.

[144] 陈志刚.点刺大椎放血治疗后发际疮[J].中国针灸,2004(01)：7.

[145] 石学敏.石学敏针灸全集[M].2 版.北京：科学出版社,2016：3482 - 483.

[146] 王明明,蔡圣朝,黄雪珍.毫针针刺结合梅花针叩刺治疗斑秃 60 例[J].中国针灸,2017,37(05)：489 - 490.

[147] 刘立.头痛[M].西安：第四军医大学出版社,2005：89.

[148] 王新志,李燕梅,刘向哲,等.中风脑病诊疗全书[M].北京：中国中医药出版社,2017：1046 - 1060.

[149] 张德玉,邢雁飞,宋晓莉,等.鬏针疗法治疗干眼症疗效观察[J].上海针灸杂志,2015,34(12)：1195 - 1197.

[150] 熊文君,罗小军.老年性皮肤瘙痒症的中西医治疗研究进展[J].现代中西医结合杂志,2016,25(33)：3757 - 3759,3762.

[151] 曹方,李铁,哈丽娟,等.基于数据挖掘技术的针灸治疗咽喉肿痛选穴配伍规律[J].吉林中医药,2016,36(05)：433 - 436,444.

[152] 刘忠恕.现代中医皮肤科学[M].天津科技翻译出版社.1997.

[153] 陈红风.中医外科学[M].北京：中国中医药出版社.2016.

[154] 刘宁英.鼻针加刺血疗法治疗痤疮[J].湖北中医杂志,2014,36(07)：59 - 60.

[155] 孙慧丽,熊桂华.面针结合背俞穴刺络拔罐治疗青少年寻常性痤疮[J].长春中医药大学学报,2015,31(06)：1171 - 1172.

[156] 李耀新,谢湖,曹理铭,等.腹针配合食疗治疗月经不调 40 例临床观察[J].湖南中医杂志,2017,33(03)：92 - 93.

[157] 林晓燕,赵帅,陈会娥,等.平衡针治疗痛经 37 例[J].河南中医,2015,35(07)：1644 - 1645.

[158] 孙艳怡,于震.平衡针治疗原发性痛经 43 例临床疗效观察[J].内蒙古中医药,2016,35(02)：133.

[159] 牛利文,黄海超.耳针结合腹针治疗原发性痛经 36 例[J].内蒙古中医药,2015,34(07)：82.

[160] 梁瑞丽,王丽娜,王丽平,等.腹针疗法治疗原发性痛经临床观察[J].针灸临床杂志,2018,34(02)：16 - 19.

[161] 王丽娜,杨玉蛟,吴立雨,等.腹针疗法治疗原发性痛经 20 例[J].中医外治杂志,2018,27(02)：32 - 33.

[162] 国家中医药管理局.中医病证诊断疗效标准[M].南京：南京大学出版社,1994：186 - 187.

[163] 刘苏瑞,张玉飞,李先晓.腕踝针治疗绝经前后诸证 30 例[J].中医研究,2017,30(02)：56 - 58.

[164] 宋淑华."烧山火"针刺手法治疗肾阳虚型不孕症 50 例式[J].陕西中医,2007,28(3)：331.

[165] 刘娟.平衡针干预学生晕厥即时疗效观察[J].中国校医,2018,32(10)：796 - 797.

[166] 张娟.耳穴割治法治疗银屑病 15 例[J].山西中医,2002,16：6.

[167] 桂成,王拥军.中医骨伤科学[M].北京：中国中医药出版社,2016：242 - 243.

[168] 党海涛.脐针结合艾灸治疗痰湿型中心性肥胖的临床研究[D].成都中医药大学,2017.

[169] 那尔布力·巴合提别克,张晓英,景福权,等.头针配合康复治疗小儿癫痫疗效观察[J].上海针灸杂志,2017,36(10)：1199 - 1202.

[170] 冷云.足针治疗命门火衰型阳痿[J].吉林中医药,2003,23(02)：35.

[171] 丰小鹏.鼻针治疗高血压 27 例[J].中国针灸,2004,24(06)：377.

[172] 张萍,贾丽霞,孙希明.平衡针结合柴胡疏肝散治疗糖尿病痛性周围神经病变临床疗效分析[J].内科,2018,13(04)：592 - 595.

［173］谢秀丽.寻常型银屑病中医证候诊断标准研究［D］.广州中医药大学,2015.

［174］陈艳萍.白癜风证治规律的文献研究［D］.辽宁中医药大学,2012.

［175］宋奉宜.酒渣鼻的中医辨治研究［D］.南京中医药大学,2012.

［176］高树中,杨骏.针灸治疗学［M］.4版.北京：中国中医药出版社,2016.

［177］蔡竣杰.胸痹心痛证治文献整理研究［D］.广州中医药大学,2014.

［178］蒋海锋,赵聪,汤雪峰,等.针刺阳陵泉、胆囊穴治疗急性胆囊炎胆绞痛的临床疗效观察［J］.肝胆胰外科杂志,2016,28(06)：481－483,488.

［179］吴勉华,王新月.中医内科学［M］.北京：中国中医药出版社,2012：80－104.

［180］马武开,唐芳,王莹,等.干燥综合征中医证候分类临床文献研究［J］.中华中医药杂志,2013,28(02)：482－485.

［181］符仲华.浮针医学纲要［M］.北京：人民卫生出版社,2016：41,116－120.

［182］苏海方.张鸣鹤教授治疗硬皮病经验总结［D］.山东中医药大学,2014.

［183］贾云飞.急性胰腺炎的中医证候特点分析［D］.北京中医药大学,2014.

［184］鞠申丹,宗蕾.从"治痿独取阳明"谈痿证的针灸治疗［J］.中国针灸,2015,35(09)：956－959.

［185］卫洪澧,葛林宝.针灸疗法防治竞技综合征概况研究［J］.河北中医,2013,35(04)：612－615.

［186］宋旭明,张清华.陈治恒教授辨治脑炎后遗症经验［J］.四川中医,2006(09)：6.

［187］杨兆民,郭恩吉,陈乃明,等.刺法灸法学［M］.上海：上海科学技术出版社,1996：1.

［188］倪云,施炜,徐秀先,等.针刺治疗泪道功能不全之泪溢症34例［J］.南京中医药大学学报(自然科学版),2000(04)：232－233.

［189］尹远平.中国特种针法临症全书［M］.辽宁科学技术出版社,2000.

［190］刘越.图解《黄帝内经·灵枢》［M］.北京：人民卫生出版社,2006.

［191］王富春.当代微针疗法大全［M］.北京：科学技术文献出版社,1997.

［192］袁爱瑜.推拿加针刺治疗急性腰扭伤临床观察［J］.中国社区医师,2020,36(11)：112－113.

［193］王民集,朱江,杨永清.中国针灸全书［M］.郑州：河南科学技术出版社,2012：228.

［194］王富春.针法大成［M］.北京：人民卫生出版社,2011.

［195］黄龙祥.中国针灸刺法灸法通鉴［M］.青岛：青岛出版社,2004.

［196］薄智云.腹针无痛治百病［M］.北京：中国中医药出版社,2012,12.